米歇爾 · 傅柯 著

林志明 譯 · 修訂

古典時代瘋狂史

HISTOIRE DE LA FOLIE

à l'âge classique _____

MICHEL FOUCAULT

Ce que la chute est aux formes diverses du péché, la folie l'est aux autres visages de la déraison : le principe, le mouvement originaire, la plus grande culpabilité dans son contact instantané avec la plus grande innocence, le haut modèle sans cesse répété, de ce qu'il faudrait oublier dans la honte. Si la folie forme exemple dans le monde de l'internement, si on la manifeste alors qu'on réduit au silence tous les autres signes de la déraison, c'est qu'elle en porte sur elle toute la puissance de scandale. Elle parcourt tout le domaine de la déraison, joignant ses deux rives opposées, celle du choix moral, de la faute relative, de toutes les défaillances et celle de la rage animale, de la liberté enchaînée à la fureur, de la chute initiale et absolue ; la berge de la liberté claire et la berge de la liberté sombre. La folie, c'est, ramassé en un point, le tout de la déraison : le jour coupable et l'innocente nuit.

C'est là sans doute le paradoxe majeur de l'expérience classique de la folie; elle est reprise et enveloppée dans l'expérience morale d'une déraison que le XVIIe siècle a proscrite dans l'internement; mais elle est liée aussi à l'expérience d'une déraison animale qui forme la limite absolue de la raison incarnée, et le scandale de la condition humaine. Placée sous le signe de toutes les déraisons mineures, la folie se trouve rattachée à une expérience éthique, et à une valorisation morale de la raison; mais liée au monde animal, et à sa déraison majeure, elle touche à sa monstrueuse innocence. Expérience contradictoire si l'on veut, et très éloignée de ces définitions juridiques de la folie, qui s'efforcent de faire le partage de la responsabilité et du déterminisme, de la faute et de l'innocence; éloignée aussi de ces analyses médicales qui, à la même époque, poursuivent l'analyse de la folie comme un phénomène de nature. Pourtant, dans la pratique et la conscience concrète du classicisme, il y a cette expérience singulière de la folie, parcourant en un éclair toute la distance de la déraison; fondée sur un choix éthique, et tout inclinée en même temps vers la fureur animale. De cette ambiguïté, le positivisme ne sortira pas, même s'il est vrai qu'il l'a simplifiée : il a repris le thème de l a folie animale et de son innocence, flans une théorie de l'aliénation mentale comme mécanisme pathologique de la nature ; et en maintenant le fou dans cette situation d'internement qu'avait inventée l'âge classique, il le maintiendra obscurément et sans se l'avouer dans l'appareil de la contrainte morale et de la déraison maîtrisée.

目 錄

第 三 部

附 錄

二版自序

　　我得為這本已經老舊的書寫篇新序。老實說，我厭惡這麼幹。因為我最後一定是白忙一場：我必定會想要找些理由，去為此書的原狀辯護，並且，還會在能力可及範圍內，設法把它編排到當前的脈絡裡去。辦得到也罷，辦不到也罷，做得巧妙也罷，不巧妙也罷，都不可能誠實。更要緊的是，這樣作，並不符合一個寫書的人，對一本書應該持有的保留態度。一本書產生了，這是個微小的事件，一個任人隨意把玩的小玩意兒。從那時起，它便進入反覆（répétition）的無盡遊戲之中；圍繞著它的四周，在遠離它的地方，它的化身們（doubles）開始群集擠動；每次閱讀，都為它暫時提供一個既不可捉摸，卻又獨一無二的軀殼；它本身的一些片段，被人們抽出來強調、炫示，到處流傳著，這些片段甚至會被認為可以幾近概括其全體。到了後來，有時它還會在這些片段中，找到棲身之所；註釋將它一拆為二（dédoublent），它終究得在這些異質的論述之中顯現自身，招認它曾經拒絕明說之事，擺脫它曾經高聲偽裝的存在。一本書在另一個時空中的再版，也是這些化身中的一員：既不全為假像，亦非完全等同。

　　寫書的人會受到強大的誘惑，想為這一大群閃爍的擬像立下法則、規定形態、填充一致、下定標誌，以便給與它們某種穩定價值。「我便是作者：請看清楚我的面孔或我的側影；所有在我的名義下流通的重複形像（figures redoublées），都要和它相像；遠離它便一文不值；而且，以形像和原本之間的肖似程度，您才能判斷它們的價值。我便是所有這些化身的名義、律法、靈魂、祕密、天平。」序言的寫作便是如此，它是建立作者王權體制的第一文書、專制暴政的宣言：我的意圖應該是你們的箴言，你們要使你

們的閱讀、分析、批評，屈從於我的意願。請明瞭我的謙虛：當我談及我行為的界線時，我想限制的，其實是你們的自由；而且，如果我宣稱力不從心，那是因為我不想給你們留下特權，用一個和我的書相近，卻是更美好的想像書本來反駁它。對我所說過的話，我便是君主。我對它們保有最高的主權：對於我的意圖，對於我所說的話，我具有主宰其意義的權利。

我希望，一本書，至少對寫它的人而言，只是構成它的所有句子；我希望它不要自我分裂，以序言構成第一個自我擬像，並宣稱要為未來所有可能由它出發而形構的事物，立下法則。我希望，這個身處眾物之間，幾乎難以察覺的事件——物（objet-événement），被人重抄、斷碎、反覆、模擬、分裂，終至消失。使得生產它的人，永遠不能提出主權要求：既無權設立其發言意圖，亦無權訴說其應然。簡言之，我希望，一本書不要以文本（texte）的身分出現，那是教學法或批評爛熟的化約對象；我要它瀟脫大方，以論述（discours）的樣貌出現：同時既是戰鬥亦是武器，既是戰略亦是撞擊，既是鬥爭亦是戰利品或傷口，既是時局不是遺跡，既是不規則的遇合亦是可重複的場景。

這就是為什麼，當人們要我為這本書的再版寫篇新序時，我只能作出下面的回答：取消舊序。這樣才是誠實的作為。既不要為這本舊書尋求理由，也不要意圖把它編排於今日脈絡之中；它所置身其中的事件系列，也就是它真正的律則，還未封閉。至於創新之處，不要假裝可以在它身上發現，好像它是個祕密保留區，好像它是早先為人錯過的財富：它若有新意，只有來自人們對它的論談，只有來自將它捲入其中的事件。

——不過，您剛寫了篇序呢。
——至少它是短的。

米歇爾·傅柯

第一部

第一章 《瘋人船》 (*Stultifera navis*)

　　中世紀末期，痲瘋症消失於西方世界。社區邊陲，城市門旁，邪惡 [1] 停止出沒的地域，如同大片沙灘似地開放著——那是一片任其荒涼和長時間無法居住的土地。數世紀間，這些地域將歸屬於非人（l'in-humain）的領域。從十四世紀到十七世紀，這些地域便在等待著，並以怪誕咒語召喚著邪惡的新化身、恐懼的另一猙獰面目、淨化和排斥（exclusion）的新魔法的降臨。

　　由中世紀前期，一直到十字軍東征結束 [2] 為止，在整塊歐洲大地上，痲瘋院這個為人詛咒的社區，數目不斷地增加。根據馬蒂歐·巴黎（Mathieu Paris）的說法，整個基督教世界裡，痲瘋院數目高達一萬九千家之多。[1] 無論如何，當路易八世（Louis VIII）在 1266 年為法國制訂痲瘋院規約時，清點總數超過兩千家。光是巴黎教區，便高達四十三家：其中包括布爾-拉-何恩院（Bourg-la-Reine）、可貝伊院（Corbeil）、聖伐萊院（Saint-Valère）以及陰沉的「腐爛場」院（Champ-Pourri）；廈倫頓院（Charenton）也名列其中。其中最大的兩家——聖日耳曼院（Saint-Germain）和聖拉撒爾院（Saint-Lazare）[2]——緊貼著當時的

---

[1] 法文 le mal 有「邪惡」、「痛苦」、「疾病」等多重意義，傅柯原文有意使用此一語意迴響效果形成本書的一個重要的主題旋律，但我們在翻譯時，時常只得依上下文脈絡在其中作出一個選擇。

[2] 最後一次（第八次）十字軍東征結束於 1270 年，當時圍攻突尼斯的軍隊發生疫病。

1 引用於 COLLET，《聖凡森·德·保羅的一生》（*Vie de saint Vincent de Paul*），I, Paris, 1818, p. 293。

2 參考 J. LEBEUF，《巴黎市及巴黎全教區之史》（*Histoire de la ville et de tout le*

巴黎市區：未來，在另一惡痛的歷史裡頭，我們還會再看到它們的名字。由十五世紀起，各地的痲瘋院，全都變得空蕩起來；聖日耳曼院由下一個世紀起，便會轉變為青少年罪犯的懲戒所；而在聖凡森（saint Vincent）[3]時代之前，整個聖拉撒爾院中只剩下一位痲瘋病患者，「俗世法庭律師，藍格魯華先生（le sieur Langlois）。」在瑪莉・德・麥迪西（Marie de Médicis）皇后攝政[4]的時代，歐洲最大的痲瘋院之一，南錫院（Nancy），只照料四位病人。依卡泰（Catel）《回憶錄》（*Mémoires*）所載，中世紀末期，土魯斯（Toulouse）有二十九家救護院：[5]其中七家是痲瘋院；但到了十七世紀初，我們卻發現只有三家曾被提及：即聖西普里安院（Saint-Cyprien）、亞諾一貝那爾院（Arnaud-Bernard）以及聖米謝院（Saint-Michef）。[3]那時人們喜愛為痲瘋病的消蹤匿跡，舉行慶祝：1635 年，杭斯市（Reims）的居民們舉行莊嚴盛大的遊行，感謝上帝將他們的城市由此一災難解救出來。[4]

　　一個世紀以來，王權已經著手控制並重組由痲瘋院地產所代表的龐大資產；法蘭蘇瓦一世（François 1ᵉʳ）於 1543 年 12 月 19 日下敕令，要求清查並編造痲瘋院財產清冊，「以便整治當時痲瘋院中的重大紛

---

diocèse de Paris）, Paris, 1754-1758。

[3] 法國教士 Vincent de Paul（1581-1660）在 1625 年創立拉撒爾修士會（lazaristes）。

[4] 法王亨利四世皇后 Marie de Médicis 正式攝政時期為 1610-1614 年，但一直到 1617 年她仍保有實權。

[5] 法文 hôpital 古代用法意指收容、照料窮苦人的慈善機構，今天的意義（「醫院」）要到十七世紀初才開始使用，十九世紀起廣泛運用。

3 引用於 H. M. FAY，《西南地區的痲瘋病患和痲瘋後裔》（*Lépreux et cagots du Sud-Ouest*），Paris, 1910, p. 285。（譯註：cagots 指的是一群先天遺傳明顯不良的人，他們曾被認為可能是痲瘋患者的後裔。一直到十七世紀，他們受到和痲瘋患者同樣的社會待遇，被強迫住於城門外，並且只能從事某一類行業）

4 P.-A. HILDENFINGER，《十二至十七世紀杭斯的痲瘋病院》（*La Léproserie de Reims du XIIᵉ au XVIIᵉ Siècle*），Reims, 1906, p. 233。

亂」；接著是亨利四世（Henri IV），他在1606年頒下詔書，要求檢討其中帳目，並撥交「由這項調查中可能得到的金錢，作為供養窮困貴族及照料殘廢士兵之用。」1612年10月24日[的詔書]同樣要求管制，但這時想到利用痲瘋院過多的收入，提供食物給窮人。[5]

實際上，法國在十七世紀末以前，還未能解決痲瘋院問題；而這個問題，由於經濟上意義重大，一再引發摩擦。1677年，單是多芬奈（Dauphiné）一省，不就還留有四十四家痲瘋院嗎？[6] 1672年2月20日，路易十四（Louis XIV）將所有救護修會和軍中修會的資產交與聖拉撒爾院和卡梅山院（le Mont-Carmel）修會：它們接管了王國內的所有痲瘋院。[7] 約二十年後，1672年的詔書便告取消，並以1693年3月到1695年7月的一系列分段措施，將痲瘋院資產撥交其它救護院及救濟機構使用。痲瘋病患者，本來零散分布於尚存的一千二百家病院之中，這時則被集結於奧爾良（Orléans）附近的聖梅斯曼院（Saint-Mesmin）。[8] 這些規定首先應用於巴黎，該市的最高法院（Parlement）決議將相關收入轉用於設置收容總署（l'Hôpital général）。此一先例為外省司法機關模倣；土魯斯將其痲瘋院的資產交與絕症者收容院（l'hôpital des Incurables）（1696年）；諾曼地省（Normandie）勃里歐（Beaulieu）的該項資產被轉移到弓城醫護院（l'Hôtel-Dieu de Caen）中；渥來（Voley）的該項資產則分配給聖弗阿（Sainte-Fog）

5　德拉瑪爾（DELAMARE），《治安論》（*Traité de Police*），Paris, 1738, t. I, pp. 637-639。

6　OVALVONNAIS，《多芬奈省誌》（*Histoire du Dauphiné*）t. II, p. 171。

7　L. CIBRARIO，《聖拉撒爾和聖摩里斯修會史詳》（*Précis historique des ordres religieux de Saint-Lazare et de Saint-Maurice*），Lyon, 1860。

8　ROCHER，《聖伊萊爾-聖梅斯曼痲瘋院史錄》（*Notice historique sur la maladrerie de Saint-Hilaire-Saint-Mesmin*），Orléans, 1866。

救護院。[9]只有波爾多（Bordeaux）附近的加奈（Ganets）圍地和聖梅斯曼院留下來，見證過去的歷史。

　　十二世紀的英格蘭和蘇格蘭，只是為其土地上的一百五十萬居民，便開設了二百二十家痲瘋院。然而，一到十四世紀，它們便開始出清；在李查三世（Richard III）下令調查李本（Ripon）醫院時——時值1342 年——其中已杳無痲瘋病患之蹤，他便將此一慈善基金的資產分發給窮人。普賽（Puisel）樞機主教於十二世紀末，設立了一家救護院，到了 1434 年，其中只有兩個床位保留給痲瘋病患，而且只是為了預防萬一。[10] 1348 年，聖沃班（Saint-Alban）的大痲瘋病院中，只有三個病人；肯特（Kent）的羅門納爾（Romenall）救護院因為不再有痲瘋病患，於二十四年後，遭到廢棄。1078 年在查參（Chatham）設立的聖巴瑟勒米（Saint-Barthélemy）痲瘋病院曾是英國最大的院所；伊莉莎白（Elizabeth）女王 [6] 治下，其中只有兩人住院；1627 年，該院終遭撤銷。[11]

　　在德國，痲瘋同樣地衰退，速度可能稍微慢一點；痲瘋院亦作同樣的轉型，並和英國相似，受宗教改革運動促動，將慈善事業和救護機構轉託市政機關管理；萊比錫、慕尼黑、漢堡，都是如此進行。1542 年，史勒斯威格－赫斯坦（Schleswig-Holstein）痲瘋院的資產被轉移給救護院。斯圖加（Stuttgart）的法官報告指出，1589 年，痲瘋專門病院中，病人絕跡已有五十年。在李普林根（Lipplingen），痲瘋院早已成為絕

9　J.-A. Ulysse CHEVALIER，《羅曼附近渥來痲瘋院史錄》（*Notice historique sur la maladrerie de Voley près Romans*）Romans, 1870, p. 61。

10　John MORRISSON HOBSON，《一些早期和晚期的慈善院》（*Some early and later Houses of Pity*），pp. 12-13。

[6]　英國女王伊莉莎白一世的治世為西元 1558-1603 年。

11　Ch. A. MERGIER，《痲瘋病院和中世紀救護院》（*Leper Houses and Medieval Hospitals*），p. 19。

症者和瘋人的居所。[12]

瘋瘋怪異的消失，顯非拜不為人知的醫療行為所賜，雖然長久以來，它尋求著這樣的效果；這是隔離措施自然而然的結果，同時，也是因為十字軍東征結束，[西歐]和東方病源地斷絕連繫的後果。瘋瘋消退之後，這些卑劣的場所和儀式便被棄置於無用武之地——然而，它們的原意也不是要消滅瘋瘋，而是要把它保持在一個神聖的距離之外，把它固置在一個逆向的提昇（une exaltation inverse）當中。有些事物，無疑會比瘋瘋停駐更久，並且，就算瘋瘋院多年來早已空無一人，這時，這些事物仍將續存——那便是附著在瘋瘋病患身上的價值和形象；那便是排拒措施（exclusion）本身的意義，那便是，這個頑固不去、令人生畏的形像在社會群體中的重要性——人們在排除它的同時，亦必定在它四周劃上一道聖圈。

如果人把瘋瘋病患者抽離出世界以及教會的可見社群，他的存在卻永遠彰顯著上帝，因為他同時標明神的憤怒和善意。維也納教會儀典說道：「朋友，上帝高興你染上這個疾病，當上帝要你為你在世上所做惡事受罰時，祂正在給你重大的恩寵。」而且，甚至當患者以倒退的步伐（gressu retrogrado），被教士及其助理拖往教會之外的時候，人們還向他肯定，他仍然在為上帝做見證：「而且，不管你和教會及聖徒們是如何地分離，上帝的恩寵仍不離開你。」布魯格爾（Brueghel）畫基督上髑髏地受難，[7] 大群民眾伴隨著他。畫中的瘋瘋病患只是站在遠處旁觀，但那仍是永恆的參與。而且，身為法相莊嚴的苦難見證者，他們乃

12　VIRCHOW，《瘋瘋病院史料》（*Archiv zur Geschichte des Aussatzes*），t. XIX, p. 71 & p. 80; t. XX, p. 511。

[7]　這裡指的應該是法蘭德爾畫家布魯格爾（Pieter Brueghel，約 1525 ／ 1530-1569）所畫的《基督背負十字架》（*Le portement de croix*）（1564）。該畫現藏維也納藝術史博物館。

是透過排拒本身，並且也就是在這排拒之中，拯救了他們的靈魂：這是一項奇特的逆轉性原理——它和功績及祈禱之逆轉原理相對立——，那拒絕伸出的手反而解救了他們。將痲瘋病患者遺棄在家門口的罪人，反而為他打開了解脫之門。「為何你必須對你的疾病耐心忍受？原因在於，上帝不會因為你的疾病，棄你於不顧，遠離你；但是如果你有耐心，你便會得解救，就像死在新富人家門前的痲瘋患者，直接登上天堂。」[13] 對他來說，遺棄便是拯救；排拒反而為他提供了另一形式的結合（communion）。

雖然痲瘋已經消失了，痲瘋病患也不再存於記憶之中，或是幾乎如此，這些結構仍將續存。常常就是在同一塊地方，過了兩三個世紀以後，又再上演排拒的過程，而且是出奇地相似。窮人、流浪漢、受懲戒矯正的罪犯（correctionnaires）和「腦袋錯亂者」（têtes aliénées），將會重拾痲瘋患者所遺棄的角色。而且，我們將會看到這項排拒運作針對的是什麼樣的解救期望——那是既為了解救他們，也是為了解救那些排除他們的人。意義是全新的，文化也非常地不同，形式卻殘存下來。本質上，這是一種大型的嚴格劃分——它是社會層面上的排斥，靈性層面上的重新回歸。

*　　　　　*　　　　　*

但，我們不要急著預料未來。

痲瘋的位置首先由性病（maladies vénériennes）接替。十五世紀末

13　維也納教區儀典，約 1478 年左右，在吉・德・波阿西尤（Gui de Poissieu）樞機主教的治下付梓。為 CHARRET 所引用，《維也納教會史》（*Histoire de l'Église de Vienne*），p. 752。

期，性病好像擁有遺產繼承權似地，突然接替了痲瘋。有許多痲瘋院接
待性病患者：在法蘭蘇瓦一世治下，人們首先嘗試將他們關在聖歐斯他
希（Saint-Eustache）教區醫院裡，然後，又把他們收容在過去曾作為
痲瘋院的聖尼可拉（Saint-Nicolas）教區醫院裡頭。查理八世（Charles
VIII）[8] 的治下，有過兩次，然後在 1559 年又有另一次，性病患者被
分發到巴黎聖日耳曼德培區（Saint-Germain-des-Prés），痲瘋病患者
過去使用的木棚和破房子裡去。[14] 他們的人數如此之多，以致過不久便
要設法營造其它建築，「地點選在我們的城市和城郊裡的開闊之處，和
鄰人隔離。」[15] 新痲瘋誕生了，它取代了前行者的位置。然而，這既不
是沒有困難，亦非沒有衝突。因為，連痲瘋患者自己也感到恐懼。

　　接待這些恐怖世界的新客，令他們感到厭惡：「此為傳染之疾，
必得極度小心，因此，痲瘋患者厭惡之，不願與其患者同居一處。」
（Est mirabilis contagiosa et nimis formidanda infirmitas, quam etiam
detestantur leprosi et ea infectos secum habitare non permittant）[16] 然而，
如果說他們在這些「隔離」區裡，擁有更古老的居留權利，他們此時卻
是人數太少，無法伸張此一權利；性病患者幾乎早就在各處取代了他們。

　　然而，將來在古典世界裡，繼承痲瘋在中世紀文化裡的角色的，卻
不是性病。雖然有這些早期的排斥措施，不久以後，性病仍和其它疾病
混同。不問是好是歹，醫院仍然接待性病患者。巴黎醫護院（l'Hôtel-

---

[8]　法王查理八治世為 1483-1498 年。

14　PIGNOT，《南方醫院探源》（*Les Origines de l'Hôpital du Midi*），Paris, 1885, pp.
　　10 & 48。

15　依據《公共救助檔案》（*Archives de l'Assistance publique*）中的一部手稿，小收容所
　　（Petites-Maisons）資料夾；第四束。

16　TRITHEMIUS, Chronicon Hisangiense；為泊頓（Potton）在其譯自烏里克・范・
　　胡騰（Ulric von Hutten）的譯文中有所引用，譯題為《論法國式疾病以及癒瘡木之
　　性質》（*Sur la maladie française et sur les propriétés du bois de gaïac*），Lyon, 1865, p. 9。

Dieu de Paris）接待了他們；[17] 有好幾次，人們想要驅逐他們；徒勞無功，他們仍在原地滯留，和其他病人混在一起。[18] 在德國，人們為他們建造了特別的房舍，但目的不在隔離他們，而是為了確立某種療法的效果；奧古斯堡（Augsbourg）的傅格（Fugger）家族便建有兩所這類醫院。紐倫堡市（Nuremberg）僱用了一位醫師，他肯定能「驅除法國病」（die malafrantzos vertreiben）。[19] 這是因為此一病痛（mal）和癲瘋有所不同，很早就被視為醫療問題處理，因此完全屬於醫生的責任範圍。四面八方，人們創立了各種療法；聖可姆（Saint-Côme）修會由阿拉伯人處引入了水銀療法；[20] 巴黎醫護院特別強調使用鴉片軟糖劑（la thériaque）。然後，就是癒瘡木（le gaïac）的大大流行。那時它比美洲黃金更加珍貴，如果我們相信佛拉卡斯脫（Fracastor）在其《梅毒論》（*Syphilidis*），以及烏比里希・范・胡騰（Ulrich von Hutten）的說法。發汗療法可說是處處可見。簡言之，十六世紀之中，性病逐漸列入有必要治療的疾病範疇內。當然，此病受到一整套道德判斷的處理；但就性病的醫學性瞭解而言，此一層面影響頗微。[21]

我們將會看到一件有趣的事實：十七世紀形成的監禁世界，反過頭來影響了性病，使它在某一程度內脫離其原有醫學脈絡，和瘋狂一起，被融入一個道德性的排拒空間之中。實際上，如果我們想要尋求癲瘋真

---

17 法國有關性病第一次敘述見於巴黎醫護院的一篇報告之中，為布里耶勒（BRIÈLE）所引用，《巴黎醫院史資料集》，（*Collection de Document pour servir à l'histoire des hôpitaux de Paris*），Paris, 1881-1887，III，第二分冊。

18 參照《醫護院訪問筆錄》（*Procès-verbal d'une visite de l'Hôtel-Dieu*），為 Pignot 所引用，前引書，p. 125。

19 依據 R. GOLDHAHN，《由古至今的醫院及醫生》（*Spital und Anzt von Einst bis Jetzt*），p. 110。

20 貝當庫（Béthencourt）認為它是最有效的療法，見其《新悔罪四旬齋及贖罪煉獄》（*Nouveau carême de pénitence et purgatoire d'expiation*），1527。

21 貝當庫的著作雖然書名如此，仍是一部嚴謹的醫學著作。

正的遺產，那麼在性病裡去找是無用的，我們必須要研究一個非常複雜的現象。而這個現象，醫學將要花費很長的時間才能加以把握。

這個現象便是瘋狂。但是，還要經過一段長時間的潛伏期——大約兩個世紀——才能使這個新的心靈煩擾得以繼承痲瘋所造成的數世紀恐懼，並和痲瘋一樣，激起和它有明顯連帶關係的劃分、排拒、淨化的反應。在瘋狂於十七世紀中葉左右為人制伏之前，在人們為了它再度復活古老的儀式之前，瘋狂曾經頑強地關連著文藝復興時代的所有重大體驗（expériences）[9]。

現在，我們必須以非常迅速的方式，回顧瘋狂在當時的臨在，以及

---

[9] expérience（「體驗」、「經驗」、「經歷」）一詞，傅柯在本書中有相當特殊和大量的使用。我們可以將它理解為各歷史時代中，「未發瘋的人」所曾經驗到的瘋狂！但這樣的說法，顯然十分地弔詭。同時，當傅柯在本書中提及「瘋狂的體驗」時，著重的是它代表「界限體驗」（expériences-limites）的一面（見本書原文第一版序言）。關於這一點可參考詹姆士·米勒著，高毅譯，《傅柯的生死愛慾》，台北，時報，1995，頁 37-42（但這位作者傾向於將這個層面理解為「極限的」、推向身心斷裂點的個人極端體驗，而傅柯的「界限體驗」，至少在本書中，強調的是「劃界線的」，與「界線」產生相關的歷史性經驗）。

傅柯本人曾在《知識考古學》對這個詞語作出自我批評，認為他在此書中：「對以『體驗』這個頗為難解（énigmatique）的名詞所命名的事物，給予過度的重視，由此可見，在這個時候，我們仍然接近承認存有一個匿名及普遍的歷史主體。」（Archéologie du savoir, Paris, Gallimard, 1969, p. 27）由以上這一段話，我們可以看出在《瘋狂史》中使用「體驗」一詞時，傅柯像是擺盪在一種黑格爾式的歷史觀和後來更大量運用的結構分析之間。（由於《知識考古學》英譯者 [A. Sheridan] 特將此引句中的 expérience 譯為 experiment[試驗，這是此字法文較古的意義]，結果王德威先生的中譯 [《知識的考掘》，台北，麥田，1993，頁 87]，在這個句子上明顯遭遇困難，完全譯為另一個意思。

「體驗」預設著主體，這也是為什麼傅柯在其結構分析高峰期，有意識地去除這個字眼，而後來在《性史第二、三卷》中提出主體構成主題時，這個字眼又會再度出現。此時，它被明確的定義為：「一個文化中，知識諸領域、規範諸形態和主體性諸形式之間的關連。」（L'usage des plaisirs, Paris, Gallimard, 1984 [1997, coll. Tel.], p. 10）傅柯此時並提出「真理遊戲」的概念：「透過這些斷定何者為真、何者為偽的遊戲，存有（l'être）在歷史中被建構為體驗（expérience），也就是說，（存有）成為能夠而且必須被思考的事物（體驗）。」（ibid., p. 13）

其中幾個重要的形像（figures）。

＊　　　　　＊　　　　　＊

讓我們由其中最單純、亦是最具象徵性的形像開始談起。

文藝復興時代的想像空間（imaginaire）中，出現了一個新的對象；不一會兒，它便佔據了特殊地位：那就是瘋子們的大帆船（la Nef des fous）。它們像是怪異醉舟，於萊茵區（la Rhénanie）平靜的河流和佛蘭德爾（les Flandres）的運河之上航行。

《瘋人船》（*Narrenschiff*）[10] 顯然是一部編纂而成的文學作品，而且無疑有借用古希臘阿爾果號遠航隊（Argonautes）古老史詩之處。這組史詩，作為偉大的神話主題之一，最近又重獲生命和青春。勃根地公國（les États de Bourgogne）才剛為它建立制度性的地位。編纂訴說大帆船的故事，在當時大為風行。船員們或是想像中的英雄主角，或是倫理上的範例，或是不同的社會典型。他們上船作一次象徵性的大航行。此行如果不為他們帶來財富，至少也會顯露出他們的命運或代表其真相（vérité）的形像。森符里安・香皮耶（Symphorien Champier）就採用了這種形式，連續不斷地寫下去。他在 1502 年出了一部《王公和高貴戰爭之船》（*Nef des princes et des batailles de Noblesse*），然後是 1503 年，

---

[10] 德語系詩人布蘭德（Sébastian Brant，1458-1521）的連篇諷刺詩，於 1494 年狂歡節在今瑞士巴爾（Bâle）出版，之後不斷再版，直到 1630 年左右。亦可譯為《愚人船》。原文以阿爾薩斯方言寫成，出版後很快地被譯為多種歐洲語言。1497 年同時為該書法譯本和拉丁文譯本出版年代，傅柯《瘋狂史》本章標題 *Stultifera navis* 即其拉丁文版書名之引用。譯者 Jakob Locher 同時為布蘭德弟子兼友人。依 1997 年新出《瘋人船》法文譯者之比較，拉丁文版和原文版有許多不同之處：前者比較簡短，用典更多，去掉了不少通俗元素，也討論了一些原來沒有出現的主題。根據本章腳註來看，傅柯主要引用此書的拉丁文版。

他又寫出了一部《德婦之船》（*Nef des dames vertueuses*）：當時亦有一部《健康船》（*Nef de santé*），並駕齊驅的尚有 1413 年賈可普・范・奧斯特弗倫（Jacop Van Oestvoren）的《藍舟》（*Blauwe Schute*）、布蘭德（Brandt）的《瘋人船》（1497）以及約斯・巴德（Josse Bade）的作品《愚人之船、瘋婦之舟》（*Stultiferæ naviculæ scaphæ fatuarum mulierum*）（1498）。當然，鮑許（Bosch）畫的《瘋人船》（*La Nef des fous*），[11] 也是這整支夢幻船隊中的一員。

然而，在這些傳奇性或諷刺性的船舶中，只有瘋人船是曾經實際存在過的。因為的確存在過那樣的船舶，在城市之間運載著它們的無理智貨物。在那個時代，瘋子們要過著漂泊不定的生活，簡直毫不費力。城市往往將他們驅逐牆外；人們讓他們在遙遠的鄉村中奔走，不然就是把他們託付給商人和朝聖者的團體。這個習俗在德國尤其常見；十五世紀前半葉，紐倫堡登記曾有六十二個瘋子出現；其中有三十一位遭到驅逐；隨後的五十年裡，人們仍記下了二十一位被迫離開者；不過這裡只牽涉到一些被市府當局逮捕的瘋子。[22] 人們也經常把他們託付給船夫：1399 年，法蘭克福委託船員將一位裸身散步的瘋子由市內帶走；十五世紀初，邁央斯（Mayence）也以同樣的方式，將一位犯罪的瘋子遣送出境。水手們有時候會食言，過早將這些惹人討厭的乘客送回地面；比如一位法蘭克福的鐵匠，兩次遣送，兩次歸來，最後被送往克魯茲那克（Kreuznach）。[23] 當時歐洲都市常有這類瘋人船靠岸。

想要找出這個習俗明確的意義，並不容易。我們可以認為，市政當

---

[11] Jérôme Bosch（1450-1516，出生於今日荷蘭南方的 Bois-le-Duc）所畫的《瘋人船》（1500 左右，一說成於 1475-1480），現藏巴黎羅浮宮博物館。

22　T. KIRCHHOFF，《精神醫療史》（*Geschichte der Psychiatrie*），Leipzig, 1912。

23　參考 KRIEGK，《中世紀的法蘭克福的療養院和精神病患》（*Heilanstalten, Geistkranke ins mittelälterliche Frankfort am Main*），1863。

局有一般性的遣送政策，使得瘋人被打入流浪狀態；單憑這項假設並不足以說明事實，因為有些時候，甚至在人們開始為他們建造特別的房舍之前，某些瘋子就已經被醫院接納療養；比如巴黎醫護院的病房裡頭就安排有他們的床位；[24] 尚且，歐洲大部分的都市，在中世紀和文藝復興時代裡，始終都有專門為無理智者（insensés）[12] 保留的拘留所；譬如，位於默倫（Melun）的「小堡」（le Châtelet）[25][13] 或弓城著名的瘋人塔（Tour aux Fous）；[26] 德國境內無數的瘋人塔（Narrtürmer），比如呂別克（Lübeck）的城門，或漢堡的雍普菲（Jungpfer）。[27] 因此，瘋子們並不是一成不變地遭到驅逐。我們因此可以假定，在他們之間，只有異鄉人才遭到驅逐，每個城市只願意負擔自屬的瘋子。其實，在中世紀某些城市的會計帳目上，不是看得到專門撥給瘋人使用的補助金，或是對象為無理智者的捐贈嗎？[28] 問題實際上並不如此簡單：因為有些

---

24 參考巴黎醫護院帳目（Comptes de l'Hôtel-Dieu），XIX, 190 及 XX, 346。為 COYECQUE 引用於《中世紀的巴黎醫護院》（l'Hôtel-Dieu de Paris au Moyen Age），Paris, 1889-1891. Histoire et Documents t. I, p. 109。

[12] insensé 一字在法文中雖然一般可以與「瘋狂」視為同義字，但它特別帶有違反理性、不合常理、誇大荒謬，缺乏正常判斷力等連帶意義。對於傅柯而言，這個字眼和古典時期的瘋狂體驗（非理性）特別相關，因此，我們在翻譯上，依上下文脈絡之可能，特別保留此字的時代意義。請參考本著第一部第五章。

25 《默倫醫務檔案》（Archives hospitalières de Melun），Fonds Saint-Jacques, E, 14, 67。

[13] châtelet 法文原意為「小堡」。但此字在歷史上曾被用來指刑事法庭和監獄的所在地。

26 A. JOLY，《下諾曼地舊制財政區之瘋人禁閉》（L'Internement des fous sous l'Ancien Régime dans la généralité de Basse-Normandie），Caen, 1868。

27 參考 ESCHENBURG，《我們的瘋人院史》（Geschichte unserer Irrenanstalten），Lübeck，1844，以及 von HESS，《由地理、政治、歷史三面描述漢堡》（Hamburg topographisch hustorisch, und politik beschreiben），t. I, pp. 344-345。

28 例如，1461 年，漢堡付給看顧瘋子們的一位婦女 14 th. 85 s.（GERNET，《漢堡古醫學史雜誌》[Mitteilungen aus der ältereren Medizine-Geschichte Hamburgs]，p. 79）。在呂別克，曾則有某位 Gerd Suderberg 遺囑將遺產交給「可憐的瘋人」（den armen dullen Luden）。為 LAEHR 引用於《精神醫療史上的重要日子》（Gedenktage

地點是瘋人集結的大本營，人數比他處為高，但他們並非土生土長的
當地人。朝聖地在這類地點中高居首位：比如拉爾瓊（Larchant）的聖
馬替蘭（Saint-Mathurin）、古奈（Gournay）的聖伊德威爾（Saint-
Hildevert）、柏桑松（Besançon）、吉爾（Gheel）：有時候，這些朝
聖是由城市或醫院組織和津貼的。[29] 在整個文藝復興初期，這些經常在
想像中糾纏不去的瘋人船，有可能便是朝聖之船，有可能便是無理智者
為了尋找其理性所乘坐的高度象徵性船舶：其中有一些船朝向比利時和
吉爾，順流而下；其它則逆萊茵河而上，朝向朱哈（Jura）和柏桑松駛去。

　　但是，還有一些其它的城市，比如紐倫堡，可以肯定，從未成為朝
聖地，卻結集了大批瘋人。其人數之多，無論如何，遠遠超過城市本身
所能提供。這些瘋子們的居住和維生來自城市的預算，但他們絲毫未受
療養；他們只是單純地被投入牢裡。[30] 我們可以相信，在某些大城裡——
它們是旅行和市集的重鎮——為數相當可觀瘋子們被船員和商人帶來，
並在此處「拋失」，如此，他們原出身地的城市便可得到淨化。這些地
方可能是一些「反朝聖」的地點，到了後來，就跟無理智者們以朝聖者
的身分被帶往的地點混淆起來。治癒和排拒的心願混在一起；禁閉在發
生過奇蹟的聖地裡施行。吉爾的村落很有可能就是以這個方式發展起
來——亦即，朝聖地變成了圍地，變成了瘋狂等待解脫的聖地。但在此，

---

der Psychiatrie），Berlin, 1887, p. 320。

29　有時甚至會補助替代者：「付與和租借給一位男人，以便他前往 Saint-Mathurin de
　　　Larchant 為他發病癲狂的姊妹羅蘋（Robine）進行九日禱告。VIII, s. p.」（巴黎醫
　　　護院帳目 XXIII，見 COYECQUE，前引書，同頁）

30　1377-1378 年間，以及 1381-1397 年間，紐倫堡總共監禁了三十七位瘋人，其中
　　　十七位為外鄉人，來自雷金斯堡（Regensburg），懷森堡（Weissenburg），盤堡
　　　（Bamberg），拜魯特、維也納、匈牙利。在接下來的時期裡，因為不詳的原因，
　　　紐倫堡放棄作為 [瘋人] 聚集點的角色，反過來費心驅逐異鄉來的瘋人。（參考
　　　KIRCHHOFF，前引文）

人們其實是依循一些古老的主題，操作一項儀式性的劃分。

　　原因在於，瘋子們的流動、驅逐他們的行動、他們的離去和上船，其完整意義，不只存在於社會效用或市民安全的單一層次之上。在這些現象中，更接近儀式的其它意義，必然存在。今天我們仍能辨讀其中的一些跡象。比如，瘋子被禁止進入教堂，[31] 但此時教會的權利法則並不禁止他們享用聖禮。[32] 教會不處罰發瘋的教士；但 1421 年，當紐倫堡驅離一位瘋教士時，則舉行盛大莊嚴的儀式，而且其中的不潔彷彿因為人物神聖特性而有所增長，城市還由其預算中提撥金錢，送給他當作旅費。[33] 有時某些無理智者會被公開鞭笞，之後又在一種像是遊戲一般的過程中，使他們在一個模擬的賽跑中為人追趕，並以荊條打擊，逐出城外。[34] 這些跡象都在表明，瘋人的離城和其它儀式性放逐之間，具有關連。

　　如此，我們便能更加明瞭，為何瘋人船會奇異地超載，而這一點無疑也為它帶來榮耀。一方面，我們不應該低估其中無可置疑的實務效應；將瘋子付託給水手，便可確定他不再無限遊蕩於城牆之下，便可確定他將遠走他鄉，便是要他變成自身旅程的囚犯。但在這一點之上，還要加上水流晦暗量體本身的價值；水流帶人遠離，但不只如此，它還能淨化；而且，航行把人交付給命運中的不確定性；每個人在此都被付託給自己的宿命——每次上船啟航，都可能是最後一次。當瘋子坐上瘋狂的小船

31　1420 年，紐倫堡有一位年輕人將瘋人帶到教堂裡，結果受罰監禁三天。參考 KIRCHHOFF，前引文。

32　348 年迦太基（Carthage）主教會議曾決議允許瘋人領聖體，只要他沒有表現出不虔敬的態度，其赦罪問題不構成阻礙。聖多瑪斯（Saint Thomas）曾經發表過同樣的意見。參考 PORTAS，《意識問題辭典》（*Dictionnaire des cas de conscience*），1741, t. I, p. 785。

33　一位偷他大衣的男人被罰七天牢獄。（KIRCHHOFF，前引文）

34　參考 KRIEGK，前引文。

離開時，他是朝向另一個世界駛去；當他下了船來，他則是來自另一個世界。瘋人的航行，同時既是嚴格的劃分，亦是絕對的過渡。在某種意義上，這樣的航行只是在一個半真實半想像的地理之中，展現了中世紀人對瘋子**門檻處境**（situation **liminaire**）的焦慮——他們的處境，同時既是象徵的，亦是實現的，因為他擁有被**監禁**在**城門**的特權：他為人排拒的情況乃是一種圈圍；如果說他的**監獄**只能是，而且只應該是**門檻**本身，他卻是被拘留在旅途的過渡站裡。他被人置於外部的內部裡，相反的說法亦成。這是一個具有高度象徵性的姿態，一直到今天，無疑仍是如此——如果我們願意承認，秩序在過去有形可見的堡壘，現今已經變成了我們意識中的城堡。

水流和航行的確扮演了這個角色。瘋子被監禁在無法逃脫的船上，便是被寄託在擁有千萬手臂的河流、擁有千萬路徑的大海之上，被寄託在外於一切的重大不確定性之中。那是最自由的、最開放的路途，他卻是其中囚徒：牢牢地被鍊鎖於無盡的叉路上。他是過客中的過客，也就是說，他乃是路途的囚犯。而且，我們不會知道，他將登上什麼樣的土地，就好像，當他下岸著陸之時，我們也不知道他來自哪塊土地。他的真理，他的故鄉，只能是兩片土地之間，那片寸草不生的綿延領域，而他永遠不能將之據為己有。[35] 透過這些重要的價值，這個儀式便會成為歷來西洋文化中，所有近似事物的起源嗎？或是正好相反，是和它相近的事物，在遙遠時間裡呼喚著它，才會使這樣的登船儀式固置下來呢！至少有一件事是確定的：在歐洲人的夢幻中，水和瘋狂長久相關。

昔日崔斯坦（Tristan）曾假裝為瘋人，任由船夫把他拋在可努愛（Cornouailles）海濱。後來，當他出現在馬克（Marc）王的城堡裡

35　這個主題和另一個主題奇異地相似：一個犯禁生下、受到詛咒的小孩，被放在小船裡，任由流水帶向異鄉。不過故事中小孩後來會重新發現真相。

時，無人識得他，無人知道他來自何方。但他卻有太多奇怪的、既熟悉又疏遠的談話；為人熟知之事，他卻又知道其中太多的祕密，他不可能不是另一個世界的人，雖然它又是如此接近。他並非來自擁有堅固城市的結實土地；而是來自海洋沒完沒了的動盪不安，來自它那藏匿許多奇怪知識，為人所未知的路途，便來自那奇幻的平原，世界的反面。第一位明白這道理的人是伊索德（Iseut），[14] 她知道這個瘋子乃是海洋之子，並知道放肆的水手們把他拋在此地，乃是一個不幸的記號：「帶來這個瘋人的水手們，當受詛咒！為何他們沒把他拋在海裡！」[36] 時光的流逝之中，同一主題多次再現：在十五世紀神祕主義者手上，它演變為靈魂孤舟（l'âme nacelle）的主題。它被拋棄在慾望無垠的海洋上，被拋棄在憂慮和無知的貧瘠之野，被拋棄在知識虛假的反光之間，無理人世的正中央——孤舟將成為海洋巨大狂亂的獵物，如果它不曉得牢牢地拋下信仰之錨，或是張開精神的風帆，以便藉助神之靈息（le souffle de Dieu）引導入港。[37] 十六世紀末，德・藍克禾（de Lancre）認為海洋是某一族群邪惡志向的起源：海船不可靠的勞動、對天星唯一的信賴、流傳出來的祕密、和婦女的疏遠，最後是大海作為狂亂平原的形像，它們會使人失去對上帝的信仰，失去對祖國堅實的關懷；他們於是獻身給魔鬼和他以奸計狡智形成的海洋。[38] 在古典時期，人們喜歡以海洋氣候的影響來解釋英國人的憂鬱：寒冷、潮溼、不穩定的天氣、這些細小水滴

---

[14] 崔斯坦與伊索德為中世紀塞爾特傳說人物，曾有多種變體和改編，包括華格納著名的歌劇。其中之一敘說馬克王為崔斯坦舅父。崔斯坦為他迎娶伊索德，在路上，兩人在春藥的作用下，發生了戀情，終至陷入不可自拔的矛盾苦惱中。傳說崔斯坦在受重傷被棄置於小船漂流途中，已為神祕力量所持。

36 《崔斯坦與伊索德》（*Tristan et Iseut*），éd. Bossuat, pp. 219-222。

37 在眾作者中可參考 TAUBER，《佈道集》（*Predigter*），XLI。

38 德・藍克禾（DE LANCRE），《論惡天使之輕浮》（*De l'Inconstance des mauvais anges*），Paris, 1612。

滲入人體的管脈和纖維，使它失去堅定，先天傾向發狂。[39] 最後，我們姑且不談由歐菲莉亞（Ophélie）[15] 到羅莉萊（Lorelei）[16] 的浩瀚文學，讓我們只引用海恩羅思（Heinroth）半宇宙論、半人類學的龐大分析。他認為瘋狂是一種晦暗水質在人身上的展現，它昏沉無序，既是亂動中的混沌，也是所有事物的生苗和死因，和精神光明而成熟的穩定性，正相對立。[40]

但是，如果瘋子的航行在西方的想像中，關連到這許多湮遠的主題，那麼，為什麼曾在十五世紀左右，如此突然地在文學和圖像之中，出現這樣明白成形的主題！為什麼這條滿載瘋人的帆船，和其上無理智的成員，它的側影會突然地出現，侵入人們最熟悉的風景之中？為什麼曾有那麼一天，曾在水和瘋狂舊有的盟姻關係裡，誕生出這艘小舟，而且，為什麼就在這一天呢？

＊　　　　　＊　　　　　＊

這是因為它象徵了中世紀末期，突然出現在歐洲文化地平上的焦慮。因為其性格上的曖昧性，瘋狂和瘋人才演變為重要角色：它們是威嚇和嘲弄、是世界令人暈眩的非理性、是人微不足道的可笑。

首先出現的是大群的故事文學和道德劇。其起源當然非常久遠。

---

39 賢恩（G. CHEYNE），《英國病》（*The English Malady*），倫敦，1733。

[15] Orphelia 為莎士比亞悲劇《哈姆雷特》（1601）中的少女，溺死前陷入瘋狂，唱出悲歌。

[16] 德國浪漫文學中的人物，傳說她美麗的身影和歌聲，會引誘萊茵河上的船夫撞上危崖。

40 我們還要補充一點，所謂「受月亮影響的瘋狂」（lunatisme）和這個主題並非全無關係。數世紀以來，月亮一直被認為和瘋狂相關，而它是水性最強的天星。瘋狂與太陽和火焰間的親近關係，則甚為晚出。（涅華爾 [Nerval]，尼采，亞陶）

但，到了中世紀末，它們便攻佔了大量的地盤：那是長串的「瘋人瘋語」（folies），和過去一樣，譴責著惡行和缺失，但不再將它們全部歸因於傲慢、缺乏慈善心、對基督徒美德的忘卻，而歸因於大量的非理性（déraison）。因而，公正地說，沒有人是明確有罪的，非理性是以一種暗中自願的方式引動著每一個人。[41] 瘋狂的揭發，變成了普遍的批判形式。在鬧劇和傻瓜諷世劇（soties）裡，「瘋子」、「呆子」或「傻瓜」的角色越來越重要。[42] 他不再只是一個位於邊緣、既熟悉又可笑的側影；[43] 它現在取得了劇場裡的中心位置，就像一位真理的掌握者——他在這裡扮演的角色，和那些在故事和諷刺詩裡頭，被瘋狂所玩弄的人物，既是互補又是相反。如果說瘋狂使得每個人都迷失在他的盲目裡頭，那麼，反過來說，瘋子就可以為每一個人提醒他的真相；在一個人人欺人又自欺的喜劇裡，他是二次度的喜劇，騙局之騙局；他的傻言傻語，一點也沒有理性的外貌，卻說出了理性的語言，他的詼諧點醒人的可笑：他向情人說明愛情，[44] 向年輕人說明生命的真諦，[45] 為傲慢者、蠻橫之徒以及騙子訴說事物平凡的現實。[46] 即使在佛蘭德爾和北歐享有重大地位的古老愚人節，也以劇場形式來表現，把原先自發性的宗教滑

---

41 參考《六類瘋狂》（*Des six manières de fols*）；Arsenal 圖書館手稿，第 2767 號。

42 在《瘋狂天平諷世傻劇》（*Sottie de Folle Balance*）中有四位「瘋癲」人物：貴族、商人、農夫（他們加起來就是社會主體），另一位則是「瘋狂天平」本人。

43 在《今日兒童道德新劇》（*Moralité nouvelle des enfants de maintenant*）仍然如此。另一個例子是《慈善道德新劇》（*Moralité nouvelle de Charité*），瘋子只是其中十二位角色中的一位。

44 比如在《一家子鬧劇》（*Farce de Tout Mesnage*）中，瘋子冒充醫生，治癒了一位因愛情而生病的女僕。

45 在《巴黎的叫喊鬧劇》（*Farce des cris de Paris*）中，瘋子加入兩位年輕人的討論之中，為他們說明什麼是婚姻。

46 《說笑人鬧劇》（*Farce du Gaudisseur*）中，每當說笑人吹牛自誇的時候，傻瓜便會揭穿真相。

稽模倣，組織為社會和道德的批判。

在講求學問的精緻文學裡也一樣，瘋狂亦在發揮作用——甚至就在理性和真理的核心處。瘋狂毫無區別地，使所有的人登上它的無理之船，把他們送往一個共同的奧迪塞漫遊（比如范・奧斯特弗倫的《藍舟》、布蘭德的《瘋人船》）；姆爾那（Murner）在他的《驅除瘋狂》（*Narrenbeschwörung*）一作中，想要去除的惡性支配，便是瘋狂；可洛茲（Corroz）在《反對狂戀》（*Contre Fol Amour*）的諷刺作品裡，想要說明的，也是瘋狂和愛情部分相關。或者，瘋狂和愛情爭辯著支配地位，爭辯兩者之中是哪一個使對方得以存在，把對方牽著鼻子走，比如路易絲・拉貝（Louise Labé）所寫的對話《瘋狂與愛情之辯》（*Débat de folie et d'amour*）。「瘋狂」也在學院遊戲中佔有一席之地：瘋狂既是論述的對象，也以自己作為對象進行論述；人家揭發它，瘋狂便為自己辯護，說它比理性更接近幸福和真理，比理性本身更接近理性；溫普福令（Wimpfeling）撰寫了《哲學家的壟斷》（*Monopolium Philosophorum*），[47] 而朱多庫斯・高盧斯（Judocus Gallus）則寫出《壟斷和社會，所謂的光明船》（Monopolium et societas, vulgo des Lichtschiffs）。[48] 最後，在這些嚴肅的遊戲中，佔據了中心位置的，乃是人文主義者的偉大的文本：佛萊德（Flayder）和伊拉斯謨斯（Érasme）的作品。[49] 相對於所有這些言論，它們持續不懈的辯證，所有這些不斷反覆和反轉的論述，則有由形像組成的漫長朝代，從傑洛姆・鮑許所畫

---

[47]　海德堡，1480。

[48]　史特拉斯堡，1489。這種論述用嚴肅的形式重拾小丑在劇場中所說的佈道和演說。後者比如《為所有瘋人所作的愉悅和重要佈道，以為他們指出如何成為智者》（*Sermon joyeux et de grande value à tous les fous pour leur montrer à sages devenir*）。

[49]　Moria Rediviva，1527；《瘋狂頌》（*Éloge de la folie*），1509。

的《瘋狂之治療》（*La Cure de la folie*）[17] 和《瘋人船》開始，一直到布魯格爾和他所繪的《杜爾·格里特》（*Dulle Grete*）。[18] 版畫則傳寫了已由劇場和文學所重拾的主題：那便是由瘋子們的節慶和舞蹈所纏繞交織而成的主題。50 事實的確如此，由十五世紀開始，瘋狂的面容一直縈繞於西方人的想像之中。

只要舉出一連串的年代，即可以說明：純潔死嬰（Innocents）墓場上的「死亡之舞」（la Danse des Morts），年代無疑是十五世紀初年；51 神椅（Chaise-Dieu）修院的同名壁畫應成於 1460 年左右；奇約·馬爾雄（Guyot Marchand）出版《死亡之舞》（*Danse macabre*），時值 1485 年。死亡的冷笑面孔，的確支配了這六十幾個年頭。布蘭德的《瘋人船》寫於 1492 年；五年後，拉丁文譯本問世。在那個世紀的最後幾個年頭裡，傑洛姆·鮑許畫出《瘋人船》。《瘋狂頌》（*L'Éloge de la folie*）成於 1509 年。其中的承接次序很清楚。

一直到十五世紀下半葉，或再晚一點的時候，唯有死亡此一主題盛行。黑死病和戰爭成為人類終結、時間終結的形像。俯臨人之存在的，乃是這樣的結局和這樣的秩序，無人逃避得了。存於世界的內部，而又威脅它本身的，便是這樣一個剝除血肉的臨在。在該世紀的最後一些年頭裡，這個重大的焦慮以其自身為軸，打轉起來；瘋狂以嘲弄接替了死

---

[17] 1475、1480，現藏馬德里普拉多美術館。

[18] 1562-1563。Dulle Griet 為佛蘭德爾民間傳說中連魔鬼都感到恐懼的兇惡悍婦。此畫現藏比利時 Anvers 的 Meyer van den Bergh 美術館。

50 例子可參考 BASTELAER，《布魯格爾版畫集》（*Les Estampes de Brueghel, Bruxelles, 1908*）中複製的瘋人節慶；或是 GEISBERG，《德國木版畫集》（*Deutsche Holzsch*），p. 262 中的「鼻子舞」（Nazentanz）。

51 根據《一位巴黎市民的日記》（*Journal d'un Bourgeois de Paris*）：「純潔死嬰墓場上的《死亡之舞》作於 1424 年，」為愛彌兒·馬爾（Émile MÂLE）引用於其《中世紀末期的宗教藝術》（*L'Art religieux de la fin du Moyen Age*），p. 363。

亡和死亡的嚴肅性。過去，人發現他命中注定將被化為空無，如今，此一空無卻被人以蔑視的態度觀照——雖然空無便是人的存在本身。在死亡這個絕對大限面前的恐懼感，如今被內化為一種連續性的反諷；恐懼被預先解除了；被化為可笑的事物，因為人們給了恐懼一種日常可見和為人成功控制的形式——他把它放在生活的場景之中，時時刻刻加以更新，又把它撒散在每個人的惡德、怪癖、滑稽之中。死亡帶來的毀滅算不上什麼，因為它早已無處不在，因為生命本身只是妄自尊大、空話、為吸引他人注意力而發出的噪音，宣揚固執的念頭的喧嘩聲。終將化為骷髏的腦袋，其實本來就是空的。瘋狂就是已經來到眼前，已經存在那兒（déjà-là）的死亡。[52] 然而，瘋狂亦是死亡被征服的臨現，它用這些日日可見的徵兆來閃避死亡的來臨。在瘋狂宣布死亡早已統治人世的同時，也就指出死亡的獵物不再有什麼重要。死亡所揭露的，只是個假面具，別無其它任何東西；如果想要發現骷髏猙獰的微笑，我們要掀開的東西，既不真，亦不美，那只是石膏像和假金箔。在虛榮面具和死屍之間，散發著同樣的微笑。然而，瘋人之笑的特點，就是他搶先一步，笑出了死神之笑；如此，無理智者在他預兆死神的同時，也消除了死神的力量。中世紀末；在 [比薩] 聖營（Campo-Santo）墓室牆上所唱的這幕《死亡的勝利》（*Triomphe de la mort*），到了文藝復興運動的高峰期，便為《瘋女瑪芻》（Margot la Folle）[19] 的喊叫聲蓋過。

瘋狂主題取代了死的主題，但這並不代表斷裂，毋寧是同一的焦慮的內部扭曲。問題仍為存在之虛無（le néant de l'existence），但此時虛無已不再被認為是外在的終點，同時既是威脅亦是結論；它現在是由

52　在這個意義下，瘋狂的體驗和癲癇的體驗具有嚴格的連續性。排除癲癇病患的儀式顯示他是死亡本身活生生的展現。

[19]《瘋女瑪芻》即前述布魯格爾 Dulle Grete 一畫的別名，畫中她提著劍，戰勝地獄群魔。

內在為人感受，像是存在既連續又持久的形式。昔日，人們的瘋狂，乃是不知死亡大限正在迫近，所以要以演出死亡場景來喚醒他們，使其回到智慧；如今，智慧就是說出瘋狂處處存在這個真相，教導人們明白，他們現在的狀況，比起死亡高明不了多少，並教人瞭解，如果說大限已經不遠，那是因為普遍的瘋狂和死亡本身其實是一回事。這便是歐斯他希·戴湘（Eustache Deschamps）[20] 的預言：

> 我們散漫、虛弱、無力
> 衰老、覷覷、語焉不詳。
> 放目只見癲男痴女
> 事實上，末日逼近
> 一切都在惡化。[53]

各元素的位置在此時乾坤倒轉。不再是由時間和世界的終結，反過頭來指出人是不在乎世界末日的瘋子；現在是由瘋狂的升起，瘋狂不聲不響的入侵，點明世界正瀕臨其最後劫難：正是那人的狂亂在呼喚大難，使之成為必然。

十五世紀時，瘋狂和虛無之間，結合得如此地緊密，使得這個關連能夠長期殘存。也就因此，我們還會發現，此一關連仍舊處於古典時期瘋狂體驗的中心。[54]

---

[20] Eustache Deschamps（1346-1407）為法國中世紀末歌謠詩人，著有法文第一部詩學作品（*Art de diciter*）。

53 歐斯他希·戴湘，《作品集》（*Œuvres*），éd. Saint-Hilaire de Raymond, t. I, P. 203。

54 參考本書下文第二部，第三章。

*　　　　　*　　　　　*

　　這一段有關無理智的體驗，在它不同的形式中——造形或文學——，似乎表達出極端的嚴密一致性。繪畫和文本不斷地相互指涉——後者作前者的評論，前者作後者的插圖。在民間節慶、戲劇表演及版畫之中，我們唯一能夠一再發現的共同主題，便是「愚人舞」（Narrentanz）。《瘋狂頌》的整個結尾部分，便是以瘋子們大段舞蹈作為範例來結構的：每一職業、每一身分輪番出現，連結為非理性的偉大圈舞。鮑許所繪，現藏里斯本的《[聖安東尼的] 誘惑》（Tentation），入侵畫面的許多造形奇詭的想像動物，有可能取材於傳統面具；另一些則可能轉借自《[巫婆的] 槌頭》（Malleus）。[55][21] 至於他著名的《瘋人船》（Nef des fous）一畫，不就是布蘭德同名的《瘋人船》（Narrenschiff）的直接翻譯嗎？不就是其中第二十七章詩的明確插圖嗎？不也同樣是在痛斥「暴飲暴食」（potatores et edaces）嗎？人們甚至作出假設，認為有一整個繪畫系列在為布蘭德作品中的主要詩歌作插圖，而鮑許的畫只是其中的一幅。[56]

　　實際上，我們不應該被主題上的嚴格連續性欺騙，亦不應該作出超乎歷史真實記載之外的臆想。[57] 在這個主題上，我們很可能得不到像愛

55　即使里斯本所藏的《[聖安東尼的] 誘惑》一畫，和 Baldass 的看法相左，並非鮑許晚年的作品，它也一定比出版年代被斷定為 1487 年的《巫婆的槌頭》更為晚出。

[21]　《巫婆的槌頭》（Malleus Maleficarum）為 Jacob Sprenger 和 Heinrich Kramer 合著的作品，1494 年（傅柯認為是 1487 年）出版於紐倫堡。本書使用精密的經院哲學術語，檢查巫婆的本性和其與魔鬼的關係，以及其認定和懲罰方式。這本流傳廣大的書，影響了十六、十七世紀大量的巫術審訊。

56　這是 Desmonts 提出的主張，見其〈羅浮宮中的兩張早期荷蘭繪畫〉（Deux primitifs Hollandais au musée du Louvre），《美術雜誌》（Gazette des Beaux-Arts），1919, p. 1。

57　Desmonts 在處理鮑許和布蘭德之間的關係時，便犯下這樣的錯誤。如果說這幅畫的

彌兒・馬爾（Émile Mâle）對先前時期所做出的研究成果，尤其比不上他對死亡主題所做的研究。在語言和形象之間，在語言的意象和造形的言論之間，過去美好的統一已經開始解體；再也不能 [在它們之間] 立即找到一個單一和共同的意義。而且，如果說形象仍有意言說，有意轉達某些和語言同質的事物，我們卻得承認，形象的述說已有不同。雖然表面上的主題可能具有共同點，但繪畫卻正透過它獨特的造形價值，不斷深入一項遠離語言的體驗。形象和語言還在相同的道德世界裡，解說相同的瘋狂寓言；但兩者已開始朝向不同的方向發展。這個裂隙，在當時仍然不易覺察。但它卻已標示出未來西方瘋狂體驗裡，一個重大分水嶺。

瘋狂在文藝復興時代地平上的竄升，首先可由哥德風格象徵體系的破敗看出端倪。這個世界過去的精神意義網絡十分緊密，如今則開始模糊起來，使得某些形像得以顯現：它們只有被當作是無理智的形像來看，才能得到意義。哥德風格的形式仍然持續存在了一段時間，但它們漸漸地變得沉寂，不再對人說話、不再喚醒人的回憶，也不能給人教誨。脫離了一切可能的語言，卻仍存於人們熟悉的目光之中，現在，它們只能展示自身詭幻的存在。過去是智慧和教訓在組織形象的秩序，一但擺脫了它們之後，形象便開始以它自身的瘋狂為中心，打轉起來。

弔詭地，這項解脫乃是來自意義系統的增埴、來自意義的自我堆積。這個現象在事物之間交織出如此眾多、交雜、豐富的關係，以致使得這些關係只有透過玄學祕說，才能為人解讀。它同時也使得事物身上超載著各種屬性、指標和暗示，並使得事物變得面目模糊。意義已不再能由直接的知覺中得曉，形像也不是一目瞭然；知識為形象貫注情意，

確是在書出版後數年內畫的，而且這本書很快便有可觀的成功，沒有任何事實可以證明鮑許這張畫是在為《瘋人船》作插圖，更別說他曾經為整部書作插圖這個假設。

籠罩神氣，形像則在形式之中滑動位移。然而知識和形式之間，距離逐漸加大。形像自由，正宜夢幻。有一本書可作哥德世界末期，意義增衍的明證，那便是《人類解懸寶鑑》（*Speculum humanæ salvationis*）。[58]

這本書在基督教早期神父傳統建立的整套新、舊約對應解讀之外，還強調了一個非屬預言範圍，一個對等性想像的象徵體系。基督受難不只預示於亞伯拉罕（Abraham）的犧牲；它還召喚了酷刑的所有榮耀和其中無數的夢想；鐵匠突拔（Tubal）和以賽亞（Isaie）的轉輪出現在十字架四周，超出了犧牲的所有教訓範圍，為執意施暴、苦刑和痛苦中的身軀畫出奇幻的圖畫。這就是過度負荷附帶意義的形象，而且還是被強迫去表達它們。但是，夢想、無理智和不合理性，可以滑入這種意義的過剩之中。象徵的形象很容易就變成了惡夢的側影，以下這個代表智慧的古老形象便是見證：在德國的版畫裡，智慧經常被轉譯為一隻長頸鳥，牠的思想由心裡一直慢慢地上升到頭部時，可以有時間接受考量和反省；[59] 這個象徵的價值，因太受強調而變得沉重：長程思索，在細微知識蒸餾器的形象之中，變成了精鍊萃華的工具。這位古特門希（Gutemensch，字面義為「好人」）的脖子無限地延長，以便除了象徵智慧以外，還能成為所有知識實際媒介的形象；這個象徵性的人物，於是化為一隻神奇的鳥，超長的脖子被摺疊千次——這個半獸半物的怪誕東西，它擁有的比較是形象本身的魅力，而非意念上的嚴謹。象徵的智慧，已為瘋狂夢想所俘。

這是形象世界的根本轉變：多重化的意義，逼使形象脫離形式的秩序。這麼多不同意義寄寓於形象之下，形象便變得只是在呈現謎題

58　參考愛彌兒‧馬爾（Émile MÂLE），前引書，pp. 234-237。

59　參考 C. V. LANGLOIS，《中世紀對自然和世界的認識》（*La Connaissance de la nature et du monde au Moyen Age*），巴黎，1911, p. 243。

的面容之一。它的力量不再是提供教育，而是迷亂心神。格里爾怪面
（grylle）的演變頗能說明這一點。這個著名的格里爾怪面，在英文聖
詩集、法國夏特（Chartres）和布爾吉（Bourges）大教堂中 [22] 出現。
它在中世紀時，早已是眾所周知。當時它有教訓意味，說明在慾望者身
上，靈魂如何變成獸性的俘虜；這些被安放在怪物肚子上的怪誕的面
孔，乃是一種柏拉圖式的偉大隱喻，它揭發精神如何墮落於原罪的瘋狂
之中。然而，到了十五世紀，原來象徵人類瘋狂的格里爾怪面，卻演
變為不計其數的《[聖安東尼的]誘惑》畫作中最受重用的形象之一。
畫面上干擾隱士寂靜心靈的，不再是慾望的對象；而是這些精神狂亂、
掩蓋於祕密中的形象，這些形象乘著夢幻之翼上升，卻是停留不去，盤
踞於世界的表層，寂靜悄然。[鮑許]藏於里斯本的《[聖安東尼的]誘
惑》畫中，聖安東尼對面，就坐著這麼樣一個怪物，[23] 它生自聖徒的瘋
狂、孤獨、苦行和艱困。在這張沒有身體的臉龐上，綻放著一個輕淺的
微笑；在它那靈敏的鬼臉之下出現的，乃是純粹的焦慮。然而，這夢魘
般的側影，同時既是誘惑的主體，又是誘惑的客體；這張側影迷亂了苦
行者的眼神──兩者便像鏡像互問之囚，而這個提問永無答案，停頓沉
寂之心，就像暴風之眼，為邪惡蠢動團團圍繞。[60] 怪面不再以諷刺的形
式使人想起他在慾望瘋狂中遺忘的精神職志。現在，格里爾怪面代表的
是成為「聖徒之誘惑」的瘋狂：它其中所有的不可能、空想、非人性，
它其中所有的反自然，無理智之物在地面上的蠢動，這一切，帶給它一

---

[22] 法國布爾吉大教堂西面門楣《最後審判》浮雕中的魔鬼腹部和屁股上鑲著奇怪的面
　　孔。傅柯前引法國藝術史家愛彌兒·馬爾曾對此一形像作出解釋，認為它代表墮落
　　天使把理智和靈魂轉用於服務最低下的慾望。

[23] 鮑許書上，坐在聖安東尼正對面的是一位老婦人，在她的腹上長出一個男人頭。

60　里斯本所藏的《[聖安東尼的]誘惑》畫面中央的「腿上人頭」（la tête à jambes），
　　很有可能便是傑若姆·鮑許（Jérôme Bosch）的自畫像。（參考 BRION，《傑若姆·
　　鮑許》[Jérôme Bosch]，p. 40）

股奇特的力量。對於十五世紀的人來說，他那夢中甚至會令人害怕的自由，他心馳神狂之時所出現的幻想，比起肉體可慾的實在，具有更強大的吸引力。

瘋狂形象在這段時期所發揮的，究竟是什麼樣的蠱惑力量？

首先，人在這些奇幻的形象裡所發現的，彷彿是他的使命和本質的祕密之一。在中世紀的思想中，由亞當（Adam）所一勞永逸地命名的動物世界，象徵著人性的價值。[61] 但到了文藝復興初期，人和獸性的關係卻被倒轉過來；野獸被解放了，它脫離了傳說和道德解說的世界，得到它自己的幻想性質。而且，透過一個驚人的逆轉，現在是動物在窺伺人類、佔有人類，是動物向人揭露人自身的真相。不可能存在的動物，來自瘋狂的想像。它們變成了人祕密的天性；而且，在最後審判日，懷罪的人，以其醜陋的赤裸身體現身之時，他的外形其實是一隻狂亂的古怪動物：在第艾里・布特（Thierry Bouts）所繪的《地獄》（L'Enfer）[24] 裡頭，具有蟾蜍軀體的嚎叫之貓和下地獄者的裸體混雜相處；或是史蒂芬・羅克那（Stefan Lochner）[25] 的畫風之中，那帶有翅膀的昆蟲，長有貓頭的蝴蝶，長著鰓金龜的鞘翅的獅身人面獸，雙翅像是令人不安且又貪婪的雙手的鳥兒。或是出現在格呂華德（Grünewald）的《[聖安東尼的]誘惑》[26] 畫面上，以癴曲手指抓取獵物的巨獸。獸性不再為人的象徵和價值所馴化；反過來，現在是人對它的狂亂、憤怒、層出不窮、鬼鬼怪怪的荒謬性，感到無比地著迷。現在是它在揭露人心

61　十五世紀中期，René d'Anjou 所著的《騎士比武之書》（Livre des Tournois）中，仍包含著一整座道德性的動物園。

[24]　古荷蘭畫家 Dieric Bouts（1415-1475）的《地獄》一作，現藏威尼斯，Palais des Doges。

[25]　德國畫家（1410-1451），當時柯隆畫派的領袖人物。

[26]　德國畫家格呂華德（Grünewald），1475／1480-1528 年。傅柯所引畫作為其 Issenheim 祭壇畫屏系列中的一幅，現藏法國 Colmar, Musée d'Unterlinden。

之中的陰森巨怒和荒涼瘋狂。

在和這種陰暗性質完全對立的另一端，瘋狂又因為它是知識，所以
才能蠱惑人心。它之所以是知識，首先在於，所有這些荒謬的形象事實
上是屬於一個困難、封閉、玄祕不宣的知識。這些奇特的形象一開始就
處於重大祕密的空間之中，而且聖安東尼之所以為這些形象所惑，並不
是因為他屈服在慾念的暴力之前，而是因為他受到好奇心更為深藏的刺
激；他是被這個遠在天邊、近在眼前的知識所惑。在格里爾怪面的微笑
中，知識既被提出，又被隱沒；他所作出的縮退動作，不外是他藉以防
止自己闖過知識界線的動作：他已經知道——而這就是他的誘惑——卡
丹（Cardan）[27] 未來要說的那句話：「智慧就像其它貴重物質一樣，
必須由大地深處掘取。」[62] 如此難以接近的、可怕的知識，瘋子透過天
真幼稚的行徑，卻能獲得它。理智之士，只能覺察到它的片段身影——
而且因為片段，更加令人焦慮不安——，瘋子呢，卻是在一個完整的領
域之中去掌握它的全體：這顆對所有的人來說都是空空如也的水晶球，
在瘋子眼裡，卻是滿裝著厚厚隱形的知識。而布魯格爾嘲笑的是，有意
穿入這只水晶球裡的低能傢伙。[63] 然而，在瘋女瑪芶肩上所扛杆子的頂
端保持平衡、從未破裂的，就是這只球，就是這只泛起知識虹彩的水晶
球——一盞毫無用處，卻又無限珍貴的燈籠。在 [鮑許]《樂園》畫屏
反面所繪的，也是這只水晶球。[28] 知識的另一個象徵，原來種植於塵世

---

[27] Gerolamo Cardano（法文名為 Jérôme Cardan，1501-1567），義大利數學家、醫師
　　 及哲學家。

62　卡丹，《我的一生》（*Ma vie*），Dayré 譯, p. 170。

63　見其《法蘭德爾諺語》（*Proverbes flamands*）一畫。（譯註：1559 年作，今藏
　　 Berlin-Dahlem, Gemäldegalerie）

[28] 鮑許《樂園》（*Le Jardin des délices*，約 1505）現藏馬德里普拉多美術館。此作為
　　 三幅連作畫屏，畫屏關閉時呈現的是水晶球中的《世界的創造》（*La création du
　　 monde*）。

樂園中心的樹木（禁忌樹、長生不死和原罪之樹），現在已經被連根拔起，拿去當做瘋人船的桅杆，就像是我們在約瑟・巴德（Josse Bade）的《瘋人船》（*Stultiferæ naviculæ*）插圖版畫上所能看到的；當然，它也在鮑許的《瘋人船》上搖晃不已。

瘋人的知識宣布了什麼呢？無可置疑，既然它是受禁的知識，那麼，它也就同時預言撒旦王朝和世界末日；它預言最終的幸福和最高的刑罰；預言蓋世萬能（toute-puissance）將會降臨，也預言了地獄般的墮落。《瘋人船》橫渡一片樂土，其中萬物全是慾念的玩物。它就像是一個更新的樂園，人在那兒，既不再有痛苦，亦不再有需求；然而，人卻未尋回他的天真。這虛假的幸福，意謂著「反基督」魔鬼般的勝利，也就是末日的即將來臨。的確，在十五世紀裡出現末世毀滅（Apocalypse）的夢想，不是什麼新鮮事；然而這些夢想和以前有不同的性質。在十四世紀微帶奇幻的圖象學中，城堡總是像骰子那樣翻身垮台，野獸總是一隻傳統的龍，被處女逼退在一定的距離之外，簡言之，上帝的秩序和祂即將來臨的勝利，總是明白可見。如今，繼之而來的，卻是一幅智慧在其中消滅殆盡的世界景象。這是大自然的喧鬧狂舞：山陵崩潰，夷為平原，地嘔屍骸，骨浮於墓；天星下墜，大地火海，眾生枯萎，邁向死亡。[64] 末日的價值，不再是過渡和許諾；它只是一片黑夜，而世界古老的理性將在其中沉亡。我們只要看看杜勒（Dürer）[29] 所畫的末世騎士們，看看這些上帝遣來的騎士們就夠了：他們不是那帶來勝利和休好的天使，沉穩正義的傳令官；而是瘋狂報復的發狂戰士。世界正陷入普遍的狂怒（Fureur）之中。勝利既不屬於上帝，亦不屬於魔鬼；

---

64 Bède 的古老文本以及十五記號的描述在十五世紀再度受到重視。

[29] 德國畫家、版畫家杜勒（Albrecht Dürer）的版畫名作中有一幅為《騎士、死亡與魔鬼》（*Knight, Death and Evil*, 1513）。

而是屬於瘋狂。

四面八方，瘋狂處處誘惑著人類。由它生出的奇詭形象，並不是短暫的表象，注定快速地從事物表面消失。依著一個奇異弔詭之理，由最奇特的瘋狂之中生出的事物，早已受到掩藏，像是一道祕密，一個無法觸及的真理，埋藏於地底深處。當人類發揮其瘋狂專斷之時，他遭遇到世界陰暗的必要性；在他的夢魘和困窘之夜裡糾纏他的動物，其實便是他的本性，他會被地獄的無情真理還諸赤裸狀態的本性；盲目無知的虛無形象，這便是偉大的世界知識；而且，在這個無秩序狀態裡，在這個發狂的世界裡，已經展顯出終結酷行的輪廓。在這許多形象裡頭，文藝復興時期要表達的是它預感到的世間威脅和祕密——當然，也就是因為這一點，這些形象才有如此的分量，而它們的幻想性，也因而擁有如此重大的一致性。

* * *

同一個時期，文學、哲學、道德著作中的瘋狂主題，發展方向完全不同。

中世紀期間，瘋狂被定位為一種惡德。從十三世紀開始，瘋狂便常被列為召魂占卜術（Psychomachie）中的邪惡戰士之一。[65] 在巴黎也好、在亞米安（Amiens）也好，瘋狂名列主宰人類靈魂的邪惡軍隊之列，或是所謂的十二個對立德行之中：亦即信仰與偶像崇拜、希望與失望、慈善與堅吝、貞潔與好色、謹慎與瘋狂、耐性與怒氣、溫柔與嚴厲、協

---

65 我們必須提到，「瘋狂」（la Folie）並未在 Prudence 的《招魂占卜術》（*Psychomachie*）中出現，亦未見於 Alain de Lille 的 Anticlaudianus。在伍革‧德‧聖維克多的作品中也未出現。是不是只有在十三世紀以後才能見到它經常出現？

調與爭端、遵從與叛逆、堅忍與浮動。到了文藝復興時期，瘋狂脫離過
去卑微的地位，佔據 [惡德] 首位。過去，比如在伍革・德・聖維克多
（Hugues de Saint-Victor）[30] 提出的「惡德」樹狀系譜裡，也就是老
亞當留下的劣根性之中，其根基乃是驕傲；[66] 現在卻是瘋狂在指揮由人
類所有弱點組成的愉悅詩班。瘋狂是位無與爭鋒的合唱團領隊，它指導
和引領著所有人類的弱點，並且為它們命名：「認出我的伙伴們吧……
那位皺著眉頭的，名為菲勞西（Philautie）[自我之愛]。您所看到，眼
含笑意和鼓掌叫好的，乃是可拉西（Colacie）[阿諛]。似乎在半昏睡
狀態之中者是來特（Léthé）[遺忘]。用兩肘撐著身、並交叉手掌者是
米索波尼（Misoponie）[懶惰]。頭戴玫瑰花冠、渾身抹著香水者，乃
是艾多奈（Hédoné）[嗜慾]。眼睛飄忽不定者是阿諾伊亞（Anoïa）[心
神喪失]。肉身美好、膚色紅潤者是特里菲（Tryphé）[逸樂]。而且，
在這些少婦之間，還有兩位神祇：盛宴和沉睡之神。」[67] 瘋狂具有絕對
的特權：它支配人類身上所有的壞東西。但它不也間接地在主宰著它所
能創造的好處嗎？它不也是在主宰著創造政治智者的野心嗎？主宰著增
厚財富的堅吝、主宰著驅動哲學家和學者的大膽好奇心嗎？在伊拉斯謨
斯之後，路易絲・拉貝（Louise Labé）[31] 又再重提這個論調；她讓使
神墨丘利（Mercure）在眾神之前為瘋狂說情：「不要讓這位美麗的女
士輸掉辯論，她曾給過你們這麼多的娛樂。」[68]

---

[30] Hugues de Saint-Victor（11 世紀末 -1141），法國神學家。

66 伍革・德・聖維克多，《論肉體和精神的愉悅》（*De fructibus carnis et spiritus*），
Patro, CLXXVI, col. 997。

67 伊拉斯謨斯（ÉRASME），《瘋狂頌》（*Éloge de la folie*），第九節，P. de Nolhac 譯本，
p. 19。（譯註：根據此書拉丁文原題 Stultitae laus 亦可譯作《愚昧頌》）

[31] Louise Labé（1524-1566），法國女詩人。

68 路易斯・拉貝，《瘋狂與愛情之辯》（*Débat de folie et d'amour*），里昂，1566, p.
98。

然而，瘋狂的新王國，跟前面我們所提到的陰暗瘋狂王朝，幾乎沒什麼共同點。和後者有關的，乃是世界的重大悲劇性力量。

當然，瘋狂吸引人，但它〔在此〕沒有蠱惑力。它管轄著世上所有簡單、歡樂、輕鬆的事物。是它使得人、神得以「縱情歡樂」，是它生下了「天才、青春、酒神巴庫斯（Bacchus）、泉神西運（Silène，譯註：酒神的養父）以及這位和藹的守園人。」[69] 在它之中，一切都只是燦爛的表面：沒有縝密不宣的謎題。

當然，瘋狂和知識的奇特途徑有些關連。布蘭德的頭一篇詩歌，談的便是書本和學者；參照《瘋人船》1497 年拉丁文版，在這一篇詩的插圖版畫中，我們看到的是，「大師」端坐於書本堆成的高椅之上，而在博士方帽後頭，他戴的是瘋人四處縫有鈴鐺的兜帽。伊拉斯謨斯在他的瘋人圈舞中，為各式各樣的知識人，保留了大量的位置：跟在文法家身後，隨之而來的是詩人、雄辯家、作家；然後是法學家；走在他們後面的是「以鬍子和長袍贏得尊敬的哲學家」；最後，則是匆忙而無可計數的神學家大隊。[70] 但是，如果說知識對瘋狂有如此的重要性，那並不是因為瘋狂掌握了知識的祕密；相反地，對一種錯亂無用的學問來說，瘋狂乃是懲罰。如果說瘋狂是知識的真相，那是因為這知識本身可笑虛渺。它不去探詢經驗這本大書，反而迷失在積滿塵埃的故紙堆和渺無目的的論談之中；學問之所以落入瘋狂，乃是因為假學問本身的過度發展。

哦！盛名的學者們，

你們應該心儀精通法典的古人。

他們並未為白亮書本中的教條字斟句酌，

---

69 同上，pp. 98-99。
70 伊拉斯謨斯，前引書，第 49-55 節。

而是用自然的技藝來滋潤他們熱切的心。[71] [32]

和民間諷刺詩長久為人熟悉的主題相符，在此，瘋狂顯得像是知識及其愚昧推斷的可笑處罰。

原因在於，一般來說，瘋狂在此並不和世界及其隱藏形式相關，而是和人、人的弱點、夢想和幻象相關。鮑許在瘋狂之中看到了宇宙力量的幽暗展示，在伊拉斯謨斯的作品中，這些都消失了；瘋狂不再躲在世界角落裡窺看著人；它鑽入人心之中，或者說它毋寧是人跟他自己之間的一種微妙關係。在伊拉斯謨斯的作品裡，瘋狂被化作神話似的人物（la Folie），但這個擬人化的手法，只是文學上的花招。實際上，在那之中只有種種狂昧（des folies）——瘋狂的各種人性形態：「對我來說，有多少人，就有多少塑像」；[72] [33] 只要看一看最明智和治理得最好的城市：「在那兒，狂昧舉動如此之多，而且每天都還會變出許多新花樣，就是有一千個德謨克里提斯（Démocrites）[34] 都不夠用來笑它們。」[73]

瘋狂只是存在於我們每一個人的身上，因為瘋狂其實生自我執，源於人對自己的幻覺。菲勞西亞（Philautia，盲目的自我之愛）乃是瘋狂的第一個舞伴；原因在於，它們彼此相屬，緊密相連：我執（l'attachement à sol）便是瘋狂的第 一個徵兆。就是因為人對自己的執念，他才會把錯誤當作真理，把謊言當作現實，把暴力和醜陋誤認作正義和美麗：「這

---

71 布蘭德，《瘋人船》（*Stultifera Navis*），1497 年拉丁文譯本，fo 11。

[32] 引句原文為拉丁文。

72 伊拉斯謨斯，前引書，第 47 節，p. 101。

[33] 伊拉斯謨斯原文此句說話之「我」即為「瘋狂」，它認為不必驚訝為何人不曾為它塑像，因為每個人都是它活生生的形像。

[34] 古希臘哲學家（460-370 av.）。據說他嘲笑一切。

73 同上，第 48 節，p. 102。

一位，比猴子更難看，卻以為自己和尼荷（Nirée）[35] 一樣美；那一位，用圓規劃了三條線，就以為自己是阿基米德（Euclide）；另一位，自信唱歌比美艾模簡（Hermogène），[36] 事實上，他是驢子彈豎琴，而且發音全錯，就像追咬母雞的公雞在叫。」[74] 因為人對自己有想像上的自滿，才會產生海市蜃樓般的瘋狂。此後，瘋狂的象徵，將是這面特別的鏡子：它不反射任何真實的事物，而只是祕密地映照出人對自己的武斷夢想。瘋狂與真理和世界不大相關，與它有關係的是人，是人對他自己所能覺察到的真相。

如此，瘋狂開出的是一個全屬道德的世界。邪惡（le Mal）並非罪懲或是末世，它只是錯誤和缺陷。布蘭德的一百一十六首詩歌，其主題在於描繪船上瘋狂乘客的肖像：吝嗇者、告密者、酒鬼；陷入混亂和放蕩無羈之人；曲解聖經者、通姦者。布蘭德的拉丁文譯者羅歇（Locher），在譯者前言裡提出，這部作品的意義和目的在於闡明「有何種邪惡、何種善事（quæ mala, quæ bona sint）；何種惡德（quid vitia）；何種美德（quo virtus）；錯誤會導向何者（quo ferat error）」；書裡依照每種言行各自作惡的程度加以斥責：不虔誠（impios）、高傲（superbos）、堅吝（avoros）、放縱享樂（luxuriosos）、淫亂（lascivos）、柔弱（delicatos）、易怒（iracundos）、好吃（gulosos）、貪婪（edaces）、嫉妒（invidos）、下毒者（veneficos）、失信（fidefrasos）……[75] 總之，一切人發明得出來的不正當行為。

十五世紀對瘋狂的體驗，在文學和哲學的領域裡，看起來特別像是

---

[35] 希臘史詩《伊里亞德》（*Iliad*）中的人物，代表美。
[36] 羅馬奧古斯丁大帝（西元前 63- 西元 14）時代著名的歌手。
74 伊拉斯謨斯，前引書，第 42 節，p. 89。
75 布蘭德，《瘋人船》（*Stultifera Navis*），1497 年拉丁文譯本，譯者 Jacobi Locher 的前言，頁 IX。

道德諷刺。一點也不會使人想起糾纏畫家想像力的那些進襲性大威脅。相反地，它被人有意地迴避；那不是重點。「每當復仇女神拋出蛇髮之時，她們便由地獄」釋放喪心之狂；然而伊拉斯謨斯掉頭不看這一面，他所要讚揚的，不是這種無理智式的心神喪失，[37] 而是一種「溫柔的幻覺」，它使靈魂擺脫「痛苦的煩惱，並使它領受種種感官快樂。」[76] 這是個寧靜的世界，容易為人主宰；在智者眼中，它天真的威勢並無祕密可言，而且運用嘲笑，智者便可和它保持距離。鮑許、布魯格爾和杜勒是極度入世的觀者，他們看見瘋狂圍繞在四周，覺得自己也被牽連在內。相對地，伊拉斯謨斯乃是站在遠處觀望它，以便自處危險之外；他是站在奧林匹斯山那樣的高度上來觀察它，而且，如果他為瘋狂唱出頌歌，那也是因為他有能力以諸神永無止息的笑聲來嘲笑它。原來，人之瘋狂乃是娛神的戲劇：「總之，如果你能像昔日的梅尼普（Ménippe）[38] 一樣，站在月亮上來看地球上的無數擾動，那你就會認為那只是一群蒼蠅或蚊子在互相打架、戰鬥、設圈套、互相偷竊、玩耍、蹦跳、墜落和死去，而在這些註定朝生暮死的小動物身上，實在無法相信會有什麼樣的煩擾、會有什麼樣的悲劇。」[77] 瘋狂不再是世界熟悉的陌生感；而是域外觀者眼中早已摸透的戲劇；它不再是宇宙（**cosmos**）的形象，而是人生（**ævum**）的一個面貌。

*　　　　*　　　　*

---

[37] 伊拉斯謨斯在此區分兩種心神喪失（démence）的形式。他認為心神喪失並不一定帶來痛苦。

76　伊拉斯謨斯，前引書，第 38 節，p. 77。

[38] Ménippe 為古希臘犬儒派詩人和哲學家（約西元前四至三世紀），著有諷刺詩。

77　伊拉斯謨斯，前引書，第 38 節，p. 77。（譯註：此出處和伊拉斯謨斯原書有出入，應為原書第 48 節）

以上便是我們通過快速的重構，可以得出的一個對立模式：在瘋狂的體驗中，有一端是宇宙性的體驗，它提出了身旁蠱惑人心的形象，另一端，則是批判性的體驗，它表現在反諷無可踰越的距離之中。當然，在瘋狂的實際演變之中，對立既非如此截然分明，亦非如此一目瞭然。尚且，在長久的一段時間裡，這兩條線索仍是纏錯交繞，彼此間的互通交換亦不停息。

世界末日，終結性的大暴力，這樣的主題，在文學的批判性瘋狂體驗中，並不陌生。龍撒（Ronsard）[39] 便曾提到在理性的大真空裡相互爭鬥的終極時光：

飛逝天邊　義和理
取而代之　劫掠盜
殺戮血恨　何時了 [78]

在布蘭德詩篇尾聲處，有一整章在寫反基督這個末世主題：暴風雨把瘋人船捲入一段狂亂無理的航程，彷彿世界發生大災難一般。[79] 相對地，人也非常直接地運用瘋狂的宇宙性形象，作為插圖去闡釋道德修辭中許多形像：我們別忘了鮑許所繪的著名醫生，他比他所要醫治的瘋人還要瘋——他江湖郎中的醫術，只能為自己披上瘋人最破爛的舊衣。這一點雖是人人看得出，他自己卻毫不知情。[40] 對他的同代人及後世來

---

[39] 法國十六世紀詩人（1524-1585），七星詩社（Pléiade）創立人之一。傅柯所引的（《今日之悲慘論調》）作於 1562-1563 年。

78 龍撒（RONSARD），《今日之悲慘論調》（*Discours des Misères de ce temps*）。

79 布蘭德，前引書，CXVII 號詩，尤其是 21-22 行及 57 行以下，明確指涉末世紀（Apocalypse），第 13 及 20 節。

[40] 傅柯指的是鮑許的《瘋狂的治療》（*La cure de la folie*, 1475-1480），現藏馬德里普拉多美術館。

說，鮑許的作品是一則道德教訓：這些形像，來自外在世界，但它們不也都在揭發人內心中的醜怪嗎？「此人之畫和他人不同之處在於，他人所畫通常只是人的外在皮相，只有他一人才有膽識畫出人內心的真相。」然而，他那揭發真相的智慧、反諷也會令人感到不安。前引十七世紀初期的畫評家，便認為在鮑許所有的畫作中，幾乎都可以看到不安的象徵，而且可以用一個雙重形象來明白表達：他同時是火炬（清醒思想之光）以及貓頭鷹──貓頭鷹奇怪而固著的眼神，「升起於無聲暗夜，消耗之油多於酒。」[80]

儘管有這麼多清晰可見的交互影響，劃分已經作了；在瘋狂的兩種體驗之間，距離將會不斷地拉開。宇宙觀形像和道德反思運動之間，悲劇性（**tragique**）元素和批判性（**critique**）元素之間，今後將要漸行漸遠。在瘋狂深沉的統一體之中，打開了一道永遠不會合攏的裂痕。在這一邊，我們將有一艘瘋人船，載著船上狂暴的面孔，緩緩駛入黑夜之中，而圍繞它的風景，談論的是知識的詭異鍊金術、獸性的陰暗威脅以及世界末日。在另一邊，我們將有另一艘瘋人船，那是智者們心目中，人性缺陷的奧迪塞遠航，可以援為範例和教誨工具。

一方面，我們有 [畫家] 鮑許、布魯格爾、第艾里・布特、杜勒，那是形象的沉默世界。在此，瘋狂乃是在純粹視象空間之中發揮它的威力。幻想和威脅、夢境中的純粹表象和世界祕密的命運──在此，瘋狂握有一股原始的表達力；它揭露出夢境似幻實真，揭露出幻象薄薄的表層，其實開向一個無可置疑的深度，揭露出形象片刻的閃爍，會讓世界成為黑夜裡的永恆不安形像的獵物；它也作出反向的揭露，卻也同樣令

80　Joseph de SIGEMÇA，《聖傑若姆修會史第三部分》（*Tercera parte de la Historia de la orden de S. Geronimo*），1605, p. 837，為 TOLNAY 引用於《傑若姆・鮑許》（*Hieronimus Bosch*），附錄，p. 76。

人痛苦，它說：有一天整個世界的現實會被吸入神奇的形象之中，那是在存在和虛無之間擺盪的片刻，而虛無便是純粹毀敗的熱狂；世界早已不再存在，但沉默和黑夜尚未完全將它吸納；它還在最後的燦爛之中搖擺著，在極端的無秩序之中徘徊不定，但不久之後，世界完結所帶來單調的秩序便會降臨。也就是在這個稍縱即逝的形象裡，世界的真相迷失無蹤。表象和祕密，直接的形象和有所保留的謎題，這一整套脈絡，以**世界的悲劇性瘋狂**這樣的面貌，開展於十五世紀的繪畫之中。

　　另一方面，透過布蘭德、伊拉斯摩斯，和人文主義一整套傳統，瘋狂進入了論述的世界。在這個世界裡，瘋狂變得細緻、變得微妙，但它也被解除武裝。它的層次改變了；它生於人心之中，規範和錯亂著人的舉動；它所統治的，終究是人的城邦，事物沉靜的真理，大自然並不識得它。當真正要緊的事物——如生與死、真與義——出現時，它便迅速消失。人人可能都要屈從於它，但它的王朝總是小家子氣，而且只是相對的；因為在智者的眼光中，它便會暴露出它平庸的真相。對智者來說，它將成為對象（objet），而且還是最糟的對象，因為它只是智者恥笑的對象。也就因此，人們為它編織的桂冠反而套住了它。就算它比一切學問都來得更有智慧，它還是得在智慧面前低頭，因為瘋狂只是相對於智慧而言。它可以「下」最後結論，但它永遠「不是」真理和世界的結論；它透過論述來為自己辯護，但這論述完全來自人的**批判意識**。

　　批判意識和悲劇體驗的對抗，推動著文藝復興初期有關瘋狂感受和述說的所有一切。[81] 然而，這項對抗很快就消失了。而且，十六世紀之初，仍然如此清楚、如此明白劃分的這項重大結構，不到百年之間，就

---

81 我們會在另一個研究中顯示出「附魔」（démoniaque）的體驗及由十六至十八世紀對它所做的化約，不應詮釋為人道理論和醫學理論戰勝了迷信的古老野蠻世界，而是在批判體驗中，對過去撕裂世界的威脅性形式進行再佔領。

會消失或幾乎消失殆盡。如果要用最精確的說法，「消失」並不是最適於用來描述這個過程的字眼。真正的過程毋寧是文藝復興時期對此體系中的一項，給予越來越顯著的特權：它把瘋狂當作語言場域中的一項體驗，當作人面對其道德真相的一項體驗，當作是人面對屬於他本質和真相的內部規則時，所產生的一項體驗。簡而言之，瘋狂的批判意識不斷被擺在明亮處，而它的悲劇性形像卻逐漸步入暗影。不久以後，這些形像將會完全消隱。很久一段時間裡，我們很難再能尋回它的蹤跡；唯有薩德（Sade）的某些篇章和歌雅（Goya）的作品，見證著這項消失並非潰敗；透過隱約幽微的方式，這項悲劇性的體驗，仍然殘存於思想的暗夜和夢幻之中。就十六世紀而言，其真相並非徹底的摧毀，反而只是一種掩蓋。瘋狂的宇宙性和悲劇性體驗被批判意識獨享的特權遮蓋住了。這就是為什麼，瘋狂的古典體驗，和由它而來的瘋狂現代體驗，並不能被當作具有全體性的形像，認為它們終究可以掌握瘋狂實證上的真相；它其實只是一個片段的形像，卻越權自認擁有全部的真理；這是一個失去平衡的整體，因為它有所欠缺，也就是說，因為它有所隱瞞。在瘋狂的批判性意識之下，以及其哲學的、科學的、道德的或醫學的形式之下，還有一個沉默的悲劇性意識，一直保持警醒。

　　喚醒尼采（Nietzsche）最後的話語，梵谷（Van Gogh）最終的視象的，就是它。佛洛伊德（Freud）在其思想歷程的極端點，開始預感到的，當然也是它；藉由原慾和死亡本能之間，神話似的鬥爭，他所想要象徵的，便是在它之中的巨大撕裂。最後，亞陶（Artaud）作品所表達的，也就是這個意識。如果二十世紀的思想能注意到它，這個作品便能向這個時代提出最緊急的問題。無可置疑地，它不會讓對它發問的人，避開昏頭轉向的可能。因為亞陶的作品，不斷地在宣告說，我們的文化把世界的巨大太陽性瘋狂排除於自身之外，宣告說它排拒了「火焰撒旦的生與死」在其中不斷循環化成的撕裂。它宣告說，從這個排拒發

生的那一天起，我們的文化便喪失它悲劇性的核心。

也就是這些極端的發現，而且唯有透過它們，才能使我們有能力，在我們的時代裡去判斷，自從十六世紀以來一直到現在為止，瘋狂的體驗，它特殊的形像，它的意義起源，都是來自此一欠缺、此一暗夜和所有用來填補它的東西。理性思想最後會把瘋狂分析為心智疾病（maladie mentale），對於一路引導它如此作為的美妙直線，我們得在一種垂直的向度裡重新詮釋它；如此一來我們就會發現，在它的每個形式裡，它都用更完全，但也是更危險的方式，遮蓋著瘋狂的悲劇性體驗，但它也無法達到完全的化約。在壓制的終極點，爆裂成為必然，這也就是自從尼采以來，我們一路目睹發生之事。

＊　　　　　＊　　　　　＊

但是，批判思考如何在十六世紀建立它的特權呢？瘋狂的體驗如何為人沒收，以至到了古典時代前夕，所有令人想起先前時代的悲劇性形象，一一消散於陰影之中？而這個運動又是如何完結，使得亞陶可以說出下面的話：「十六世紀的文藝復興運動和某種現實宣告決裂，後者的法則可能超越人性，卻又屬於自然；文藝復興時期的人文主義，並非人之成長，而是人的縮小」？[82]

現在讓我們簡述一下這項演變，它對瞭解古典主義的瘋狂體驗來說，乃是一項不可或缺的知識。

一、瘋狂成為一種和理性相關的形式，或者毋寧說瘋狂和理性之間的關係，永遠具有逆轉的可能。於是，任何一種瘋狂，都有可以判斷和宰制它的理性，相對地，任何一種理性，也都有它的瘋狂，作為它可笑

---

82 《火焰撒旦之生與死》（*Vie et mort de Satan le Feu*），巴黎，1949, p. 17。

的真相。兩者間的每一項，都是另一項的衡量標準。在這種相互指涉的運動裡，兩者相剋相生。

「在上帝眼中，人世是瘋狂的，」這是一個古老的基督教主題。十六世紀裡，透過以上所說的交互性緊密辯證，此一主題又再重獲新生。人自信洞察世理，以為自己是萬物的正確尺度；他的知識，他自認對世界擁有的知識，令他沾沾自喜：「如果我們在大白天裡，向下看一眼，或向四周瞧瞧，我們似乎可以認為，我們的確具有可想像得到的最銳利眼光」；但如果我們將眼睛轉向太陽本身，那時，我們便不得不承認我們對世上萬物的理解，只是「純粹的遲緩和累贅罷了。因為此時目標是去理解太陽本身。」把眼光轉向存有的太陽，可說是柏拉圖式的思想轉向，但它在發現真理的同時，卻不能同時解明表象的基底；它所揭露的，只是存在於我們自身中的一個無理深淵：「如果我們開始把我們的思想，提升到上帝的高度……那麼，過去被當作是智慧，使得我們萬分欣喜的事物，現在只會令人覺得那是瘋狂。具有超凡美德者，將被暴露為軟弱無能。」[83] 以靈性升高到上帝的高度，和去探索我們投身其中的瘋狂深淵，其實是同一件事；在加爾文（Calvin）的體驗中，一旦把人擺在上帝無法衡量的理性之旁，瘋狂便是人的真正尺度。

人的精神，就其有限性來說，與其說是大光明的一個小火花，不如說是陰影的一塊片段。他有限的知性，不能看到表象中只有過渡性和局部性的真理；他的瘋狂只能發現事物的反面，黑暗面，和它和真相間的直接抵觸。把自己提升到上帝的高度，意思是說，人不只要自我超越，而且還要盡全力擺脫其本質上的弱點，一躍而超脫世間事物和其神聖本

---

83 加爾文（CALVIN），《基督徒教育》（*Institution chrétienne*），第一書，第一章，éd. J.-D. Benoît, pp. 51-52。

質之間的對立；因為在表象中閃現的真相，並不是反照，而是殘酷的矛盾。塞巴斯蒂安‧法蘭克（Sébastien Franck）說道：「所有的事物都有兩面，因為上帝決心要和世界對立，祂將表象留給世界，而把事物的真相和本質留給自己……。因此，每一件事物的真相，都和它在世上的顯現相反：像一座打開的泉神西連像（un Silène renversé）。」[84] [41] 這便是人投身其中的瘋狂深淵，而在其中出現的表面性的真理，正是它的嚴厲否定者。而且，還不只如此：表象和真相之間的矛盾，早已出現在表象自身內部；原因在於，如果表象本身沒有矛盾，那麼表象至少會是真相的影射，表象會像是真相的空洞形式。我們得在事物自身之中發現這項逆轉——由這時起，逆轉便沒有單一固定的方向，也沒有預設的終結點；並非純由表象邁向真相，而是先由表象出發，邁向否定它的它者，然後，再朝向質疑和否定這項否定的事物，如此運動永不停止。伊拉斯謨斯，就在加爾文或法蘭克提出這個大轉向之前，還知道在何處停息，因為表象在它自身的層次上，就已向他下令作出千萬個小型的轉向。那打開的西連像，並不象徵著上帝所取去的世上真相；它同時象徵著比這多許多和少許多的事物。它象徵那緊貼大地表面的事物自身。事物身上即蘊涵著對立，如此一來，我們邁向真理的唯一正道，可能已經永遠消亡。每一件事物都「顯示出兩個面向。外在面顯出死亡；打開它裡面來看，卻是生命，或是相反。美麗之下是醜陋，富裕之下是貧窮，恥辱內裡是光榮，知識之內是無知……總之，打開西連像，你會看到的，便是

---

84 塞巴斯蒂安‧法蘭克，《悖論》（*Paradoxes*），éd. Ziegler，第 57 及 91 節。

[41] 典故出於柏拉圖對話《饗宴》篇（*Le Banquet*, 2156）。泉神西連是希臘神話中一個醜陋人物：塌鼻大肚，目光低垂。他經常醉酒，但其實頗有智慧。《饗宴》篇中的對話者阿爾希比阿德（Alcibiade）提到雕塑家常把神像的外表用西連像包住：翻開西連像，裡頭又是另一座神像。在對話中，這個比喻被用來讚美蘇格拉底。

他外顯面的相反之物。」[85] 無事無物不處在直接的矛盾之中，無事無物不召喚著人去認同他自身的瘋狂。以本質和上帝的真理作為衡量尺度，人的世界只是瘋狂。[86]

在人的世界裡，想要超越人的層次，晉升到神的高度，這樣的舉動，也還是瘋狂。[新約]〈哥林多書簡〉（l'Épître aux Corinthiens），在十六世紀裡，更甚於任何其它時代，發揮著無可比擬的影響力：「我以瘋人的身分說話，因為我比任何人更瘋。」棄絕人世的瘋狂，把自己完全寄託者珍視的古老題材。托勒（Tauler）[42] 已經指出，棄絕人世瘋狂的道路，將會引導到更陰暗和更令人悲傷的瘋狂：「小船已被帶到大海，一旦人處於如此的流放狀態時，一切的焦慮和一切的誘惑，一切的形象和悲慘……就會在他身上湧現。」[87] 尼可拉·德·庫斯（Nicolas de Cues）[43] 評論的也是同樣的經驗：「當人拋棄可感的世界時，他的靈魂就會變得像是喪失心神（démente）。」在走向上帝的道路上，人類更加會是瘋狂的對象。神寵把人推向真理之港，但它除了是非理性的深淵以外，還有什麼別的可能嗎？上帝的智慧，人們有時能夠隱約看到它的光芒，但它不是長久受到遮蓋的理性，而是無法衡量的深度。在那兒，祕密完全維持其祕密向度，矛盾不斷地自我否定。其中最主要的矛盾在於：智慧之核心也就是一切瘋狂之暈眩。「主啊，你的忠言是個過

85　伊拉斯謨斯，前引書，XXIX, p. 53。

86　文藝復興時期的柏拉圖主義，尤其自十六世紀起，乃是一種反諷和批判性的柏拉圖主義。

[42]　Jean Tauler（1300-1361），阿爾薩斯神祕主義者，艾克阿特大師（Maître Eckart）的門生及承續人。基督教史上的靈性大師之一。

87　托勒，《佈道集》（Prediger），XLI。為 GANDILLAC 引用於其《托勒靈性教學法中的時間價值》（Valeur du temps dans la pédagogie sprituelle de Tauler），p. 62。

[43]　Nicolas de Cues（1401-1464），德國籍神學家。留有大量的神學和哲學作品，如《博學的無知》（la Docte Ignorance）。

度深沉的深淵。」[88] 伊拉斯謨斯知道一項道理，但他說它的時候好像是事不關己。他冷冷地說，上帝甚至曾向智者們隱藏得解脫的奧祕，卻反而因此以瘋狂拯救了世界。[89] 這項道理，尼可拉‧德‧庫斯在他的思索過程中，卻是一直在說它。因為他進入了上帝智慧的深沉大瘋狂中，他便丟棄了人脆弱的理性，因為那也只是瘋狂：「沒有任何言辭可以表達，沒有任何悟性可以理解，任何尺度都不能衡量，任何完成都不能將其了結，任何比例都不能和它相比，任何比較都不能來比較它，任何形像都不能比喻，沒有形式可以為它造形……無法在任何言辭中表達，我們可以無限地設想這一類句子，因為，沒有任何觀念可以設想這個『智慧』，在它之中並且以它為源，才會生出一切事物。」[90]

現在，偉大的循環圈圍已經完成閉鎖。相對於大智慧，人的理性只是瘋狂；相對於人淺薄的智慧，上帝的理性本質上是在瘋狂之中運動。以大尺度觀之，一切都是「瘋狂」；以小尺度估量，「一切」本身就是瘋狂。這也就是說，瘋狂只有相對於理性才會存在，而理性的最終真相，便是讓被它否定的瘋狂，可以有片刻的顯現，然後，又是輪到它自己去迷失於一個使它消散的瘋狂之中。就某一種意義而言，瘋狂不算什麼：人的瘋狂，在唯一持有存有的最高理性之前，不算什麼；而根本瘋狂的深淵也不算什麼，因為它只是相對於人脆弱的理性來說，才有意義。但理性也不算什麼，因為以它的名義，我們批評瘋狂，但一旦我們最終達到理性之時，我們便會瞭解，它事實上便是暈眩，而理性在此應該保持沉默。

88　加爾文，《以弗所書第二講》（*Sermon II sur l'Épître aux Éphésiens*）；收入加爾文，《文選》（*Textes choisis*），Gagnebin & K. Barth 編，p. 73。

89　伊拉斯謨斯，前引書，第 65 節，p. 173。

90　尼可拉‧德‧庫斯（Nicolas DE CUES），《俗世》（*Le Profane*），收於《作品選集》（*Œuvres choisies*），M. DE GANDILLAC 編，p. 220。

如此，基督教思想發揮了重大的影響，它讓十五世紀見到其升起的大災難，可以因而避免。瘋狂並不是一個沉默的力量，足以使世界爆裂，並且顯露奇幻的威勢。它不再在時間的黃昏裡，揭露出獸性的暴力，或是知識和禁制的大鬥爭。它陷入無盡的循環，並因此依附於理性；瘋狂和理性，彼此既是互相肯定，又是互相否定。瘋狂不再是世界暗夜裡的絕對存在：它只是相對於理性的存在。這個相對性在使得兩者迷失的同時，又將兩者挽救。

二、瘋狂甚至成為理性一種形式。它被整合於理性之中，或者構成理性的一個祕密力量，或者成為它的一個顯現時刻，或者成為一個弔詭的形式，讓理性可以在其中意識自身。無論如何，瘋狂只有在理性之中，才有意義和價值。

「推斷（présomption）是我們自然、原始的疾病。所有的造物之中，最不幸和最脆弱的，就是人——但它也是最傲慢的。他感覺並知道自己為人間的爛泥和屎糞所困，跟條件最差的動物栓在一起，被釘在天地間最惡劣、最死寂和最腐敗的部分，住在房子的最後一層和天穹最偏僻的地方，卻又要想像自己高於月亮，還把天空踩在腳下。想像所帶來的虛榮，讓他以為自己可以和上帝平起平坐。」[91] 這就是人最糟糕的瘋狂；認不清他的慘境，看不清阻礙他獲致真理和善良的脆弱；不知道自己具有什麼樣的瘋狂。非理性代表著人之處境，拒絕它，就是永遠放棄用合理的方式使用人的理性。因為，如果理性真的存在，那它就是去接受由智慧和瘋狂所連成的環結，就是要清楚地意識到兩者間的相互性和不可分離。真正的理性不可能和瘋狂毫無妥協，相反地，它還要走上瘋

---

91 蒙田（MONTAIGNE），《散文集》（*Essais*），第二書，第十二章，éd. Garnier, t. II, p. 188。

狂為它劃出的道路：「來吧，朱比德（Jupiter）的女兒們！[44] 我要證明，那完美的智慧，一般所謂的幸福堡壘，只有透過瘋狂才能進入。」[92] 然而，這條路徑，雖然不能帶向任何終極的智慧，雖然它所承諾的堡壘只是幻影和更新的瘋狂，它仍然是一條智慧之路，只要我們走在它上面的時候，能夠明白它其實就是一條瘋狂之道。空幻的場面，輕浮的噪音，聲色喧鬧，使得這個世界永遠只是一個瘋狂的世界。我們必得接受這個事實，甚至要在自己身上接納它，但又要清楚地意識到它過度自信的一面，意識到這過度的自信，不只存在於場景之中，亦存在於觀者身上。不只要用聆聽真理的嚴肅耳朵來聽它，而是要保持一種輕浮的注意力，混合反諷和志願，既是從容不迫又具有祕密知識，絕不受騙──就像我們在看市集表演時的心情：不以「你用來聽神父佈道的耳朵，但卻以在市集中聽江湖郎中、笑匠和小丑時豎起的耳朵，或者以米達王（roi Midas）[45] 在潘神（le Dieu Pan）面前展示的驢耳朵來聽。」[93] 那麼，在這直接與身的聲色世界裡，在這從容接納但實際上是無法察辨的拒絕當中，便可成就智慧，而且比起那長期尋找隱藏真理的，其成就更為確定。一旦把瘋狂接納進來，理性便偷偷地侵入瘋狂之中、為它劃定範圍、將它納入意識，並有能力將它定位。

　　而且，如果不把瘋狂放在理性自身之中，把它當作理性的一種形

---

[44] 依原書上下文，這裡指的是繆斯女神；她們是宙斯──即朱比德──和記憶女神所生之九姐妹。召請繆斯以助靈感為古希臘史詩人之開場儀式，有時亦用於決定性片段。

92　伊拉斯謨斯，前引書，第 30 節，p. 57。

[45] 米達王是希臘神話中愚蠢心智的代表。他聲稱潘神的笛子更勝於太陽神阿波羅的豎笛，為阿波羅所罰，長出了驢耳朵，羞慚掩蓋，後來卻忍耐不住，在地上挖洞大聲喊出這個祕密，但當地長出的蘆葦仍將其祕密洩露。米達王亦曾向潘神要求擁有將他所觸及的事物點化成金的魔力，結果弄巧成拙，變成不得吃喝。

93　伊拉斯謨斯，前引書，第 2 節，p. 9。

式,或者一種可能的資源,瘋狂還有別的定位可能嗎?當然,在理性的
形式和瘋狂的形式之間,存有重大的相似性。這個相似性令人不安:瘋
子作出好聰明的行動,而向來明智有節之人,卻作出了最無理的狂舉,
我們如何對它們加以區別?查倫(Charron)[46] 說過:「智慧和瘋狂非
常地接近。兩者之間,只是一轉之隔。這一點可以由無理智者的行動之
中明白看出。」[94] 然而,這個類似性,雖然會攪亂理性人士的頭腦,卻
服務了理性本身。理性把瘋狂最強烈的暴力納入它的運動之中,藉此,
它便可達到它最高的目的。蒙田(Montaigne)前去探視發狂中的詩人
塔斯(le Tasse),他心中感到的氣惱比憐憫更多;但他心深處所存有
的讚嘆,還要超過其它的一切。他會氣惱,這是當然,因為他看到理性
即使達到巔峰,仍和最深沉的瘋狂無限地接近:「誰不知道,在瘋狂和
自由精神的快活高尚之間,在最高的德性和不正常的德性,兩者的效果
之中,具有難以覺察的鄰近關係!」然而,弔詭的讚嘆便可能由此而生。
原因在於,這個現象正是代表著,理性是由瘋狂中取得它最奇特的資
源。如果塔斯是「最明智、最天才的詩人之一,而且是義大利詩人中最
受上古純粹詩風薰陶的人物,」現在卻處於「如此可憐的狀態,失去自
我,只是殘存,」而他之所以變得如此,「不正是因為他身上的謀殺性
的活力,不正是因為他那使其盲目的清明嗎?不正是因為他那將之導至
獸性的好奇鑽研嗎?不正是因為他對心靈活動的罕見的能力,才會使他
既失去活動又失去心靈嗎?」[95] 如果說,瘋狂是對理性的努力加以懲罰,
那是因為,瘋狂早已存於這項努力之中:心象的活躍、激情的暴烈、精
神朝向它自身的偉大回返,這些都來自瘋狂,都是理性最危險的工具,

---

[46] Pierre Charron(1541-1603),法國德性論者(moraliste)。

94 查倫(CHARRON),《論智慧》(*De la sagesse*),第一書,第十五章,éd.
　　Amaury Duval, 1827, t. I, p. 130。

95 蒙田,前引書,p. 256。

因為它們同時也是它最銳利的工具。沒有任何強大的理性不冒著瘋狂的
危險去達成它的作品，「沒有任何偉大的才智，不摻有瘋狂……。如此，
智者和最有才華的詩人有時便會感到瘋癲，作出狂舉。」[96] 瘋狂乃是理
性的耕耘之中，一個很艱苦，但卻又不可或缺的時刻；甚至在它明顯的
勝利當中，理性還是得透過瘋狂，才能有所表現，獲致勝利。對理性來
說，瘋狂只是它的祕密活力。[97]

　　瘋狂漸漸地被解除武裝，轉移位置；它被理性侵入之後，就好像是
被接納到理性之內，移植栽種。具有懷疑色彩的思想，便是扮演如此
曖昧的角色，或者這麼說更好，那是一個強烈意識到限制它的形式的理
性，一個強烈意識到反駁它的力量的理性：理性發現瘋狂原是它自己的
一個形像——其實這是一種排拒除魅的手段，它排除所有可能的外在力
量、所有無法化約的敵意、所有的超越性記號；但，就在這麼做的同時，
理性也把瘋狂放在它自身活動的中心，說那是它本質裡一個不可或缺的
時刻。超越蒙田和查倫的思考領域之外，但仍置身於把瘋狂塞入理性本
質的運動之內，我們看到巴斯卡（Pascal）如何畫出其思考曲線：「人
是如此必然地瘋狂，不瘋的，還是經過瘋狂的另一轉折（par un autre
tour de folie）[47] 所以仍是瘋狂。」[98] 自伊拉斯謨斯以降的思想線索，
在此再度得到接納和反復。它發現有一種內在於理性的瘋狂；從今以後，

96　查倫，前引書，p. 130。

97　同一想法可參見聖艾弗蒙（SAINT-ÉVREMOND），《政治爵士當如是》（*Sir
　　Politik would be*），第五幕，第二場。（譯註：聖艾弗蒙，生於 1614，死於 1703。
　　為法國作家，因政治因素流亡英國，死於倫敦。）

[47]　巴斯卡這句話英文譯者譯為「不瘋狂也是瘋狂的另一種『形式』。」我們基本上可
　　以如此理解這個句子。但是句中的 tour 同時有 tour de passe-passe（變戲法），tour
　　de main（手法），tour d'esprit（氣質、才情），tour et détour（迴轉曲線）等意義，
　　其最基本的意義有「繞、轉一圈」的意思。

98　《思想片簡》（*Pensées*），éd. Brunschvicg, no 414。

瘋狂被人一分為二（dédoublement）：其中之一是「癲狂的瘋」（folle folie），排拒著屬於理性的瘋狂，而且在作出這個棄絕的同時，亦把瘋狂加以重疊（redoublement），並在其中包納最純粹、最封閉、最立即的瘋狂；另一個，則是一種「智慧的瘋」（sage folie），它接納理性中的瘋狂，傾聽它，讓它佔有一席之地，並且任由其活力穿透自身。但也就在這麼作的同時，它更能真實地抵禦瘋狂，因為固執的拒絕，其實注定失敗。

現在，瘋狂的真相就是理性的勝利，理性在終局的全盤掌控：因為，瘋狂的真相，就是存在於理性的內部，成為它的一個形像、一個力量，它就像是理性的一項暫時需求，好讓它更能肯定自身。

＊　　　　　＊　　　　　＊

這可能就是為何在十六世紀末和十七世紀初的文學作品裡，瘋狂多次出現的祕密所在。這種藝術，努力尋求掌控一個自我追尋的理性，它認識到瘋狂的存在，也認識到它自己的瘋狂，把它圈圍起來，又侵入其中，最後將它征服。那是巴洛克時代的手法。

但在此，就像在思想之中，透過一整套操作，瘋狂的悲劇性體驗，也同樣在批判性意識裡被人加以確認。不過讓我們暫且忽略這個現象，對於一些文學作品中可以發現的 [瘋狂] 形像，也不先細辨其不同性質。這些作品可以是《唐·吉訶德》（*Don Quichotte*）、斯居德里（Scudéry）[48] 的小說、《李爾王》（*Le Roi Lear*）、羅突

---

[48] 斯居德里（Georges de Scudéry，1601-1667）為法國劇作家，高乃宜（Corneille）的對手。以他的名義出版的小說，大部分出自他的妹妹瑪德蓮（Madeleine，1607-1701）之手，如 Artmène ou le Grand Cyrus，和 Clélie，描寫當時矯飾的沙龍社會。

（Rotrou）[49] 或是隱者特里斯坦（Tristan l'Hermite）[50] 的戲劇。

讓我們從其中最重要，也是最持久的一項開始談起——說它持久，因為十八世紀仍然可以見到它們只是稍許消隱的形式：[99] 那便是，認同小說人物的瘋狂。塞凡提斯（Cervantes）曾把它的特徵一勞永逸地固定下來。但這個主題仍然不斷地為人重複。有直接的改編（蓋林・德・布斯卡 [Guérin de Bouscal] 的《唐・吉訶德》上演於 1639 年；兩年後，他又作出了《桑秋・潘札治國記》[Le Gouvernement de Sancho Pança]），也有其中一段插曲的重新闡釋（皮修 [Pichou] 所著《卡德尼奧的狂舉》[les Folies de Cardenio] 是書中莫勒拿山 [Sierra Morena]〈襤褸騎士〉[Chevalier Déguenillé] 這一段故事的變奏）。也有人以比較間接的方式來反覆這個主題，諷刺奇幻小說文類（比如西布里尼 [Subligfty] 的《假克萊莉》[La Fausse Clélie] 對象甚至可以是插在故事之中的另一個故事，比如《阿爾微安的茱莉》[Julie d'Arviane] 那一段插曲）。由作者到讀者，幻想之物一路傳承，但在 [作者] 一方是奇思（fantaisie），到了另一方 [讀者] 就變成幻念（fantasme）；作家的巧計，被人用非常天真的態度接受，當作是真實的形像。表面上看來，這些 [作品] 只是對虛構小說所做的從容批判；但在它之下，我們卻可看到一份有關藝術作品之中，想像和真實之間關係的焦慮；而且這份焦慮另外可能關連的是，存在於奇幻虛構和妄想（délire）的魅力之間、令人擔憂的匯通。「藝術中的構思，必須歸功於不受規範的想像力；所謂畫家、詩人和音樂家的一時奇思（**Caprice**），只是用一個委婉文明的名詞去形容他們的瘋狂（**Folie**）。」[100] 瘋狂質

---

[49] 羅突（Jean de Rotrou，1609-1650），法國十七世紀劇作家。

[50] François Tristan（1601-1665）為法國作家，法西學院院士。著有悲劇《瑪莉安》（*Marianne*）等。

99 十八世紀中，尤其是在盧梭以後，認為讀小說或看戲會使人心瘋狂的想法經常出現。參見下文第二部，第四章。

100 聖艾弗蒙（SAINT-ÉVREMOND），《政治爵士當如是》（*Sir Politik would be*），第五幕，第二場。

疑著另一個時代、另一個藝術、另一個道德的價值：但它也反映出當前的主題：人類想像力的所有形式，甚至其中距離最遙遠的形式，以混亂攪擾的方式，在一個共同幻影裡，彼此奇特地互相妥協。

緊鄰第一類型瘋狂之旁，乃是**妄自尊大的瘋狂**。在這裡，瘋子並不和文學提供的模範認同；他認同的是他本人。藉由他對自己的想像性贊同，他自以為擁有他實際上欠缺的一切品質、美德或力量。他承傳了過去伊拉斯謨斯所提的「菲羅西亞」（Philautia，自我之愛）。他窮，卻自以為富有，他醜陋，卻還要攬鏡自賞；腳上還栓著鐵鏈，卻自以為是上帝。就像奧蘇瑪（Osuma）的學究，自以為是海神聶普頓（Neptune）。[101] 那是《幻象者》（*Visionnaires*）一書中的七個人物，也是《戲弄學究》（*Le Pédant joué*）裡的夏多福（Chateaufort），《政治先生》（*Sir Politik*）中的李希蘇斯（Richesource）的滑稽命運。[102]

這種瘋狂，可說不計其數，只要世上有多少性格、野心、不可少的幻覺，它就有多少面貌。就在它最極端的時候，它還是瘋狂之中最不走極端的。因為它便是存在人心之中，每個人和他自己所保持的想像關係。瘋狂最常見的過錯由它產生。去舉發它，則是一切道德批判最基本的元素。

尋求公正懲罰的瘋狂（**folie du juste châtiment**），也來自道德世界。它是用神智的錯亂來處罰感情的錯亂。但它仍有其它力量：它所施與的懲罰會自我繁衍，因為它在懲罰的同時，亦會揭開真相。這種瘋狂的正義有一個特點，它具有真實性。它之所以會有真實性，原因是罪人

---

101 塞凡提斯，《唐‧吉訶德》，第二部，第一章。

102 在《幻象者》中，我們可以看到一位以為自己是阿奇勒斯（Achille）的膽怯軍官，一位文筆浮誇的詩人，一位無知的愛詩人士，一位自我想像的富豪，一位自以為萬人迷的少女，一位認為所有事務都可以用喜劇來評判的炫學之士，最後一位則把自己當作小說中的女主角。

在其幻象的無謂紛亂之中，已經感受到懲罰的痛苦將會永恆存在：在《梅利特》（Mélite）[51] 一劇中，艾拉斯特（Éraste）已經看到自己被復仇女神優曼尼底斯（les Euménides）追逐，並被閻王米諾斯（Minos）定罪。它的真實性也在於：為眾人所不知的罪行，在這個奇特的懲罰暗夜裡，已經真相大白；在人們無法自制的狂言亂語之中，瘋狂交代了它自身的意義，在它的幻象之中，它說出了祕密的真相；它用狂叫聲為意識發言。如此，馬克白夫人（Lady Macbeth）的狂言譫語，向「那些不應該知道真相的人」，說出了長久以來，只是喃喃說給「聾枕頭」聽的話兒。[103]

最終，還有那最後一類瘋狂：**由絕望的激情所產生的瘋狂**。那是因為過度而落空的愛情，尤其是因為受到死亡命運的打擊，只有以喪失心神作為結局的愛情。只要愛情還有個對象，狂戀仍然比較是愛情而不是瘋狂；被拋到孤獨之中，它只有在狂熱的空虛之中，追著自己打轉。這是在懲罰過度猛烈的激情嗎？當然。但這個懲罰也是激情的和緩劑；對於無法挽回的失落，[對象]想像性的存在也是一種憐憫；它天真的快樂有其弔詭之處，它荒誕的追尋也有其壯烈的一面，因為這樣的瘋狂，尋回了那已經消失的形象。如果它導向死亡，那麼在這樣的死亡之中，戀人將會永遠不再分離。這就是歐菲莉亞的最後悲歌；這就是《智者的瘋狂》（La Folie du sage）中亞里斯特（Ariste）的胡言譫語。然而，最具代表性的，卻是《李爾工》既甘且苦的喪心失神。

在莎士比亞（William Shakespeare）的作品裡頭，瘋狂與死亡及謀殺相關；在塞凡提斯的作品裡頭，則和由妄自尊大及由所有想像中的自我討好所支配的形式相關。但它們是高人一等的模範，受到後來

---

[51] 法國劇作家高乃宜（Pierre Corneille，1606-1684）所寫的喜劇（1629）。
103 《馬克白》（Macbeth），第五幕，第一場。

的模倣者扭曲和解除武裝。當然，這兩者比較是在見證於十五世紀產生的悲劇性瘋狂體驗，而非同時代對非理性所發展出來的道德和批判性體驗。它們超越時代，和正在消失中的意義產生連結。之後，此一意義的傳承就只有在黑夜裡暗暗進行。如果我們把他們的作品所保持的 [悲劇意識] 和他們同代人或模倣者的作品裡頭新生的意涵作一比較，我們便能瞭解，十七世紀初期，文學中的瘋狂體驗到底發生了什麼樣的變化。

在塞凡提斯和莎士比亞的作品裡，瘋狂總是極端的，因為它無可挽救。沒有任何事物可以將瘋狂帶回真理和理性。瘋狂只有走向碎心的撕裂，而且也就因此，走向死亡。瘋狂說的荒誕空言，並非虛空；填滿它的空虛感，就像醫生對馬克白夫人所下的斷語，乃是「超乎吾人能力所及之惡」；它已經是飽滿的死亡：這樣的瘋狂並不需要醫生，只需要上帝的垂憐。[104] 歐菲莉亞最後尋回的輕柔愉悅並非幸福；其無理之歌已觸及本質，就像沿著馬克白古堡走廊迴盪，宣布「女王已死」的「女人叫聲」。[105] 當然，唐·吉訶德死在一片平靜之中，因為他在最後的一刻，又能回到理性和真理。吉訶德騎士的瘋狂，突然開始意識到自身，而且就在他自己面前，解體崩潰成愚蠢。但是，他那瘋狂突然獲得的智慧，不就是「正在進入他腦袋裡的一股新瘋狂」嗎？無限逆轉的曖昧，最終只能經由死亡本身得到了斷。那解體的瘋狂，和正在迫近的末日，其實只是同一回事；「而且，他們據以推測病人迴天乏術的徵兆之一，就是他居然能如此容易地擺脫瘋狂，恢復理性。」然而，死亡本身並未帶來平靜：瘋狂仍會獲勝──這是一個超越死亡，微渺卻又永恆的真理──雖然這個生命用它的末日擺脫了瘋狂，他的瘋狂一生，卻仍反諷地追隨其後，而他之所以

---

104 《馬克白》（Macbeth），第五幕，第一場。
105 同上，第五幕，第五場。

能得到「這裡躺著令人生畏的鄉下騎士，他把勇氣推到如此的極致，使得我們可以說，死亡不能藉由他的逝世戰勝生命。」[106]

但是，瘋狂很快就退出了塞凡提斯和莎士比亞為它劃定的終極領域。在十七世紀初期的文學裡頭，瘋狂所佔據的，比較是個中間性的位置。它比較是形成連結，而不是打開僵局，比較是周邊插曲，而不是正在迫近的終局。一旦被移置於小說和戲劇的結構分布原則之中，它便允許真理的表達和理性平靜的回返。

這是因為，對於瘋狂的考量範圍，不再是它的悲劇性現實，不再是那開向另一世界的絕對撕裂；現在要看的，只是存於其幻象之中反諷意味。它不是真實的懲罰，它只是懲罰的形象，它因此只是個似是而非的東西；它和罪之表象或死之幻象相連結。如果《智者的瘋狂》裡的亞里斯特，因為聽到女兒的死訊而變成瘋子，那是因為他女兒並沒有真的死去；當《梅利特》裡的艾拉斯特，以為自己被復仇女神追逐，被拉到閻王前受審，這是因為他可能犯下、想要犯下一宗雙重罪行，但在實際上，此一罪行卻未造成任何真實的死亡。瘋狂被剝去它戲劇上的嚴肅意味：就算它成為懲罰或絕望，也只是在錯誤之中才會如此。它的戲劇性作用，如果能夠保留，也只能和假戲真作相關：他是一個沒有真實存在的形式，只是假想的錯誤、虛幻的謀殺、必會重逢的失蹤。

然而，缺乏嚴肅性，並不妨礙瘋狂具有本質上的必要性——它比在過去還更加地必要。因為，如果瘋狂能使幻象達到頂點，點破幻象也要由瘋狂開始。人物因為瘋狂陷入錯誤，這時他才非自願地開始澄清事情的脈絡。他在自責的同時，無心地說出真相。例如，在《梅利特》一劇中，主角處心積慮用來欺瞞他人的所有計謀，後來都倒過頭來對付白

---

106 塞凡提斯，《唐·吉訶德》，第二部，第七十四章，Viardot 譯本。

己，而他在相信自己有罪於敵人和情婦之死的同時，變成了頭一個受害
者。但是，當他狂言亂語之時，自責假造了每一封情書；真相之所以能
夠大白，便是在瘋狂之中，因為瘋狂而成，而這個瘋狂之所以會被挑起，
又是因為有一真相大白的幻覺。如此單憑瘋狂，整個真實的詭計便被拆
穿，而瘋狂又同時是其中的結果和原因。換言之，瘋狂乃是錯誤結局的
錯誤制裁，只靠它自身的品質，它又能使真正的問題出現，如此便可得
到真正的解決。外表上是錯誤，內裡它卻包含著真相隱密的作用。瘋狂
具有既曖昧又核心的功能，為《瘋人院》（*L'Ospital des fous*）的作者
所運用。他寫一對情人為了逃避追趕者，假裝發瘋，躲在瘋人之間。
在一次偽裝的瘋狂發作裡頭，女扮男裝的年輕女孩，假裝以為自己是女
孩──而實際上她真的是個女孩──如此，兩個偽裝相互取消，她便說
出了最終得勝的真相。

　　瘋狂便是張冠李戴（quiproquo）最徹底、最純粹的形式：它以
假為真，以死為活，以男為女，把愛戀他的女孩當作復仇女神艾里妮
（Érinnye），把受害者當作閻王米諾斯。但它也是劇情經營中，使張
冠李戴成為必要的最嚴格形式：因為瘋狂不需要依賴任何外在因素，就
能打開劇情的僵局。它只要把它的幻象推到極致，便可達到真相。因此，
處於 [劇情] 結構的中央，處於其機制的核心，瘋狂同時既是虛假結局，
暗藏著祕密的新開展，又是回歸理性和真相的起始點。它的出現，標示
著人物悲劇宿命表面上的總結點，然而重新尋回幸福的真正線索，也是
由這一點開始出發。平衡建立於瘋狂之上，但瘋狂卻又把這個平衡隱蓋
在幻象的雲朵和虛假的錯亂之下；[劇情] 建構的嚴密性，便被隱藏於
精心安排的無規則暴力之中。這個突發的活力、這些偶發姿態和言語、
這道瘋狂之風，使得姿態和言語突然陷於混亂，破壞了線索，打破了姿
態，弄皺了衣衫──然而，線索其實只是拉得更緊──這其實就是巴洛
克**擬真假象（trompe-l'œil）**的繪畫類型。在前古典文學的悲喜劇結構

裡，瘋狂就是其中的重大擬真假象。[107]

斯居德里對這一點很清楚，他在《演員們的喜劇》（*Comédie des comédiens*）裡頭，為了作出劇場的劇場，明確地把他的戲放在一場瘋狂幻象的遊戲之中。戲中一部分的演員扮演觀眾，其他的則扮演演員。因此，一方面，他們得假裝他們把布景當作現實，把表演當作生活，而事實上，他們的確是在一個真正的布景裡頭表演；另一方面，他們又得假裝他們是在演出和模擬演員，而實際上，他們也只是一些正在表演中的演員。在這個雙重表演裡頭，每一個元素分裂為二，形成真實和幻象之間的新穎交流，而這個交流本身便是瘋狂的戲劇性意義。門多里（Mondory）在斯居德里這齣戲的開場白中說道：「我不知道我的伙伴們今天的怪誕想法究竟為何，但他們的荒誕是這麼地誇大，我都被迫相信有某種魔法奪走他們的理性。最糟糕的是，他們還要設法使你我迷惑。他們努力想要說服我，說這裡不是劇場，而是里昂市區，說那裡是一家客棧，那頭是座網球場，而且在裡頭有些演員（他們不是我們，但我們又仍然是演員），正在演一齣田園劇（Pastorale）。」[108] 劇場便是在這樣的荒誕想法中，開發著它的真相——那便是成為幻象。以嚴格意義而言，這便是瘋狂。

＊ ＊ ＊

---

107 未來必須針對十七世紀戲劇中夢和瘋狂間的關係進行結構性研究。它們之間的相似性，長久以來便是哲學和醫學士的討論主題（見下文第二部，第三章）；然而夢作為劇情結構中的基要元素，似乎稍微晚起。無論如何，它的意義有所不同，因為包含在夢之中的現實並非重修舊好，而是悲劇的完成。它的假象指出了劇情的真正走向，而不是導向錯誤，不像瘋狂以表面上的反諷混亂，標示著虛假結局。

108 斯居德里（G. DE SCUDÉRY），《演員們的喜劇》（*La comédie des comédiens*），巴黎，1635。

瘋狂的古典體驗誕生了。十五世紀地平上出現的巨大威脅減弱了，縈迴在鮑許畫中，令人不安的力量已失去其暴烈性。某些形式殘存，現在變得透明又柔順，形成理性所不可避免的伴隨列隊。瘋狂不再是世界、人和死亡極限上的末世圖像；瘋狂曾將它的雙眼盯住暗夜，由其中生產出不可能存在的形式，這個暗夜消失了。瘋人船像自由奴隸般穿行其中的世界，現在已被遺忘：它不再去走它那奇特的路徑，由世界之中走到世界之外；它將永遠不再是這個消失中的絕對極限。它現在被很穩固地牢繫於人與萬物之間。它被拘留和供養。船消失，醫院卻出現了。

在瘋人小船的動盪史之後，幾乎不到一個世紀，人們便看到「瘋人院」的文學主題出現了。在那兒，每一個空腦袋，依著人真實的理性，被固定和分類，成為例證，敘說著矛盾的反諷，也就是智慧的雙重語言：「……在絕症瘋病醫院中，男人也好，女人也好，所有的瘋狂和精神疾病都被一點一滴地加以推斷。這既是有用的工作，又是一項消遣，對於獲得真正的智慧，亦有其必要。」[109] 每一種瘋狂的形態在此都有它的位置、記號和守護神：比如顛顛倒倒、囉囉嗦嗦的瘋狂，它的象徵便是高坐椅子上的傻子，在智慧女神米涅夫（Minerve）的注視下哆嗦亂動；流行鄉下的陰沉憂鬱症，是一條孤獨而貪婪的狼，其守護神是朱比德，動物變形的主宰；還有「酒瘋子」、「喪失記憶和理解力的瘋子」、「昏昏沉沉、半死不死的瘋子」、「頭腦變質空洞的瘋子」……。這整個秩序錯亂的世界，卻是在一個完美的秩序之中，唱出理性的**頌歌**。在這樣醫院裡，**監禁**接替了**上船**。

瘋狂被人操縱宰制，卻仍維持著它表面上的主宰權。它現在是理

---

109 GAZONI，《絕症病院》（*L'Ospedale de' passi incurabili*）Ferrare, 1586。由 F. de Clavier 翻譯改寫（巴黎，1620）。參考 BEYS，《瘋人病院》（*L'Ospital des Fous*）（1635），1653 年改寫更名為《著名的瘋子》（*Les Illustres fous*）。

性的工具和真理工作的一部分。在萬物的外表和日光的閃爍之中，它玩弄著表象的所有把戲，玩弄著真實和幻象間的曖昧，玩弄著真理和表象間毫無限定、永被重複、永被打斷的分合脈絡。它既隱藏又顯現，它同時說著真話和謊言，既是陰影亦是亮光。它像鏡子，閃閃發光；它是一個核心的、寬容的形像，也是這個巴洛克時代已經岌岌可危的形像。

我們不要驚訝在小說和戲劇的虛構故事裡，瘋狂如此經常出現。我們不要驚訝可以確實地看到瘋狂在路上遊蕩。法蘭蘇瓦·可勒特（François Colletet）就曾在路上千百次地遇見瘋狂：

> 我在這條大道上看到
> 一個天真的人，小孩成群跟隨其後
> ……我也讚嘆這位可憐人
> 這位可憐的瘋人，
> 面對這麼一堆襤褸破衫，
> 他想用來作什麼用途呢？……
> 我也曾看到狂怒的憂鬱者
> 一路高聲謾罵……[110]

瘋狂勾勒著社會上常見的身影。對於傻子昔日的行會、節慶、聚會、演說，人們又再度感到非常強烈的新樂趣。人們熱烈地贊成或反對尼可拉·朱伯（Nicolas Joubert），他比較有名的名字是安古勒萬（Angoulevent）。他自封「傻瓜們的王子」（Prince des Sots），但華倫蒂·勒·宮特（Valenti le Comte）和賈克·雷斯諾（Jacques

---

110 法蘭蘇瓦·可勒特，《巴黎的忙亂》（*Le Tracas de Paris*），1665。

Resneau）出來和他爭奪這項頭銜：[於是引出一連串] 意見小冊，訴訟、辯護；他的辯護律師稱呼他並出示文件證明他是「一個空腦袋瓜、一個變了質的南瓜、全無常識、一根桿子、頭腦解體，頭中既無彈簧，亦無齒輪。」[111] 外號「許可伯爵」（le Comte de Permission）的布呂芝‧達貝爾（Bluet d'Arèires），受到克萊契家族（les Créqui）、萊斯迪吉耶家族（les Lesdiguières）、布伊雍家族（les Bouillon）、尼姆家族（les Nemours）的保護；他在 1602 年出版或是讓人替他出版他的作品。在裡頭他提醒讀者說，「他不會讀，不會寫，而且從來就沒學過這些，」但他卻是「受著上帝和天使們的靈感」推動。[112] 皮耶‧迪普伊（Pierre Dupuis）是雷尼耶（Régnier）[52] 在其第六諷刺詩裡 [113] 曾經提到的人物，根據布拉斯坎比（Brascambille）的說法，他是一位「穿著長袍的大瘋子」；[114] 他本身在他的《威廉師傅醒悟諫言》（*Remontrance sur le réveil de Maître Guillaume*）中，自稱他的「精神高漲直到月球第三級候客室。」在雷尼耶第十四諷刺詩裡頭，還可以看到許多這一類的人物。

十七世紀初期的世界，出奇地殷勤接待瘋狂。瘋狂存在於萬物和人的心中，它是個反諷的徵象，攪亂了真相和幻象之間的標準，並且很勉強地保存著巨大悲劇性威脅的記憶——那是煩亂多於不安，社會無謂的

---

111 參考 PELEUS，《為傻瓜們的王子辯護》（*La Deffence du Prince des Sots*）（未註明出版地和日期）；《為傻瓜公國辯護》（*Plaidoyer sur la Principauté des Sots*），1608。同時亦可參看：《安古勒萬被搶豆者的大教士突襲抨擊》（*Surprise et fustigation d'Angoulevent par l'archiprêtre des poispillés*），1603，《安古勒萬的詩集和答辯》（*Guirlande et réponse d'Angoulevent*）。

112 《許可伯爵作品命名及其大全》（*Intitulation et Recueil de toutes les œuvres que (sic) Bernard de Bluet d'Arbères, comte de permission*），第二卷，1601-1602。

[52] Mathurin Régnier（1573-1613），法國詩人，主張自由靈感和奇思想像。

113 雷尼耶，《第六諷刺詩》（*Satire VI*）第 72 行。

114 布拉斯坎比，《悖論》（*Paradoxes*），1622, p. 45。另外可以參考 DESMARIN，《史詩之辯護》（*Défense du poème épique*），p. 73。

激動，變幻不定的理性。

但是新的要求正在產生：

上百次，我手上提著燈籠

在正午裡尋找……[115]

第二章　大禁閉 [1]

勉強人進來（Compelle intrare）[2]

　　文藝復興時代解放了瘋狂的聲音，但控制了它的暴戾，古典時代則以奇異的強力一擊，將之化為沉寂。

　　笛卡兒（René Descartes）在 [方法性] 懷疑的推進道路上，他在夢想與種種謬誤的形式之旁，也曾遇到瘋狂。發瘋的可能性，是不是也會使他失去對自己身體的控制，就像外在世界可能會在謬誤（erreur）中溜走，或像意識可能曾在夢中睡著！「我怎麼能否認這雙手和這個軀體是我的，除非我把自己和某些理智失常者（insensés）相提並論？他們的腦子被黑膽汁（les noires vapeurs de la bile）擾亂和阻塞，以至於雖然很窮，還一直以為自己是國王，身上一絲不掛，還以為自己穿金著綢，或是想像自己是個罐子，或是自己全身是玻璃作成的。」[1] 但笛卡兒在避開瘋狂的危難時所用的方式，和他繞過夢和謬誤的可能性時有所不同。感官雖然總會欺人，但它們在實際上，只能改變「不易察覺和非常遙遠的事物」；感官的幻象之中，總會留下殘餘的真相（résidu

---

[1]　原文 renfermement 意為將原來是開放的事物 [再] 關上。

[2]　出自《聖經》〈路加福音〉第十四章。

1　笛卡兒，《沉思錄》（*Méditations*），I，《作品集》（*Œuvres*），éd. Pléiade，p. 268。

de vérité），「我人就在這兒，在爐火邊，穿著一襲睡袍。」[2] 至於夢，它可以和畫家的想像一樣，呈現出「美人魚或半人半獸等怪異不凡的形像」；但，它卻不能創造成由它自己製作出那些「更簡單和更普遍的事物」，奇幻形像只是以這些元素編排而成的：「這類事物便是一般具有形體的自然事物和其延展。」這些事物一點也不虛假，使得夢也會符合真實——這是夢無法破壞的真理的標誌。不論是充滿形像的睡眠也好，不論是清醒意識中的欺人感官也好，都不能將懷疑的普遍性帶到最極端的境地；即使我們承認眼睛會騙人，「現在讓我們假定我們正在睡眠，」真相還是不會完全地滑入暗夜裡。

　　瘋狂便有所不同：如果瘋狂的危害既不曾有礙 [笛卡兒沉思的] 步驟，亦不妨礙所得真相的基本核心，那不是因為有**某一事物**，它即使在瘋子的思想裡頭都不可能是虛假的；而是因為這個正在思想中的我，因為我不可能發瘋。當**我**認為自己有一個身體時，我是否就比一個想像自己擁有玻璃身體的人，持有更堅實的真相呢？這是當然，因為「他們是瘋子（fous），而如果我以他們為榜樣，持著和他們同樣的思法，那我就會和他們一樣精神失常（pas moins extravagant）。」[3] 保護思想，不

2　同上。

[3]　在德希達（Jacques Derrida）對《瘋狂史》的批評（〈我思與瘋狂史〉[Cogito et histoire de la folie]，1963 年演講）和傅柯的答辯中，曾經回到笛卡兒《沉思錄》拉丁文原本，對其中描述瘋狂的字眼加以詳細考究。根據傅柯的答辯，前面使用的 *insensés*（無理性），拉丁文版原文為 *insani*（失去良好的判斷力，笛卡兒引用了當時西方通行的體液學說來作解釋），後來的「瘋子」（*fous*）和「精神失常」（*extravagant*）在拉丁文版中為 *amentes* 和 *demens*。傅柯解釋說，它們主要是法律用語（這一點先為德希達指出），陷入 *demens* 狀態的人不被認為具有法律行為（說話、承諾、簽名、謀劃行動等）上的全體權利。因此在笛卡兒行文的細節中可以見出醫學和法律論述對瘋狂的連結作用，主張 [理性] 思考的主體不可能瘋狂。見《瘋狂史》法文第二版（1972），附文二〈我的身體、這張紙、這爐火〉（Mon corps, ce papier, ce feu），p. 590。參考傅柯，〈回答德希達〉（Réponse à derrida），*Dits et Ecrits II 1970-1975*, Paris, Gallimard, 1994, p. 288-289（原刊於 *Paideia*, No. 11, 1972 年 2 月號）。

令其陷入瘋狂的，並不是真相的一種永存性質，像它容許思想不受錯誤所欺，或可由夢中醒覺時的情況；那是因為，在這兒重要的不是思想的客體，而是思想的主體——這主體不可能瘋狂。我們可以假定我們正在作夢，把自己當作是正在作夢的主體，這時可以有些「理由去進行懷疑」；但即使如此，真相仍是夢之所以可能的條件。相對地，即使是透過思想，我們也不可能假設我們是瘋子，因為瘋狂恰好就是思想之不可能的條件：「那我就會和他們一樣精神失常……」[3]

在懷疑的組織原則中，一方面是瘋狂，另一方面則是夢和錯誤，兩者間存有一種根本上的不平衡。對真相和尋求真相的人來說，其情境並不相同；夢或幻象所帶來的困難，可由真相自身的結構加以解決；而瘋狂卻是透過進行懷疑的主體加以排除。這就像，再過不久，我們也要排除主體不思想和不存在的可能。在 [蒙田]《散文集》（*Essais*）之後，產生了一個新的決定（décision）。當蒙田遭遇塔斯（le Tasse）時，沒有任何事情可以向他保證有任何思想可以不受非理性（déraison）糾纏。至於老百姓呢？那些「被瘋狂愚弄的可憐老百姓」呢？思想者就可以不受荒誕狂想（extravagances）侵襲嗎？他自己「至少也是同樣可憐。」而且，是什麼樣的理性讓他有資格去作瘋狂的審判人呢？「理性教導我說，如此堅決地譴責一件事物，認為它是虛假而且不可能的事情，就是要在心裡存有上帝的意志所設的界限和範圍，以及吾人生命之母的大自然的力量。然而，世間最大的瘋狂，就是把以上的大能，降低到我們人類的能力和自滿的尺度。」[4]在十六世紀裡，在所有其它的幻象形式之間，瘋狂所劃出的懷疑之道，仍然是最受人青睞的道路之一。我們並不是一直都能確定我們並非正在作夢，但我們永遠不能確定我們沒有發瘋：「我

3　笛卡兒，前引書。

4　蒙田，《散文集》（*Essais*），第一部，第二十六章，éd. Garnier, pp. 231-232。

們難道不記得，就在我們的判斷裡，我們也曾感到許多的矛盾嗎？」[5]

　　然而，現在笛卡兒已獲得了這項確信，並且牢牢把握著它：瘋狂不是他的問題。假設我們是荒誕狂妄的（extravagant），這個舉動本身便是荒誕狂妄；和思想的經驗一樣，瘋狂包含其自身，它也就因此被排除在 [笛卡兒思想的] 計畫之外。如此一來，瘋狂的危害便由理性的運作之中消失了。理性現在躲在它對自身的充分掌握之後，除了錯誤以外，它不會遭遇到別的陷阱，除了幻象以外，它不會遭遇到其它的危險。笛卡兒的懷疑解開了感官的迷惑，穿越了夢中的風景，永遠為真實事物的光明所導引；但他以懷疑者（celui qui doute，正在進行懷疑的人）的名義剔除了瘋狂，而這位懷疑者不可能失去理性，就好像他不能不思想，也不能不存在。

　　有關瘋狂的問題意識（problématique）——那是蒙田的問題——也因此發生變動。其方式當然難以覺察，但卻具有決定性。瘋狂現在被置放在一個受排除的區域裡面，一直要到 [黑格爾的]《精神現象學》（Phénoménologie de l'esprit）才部分地得到解放。十六世紀，「非理性」（Non-Raison）構成一種開放性的危害，而其威脅，最少在理論上，可以損害主體性和真相間的關係。笛卡兒的懷疑之道則似乎見證著，十七世紀已經驅除了這項危險，瘋狂已被排出屬於主體持有獲得真相的權利的領域。對古典思想來說，這個領域就是理性自身。瘋狂從此遭到放逐。如果人永遠有可能發瘋，相對地，思想因為有責任覺察真相認識主體的主權行使，不可能失去理性。有一條分界線被劃開了，自此不久，就會使文藝復興時代曾經如此熟悉的不合理的理性（Raison déraisonnable）和合理的非理性（raisonnable Déraison）體驗，不再可能存在。在蒙田和笛卡兒之間發生了一個事件：它與某種合理性（**ratio**）

5　同上，p. 236。

的來臨相關。但此一合理性的歷史猶如西方世界的歷史，遠遠不只限於
「理性主義」（rationalisme）的進展。這一段歷史，就相當大的一部
分來說——雖然這一部分更為祕密——亦是由非理性（Déraison）的運
動所構成的。它深植在我們的土地之中，當然，那是為了在其中消失，
但它也在那裡生根。

　　現在，我們應該展現的，便是古典時期事件的另一面向。

＊　　　　＊　　　　＊

　　這個面向有許多徵象，皆和哲學經驗及知識發展無關。我們下面所
要談的，從屬於一個非常廣大的文化表層。一連串的日期非常明確地標
指出它，這些日期也同時徵兆著一個完整的體制。

　　十七世紀曾經創立了大型的監禁房舍，對這一點人們很清楚；但
人們不太曉得，在數個月內，巴黎市內百分之一以上的居民便被關了
進去。人們很清楚專制政權曾運用王室逮捕令（lettres de cachet）和
擅權的監禁措施；但人們比較不清楚在背後推動這些措施的，是怎
麼樣的法律意識。自從匹奈（Pinel）、[4] 突克（Tuke）、[5] 華格尼茲

---

[4] Philippe Pinel（1745-1826），出生於法國 Tarn。1793 年被任命為比塞特院主任醫
　　師，1795 年轉任硝石庫院。匹奈在傳統上被視為法國精神醫療革命的象徵，對於疾
　　病分類、精神病患的道德療法（traitement moral）、療養院體制的建立留下重大影
　　響。但今日的研究認為他在 1792 年解放比塞特院鏈囚瘋人一事，乃是事後虛構的神
　　話。其名著有《精神錯亂的哲理醫學》（Traité médico-philosophique sur l'adiénation
　　mentale，第一版 1801，第二版 1809）。

[5] William Tuke（1732-1822）為英國公誼會（Quaker）教派的慈善家。於 1796 年創
　　立約克隱盧療養院（the York Retreat），成為精神醫療新方法的先鋒。由他開始，突
　　克家族四代皆在英國精神醫療史佔有重要地位，尤其孫子 Samuel Tuke（1784-1875）
　　著有《隱盧描述》（Description of the Retreat，1813）一書，為道德療法的經典性記載。

（Wagnitz）[6] 以來，大家都知道，在一個半世紀間，瘋子們被投入監禁體制之中，而且有一天，人們會在收容總署（l'hôpital général）所屬的收容室裡，在強制拘留所（maisons de force）的黑牢裡發現他們；有一天，人們會覺察到他們混在貧民習藝所（Workhouses）或懲戒所（Zuchthäusern）的人群之中。人們卻很少能很清楚地定義他們在其中的身分，亦無法說明這種鄰近關係的意義：為何窮人、失業者、懲戒犯（correctionnaires）和無理智者（insensés）會被聚在一起？未來的匹奈和十九世紀精神醫學，便是在監禁所的圍牆之內見到瘋子的；他們也把瘋人留在其中——我們別忘了這一點——卻以「拯救」瘋人而贏得光榮。自從十七世紀中葉以來，瘋狂便和監禁（internemtent）[7] 之地相關，亦和指定此地為其自然地帶的手勢相關。

　　既然，精神錯亂者（aliénés）[8] 的監禁，乃是瘋狂古典體驗中最明顯易見的結構，而且當這個體驗未來要在歐洲文化中消失的時候，監禁也將構成其中最主要的難題，那麼，就讓我們透過人們對它所作的最簡單的說法來呈現其中的事實。「我看到他們，裸著身，穿著襤褸，躺臥在石板上，僅有草墊抵禦寒冷潮氣。我看到他們，食物粗糙，缺乏空氣，難以呼吸，缺水止渴，生活最低必需亦有匱乏。我看到他們，被交給真正的獄卒，流落於其嚴酷監控之下。我看到他們，住在窄小、骯髒、惡臭、不透氣、不透光的陋室裡頭。政府花大筆經費在都會裡飼養的猛獸，

[6] Henri-Balthasar Wagnitz（1755-1838），德國哈勒（Halle）的神學家，為該市的監獄牧師和神學教授。著有《德國最重要懲戒所之歷史資料及評論》（*Historische Nachrichten und Bemerkungen uber die merkwürdigsten Zuchthäusern in Deutschland*），Halle, 2 vol., 1791-1792。

[7] 法文 internement 意為強迫居住某處，不得外出；此字特別用來指精神病患的監禁。

[8] aliénation 是一個相對古老的詞語（主要由十四世紀至十九世紀），意指暫時或持續的心智混亂，使得人像變成他自己和社會的「陌生人」，無法正常行動。

如果被關在他們身處的洞窟，也都會令人為牠們擔心。」[6]

有一個日期可以作為標誌：1656 年，[國家] 下令在巴黎設立「收容總署」。粗看起來，這只是一項改革——甚至說是改革都嫌勉強，它只牽涉到行政組織的重組。把原有的種種機構集中起來，統歸單一行政單位管理：比如說，在前王的治下，為了儲藏軍火而加以改進的硝石庫院（la Salpêtrière）、[7] 路易十三有原意賜與聖路易騎士團封地（la commanderie de Saint-Louis）的比塞特院（Bicêtre），原均為傷殘軍人養老院保留地。[8]「大小慈善院（Pitié）中的貧民之家（Maison）和救護院（Hôpital），坐落於聖維克多郊村（faubourg Saint-Victor）的避難所（Refuge），席匹安（Scipion）的貧民之家和救護院，古肥皂廠織毯局（Savonnerie）中的貧民之家，和其附帶的所有屬地、堡壘、花園、房舍和建築物。」[9] 以上這些場所，現在都撥交收容巴黎的貧民，「不論其性別、出生地和年齡，不論其身分和出身，不論其現狀：強壯或傷殘、生病或正康復、有希望治癒或身罹絕症。」[10] 受其收容並提供住宿、飲食的人，可以自行前來，或是由王室、司法當局發配。而且，對於有資格收容其中但向隅者，這些單位也有照料其生活所需、健康和一般秩序的責任。各單位負責人為終身命職的所長，他們的權力不限於收容總署所屬的建築物內，而是遍布全巴黎，只要是在他們裁判權範圍內的人，就要受他們管轄：「對巴黎所有窮人，不論是在收容總署之內

6　艾斯基洛（ESQUIROL），《法國處理精神錯亂者的機構》（*Des établissement consacrés aux aliénés en France*）（1818）收入《心智疾病論》（*Des maladies mentales*），Paris, 1838, t. II, p. 134。

7　參考 Louis BOUCHER，《硝石庫院》（*La Salpêtrière*），Paris, 1883。

8　參考 Paul BRU，《比塞特院史》（*Histoire de Bicêtre*），Paris, 1890。

9　1656 年詔令，第四條，參見本書附錄。後來，聖靈之家（Saint-Esprit）和棄兒院（Enfants-Trouvés）也加入其中，但古肥皂廠則退出。

10　同上，第十一條。

或之外，他們都擁有權威、指導、行政、商業、治安、司法、矯正或懲
罰之完全權力。」[11] 所長們還要命職一位年薪一千鎊的醫生；他停駐在
慈善院中，但每星期要到總署各收容所巡視兩次。事情一開始便很清楚：
收容總署並非一座醫療設施。它比較是一個半司法機構，像是在既有權
力體系和法庭之旁另設的行政單位，可自行決策、審判和執行。「為達
成上述任務，所長們可依其考慮，在總署及其所屬地點設木樁、鐵頸圈、
禁閉室、地牢。所長在所內下的命令無上訴之可能；至於其所外行動，
不論當時和未來的任何反對和訴求為何，亦將依據其命令的形式和內容
加以執行，任何辯解和反控皆無法延遲其執行。」[12] 擁有幾近絕對的主
權、不得上訴的裁判權、無可阻礙之執行權，收容總署乃是王權在警政
或司法之間所設的一個特殊權力機構；它運作於法律的邊緣，像是鎮壓
力量中的第三等級（le tiers ordre）。匹奈在比塞特院和硝石庫院所發
現的精神錯亂者，便是這個世界中的一員。

　　以其運作方式或目的而言，收容總署和醫療概念完全無關。它是一
個維護秩序的單位，維護的是當時在法國同時組織的君王和中產階級秩
序。它直接聯繫於王權，後者則將其全權交付俗世單位管轄；過去代表
教會和靈修界參與救濟政策的王國大施捨團（la Grande Aumônerie du
Royaume），突然不再能與聞新政。國王的詔令中說：「我們瞭解，大
施捨團和創辦收容總署的皇室一樣，為其維持者和保護者，然而，收容
總署不以任何方式受大施捨團管轄，亦不受其中任何重要官員管轄，我
們並瞭解到該署完全免除任何總改革機關（la générale Réformation）
的官員們和大施捨團其他官員的指導、視察和判決。對於任何其他人，

---

11 第十三條。
12 第十二條。

我們亦禁止任何可能的瞭解和判決，亦無以上權力。」[13] 此一計畫原由最高法院（Parlement）[9] 所提，[14] 同時，最初指派的兩位首長為最高法院第一主席和王室法院代表人（le procureur général）。但很快地，又加入了巴黎大主教、間接稅案法院（Cour des aides）院長、審計處處長（Cour des Comptes）、警察總長（lieuteuant de police）和巴黎市政長（Prévôt des marchands）。從那時起，總署的「總辦公室」（le Grand Bureau）便只扮演評議的角色。實際的行政和責任其實掌握在特別遴選的經理人手上。他們才是真正的管理人，也是王室權力和資產階級財富在悲慘世界裡的代理人。大革命時期如此描述他們：「遴選自資產階層最佳成員⋯⋯他們為行政體系帶來無私的見解和純潔的意圖。」[15]

這項由君權和資產階級聯合產生的結構，又和他們所聯合組織的專制政體為同時代產物。不久，這個權力結構的網絡便擴張到全法國。1676 年 6 月 16 日王室詔令，規定在「王國每一城市設立一收容總署」。然而，有時地方當局已事先採取了這項措施；1612 年，里昂的資產階層已組成了一所運作方式類似的救濟機構。[16] 1676 年 7 月 10 日，土爾（Tours）市大主教自豪地宣布，他管轄下的「大都會，有幸在巴黎的收容總署成立之前，便設立同樣功能的『慈善院』（la Charité），

13　第六條。

[9]　法國大革命前舊王制中的 Parlement 為最高司法機關，但因擁有詔令覆議權和記錄權，遂漸具有立法性質，尤以十八世紀為甚。然而其成員絕不能和英國經過選舉而產生的議員相等同。

14　這個計畫原由 Pomponne de Bellièvre 簽署，提呈給 Anne d'Autriche（譯註：路易十四的攝政母后）。

15　見拉羅虛福柯—梁庫（La Rochefoucauld Liancourt）代表行乞事務委員會對立憲國會所提的報告《國會紀錄》（*Procès-verbaux de l'Assemblèe nationale*, t. XXI）。

16　參見《里昂慈善施捨收容總署地位規章》（*Statuts et règlements de l'hôpital général de la Charité et Aumône générale de Lyon*），1742。

預見了國王虔誠的意圖。其組織，並且成為日後國內外類似組織的榜樣」[17]。事實上，土爾市慈善院成立於 1656 年，當時國王還曾賜予四千鎊的租金收入。法國各處，收容總署一一設立：到了大革命前夕，外省共有三十二個城市擁有此一組織。[18]

雖然教會被人相當有意和收容總署分離——這一點，無疑源自王權和資產階級間的共謀關係[19]——對此一運動，教會卻也沒有袖手旁觀。教會改革它的醫療體制，將其基金中的財物重行分配；它甚至創立了一些主旨和收容總署相當類似的組織。凡森・德・保羅（Vincent de Paul）重組了聖拉撒爾院——過去巴黎最大的癩瘋病院；1632 年 1 月 7 日，他代表傳道會會員（Congréganistes de la Mission），和聖拉撒爾修院簽訂了一項合約：院中今後必須收容「由國王下令拘留者」。善子修道會（l'ordre des Bons Fils）在法國北部開辦了一家類似的收容院。1602 年被召入法國的「屬靈聖約翰兄弟會」（les Fréres Saint-Jean de Dieu），首先在聖日耳曼郊村設立了巴黎慈善院（la Charité de Paris），然後，又在 1645 年 5 月 10 日，於該會所處之地的廈倫頓

17　《土爾大主教命令集》（*Ordonnances de Monseigneur l'archevêque de Tours*），Tours, 1681。參考 MERCIER，《大革命時期，土蘭地區的醫療狀況》（*Le Monde médical de Touraine sous la Révotution*）。

18　這些城市是艾克斯（Aix）、阿爾比（Albi）、昂傑（Angers）、阿爾（Arles）、布羅瓦（Blois）、坎伯雷（Cambrai）、克萊蒙（Clermont）、地雄（Dijon）、哈佛爾（Le Havre）、蒙市（Le Mans）、李耳（Lille）、里蒙吉（Limoges）、里昂（Lyon）、馬功（Mâcon）、馬爾地克（Martigues）、蒙伯里耶（Montpellier）、穆朗（Moulins）、南特（Nantes）、尼姆（Nîmes）、奧爾良（Orléans）、波市（Pau）、玻地耶（Poitiers）、杭斯（Reims）、盧昂（Rouen）、桑特（Saintes）、索穆爾（Saumur）、色當（Sedan）、史特拉斯堡（Strasbourg）、聖色凡（Saint-Servan）、聖尼可拉（南錫）（Saint-Nicolas[Nancy]）、土魯斯、土爾。參考艾斯基洛（ESQUIROL），前引書，t. II, p. 157。

19　前引土爾大主教手諭顯示出，教會對這個排除舉動，不但作出反抗，而且要求享有啟發全部運動及最先提出解決方案的榮耀。

（Charenton）設立另一座慈善院。[20] 離巴黎不遠的森里斯慈善院（la Charité de Senlis），也是該會於 1670 年 10 月 27 日開設的。[21] 數年前，布伊雍（Bouillon）公爵夫人對該會捐出了十四世紀由狄勃·德·廈恩潘（Thibaut de Champagne）在廈多—狄耶里（Château-Thierry）所建的癩瘋病院的建築物和附屬收入。[22] 該會還經營了聖伊雍（Saint-Yon）、波多松（Pontorson）、卡迪亞克（Cadillac）、羅曼（Romans）的慈善院。[23] 1699 年，拉撒爾修會則在馬賽（Marseille）創立一座機構，那就是未來的聖彼得救護院（l'hôpital Saint-Pierre）。然後，在十八世紀，陸續有亞滿蒂耶（Armentières，1712）、馬赫維爾（Maréville，1714）、弓城救主（le Bon Sauveur de Caen, 1735）這些機構的成立。在大革命來臨不久前，荷恩（Rennes）的聖邁恩（Saint-Meins）宣告開設（1780）。

這些獨特的機構，其意義和地位經常難以界定。如上所見，其中有很多仍是由宗教團體開設的；不過有時候我們也會在其中看到某些俗世團體，它們雖然模倣修會的習慣和生活，卻不屬於修會。[24] 在外省，主教為總辦公室中的當然成員；但教士在當中卻遠遠佔不上多數；其中的

20　參考艾斯基洛（ESQUIROL），《廈倫頓皇家收容所之歷史及統計》（*Mémoire historique et statistique sur la Marison royale de Charenton*），前引書，t. II。

21　Hélène BONNAFOUS-SÉRIEUX，《森里斯慈善院》（*La charité de senlis*），Paris, 1936。

22　R. TARDIF，《廈多-狄耶里慈善院》（La Charité de Château-Thierry），Paris, 1939。

23　羅曼救護院的建材來自渥來（Voley）癩瘋病院拆除材料。參考 J.-A. Ulysse CHEVALIER，《羅曼附近渥來癩瘋病院史錄》（*Notice historique sur la maladrerie de Voley près Romans*），Romans, 1870, p. 62；以及其中附證第六十四號。

24　比如硝石庫院中的「姐妹」必須由「少女或年輕寡婦中選取，不可有小孩或煩擾事務。」

經營，大部分為資產階層掌握。[25] 然而，在它們所屬的收容所中，又都幾乎維持著一種接近修道院的生活，以讀經、儀式、祈禱、沉思作為生活節奏：「大家早晚都在宿舍裡共同祈禱；在一天中的不同時刻裡，虔信修鍊、祈禱和閱讀靈性書籍。」[26] 但情況不只如此：同時扮演著援助和鎮壓兩個角色，這些救濟院（hospice）雖然以救助窮人為己任，但又同時或多或少設立單人囚室和強制工作區，其中監禁的成員，則由王室或家人負責提供膳宿費用：「除了王室或法院命令送交者之外，宗教慈善院強制工作所不收留其他任何人，也不接受其它任何理由。」這些新成立的監禁所，常常便是利用過去的痲瘋院；它們也繼承了痲瘋院的資產，或者是由教會決定所賜，[27] 或者是由該世紀末王室詔書所賜。[28]不過，它們也受到公共財政的支持，來源包括王室的贈與、財政署所收罰款的部分分配。[29] 如此，這些機構裡便混合著各種元素，而且有時還會彼此衝突：教會在窮人援助和收容儀式中的古老特權、資產階層對整頓悲慘世界秩序的關懷、協助的慾望和壓制的需要、慈善的責任和懲戒的意志，這一整群曖昧措施，其意義仍有待探究，但無疑可由痲瘋病院找到其象徵。它們自從文藝復興時期以來，就已空無一人，但到了十七世紀，卻突然恢復使用，重新享有幽暗的力量。古典主義發明了監禁體制，有一點像中世紀發明了痲瘋病患的隔離；而這些患者所留下來的空

25　奧爾良收容總署的總辦公室成員有「主教、警察總長、並有十五位人士，其中三位為教士，十二位為地方紳士，如官員、好市民和商人。」《奧爾良收容總署地位規章》（ *Règlements et statuts de l'hôpital général d'Orléans* ），1692, pp. 8-9。

26　回答收容所管理部有關硝石庫院狀況詢問之覆文，1790。國家檔案（Arch. nat.），F 15, 1861。

27　聖拉撒爾院的情況便是如此。

28　1693-1695。參考上文，第一章。

29　比如，羅曼的慈善院為大施捨團所創，後來一度讓渡給屬靈聖約翰兄弟會；但最後則歸收容總署管理。

位，便由歐洲世界的新人物所佔據：那就是「受監人」（internés）。痲瘋院並不只有醫療上的意義；這個放逐的手勢，打開了受詛咒的空間，發揮著許多其它的功能。監禁的手勢也不會比它單純：它也具有政治、社會、宗教、經濟和道德上的意涵。和它有關的，可能是古典世界整體中的某些本質性結構。

因為這個現象，其範圍廣及全歐洲。專制君權的建立，反宗教改革（Contre-Réforme）時期，天主教活躍的復興，使得它在法國的呈現具有頗為特殊的性格——政權和教會之間既競爭又同謀的關係。[30] 在別的地方，它便有一些非常不同的形態；但它們的時間定位也是同樣明確。大型救濟院、監禁所、宗教和公共慈善事業、救援和懲戒、政府的救濟和預防措施，都是古典時代的歷史事實：它們和古典時代一樣具有普遍性，並且和它幾乎同時產生。在德語系的國度裡，懲戒所（Zuchthäusern）的創立便是一例；其第一家還在法國監禁所創立之前（里昂的慈善院除外）；其年代為 1620 年左右，開設於漢堡。[31] 其它則創建於該世紀的下半葉：比如，巴勒（Bile，1667）、布勒斯勞（Breslau，1668）、法蘭克福（Francfort，1684）、斯般多（Spandau，1684）、可尼斯堡（Königsberg，1691）。十八世紀還繼續增加；首先是在萊比錫，時為 1701 年，然後是哈勒（Halle）和卡塞爾（Cassel），分別為 1717年和 1720 年；再稍後一點，則是布里格（Brieg）和奧斯那布呂克（Osnabrück，1756），最後則是托高（Torgau），時值 1771 年。[32]

---

30 聖拉撒爾院的創立過程是一個良好的例子。參考 COLLET，《聖凡森‧德‧保羅的一生》（*Vie de saint Vincent de Paul*），1, pp. 292-313。

31 無論如何，它的規章出版於 1622 年。

32 參考華格尼茲（WAGNITZ），《德國最重要懲戒所之歷史資料及評論》（*Historische Nachrichten und Bemerkungen uber die merkwürdigsten Zuchthäusern in Deutschland*），Halle, 1791。

在英國，監禁的起源更為久遠。1575 年的一條同時有關「懲罰流
浪漢和協助窮人」的法案（伊莉莎白一世十八號，第三章），規定每郡
（Comté）至少設立一座懲戒所（houses of correction）。其維護經費
來自一項稅收，但也鼓勵民眾自願捐獻。[33] 但在實際上，這樣措施似乎
從未以這種形式施行，因為數年後，民營的企業獲准設立；開設收容所
或懲戒所，已不再需要官方許可，每一個人都可以自由開設。[34] 在十七
世紀初，整個組織進行重組：所有在其轄區內未規劃此一措施的治安法
官都要罰款五鎊；有義務在內部設置紡織機、作坊、工廠（磨粉、紡
紗、織布），以便維持所內開銷及保障所內的工作；至於誰有資格被送
入所內，則由法官裁決。[35] 這些感化院（Bridwells）[10] 的發展並不可觀：
它們經常為其旁的監獄逐漸吸收合併。[36] 其應用地帶從未擴張到蘇格
蘭。[37] 相對地，貧民習藝所（workhouses）卻獲得更大的成功。它們在
十七世紀下半葉開始出現。[38] 1670 年的一條法案（查理二世，第 22-23
號，第 18 章），規定了貧民習藝所的地位。法案要求司法官審查與其
運作相關的稅收和財務，並由治安法官負擔其最高管理權責。1697 年，

33　NICHOLLS，《英國貧窮法案史》（*History of the English Poor Law*），Londres,
　　1898-1899, t. I, pp. 167-169。

34　39 Elisabeth I, cap. v。

35　NICHOLLS，前引書。

[10] 依譯者所見通行英文字典，此字拼法應為 Bridewell。根據前面所引 Lallemand《慈
　　善史》第四卷第一部分，Bridewels（這是此字特殊的複數形）乃是英國十七世紀幾
　　乎每個郡都看得到的一種小型禁閉室。霍華德曾解釋它的字源如下（為是為什麼它會
　　以字首大寫的形式出現）：「過去倫敦有座宮殿，它附近有一座名為 St. Bride's well
　　的井，它便由此得名。後來它變成了一座輕罪矯正院，而此名也變成了這一類監獄
　　的稱呼。愛德華六世在 1552 年把它捐贈給倫敦市。」

36　霍華德（HOWARD），《監獄、救護院、強制拘留所狀況》（*État des prisons, des
　　hôpitaux et des maisons de force*）（Londres, 1777）；法譯本，1788, t. I, p. 17。

37　NICHOLLS，《蘇格蘭貧窮法案史》（*History of the Scotch Poor Law*），pp. 85-
　　87。

38　雖然 1624 年的一項法案（21 James I, cap. 1）即已預擬設立貧民習藝所。

布里斯托（Bristol）的數個教區聯合起來，創建了英國第一座貧民習藝
所，並且指定了負責管理的同業公會。[39] 另外一座在 1703 年建立於渥
塞斯特（Worcester），第三座在同年設立於都柏林（Dublin）；[40] 然後
是普里茅斯（Plymouth）、諾威治（Norwich）、赫爾（Hull）、愛克
塞特（Exeter）。到十八世紀末，其總數高達 126 座。1792 年，吉爾
伯特法案（Gilbert's Act）給予教區一切方便，以便創建新的貧民習藝所；
同時也加強了治安法官的權威和管控；為了避免貧民習藝所變成醫院，
建議嚴格地將傳染病患者從所中驅逐出去。

　　數年內，整個歐洲便覆蓋了這樣的網絡。十八世紀末，霍華德
（Howard）[11] 探察了這個網絡；他走訪英國、荷蘭、德國、法國、義
大利、西班牙，到所有監禁體制的著名勝地——「救護院、監獄、強制
拘留所」——去朝聖。在同一個地方，竟然禁閉了一般法罪犯、攪亂家
中安寧或揮霍家裡錢財的年輕人、不服君主者和無理智者。他的博愛精
神對這個現象感到憤慨。他的反應卻證明，在這個時期，過去存在的某
種自明之理已經喪失：也就是這樣的明顯道理，才會以這麼迅速和自發
的方式，使得整個歐洲出現了這個古典秩序的範疇——監禁。在那一百
五十年當中，監禁曾經是異質元素氾濫混合。然而，在其源頭，它應該
有個統一的性質，如此才能說明它為何曾被人認為是當務之急；在它的
不同形態和使其出現的古典時期之間，應該有一個合諧的原則，而這個
原則，不能用「令人憤慨的前革命期感性」這種說法一筆帶過。那麼，

---

39 NICHOLLS，《英國貧窮法案史》（*History of the English Poor Law*），I, p. 353。
40 NICHOLLS，《愛爾蘭貧窮法案史》（*History of the Irish Poor Law*），p. 35-38。
[11] John Howard（1726-90）為生於倫敦的監獄改造者。當他在歐陸旅行時，曾為法
　　國人逮捕入獄。他在 1773 年成為英國 Bedforshire 的高級警官，並由此展開一系列
　　的調查，探究監獄狀況及犯人待遇。由於他的努力，英國在 1774 年通過兩條法案，
　　規定付給犯人固定薪水及改善監獄之清潔。

這一群人突然或幾乎突然以比對待痲瘋病患者更嚴厲的方式，遭到禁閉和放逐，這一點，到底指向什麼樣的現實？我們不要忘記，光是巴黎收容總署，在成立不到數年之後，便匯集了六千人，也就是當時全市人口的百分之一左右。[41] 其理由應該是存有一個全歐洲共通的社會感性，它無疑是在暗地中和長年累月之中形成，但卻突然在十七世紀後半葉達到了需要顯現的地步：也就是因為存有這樣的感性，才會突然把這些未來會住進監禁地點的人群孤立出來。為了填滿長期以來為痲瘋所遺棄的空曠地帶，在我們今天的眼光中，顯得雜亂而混淆的一整群人已被指定出來。但那在我們眼中像是毫無分辨力的感性（sensibilité），對於古典時代的人來說，卻必然是一個能夠明白區分的知覺（perception）。如果我們想要知道，在瘋狂慣常被人以理性的特權進行定義的時代，瘋狂的感性形式究竟如何，那麼我們便要去質疑這樣的知覺模式。有一個手勢，在劃出監禁空間的同時，亦給予它隔離的權力，並為瘋狂安排了一個新的故鄉，這樣的手勢，雖然具有和諧一致及協調的性質，卻不是一個單純的手勢。它把下列各元素組織在一個複雜的整體當中：對悲慘狀態和救濟責任的新感性、失業和遊蕩的經濟問題引起的新反應、新的工作倫理、夢想中一座得以結合道德義務和民法的城市，其整體又被擺在權威式的束縛之下；以上的主題也暗暗地顯現在監禁區的建設和組織之中。它們為這個儀式提供意義，也部分地解析瘋狂是如何被古典時代感知和體驗。

＊　　　　　＊　　　　　＊

41　根據 1662 年 6 月 12 目的宣告，巴黎收容總署「在其所屬的五座收容所中，收容和供養的人數超過六千人。」引用於 LALLEMAND，《慈善史》（*Histoire de la Charité*），Paris, 1902-1912, t. IV, p. 262。在這個時期，全巴黎的人口超過五十萬人。在我們所研究的地理區域內，整個古典時期中，這個比例大約保持恆定。

　　監禁措施顯示人在面對窮困悲慘（misère）時有了一種新的反應，新的悲愴——更廣泛地說，它說明人和在人的存在中可能具有的非人（inhumain）部分之間，出現了另一種關係。窮人、陷入慘境之人。無法對其存在作出回應之人，在十六世紀時，有了一個中世紀未曾認識的新面貌。

　　文藝復興剝除了悲慘原先具有的神祕正面性，其方式來自思想的一項雙重運動，它一方面剝奪貧窮原有的絕對意義，在另一方面，又剝奪了慈善由挽救貧窮中所得到的價值。在路德（Martin Luther）的世界裡，尤其是在加爾文的世界裡，上帝特殊的意志——「上帝對每個人獨特的善意」——不會讓幸福或不幸、富裕或貧窮、光榮或悲慘有機會為它們自己發言。悲慘不再是那受辱的「夫人」，要由「丈夫」在她的墮落中將其尋回，使其上升；它在人世間有它自己的位置——這個位置，對上帝而言，並不比財富見證著更大或更小的地位；不論是在富饒之中，或是在窮困之中，上帝都同樣臨在，祂寬大的手同樣接近，祂只是依祂的高興，「豐饒地或是比較拮据地養育一個小孩。」[42] 上帝獨特的意志，當它和窮人說話時，談的不是許諾中的未來光榮，而是命定。上帝並不在倒轉的讚美中誦揚窮人；上帝有意要讓窮人在他的憤怒和怨恨中受到屈辱——甚至在他出生之前，就對以掃（Esaü）[12] 存有的怨恨，而且由於這怨恨，他奪走長子應得的畜群。貧窮意味著懲罰：「天空因祂的指揮而堅硬起來，果物被黑疸病和其它腐蝕侵襲和消耗；而且，每一次只要葡萄園、田地和草原受到冰雹和暴風雨的襲擊，就是見證祂正在施行

42　加爾文，《基督徒教育》（*Institution chétienne*），I, chap. XVI, éd. J-D. Benoît, p. 225。

[12] 以掃是《聖經》〈創世紀〉中，以撒（Issac）和利百加（Rebecca）所生孿生子之一，其弟為雅各（Jacob）。雅各曾用計奪取長子的名分及福分（第二十五、二十七章）。雅各和以掃出生前，已在母親腹中相爭（第二十五章二十二節）。

某些特別的懲罰。」[43] 人世裡的貧窮和富裕，都在歌頌著上帝的萬能；但窮人只能讓人想起天主的不滿，因為窮人的生活本身，便帶著他惡運的徵象；所以，我們得激勵「窮人保持忍耐，以便那些不滿現狀的人，可以堅忍地負起上帝所強制於他們身上的桎梏。」[44]

至於慈善救濟事業，它的價值是從哪兒來的呢？這價值並不來自它所解救的貧窮，因為貧窮已不再蘊含特殊的光榮，也不是來自完成這個事業的人，因為，他的手勢也仍然是上帝獨特意志的顯示管道。慈善事業不能為它自身提供理由，是信仰才使人在上帝之中生根。「在上帝面前，人不能藉由他們的努力、功勞或事業而成為正當，不必付出任何代價，只因為基督和信仰。」[45] 我們認識路德對慈善事業的重大排斥，他的宣示將會在新教思想裡產生非常深遠的反響：「不，慈濟事業並非必要；不，慈濟事業對成聖而言，沒有任何幫助。」但是，這種排斥只是以上帝和拯救的觀點來談慈善事業的意義；就像人類的一切行為，它們也帶有 [人的] 有限性的記號，以及人由天國墮落（la chute）的印記；就這一點而言，「它們只是罪惡和恥辱。」[46] 但在人性的水平上，慈善事業仍有一個意義；如果慈善事業對得拯救來說，並沒有效果，它卻具有標示和見證信仰的價值：「信仰不但不使我們忽略慈善事業，它還是產生慈善事業的根源。」[47] 因此也就產生了這個所有宗教改革運動共通的傾向，那就是把教會的資產轉變為俗世的慈善事業。1525 年，米歇‧蓋斯邁耶（Michel Geismayer）要求將所有修道院都改為救護院；翌年，斯匹議會（la Diète de Spire）收到了一封陳情書，要求廢

43　加爾文，前引書，p. 229。

44　同上，p. 231。

45　〈奧古斯堡懺悔錄〉（Confession d'Augsbourg）。

46　加爾文，《辯解》（Justifications），liv. III, chap. XII, note 4。

47　《日內瓦教理書》（Catéchisme de Genève），op. CALVIN, VI, p. 49。

除修院，並沒收其資產，以充救濟窮困之用。[48] 實際上，德國和英國的大療養院（asiles），大部分就是利用過去的修院建成的：路德教派國家中，最早專為瘋子們（arme Wahnsinnige und Presshafte——可憐的瘋人）所設的救護院之一，便是 1533 年由藍德格拉夫·腓利浦·德·海諾（Landgraf Philippe de Hainau）設立於十餘年前還俗的一座西都派（cisterciens）的古老修院。[49] 城市和國家取代教會，從事救助的工作。人們建立了稅捐，進行募捐，鼓勵捐獻，並促進遺囑捐贈。呂別克（Lübeck）市於 1601 年作出一項決議，規定所有達到某種重大程度的遺囑，都要包含一條但書，把部分遺產捐贈給市府的救助對象。[50] 十六世紀時的英國，已經普遍地征收濟貧稅（poor rate）；至於設有懲戒所或習藝所的城市，它們有權徵收一項特別稅，而且該城治安法官可以指派一些管理人員——所謂的貧民守護者（guardians of Poor）——負責管理其中的財政和分配其生產利潤。

宗教改革導致新教國家慈善事業的俗世化，這是一個老生常談的說法。但當國家和城市負擔整體的貧窮和無能人口的同時，它們也在準備一種悲慘感性的新形式：一種哀痛的（pathétique）經驗就要產生，它不再述說痛苦中的光榮，亦不再談貧窮和慈善之間共同的拯救；它只和人談他的社會責任，並且把悲慘表達為脫序的效果和秩序的障礙。它因此不能再從解救悲慘的手勢來頌揚悲慘，它只能單純地將其消除。因為慈善的對象只是單純的貧窮，慈善本身也是一種無秩序。但如果私人事

---

48 J. JANSSEN，《中世紀末以來的德國民族史，卷 III，1555 年以前德國民族的一般狀況》（*Geschichte des deutschen Volkes seit dem Ausgang des Mittelalters, III Allgemeine Zustände des deutschen Volkes bis 1555*），p. 46。

49 LAEHR，《精神醫療史上的重要日子》（*Gedenktage der Psychiatrie*），Berlin, 1893, p. 259。

50 LAEHR，同上，p. 320。

業做到英國 1575 年 [51] 法律條文所要求的，達到協助國家消除悲慘及窮困，那麼此一事業便可以是秩序中的一員，其慈善工作也會具有意義。在 1662 年 [52] 的法令頒布前不久，馬修・海爾（Matthew Hale）爵士寫了一部《貧民供給論》（*Discourse Touching Provision for the Poor*），[53] 將感知悲慘意義的新方式定義得相當完善：努力消除悲慘，乃是「我們英國人高度必要的一項任務，也是我們作為基督徒首要的責任」；其關照事宜得託付給司法官員；他們必須劃分郡區、組合教區、設立強制工作所。自此之後，再也沒有任何一個人可以行乞；「而且，再不會有人如此虛榮和故意危害公德，以施捨乞丐鼓勵他們如此生活。」

從此以後，悲慘不再納入屈辱和光榮的辯證之中，它現在因為被納入混亂和秩序之間的某種關係，而被禁閉於犯罪之中。在路德和加爾文之後，悲慘代表一種永恆的懲罰，到了慈善事業國家化的時代，它又變成自滿和阻礙國家良好發展的過錯。過去是宗教經驗在為它下判定，現在，經過一番滑移，則是道德觀念在對它作譴責。大型監禁所出現於此一演變歷程的終點：無疑地，這是慈善事業世俗化的結果；暗地裡，其意義又是悲慘窮困的道德性懲罰。

透過不同的途徑——而且其中不無重重困難——在離馬修・海爾不遠的時代，也就是在「大禁閉」時代，天主教也達到非常類似的成果。宗教改革運動（la Réforme）以俗世化程序，將教會原有的資產轉型為收容救護的慈善事業，而天主教教會，則由托倫特主教會議（le concile de Trente）[13] 時代起，就想由主教們自發地從內部進行改革。在改革

51　18 Elizabeth I, cap. 3。參考 NICHOLLS，前引文，I, p. 169。

52　Settlement Act（安置法案）：這是英國十七世紀最重要的貧民法案。

53　出版於作者死後六年，即 1683 年；重刊於 BURNS，《貧窮法案史》（*History of the poor Law*），1764。

[13]　托倫特位於義大利北方。史上的托倫特主教會議曾於 1545 年至 1563 年行三次，這

詔書裡頭，主教們受命「妥善運用每分每厘的錢財經營，並照顧窮人以及遭遇悲慘者（bonorum omnium operum exemplo pascere, pauperum aliarumque miserabilium personarum curam paternam gerere）。」[54] 天主教會並未放棄其傳統教條，它仍然承認慈善事業的重要性，但它同時也在尋求賦予慈善事業一個更廣泛的意義，並且以慈善事業在國家層次上的功用，作為衡量的標準。在此宗教會議前不久，約翰・路易・維夫（Juan Luis Vives）曾經提出一項幾乎完全俗世化的慈善觀念[55]——他無疑是天主教人士中最早有這種想法的人士之一。其內容包括：批判私人援助方式；慈善事業可能曾有維繫邪惡的危險；貧窮和邪惡之間極常見的親屬關係。這個問題最好交到官員手上：「就好像一位家長有著舒適的住家，卻准許其中一個人因為赤身裸體或穿著破爛而顯得粗俗醜惡，若真如此，這位家長本身也是毫無禮貌。同樣的，一座城市的行政官員，如果容忍其市民挨餓受難，也是不守準則。」[56] 維夫提議在每座城裡都要指派特定官員，負責巡視街道和貧民區，製作窮困者名冊，調查其生活、道德狀況，將其中最頑劣分子關入監禁所，為他們全體設立勞動之屋。維夫認為，如果能適當地鼓勵私人慈善捐獻，便足以支持這項事業；不然，就得向富人徵稅。這些理念在天主教世界裡引起相當大的反響，因此就在托倫特主教會議[57]期間，梅狄那（Médina）已開始

是羅馬天主教會進行反宗教改革的重要時期。

54 第二十三次會議（Sessio XXIII）。

55 維夫對伊莉莎白時期的立法，具有可以幾近確定的影響。他曾在牛津大學基督聖體學院（Corpus Christi College）講學，並寫作《論援助》（De Subventione）一書。他對貧窮所下的定義，不但和窮困的神祕學無關，反而關連到一整套潛在的援助政策：「……所謂的窮人，不只是那些沒有錢的人，而是只要任何人，缺乏體力、健康、心智及判斷力，即可稱為窮人。」（《施捨》[L'Aumônerie]，法譯本，Lyon, 1583, p. 162）

56 引用於 Foster WATSON，《J. L. 維夫》（J. L. Vives），Oxford, 1922。

57 《西班牙某些人民為拯救真正窮人所做的施捨努力》（De la orden que en algunos

重複和模倣維夫的慈善事業，到了十六世紀終，又有克里斯多窪‧培勒茲‧德‧海雷拉（Christoval Perez de Herrera）加以倣效。[58] 1607 年，法國出現了一本書——它同時像是一本抨擊小冊和一篇宣言——標題是《不存在的魅影——又名乞丐現象之幻想》（*La chimère ou fantasme de la mendicité*）；文章要求創設救濟院，使窮困的人能夠在院裡得到「生活、居住、一技之長以及『懲戒』」；作者預擬對富有市民徵稅；拒繳者處罰雙倍。[59]

　　然而，天主教思想對此有所抗拒，教會傳統亦復如是。集體援助形式引人厭惡，因它似乎剝奪了個人作為中的功勞，也剝奪了窮困崇高的尊嚴。這麼一來，不就把慈善事業變成了法律管轄的國家義務，也把窮困變成了違反公共秩序？這些困難將會逐漸地消失。問題被交給神學院仲裁。結果，巴黎神學院作出決議，贊成公共援助機關：當然，這本來就是一件「艱難，但卻有用、虔誠和有益拯救之事，它和福音書和教徒書簡不相牴觸，亦不牴觸我們先人留下的典範。」[60] 不久之後，天主教世界面對悲慘窮困所採用的感知模式，就曾和新教世界的模式相同。1657 年，凡森‧德‧保羅完全同意下列計畫：「將所有的窮人集中在潔淨之處，提供其生活所需，教導他們並使他們有事可作。這是一個偉大的計畫。」然而對其教團應否加入，他卻感到躊躇，「因為上帝是否意願如此，我們仍未十分明瞭。」[61] 數年以後，教會全體對路易十四的

Pueblos de España se na puesto en la limosna para remedio de los verdaderos pobres），1545。

58　《安普洛合法窮人論》（Discursos del Ampro de los legitimos pobres），1598。

59　引用於 LALLEMAND，前引書，IV, p. 15, note 27。

60　這個仲裁的要求為 Ypres 市政府所提出。該市剛剛下令禁止行乞和各種私人的慈善事業。B.N.R. 36-215，引用於 LALLEMAND, IV, p. 25。

61　凡森‧德‧保羅，1657 年 3 月信，《書信集》（*Correspondance*），éd. Coste. t. VI, p. 245。

大禁閉命令表示贊同。單憑此一作為便可顯示，窮困者不再被 [教會]
當作是上帝激發基督徒慈善心的工具，不再被當作是上帝提供基督徒以
行慈善得拯救的機會；和土爾大主教的看法一致，所有的天主教徒，開
始把這些人當作是「共和國的渣滓垃圾，這不是因為他們肉體上受到的
苦難，這一點我們應該有所憐憫，而是因為他們精神上的慘況，這一點
只能讓人心生恐懼」[62]。

　　教會作出了抉擇；但這麼一來，基督教世界便把悲慘窮困一分為
二——此舉和中世紀的看法相反，那時悲慘以其整體被人評判。[63] 一分
為二的結果是，一邊是善的區域，那就是持服從態度、符合秩序要求的
貧窮；另一邊是惡的區域，那是不服從、而且尋求逃避秩序的貧窮。前
者接受監禁，並在其中得到安寧；後者拒絕監禁，但也就因此，更需要
加以監禁。

　　1693 年，由羅馬教廷授意寫成的一部著作，十分天真地發表了
以上的論證。該文在十七世紀末被譯成法語，題名《廢除行乞》（La
Mendicité abolie）。[64] 文中作者區分好窮人和壞窮人，認為前者是耶穌
基督的窮人，後者則是魔鬼的窮人。兩者都見證了監禁的功用：對於前
者，原因在於他們全以感謝之情，接受當局的一切免費賜予：「他們耐
心、謙虛、卑微，滿足於現狀和管理部門所給予的救援，為此，他們感
謝上帝」；至於魔鬼的窮人，他們的確不滿收容總署，不滿監禁中的束

62　1670 年 7 月 10 日宣教手諭，前引文。

63　「在這裡必須把蛇與鴿相區分，而且對純真也不應該過度強調，而使得神意無法為
人瞭解。神意會讓我們知道羔羊和公羊之間的差別。」（CAMUS，《論合法行乞》[*De
la mendicité légitime*]，Douai, 1634, pp. 9-10）這位作者還解釋說，慈善行動的靈性意
義和此一行動所施加的對象的道德價值，並非無關：「乞丐和施捨間的關係是一種
必要的關係，因此，只有當行乞者的行為符合正義和真理時，施捨才是真的施捨。」
（同上）

64　蓋伐勒（Dom GUEVARRE），La mendicità provenuta（1693）。

縛：「他們是善良秩序之敵、懶人、說謊的騙子、醉鬼、寡廉鮮恥，他們只能說著他們魔鬼教父的語言，對教導者和主管們大加詛咒。」這也就是他們應該喪失自由的原因，而且他們的自由也只是被用來為撒旦爭光。一方面以行善為名義，一方面以懲罰為名義，監禁因此具有雙重的合法性，而且兩者間還有糾纏不清的曖昧性。它同時既是補償亦是處罰，依受禁者的道德價值而定。一直到古典時代末期，監禁措施仍保持著此種曖昧意味；它具有奇特的可逆性，隨受禁者之價值而轉向。在好窮人身上，它就變成援助行動，安慰人心的善舉；在壞窮人身上——而且就只是因為他們壞——它便轉變為鎮壓之舉。好窮人和壞窮人之間的對立，對於禁閉措施的結構和意義而言，具有根本上的必要。收容總署便是如此地區分他們，而瘋狂本身也被分配在這個二元對立的結構之中，根據它表面上的道德態度，有時用施善的範疇來處理，有時用壓抑的範疇來對待。[65] 所有的遭監禁者都被置放於倫理評價場域之中——在成為知識或憐憫的對象之前，他首先被當作道德主體（**sujet moral**）對待。

　　但是，窮困者如果要成為道德主體，先要有一個必要條件，那就是他得停止作為上帝在塵世中的無形代表。一直到十七世紀末，這一點仍然是天主教意識所提出的主要反對理由。《聖經》不是這麼說嗎？「你對我弟兄之間最弱小的一個所作的事情……」而教會早期的神父們不也常常評論這段話，並詮釋說我們不應該拒絕施捨窮人，因為被我們拒絕的，有可能便是基督本人！這些反對主張，蓋伐勒神父（Père Guevarre）並非不知。但是，他卻提出一項非常明白的回答（這一點也代表古典時期教會對此問題的回應）：自從收容總署和慈善公署（Bureaux de Charité）創設以來，上帝便不再隱身於窮人的襤褸衣衫

65　在硝石庫院和比塞特院中，瘋人或者是被人和「好窮人」放在一起（硝石庫院中的瑪德蓮分區），或者是和「壞窮人」放在一起（懲戒和贖罪分區）。

之下。過去因為可能拒絕向快餓死的耶穌施捨一片麵包造成的恐懼,這個在背後推動所有基督教慈善神話的恐懼,它也對中世紀收容賑濟之偉大儀式提供了絕對的意義,現在它「沒有充分的基礎;在城內開設慈善公署以後,耶穌基督便不再化身為那樣的窮人——他們為了維持遊手好閒和其敗壞生活,不願屈從一個為了救助所有真正窮人們而建立的聖潔體制」[66]。此時,悲慘喪失它的神祕意義。在其悲痛當中,不會再有任何事物可以反映出上帝的神奇和瞬間的顯靈。它失去了顯現的力量。如果說悲慘還是基督徒行慈善的機會,此時卻只有透過國家的體制和計畫,基督徒才能對它加以聞問。此時悲慘只顯現出它自身的過錯,而且如果它出現,也只能是在罪惡的圈圍中。如果要削弱它,那麼先要教它進入懺悔的體制。

　　這就是古典時代將瘋狂禁閉其中的大環節中的第一個。人們慣於說,在中世紀,瘋子被人當作是神聖的人物,因為他被神魔附身。沒有一件事情比這更離譜。[67] 如果他是神聖的,那首先是因為在中世紀慈善事業的觀點中,瘋子是悲慘的幽暗力量的一部分。他可能比其他所有人更加頌揚悲慘。在他拉緊的頭髮間,不是畫著十字架的記號嗎?崔斯坦最後一次出現在可努愛,便帶著這樣的記號——他很清楚,他會因此和所有悲慘的人們一樣,擁有受人收容的權利;而且他把自己化裝為瘋狂的朝聖者,脖子上吊著棍子,頭蓋上畫著十字,便能確定自己一定進得了馬克王的城堡:「沒有人膽敢阻擋他進門。他穿過內庭,偽裝傻瓜,使得侍者們哄堂大笑。他不動聲色,繼續前進,一直走到國王、王后和

66　引用於 LALLEMAND,前引書,IV, pp. 216-226。

67　是我們現代人才把附魔者視為瘋人(這是一個假設),而且假定中世紀所有的瘋人,其待遇都和附魔者相同(這是一個錯誤)。有許多作者都犯了這樣的錯誤和持這樣的假設,比如 Zilvoorg。

所有的騎士們所在的大廳。馬克露出了微笑……」[68] 如果瘋狂在十七世紀被非神聖化了，那首先是因為悲慘本身的地位衰落，變成只是道德上的存在。瘋狂今後除了在救護院（hôpital）內，和所有的可憐人被監禁在一起外，再也找不到別的友善收容（hospitalité）。一直到十八世紀末，我們仍會在那兒發現它。有關瘋狂的新感性已經誕生了：它不再是宗教的，而是社會的。如果瘋子在中世紀的人文景象裡頭很常見而令人熟悉，那是因為它來自另一個世界。現在，他的背景將是「治安」問題，關係到城市中的個人秩序。往日，人們接待他，因為他來自它處；現在，人們排斥他，因為他來自本地，因為他是窮人、可憐人、流浪漢中的一員。收容他的賑濟措施形成了一種新的曖昧性，好像是一種淨化措施，將它排除在社會的流通管道之外。他實際上仍在無目的地漫遊，但他的道路不再是那奇特的朝聖之路；如今他攪亂了社會空間的秩序安排。在失去過去作為悲慘之權利和光榮，瘋狂從今以後，便和貧窮和懶散在一起，十分乾枯地出現在國家的內在辯證之中。

＊ ＊ ＊

　　監禁是一個大量出現的事實，而十七世紀整個歐洲都可發現其標記，它其實是一個「公共秩序管理」（police）問題。公共秩序管理在古典時代有一個非常明確的意義：使工作對所有必需以工作維生的人都成為可能和必要的，是一整套的措施。伏爾泰（Voltaire）未來不久會明白提出的問題，其實對柯爾貝（Colbert）時代的人就已經形成問題了：「什麼！自從你們管理人民以來，你們仍未掌握祕訣，強迫所有的富人去推動所有的窮人工作？如此看來，你們對公共秩序管理，連第一課都

---

68 《崔斯坦與伊索德》（*Tristan et Iseut*），éd. Bossuat, p. 220。

還不懂。」[69]

人們後來認為監禁有醫學上的意義，至少他們喜歡這樣設想，但監禁之要求，在開始的時候，其原因和治療上的考慮完全無關。監禁之所以必要，乃是來自認為人必須工作的要求。我們的博愛觀很想要把它看作是在善待疾病，然而，這表達的只是對懶散的譴責。

現在讓我們回到大禁閉開始的時候，並回到 1656 年 4 月 27 日創建收容總署的國王詔令。一開頭，這個機構的任務便是阻止「行乞和遊手好閒成為一切秩序混亂的起源」。事實上，這個措施是文藝復興以來，為了解決失業或至少解決行乞問題，所採取的許多重大措施中最新的一項。[70] 1532 年，巴黎最高法院曾決議逮捕乞丐，並強制他們兩兩鏈住，在下水道工作。危機很快更加嚴重，因為 1534 年 3 月 23 日詔書下令「窮學生和貧民」離開城市，同時卻又下禁令：「今後不得在街頭神像前唱歌求助。」[71] 宗教戰爭使得這批可疑的群眾人數大增，其成員包括被逐離耕地的農夫、被解散或自行叛逃的士兵、失業工人、窮學生、病人。在亨利四世圍攻巴黎時，城中居民少於十萬，但卻有三萬名以上的乞丐。[72] 十七世紀初，經濟開始復甦；人們決定強制吸收尚未在社會中找到工作的失業者；1606 年 [巴黎] 最高法院作出一項決議，下令公開鞭笞巴黎的乞丐，在其肩膀上做出印記，頭剃光，然後逐出城市；為了

69　伏爾泰，《全集》（*Œuvres complètes*），Garnier, XXIII, p. 377。

70　由靈學角度出發，在十六世紀和十七世紀初，窮困悲慘被感受為末世紀的威脅：「神子的即將來臨，俗世的即將完結，其最明顯的標記之一，便是當今世界所面臨在靈俗兩方面的極度貧困。現在光景惡劣……而且因為眾多的缺陷，貧困增衍，痛苦正是罪愆無法分離的影子。」（CAMUS，《論窮人的合法行乞》[*De la mendicité légitime des pauvres*], pp. 3-4）

71　德拉瑪爾（DELAMARE），《治安論》（*Traité de police*），前引文。

72　參考 Thomas PLATTER，《巴黎描述》（*Description de Paris*）（1559），出版於《巴黎史協會論文集》（*Mémoires de la société de l'Histoire de Paris*）（1899）。

阻止他們回來，1607 年頒下的命令，在城門口設立警務團（compagnies d'archers），以禁止貧民進城。[73] 三十年戰爭來到，經濟復甦效果隨之消失，行乞和遊蕩的問題又再度出現；一直到該世紀中葉，稅捐定期地增加，困擾了製造業，也增加了失業率。於是，巴黎（1621 年）、里昂（1652 年）、盧昂（1639 年）都發生了暴動。在此同時，工人階層也因為新經濟結構的出現而產生混亂；隨著大型製造廠的發展，工匠互助團（compagnonnage）逐漸喪失力量和權利，而「一般規章」又禁止任何工人集會、聯盟、「結社」（associage）。然而，在很多行業裡，工匠互助團仍然重建起來。[74] 法律雖然加以聲討；但各地最高法院的態度似乎顯得溫和。比如諾曼地的最高法院聲稱無能審判盧昂的暴動分子。無疑，這就是為什麼教會會進行干涉，並且把工人的祕密結社當作巫術處理。1655 年，索邦神學院（la Sorbonne）下了一道諭令，宣稱所有參加不良互助團者，「褻瀆神聖，其罪當死。」

　　教會的嚴厲和最高法院的縱容，產生了暗中的對抗。在這個脈絡中，收容總署的創設，至少就其起源而言，顯然代表了最高法院的勝利。無論如何，這是一個新的解決辦法：這是第一次以監禁措施取代了純負面的驅逐。失業者不再被驅逐或處罰，而是用國家的經費來負擔他的生計，不過他卻要付出被剝奪個人自由的代價。在他和社會之間，建立了一個相互義務的默契體系：他有權利接受供養，但他卻得接受監禁中的人身和精神束縛。

　　1656 年詔令的目標便是這一大批有點無法分辨的群體。他們是沒

73　在外省也有類似的措施：比如格亨諾保（Grenoble）便設有「乞丐驅逐人」（chassegueux），負責在街上巡邏，驅逐流浪漢。

74　在製紙和印刷工人之中特別如此。例子可以參考 G. MARTIN 所出版的 Hérault 省檔案，《路易十四治下的大工業》（*La Grande Industrie sous Louis XIV*），Paris, 1900, p. 89, note 3。

有錢財和失去社會連繫的人口，一個曾經被人遺棄後來又因為經濟的新發展被動員起來的階級。詔令在付諸簽署後不到十五天內，便在街道上宣讀。其中第九條說：「迅速禁止並防範所有性別、地位和年齡，不論其品質、出身及身分，健壯或傷殘、生病或康復中，可治或無可救藥，都不可在巴黎市區和郊區行乞，亦不得在教堂內外、住屋門口、街道、或其它任何地方，不論日夜，公開或祕密行乞……初犯者處以鞭笞，再犯則男人和男孩處以苦役，女人和女孩處以流放。」在下一個週日——亦即 1657 年 5 月 13 日 [14]——慈善院的聖路易（Saint-Louis）教堂舉行一臺聖靈莊嚴彌撒；而 14 日週一早晨，民兵們——他們未來在人民的恐怖神話中將會成為「總署警員」——開始追捕乞丐，並將他們遣送到總署所屬各部所之中。四年後，硝石庫院（Salpêtrière）中計有 1460 位婦女和幼兒；慈善院（Pitié）中則有 98 位男孩、897 位年齡在七至十七歲之間的女孩和 95 位婦女；在比塞特院（Bicêtre）則有 1615 位成年男子；古肥皂廠院（Savonnerie）收容了 305 位八至十三歲的男孩；最後，席匹安院（Scipion）收容了孕婦、嬰兒和幼童，總計 530 人。起初，已婚者們即使有需要，亦不獲收容，由行政部門負責在家供養；但不久以後，馬扎蘭（Mazarin）捐款使他們得以住進硝石庫院。總署收容總人數約在五至六千人之間。

---

[14] 法國史學傳統將此一詔令頒布時間考定為 1656 年 4 月（傅柯在原書第 75 頁 [中譯本第 94 頁] 採用的日期為 1656 年 4 月 27 日），詔令確立了巴黎收容總署的法律地位（這是它的設立法源 [acte de fondation]），但總署真正開始收容貧民的日期為 1657 年 5 月（這是它的執行 [exécution]），也就是說，其中經過了一年的準備期。傅柯在此顯得敘事跳躍——他把附錄中的頭兩篇檔案文件壓縮在同一個敘事之中。更令人困惑的是，傅柯一直將第二篇文件稱為 1656 年詔書（比如本章原註 9、10、11、12、13），但他提出的發布日期都是「1657 年 4 月」！依譯者所見 Lallemand《慈善史》（*Histoire de la charité*）第四卷（第一部分，1910 年出版）之詔書引文（pp. 256-259），其中有部分詞句和傅柯所引並不相符，因此有可能傅柯提供的是此一詔書較晚的發布版本，但未清楚說明。

　　在整個歐洲，監禁至少就其起源而言具有同樣的意義。它是十七世紀西方對影響其整體的經濟危機，所提出的一項回應。這項危機包括薪資降低、失業、錢幣供應日少，而其整體原因可能源自西班牙的經濟危機。[75] 即使所有西歐國家中最不受體系牽制的英國，亦得解決同樣的問題。雖然已經想盡辦法，實施種種避免失業和薪資下降的措施，[76] 英國國內的貧窮問題仍不斷惡化。1622 年，出現了一部後世認為是戴克（Dekker）所作的時論小冊：《替窮人哀號》（*Grievous groan for the Poor*）。它在強調危難的同時，亦暴露了普遍的疏忽：「雖然貧民們的數目每日不斷增加，但一切事物的演變方向，都對他們不利……許多教區迫使窮人和健康但不願工作的工人……以行乞、扒竊或偷盜求生。整個國家都因此陷入慘境。」[77] 人們害怕他們會斷送國家命脈；而且，既然他們不像在歐陸上那樣，有從一個國家過渡到另一個國家的可能，那麼，人們便建議「將他們放逐，並將他們載運到在東、西印度新發現的土地上。」[78] 1630 年，國王設置了一個負責監督窮人法律是否嚴格執行的委員會。同一年，委員會出版了一系列「法令和指示」；其中明白建議起訴乞丐和流浪漢，以及「所有遊手好閒、不願為合理報酬而工作者，或在酒店大肆揮霍、落得一文不名者。」他們必須依法處罰，並將他送入矯正懲戒所（maisons de correction）；至於其中有妻子及小孩子者，必須查驗他們是否曾舉行婚禮，及其小孩是否曾接受洗禮，「因

75　根據 Selon Earl HAMILTON，《美國財富與西班牙價格革命》（*American Treasure and the price revolution in Spain*）（1934），歐洲在十七世紀初期所遭遇的困難，乃是肇因於美國礦產的生產中斷。

76　I. James I, cap. VI：由治安法官「來規定所有勞工、織工和紡織工（spinners）及種種男女工人之酬勞，可以為日薪、週薪、月薪、年薪。」參考 NICHOLLS，前引書，p. 209。

77　引用於 NICHOLLS, I, p. 245。

78　同上，p. 212。

為這些人的生活像野蠻人，沒有婚禮、葬禮，亦未受洗禮；而且，也就是因為這種放蕩不羈的自由，才會使得許多人以作流浪漢為樂。」[79] 儘管該世紀中葉，英國經濟開始復興，這個問題在克倫威爾（Cromwell）時代 [15] 仍然未獲解決，因為當時倫敦市長還在抱怨「這個在城裡大隊成群的毒瘤，它擾亂公共秩序，包圍馬車，在教堂和私家門口高聲叫喊，要求施捨」[80]。

長久的一段時間內，矯正所或收容總署的場地仍將用來收容失業者、無事可做者及流浪漢。每當危機發生，窮人數目直線上升，至少在一段時間內，監禁所便會再度恢復其最初的經濟功能。十八世紀中葉，大危機又再次來臨：盧昂有一萬二千名工人以行乞為生，土爾亦有同樣數目；里昂的製造廠一一倒閉。當時「掌管巴黎及騎警隊」的達簡森侯爵（le comte d'Argenson），下令「逮捕王國內的所有乞丐：騎警隊在鄉下進行這項任務，巴黎也同樣進行，如此便可確信乞丐不會回流巴黎，因為他們已在四面八方為人拘捕」[81]。

經濟危機時期之外，監禁卻有另一種意義。它在鎮壓功能之外，又多了項新的用處。問題這時候不在於監禁無工作者，而是給予被監禁者工作，如此，他們才能有助於公共繁榮。交替狀況明顯：在充分就業和高薪時期，這項措施可提供廉價勞工；而在失業大增的時期，它吸收無所事事的人群，成為避免動盪暴亂的社會保護措施。我們不要忘記，最早的監禁所（maison d'internement）出現在英國，而且是在工業化程

---

79 F. EDEN，《窮人的景況》（*State of the Poor*），Londres, 1797, I, p. 160。

[15] Oliver Cromwell，其執政期為 1649-1658。

80 E. M. LEONARD，《早期英國貧民援助史》（*The Early History of English Poor Relief*），Cambridge, 1900, p. 270。

81 達簡森（Marquis D'ARGENSON），《日記和回憶錄》（*Journal et Mémoires*），Paris, 1867, t. VI, p. 80（1749 年 11 月 30 日）。

度最高的地點：渥塞斯特、諾威治、布里斯托；而最早的「收容總署」
出現於里昂，比巴黎還早了十四年；[82] 德國城市中最早的則是漢堡，自
從 1620 年即已設立「懲戒所」（Zuchthäusern）。此所 1622 年發布
的規條非常明確。所中禁閉者全得工作。詳細記載其工作生產所值，其
中四分之一發予受監禁者。原因在於，工作不僅是佔用他們時間、使其
有事可做的事務而已；它還應該具有生產性。所裡的八位主任訂立了全
盤的發展計畫。工作領班（Werkmeister）授予每個人一項個別任務，
並在週末負責檢核。此項工作規定一直實施到十八世紀末，因為霍華德
仍然看到「在此，人們紡紗、製襪、織毛、織馬毛、織亞麻、磨染匠用
的木料和山羊角。磨木壯漢每天的工作量達到 45 磅粉末。有些男子和
馬匹正為一部縮絨機忙碌著。還有一位鐵匠忙個不停」[83]。德國每一座
監禁所都有其特長：不來梅（Brême）、布倫斯威克（Brunswick）、
慕尼黑、布勒斯勞（Breslau）、柏林，其特色為紡線，漢諾威（Hanovre）
則是織布。在不來梅及漢堡，所中男子磨木成粉。紐倫堡從事打磨玻璃
眼鏡片的工作；邁央斯所的主要工作乃是磨製麥粉。[84]

　　英國最早的懲戒所開張之時，正值經濟大蕭條。1610 年的法案只
建議在所中設置磨坊、織布機、棉毛梳理作坊，以便使得受監人有事可
做。這項道德上的要求，後來卻變成經濟戰術：1651 年以後，由於航
海法案 [16] 和貼現率降低措施的實施，經濟情勢開始好轉，工商業亦見

82　而且是在十分典型的條件之下成立的：「由於爆發饑荒，數條船滿載大批窮人出現，
　　他們都是附近省份無法供給的貧民。」當地的工業大家族──尤其是 Halincourt 家
　　族──慷慨解囊。（《里昂慈善施捨收容總署地位規章》[Statuts et réglements de l'hôpital
　　général de la Charité et Aumône générale de Lyon]，Lyon, 1742。）
83　霍華德（HOWARD），前引書，I, pp. 154 & 155。
84　霍華德，前引書，I, pp. 136-206。
[16]　英國國會在 1651 年 10 月 9 日通過這項法案，規定只有英國船或是進口國船隻，才
　　有權利載貨靠港。它直接引發了英國人和荷蘭人之間的海權爭霸。一般認為這個法

發展。這時便尋求如何最妥善、也就是如何以最便宜的價錢，利用所有可用的人工。當約翰·卡里（John Carey）為布里斯托訂立貧民習藝所計畫時，工作上的緊急需要被擺在第一位：「窮人不論性別、年齡，都可被雇用於擊打大麻、整理紡織麻紗、梳理及抽毛線。」[85] 渥塞斯特所生產衣服和布匹，還設立了兒童作坊。當然這一切的進行並非毫無困難。構想中，貧民藝所可以對地方工業和市場有所助益；低成本的生產可以用來調節售價。然而，製造業者卻提出抗議。[86] 丹尼爾·狄福（Daniel Defoe）指出，由於貧民習藝所在競爭上大佔優勢，結果造成雖然有意減少某一地區的窮人，卻又會在另一地區製造出窮人；「這是用剝奪另一個人來供應某人，讓流浪漢佔去一個誠實人的位置，強迫他去另尋工作，才得以養家糊口。」[87] 面對競爭可能帶來的危險，所中主管逐漸讓工作消失。所中成員甚至不能賺到足以維生之數；有時候只有被迫將他們送入監牢，在那兒他們至少還有免費的麵包可吃。至於感化院（Bridwells），其中「少有生產，或是少有生產可作。受監人既無工作材料，亦無其工具；他們在懶散怠惰、放蕩無羈之中消耗時間」[88]。

當巴黎收容總署創設之時，其主要目的是壓抑行乞而非促使受監者工作。然而，當時主政的柯爾貝可能和他同時代的英國人想法一致，認為由工作濟助貧困，既可挽救失業，又能刺激製造業發展。[89] 於是外省

案建造了不列顛「第一帝國」。

85 引用於 NICHOLLS，前引書 I, p. 353。

86 比如渥塞斯特（Worcester）的貧民習藝所使得保證把所中製造的、而且不為所中人員需要的衣服，出售到遙遠的外地。

87 引用於 NICHOLLS，前引書，I, p. 367。

88 霍華德，前引書，I, p. 8。

89 他建議朱米葉吉（Jumiège）的修院提供羊毛給院中收留的可憐人，好讓他們可以紡羊毛：「羊毛和襪子的製造，乃是促使乞丐工作的良方。」（G. MARTIN，前引言，p. 225, note 4）

總督便一直有責任監督慈善事業，要求它們具有一定的經濟功能。「一切有能力工作的窮人，在法定休息日之外，皆須工作，以便避免罪惡之母——懶散怠惰，養成工作習慣，並賺取部分維生所需。」[90] 甚至有些時候，還和一些私營企業主達成協議，讓他們利用收容所中的人力，為其利益工作。譬如，1708 年，吐勒（Tulle）慈善院便和一位企業家達成協議，由他供給院方羊毛、肥皂、木炭，院方則回送梳理和紡成的羊毛作為回報。全部利潤由院方和企業家分享。[91] 甚至巴黎收容總署本身，也曾數次嘗試將各重大部門轉型為製造廠。如果我們可以信賴 1790 年出現的一部無名備忘錄，慈善院曾經試過「首都所能提供的各種製造業」；最後，「經過一番失望，選擇了製造束帶，因為它的成本最低」。[92] 其它單位的嘗試亦無所獲。比塞特院做了多番試驗：絲線和繩索、玻璃磨光，特別是那著名的「大井」（grand puits）。[93] 在 1781 年，甚至讓囚犯代替馬匹，從早上五點至晚上八點，輪流接班，汲取井水：「這項奇特的工作來自什麼樣的動機呢？是因為經濟上的考慮，或單單只是要使囚徒們有事可做呢？但如果單單只是要讓囚徒們有事可做，那麼要他們去做一件對他們自己和所方都會有益的工作，不是更適合嗎？如果是為經濟上的考慮，老實說，我們實在難以在其中發現什麼經濟上的必要。」[94] 十八世紀之中，過去柯爾貝為收容總署付予的經濟意義，將會持續地消失；過去的強迫工作中心，變成了閒蕩者的特區。大革命時代，人們會這麼問道：「比塞特院的混亂來源是什麼呢？」而他們的回答，十七世紀就已提

90　引用於 LALLEMAND，前引書，t. IV, p. 539。

91　FOROT，前引書，pp. 16-17。

92　參考 LALLEMAND，前引書，t. IV, p. 544, note 18。

93　一位名叫 Germain Boffrand 的建築師，曾於 1733 年畫了一個巨大的井的設計圖。這個井很快地便宣告無用，但這個工程仍然繼續下去，好讓囚犯有事可忙。

94　MUSQUINET DE LA PAGNE，《比塞特院的改革：戒律院之成立》（*Bicêtre réformé ou établissement d'une maison de discipline*），1789, p. 22。

出了：「原因是整天遊手好閒、無事可做。解決方法為何？工作。」

古典時代對監禁的利用方式，模稜兩可，它要監禁扮演雙重角色：要它吸收失業，或至少消除其最明顯的社會效果，又要利用它在物價可能高揚時加以節制。因此它是輪流地在人力市場和生產價格兩方面發揮作用。其實，監禁似乎無法有效地扮演人們所期待的角色。如果它吸收了失業者，這主要是為了遮掩悲慘，及避免因其騷動而來的社會政治不安；但是，一旦把他們收容在強制工作場中，鄰近地區和類似行業中的失業反而會開始增加。[95] 至於干預價格方面，它不能有什麼實際的作用，因為如果我們把監禁本身所造成的開支加入估算，那麼用這種方式生產出來的產品，其銷售價格和真正的成本根本不成比例。

＊　　　　　＊　　　　　＊

監禁所的創設，如果只衡量其功能價值，可稱失敗之舉。十九世紀初，它們幾乎在全歐洲消失，不再作為貧民收容中心和悲慘的監牢，可說最後被認定為失敗。它們被認定為過渡性的無效方案，新生工業化過程中相當拙劣的社會預防措施。然而，這個失敗對古典時代本身來說，乃是一項不可化約的經驗。以今日的眼光衡量，它是生產和價格之間的拙劣辯證，但在當時，它真實的意義其實是某種工作上的倫理意識。在這樣的意識裡，當務之急不是經濟機制裡發生的困難，而是去肯定一項價值。

在這個工業高度發展的初期，工作不被認為和工業勃興本身引發的問題相關；相反地，工作被視為一種一般性的解決方法，無病不治的萬

---

95 法國和英國一樣，也發生過這一類的衝突：比如在特華（Troyes），「製帽業者及製帽師傅」便曾經和收容所管理人發生過訴訟。（《羅布省檔案》[*Archives du département de l'Aube*]）

靈丹，可以治癒所有悲慘遭遇的良藥。工作和貧窮被當作簡單的對立物；
兩者擴張程度互為反比。至於工作為何特別有使悲慘消失的力量，對於
古典思想而言，其來源比較不在工作中的生產能力，而是來自其中的道
德啟發力量。工作的效力之所以受到肯定，乃是因為人們認為它有倫理
超越性作為基礎。自從人由樂園墮落以來，勞動作為處罰，便具有悔罪
價值和救贖力量。人之所以被迫要工作，並非因為自然法則，而是因為
人受到詛咒。大地貧脊不毛，但它是無辜的，因為如果人類保持遊手好
閒，它就會陷入沉睡：「大地沒有原罪，如果大地被詛咒，那只是因為
耕作它的人，被詛咒要以工作維生；人如果要由大地攫取任何果實，尤
其是他最需要的果實，只有花下力氣，不懈地工作。」[96]

　　工作的義務和任何人對自然持有的信念之間，在這時毫無關連；而
且如果大地會回報人的勞動，也不是因為它有一種幽微的誠信。天主教
徒和新教徒一致認為，工作自身並不包含果實。收穫和財富也不是工作
和自然的辯證的結局。加爾文曾告誡人說：「然而，我們引領人的原則，
並不是要根據他是否精明能幹，是否負責盡職，有無能力使土地肥沃；
引領一切的，乃是上帝的祝福。」[97] 如果上帝不以祂的慈善干預，工作
仍舊不會有成果；勃須艾（Bossuet）也知道這項危難：「我們無時無
刻都有可能失去收穫的希望和工作的唯一成果；無常的上天主宰著我
們，而雨滴有時會打掉幼嫩的稻穗。」[98] 除了因為上帝特殊的願望以外，
自然永遠沒有義務回應人朝不保夕的勞動──然而人卻有義務勞動，而
且沒有討價還價的可能：工作並不處於自然綜合的層次，而是處於道德

---

96 勃須艾（BOSSUET），《神祕昇揚》（*Élévations sur les mystères*），第六週，第十
　　二昇揚。（《勃須艾文選》[*Bossuet. Textes choisis*]，H. BREMOND 編，Paris, 1913, t.
　　III, p. 285）

97 《申命記第 155 講》（*Sermon 155 sur le Deutéronome*），1556 年 3 月 12 日。

98 勃須艾，前引書，p. 285。

綜合的層次。既然「上帝，允諾供養天上的鳥兒，窮人便以為祂會來救
援他，因而不願使大地『受苦』」。他其實違背了《聖經》的重大律則：
「你不可考驗永生者，你的天主。」不願工作，不就是「無法無天，考
驗上帝的大能」[99] 嗎？這樣做，就是在強索奇蹟，[100] 然而奇蹟其實是天
天施給人的，因為他的勞動總會收到無償的報酬。如果工作的確不在自
然法則之中，它卻是包容在那墮落者的世界秩序裡。這就是為什麼，遊
手好閒便是叛逆──而且在某一種意義下，那還是最糟糕的叛逆：因為
遊手好閒便是在期待自然的慷慨大度，像是創世時對待無罪之人，因為
它就是在強索上帝的慈悲，然而人自從亞當以來，就已失去了如此要求
的權利。在墮落之前，人的原罪乃是傲慢；而人在墮落之後，遊手好閒
就是極大的驕傲，人在慘境中的可笑傲慢。我們的沃土其實只是荊棘叢
生、雜草滿布，在這樣的世界裡，它是罪中之罪。中世紀認為傲慢是最
大的原罪（radix malorum omnium）[所有罪惡之根源]。如果我們相
信尤伊辛加（Huizinga）的話，那麼在文藝復興運動的前夕，最高的罪
惡便是「貪婪」，就是但丁（Alighieri Dante）所謂「貪求無厭的行徑」
（cicca cupidigia）。[101] 相對地，十七世紀所有的經典都在宣布「懶惰」
可怕的勝利：現在它不但是萬惡之首，又是萬惡之源。我們不要忘記收
容總署創立詔書中說過，總署負責阻止「行乞和遊手好閒，它們是所有
秩序破亂之源」。布爾達魯（Bourdaloue）也反應此舉，對懶惰──這
個墮落人類可悲的驕傲──作出譴責：「再問一次吧，閒散生活中的混
亂是什麼呢？聖安布羅阿斯（saint Ambroise）[17] 回答：說得準確一點

---

99 加爾文，《申命記第 49 講》（*Sermon 49 sur le Deutéronome*），1555 年 7 月 3 日。
100「我們希望神滿足我們的瘋狂慾望，好像祂是我們的臣民一般。」（加爾文，同上）
101 尤伊辛加，《中世紀的衰落》（*Le Déclin du Moyen Age*），Paris, 1932, p. 35。
[17] saint Ambroise（340-397），為拉丁教會的神父及神學博士。曾任米蘭主教，為聖
　　奧古斯丁施洗並促使帝國體制基督教化。

兒，它就是人對上帝的第二度反叛。」[102] 監禁所裡頭的工作，因此便具有倫理上的意義：既然懶惰已成為反叛的極端形態，我們就要對遊手好閒者實施強迫勞動，強迫他們在無用無利的勞動中，度過他們無盡的閒暇。

因為經濟和道德層面不可分離的因素而形成的監禁必要，便是在某一種工作體驗中提出的。在古典世界裡，工作和遊手好閒劃出了一道分割線，接替了痲瘋病過去受到的大排除。收容所以嚴格方式，接替了痲瘋病院的位置，成為罪惡縈繞的新地，也成為道德世界的新場域。過去的流放儀式重新進行，不過背景現在是生產和商業的世界。遊手好閒在收容所受到譴責和詛咒，社會則在工作律則中解讀出倫理的超越性，瘋狂將會在這樣的地點和這樣的社會空間裡出現，甚至還會升高其所佔地位，直到併吞該地。未來會有一天，瘋狂會接收閒蕩留下來的荒蕪土地，好像它擁有一種非常古老、幽微的遺產權似的。十九世紀將會接受，甚至會要求把這些土地的產權完全移交瘋人獨佔，雖然大約一百五十年以前，這些地方出現的原意，是要收容窮困者、乞丐、失業者。

瘋人以作為游蕩人群中一員的身分，受到大流放，這一點並非無關緊要。從一開始，瘋子就混在不論好壞的窮人身旁，混在不論自願與否的閒人身邊。和他們一樣，瘋子也得遵從規定，被強迫工作；而且不止一次地，他就在這個單調一致的束縛裡，突出了他們獨有的面貌。他們被人不分就裡地塞進工作場所，但瘋人不花力氣，便顯得與眾不同，因為他們無法工作，也無法追隨團體生活的節奏。十八世紀發現，必須為精神錯亂者設立一套特別的制度；大革命前夕，監禁體制發生大危機，這些現象，和普遍性強迫工作中所能感受到的瘋狂體驗之間，有所關

---

102 布爾達魯，《七旬主日》（*Dimanche de la Sepuagésime*），《作品集》（*Œuvres*），Paris, 1900, I, p. 346。

連。[103] 瘋子被人「關」（enfermer）起來，不必等到十七世紀，但一直要到這個時代，人們才開始「監禁」（interner）他們，並且把他們和一大群人混在一起，因為人們認為他們之間有相似性。到文藝復興時代為止，人對瘋狂的「感性」，一直和想像中的超越性相關。自從古典時代開始，才第一次用一種「感知」去對待瘋狂，把它放在倫理對遊手好閒的譴責之中，也放在由工作共同體所保障的一種社會的內在性之中。這個共同體得到了倫理力量，可以作出分割，可以拒絕所有形式的社會無用，就像是把它們拋到另一個世界裡一樣。勞動的神聖力量，圈劃出了這**它異的世界**（**autre monde**），而今日我們所認識的瘋狂，其地位便來自其中。如果在古典的瘋狂裡頭，仍有些東西在說著**它處**及**它者**，那也不再是因為瘋人來自非理性的另一片天空，而且身上還帶著它的標誌；瘋狂之所以如此，是因為它闖過了資產者劃出的界線，使得它自己成為資產者倫理神聖界限之外的異鄉人。

* * *

其實，監禁體制和工作要求之間的關係，並非完全隨經濟狀況而變化，實情差得遠呢。在背後支持和推動這層關係的，乃是道德性的感知。[英國]貿易部（Board of Trade）在一份窮人報告中，提出「使他們變得有助公益」的方法，同時非常明確地說明，貧窮並不源於食物缺乏或是失業，而是源於「紀律鬆懈和道德衰敗」[104]。1656年詔令也同樣在道德的責難之中，夾帶著奇特的威脅。「乞丐們過度放蕩不羈

103 布倫斯維克（Brunswick）收容所面臨的問題，乃是十分具有代表性的例子。參考下文，第三部，第二章。
104 參考 NICHOLLS，前引書，I, p. 352。

（libertinage），不幸地陷於種種罪惡，如果他們未受懲罰，將會招致神怒，有害國家」。這裡所謂的「放蕩不羈」，不是工作大律定義下的放蕩不羈，而是道德意義上放蕩不羈：「慈善事業人士的經驗指出，他們之間的許多人，未行婚禮異性同居，他們的許多小孩未受洗禮，而且幾乎全然不識宗教、鄙視聖禮，常患惡習。」同時，收容總署不像是因為老年、殘障和疾病而無法工作者的單純避難所；它不只像是一個強迫勞動坊，而是比較像一個道德機構，負責懲罰、矯正某種道德「缺陷」。這樣的道德缺陷，還不到要受人類法庭審理的程度，但如果只是以嚴峻的懺悔處理，也還不足以將其糾正。收容總署具有倫理地位。其指導者負有道德任務，他們手上也掌握了一整套行使壓制的司法和物質工具：「在指揮、指導、行政、警察、司法、糾正和懲罰上，他們擁有全權。」；而為了完成這項任務，他們得以配置「木樁和鐵頸圈、囚室和地牢」[105]。

就其根柢而言，這才是工作義務的意義脈絡。它的意義同時既是倫理的施行，亦是道德的保障。它的價值類似苦行、處罰，像是某種內心態度的標記。能夠工作並願意工作的囚徒將會獲得自由；並非由於他對社會又再變得有用，而是因為他又重新加入了人類生存的偉大契約。1684 年 4 月，一項政令規定在收容所內部，為年齡在二十五歲以下青年男女設立獨特的分部；它明白規定工作得佔去他們一天中的最大部分時間，並要附帶「閱讀某些虔信書本」。但條文也明定工作的純壓抑性質，遠離任何生產考慮：「就他們的力量和狀況所允許的範圍內，要讓他們做可能中最長時間和最粗重的工作。」只有在這麼做之後，才能教他們學一項「適於其性別和傾向」的手藝，因為他們對最初的練習表現的熱誠，可以讓人「判斷他們有意改過自新」。最後，如果一犯過失，

105 見收容總署規章，第 XII 及第 XIII 條。

「就用削減餐量、增加工作量、囚禁和該所中常用的其它刑罰加以懲戒，條件只要指導者認為合理」[106]。我們只要讀讀〈硝石庫院聖路易室日規〉，[107] 便可瞭解之所以必須強迫工作，乃是把它當作一項道德改善和道德約束的練習，而且如果它沒有說出監禁的最終意義，至少也說出了它最基本的合法性來源。

這類型的束縛之地，其發明乃是一個重要的現象：行政軟禁變成了道德懲罰的途徑。這是道德設施的第一次建立，並使道德義務和民法在其中產生驚人的結合。國家秩序不再受內心（cœur）的無秩序威脅。當然，這不是歐洲文化頭一次把道德過失——即使是最私人性的——當作是觸犯了公共空間中的成文或不成文法。然而，古典時期人禁閉中，最基要的、具有歷史新事件意義的，便是法律已不再定罪：人被監禁在純道德的城市之中，在其中，原應施行在人心之中的律法，以毫無妥協、毫無寬容的方式被人運用，而其實施則透過最嚴厲的人身束縛。在道德層次和人身層次之間，人們假定原則上存有一種可逆轉性，即假設由前者過渡到後者，不會有殘留、拘束和權力的濫用。道德法則的完全應用，不再是完成人生功業與否的問題；它可以在社會綜合的層次上進行。道德就像商業和經濟一樣，也可以運用行政體系加以管理。

於是，我們看到布爾喬亞的一項偉大理念，便是以此種方式注入專制王權的體制之中——而這些體制長久以來被認為是王權的濫權象徵——不久以後，它還會成為共和國的偉大理念：美德也是國家事務，可以用政令建立其統治，可以建立一個權威機關，確保美德受人尊重。就某種意義而言，監禁所的四壁之內，關的正是這個理想道德城邦的否定面。十七世紀起，布爾喬亞意識便開始夢想這樣的道德城邦：它的居民是那些一開始就

---

106 引用於《收容總署史》（*Historire de l'Hôpital général*），匿名小冊，巴黎，1676。
107 Arsenal 圖書館，第 2566 號手稿，54-70 張。

想要逃避它的人，其中美德發揮著無法上訴的司法力量——像是只以脅迫得勝的善良主權，而美德既然有其代價，在其中也只以避開刑罰作為補償價值。在布爾喬亞城邦的陰影之中，誕生了這個怪異的善之共和國，為人們強迫加諸於所有被懷疑屬於惡之國度的人身上。這便是古典時期布爾亞偉大夢想和偉大憂慮的反面：國家的法律和人心的法律終於合而為一。「只盼我們的政治家願意延擱計較……並期盼他們有天能夠瞭解，金錢可以買到一切，但不能買到德性和公民。」[108]

這不就是漢堡監禁所創設人心中縈迴的夢想嗎？其中一位指導者得負責監督「所中所有人是否克盡其宗教義務，並因而獲得教誨……學校老師得教導小孩子們學習宗教，加以鞭策勉勵，要在他們休閒的時候閱讀《聖經》篇章。他得教他們讀、寫、算、對來所的訪客要誠實端莊。他得注意他們是否參加聖禮，並在其中表現出謙卑的態度。」[109] 英國貧民習藝所規章，也給予道德監察和宗教教育重要的位置。因此，普里茅斯（Plymouth）所規章預定任命一位「學校老師」（schoolmaster），他必須符合「虔誠、樸實和謹慎」三項條件；每天由早到晚，在一定的時間中，他必須負責主持祈禱；每星期六下午和所有節日，他必須向受監人訓話，勉勵和教導他們學習「符合英國教會教條的新教基本要素。」[110] 在漢堡也好，普里茅斯也好，在懲戒所（Zuchthäusern）和貧民習藝所（workhouses）之中，在整個歐洲的新教信仰區中，人們到處建立道德秩序的堡壘，在其中教導著宗教和對城市安寧有其必要的事宜。

在信天主教的土地上，其目的也相同，但宗教的色彩稍加鮮明。聖凡森‧德‧保羅的事業可作其見證。「人們蒙准退隱在此，躲避大千世

---

108 ROUSSEAU，《論科學與藝術》（*Discours sur les sciences et les arts*）。
109 霍華德，前引書，t. I, p. 157。
110 同上，前引書，t. II, pp. 382-401。

界煩惱，並以受養者（pensionnaires）資格進入孤獨生活，其目的只為
防止其不受原罪奴役，不致永受詛咒，並給以能力，以享此生及來生之
全福，為此之故，他們將盡其可能，崇拜神意……很不幸地，經驗只能
使我們相信，今日年輕人之間盛行的放蕩行為，其源頭只來自教導缺乏
的程度，及其對靈性事物之缺乏順從，他們寧可遵循其惡劣傾向，而不
願聽從上帝的神聖啟示和其父母的善良意見。」因此，重點在於把受養
者們從一個對他們的弱點來說，只是邀請犯罪的世界裡解放出來，把他
們召回孤獨之中，只以「護衛天使」為伴──它們的俗世化身，便是與
其朝夕相隨的監視者；其實，這些監視者「發揮了和無形護衛天使一樣
的助益：也就是說，教導他們，安慰他們，並使他們獲得拯救。」[111]
在慈善院收容所裡，人們非常細心地進行這項生活和意識秩序的整頓工
作，而它在十八世紀中，會越來越明顯地成為監禁的存在理由。1765
年，廈多—狄耶里慈善院（la Charité de Château-Thierry）制定了一項
新的規條。它明確地規定「修院院長每週至少探視一次所有的受養者，
一個接一個，而且個別探望，以便安慰他們，要他們向善，並確定他們
是否受到應有的待遇。副院長則每天進行此項探視。」[112]

所有這些道德的監獄，都可配備邁央斯院的座右銘。當年霍華德探
訪該地時，仍能讀到它：「如果有人能馴服猛獸，將牠們趕到光天化日
之下，那麼我們就不必絕望於糾正迷失正道之徒。」[113] 不論是對天主
教會或新教國家，監禁在它的專制模式之下，代表一則社會幸福的神
話：公安秩序對宗教的原則完全透明，而宗教的要求，將在治安規定以
及宗教所可能具備的束縛中，無限地滿足。在這些體制中，隱藏著一個

---

111 佈道文，引用於 COLLET，《聖凡森‧德‧保羅的一生》（*Vie de saint Vincent de
    Paul*）。
112 參考 TARDIF，前引書，p. 22。
113 霍華德，前引書，t. I, p. 203。

企圖。它要證明秩序和美德可以完美配合。在這個意義下，「禁閉」
（renfermement）同時隱藏著一則城邦的形上學和一則宗教性的政策；
禁閉做為一種暴虐性綜合的努力，乃處於上帝的樂園和失樂之人所造的
城市之間。古典時代的監禁所乃是「治安」（police）密度最大的象徵。
治安在此被構想為宗教的俗世對等物，其目的則在於建立理想的城邦。
監禁所有的道德主題不都已在《治安論》（ *Traité de police* ）中出現了嗎？
德拉瑪爾（Delamare）在此論文中，不是把宗教看作治安問題中「首
要和優先」的主題嗎？「如果我們有足夠的智慧，完美地盡到所有它為
我們制定的責任，我們甚至還要說，宗教是其中唯一的主題。不必多做
其它努力，城邦中便不會再有傷風敗俗之事；節慾會讓我們遠離疾病；
工作勤勉、簡樸以及遠見，會讓我們永遠都能得到生活中的必需之物；
在慈善驅逐邪惡之後，便可確保公共安寧；謙卑和單純會使人文科學不
受虛榮和危險威脅；信仰將會充滿科學和藝術之中……窮人終將受人自
願救助，乞丐將會消失；這是真理，只要宗教受人遵從，治安的所有其
它部門亦將順利完成……所有的立法者都有大量的智慧，因為他們都把
國家的幸福和延續建立在宗教之上。」[114]

*   *   *

　　監禁體制是十七世紀特有的制度創造。它在一開始就具有龐大的
規模，使得它和類似中世紀所能採行的監獄措施之間，沒有任何共同
的向度。作為經濟和社會預防措施，它具有發明價值。但在非理性
（déraison）的歷史中，它形成了一個具有決定性的事件：在這個時候，
瘋狂是在貧窮、無能力工作、無法融入群體這些社會地平上被人感知

---

114 拉瑪爾，《治安論》，t. I, pp. 287-288。

的；由此時起，瘋狂融入公共秩序問題之中。人們對於貧窮所賦與的新意義、工作義務的重要性，以及和它們相關的所有倫理價值，大大地決定了人對瘋狂的體驗，並使其意義轉向。

有一種感性誕生了，它為了禁制，劃出了一條界線，提出了一個門限，並做出選擇。古典社會的具體空間，保留了一個中立地區，像是一頁空白，在其中城邦的真實生活受到中斷：在其中，秩序不再自由地對抗無秩序，在一切迴避或拒絕它的事物之間，理性不再嘗試以自己的力量打開一條路。靠著狂亂的非理性事先替它安排的勝利，理性現在是在它的純粹狀態中做主宰。如此，瘋狂便被強迫脫離想像中的自由，而這樣的自由，曾讓它在文藝復興時代的天空下不斷地增長。不久以前，它還在光天化日下自我辯論：那就是《李爾王》和《唐·吉訶德》。但在不到半個世紀的時間裡，瘋狂進入了幽禁狀態，被監禁在收容所的堡壘裡頭，和理性、道德規定以及它們的單調暗夜相連繫。

第三章　懲戒與矯正的世界

　　在監禁所牆內，我們不只可以找到貧窮和瘋狂，而且還可以發現其它樣態更為繁複的面孔，但這些身影之間的共同性並不容易辨識。

　　監禁措施在其原始的形式之下，很明白地曾像一部社會機器那樣作用過，而且這部機器的作用範圍很廣，因為它由最基本的商業調節，一直擴張到布爾喬亞的偉大夢想中由自然和美德綜合權威所治理的城邦。如果我們由這一點推論，監禁措施的意義可以完全由一個幽暗隱密的社會目的來解釋，也就是說，它允許社會群體消除對其異質和有害的分子，這樣的推論很容易，只要向前推進一步即可。在這種論調之下，監禁便是「社會適應不良分子」（asociaux）的自動消除；換言之，古典時代，以一種非常確定的有效性——而且因為更加盲目，所以就更為確定——消除其威脅的分子，亦即我們不無猶豫、亦不無危險地分發到監獄、感化院、精神病院或精神分析師診所的人物。以上這個論調，大約便是本世紀初的一整群歷史學家 [1] 想要證明的說法——如果我們用歷史

1　首先做出這個詮釋的是 Sérieux（在眾多書籍中可以參考 SÉRIEUX & LIBERT，《十八世紀法國精神錯亂者之管理》[*Le Régime des aliénés en France au XVIIIe siècle*]，Paris, 1914）。繼續這個路線研究的有 Philippe CHATELAIN（《十七、十八世紀法國精神錯亂者及不正常人之管理》[*Le Régime des aliénés et des anormaux aux XVIIe et XVIIIe siècle*]，Paris, 1921）Marthe HENRY（《舊王制下的硝石庫院》[*La Salpêtrière sous l'Ancien Régime*]，Paris, 1922），Jacques VIÉ（《十七、十八世紀聖拉撒爾院中的精神錯亂者及懲戒犯》[*Les Aliénés et Correctionnaires à Saint-Lazare aux XVIIe et XVIIIe siècle*]，Paris, 1930），Hélène BONNAFOUS-SÉRIEUX（《森里斯慈善院》[*La charité senlis*]，Paris, 1936），René TARDIF（《廈多—狄耶里慈善院》[*La Charité de château-Thierry*]，Paris, 1939）。其中的重點在於利用 Funck-Brentano 的研究成果，

學家來稱呼他們並非誇大其詞的話。如果他們懂得找出監禁措施和重商
政策之間的明顯關連，那麼他們很有可能會認為，這個關連還能進一步
支持其主張。也許這個關連將被認為是唯一有嚴肅意義的和唯一值得考
察的對象。他們當時應該要能但卻沒有指出，瘋狂的醫療意識的形成是
建立於什麼樣的社會感性背景之中，而且兩者間有這麼重大的關連，使
得未來要決定監禁或解放的時候，這項感性還會扮演調節者的角色。

　　事實上，這樣的分析預設瘋狂的全套心理配備是永遠不變的，只是
人們花了很長的時間，才終於找出其中的真相。這樣的分析認為這個真
相從幾世紀以來，不是被人忽視，至少也是被人誤解，到了古典時代，
人才開始模糊地去掌握它，把它視為家庭的解體、社會的混亂、國家的
敵人。而漸漸地，這個最初的感知開始組織起來，最後終於在醫療意識
中達到完美；使得過去尚被視為社會適應不良的現象，終於可以被當作
自然的疾病。這裡的假設乃是一種直接演化的模式：社會經驗轉變為
科學知識，群體意識在暗中進展，直到成為實證科學：前者只是後者尚
被包裹的形態，像是它在幼兒期的牙牙學語。社會經驗作為一種模糊近
似的知識，和知識本身具有相同的性質，而且已在朝向完美的道路上邁
進。[2]而且這麼說的理由，來自知識對象先於知識存在的事實本身，因
為對象是先受到初步認識，然後才由一項實證科學加以嚴格地掌握：如
此，知識對象具有非時間性的穩定性，不受歷史影響，其真相過去只是
處於半睡眠的退隱狀態，直到有一天，實證性將它完全喚醒為止。

　　然而，我們不能確定，瘋狂真的是在不變的一致性當中等待精神醫

　　「平反」舊王制下的監禁體制，摧毀大革命時期的瘋人解放神話。這個神話由匹奈
　　和艾斯基洛形成，一直到十九世紀末依然活躍，在 Sémelaigne，Paul Bru，Louis
　　Boucher，Émile Richard 等人的作品中都是看得出來。
2　有趣的是，這個方法上的偏見，不但為我們目前討論的作者們所共享，而且，當大部
　　分的馬克思主義者觸及科學史問題時，也會天真地採取這種方法上先入為主的態度。

學的完成，以便由幽暗的存在進入光明的真理之中。另一方面，我們也不確定，即使把它想成一種隱含的方式，監禁措施的對象就是瘋狂。我們最後也不能確定，在古典時代初啟之際，現代世界重新使用隔離這個非常古老的手勢，其目的是想要除掉那些以「社會適應不良分子」姿態出現的人物——不論他們之所以變得如此是自發的突變也好，或是原種的變化也好。我們在十八世紀的受監者之中，能夠找到類似當代社會適應不良分子的人物，這是一個事實，但這個事實很可能只是結果：因為這樣的人物之所以出現，便是來自隔離這個手勢本身。在十七世紀中葉左右，這個人物在所有的歐洲國家都受到同樣的待遇：當這樣的日子來到時，這個人便被驅逐他的社會當作異鄉人，而且被認為無法符合社會的要求；由這時候起，他便成為一切監牢、一切收容所、一切懲罰不加分辨的候選人——而這一點使我們精神感到極大的舒適。但在實際上，這樣的人物，只是由許多排拒圖式（schéma）重疊而成的產物。

　　這個放逐的手勢和那孤立癩瘋病患者的手勢一樣粗魯；但它的意義，也和前一個手勢相同，不能從結果中去尋求。過去人們之所以驅逐癩瘋病患者，並不是為了遏止傳染；在 1657 年左右，巴黎百分之一的人口之所以受到監禁，也不是為了要擺脫「社會適應不良分子」。這個手勢無疑具有另一深度：它並非孤立那長期被習慣所隱藏、未受認識的異鄉人；是它創造了他們，是它改變社會景象中的熟悉臉孔，將他們改造為誰都再也辨認不出來的古怪模樣。它甚至使得異鄉人（l'Étranger）出現在人們尚未預感其存在之處；它拆散了原有的脈絡，去除了熟悉感；透過這個手勢，人身上的某一事物被放置在人力所不能觸及的遙遠之處，並在我們的地平線上無限地後退。簡言之，我們可以說這個手勢便是異化（aliénation）的創造者。

　　以此意義而言，重塑這個放逐過程的歷史，便是進行某種異化程序的考古學。問題因此不在於確定是哪種病理學上或治安上的範疇受到此

一措施處理，因為這種提問法預設此一異化早已存在；我們需要知道的
是，這個手勢是以什麼樣的方式完成的，也就是說，我們要去探尋：在
它所形成的整體之中，有哪些操作在彼此制衡？遭受同一隔離措施、
一同被流放的人們，又是從哪些不同的地平線上出發的？當古典 [時代
之] 人對一些最習以為常的側影開始失去熟悉感，而且過去存於它們和
他自己形象之間的相似性也開始喪失的時候，這位古典人，究竟在他自
己身上經歷著什麼樣的體驗？如果這個政令有其意義——現代人便是透
過它，在瘋子身上看到他自身真相的**異化**——那是因為遠在現代人把它
據為己有，並把它拿來當象徵使用之前許久，這一塊流放的場域便已形
成。不僅瘋子被流放其中，在他四周還有許多其它面孔。然而對今天的
我們來說，它們和瘋子之間並無關聯。這個場域在現實上，乃由監禁空
間所圈圍而出；它的形成方式，應該可以向我們指出瘋狂體驗是如何構
成的。

＊　　　　　　＊　　　　　　＊

　　在歐洲的所有土地上，大禁閉已經完成。然而，在城門之旁建造的
這些流放之城，是誰住在其中呢？和關在那兒的瘋子們作伴的、好似一
家人的、使他們到了十八世紀末很難由其中解脫出來的這些人物，究竟
是些什麼樣的人呢？

　　1690 年在硝石庫院進行清點時，計有三千人口。其中大部分是貧
民、流浪漢和乞丐。但在不同的「分區」（quartiers）裡頭，卻有一些
成分多樣的分子。他們的監禁不藉由、或不能僅藉由貧窮來作解釋：聖
狄奧多羅區有四十一名女囚徒，由王室逮捕令送入監禁；強制拘留所
（maison de Force）住著八名「初級女犯」（genses ordinaires）；聖
保羅區住著二十位「老弱的女人」；瑪德蓮區有九十一名「變得幼稚或

殘障的老婦」；聖日內納耶夫區則有八十名「變得像小女孩的老婦」，
聖勒維治區有七十二名癲癇患者；聖伊萊爾區則分配到八十名變得幼稚
的婦人，在聖凱薩林區則安置六十九名「體格不良及畸形的女嬰」；女
瘋子們則根據她們只是「心智脆弱」，或是間歇性發作，或是暴烈瘋狂
被分別安置在聖伊莉莎白區，聖約翰娜區或是黑牢裡。最後，有二十二
名「無法矯正之女」，因為她們之所如此被命名的原因，被送到到矯正
所去了。[3]

　　以上列舉只是個例子。比塞特院中的人口也是同樣五花八門，繁複
到使得所方在 1737 年嘗試將分區簡化為五大「用」（emplois），以便
作出合理的分類：第一「用」包括拘留所、黑牢、牢房以及單人牢房，
用來關那些被王室逮捕令送來坐牢的犯人：第二及第三「用」則保留給
「好窮人」和「大、小痲痺患者」，精神錯亂者和瘋子則被關在第四
「用」；第五「用」聚集了性病患者、康復中的病人、受懲戒的青少年
犯。[4] 1781 年霍華德去參觀柏林的勞動之屋時，他看到的是乞丐、「懶
人」、「騙子和放蕩者」、「殘障和罪犯，貧困的老人和兒童」。[5] 一
百五十年來，在整個歐洲，監禁發展著單調的功能：糾正錯誤，減輕
痛苦。由 1650 年到突克、華格尼茲和匹奈的時代為止，屬靈聖約翰兄
弟會（les Frères Saint-Jean de Dieu）、聖拉撒爾修會成員、伯利恆院
（Bethléem）、比塞特院、德國懲戒所的監護人員，一直在名冊上登記
著監禁體制冗長單調的經文：「放蕩者」、「白痴」、「浪子」、「殘
障」、「心智錯亂者」、「放縱者」、「孽子」、「揮霍無度的父親」、
「妓女」、「無理智者」。[6] 在他們每個人之間，並沒有什麼指標可以

3　參考 Marthe HENRY，前引書，Cassino。
4　參考 BRU，《比塞特院史》（*Histoire de Bicêtre*），Paris, 1890, pp. 25-26。
5　霍華德（HOWARD）前引書，I, pp. 169-170。
6　參考附錄：《聖拉撒爾院拘留人員狀況報告》（*États des personnes détenues à Saint-*

顯示出他們之間的差異：都是同樣抽象的侮辱。病人受到監禁，瘋子跟罪犯被混在一起，這個狀況要在未來才會令人震驚。目前，呈現在我們面前的是一項整齊單一的事實。

現在，他們之間的不同對我們來說十分清楚：把他們混淆在一起的模糊意識，對我們來說，像是因為無知而產生的效果。然而，這個意識是一個正面的事實。在整個古典時代裡，它都在表現一個具有原創力又無法化約的體驗。它所劃出的領域，對我們來說是奇異地封閉且無法穿透的；而且，當我們想到那裡就是現代瘋狂的第一個故鄉時，其中的沉默顯得特別奇怪。想去知道那看來像是無知的東西，我們要詢問的不是我們的知識，而是要去質問這項體驗本身，看看它對它自己知道些什麼，看看它在過去怎麼樣陳說自我。那時我們就會知道，瘋狂當時的親屬為何。而瘋狂雖然逐漸擺脫了他們，卻沒有完全斷絕如此危險的親屬關係。

因為監禁不僅扮演負面的排除者角色，它還扮演了正面的組織者角色。其中的實踐和規則，構成了一個具有整體性、一致性和功能性的體驗領域。在一個統一的場域中，監禁聚集了某些人物和價值，而在它們之間，先前的文化卻未曾覺察出任何類似之處。監禁以難以覺察的方式，讓他們和瘋狂靠攏，於是便為一種體驗——我們的體驗——作出準備。在這項體驗中，這些人物都像是已經被歸入精神錯亂的領域之中。要建立這些親近關係，其條件是要完全重組倫理世界，要在善與惡、接受和譴責之間劃出新的分界，也要為社會整合建立新的規範。監禁只是這項深度工作的表面現象罷了，而後者和古典文化的整體融在一起。實際上，某些體驗曾為十六世紀接受或拒絕，形成明確的說法或被棄置在

Lazare）；《收容總署之國王拘留命令表》（ *Tableau des ordres du roi pour l'incarcération à l'Hôpital général*）。

邊陲地帶，現在，十七世紀將它們重新處理、組合，以一個單一的手勢將它們放逐出去，使它們在流亡之中與瘋狂毗鄰而居──如此便形成了非理性（Déraison）的一體化世界。這些體驗，我們可以概述說它們觸及所有範圍：比如性慾和布爾喬亞家庭組織的關係，比如褻瀆神聖和新宗教儀式及神聖概念間的關係，比如放蕩無羈（libertinage），也就是自由思想和激情的體系之間正在建立的新關係。這三個體驗領域和瘋狂一起，在監禁的空間之中，形成一個同質的世界。而且未來就是在這個世界之中，精神錯亂會得到我們現在所認知的意義。到了十八世紀末，某些「放蕩」思想，比如薩德那樣的思想，和妄想及瘋狂有所關連，將會變成自明之理──這是未被明顯說出的自明之理之一。人們也將會同樣容易地承認，魔術、煉金術、瀆神行為，甚至性欲的某些形態，都和非理性及精神病有直接關係。以上這些都會成為瘋狂主要徵象，成為其最基本的顯現。但要在我們今日的目光中形成以上所陳述的意義整體，古典主義所進行的大變動卻是有其必要的。由此，瘋狂和整體倫理體驗領域間的關係，便將受到重大調整。

＊　　　　　　＊　　　　　　＊

監禁措施一開始施行的最初幾個月裡，性病患者便劃歸收容總署全權管理。男性被遣送到比塞特院；女性則被送到硝石庫院。巴黎醫護院的醫生甚至被禁止收容和治療他們。如果院裡例外地接納其中的孕婦，那麼她們的待遇也和別人不同：她們將由外科學徒接生。因此，收容總署必須接納「腐敗者」（gâtés），但其接納並非沒有一定手續。他們必須償付他們損壞公共道德的債務，而且要走上懲罰和悔罪的道路。這是一個準備，靠著它，才能重新回到過去因為罪愆而被趕出來的團體去。因此，如果沒有證明，根本進不了「大邪惡」（grand mal）區：

但這不是一張告解書，而是一張受罰證。於是，在經過一番討論後，總署辦公室於 1679 年決定：「所有性病患者，只有在受過懲戒之後，才會受到接納，而且先要鞭打一遍，這一點必須在他們的遞解票上證明清楚。」[7]

起初，性病患者和其它大災變的受害者，其待遇並無不同。這些災難比如「飢荒、瘟疫和其它創傷」，而對此馬克西米連（Maximilien）曾於 1495 年在渥姆斯議會（la Diète de Worms）上說過，它們乃是上帝為了懲罰人類而降下人世的大災。作為懲罰，它們的價值只存在於其普遍性，並非任何特殊不道德行為的制裁。在巴黎，那些患了「拿坡里病」（mal de Naples）的患者過去為巴黎醫護院所接納；而且就像在天主教世界的所有其它醫院一樣，他們只被課以簡單而純粹的告解罷了：就這一點而言，其待遇和其他病人並無不同。到了文藝復興時代末期，人們開始以一種新的眼光看他們。依照依迪耶里‧德‧愛里（Thierry de Héry）的說法，所有一般援引的理由，如腐敗的空氣、水的污染，都不能夠解釋這樣的疾病：「因此，我們必須將病因歸於萬物的創造者和恕免者的憤怒及許可，祂將這項疾病歸咎於人類的過度淫蕩、活躍、好色的慾望，乃允許如此的疾病在人間流行，以便報復及懲罰淫侈的大罪。正如上帝曾命令摩西在法老王面前將沙塵拋入空中，使得埃及全國人獸罹患膿腫。」[8] 在 1590 年左右，決定排除性病患者的時候，巴黎醫護院就有二百名以上這類病人。他們被人放逐離去，但這項流放一點也不是為了治療而做的孤立，而是一種隔離。首先他們寄居在十分接近聖母院的幾間木板破房子裡頭。然後，人們把他們流放到城市盡頭的聖日

7　〈收容總署議事紀錄〉（Délibération de lHôpital général）。《收容總署史》（Historire de l'Hôpital général）。

8　依迪耶里‧德‧愛里，《性病療法》（La Méthode curative de la maladie vénérienne），1569, pp. 3 & 4。

耳曼德培區；但他們的供養花費不貲，而且又造成秩序大亂。不無一番困難，他們再度獲准進入巴黎醫護院，直到最後，才在收容總署轄內收容所圍牆之間找到棲身之處。[9]

　　也就是在這個時候，而且只有在這個時候，才制訂了這整套儀式：在同一淨化意圖中，把鞭笞、傳統醫療以及悔罪儀式放在一起。懲罰的意圖，而且是對個人的懲罰，這時變得非常明確。災難於此失去它的末世性格；它現在是在非常特定的地方指出了一項罪行。尚且，「大邪惡」如果要用這些淨化儀式對待，乃是因為它的起因被認為是內心的混亂，而其罪愆則來自罪人堅定的犯罪意圖。收容總署的規章在這裡毫不曖昧：上述措施「當然」只對「那些因其混亂或放縱而患此病的男女才會生效，而非針對那些因為結婚或其它原因感染此病的人，比如因為丈夫而感染的妻子，或因為嬰兒而感染的奶媽」[10]。這個病痛不再被當作世界的宿命；它現在的思考脈絡，乃是根據意圖邏輯的透明律法。

　　做了這些區別，而最初的懲罰也實施之後，性病患者便可為總署接納。老實說，他們是被堆在一起。1781 年，比塞特院的聖斗斯他希區有一百三十八個男人，卻只有六十個床位；硝石庫院為二百二十四個女人安排了一百二十五個床位，收在悲憫區。病狀末期的患者，就任由他們死去。其他人則要接受「大療法」（Grands Remèdes）：其療期從未超過但也很少低於六個星期；十分自然地，從放血開始，隨後就立即催瀉；有一個星期，以每天大約兩個小時的比例施以泡澡治療；然後再度催瀉，結束第一回合的治療，同時強制一次大告解。接著，水銀擦身可告開始，效力充分應用；如此延續一個月，在此末期，做兩次催瀉和

9　這裡還要加上南方醫護院（l'Hôpital du Midi）。參考 PIGNOT，《南方醫護院及其起源》（*L'Hôpital du Midi et ses origines*），Paris, 1885。

10　參考《收容總署史》（*Historire de l'Hôpital général*）。

一次放血，如此應能驅除最後致病體液（humeurs）。康復期預計十五天。最後和上帝之間要完全清償清楚，病人便可宣告治癒，並被遣送離去。

這項「治療法」顯示出一個驚人的想像世界，尤其顯示出，透過醫學和道德之間的合作關係，這些淨化身心的實踐才得到完整的意義。在古典時代，性病被視為不潔，其程度遠超過疾病；也就是因為此種不潔，才會有種種肉體上的病痛。醫學上的感知便是如此，強大地受到倫理直覺的引領。而且，它甚至經常會被倫理面消除；如果我們得治療身體來消除傳染，那麼懲罰肉體便是適宜之舉，原因在於，我們就是因為肉體才會受役於原罪。並且，我們不僅要懲罰肉體，還要鍛鍊它、傷害它，不要害怕會在肉體上留下痛苦的痕跡，因為健康太容易將我們的身體轉變成犯罪的機會。人們治療了疾病，但卻摧毀那鼓勵犯錯的健康：「啊！我不會驚訝於聖貝拿爾[1]擔憂他的修士健康完美；他知道健康導往何處，如果我們不知道像使徒們一樣懲罰身體，並藉苦修、齋戒、祈禱來降服它。」[11] 性病患者們的「治療」就是屬於這種類型：這樣的醫學，既是對抗疾病，亦是對抗健康——著眼於身體（corps），卻以肉體（chair）為代價。這一點對於瞭解十九世紀對待瘋狂的某些不合時代的療法，是一個重要的觀念。[12]

在一百五十年期間，性病患者就在同一個封閉空間裡，和無理智者擦肩同居；而且，他們會在無理智者身上留下某種烙印。因而對於現代意識，兩者也會顯露出一種幽暗的連繫，因為它們曾有相同的命運，

---

[1] saint Bernard de Clairvaux （1090-1153），在西斯特修會（cisterciens）重鎮 Cîteaux 出家，於 1115 年創立 Clairvaux 修院。西斯特修會以戒律謹嚴和手工勞動為特色。

11 勃須艾（BOSSUET），《淫慾論》（*Traité de la concupiscence*），第五章，見勃須艾，《文選》（*Textes choisis*）par H. BREMOND, Paris, t. III, p. 183。

12 尤其以 Guislain 道德鎮靜劑為代表。

曾被置於相同的懲罰體系之中。塞佛爾（Sèvres）街著名的小收容所（Petites-Maisons）[2] 幾乎專門接納瘋子和性病病患——這個現象一直延續到十八世紀。[13] 瘋狂的處罰和放蕩無羈者的懲罰之間，被認為具有親屬關係，這並不是歐洲意識中的古老殘跡。相反地，這層關係是在現代世界的開端才被確定下來。它幾乎完全是十七世紀的發現。古典時代在其道德的想像幾何之中，發明了監禁的空間，這時它也為反對肉體的罪惡及反對理性的過錯，發現了一個共同的故鄉及贖罪地點。瘋狂開始與原罪為鄰，也許就在這時候，非理性和罪惡感之間結交起長達數世紀的親屬關係。今日的精神錯亂者仍會把它當作宿命來感受，而醫生則發現它是一種自然的真理。十七世紀憑空創造了這個人為的空間，在其中連結了一個幽晦的盟姻。具有上百年歷史所謂的「實證」精神醫療，也還沒能成功地破除它。然而，它們頭一次的結合，還是不久之前的理性主義時代。

令人感到奇特的是，允許懲罰和治療之間的混淆，允許把處罰和治療的手勢幾近一致化處理的，正是理性主義。這樣的現象預設有某一種治療，它處於醫學和道德精確的接合點之上，可以同時是永恆懲罰的預期和恢復健康的努力。在根柢上，人們所要尋找的乃是醫學理性的狡智（ruse）：它可以用做惡來行善。而聖凡森・德・保羅在聖拉撒爾院規之首所題的話語，亦應如此解讀——這句話對所有的囚徒來說，同時既是承諾，又是威脅：「我們認為，他們在人世之中的痛苦，不會為他們

---

[2] 這裡原是一座痲瘋院。其法文名稱直譯為「小屋」，據說是因為其中有許多低緊的小室，專門用來個別收容瘋人。

13 《小收容所年支出簡況》（*État abrégé de la dépense annuelle des Petites-Maisons*）。「小收容所中有五百名衰弱老人，一百二十名患頭癬的可憐病人，一百名患梅毒的可憐病人，八十名無理智的可憐瘋子。」調查人：de Harlay 法官，時間：1664 年 2 月 17 日。（國家圖書館，第 18606 號手稿）

免除永恆的痛苦……」；接續而來的，便是一整套宗教性的控制和鎮壓體系。這個體系把現時人世中的痛苦當作懺悔問題，而懺悔問題如果以永恆來作考量觀點，總是具有可逆轉性。如此一來，體系就能夠而且也應該免除罪人不受永恆的痛苦。人所做出的束縛，其協助神之正義的方式，正是使它變得無用。如此，鎮壓便得到雙重的效能：治療身體和淨化靈魂。如此，監禁便使得著名的道德療法——懲戒和治療——成為可能。十九世紀最早的精神療養院，便是以這種道德治療做為主要活動。早在勒黑（Leuret）[3] 之前，匹奈便已提出此種療法的基本格式；他主張有時應該「強烈地震撼精神病患者的想像力，並給他恐怖的感受。」[14]

醫學和道德之間具有密切關係，此一主題當然和古希臘醫學一樣地古老。但是當十七世紀和基督教理性把這項關係加入其體制之內時，卻是透過最不具有希臘色彩的方式：壓制、束縛、悔罪獲救的義務。

＊　　　　＊　　　　＊

1726 年 3 月 24 日，巴黎警察總長（le lieutenant de police）艾洛（Hérault），由「巴黎夏特萊（Châtelet）刑事法庭主席團」陪同，公布了一項判決。判決指出「愛蒂安‧班賈明‧戴修福（Étienne Benjamin Deschauffours）正式宣判有罪，並經證實確實犯下起訴書所提之雞姦罪。為懲此罪，並及它罪，判處上述戴修福於沙地廣場（la

---

[3] François Leuret（1797-1851）。曾為 Royer-Collard 在廈倫頓院的學生，與艾斯基洛（Esqirol）共事於 Ivry 的療養之家。1836 年成為比塞特院醫師。於 1840 年出版《論瘋狂之道德療法》（*Du traitement moral de la Folie*）。由於他態度明確地強調威嚇手法，引起廣大的爭議。

14 匹奈，《哲理醫學》（*Traité médico-philosophique*），p. 207。

Place de Grève）[4] 火焚而死，其後骨灰拋散風中，其財產沒收，交王室所有」。此人的行刑即日辦理。[15] 這是法國因雞姦處死的最後案例之一。[16] 不過，當時的人已經對此一刑罰的過度嚴厲，感到相當憤怒。伏爾泰在撰寫《哲學字典》（*Dictionnaire philosophique*）[17]「蘇格拉底式愛情」（Amour socratique）一條時，因而也對此案有所記載。大部分其它類似案例，其處罰如果不是流放外省，便是關入收容總署或拘留所。[18]

如果跟古老的刑罰形態——「火與焰」（ignis et incendium）——相比，新的刑罰可說是奇異地輕緩。根據當時尚未廢除的法律規定，「犯此罪者將以烈火處罰。此刑有前例可循，並適用於男女兩性。」[19] 但是對雞姦新生的寬容態度卻有一特殊意義，那便是進行道德上的譴責，把它當作醜聞來制裁——在社會言論和文學之中，同性戀此時開始被當作醜聞。結束將雞姦者處以火刑的時代，正是同性戀情懷隨著博學的放蕩（libertinage érudit）的終結而消失無蹤的時代。相對地，文藝復興時代的文化，卻是完全能夠容忍此一同性戀情懷。這個變化讓人覺得，雞姦過去和魔法及異端以同等的地位受到譴責，因為它們同樣是褻瀆宗

---

[4] 這是巴黎市政府前的廣場，由 1310 年至大革命期間，在此進行死刑犯處決。它同時也是工人尋找工作的地點，後世稱罷工為 faire la grève。

15 Arsenal 圖書館，第 10918 號手稿，第 173 張。

16 之後還有數次：比如在達簡森侯爵（marquis d'Argenson）的回憶錄裡，我們可以讀到：「近日有兩名粗漢因為雞姦被燒死。」（《回憶錄和日記》[*Mémoires et Journal*]，t. VI, p. 227）

17 《哲學辭典》，見《全集》（*Œuvres complètes*），t. XVII, p. 183, note 1。

18 Arsenal 圖書館中有十四份資料——約有四千個個案——和這一類輕處治相關；它們的編號是 n°s 10254-10267。

19 參考 CHAUVEAU & HELIE，《刑法理論》（*Théorie du Code pénal*），t. IV, n° 1507。

教，[20] 但現在，對它的譴責只有道德上的理由，和同性戀地位同等。從此之後，同性戀才是主要的譴責對象[21]——雞姦只是外加的行為問題。也就是在這個時候，人開始對同性戀感情產生反感。過去一直保持分離的兩種體驗，現在被混在一起：一是反對雞姦的神聖禁忌，另一個則是同性戀中曖昧的戀情。現在，同一形式的譴責同時包裹了兩者，並在感情的領域裡劃出一條全新的界線。由此產生的是一個道德整體，它脫離了古老的刑罰，並用監禁使異質者齊平，接近現代文化中各種形式的犯罪。[22] 文藝復興曾經賦予同性戀言論自由，然而，從此以後，同性戀便將進入沉默之中，進入受禁制的領域，繼承雞姦過去受到的古老譴責，雖然後者此時已不再屬於神聖禁忌的管轄範圍了。

從此以後，在愛情和非理性之間，便建立了一項新的關係。柏拉圖文化，不論是在其歷史中的哪個階段，都把愛情當作是一種崇高激越的現象，依其不同層次進行分類。因此愛情或是與身體的盲目瘋狂有關，或是與靈魂的偉大陶醉有關；而且，在這樣的陶醉之中，非理性仍受知識控制。愛情和瘋狂，以其種種不同的形式，分屬神祕哲學的各種研究領域。從古典主義開始，現代時期定出了不同的選擇項：如果不是理性之愛，便只有非理性之愛。同性戀屬於後者。因此，它也就漸漸地在瘋狂的層次分布間佔有一席之地。它被劃入現代意義下的非理性，如此一

---

20 在十五世紀的訟案中，雞姦的控訴必和異端的控訴同時提出（異端中的代表為純潔教派 [catharisme]）。參考 Gilles de Rais 案。在巫術審訊中，也可發現同樣的控訴。參考 DE LANCRE，《惡天使之輕浮》（ *Tableau de l'inconstance des mauvais anges* ），Paris, 1612。

21 比如 Drouet 女人和 Parson 小姐的案例，乃是同性戀使雞姦案情更加嚴重的典型例子。Arsenal 圖書館，第 11183 號手稿。

22 這個一致化程序可由下列實例看出：1670 年命令將雞姦列入「王權案件」（cas royaux）中，但這並不表示它被視為重案，只是表示出這類案件將不再由最高法院審理，而後者傾向於應用中世紀的古老法律。

來，任何性慾的中心，都包含著由某項選擇所定出的規範，而我們的時
代仍在不斷地重複這項決定。心理分析因為天真坦率，明白地看出，一
切瘋狂的根源處都有受干擾的性慾。但是這樣的看法之所以有意義，只
是因為我們的文化，透過具有古典主義特徵的一項選擇，使用理性-非
理性來劃分不同的性慾。在任何時代中，而且很可能在任何文化中，性
慾都被人整合於某種約束體系之中；但唯有在我們的文化裡，而且年代
相當晚近，才非常嚴格地以理性和非理性來劃分性慾。此後不久，既是
其推廣亦是其墮落，性慾又被劃分為健康和病態、正常和不正常。

在性慾的類別之中，我們還應該加上所有與賣淫和放蕩相關的事
物。法國各收容總署的基本成員便是由這裡吸收的。正如德拉瑪爾
（Delamare）在《治安論》（ _Traité de la police_ ）一書中所解釋的，「必
須以一個強有力的救藥，才能將大眾從這種腐敗中解救出來，其中最
好、最迅速、最確定的方法便是把他們關進拘留所，使他們在其中依照
適合其性別、年齡、過錯而定出的規律來生活」[23]。巴黎警察總長具有
絕對的權力，可以不經法定程序，逮捕所有犯下公開放蕩行為的人，直
到夏特萊刑事法庭做出當年無法上訴的判決為止。[24] 但，所有這些措施
的施行條件是：醜聞是公開行為，或者家庭的利益可能為此遭到危害；
重點其實在於保護祖產不受濫用敗壞，或是防止祖產被移交到不合格者
手上。[25] 就某一意義而言，監禁和所有環繞它的治安制度，目的在於控
制家庭結構中的某一種秩序，而這種秩序同時既可以作為社會的規則，

23　德拉瑪爾，《治安論》，t. I, p. 527。
24　由 1715 年起，人們可向最高法院上訴反對警察總長的判決，但這仍只是理論上的可
　　能。
25　比如說，有一位名為 Loriot 的女子遭到監禁，因為「可憐的老 Chartier 因為她，離
　　妻棄子，傾家蕩產。」（《達簡森筆記》[_Notes de R. d'Argenson_]，Paris, 1866, p. 3）

亦可作為理性的規範。[26] 家庭及其要求便成為理性的基本判準之一；要求並獲得監禁體制的，首先便是家庭。

我們看到，在這個時代裡，家庭倫理對性道德進行大沒收。這個沒收的過程不乏辯論和遲疑。長久以來，「矯揉仕女」（précieux）運動 [5] 對它加以拒絕。即使矯揉仕女的效果並不穩定，而且只是短暫的，此一態度具有可觀的道德重要性。此一運動意圖重振中世紀的騎士之愛（l'amour courtois）儀式，並且想要超越婚姻中的義務，維持其儀式之完整性，也意圖在感情的層次上建立一種休戚與共的連帶關係，使它像是一種同謀關係，隨時可以勝過家庭關係。但是這一切，面對布爾喬亞倫理的勝利，最後都失敗了。愛情的神聖性在契約關係之中消失。聖艾弗蒙（Saint-Évremond）對此十分清楚。他嘲笑這些矯揉仕女，認為對她們來說，「愛情仍是一位神祇……它不是在她們心頭激起熱情，而是在其中形成宗教。」[27] 不久以後，騎士之愛和矯揉精神中共有的道德焦慮便會消失。面對此一不安，莫里哀（Molière）如此回答——他同時是在為他的階級和為未來的世紀回答——：「婚姻乃是聖潔和神聖之事，有地位有教養的人必須由婚姻開始，才算名副其實。」神聖的，不再是愛情，而是婚姻，而且是在公證人面前才如此：「只有締結了婚姻契約，才能做愛。」[28] 家庭制度劃出理性的圈圍；圈外是無理智者的各種災難威脅，而人在那兒便是非理性及其所有狂熱的受害者。「那塊土地有難了：那兒不斷冒出濃厚黑煙，陰暗的激情放出烏黑的蒸氣，掩蓋

26　夏特（Chartres）主教的兄弟被關在聖拉撒爾院裡：「他性情低劣，偏好下賤，不符其出身，使人擔心他會作出任何事來。人家說他居然想要和他兄弟的奶媽結婚。」（國家圖書館，Clairambault，986）

[5]　這裡指的是十七世紀，法國沙龍仕女對感情和語言新生的文雅態度。

27　聖艾弗蒙，《圈環》（*Le Cercle*），收於《作品集》（*Œuvres*），1753, t. II, p. 86。

28　《可笑的矯揉仕女》（*Les Précieuses ridicules*），第五場。

天空和光明。但在那兒也發出神聖正義的光明和雷電，懲罰人類的道德敗壞。」[29]

　　西洋愛情舊有的形式為一種新的感性所取代：它來自家庭，並在家庭之中產生；對於所有不符合其規範或利益的事物，它都把它們當作是非理性，加以排除。我們好像已經能夠聽到朱丹大人（Mme Jourdain）的威脅話語：「我的丈夫，您真是發瘋，有這麼多幻想」；下面則說：「我護衛的是我的權利，而且，所有的女人都會站在我這一邊。」[30] 這不是一些空話；其諾言將會實現，有一天，戴斯帕侯爵夫人（la marquise d'Espart）將會要求判處其丈夫為禁治產人，因為她發現一樁婚外情的跡象，可能會對她財產造成損害；在司法眼中，他不是已經失去理性嗎？[31] 放蕩、揮霍無度、不可告人的關係、可恥的結合（mariage honteux），這些都是監禁最常見的理由之一。這個既不完全是司法、亦不完全是宗教的鎮壓權力，這個直接隸屬於國王的權力，在根柢上，並不代表專制政權的專擅，而是代表著家庭要求從今以後的嚴峻性格。專制王權設立監禁制度，目的是讓布爾喬亞享用。[32] 1771 年，莫洛（Moreau）在他的《司法論》（*Discours sur la justice*）裡頭，便直截了當地說出這一點：「一個家庭看到家中一位可恥人物正在成長，隨時可以讓它蒙羞。為了不讓他身敗名裂，家庭依它本身的判斷，火速地通

29　勃須艾（BOSSUET），《淫慾論》（*Traité de la concupiscence*），第四章，見勃須艾，《文選》（*Textes choisis*）par H. BREMOND, t. III, p. 180。

30　《市民紳士》（*Le Bourgeois Gentilhomme*），第三幕第三場及第四幕第四場。

31　巴爾札克（BALZAC），《禁治產》（*L'Interdiction*），見《人間喜劇》（*La Comédie humaine*），éd. Conard, t. VII, pp. 135 sq。

32　比如一份監禁申請書如此寫道：「Noël Robert Huet 之所有親屬謹向人人表示，他們對擁有一位如案主一般的親人感到不幸。他全無好事、不事生產、耽溺放蕩、交友不慎，乃為未來家中之恥，其未嫁姐妹之榮譽威脅。」（Arsenal 圖書館，第 11617 號手稿，101 張）

知司法人士。如此，家庭的考慮，乃是君主應該倚重的意見。」[33] 只有到了十八世紀末，在布勒特伊（Breteuil）部長任內，這項原則才開始受到反對，王權也才開始嘗試結束它和家庭要求間的合作。1784 年的政令通報宣稱：「不管一位成年人如何因為可恥的結合而墮落，或是因為無節制的花費而導致破產，或是耽於過度的放蕩，生活荒淫，以上這一切對我來說，都不足以構成充分理由，可以剝奪他們作為法律主體（sui juris）的自由。」[34] 到了十九世紀，個人和其家庭間的衝突將會成為私事，而且會被當作心理問題看待。然而在整個監禁體制時期裡，這個問題卻被當作是關係到公共秩序的事件；它質疑著某種普遍的道德身分；整個城邦都對家庭結構的健全感到興趣。任何打擊它的人，便進入非理性的世界。也就是如此，家庭變成了非理性感受性的主要形態，並且，也就是因此，有一天它才能構成一個衝突地區，使得各種瘋狂的形式可以在其中誕生。

古典時代禁閉所有表現性自由的人物，不管他們是染上性病、同性戀、放蕩、浪子。先前時代的道德譴責他們，但從來就沒有想到把他們和無理智者或近或遠地扯在一塊。古典時代進行了一個很奇特的道德革命：它把一些長久以來彼此距離非常遙遠的體驗，都歸屬在非理性這個共同的名稱之下。它把一大群遭到譴責的行為聚集在一起，因而在瘋狂的周圍形成一道犯罪的光環。精神病理學將會很容易地重新發現到犯罪和精神病混在一起，因為古典主義時期暗中進行的準備工作，早就已經把犯罪和精神病擺在一起了。事實上，我們關於瘋狂的科學和醫學知識，其隱含的基礎，乃是先前時期所建立的一項有關非理性的倫理體驗。

---

33 引用於 PIETRI，《十八世紀的國家改革》（*La Réforme de l'État au XVIIIe siècle*），Paris, 1935, p. 263。

34 布勒特伊行政通報（Circulaire de Breteuil）。引用於 FUNCK-BRETANO，《王室逮捕令》（*Les Lettres de cachet*），Paris, 1903。

＊　　　　　＊　　　　　＊

監禁的習俗也暴露出另一類群屬：那就是各式各樣的瀆神者。

有時我們會在登記簿上看得到如此的按語：「最狂暴而且無任何宗教信仰者之一。從不參加彌撒且不盡任何基督徒的義務，詛咒上帝之名，稱說神不存在，而且如果祂存在，他就會在手裡拿劍來反對祂。」[35] 在往日，類似的狂暴會帶有瀆神的所有災變，但亦有其威勢；他們會在神聖領域中取得其意義和其嚴重性。長久以來，話語在其使用和濫用上，曾和宗教禁忌間具有重大的牽連，以至使得這類的暴力不可能不接近褻瀆。一直到十六世紀中葉為止，語言和行為上的暴力仍要遭到宗教古老的刑罰：鐵頸圈、示眾柱、灼鐵燒唇、割舌，最後如果再犯，則會遭到火焚。宗教改革和宗教鬥爭無疑使得辱罵宗教變得相對化：褻瀆的界線再也不是絕對的。在亨利四世治下，對它只有不太明確地規定罰鍰，以及「有示範性的特殊處罰」。但是反宗教改革和宗教的再度回歸嚴格，又再使得傳統的懲罰獲得使用，「根據話語的嚴重性」來量刑。[36] 在 1617 年和 1649 年之間，有三十四件死刑案的案由便是辱罵宗教。[37]

但是，現在出現了一個弔詭的現象：從 1653 年到 1661 年，在法律的嚴峻度毫不鬆懈[38] 的情況下，只有十四件公開的 [惡言瀆神] 判案。[39] 而且其中只有七件判死刑。後來它們會逐漸消失。然而使此一過

35　Arsenal 圖書館，第 10135 號手稿。

36　1617 年 11 月 10 日政令。（德拉瑪爾，《治安論》，I, pp. 549-550）

37　參考 PINTARD，《博學的放蕩》（*Le Libertinage érudit*），Paris, 1942, pp. 20-22。

38　1651 年 9 月 7 目的一項政令（在 1666 年 7 月 30 日更新），又再明白規定刑罰的嚴重性，由鐵頸圈到火刑柱，形成由輕而重的梯級。

39　de la Barre 騎士的案例應該視為例外：其所引起的醜聞即為證明。

失出現頻率降低的，並不是嚴刑峻法——直到十八世紀末為止，監禁所裡仍擠滿「辱教者」和其他觸犯褻瀆行為者。辱罵神聖的行為並未消失：在法律管轄之外，而且和法律的意圖不同，它有了一個新的地位，而且其中完全不具有它過去所遭到的危難。現在它是一個和失序混亂相關的問題；它是處於心智上的錯亂和心靈上不虔敬之間的狂言亂語。這便是這個失去神聖的世界中的龐大的曖昧性；在其中暴力可以同時，而且毫無矛盾地被解釋為喪失理智或無宗教信仰。瘋狂和不虔誠，兩者間的差異令人難以察覺，或者說，無論如何，在實務上它們可以被當作一致，成為監禁的理由。以下是聖拉撒爾院為達簡森（d'Argenson）所寫的報告，談及某位受監人。他多次抗議受到禁閉，而他「既非狂亂，亦非失去理智」；對此，監護者則反駁說「他在彌撒最神聖的時刻裡，不願下跪……最後，他盡可能將他星期四晚上的一部分晚餐保留到星期五，而這一項行為足以使人認識到，如果他不是個狂人，就是他本性上傾向蔑視宗教。」[40] 如此，有一整個曖昧的地區被劃定出來了，它為神聖所棄絕，而醫學概念和實證分析形式又尚未侵入其中。這是一個有點分化不清的區域，由不虔誠、無信仰、理智混亂和感情紛亂共同管轄。既不完全是褻瀆，亦不完全是病態，而是處在其邊界上的一個領域。它的意義，雖然一直具有可逆轉性，卻永遠遭到道德譴責。這個處在神聖事物和病態之間的領域，完全受到一項根本的道德拒絕所支配——它就是古典非理性（déraison classique）的領域。這個領域所涵蓋的，不僅是所有遭到排斥的性慾形態，而且還是所有已失去其嚴格褻瀆意義的反神聖暴力；它所指涉的，因此同時是性道德的新選擇體系，也是宗教禁忌的新界線。

我們也可以在自殺問題上看到和辱神和褻瀆相似的演變。在很長

40　國家圖書館，Clairambault, 986。

的一段時間裡，自殺一直被當作是犯罪和冒犯神聖。[41] 由於這個理由，自殺未遂應處以死刑：「那些對自己施暴並嘗試自殺者，不應該免除他想對自己施與的暴烈死亡。」[42] 1670 年法令重申其中大部分的條文，並將「對自己犯下殺人罪者」（l'homicide de soi-même）等同於「危害神聖王權或人類王權之罪」（crime de lèse-majesté divine ou humaine）。[43] 但在這裡，猶如面對褻瀆和性犯罪，法令即使如此地嚴苛，似乎仍接受一整套外於司法的處理方式。在其中，自殺不再被當作褻瀆神聖的行為。在監禁所的登記簿上，我們常常會見到如下記載：「曾有意自我了結。」在此一記載之外，絲毫不提病態或狂亂的狀態，而後者在法律上常被當作減免刑罰的理由。[44] 自殺的企圖本身便已指出心靈上的混亂，而且必須用拘禁來削弱它。企圖自殺的人，不再受到譴責，[45] 而是受到拘禁，他們被強迫去過的生活，同時既是其處罰，又是預防新企圖的手段。就是在他們身上，十八世紀第一次應用了那些著名的拘禁裝置——未來實證主義時代將會把它當作治療手段：「柳條牢籠」，籠頂有一圓形缺口，以便讓頭可以伸出，雙手則被捆綁在籠裡，[46] 或是「壁櫥」，人以直立姿態被關在裡頭，一直包到頸部，只露

---

41 布列塔尼（Bretagne）的習俗規定：「如果有人在領地內自殺，他將被人以腳吊起，並像殺人犯一樣在地上拖行。」

42 BRUN DE LA ROCHETTE，《民事及刑事訴訟》（*Les Procès civils et criminels*），Rouen, 1663。參考 LOCARD，《十七世紀的法國法醫學》（*La Médecine judiciaire en France au XVII* siècle），pp. 262-266。

43 1670 年政令。第二十二編，第一條。

44 「……然而他之所以會實現其計畫、逐行其意志，乃是因為不耐所產生的痛苦、暴烈的疾病、絕望或是因為突然的狂怒。」（BRUN DE LA ROCHETTE，前引言）

45 對於那些死去的人，也不再譴責：「過去的不良法律，把自殺死去的人加以侮辱。但現在我們已不再如此。而且這是一個可怕和令人反感的景象，對於一個滿布著孕婦的城市，可能會造成危險後果。」（麥西耶 [MERCIER]，《巴黎景象》[*Tableau de Paris*]，1783, III, p. 195）

46 參考海恩羅思（HEINROTH），《心靈生活錯亂之教學手冊》（*Lehrbuch der*

出頭部可以自由活動。[47] 原來被當作褻瀆的自殺，如此一來，便被同化於非理性的中性領域之中。鎮壓體系被用來制裁自殺，它也使得自殺不再具有任何褻瀆神聖的意義，並將自殺定義為道德行為上的問題，如此，自殺便逐漸被帶引到心理學研究的範圍裡頭。西方文化在過去三個世紀中的演變，其特點便是建立了一項人的科學，而且是奠基於把過去它曾認為是神聖的事物加以道德化的過程。

讓我們暫時先擱置巫術的宗教意義和它在古典時期的演變。[48] 單只在儀式和修行的層次上，便有一大群手勢，被剝除了意義和挖空了內容。它們包括魔法、行善或行惡的妖術祕訣、漸漸為眾人所共享的基礎鍊金術中被洩露的祕密。所有這些，現在指涉的都是概念模糊的不虔誠、道德上的過失，並且像是社會混亂永遠的可能來源。

十七世紀之時，立法的嚴苛未曾稍減。1628 年的一條法令，規定對任何占卜人和星象師處以五百鎊的罰鍰，並外加體罰。1682 年的詔令更為可怕：[49]「任何人涉及占卜就得永遠離開王國。」一切迷信的儀式都得受到示範性的懲罰，並「依案情需要量刑」；「如果在未來，有人惡性之重大足以在迷信之上加入無信仰和褻瀆神聖，我們要求對犯此罪行者處以死刑。」最後，上述刑罰亦將應用於所有妖術下毒和運用毒藥者，「不論是否造成死亡」[50]。然而，有兩項事實顯出其中的特徵：第一，到了十七世紀末以及毒藥事件 [6] 之後，施行巫術或魔術作為的判案就變得非常稀少；記載上還有幾個事件，大部分

Störungen des Seelenleben），1818。

47　參考 CASPER，《法國醫學之特色》（*Charakteristik des französischen Medizin*），1865。

48　這個問題留待未來研究。

49　它是在毒藥事件之後宣布的。

50　德拉瑪爾，《治安論》，t. I, p. 562。

[6]　1679-1682 在巴黎發生的一連串下毒事件，許多凡爾賽宮廷貴族都牽涉其中。

集中於外省；但很快地，嚴苛程度緩和了下來。然而，這也不等於說，上述受譴責的舉動就已經消失了；收容總署和監禁所收容了大批涉及巫術、魔法、占卜的人群，有時也有涉及煉金術者。[51] 情況好像是，在一條嚴峻的司法條文底下，一種社會意識和作為漸漸組織起來，它和它的形態完全不同，而且它在上述行為之中，也看到完全不同的意義。不過，有一個奇特的地方：允諾避免法律干涉及其舊時的嚴苛對待的新意義，正是由 1682 年法令的立法者在說明法條動機時提出來的。這一段文字的目標，實際上是在反對「自稱占卜家、魔術師、巫師的人」；因為這些人會「以占星和占卜作為藉口，並藉所謂魔術操作幻象手段，及其他這類人慣於施用的幻術，使各種不同的無知者或輕信者感到驚愕，而在不知不覺中加入他們」。而且，在下文裡，同一文字又點名批判那些「以占卜者、魔術師、巫師或其它為神人法律譴責的類似名稱，為其虛空職業者。他們以其言論和行為，和對宗教中最神聖者的褻瀆，來敗壞和污染老百姓的心智」[52]。以這種方式來構想，魔法中所有的褻瀆效力都被清除得一乾二淨。魔法不再是褻瀆神聖，而是欺騙人類。它的力量只是幻覺。在此，幻覺具有雙重意義，意即魔法並沒有真實的存在，但也是在說，那些因魔法而盲目的人，

51　以下是幾個例子。巫術：1706 年寡婦 Matte 被人由巴士底獄轉送硝石庫院，「因為她是假巫婆，以可鄙的瀆神行為支持其可笑的算命。」第二年，她生了病，「人們希望她的死可以很快地使其徒眾消失。」（RAVAISON, Archives Bastille, XI, p. 168）煉金師：「Aulmont 先生把名叫 Lamy 的女人送到巴士底獄來。她是一件五人事件中最近受捕的一員。這是一件和金屬祕密有關的事件，過去已有三人被捕，其中男人送往比塞特院，女人移送收容總署。」（Du Junca 日記 [Jurnal de Du Junca]，為 RAVAISON 引用，XI, p. 165）還有一位名喚 Marie Magnan，她研究「水銀的蒸餾和凝固，以將其化為金子。」（硝石庫院，《省警察局檔案》[Archives préfectorales de Police]，Br. 191）魔術：一位名喚 Mailly 的女子被送進硝石庫院，因為她製作春藥，「以幫助沉迷於一年輕男子的寡婦。」（《達簡森筆記》，p. 88）

52　德拉瑪爾，前引書，p. 562。

本身就沒有正直的心智，亦不具備堅定的意志。如果它屬於惡的領域，這不再是因為它在行動中表現出幽暗和超越的力量，而是因為它現在是存在於一個錯誤體系之中。這個體系有它的建造者和上當者，它的幻術家和幼稚人物。它有可能是真實罪惡的工具，[53] 但就其自身來說，它卻不再是犯罪行為或瀆神行動。當它不再和神聖力量相關之後，它只不過是帶有惡意罷了。它是心智上的幻覺，卻為情感上的混亂服務。人們不再依據它在褻瀆神聖上的能力來審判它，而是根據它屬於非理性的部分。

這是一項重要的變化。昔日完整的一體性，其中沒有任何不連續性，它把魔法的儀式體系、運用者對魔法的信仰、譴責者的判斷結合為一體。如今，這樣的完整性已經被打破了方從今以後，將會有一個被人由外部揭發為幻覺整體的體系；而另一方面，又會有一個由內部被人體驗的體系，而對魔法的信服，已不再是儀式中的插曲，而是一個個人的事件和選擇：它要不是一個具有犯罪潛能的錯誤，便是故意利用錯誤的罪行。總之，在魔法的妖術中，使得邪惡可以暢通無阻地流動的形象鎖鏈，現在被打斷了，而且還分裂為兩部分：一邊是外在的世界，它要不是空無一物，便是被封閉在幻象之中；另一邊則是內在意識，並由其犯罪意圖劃定其範圍。過去神聖和世俗在其中危險對抗的法術操作世界，已經煙消雲散；另一個世界正在產生，在其中，象徵效力（efficacité symbolique）被化約為虛幻的形象，而且還不足以掩蓋犯罪的意圖。魔法、褻瀆、辱教的所有古老儀式，以及所有那些今後不再有效的話語，進入了一個滑移的過程：過去它們是在一個「效力」的領域之中得到其意義，現在它們進入了一個「幻覺」的領域，在其中它們變得毫無理

---

53 「由於越陷越深，那些最沉迷於誘惑行為者，最後在不敬神和褻瀆之外，還會加上魔法和下毒。」（德拉瑪爾，同上）

性，因此也就應該受到譴責：這便是非理性的領域。而且，未來會有那麼一天，褻瀆及其所有悲劇性的舉動，將會變成只擁有強迫性妄想（obsession）這樣的病理學意義。

我們會傾向於相信，魔法動作和褻瀆行為被看作病理問題，是由文化停止承認其效力時開始的。事實上，至少在我們的文化裡，它們被當作病態並不是經由直接的過程，而是經過一個過渡性的時代，在其中，利用的是將其信仰罪惡化的方式來解除魔法的效力。由它被當作禁忌到被當作神經質症（névroses）的過程中，必須要通過一個過渡性階段；在其中展開的內在化過程經由道德判斷而來：這是反對過失的道德譴責。在這一整段過渡期間，魔法不再是世界體系中一項獲得成功的技術和藝術；但它也還不是個體心理行為中針對失敗的想像補償。這時它明確處於錯誤和過失的分合點之上，處於這個我們難以把握的非理性領域——但古典主義對這個領域卻具有相當細膩的感性，以致可以發明一種具有原創性的反應方式：監禁。所有這些從十九世紀精神醫學開始，就會成為疾病確定病徵的記號，在近乎兩個世紀的期間裡，曾經停留於「不虔誠和狂亂之間」，停留於褻瀆行為和病態之間——而非理性便是在那兒得到獨立的存在。

*　　　　　*　　　　　*

波拿萬度・弗克阿（Bonaventure Forcroy）的作品在路易十四治世的最後幾年當中，曾經引起某種程度的轟動。就在拜爾（Bayle）[7]編寫《字典》（*Dictionnaire*）的年代，弗克阿是「博學的放蕩」中最

---

[7]　Pierre Bayle（1647-1706），法國作家。他對民間迷信的分析和著名的《歷史及批判辭典》（*Dictionnaire historique et critique*，1696-97），開啟了十八世紀哲學的先聲。

後的見證之一，或者說還最早的「哲學家」之一，如果我們採用十八世紀對此字所使用的意義。他寫了《堤安的阿波羅尼午斯的一生》（*Vie d'Apollonius de Thyane*），全書皆在反對基督教奇蹟說。稍後，他向「巴黎大學的博士先生們」提出一本論文，題名《宗教之懷疑》（*Doutes sur la religion*）。總共提出十七條懷疑；在其中最後一條，弗克阿自問，自然法是否「唯一符合真理的宗教」：他把自然哲學家說成第二位蘇格拉底（Socrate）和另一個摩西 (Moïse)，稱他為「改造人類的新長老，新宗教的創立者。」[54] 在其它狀況下，類似的「放蕩無羈」將會像凡尼尼（Vanini）[8] 一樣，被送上火刑柱，或是如同許多十八世紀的不虔敬作家一樣，被送入巴士底監獄。然而弗克阿既未被焚，亦未被關進巴士底監獄，而是被送到聖拉撒爾院關了六年，最後還重得自由，並奉命隱居出生地諾央（Noyon）。他的過失不是宗教層面的問題，他並未受人譴責寫了一本離經叛道的書。如果弗克阿被關了起來，那是因為在他的作品裡，人們可以解讀出別的東西：不道德和錯誤之間的某種連繫。如果說他的作品是對宗教的一項攻擊，那也是因為某種道德上的自棄，而不是因為異端，或是無信仰。達簡森所寫的報告把這一點說得很明白：在弗克阿的案例裡，思想上的放蕩只是由道德生活上的自由衍生而來的，而這種自由如果不是無法得到使用，至少也是無法得到滿足：「有時候，他獨自一人，而且在他的研究工作裡感到無聊，他就編造出一套道德宗教體系，並在其中混入淫蕩和魔法。」而且，如果他沒被關進巴士底或凡森（Vincennes）監獄，而是被關入聖拉撒爾院，目的也是要他在嚴格的道德規範之中重新尋回真理之路。六年過後，總算得到了成

---

54 Arsenal 圖書館藏有此文手稿：手稿第 10515 號。

[8] Giulio Cesare Vanini （1585-1619），身為教士，他主張自然哲學，被控告為無神論者，遭火刑燒死。

果；聖拉撒爾院的教士們，也就是他的守護者天使們，最後可以證明他表現得「相當順從，而且已經願意前來領聖體了」[55]，這時，人們就把他釋放了。

在對思想的鎮壓和言論的控制當中，監禁並不僅僅是慣常處罰的一種方便性變化。它有明確的意義，並且必須扮演一個非常特別的角色：藉由道德約束之方，將受監人帶回真理之路。也就是因為如此，它指涉著某種有關錯誤的經驗，而且這裡所指的錯誤，首先必須將其瞭解為道德上的意義。[思想上的] 自由放蕩不再是犯罪；但它仍然是一項過失，或者說，一種更新意義下的過失。在過去，它曾經被視作無信仰或涉及異端。當人們在十七世紀初審判芳丹尼耶（Fontanier）時，對於他過度自由的思想，或是他太過放蕩的德行，還可能有些寬容；但人們在巴黎沙地廣場所焚燒的，其實首先是那位過去是新教徒，但後來又成為卡普桑（les Capucins）修會中的新人，然後是猶太人，最後則成為人們所宣稱的回教徒。[56] 在當時，生活上的混亂象徵並暴露出宗教上的不忠誠；但它既不是使得後者存在的理由，亦不是反對後者時所要攻擊的主要罪狀。到了十七世紀的下半葉，人們開始舉發一種新的關係，在其中無信仰變成了只是生活放肆的後果之一。而且，生活放肆也成了定罪時用的名義。道德危難更甚於宗教威脅。信仰乃是秩序元素之一；也就是因為它有這個身分，人們才會守護它。面對無神論者或不信教者，人們所懼怕的，比較是他們感情上的脆弱與生活中的道德混亂，更甚於無信仰的力量。監禁對他們的功能，在於進行一種道德重整，以使他們能更忠誠於牢守真理。這裡面大有教育意味，使得收容所變得像是某種維護真理的拘留站：在受監者身上實施嚴格且必要的道德規範，使得悟

55　國家圖書館，Clairambault, 986。
56　參考 Frédéric LACHÈVRE，《雜集》（*Mélanges*），1920, pp. 60-81。

性不可避免將會降臨到他身上：「我希望看到一個人，他自制、寬和、
貞定、平衡，卻說神不存在；至少當他這麼說的時候，他毫無利害之
心，然而，這個人並不存在。」[57] 在很長的一段時間裡，一直到多爾巴
克（d'Holbach）[9] 和荷爾維提烏斯（Helvétius）[10] 為止，古典時代幾
乎可以肯定，像這樣的人並不存在；長久一段時間裡，它相信，只要把
那位說神不存在的人，變得自制、寬和及貞定，他就不會再有說這種話
的興趣，如此，他也會被引導相信神的存在。這便是監禁的主要意義之
一。

而且，監禁的用途暴露了一項奇特的理念運動。由於這個運動，某
些自由思想的形式和理性的某些面向，將會和非理性產生關連。在十七
世紀初，自由思想並不只是一個正在萌芽的理性主義；它同時也是面對
存於理性本身內部的非理性時所產生的一種不安——這樣的懷疑主義，
它的應用對象不是知識，而是理性的整體：「仔細去看，我們的一生只
是個寓言，我們的知識只是個蠢話，我們以為確定不移的只是些無稽之
談；簡言之，這整個世界只是場鬧劇和連續不斷的喜劇。」[58] 在良好判
斷力和瘋狂之間，不可能劃分清楚；它們是一同被賦予我們，而且兩者
存在於無法理解的整體之中，可以無盡地互換：「沒有任何輕浮的事物
不會在某個地方變得很重要；任何瘋狂，只要能被人好好地遵循，就可
以變成智慧。」但是意識到理性總是已經受到損害，卻不會使得追求秩

---

57 LA BRUYÈRE，《性格群像》（*Caractères*），第十六章，第二部分，éd. Hachette, p.
    322。

[9] Paul Henri Tiry, baron d'Holbach（1723-1789），原籍德國的法國哲學家，參與《百
     科全書》寫作，主張唯物論、無神論，攻擊教會及君權神授。

[10] Claude Adrien Helvétius（1715-1771），法國哲學家，主張一個唯物論及感覺主義
     的體系。

58 LA MOTHE LE VAYER，《Orasius Tubero 對話》（*Dialogues d'Orasius Tubero*），
    éd. 1716, t. I, p. 5。

序變得微不足道；這個秩序是道德的秩序，那是激情的節制、平衡，以感情的管理來確保幸福。然而，十七世紀打破了這個整體，它在理性和非理性之間完成了本質性的大斷裂——監禁不過是它在制度面上的表達罷了。世紀初的「思想放蕩」，生活在兩者令人不安的親近之中，甚至常常是兩者的混淆所帶來的經驗，它在事實上，已經完全消失：一直到十八世紀末為止，它只有在兩種彼此陌生的形式中續存；一方面是理性將自己構造為理性主義的努力，在這樣的理性主義中，所有的非理性都成為不合理（l'irrationnel）：另一方面則是非理性的感情，它使所有理性論述都臣服在它不合理的邏輯之下。啟蒙和放蕩並立於十八世紀，但兩者卻毫不混淆。由監禁所象徵的劃分，使得兩者間的溝通變得很困難。在啟蒙獲勝的時代，放蕩過著沒沒無聞、被出賣和被追捕的生活，在薩德撰寫《茱斯汀》（Justine）之前，尤其是在他撰寫《茱莉葉》（Juliette）之前，幾乎根本無法有清楚的說法。後者是一部反對「哲學家」的絕妙抨擊小冊，而且還是某種體驗的首度表達，而這個體驗，在整個十八世紀之中，只有在監禁所的四壁之內，才能擁有它唯一的身分——它作為治安問題的身分。

現在，放蕩無羈（libertinage）已經滑移到非理性這一邊來了。除了這個字眼某些膚淺的用法之外，十八世紀並沒有對「放蕩無羈」形成一個邏輯一致的哲學；這個字眼的系統性使用，只有在監禁登記簿才能找到。當時，這個字所指的意思，既不完全是思想自由，亦不能精確地說那是道德生活上的自由；其實正好相反，它所指的卻是一種奴隸狀態，理性在其中變成慾望的奴隸和感情的侍女。沒有任何事情會比在檢驗中的理性所作的自由選擇，更遠離上述的新式放蕩無羈；在後者狀況中，相反地，一切都和理性的奴化相關：它對肉體、金錢、熱情俯首稱臣。薩德是十八世紀中，第一位嘗試去為放蕩塑造一個邏輯一致的理論的人，而放蕩一直到他為止，其存在仍然保持半祕密狀態。薩德的理論頌

揚的仍是上述的奴隸狀態；加入「罪惡之友協會」（Société des Amis du Crime）的放蕩者必須保證，「只要他的激情有最輕微的慾望，他便得執行一切，甚至是最可憎的行動……」[59] 放蕩者存在於他的奴隸性的核心之中，他深信「人不是自由的，而是被自然的法則所束縛，人完全是初等法則的奴隸」[60]。在十八世紀，自由放蕩就是在感情的非理性中使用被異化的理性。[61] 依此而言，像古典監禁措施一樣，把自由放蕩者和所有宣說宗教性錯誤者——新教徒或是任何一個系統的發明人——關在一起，並不是什麼弔詭的事。他們被放在同一制度之中，以同樣的方式對待，因為兩者對真理的拒絕，都是來自放棄道德。達簡森所談論的這位來自狄耶普（Dieppe）的女人，她是新教徒或是放蕩女呢？「我不能懷疑這位以倔強為榮的女人是位非常壞的臣民。但由於她所有被控的事端幾乎都無法構成司法審判的必要因素，我認為讓她在收容總署裡關一段時間，似乎是比較公正和比較適當的方式。如此她同時能受到懲戒，也能找到改過的意願。」[62]

如此，非理性又併吞了一個新領域：在其中，理性為感情的非理性所奴役，而且理性的運用和非道德的放浪形骸相互連繫。瘋狂的無拘之談將會出現於激情的奴隸之中；而且也就是在這種道德的指涉中，產生了一個重大的瘋狂主題：在其中，瘋狂並不是依循它的奇思幻念自由前行，而是依循著一條為感情、激情，乃至人性所約束的路線前進。長久

59　《茱斯汀》（*Justine*），éd. 1797, t. VII, p. 37。

60　同上，p. 17。

61　因為放浪形骸而遭監禁的一個著名的例子是 Montcrif 修院長：「他在馬車、宴飲、彩票、房舍方面奢華無度，消費驚人，終致負債七萬鎊……他特別喜歡行告解，而且對指導女性尤其熱心，導致數位丈夫產生疑心……他特好興訟，在法院裡有數位代理人……但這些不幸的過度之舉，使得他後來頭腦完全失靈。」（Arsenal 圖書館，第 11811 號手稿。同時並參考第 11498，11537，11765，12010，12499 號手稿。）

62　Arsenal 圖書館，第 12692 號手稿。

以來，無理智者身上帶著非人的標誌；而現在我們所發現的非理性，卻
過度地接近人，過度地忠實於其本性之決定，好像是人遭到遺棄，只
剩下他自己。它將會暗暗演變為十九世紀演化論所認識的樣貌，也就是
說，作為人的真相，但著重的是人的感情、慾望，是人最粗糙和最受束
縛的本性。它身處幽暗領域，而道德行為在其中尚不能將人導向真理。
由此展開了一個新的可能性，可以把非理性劃定在自然決定論的諸種形
式之中。但是我們不應該忘記，這個可能性的最初意義來自於放蕩的道
德譴責，也來自於一種特殊的演變：某種思想上的自由被人當作精神錯
亂的模範和首度體驗。

＊　　　　　＊　　　　　＊

　　監禁體制是在一個奇特的表層上運作。性病患者、放肆無度者、揮
霍無度者、同性戀者、辱罵宗教者、煉金術士、自由放蕩者：這群五顏
六色、雜七雜八的人，突然在十七世紀下半葉時，被拋到一條分界線的
另一邊，並被監禁在收容所中，而該地在一兩個世紀以後，將會成為禁
閉瘋狂的場域。一個新的社會空間突然開放了，但它也同時被人劃定：
它不完全是窮困的空間，雖說它的產生來自貧窮令人感到的巨大不安；
它亦不確切是疾病的空間，雖然有一天，它卻會被疾病所征收。它所指
涉的毋寧是古典時代所特有的一種獨特感性。重點並非一個排除隔離的
否定性手勢，而是一整套程序，這套程序在一個半世紀之中，悄悄地發
展出一個體驗的領域，而瘋狂首先會成為其中一員，接著便將之佔為己
有。
　　監禁除了它的「治安」性格之外，並沒有體制上的統一性。就醫
學、心理學，或精神醫療的角度而言，它也明顯缺乏邏輯一致性，如果
至少我們同意以不犯時代錯亂為原則來看待它。而且，監禁只有以政治

批判的角度來看，才能被當作和濫權是一回事。事實上，這些程序是將
道德的界線加以移位，緩和刑罰或是降低醜聞的門限，所有這些程序應
當是根據一項內含的一致性來進行的；那既不是法律，也不是科學上的
一致性；而是感知（**perception**）層面上更祕密的一致性。禁閉和其動
態的實踐，像虛線似在體制的表面上所描繪的，便是古典時代所感知到
的非理性。中世紀和文藝復興時代在世界的所有弱點之上，都會感覺到
無理智者的威脅；它們曾經在表像薄薄的表層上召喚這些事物，並對它
們感到害怕；它們的夜晚為其鬼靈糾纏；它們用可以想像得到的所有世
界末日和動物寓言來形容無理智的威脅。但在當時，無理智的世界即使
如此緊迫地近在眼前，卻也正因為如此，反而更難加以感知。它甚至在
真正存在以前，就已經被人感覺、領會、承認。它被人夢想著，並被無
限地投入再現（représentation）的世界之中。感覺（sentir）它的臨在，
並不是去知覺（percevoir）它；那是感受世界某一種方式，並且給予所
有的知覺一種特殊的調子。監禁使非理性明顯浮現，不再因為混入過去
那一片風景之中而面目模糊。它並且使非理性由抽象的曖昧之中解放出
來，而一直到蒙田時代，一直到博學放蕩的時代為止，這些抽象的曖昧
一直使得無理智必然包含在理性的遊戲之中。這些抽象的模稜兩可有其
必要，它將非理性包容在理性的賭注裡頭。然而，只因為監禁的這個手
勢，非理性得到了解脫：它脫離了它過去曾經無處不在的世界──但它
也因此被局部化了；但它也離開了原來具有辯證性的曖昧，而且也就因
此，可以被圈定為一種具體的臨在。現在因為有足夠的距離，它可以成
為知覺的對象。

　　但它是在什麼樣的地平線上被知覺到的呢？很明顯，它被當作一種
社會現實。由十七世紀開始，非理性不再是「世界」纏擾不去的偉大執
念：它亦停止作為理性冒險漫遊的自然向度。它現在的外表，像是一件
「人性」的事實，像是社會物種中自發生成的一個變種。它在往日曾經

是人之事物和語言、人之理性和大地不可避免的危害，現在卻以人物的樣貌出現——而且應該說是各式各樣的人物。非理性之人乃是社會承認和孤立出來的一些典型：其中有放肆無度者、揮霍者、同性戀者、魔法師、自殺者、自由放蕩者。非理性和社會規範之間的差距，開始成為衡量非理性的尺度。雖然如此，過去在《瘋人船》上不是也有許多人物嗎？十三世紀的文字和形象中所出現的大量登船，不也就是監禁的先驅象徵嗎？但《瘋人船》事實上負載的只是些抽象人物、道德典型而已：比如貪吃、耽慾、不敬神、傲慢。而且，如果這些人被強迫上船，作為其上無理智乘客中一員，以進行那無港可靠的航行，那麼，在指定出它們的意識之中，邪惡乃是以普遍性（universelle）形式出現的。相反地，從十七世紀開始，非理性之人乃是一位具體人物，由真實社會之中取樣，審判和譴責他的社會也把他當作是它的成員之一。以下所說的，乃是一個基本的要點：瘋狂突然被投入人的社會之中，而且，這裡現在變成了瘋狂主要的，甚至接近專一的出現地帶；幾乎是在一天之內（不到四十年的時間、在整個歐洲），它突然有了一個被劃定界線的領域，每一個人都可以在其中認識它並且舉發它——而瘋狂在過去卻既是飄泊天涯，又暗居即身之處；於是，由這個時候開始，我們便能在作為瘋狂化身的每個人物身上，運用維持秩序的措施和治安上的預防之道，一舉將之驅除。

　　以上所說的，可以作為非理性古典體驗初步的約略描述。但如果把監禁當作這個體驗的原因，便會是荒謬的作法，因為監禁和監禁奇特的運作模式，正像是一些記號，提醒我們它是一個正在建構之中的體驗。為了使我們能夠把這些非理性的人揭發為其自身故鄉之中的陌生人，首先必須進行下述的異化程序：把非理性由它自己的真理之中撕裂出來，並將它關入社會世界的唯一空間之中。我們對瘋狂的想法，在這些幽暗的異化之前，常會感到困惑。但在它們的基礎中，至少有下面這個基本

的異化程序：有一天，社會將會以「心智異化者」（aliénés）來命名瘋人，然而非理性首先就是在這個社會之中，被當作陌生人 [異化]；它就是在這個社會之中，遭到放逐和進入沉默。「成為它者」（aliénation，異化）這個字，至少在此，並不完全是個隱喻。無論如何，這個字眼是在尋求表達一項運動，透過它，非理性不再是在人類理性全體的漫遊冒險之中受到體驗，而是被圈圍起來，像是密閉在一種準客觀性（quasi-objectivité）之中。這時，非理性不再有能力推動精神的祕密生活，亦不再有能力以其恆常的威脅來陪伴它。它被保持一段距離之外──在社會空間的層面上，監禁所的封閉性个但象徵著這一段距離，而且是真實地確保它。

　　原因正在於，這個距離，既不是知識的解放、啟蒙，亦不是簡單純粹地打開了知識之道。它建立於一種放逐運動之中，而這個運動會令人想起中世紀將癩瘋患者逐離社會的運動──甚至這便是它的重複。然而，癩瘋患者身上戴著惡痛（mal）肉眼可見的徽章；灼燒在古典時代的新放逐者身上的，則是非理性更祕藏的烙印。如果說，監禁果真圈圍出一個環境，並讓客觀性在其中成為可能，那麼在其中進行這個行動的領域，也早已為流放的負面價值所感染。客觀性成為非理性的家鄉，但那是一項刑罰。有些人如此宣講著：只有把瘋狂從中世紀對它的宗教和倫理把握中解放出來，它才能落入精神醫學從容不迫的科學眼光之中。對於這些人，我們要不停地把他們帶回到這個決定性的時刻：非理性之成為研究對象，乃是開始於一個流放的時刻，在數個世紀的時間裡，非理性將在其中變得沉默無言。我們也要不停地把這個起源性的過失擺到他們的眼前，讓他們再度看到：他們之所以能對終被化為沉默的非理性提出論述──這個論述的中立程度和其遺忘能力成正比──其原因乃在於一個幽暗的刑罰。試想，在我們的文化之中，非理性只有先被排除於社會之外，才能在其中成為知識對象，對我們的文化來說，這難道不是

一件重要的事嗎？

　　還有更進一步的問題：如果 [就像以上所] 說，監禁記載了一項運動，在其中，理性把自身和非理性劃分開來，而且也藉此擺脫它和非理性之間古老的親屬關係，監禁尚且表達出另一項事實：除了知識的掌握之外，非理性還被另一件完全不同事物所奴役。監禁使得非理性在一整套幽暗的同謀關係網絡中受到奴役。也就是這個奴役關係，才會使得非理性演變為瘋狂的具體面目和無限同謀。而那就是透過我們自己的體驗，我們在今天所認識到的非理性。我們曾看到性病患者、放肆無度者、「自稱巫婆者」、煉金術士、自由放蕩者混處於在監禁所的四壁之內——而且其中還有我們下面會看到的無理智者。某些親屬關係被建立起來了；一些匯通開始展開；而且對那些非理性正在成為其對象的人的眼光中，一個幾乎同質的場域便是如此被劃定出來。犯罪、性病態、降神和魔法糾纏人的古老儀式、感情法則中的幻象和熱狂，在它們之間，有一個地下網絡被建立了起來，而它所描繪的，便像是現代瘋狂體驗的祕密基礎。這個如此結構的領域，將被貼上非理性的標籤：「適於監禁。」在過去，十六世紀的思想曾在其論述開展之中，把非理性當作翻轉理性的辯證點；而現在，因為上述的過程，非理性有了具體的內容。現在和它相關的，乃是倫理問題的重新調整，其所涉及的問題包括：性慾的意義、愛情的劃分、褻瀆和神聖事物的界定、真理對道德的從屬。這些體驗，雖然來自如此各不同的地平，卻被一個十分簡單的監禁手勢，在深度上進行組合；而且在某一種意義上，這個手勢只是一個地下體系的表面現象而已，而構成這個體系的所有操作程序，都有同樣的導向：在倫理世界中，產生一個前所未見的單一劃分，我們可以約略地說，一直到文藝復興時期為止，超越善惡區別之外，倫理世界一直在一種悲劇性的統一體中保持平衡，這便是存於宿命、天意或說神聖偏愛中的統一體。這個統一體現在將會消失，因為理性和非理性之間的決定性劃分而遭解

體。倫理世界的一項危機於焉展開,把理性和非理性間無法和解的衝突,重疊到善惡間大鬥爭之上如此增衍分裂的形像:至少有薩德和尼采可作見證。於是,倫理世界的整個一半,落入了非理性的領域中,並為它帶來了大量的具體內容:色情、褻瀆、儀式和魔法,為感情法則祕密入侵的啟示性知識,就在非理性得到適度的解放,使它在成為知覺對象的同時,又落入了這一整套具體的奴役體系裡頭。

無疑地,就是這個奴役狀態才能解釋瘋狂在歷史上所展現的奇異忠實性格。在今天還有許多強迫性的狂妄手勢,看來像是古老魔法儀式,還有一整套狂言讕語,仍被理解為古老的宗教神啟。在一個神聖事物長久以來已消失的文化裡,我們有時還可重新發現一股病態的褻瀆偏執。這種持久性似乎在質問著我們,要我們去思考瘋狂是否為一個幽暗的記憶所伴隨,是否它的創新其實只是回返,是否要把瘋狂當作是文化自發的考古學。[在這種想法下] 非理性將成為平民百姓的偉大記憶,他們對過去最大的忠貞;在非理性之中,歷史,對他們來說,仍存在於永無止境的現在。那麼,我們要作的研究,也只是去發明這些持久性事物的共通元素罷了。然而,持這樣的思考方式,便是受欺於同一性(identité)的幻象;事實上,連續性只是非連續性的表象。如果這些古老的行為能夠有所維持,那正是因為它們已經有所改變。只有在回顧之中,才會有再出現(réapparition)的問題;如果順著歷史的脈絡本身去看,我們便瞭解到,這毋寧是個體驗場域轉變的問題。這些行為已被消滅,但這並不是說它們已經消失,而是說人們已為它們建構了一個同時既是放逐又是挑選的領域;如果它們離開了日常經驗的土地,也只是為了被整合到非理性場域之中。也就是從這裡,它們才漸漸地滑入疾病的屬地。如果想要瞭解這項殘餘現象,我們不應該把它當作一種集體潛意識的特性來質問,而是要去研究非理性所形成的體驗領域的結構,和這個領域曾經發生的變化。

　　因此，攜帶著古典主義在它身上所纏結的所有意義，非理性便顯得像是一個體驗場域，它無疑過於祕密以致從未被明言表達，也過於受到譴責，因而由文藝復興時代一直到現代，從未享有發言權，但卻又是足夠地重要，因為它曾經支持的，不只是一個像監禁那樣的體制，不只是跟瘋狂有關的觀念和實踐，而是整個倫理世界的重新調整。我們必須由它出發，才能瞭解古典時代裡瘋狂人物的實象，也才能瞭解，被十九世紀當作實證主義無史真相之一的心智錯亂究竟如何形成。文藝復興時代曾對瘋狂有過如此不同的體驗，以至於它同時可以是無智慧、世界失序、末世威脅以及疾病。現在，瘋狂在非理性身上找到了平衡，並為未來的統一體作出準備。這個統一體，未來將對一個可能是幻覺的實證知識提供著力點；瘋狂將從這個方式中——但那卻是通過道德詮釋的路徑——發現可以允許客觀知識存在的距離化程序，發現可以為墮落於自然之中作出解釋的犯罪，發現標指出情感之心的決定性、其慾望和其熱情的道德譴責。古典主義把性的禁忌、宗教的禁令、思想和感情的自由，和瘋狂放在一起，併入非理性的領域之中，這麼一來，它便形成了一種和非理性相關的道德體驗。在基底上，為我們對心智疾病的「科學」知識作基礎的，便是這項體驗。藉著距離化，藉著非神聖化的程序，非理性最後達到了一種具有中立性的外貌。但此一中立性早已有所損壞，因為它之得以成立，乃是透過一開頭所提出的譴責主張。

　　不過，這個新的統一體，不僅對知識的進展具有決定性：它的重要性還在於它形成了某種「非理性存在」（l'existence de déraison）的形象，而且，此一形象在刑罰方面，還連繫到某種可以稱為「受矯正者的存在」（l'existence correctionnaire）的事物。監禁措施和被監禁者的存在，兩者無法分離。在一種相互的蠱惑中，兩者彼此呼喚，形成了受懲戒者存在自身的運動：那便是監禁出現之前人們即已具有的某種風格，而這種風格又使得監禁成為必要。它並不完全是罪犯的存在，也不是病

人的存在；然而就現代人有時會逃亡到犯罪之中，或是避難於神經質症裡頭來看，很有可能由監禁所制裁的這個非理性的存在，曾在古典人的身上行使了一種蠱惑力；而它當然就是我們在所有被監人，所有這些「因其道德和心智上的失序」而被監禁的人們——文獻上說明在此奇異地混亂——的面容上，可以模糊覺察到的。我們的實證知識不能給我們必要的裝備，不讓我們有能力說這裡涉及的是受害者或病人，是罪犯或瘋人：它們全都從屬於同一存在形態，而此一形態最終可以導致疾病或犯罪，但卻不是在一開始便已決定其屬性。自由放蕩者、放肆無度者、揮霍者、辱罵宗教者、瘋人都曾無分別地從屬這樣的存在；他們的共同之處，便是都具有同一種模塑其存在的方式（雖然那也是十分個人，和因人而異的）：他們感受非理性的方式。[63] 我們這些和他們有所不同的現代人，我們現在才開始瞭解到，在瘋狂、神經質症、犯罪、社會適應不良之下，流動著某種共同的焦慮體驗。也許，對古典世界來說，在惡痛的分布原則之中，也有一種有關非理性的總體經驗。如果情況如此，那麼在那分隔大禁閉和匹奈和突克的「解放」的一百五十年間，也就是這種總體經驗在扮演瘋狂的地平。

無論如何，也就是由這個解放時代開始，歐洲人不再能感受和理解什麼是非理性——而這也是他不再知曉監禁律法自明之理的時代。象徵這個時代的，乃是一個奇特的相逢：一位是唯一為這些非理性存在提出理論的人，另一位則是首批有意建立瘋狂的實證科學的領導人物之一。就是這項科學使得非理性閉嘴不再言語，因為它只想聽瘋狂的病態聲音。這個對立的遇合產生於十九世紀初年，那時華耶爾—可拉爾

---

63 關於懲戒犯的生活大要，可參 Henri-Louis de Loménie 之例（參考 JACOBÉ，《偉大國王治下的一個監禁例子》[*Un internement sous le grand roi*]，Paris, 1929），或 Blanche 修院長的例子。他的資料，可在 Arsenal 圖書館找到：手稿第 10526 號；參考手稿第 10588，10592，10599，10614 號。

（Royer-Collard）想要把薩德從這幢他有意將其改建為醫院的廈倫頓收容所驅逐出去。這是一位保護瘋狂的慈善家，他想要保護瘋狂免於非理性的危害，因為他明白，這個在十八世紀曾被如此正常地監禁過的存在，在十九世紀的療養院裡卻不再有其地位；他請求由監獄處理。他在1808 年 8 月 1 日，寫信給傅謝（Fouché）說道：「在廈倫頓有一個人，他因為膽大妄為的不道德行為，變得過於有名，而且他在這家救濟院裡的存在引起最嚴重的不便後果。我要談的是《茱斯汀》這部惡名昭彰的小說的作者。這個人並非精神錯亂。他唯一的狂妄乃是惡德引起的狂妄，而且，一所獻身於精神錯亂的醫學性治療的療養院，一點也不能克制這類惡德。犯了這種惡德的人，應該遭到最嚴厲的隔離。」華耶爾—可拉爾不再瞭解懲戒犯的存在；他從疾病方面尋求其意義，卻不能得到答案；他便把邪惡（le mal）回復到它的純粹狀態，那是一種除了其本身的非理性以外沒有其它理由的邪惡：「由惡德引起的狂妄（Délire du vice）。」在他寫信給傅謝的那一天，古典的非理性便被封閉於其謎奧之中；而它那曾經集合了許多不同面貌的奇特的統一體，對我們而言，也就終結性地喪失了。

第四章　瘋狂的體驗

　　自從收容總署創立以來，自從一些最初的懲戒所在德國和英國開設以來，一直到十八世紀末為止，古典時代實施著監禁政策。它監禁了放肆無度者、濫花錢的一家之主、浪蕩的敗家子、瀆神者、「尋求自了」者、自由放縱者。通過如此的集結和這些奇特的共同性，它描繪出它對非理性特有體驗的輪廓。

　　但是，在這些監禁之城裡，除了上述之人以外，還有一大群的瘋狂人口。收容總署在巴黎所發動的逮捕行動，約有千分之一涉及「無理智者」、「心神喪失」者、「心智錯亂」者、「極端狂眛之徒」。[1]在他們和其他的受監人之間，沒有任何記號可以說明其間的差異。瀏覽一下登記簿上的系列名單，我們會說，有一種相同的感性發現了他們，而且是一個相同的手勢把他們隔離開來。那位以「生活習慣混亂」而進入總署的人，或那個「虐待太太」並有幾次想要自殺的人，到底是不是病人？到底是精神錯亂還是罪犯？這個問題，讓我們留給醫療的考古學去決定。如果提出這個問題，就得接受由回顧性眼光所強加上來的所有扭曲。我們自然地相信，是因為對瘋狂的**本性**（**nature**）無知，並對其實證性徵象仍然盲目的緣故，人們才會把監禁最普遍、最未分化的形態應用到它的身上。但如此一來，我們便不能曉得這個「無知」——或至少說我們眼中的無知——在實際上所包含的外顯意識。因為，真正的問

1　這個比例由十七世紀末到十八世紀中期大約保持一致。統計來源：《收容總署之國王拘留命令表》（*Tableaux des ordres du roi pour l'incarcération à l'Hôpital général*）。

題正在於如何決定這項判斷的內容，它並未建立**我們**的分辨方式，對我們將會治療的人，和我們將會定罪的人，以同樣的方式加以放逐。問題不在於尋求容許類似**混淆**的錯誤究竟為何，而是去妥善地遵循那現在被我們判斷的方式所打斷的**連續性**。一直要到監禁措施實施一百五十年以後，人們才會相信在這些囚徒的臉孔之間，可以覺察到某些獨特的怪面相，可以聽到喚起另一種憤怒，呼喚另一種暴力的喊叫聲音。但是，在整個古典時代期間，只存有同一種監禁；在它所有措施背後，從一個極端到另一個極端，都隱藏著一個同質的經驗。

有一個字眼標示著這個經驗——它幾乎是它的象徵——這便是我們在監禁名冊上最常遇到的字眼之一：「狂怒」（furieux）。我們將會看到，「狂怒」（fureur）乃是法律和醫學上的術語；它非常精確地指涉著某一形態的瘋狂。但在監禁的語彙裡頭，它所指的卻是一個更大及更小的集合。它意味著所有無法以罪行來嚴格定義的暴力形態，在司法上也無法對之加以明確形容；它所針對的，乃是一個混亂的、未分化的領域——行為上和情感上的、道德和心智上的混亂——不可能被譴責定罪的，卻又具有威脅性的狂怒所形成的一大塊陰暗地帶。這個概念對我們來說，可能是混淆不清的，但在當時，它卻是明確到足以要求以治安和道德上的理由來實施監禁。以某人是「狂暴之徒」為理由來加以監禁，不必說明他到底是生病還是犯罪——這就是古典理性在它的非理性體驗裡頭，對本身賜與的權力之一。

這個權力具有一個積極的意義：當十七世紀和十八世紀把瘋狂和放肆、自由放縱，以同樣的名義加以監禁的時候，重點並不在於它們不曉得瘋狂是疾病，卻在於它們是在另一種天地之中知覺瘋狂。

*　　　　　*　　　　　*

　　然而，簡化有其危險。古典時代的瘋狂世界並非單調一致。如果說，瘋子曾被人簡單純粹地當作治安上的囚徒看待，這個說法並不虛假，但也有其片面性。

　　某些瘋子具有特別地位。巴黎有一家救護院專門治療失去理性的窮人。如果一位精神錯亂者仍然有希望治癒，巴黎醫護院便會收納他。他在院裡，將可得到傳統療法對待：放血、催瀉，在某些情況下，則施以發皰藥和沐浴。[2] 這是一個古老的傳統，因為在中世紀時代，同一所醫護院已經設有保留給瘋人的床位。「怪物和狂人」當時被關在密閉小室中，而且在密室牆壁上，開著「兩個窗口，以便觀察和供給」[3]。十八世紀末，當特農（Tenon）撰寫其《巴黎醫護院回憶錄》（*Mémories sur les hôpitaux de Paris*）時，瘋子被編組在兩個房間裡：收容男性的聖路易（Saint-Louis）室中有兩張單人床，另有十張四人床。在這麕集蠕動的人群面前，特農感到不安（當年的醫學想像認為熱力具有壞作用，相反地，清涼、新鮮的空氣、鄉村的純潔，則被認為有治療身心的功能）：「床上睡有三或四個互相擠壓、動來動去、打架的瘋子，他們如何能吸收得到新鮮的空氣呢？……」[4] 至於女性，說實在的，保留給她們的，根本稱不上房間；人們在發熱性女病人的大房間裡，架起一道薄隔板，如此形成的小室裡，擠進了六張四人大床、八張小床。但如果在幾個星期內，病痛還未被制伏，那麼男性就被送到比塞特院，女性則被送進硝石庫院。因此，對巴黎和其周圍全體人口來說，人們總共只保留了七十四個床位

2　參考 FOSSEYEUX：《十七至十八世紀的巴黎醫護院》（*L'Hôtel-Dieu de Paris au XVIIᵉ siècle et au XVIIIᵉ siècle*），Paris，1912。

3　該院的帳目曾經提及它們。「支出：一座密閉睡鋪之基座、平台、兩個探視及遞送窗口，XII, sp。」巴黎醫護院帳目，XX, 346。引用於 COYECQUE，《巴黎醫護院》（*L'Hôtel-Dieu de Paris*），p. 209, note 1。

4　特農，《巴黎醫護院回憶錄》（*Mémories sur les hôpitaux de Paris*），4ᵉ mémoire, Paris, 1788, p. 215。

給接受治療的瘋子——這七十四個床位可說是進入監禁所之前的玄關，
而監禁正意味著墮落到疾病、治療和痊癒可能性的世界之外。

　　在倫敦，情況亦同，伯利恆院專治所謂的「月亮瘋」（lunatique）。
該院創立於十三世紀中葉。在 1403 年，就已經記載著院中有用鐵鏈
束縛的六個精神錯亂者；到了 1598 年，其數目達到二十名。該院在
1642 年擴建時，建造十二間新病房，其中有八間是特別為無理智者建
造的。在 1676 年重建以後，該院可以收容一百二十到一百五十名病
人。此時該院已成為瘋人專用：院中兩座吉柏（Gibber）的銅像可作見
證。[5]「月亮瘋」不受收容，因為他們「被認為無可救藥。」[6] 這個情況
一直維持到 1733 年為止。在那時，人們在醫院內部，為他們建造了兩
棟特別的建築物。入院者在其中接受規律的治療——更明確地說，他們
接受季節性的治療：大療法每年只應用一次，而且是在春季，對全體做
一次應用。自從 1783 年以來就在伯利恆院行醫的門羅（T. Monro）曾
將其中的大要提供給社區的調查委員會：「配合天氣，病人最遲應在五
月底放血；在放血以後，則服催吐藥，每星期吃一次，連續數週。之後，
我們就給他們催瀉。在我之前，此法已施行多年，並由我父親傳授給我；
我不認得有更好的療法。」[7]

　　如果我們認為，十七和十八世紀對無理智者的監禁，是不造成任何
問題的治安措施，或者認為說，它至少對精神錯亂的病理性格表達出一
致的毫無感受，這將是一個錯誤的看法。即使是在監禁單調一致的措施
中，瘋狂亦有多變的功能。這個非理性的世界把它關了進來，並用普遍

5　D. H. TUKE，《精神錯亂史札》（*Chapters on the history of the Insane*），Londres,
　　1882。

6　伯利恆院的主管們在 1675 年提出一份意見，要求人們不要混淆「住院醫療的病人」
　　和「單純的乞丐及流浪漢」。

7　D. H. TUKE，前引書，pp. 79-80。

性來困擾它，然而，瘋狂在這個世界之中卻已構成問題。因為，如果在某些醫院裡，瘋子的確擁有其專屬病房，而且享有準醫療地位，大多數瘋人卻仍住在收容所裡，而且是在其中過著和懲戒犯差不了多少的生活。

然而，不論巴黎醫護院或伯利恆院對無理智者的治療是多麼地簡陋，那仍是他們之所以在那兒出現的理由，或至少是其藉口。然而，在收容總署的各機構中，就完全不作這種考慮了。總署規章只規定設立一位醫生，停駐於慈善院（Pitié），其義務為每週到總署的各收容所巡視兩次。[8] 因此，這只是一項遠距離的醫藥控制，而且，也不是因為人們受到監禁便加以治療，而只是針對其中的病患：這一點充分證明被監禁的瘋子們，並不只是因為其瘋狂就可被視為病人。十八世紀末，奧丹‧魯維耶（Audin Rouvère）在他所寫的《巴黎生理及醫療地形論》（*Essai sur la topographie physique et médicale de Paris*）一書裡頭解釋道：「癲癇、冷體液、癱瘓患者被送入比塞特院中；但……他們並未受任何治療……。比如，經常有年紀在十到十二歲間的小孩，因為具有一般認為是癲癇的神經抽搐現象，而被送入該院，但他其實沒患此病，卻在真正的癲癇患者中間罹患了病，而且，在他未來長久的一生之中，除了依靠自然很少徹底的努力之外，別無其它痊癒希望。」至於瘋子們，他們「於抵達比塞特院的時候，曾被斷定無藥可救。雖然院裡未對瘋人進行治療……其

---

8 第一位受任命的醫生為 Raymond Finot，其繼承者為 Fermelhuis（至 1725 年），接著是 lEpy（1725-1762），Gaulard（1762-1782），最後一位是 Philip（1782-1792）。在十八世紀中，他們尚有助手協助。參考 DELAUNAY，《十八世紀巴黎的醫療環境》（*L'Hôtel-Dieu de Paris au XVIIe siècle et au XVIIIe siècle*），pp. 72-73。十八世紀末，比塞特既有一位具有師傅身分的外科醫師每天巡視一次醫務室，並有兩位出師學徒及數位學生協助。（《P. Richard 回憶錄》[*Mémoire de P. Richard*]，巴黎市政府圖書館手稿，第 23 張）

中卻有好幾位恢復了理性。」[9]事實上，除了規定上的例行巡視之外，院中毫無醫療可言，這使得收容總署的情況接近於任何監獄。院內的規定，大體而言，乃是 1670 年的刑事政令中為維持監獄良好秩序所下的規定：「要求牢房有其安全，並且其配置必須不對囚徒健康產生影響。囑咐獄卒和守門員每天至少探視地牢一次，並將患病者通知檢察官，以便獄中的醫生和外科醫生（如果裡頭有的話）可以為其診治。」[10]

如果收容總署設有一位醫生，那並不是因為意識到院裡關了病人，而是因害怕被關進來的人生病。著名的「牢熱病」（fièvre des prisons）令人感到害怕。在英國，人們喜歡引述囚徒在法庭判案期間傳染法官的例子，人們也曾記得有某些受監者在獲釋以後，把在那兒所染的病傳給家人。[11]霍華德肯定了這一點：「我們有例子說明，洞穴或堡塔中的空氣無法流通，對聚結在那兒的人會產生惡劣效果……。這股腐臭的空氣足以使杉木樹心腐敗，雖然它只有穿透樹皮和樹幹才能達到樹心。」[12]醫藥上的治療，彷彿接枝似地被加諸於監禁措施之上，以便預防某些效果；它們並不構成其中的意義或計畫。

監禁並非一種成立醫院、以治療瘋狂的各種病態面向的最初努力。它毋寧是把精神錯亂者等同於其他懲戒犯。一些奇特的司法格式可以為其見證，它們不是把精神錯亂者送到收容院接受治療，而是強迫他們在其中居留，當作一種處罰。比塞特院的登記簿上有如下的記述：「依照

9　奧丹・魯維耶，《巴黎生理及醫療地形論》（*Essai sur la topographie physique et médicale de Paris*）。〈可能影響城中居民健康的物質〉（Dissertation sur les substances qui peuvent influer sur la santé des habitants de cette cité），Paris，共和國第二年，pp. 105-107。

10　第八編，見 ISAMBERT，《古法彙編》（*Recueil des anciennes lois*），Paris, 1821-1833, X, VIII, p. 393。

11　據說在十八世紀中，Devonshire 的一座小城 Axminster，全城都受到這種感染。

12　霍華德，前引書，t. I, p. 14。

最高法院命令，由『巴黎法院監獄』（Conciergerie）移送至比塞特院接受終身監禁，和院中其他無理智者接受同等待遇。」[13] 所謂接受和其他無理智者同等待遇並不意味接受治療；[14] 而是處以懲戒，也就是要履行其中的操練，並遵守其教學法規。一對父母將兒子以「狂暴」和「精神錯亂」為理由，送到森里斯慈善院，又要求把他轉送到聖拉撒爾院，「他們之所以請求將他監禁起來，並非有意使他喪亡，只是想要糾正他，挽回他幾乎已告喪失的精神罷了」[15]。監禁之目的在於懲戒矯正，而且如果它預設期限，那也不是為了受監者的痊癒，而是要他最終改過向善。佛蘭蘇瓦—瑪利・拜宜（François-Marie Bailly）「是一位剃髮、服訓戒的教士兼管風琴家」，他在 1772 年，「由國王詔令，受命從楓丹白露（Fontainebleau）監獄轉送至比塞特院監禁三年。」1773 年 9 月 20 日又加入巴黎市政府的新判決，「要求把拜宜監禁於精神脆弱者之間，至其完全悔改為止」[16]。節奏和期限監禁時間的，只是一個悔改和服從向善的道德時間，一個讓刑罰可以成全其效果的時間。

收容所看來像是監獄，這一點並不令人驚訝，而且，這兩個制度經常被人混淆，使得瘋人相當程度上不受區別地被分配到兩者之一，這一點也不會令人驚訝。1806 年有一個委員會負責調查「英國可憐的月亮瘋」，結果當時貧民習藝所中共有一千七百六十五名，而懲戒所中則有一百一十三名這樣的人物。[17] 十八世紀之中，這裡頭的人數無疑更多，

---

13 Claude Rémy 案。Arsenal 圖書館，第 12685 號手稿。

14 只有到了十八世紀末期，我們才會看到「接受和其他無理智者同樣的待遇和治療」這樣的格式。比如 1784 年的一道命令（Louis Bourgeois 案）：「依據最高法院判決，由巴黎法院監獄轉送至比塞特堡強制拘留所，以便於此受到拘留、供養、和其他無理智者同樣的治療照料。」

15 Arsenal 圖書館，第 11396 號手稿，第 40 及 41 張。

16 Arsenal 圖書館，第 12686 號手稿。

17 參考 D. H. TUKE（《精神錯亂史》[History of insane]，p. 117）：真實的數字可能還

因為霍華德曾經提到某些監獄，而且並不是把它當作罕見的事情：在這些監獄裡「監禁著白癡和無理智者，因為人們不知道可以在其它什麼樣的地方來安置他們，使他們遠離其所刺傷和困擾的社會。在大庭廣眾之下，他們變成了囚徒和遊手好閒的旁觀者的殘酷消遣。他們時常使得他們的同監焦慮不安，感到懼怕。他們並未受到任何照料」[18]。在法國，也常可以在監牢裡見到瘋子：比如巴士底獄；還有外省的波爾多、哈堡（fort du Hâ）、荷恩的強制拘留所，昂熱（Angers）、亞米安、弓城、波阿蒂耶（Poitiers）諸城監獄。[19] 在大部分的收容總署中，無理智者都是毫無區別地和其他受養人、受監者混在一起；唯有其中騷動得最厲害的，才會被關在專為他們保留的單人房裡：「在所有的救濟院或救護院裡，遺留給精神錯亂者的是一些古老、頹敗、潮溼、配置不良的建築物；而且除了幾間單人房和幾座特地為他們建造的地牢之外，這些建築物一點也不是以他們為對象建造的；狂暴者住在隔離區；安靜的精神錯亂者，所謂無可救藥的精神錯亂者，則和貧民及窮人混在一起。有一小部分的救濟院，擁有關囚犯的特殊分區，稱為強制區（quartier de force）；在其中，上述的受監者便和囚犯住在一起，接受同等待遇。」[20]

　　以上所述，乃是事實最簡約的狀態。把各種瘋狂體驗拉近，並依據它們的相似性來組合，我們會覺得瘋狂在十七和十八世紀，主要是兩種體驗的並列。下一個時代的醫生們，幾乎只敏感於精神錯亂者普遍的「悲哀」處境；他們在各處都看到同樣的悲慘，看到治療上同樣的無能。

　　要更高。因為在數個星期後，Andrew Halliday 爵士統計 Norfolk 所共有一百一十二名瘋人，然而根據調查委員會的計算，該所只有四十二名瘋人。

18　霍華德，前引書，t. I, p. 19。

19　艾斯基洛（ESQUIROL），〈法國處理精神錯亂者的機構〉（Des établissements consacrés aux aliénés en France），收於《論心智疾病》（*Des maladies mentales*），t. II, p. 138。

20　艾斯基洛，前引書，t. II, p. 137。

對他們來說，比塞特院和巴黎醫護院病房的功用毫無不同，在伯利恆院和任何一個貧民習藝所之間也沒有任何差異存在。然而，有一個不可化約的事實的確存在：某些機構收容瘋人的條件在於，理論上他們仍有要治癒的可能；而其它機構收容人則是為了擺脫或矯正他們。前者無疑數目最少，而且施用範圍最小：巴黎醫護院中的瘋子數目不到八十名；而收容總署中的數目可能有數百人，甚至上千。但儘管這兩種體驗就其外延和其數目上來說，如此地不成比例，其中的每一種體驗仍然具有其個別性。把瘋狂當作疾病看待的體驗，範圍雖小，卻不能加以否定。它和另一個體驗乃是弔詭的同代產物，而後者隸屬監禁、刑罰、懲戒的領域。構成問題的，乃是這種同時並列的存在；無疑也就是它才能幫助我們瞭解，瘋子在古典世界裡的身分，以及定義當時人對瘋狂的知覺模式。

＊　　　　　＊　　　　　＊

人們曾經嘗試用最簡單的辦法去解決這個問題：把這兩種體驗的並列消融在一段內隱的時段之中，也就是說，消融在進步令人無法察覺的時間裡。巴黎醫護院中的無理智者，伯利恆院中的月亮瘋，在這種觀點下，乃是已經具有病人身分的瘋人。他們比其他人更早而且更清楚地被人認識，並被孤立出來。而醫護措施也是著眼於他們的利益，才會在當時設立。這些措施似乎已在預示十九世紀將會授予所有精神病患充分的療養權。至於其他人——人們無所分別地可以在收容總署、貧民習藝所、懲戒院或監獄中遇到的那些人，很容易傾向被人設想為一群當時尚未被發現的病人，因為當時的醫學感性還在剛起步階段。我們喜歡如此想：古老的信仰，或是布爾喬亞世界特有的理解方式，把精神錯亂者禁閉在某一種瘋狂的定義之中，而它糊裡糊塗地把他們和罪犯或反社會者混為一談。那些充當史家的醫生自願把玩的一套遊戲，便是穿透監禁

登記簿中的近似文字，試著去找出由病理學的永恆知識所分類出來的種
種精神疾病。「受啟示者」（illuminés）和「靈視者」（visionnaires）
無疑便是我們所謂的幻覺症患者（hallucinés）——「自以為看到天界
顯現的靈視者」、「天啟臨身的受啟示者」，至於低能（débiles）或
某些患器官性或老年痴呆症者，很可能便是登記簿上所說的「獸子」
（imbéciles）——「縱酒無度的獸子」、「整天說個不停，自稱土耳其
皇帝和教宗的獸子」、「恢復無望的獸子」——此外還可以看各種形式
的妄想（délire），其特徵為多采多姿的荒謬——「整天被人追殺的傢
伙」、「瘋瘋癲癲的計畫家」；「不斷被電擊而且可以接收到他人的意
念的男人」；「一心想向最高法院提論文的瘋子」[21]。

　　在瘋狂的太陽之下，永遠有幻覺，在非理性的論述中，總是存在著
狂言讕語，在那顆煩惱無定的心裡，找到的總是同樣的焦慮——能觀察
到以上的現象，對醫生們來說，[22] 意義十分重大，同時又是一個寶貴的
安慰。因為精神醫療可以在其中獲得它具有永恆性的擔保；而且，如果
一旦它有什麼良心不安（mauvaise conscience）[1] 的時候，它也會因為
知道下面的事情而感到心安：它所探尋的對象，在過去即已存在，它們
跨越時間，總在期待它的到臨。而且，對於那些有心瞭解監禁意義以及
它是如何進入醫療體系的人而言，想到無論如何，被關的人畢竟是些瘋

21　這些按語可以在下面的文件中見到：《收容總署之國王拘留命令表》（*Tableaux des ordres du roi pour l'incarcération à l'Hôpital général*），《廈倫頓院和聖拉撒爾院中的王令拘留者狀況》（*États des personnes détenues par ordre du roi à Charenton et à Saint-Lazare*）。（Arsenal 圖書館）

22　這樣的方式，可見於 Hélène BONNAFOUS-SÉRIEUX，《森里斯慈善院》（*La Charité de Senlis*）。

[1]　這個詞語直譯可作壞意識。首先，這是一個不良的道德見解，但它同時更指向某種痛苦的後果，比如後悔、悔恨或是害怕受到制裁時的不安。後面這個帶有自私色彩的意義，是它最常見的用法。

子，而且在這個晦暗不明的措施之中，早已隱藏著我們心目中的醫學正義，那不也是一件令人心安的事嗎？過去被監禁的無理智者，他們所欠缺的，只是精神病患的稱號，以及他們之中最明顯、最被認識的已經得到的醫療地位。進行這樣的分析，其實是用廉價的方式獲得一個良心上的安定（une conscience heureuse）。它一方面有關於歷史正義，另一方面則和醫學的永恆性相關連。醫學被前醫學措施所檢證；而歷史則從某種自發的、可靠的、純潔的社會直覺之中找到理由。在以上這些預設之上，只要再加上對進步的穩定信心，所餘之事便是去描繪出一個由監禁逐步發展到醫院化程序的幽暗道路——其起點是一個尚未找到其發言格式的醫學所作出的沉默診斷，而醫院化最初的形態，雖然是出現在十八世紀，但它已經預見進步並象徵地指出其終點。

不幸的是，事情其實更為複雜；普遍地說，瘋狂史，無論如何，都不能成為心智疾病的病理學辯解，或是它的補充科學。瘋狂在其歷史現實的演變之中，在某一個特定的時刻裡，使得具有實證風格的精神錯亂知識成為可能，並且把瘋狂劃定為心智疾病（maladie mentale）；但是，形成這個歷史真相的，從其源頭開始就祕密地推動它的，卻不是這樣的知識。而且，如果有一段期間，人們曾經相信歷史已經在此終結，那是因為他們沒有認識到，瘋狂作為體驗領域，絕對不可能在其醫學或泛醫學的知識中遭到窮盡。甚且，單是監禁既一事實，就足以對此加以證明。

我們得暫時回頭談談十七世紀之前，瘋子這個人物曾經是什麼模樣。現在，我們傾向於相信這個人物只有在某種醫學人道主義手上，才能收到它的個性標記，好像他的個性化形像只能是病態。事實上，在接受實證主義所帶給它的醫學地位之前很久，瘋子便已獲得個性上的密度——在中世紀時代便已如此。無疑其個別性在於作為人物，更甚於作為病人。崔斯坦所喬裝的瘋子，在《樹蔭之戲》（*Jeu de la Feuillée*）裡頭所出現的「歹味」（dervé）都已經具有足以構成角色的獨特價值，

並置身於最為人熟悉的景色之中。瘋子並不需要醫學斷定，才能進入個性的王國。中世紀對它勾勒出的黑眼圈，已足以允許他如此。但這個性既非穩定，亦非完全不動。它在文藝復興時代解體，同時又以某些方式重組。自從中世紀末起，它便受到某種醫學人文主義的關懷。這是受到什麼樣的影響呢？如果說東方和阿拉伯思想在其中扮演了決定性的角色，這並非不可能之事。其實，阿拉伯世界似乎在相當早的時候，就已經建立了專治瘋人的醫院；也許是在菲茲（Fez），從七世紀開始，[23] 也有可能是在巴格達（Bagdad），由十二世紀末左右開始，[24] 但可以很確定，在接下來的一個世紀中，在開羅便存有這樣的醫院；在其中實行的是某種靈魂的療養，包括音樂、舞蹈、戲劇和聽講奇幻故事；主導治療的是醫生，也是他們決定何時治療獲得成功，可以中止。[25] 無論如何，歐洲最初的瘋人療養院正是建立於十五世紀初的西班牙，而這可能不是一項偶然。同時，有意義的是，建立瓦隆斯院（Valence）的，恰好就是因為贖買俘虜而與阿拉伯世界非常熟悉的恩慈兄弟會（les Frètes de la Merci）：在 1409 年，提議創辦該院者為此會的一位修士；捐錢成立基金的，則是俗世民眾，尤其是包括羅亨左·沙盧（Lorenzo Salou）在內的富商。[26] 接著，沙拉勾斯院（Saragosse）於 1425 年成立。四個世紀以後，匹奈還會讚嘆該院的明智組織：首先該院的大門為各國、各政府、各種信仰的病人而開，正如院中所銘刻的短句：「普天之下（urbis

---

23　參考《心智科學學刊》（*Journal of Mental Science*），t. X, p. 256。

24　參考《心理醫學學刊》（*Journal of Psychological Medicine*），1850, p. 426。但相反的主張可見於 ULLERSPERGER，《西班牙心理學和精神醫療史》（*Die Geschichte der Psychologie und Psychiatrie in Spanien*），Würzbourg, 1871。

25　F. M. SANDWITH，〈開羅瘋人院〉（The Cairo Lunatic Asylum），《心智科學學刊》（*Journal of Mental Science*），vol. XXXIV, pp. 473-474。

26　西班牙國王在 1410 年 2 月 9 日下令給予他們許可，接著教宗也進行同意。參考 LAEHR，《精神醫療史上的重大日子》（*Gedenktage der Psychiatrie*），p. 417。

et orbis）。」病人在花園中過的生活，以季節的智慧來節奏心智的迷亂，「收割、搭架、摘葡萄、採橄欖。」[27] 和前面相同，也是在西班牙，還會有塞爾維爾（Séville，1436）、托勒德（Tolède，1483）、瓦拉多里德（Valladolid，1489）這些地方。所有這些救護院都具有醫療性質，相對地，當時在德國已經存在的「瘋人院」（Dollhäuse），[28] 或是著名的烏普莎拉（Upsala）慈善院[29] 卻沒有這樣的性質。同樣地，大約在同一期間，歐洲各處也出現了新型的機構，比如巴杜（Padoue）的瘋人之家（Casa di maniaci，約 1410），或是伯爾干（Bergame）療養院。[30] 救護院也開始為瘋人保留床位。伯利恆院記載收容瘋人，為十五世紀初期，而該院創建於十三世紀並於 1373 年收歸王產。同一個時期的德國，也記載有專門為瘋人設立的處所：首先是紐倫堡的瘋人院（Narrhäuslein），[31] 接著是 1477 年，法蘭克福救護院裡增建了一棟專門收容精神錯亂和「難馴病患」（ungehorsame Kranke）的建築物；[32] 史料亦記載 1376 年漢堡有座「瘋人儲藏所」（cista stolidorum），亦稱「瘋人拘留所」（custodia fatuorum）。[33] 瘋人在中世紀末期獲得特殊地位的另一個證明，則是吉爾（Gheel）瘋人村的怪異發展：自從十世紀以來，該地無疑便是重要朝聖地，此時村中有三分之一的人口為精

---

27 匹奈（PINEL），《哲理醫學》（*Traité médico-philosophique*），pp. 238-239。

28 比如 St Gergen 院中的生活。參考 KIRCHHOFF，《德國的瘋人院》（*Deutsche Irrenärzte*），Berlin, 1921, p. 24。

29 LAEHR，《精神醫療史上的重大日子》（*Gedenktage der Psychiatrie*）。

30 Krafft EBING，《精神醫療手冊》（*Lehrbuch der Psychiatrie*），Stuttgart, 1879, t. I, p. 45, Anm。

31 比如建築師 Tucker 的書中即曾提到「有一座瘋人院在醫院橋附近，處於 Karll Holtztzschmer 家 對 面（Pey der spitallpruck das narrhewslein gegen dem Karll Holtzschmer uber）。」參考 KIRCHHOFF，前引書，p. 14。

32 KIRCHHOFF，前引書，p. 20。

33 參考 BENEKE，前引書。

神錯亂者。

在中世紀，瘋人存於日常生活，亦常見於社會，但到了文藝復興時代，他便以另一種方式為人認識，並以某種方式組成新的統一體：那顯然是一種曖昧的措施，它把瘋人圈在一個範圍之中，隔離於世界之外，卻不給予他醫學上的地位。他成了一種單只為他而生的關懷和收容的對象。然而，十七世紀的特徵，不在於它是否更快或更慢地辨認出了瘋人，並因而引導出相關的科學知識。它的特色正好相反：它開始用比較不清楚的方式來分辨他；他像是被吸入了一個無區分的堆積之中。它把數世紀以來，已經個別化的面孔變得模糊。和瘋人塔或西班牙早期的療養院相比，古典時代的瘋人和性病患者、放肆無度者、同性戀者關在同一處，反而失去了個性的標誌；它消散於一項有關非理性的一般性理解之中。這是感性的特異發展，它好像失去了分辨力，退化為一種更粗糙的知覺方式。觀點的一致化。我們可以說，在十七世紀中期的療養院中，瘋人迷失於一片陰沉之中，直到緊貼大革命前的改革運動。

上述的「退化」，在十七世紀便有許多訊號，而且就存在它的演變之中。對那些原本似乎多多少少完全為瘋人設立的機構，我們可以直接觀察到它們在世紀末之前所遭受的變動。當慈善兄弟會於 1645 年 5 月 10 日在廈倫頓設立救護院時，其目的是要收容貧苦病患，其中也包含瘋人。廈倫頓院和其它歐洲的慈善既並無不同，但它們自從 1640 年屬靈聖約翰修會創立以來，院數便不斷地增加。然而在十七世紀結束之前，原來收容任何人的主要建築中，也加入了所有的被監禁者：懲戒犯、瘋人、王室逮捕令送來的受監人。1720 年，在一次教務會議上，卻第一次提到了一所「隱居室」（maison de réclusion）。[34] 它的存在

34　參考艾斯基洛（ESQUIROL），〈廈倫頓皇家收容所之歷史與統計〉（Mémoire historique et statislique sur la Maison royale de Charenton），收於《論心智疾病》

應該已經有一段時間了，因為就在這一年，除了病人之外，還有一百二十名受監人：瘋人也迷失在這一大群人裡頭。聖拉撒爾院的演變還要更快。如果我們相信他早期的傳記，聖凡森‧德‧保羅可能對是否要由他領導的修會來負責這一座舊癩瘋院，曾經遲疑過一段時間。有一個理由使他終於下了決定：「修院」裡有數位無理智者，而他希望能對他們加以照料。[35] 我們可以把故事中可能具有的護教志願去除，也可去除在回溯性眼光中，我們認為聖徒所可能具有的人道精神。如果不是很有可能，至少也是不無可能，他之所以要將舊癩瘋院改變為「可憐瘋人」的救護院，目的是為了規避該院可觀資產的歸屬問題，這些資產那時仍舊屬於聖拉撒爾騎士團。但是很快地，它就被轉為「陛下命令拘留者之禁閉所，」[36] 這麼一來，原來收容在那兒的瘋人就變成得接受懲戒待遇。波夏單（Pontchartrain）很清楚這一點，在他寫給達簡森警察總長的信中，他說：「您知道，聖拉撒爾院裡的先生們長期以來為人控訴，說他們對犯人十分嚴酷，而且還阻撓那些因為心智衰弱和品行不良而被送來院裡的人向其父母通知說他們的狀況已經改善，以便可以把他們留得更久。」[37] 當《聖拉撒爾院簡史》（Relation sommaire）的作者提到瘋人們的散步時，他所描述的確實是監獄的管理體制：「在工作日的下午，服務兄弟或是所謂精神錯亂者的守護天使，便把他們帶到院中內庭散步。他們手上拿著杖，把瘋人們像是趕羊一樣，全部一起帶去。如果隊伍中有一位走開了一點，或是趕不上其他人的步伐，就會受到杖責，而

（*Traité des maladies mentales*），t. II, p. 204 & p. 208。

35 參考COLLÉT，《聖凡森‧德‧保羅的一生》（*Vie de saint Vincent de Paul*），1818，t. I, pp. 310-312。「他對他們有一種像是母親對待小孩般的溫柔。」

36 國家圖書館，B. N. Coll. "Joly de Fleury," ms. 1309。

37 引用於 J. VIÉ，《十七、十八世紀聖拉撒爾院中的精神錯亂者及懲戒犯》（*Les Aliénés et Correctionnaires à Saint-Lazare aux XVIIᵉ et XVIIIᵉ siècle*），Paris, 1930。

且擊打得如此粗暴，有的人曾經因此殘廢，也有人因為打得頭殼破裂而去世。」[38]

我們也許會認為以上的現象只是瘋人監禁中的某種內在邏輯，因為它不受醫學控制；也就因此，這個措施便自然地演變成監獄制度。但是，這裡的問題似乎並不是行政上的必然性；因為在這裡面所牽涉到的，不只是結構和組織上的問題，而且也牽涉到人對瘋狂所具有的意識。這個意識有一層落差，不但無法把療養院當作醫院看待，而且還把它當作一座懲戒所。1675 年，森里斯院設立強制拘留區的時候，很明白地是要把它保留給「瘋人、自由放蕩者和其他由王室下令監禁者。」[39] 瘋人由醫院轉移到懲戒所的過程，是在一個協調得十分良好的方式下進行的。而且，它原本與眾不同的記號逐漸消失，同時又被包裹在非理性的道德體驗之中，而這卻是完全不同的體驗。對於這一點，只要提出一個例子來作見證便夠了。伯利恆院曾於十七世紀下半葉重建；1703 年，涅華德（Ned Ward）讓他的《倫敦細察》（*London Spy*）中的一位人物說：「老實說，為這些破腦袋瓜建造造價這麼昂貴的建築的人，一定也是一些瘋子。我還要補充說，這麼美的建築，住在裡頭的人卻不能夠自覺到他們的幸福，真是可惜。」[40] 文藝復興和古典巔峰期之間所發生的事，不只是體制上的演變，而且是有關的瘋狂意識的轉變，由這時起，代表

38　《聖拉撒爾恐怖監獄忠實簡史》（*Une relation sommaire et fidèle de l'affreuse prison de Saint-Lazare*），coll. Joly de Fleury, 1415。同樣地，小收容所（Petites-Maisons）也由過去的醫療場所轉變為監禁地，下面這篇十六世紀末期的文獻可以為證：「在這座救護院中，也收容了精神錯亂，失去財產處置權的可憐人，他們在街上狂奔，彷彿瘋人和無理智者。經過一段時間的療養之後，他們又恢復判斷力和健康。」（引用於 FONTANOU，《法國國王詔書及政令》[*Édits et ordonnances des rois de France*]，Paris, 1611, I, p. 921）

39　Hélène BONNAFOUS-SÉRIEUX，前引書，p. 20。

40　涅華德《倫敦細察》，Londres, 1700；1924 重刊本，p. 61。

這個意識的，便是監禁收容所、強迫居留所和懲戒所。

　　而且，在同一個時代，可以在醫院的病房裡見到瘋人，又可以看到無理智者和懲戒犯及囚犯混在一起，如果說這裡頭有什麼弔詭的地方，那也絲毫不代表一個正在完成的進步——一個由監獄演變為療養院、由監禁演變為治療的進步過程。事實上，在整個古典時期裡，救護院中的瘋人代表的是過去的狀態；在他們所指涉的時代裡——由中世紀末期到文藝復興——瘋人即使沒有任何明確的醫學地位，也仍然被認為是瘋人，並且孤立突出。相反地，在收容總署、貧民習藝所、懲戒所中的瘋人，則是指向某種和古典時代具有嚴格同代性的非理性體驗。如果說，在兩種不同的對待瘋人方式之間，真的有時代上的落差，那麼屬於最晚近歷史地層的並不是救護院；相對地，它反而構成一層古老的時代積澱。這一點的證據在於：它像是被一種重力所吸引，不斷地向監禁所靠過去，被後者同化到甚至無法與它分辨的地步。伯利恆院原來只收容可能治癒的月亮瘋，但後來它也收容其中的不可救藥者（1733 年），由這一天開始，它和收容總署或是任何一座懲戒所之間，也就不再有什麼太大的差別。聖路克院（Saint-Luke）雖然是在 1751 年建立的晚近機構，其目的也是想要超越伯利恆院，但它也無法逃脫懲戒風格的吸引力。當突克在該世紀末去訪問該院時，他在筆記上記下了他所觀察到的現象：「院長從來不認為醫療措施有什麼益處……他認為隔離和監禁以處罰的地位來施行會更好，而且他大體認為恐懼是迫使瘋人行為規律化的最有效原則。」[41]

　　如果像傳統方式那樣去分析監禁，把類似監獄的部分當作是過去，而把已經可以用來預期精神病院的部分當作是未來，那就顛倒了問題的

41　引用於 D. H. TUKE，《精神錯亂史札》（*Chapters in the history of the insane*），pp. 9, 90。（譯註：傅柯在它處引用此書時作 *Chapters on the History of the Insane*）

已知條件。事實上，可能是受到阿拉伯思想和科學的影響，在過去，瘋人早已被人收容於專門機構之中，而且，其中的某些單位，特別是在歐洲南部，已經頗為接近醫院，而瘋人在其中也至少部分地具有病人地位。由古典時代一直到大改革時代，某些救護院都還在見證著這樣的地位。但在這些 [為過去] 作見證的救護院四周，十七世紀建立了新的體驗，在其中，瘋狂和過去與它相互陌生的道德及社會性形像建立了前所未知的親屬關係。

這裡的重點並不是要建立一個高低排行，也不是要顯示出古典時代就其有關瘋狂的知識，比起十六世紀是個退化。下面我們會看到，十七、十八世紀的醫學文獻足以證明事情正好相反。重點只在於，要把歷史時段及其承續和所有的「進步」觀點相分離，並且要重塑出體驗史的運動方式——這個運動一點也不依憑知識的目的性或學科的自發演化（ortho genèse）——重點在於使得這個瘋狂體驗中的計畫和結構，能夠如同古典時代所真實經驗一般地呈現出來。這個體驗和其它體驗相比，既非進步亦非退步。如果我們可以說，在對瘋狂的感知上，分辨力降低了，如果我們可以說，無理智者的面貌傾向模糊，這些說法既不是價值判斷，亦不是針對知識欠缺所發的純負面陳述：這是去接近一個非常積極的瘋狂體驗方式，但仍然完全停留於其外圍。這個體驗把瘋狂在文藝復興特有的明確個別性和地位去掉，同時又把它包裹在一個新的體驗之中，並在人們慣有的體驗領域之外，為它準備了一個新的面孔：而我們天真的實證主義相信能在其中認出瘋狂的全部本性。

＊　　　　　＊　　　　　＊

面對瘋人的入院治療和其監禁同時共存的現象，我們應該對這兩種不同形式的體制各自特有的時代標記產生警覺心。這個現象也可以足夠

明白地向我們證明，醫院並不是監禁所未來的真相。但不可否認地，在古典瘋狂體驗的整體之中，這兩個結構都能維持：如果其中之一比較新，也比較嚴密，另一個也不是完全受到化約。我們應該能在瘋狂的社會知覺和理解它的共時（synchronique）意識中，同樣見到這樣的二元性——同時既是斷裂又是平衡。

教會法和羅馬法一致認為瘋狂的斷定權與醫師的診斷相關。所有有關精神錯亂的判決都會包含醫學意識。柴齊亞斯（Zacchias）曾於1624-1650 年間撰寫《法醫問題》（*Questions médico-légales*）一書，他在書中把教會法學對瘋狂所有的看法，作了精確的總結。[42] 對於「心神喪失、理智損害以及所有影響到理性的疾病」（dementia et rationis læsione et morbis omnibus qui rationem lædunt）之問題，柴齊亞斯的態度十分明確：只有醫生才有能力判定一個人是否發瘋，以及在其疾病之中他仍保留多大程度的能力。此一嚴格規定，即使是教會法所培養出的法學者也承認為自明之理，然而，在一百五十年後，它卻開始構成問題。這在康德手上已經如此，[43] 而到了海恩羅思（Heinroth）和艾理亞斯‧雷格諾（Élias Régnault）的時代，更是引起大量爭論，[44] 這樣的變化，難道不是一件有意義的事嗎？醫學在瘋狂審定中的地位，將不再是當然之事，而且如果想將其恢復，則必須付出新的代價。但對柴齊亞斯來說，情況還很清楚：法學家可以由話語中去認定瘋人——他把話說

---

42 柴齊亞斯（1584-1659）身為羅馬首席醫師，經常為 Rota 法庭諮詢，進行民事和宗教案件的鑑定。他的《法醫學問題》（*Quæstions medico-legales*）出版於 1624 至1650 年之間。

43 《論心靈只以其意志即可主宰病態感情》（*Von der Macht des Gemüths durch den blossen Vorsats seiner krankenhaften Gefühlen Meister sein*），1797。

44 海恩羅思，《心靈生活錯亂之教學手冊》（*Lehrbuch der Störungen des Seelenlebens*），1818。艾理亞斯‧雷格諾，《論醫師之能力程度》（*Du degré de compétence des médecins*），Paris, 1828。

得顛顛倒倒。他也可以由行動上去判斷──他的手勢動作缺乏邏輯一致性或是民事行為荒謬：我們可以猜出羅馬皇帝克勞德（Claude）的瘋狂，因為他選擇尼祿（Néron）而不選擇布里坦尼古斯（Britannicus）作繼承人。但這些還只是直覺：只有醫師才能將它們轉變為確信。醫師的經驗中有一整套徵候體系可以運用；就激情領域而言，持續無因的悲傷揭露出憂鬱症；就肉體的領域而言，體溫上的不同可以將癲狂（frénésie）和其它非發熱性的狂亂（fureur）加以區別；案主的生活、他的過去、其他人自其童年以來對他的評語，把以上這些元素仔細地考量，醫師便能作出判斷，下斷言說他有無患病。但是醫師的工作並不止於此一判定；一個更細膩的工作這時才要開始。他必須決定受損害的為何種官能（記憶、想像或理性），而且是以什麼樣的方式，達到什麼樣的地步。比如，痴愚（fatuitas）是理性的減低；激情是理性的膚淺敗壞；癲狂和憂鬱症則是理性的深度敗壞；最後，躁狂（manie）、狂亂和各種病態的昏睡則把理性完全消除。

　　將以上這些問題一一提出，便有可能質問人之行為，並且可以決定在其中瘋狂佔了多大的成分。比如說，有些情況下，愛情是一種精神錯亂。在尋求醫學專家的鑑定之前，法官便有可能如此認為，比如他觀察到案主過度地賣弄媚態，不停研究裝扮和香水，甚至他有機會看到案主前往一條某位美女經常出現的僻巷之中。但所有這些徵兆只能草擬出一個可能性；而且，即使它們全部一起出現，也不能據此便下定論。只有醫生才能發現真相不可置疑的標記。案主是不是失去了胃口和睡眠？是不是眼神空洞？有沒有長時間陷入悲傷之中？〔如果是，〕那是因為他的理性已經敗壞，而且是患了愛情憂鬱症。這個病症，依據胡雪里烏斯（Hucherius）的定義，乃是「由黑膽汁引起的疾病，病人的靈魂失去理性，為幻影所欺，對美作出錯誤的評價」。然而，如果病人在看到他的激情對象時，眼神恐慌，脈搏加速，舉止大為慌亂，那麼便應該宣布

他為免責者（irresponsable），而且其權利和一位躁狂症患者相比，不多不少，完全相同。[45]

醫師的判斷具有決定權，是它而且只有它，才能引領我們探索瘋狂的世界；是它而且只有它，才能區分正常人和無理智者、罪犯和免責的精神錯亂者。然而，監禁措施完全依據另一種方式來結構；它完全不受醫師判斷管轄。它從屬於另一種意識。瘋人的監禁法律原則相當地複雜。如果嚴格審看文獻，似乎醫師鑑定總是必要的：伯利恆院一直到 1733 年，仍要求入院者必須具有可治證書，也就是說他並非天生的白痴或永遠的低能。[46] 小收容所（Petites-Maisons）正好相反，要求證書必須聲明入院者曾受治療無效，或是罹患不治之症。父母如想把家中成員送入比塞特院和無理智者共處，必須先向法官申請；之後由法官「責成醫生及外科醫師檢視此一無理智者，作成報告交送書記室」[47]。但是隱藏在法律的謹慎措施背後的實際情況，則完全又是另一回事。在英國，下令監禁的是治安法官，他可以接受案主周圍人士的要求，也可以在他本人認為對其轄區良好秩序有必要時下此命令。在法國，監禁有時會由法院判決下令辦理，那是當案主犯下輕、重罪的時候。[48] 1670 年刑事法案註釋說明，瘋狂可以作為免罪理由，但其證據只有在訴訟受審理之後才會被接納考慮；如果根據被告生活資訊，觀察有精神失序，法官們可以決定他是應該交由家人看管，或是送入救護院、或是送入拘留所，「和其他無理智者受同等對待」。雖然自從 1603 年以來，「王國

---

45 柴齊亞斯，《法醫學問題》（*Quæstions medico-legales*），第二部，第一編。

46 參考 FALRET，《心智疾病與精神錯亂者之療養院》（*Des maladies mentales et les asiles d'aliénés*），Paris, 1864, p. 155。

47 《比塞特院入院程序》（*Formalités à remplir pour l'admission des insensés à Bicêtre*）（此一文件引用於 RICHARD，《比塞特院史》[*Histoire de Bicêtre*]，Paris, 1889）。

48 在這種情況下，巴黎收容總署的登記簿會註明：「依最高法院判決，由法院附屬監獄轉移本署之……」

內每一座好城市都要任命兩位在醫學和外科技術方面，有最佳聲望、正直和經驗的人員，負責為法庭作檢視和報告」[49]。法官要求醫師鑑定的情況卻是十分罕見。一直到 1692 年，聖拉撒爾院所有受監者皆為法官下令入院，而且在任何醫師證明之外，皆有 [法庭] 第一主席、民事局長、刑事庭長或是外省一般法官之簽名；如果是教會人員，命令則由主教和教士會議簽名。到了十七世紀末，情況同時變得複雜和簡單起來：警察總長（lieutenant de police）[2] 的職位於 1667 年 3 月成立；[50] 許多監禁（其中大部分在巴黎）將因他的要求而執行，而且唯一的條件是要有一位部長附署。1692 年之後，最常見的程序當然是王室逮捕令（lettre de cachet）。[3] 此令由家人或周圍人士向國王申請，國王應允後，由一位部長簽名並頒布。某些申請書附有醫師證明。但這些是比較罕見的例子。[51] 一般來說，被請來作證的是家人、鄰居、教區神父。在監禁申訴書中，關係最親的親人於強調其抱怨、申訴及憂慮之時，具有最大的權威。儘量要求全家同意，至少要求瞭解是何種敵對或利害關係使得全家同意無法達成。[52] 但是也有案例顯示，即使家人不同意，遠親、甚至鄰

49　1692 年的另一份政令對之加以補足：凡是擁有法院、主教駐停、初等法庭、大法官裁判所的城市，一律設置兩名專家；其它小城則只設一名。

[2]　這個職位的全名為 lieutenant général de police。他的責任範圍除了維持秩序之外，還包括供給、風俗道德、道路及衛生問題、商業和手工業監察、印刷品檢查。這個職位首創於巴黎，1699 年延伸到其它大城。

50　1699 年的一項政令決定將其普遍設立於「王國內有必要的城市或地方」。

[3]　以國王名義直接發出的密封信件，最常見的是不經審判即將人逮捕入獄或流放。

51　可以參考的例子比如 Bertin 寫給 La Michodière 的信中所提的 Rodeval 夫人（Seine-Maritime 省檔案，C 52）：Saint-Venant 選舉事務初級代理的信件中所談及的 Roux 先生。（Pas-de-Calais 省份檔案；709，第 165 張）

52　「下列事務必須極度謹慎：第一，備忘錄必須由父系及母系血緣最親之親屬簽署；第二，註明所有的未簽署者及其原因，並加以查核。」（引用於 JOLY，《十八世紀弓城舊制財政區之王室逮捕令》[Lettres de cachet dans La généralité de Caen au XVIIIe siècle]）

居提出的監禁要求都有可能獲准。[53] 的確，瘋狂在十七世紀已成為社會感性的問題；[54] 由於和犯罪、秩序混亂及醜聞相貼近，瘋狂便可能和它們一樣，被這個感性最自發、最原始的形式所審判。

有能力決定並孤立出瘋狂的，比較不是醫藥科學，而是一種敏感於醜聞的意識。就這一點而言，教會的代表在判斷瘋狂上，比國家的代表更有優越地位。[55] 1784 年布勒特伊（Breteuil）對王室逮捕令的使用加以限制，使它在不久之後即成為過時措施。他堅持在可能的狀況下，監禁不應該在案主除權（interdiction）的司法程序進行之前實施。這是為了防止家庭申訴書和王室命令中的濫權狀況。但這不是為了把權力更客觀地交給醫學，而是正好相反，把決定權交給一個不依賴醫學的司法機關。實際上，除權過程並不包括任何醫學鑑定；它完全是在家庭和司法機關之間處理的。[56] 監禁和圍繞在它周圍的法律措施，無論如何不能使醫學在瘋狂的判斷上具有更嚴格有力的地位。情況似乎正好相反，十七世紀某些救護院規章上規定的醫學檢查，現在越來越被人嘗試省略，並把辨認瘋狂決定權更加「社會化」。我們一點都不驚訝於十九世紀初仍在討論醫師辨認精神錯亂和對其進行診斷的能力，好像這是一個還沒有解決的問題。柴齊亞斯是教會法傳統的繼承人，他毫不遲疑交給醫藥科學的權威地位在一個半世紀以後，康德就開始加以質疑，而不久之後，雷格諾便完全拒絕了。古典主義和超過一個世紀的監禁措施的確產生了影響。

如果我們只看事情的結果，似乎落差只存在於瘋狂的法律理論和社

<hr>

53　參考 Lecomte 案：Aisne 檔案 C 677。

54　參考 Louis François Soucanye de Moreuil 案備忘錄。Arsenal 圖書館，第 12684 號手稿。

55　比如 LOCARD（前引言，p. 172）所述及的證明書。

56　參考 Cl.-J. DE FERRIÉRE 編的《司法與實務辭典》（*Dictionnaire de droit et de pratique*）中「除權」一條，1769 年版，t. II, pp. 48-50。

會措施之間：前者相當地精細，可以靠醫學的幫助來分辨諸種瘋狂的界限和形式；相對地，後者幾乎是警察措施，用粗略方式去理解瘋狂，使用的監禁方式也是為了鎮壓，是事前就已經準備好的，而且也忽略為司法判斷所設並為它所產生的細膩區別。乍看之下，面對這樣的落差，我們可以覺得它完全正常，至少是非常常見：比起服務它的結構和似乎在實現它的體制，法律意識常常更為精緻細密。但是，瘋狂的法律意識的構成已經為時甚久，因為它是在教會法和一直續存的羅馬法中，由中世紀一直到文藝復興才建立起來的，比起監禁措施早了許多，如果我們想到這一點，這個落差就會具有決定性的重要性，也會有它的其它價值。這個意識並未預期監禁措施。兩者分屬不同的世界。

其中之一屬於某種把人當作法律主體的體驗，分析的是它的形式和義務，另一個則把個人當作社會性的存有。前者必須研究瘋狂如何必然帶來義務體系上的改變，後者則將瘋狂放在道德上所有的鄰近者之間來瞭解它，並因此使排拒得到正當性。作為法律主體，人因為精神錯亂可以解除其義務；作為社會存有，瘋狂因為和犯罪相鄰，反而連累了他。法律因此會無止境地細緻化其瘋狂分析，而且，就某一個意義而言，我們可以有理由說精神病的醫藥科學，便是建立於精神錯亂的法律體驗這樣的背景之中。在十七世紀法學的精確陳述中，我們已經可看到某些心理病理學的細膩結構。比如柴齊亞斯在「痴呆」（fatuitas）這個古老的範疇裡，便作出不同層次的區分，而其區分似乎預示了未來艾斯基洛（Esquirol）[4] 的分類，而且已接近先天性心智貧弱（débilité mentale）的心理學。他分出了層層下降的不同等級：首先是「傻子」（sots），

---

[4] Jean-Étienne Dominique Esquirol（1772-1840），生於法國西南的土魯斯。為匹奈在硝石庫院的學生，1811 年被任命為該院醫生。1825 年繼承華耶爾-可拉爾（Royer-Collard）成為廈倫頓院主任醫生。十分關懷精神錯亂者之命運，在 1838 年法案的準備中扮演重要角色。他同時也是精神病臨床醫學和疾病分類的創立者之一。

他們可以作證、立遺囑、結婚，但不能成為教會人員，也不能負責職務，「因為他們就像接近青春期的小孩。」接著是真正的「痴呆」（fatui），他們不能負任何責任，其心智在理性階段之下，像是小於七歲的兒童。至於「愚鈍」（stolidi），他們就像是石頭一樣，無權作任何法律行動，除了立遺囑的可能之外，如果他們還有足夠的辨識力，可以認得出自己的父母。[57] 受到權利概念的壓力，又有必要精確地劃定法律人格，精神錯亂的分析便不斷地細緻化，而且似預見了未來的醫學理論，而後者要迎頭趕上來，還要很長的時間。

如果我們把這些分析和監禁措施中通用的概念相比，就會發現其中的差別很大。比如「痴呆」（imbécillité）這樣的詞語，只擁有在一個由近似對等語形成的系統中的價值，如此一來，便排除了所有精確斷定的可能。比如在森里斯慈善院中，我們可以看到一名「變成痴呆的瘋子」、「一個人過去發瘋，現在則是心智衰弱和痴呆」；[58] 達簡森警察總長曾要求監禁某人，「他屬於罕見的類型，在他身上集合了非常對立的品質：在許多事情上他都顯得具有常識（bon sens），但在很多其它事情上，又顯得愚笨。」[59] 但如果我們把極少數伴隨監禁令的醫師證明拿來和柴齊亞斯那樣的法學體系比較，將會看到更有趣的結果。我們會覺得法學體系中的分析，一點也沒有進入這些證明的判斷裡。就拿上面所提的痴呆為例，我們可以看到一張有醫師簽名的證明如此寫道：「我們檢視了查理·多蒙（Charles Domont），在檢查過他的姿態、兩眼運動、脈搏、他所有的舉止，進行多項問答之後，我們一致同意、此位多蒙思想方向不良，怪異囂張，並且落入完全絕對的心神喪失和愚

57　柴齊亞斯，《法醫學問題》（*Quæstions medico-legales*），第二部，第一編，第七號問題，Lyon, 1674, pp. 127-128。

58　引用於 H. BONNAFOUS-SÉRIEUX，前引書，p. 40。

59　Arsenal 圖書館，第 10928 號手稿。

昧之中。」⁶⁰ 在讀上面這份文獻的時候，我們會覺得，端賴醫學是在法律脈絡中運作，或是受制於社會措施之中，醫學好像有兩種運用、兩種精密程度。在前者的情況中，醫學觸及權利主體的能力，並為某種心理學作準備，如此，在一個不確定的統一體中，混合了各官能的哲學分析和立約、守約的法律分析。這時，它的對象是公民自由的細緻結構。而在後者的情況中，它觸及的則是社會人的行為問題，並為某種二元病理學作準備，以正常和異常、健康和病態作為決定項，並以一個簡單的格式──「適於監禁」──把人分為兩個彼此不可化約的範疇。這是社會自由的厚重結構。

　　十八世紀持續地努力，想在古老的「權利主體」概念和當代的社會人體驗間作出調適。在兩者之間，啟蒙時代的政治思想預設了基礎的統一體，也預設總是有可能超越事實面的衝突，取得和諧。這些主題默默地引導構造出一個有關瘋狂的概念，並組織和其相關的種種措施。十九世紀的實證醫學繼承了啟蒙運動在這方面的努力。它接受下面的主張，視其為已經成立、得到證實：權利主體的異化可以並且應該符合社會人的瘋狂狀態，其病態之真實和統一，同時可以法律論點加以分析，亦可以由最直接的社會感性加以覺察。醫學未來要以其作為對象的精神病，其實是慢慢地被建構為一個具有神話性的統一體：他同時是無法律能力的主體，也是公認的團體秩序破壞者。而且這一點，乃是十八世紀政治、道德思想的後果。這兩個層面的貼合，在大革命之前便可見到效果。1784 年，布勒特伊著手改革瘋人的監禁措施，要求執行之前先進行細密的法律程序，包括禁制產和案主法人能力判定。這位部長向各外省總督如此寫道：「有關以精神錯亂為由申請監禁之人，為符合正義

60　引用於 DEVAUX，《外科報告撰寫術》（*L'Art de faire les rapports en chirurgie*），Paris, 1703, p. 435。

與謹慎之要求，只有在法院判決禁制產之後，您才能發出（王室）逮捕令。」[61] 專制政權最後的自由化努力，其方向將由民法實現：禁制產在其中被規定為所有監禁不可或缺的先決條件。

精神錯亂的法學原則成為所有監禁的先決條件的時代，也是匹奈和正在誕生的精神醫療的時代。他宣稱這是有史以來，第一次把瘋子當人看待。然而匹奈和其同代人所認為同時符合博愛和科學的發現，其實只對十八世紀的分裂意識進行調和。以法人禁置產來整理社會人的監禁──這其實意謂著精神錯亂者同時被當作無能力和瘋狂；他被社會直接認出的怪異，限制了他在法律上的存在，但並不使其泯滅。如此一來，醫學的兩種運用方式也就獲得調和──上述嘗試去定義責任和能力的細緻結構的運用，以及單純只是發動社會性監禁的運用。

這一切對精神醫學未來的發展來說，具有極端的重要性。這種醫學的「實證」形態，就其根柢而言，只是兩種體驗的重疊。古典主義曾將這兩種體驗加以並置，但從未達到其終極性的結合：其中之一是瘋狂社會的、規範的、二分的體驗，完全以監禁的必要為中心打轉，並只簡單地表達為「是或不是」、「無害或危險」、「適合或不適合監禁」；另一個體驗是司法的、性質的、細緻區別的，敏感於界限和程度問題，並在主體活動的所有領域裡探尋精神錯亂可能具有的多種面目。十九世紀（現代仍可能如此）的心理病理學認為它的研究和措施是以自然人（homo natura）為準，或是以一位未受過任何疾病體驗的正常人為準。事實上，這位正常人是被創造出來的產物；他的定位不在於自然空間之中，而是在一個將社會人（socius）等同於權利主體的體系裡頭；因此，瘋子並不是因為有一個疾病把他排向規範之邊緣，才會被當作是瘋子，

---

61 但布勒特伊加上一道按語：「除非其家人完全無法負擔禁治產判決之費用。但在這種情況下，案主之心神喪失狀況必須十分明顯，而且必須經過精確的觀察證明。」

而是因為我們的文化把他安放在一個接合點上，使得禁閉之社會命令，和辨識權利主體能力的司法知識得以在此相會。精神病的「實證」科學，以及將瘋子提升到人之地位的人道感情，它們之所以有其可能，其先決條件是這項綜合的堅定建立。這個綜合，在某種意義上，可說是我們所有自認有科學意圖的心理病理學的具體先驗條件（a priori）。

＊　　　　＊　　　　＊

　　自從匹奈、突克和華格尼茲以來，使十九世紀意識感到憤怒的一切，長久掩蓋了古典主義時代瘋狂體驗可以是一個如何多樣和多變化的體驗。這個為人所不知的疾病，那些帶上鐐銬的精神失常者，以及因為王室逮捕令或警察總長要求而被監禁的人群，曾令人感到迷惑。這些外表厚重的措施，粗看之下毫不精細，但人們不曾看到和它們交織在一起的所有體驗。事實上，古典時代的瘋狂置身於兩種收容方式之中：狹義的醫護院和監禁。它有兩種標定的方式：其中之一借自法律世界，並運用其中的概念；另一個則是一種自發性的社會知覺形態。在瘋狂感性的種種面向中，醫學意識並不是不存在；但它並非**獨立自主**；我們尤其不應該想像是這個意識在支持——即使那只是暗暗地——所有其它形式的體驗。它被定位在某些住院治療的形式之中；也在精神錯亂法律分析中有其地位，但它遠遠不能構成這種分析的本質。但在所有這些體驗的分布原則，及其彼此之間的配置分合之中，它仍扮演重要角色。實際上，便是它在溝通法律分析和瘋人在醫療機構中的安置。相反地，它很難進入監禁體制和表現於監禁體制中的社會感性。

　　如此一來，我們可以看到存有兩個互不相通的層面。似乎在整個古典時代裡，瘋狂是以兩種不同的模式為人體驗。在權利主體的頭上，像是環繞著一道非理性的光環；光環的範圍，乃是由法律認定的無責任、

無能力，由禁治產的命令和疾病的定義所劃定。另一道非理性的光環則環繞著社會人，同時由醜聞意識和監禁措施所劃定。這兩個領域無疑有時會部分地交合重疊；但它們總是在對方之外，並且定義出兩種本質相異的異化（aliénation，譯註：亦可理解為精神錯亂）形式。

其中之一被理解為主體性的界限——這是個人能力的邊界線，劃出了它的無責任領域。這種意義下的異化，說明的是主體如何被一個雙重運動奪去其自由的過程；一個是自然的運動，來自其瘋狂，另一個則是司法的，透過禁治產使他落在他人的權力之下——由其財產代理人所代表的普遍的他人。另一個形式的異化則表達出社會意識到瘋人是故鄉中的異鄉人，他並未被解除責任，而是至少以把他當作有關聯和相鄰近的共犯的方式，給他一種道德上的惡狀；他被指為他者、異鄉人、受排斥者（Exclu）。心理病理學認為可以成立的「心因性異化」（**aliénation psychologique**，或可稱作心因性精神錯亂）是一個頗為奇怪的概念，而且還帶有由其它領域而來的曖昧。就其根柢而言，這個概念只是一種異化體驗在人類學層次上的混淆：其中之一涉及落入他者威權之下的、以及羈絆其自由的存在，另一個則涉及成為他人的個人，被排除在人間友愛的相近性之外。第一個接近疾病的決定論，另一個則像是道德譴責。

十九世紀決定將非理性的人送進醫院，並且把監禁當作治療病人的醫療行為。在這麼做的同時，它是以強力的一擊，把過去異化的多樣主題和瘋狂的眾多面貌，全部化約為一個含糊的，但對我們來說，卻是難以拆解的統一體。相反地，古典理性主義總是讓這些多樣性有出現的可能。

第五章　無理智者

　　在古典時代之中，瘋狂體驗的兩大形式同時並立，但每一個形式有它自己時代的標誌。這並不是說，其中一個是比較細緻的體驗，另一個則是一種粗糙而且表達拙劣的意識；兩者都曾清楚地被組構為實際而且一致的措施；但不同之處在於，其中一個是繼承前人而來的，而且無疑是西方非理性問題最基本的既定條件之一；另一個卻是古典世界自身的創造——這就是我們現在要檢驗的。

　　即使醫藥史家可以令人安心的愉悅，在監禁的這本大書之中，認出了一些熟悉的面孔（對他們來說，它們則是永恆的面孔），比如幻覺性精神病、智力不足、器官變化、偏執狂狀態。然而，人們過去監禁無理智者（insensés）時所使用的格式，卻不可能被安排分布在一張嚴格一致的疾病分類表上。事實上，監禁所使用的格式，並不能預示我們的疾病；它們所表達的體驗，可以為我們的病理分析交錯穿通，卻不能由它完全理解。我們可以舉出如下幾個偶然挑出的例子，這是登記簿上對因為「精神失序」（dérangement d'esprit）而被監禁的人所作的記述：「頑固的訴訟人」、「最好興訟的人」、「非常惡毒又喜歡挑剔」、「日日夜夜以歌唱使他人頭昏腦脈，又大聲宣說最可怕的瀆神話語」、「性好張貼文件揭發他人」、「大騙子」、「性愛憂慮、愁眉不展、粗暴易怒」。不必去問這些人是不是病人，而且病到什麼程度，那是無用的。這點我們留給精神科醫師去操心，看看是否可以認出「粗暴易怒者」便是偏執狂，或者能否把那個「過度虔誠於自己的穿著方式的精神失序者」診斷為真正的強迫性神經質症。這些格式所要表達的，並不是疾病，而是各

式各樣被視為缺陷（**défauts**）極致點的瘋狂。也就是說，在監禁體制中，辨認瘋狂的感性並非自主性存在，它連繫於某一種道德秩序，而瘋狂只是此一秩序的擾亂。讀著這些寫在無理智者名字對面描述其狀態的記述時，我們會覺得自己好像還是在布蘭德或伊拉斯謨斯的世界裡，而瘋狂還在引領各種缺陷，形成圓圈，去跳一支無理智的非道德之舞。

然而，體驗已經有所不同。1704 年，聖拉撒爾院關著某位巴吉德（Bargedé）修道院長；他已屆七十高齡；他被人關了起來，「以便受到和其它無理智者相同的待遇」；「他主要的心思都用在放高利貸，放的是比對教會聖職尊榮來說最醜惡和最過分的高利貸還高的利息。我們仍然未能使他決心改過向善，亦未能使他相信高利貸是個罪行。他堅持以作為守財奴為榮。」[1] 完全不可能「在他身上感受到任何慈善心。」巴吉德是個無理智的人；但那不是《瘋人船》上的人的那種無理智，因為後者是被瘋狂強烈的力量捲走的。巴吉德之所以無理智，並不是因為他失去了運用理性的能力，而是他身為教會人士卻放高利貸，既未表達出一點慈善心，也未感到任何內疚：他已掉落到他所從屬的道德秩序的邊緣了。在這個裁判裡，我們可以看到的，並非做不出疾病診斷的無能，也不是拿道德去譴責瘋狂的傾向；而是一個對瞭解古典時代來說，無疑具有本質意義的事實：瘋狂在這個時期，可以透過道德形式加以感知。

理性主義甚至可以弔詭地去設想一種瘋狂，其理性未受擾亂，但只要整個道德生活都犯了過錯，而且意志也是邪惡的，就可以在其中辨認出瘋狂。瘋狂最終的祕密，不在於理性的完整與否，而在於意志的性質。薩德的案例使得華耶爾—可拉爾（Royer-Collard）的醫學意識遭遇難題，[2] 但在此一世紀之前，我們也會很感興趣地注意到達簡森警察總長也

1　國家圖書館，Clairambault，986。
2　參考上文，第三章，[原文] 第 123 頁所引華耶爾—可拉爾寫給傅謝的信。

曾對一個類似的案件產生疑問——兩者十分相似，只有天才之不同：「一位年齡十六歲、丈夫喚作波杜旺（Beaudoin）的女人……大聲宣揚她永遠不曾愛她丈夫，而且沒有法律能夠管她。她宣稱，每一個人對自己的感情和身體都可自由處置、隨心所欲，但是如果給了其中之一卻不給另一者，則是一件罪行。」總長還加上：「我和她談了兩次，而且儘管多年來習於厚顏無恥及可笑的說詞，我不得不對這位女人所持的推論體系感到驚訝。依照她的想法，婚姻只能是個試驗……」[3]十九世紀初，薩德會被遺留在廈倫頓院中死去；但在十八世紀最初，是不是要監禁一位必須承認她實在太聰明的女人，仍令人猶豫不決。波夏單（Pontchartrain）部長甚至拒絕達簡森把她關進「避難所」（Refuge）數個月的要求。他下條子說：「求刑過重，把她嚴厲地訓一頓就可以了。」然而，達簡森還是把她和其他無理智者一般看待：「其言辭如此放肆，我只得相信她發瘋了。」這裡我們正邁向十九世紀所謂的「道德性瘋狂」（folie morale）；但更重要的是，我們在此可以見到有一種瘋狂的主題，被認為完全出自惡的意志，出自**倫理上的錯誤**（**erreur éthique**）。在整個中世紀以及文藝復興時代的漫長時間裡，瘋狂與邪惡有所關連，但邪惡那時的形式乃是想像中的超越性；從此以後，瘋狂和邪惡之間的關連，就要透過一條更隱密的道路：個人選擇和惡意。

　　古典時代似乎對瘋狂和過失、精神錯亂和惡意間的區分，保持漠不關心的態度，但這一點不應該令我們感到驚訝。這種冷漠並不是一種仍然過於粗糙的知識，而是以協調的方式所選擇的一種對等性，而且是很有意識的作為。瘋狂和罪行不相排斥，但兩者也被攪混在一種模糊的概念裡頭；它們彼此包含在同一意識之中，而面對這種意識，人也是同樣合理地，同時也根據情況，以監獄或收容所作為處理手段。西班牙王位

3　《R·達簡森筆記》（*Notes de René d'Argenson*），Paris, 1865，pp. 111-112。

繼承戰爭 [1] 期間，某位達布泰爾（d'Albuterre）伯爵關在巴士底獄，他事實上名叫杜斯蘭（Doucelin）。他宣稱自己是卡斯提爾（Castille）王位繼承人，「雖然他的瘋狂已經很過分了，他的機巧和他的惡毒更是猖狂；他信誓旦旦地說聖母瑪莉亞每八天就向他顯靈一次；而且上帝經常跟他面對面談話……。我想……應該把這名囚犯當作最危險的瘋子，終生關在收容所裡，或者應該把他看做頭號惡棍，遺忘在巴士底獄裡；我甚至認為後者最安全，因此也最為恰當。」⁴瘋狂和罪行之間不會互相排斥，反而有一種互含的關係把兩者結合在一起。主題有可能更狂妄一點，或更罪惡一點，但到了末了，最極端的瘋狂仍將受到惡意糾纏。達簡森後來針對杜斯蘭寫道：「他越是顯得柔順，我們就越有理由認為在他的誇大乖辟裡頭含有很多的作假或惡意。」1709 年他又寫道：「關於他的幻想，他比較願意否認了，而且現在他變得比較笨一點。」這個互補的遊戲在達簡森總長另一篇有關「惡僧」泰德、庫西尼（Thadée Cousini）的報告裡頭，很清楚地顯現出來；他被關在廈倫頓院裡；1715 年報告寫道：「當他作推論的時候，他顯得缺乏虔誠，而當他停止推論的時候，他就像是完全痴呆。所以，儘管和平已經到來，也應該可以使他不再被當作間諜而得以獲釋，但他的精神狀況及宗教榮譽卻容不得如此。」⁵這裡的處境正好完全相反於一條法律的基本規則：「真正的瘋狂可以不負任何責任。」⁶在監禁的世界裡，瘋狂既不解釋、亦不辯解任何事情；它和邪惡共謀，並使它衍生，使它變得更堅持和更

---

[1]　年代為 1702-1713。

4　《巴士底獄檔案》（*Archives Bastille*），RAVAISSON, t. XI, p. 243。

5　同上，p. 199。

6　《法律與實務辭典》（*Dictionnaire de droit et de pratique*），「瘋狂」（folie）條，t. I, p. 611。參考 1670 年刑法政令第二十八編，第一條：「狂怒或無理智者不應受到懲罰，因為他們的瘋狂已經足夠。」

危險，最後還會賦予它新的面目。

　　對於一位發瘋的誹謗者，我們會說他的誹謗乃是胡言亂語，因為我們已經習慣於把瘋狂看作是人最終的無辜真相；在十七世紀，精神上的錯亂則和誹謗加在一起，成為邪惡的總合。森里斯慈善院關了一個人，理由是「誹謗和心智衰弱，」而且他的「性格暴烈、不安分而迷信成性，同時還是個大騙子和誹謗者。」[7]在監禁登記簿上常常提到的狂怒（fureur）中，暴戾不但不會把瘋狂的部分和惡意分開，還會使兩者相加成一個，像是毫無拘束、完全自由的邪惡的統一體。達簡森要求把一名女人關進避難所，「不僅是因為她傷風敗俗的行為，而且因為她經常演變為狂怒的瘋狂，其表現方式有時會讓她想殺害丈夫，不然就是一有機會便自尋短見。」[8]這一切彷彿是把心理解釋加在道德譴責之上，而相對地，長久以來，我們已習慣於把兩者間的關係用減法處理。

　　如果那非志願的瘋狂，那不顧人之意願將他襲捲而去的瘋狂，如果它是自發和惡意的同謀，那是因為它的祕密本質和清醒明智者所假裝的瘋狂，並沒有什麼不同。無論如何，在兩者之間有一個基本的相近性。相反地，法律則以最有可能的嚴謹，尋求區別偽裝的精神錯亂和真正的瘋狂，因為只有那些「真正達到瘋狂者」，可以不受懲罰。[9]監禁體制不作這個區別：真的瘋狂比假的瘋狂好不了多少。1710 年，一位二十五歲的少年被送進廈倫頓院，他自稱唐・耶穌之彼得（don Pedro de Jésus），還說自己是摩洛哥國王的兒子。在這之前，人們一直以為他是單純地發瘋。但後來人們開始懷疑他只是假裝如此；他在廈倫頓院住了不到一個月「就開始證明他其實具有常識，承認其父並非摩洛哥國王，

7　Arsenal 圖書館，第 12707 號手稿。

8　《R・達簡森筆記》（*Notes de René d'Argenson*），p. 93。

9　Cl.-J. DE FERRIÈRE，《法律與實務辭典》（*Dictionnaire de droit et de pratique*），「瘋狂，（folie）條，t. I, p. 611，重點標記為筆者所加。

但又宣稱父親是外省省長，而且不能下決心除掉所有的幻想。」真正的
瘋狂和模倣的心神喪失同時並存，好像那為了利害關係而發的謊言，正
是在補足非理性的空想。無論如何，達簡森寫給波夏單說：「為了處罰
他的欺詐以及他的偽裝瘋狂，我想，把他送進巴士底獄將會很恰當。」
最後，他被送進凡森監獄（Vincennes）；五年之後，他的幻想似乎比
謊言更多；他最後在凡森死於囚徒之間：「他的理性非常錯亂；說話語
無倫次；而且經常狂怒發作，近來他還想斷送一位同伴的生命；一切因
素都顯示必須繼續監禁他。」[10] 沒有意圖作出瘋狂外表的瘋狂，或是並
非瘋狂而只是單純意圖如此，都要受到同等待遇，這可能是因為在暗地
裡，兩者的根源其實相同：那便是邪惡，或至少是某種病態的意圖。因
此兩者之間很容易相通，而人們也很容易接受某人只是因為有想要發瘋
的意願，便可以被當作是瘋子。達簡森曾提到某個人，「瘋狂地想要和
國王說話，卻一直不和任何一位部長說他想和國王說的內容。」達簡森
評論道：「他在巴士底獄和比塞特院中，都一直裝瘋賣傻，後來他因此
真的瘋了，他還是一直想和國王面談，但如果別人逼迫他解釋，他所用
的詞語卻是毫無理性。」[11]

　　我們可以看到，透過監禁體制所表達出的這種瘋狂體驗——那當然
也是透過它來形成的瘋狂體驗——和羅馬法及十三世紀以來的法學者所
形成法律意識中的瘋狂體驗相比，是如何地不同。對於法律人士來說，
瘋狂主要是侵害了理性，因此也就使得意志變質，同時也使案主成為
無辜：「瘋狂，又稱狂亂（extravagance），其意為精神錯亂、理性失
序、無法明辨是非，而且，進入此一狀況者，因為精神持續激動，無

10　《巴士底獄檔案》，RAVAISSON, t. XIII, p. 438。
11　《巴士底獄檔案》，RAVAISSON, t. XIII, pp. 66-67。

法行使任何同意權。」[12] 因此，最基本是要知道到底是不是真的發瘋，而且瘋到什麼樣的程度；瘋狂越是嚴重，主體也就越被認定無辜。布謝（Bouchet）曾提到數起判決，「因為案主是在狂怒中殺死了甚至是最親的親人，所以宣判不予處罰」[13]。相反地，在監禁的世界裡，理性是否真的受損，並不重要；在理性真的受損的情況中，如果理性的運用因此遭到束縛，那也首先是因為意志上的扭曲，而意志呢，它不可能完全無辜，因為它不是事情的後果。在目前尚存的文獻裡，顯然沒有明白說出監禁體制中的瘋狂體驗要求意志所負的責任，但我們可以在監禁的動機和模式中看出它來。這裡的關鍵，牽涉到瘋狂和邪惡之間的整個幽暗關連。而且這時，這層關連不再像是在文藝復興時代，要經過世界全部的沉默力量來作中介，它現在的中介是個人的力量，也就是他的意志。瘋狂也就如此地在道德世界中生根。

＊　　　　　＊　　　　　＊

　　然而，瘋狂完全不是集中一切過失和一切道德侵犯的群魔殿。在古典主義的瘋狂體驗中，以及它對瘋狂的排拒之中，問題不僅牽涉到種種倫理規範，也還牽涉到一整套倫理意識（conscience éthique）。在視察著瘋狂的，便是這個倫理意識，而不是一個細密審慎的感性。如果古典人能察覺到瘋狂之中的騷動，那他也不是站在河的彼岸，以一個純粹簡單的合理意識來觀看它，而是站在理性行動的高處，發動著一項倫理選擇。

　　如果我們只看監禁體制最簡化的格式和最外緣的面向，它似乎表明

12　《法律與實務辭典》，「瘋狂」（folie）條，p. 611。
13　《法國法律總覽》（*Bibliothèque de droit français*），「狂怒」（furiosus）一條。

古典理性已經驅逐了瘋狂的所有力量，而且甚至就在社會體制的層面上，劃出了一條具有決定性的分界線。在某種意義上，監禁像是一個成功的驅邪逐魔的儀式。然而，上述有關瘋狂的道德感知，甚至是在監禁的形式上也可以感覺得到它；這種感知方式無疑洩露一種尚未穩固的劃分。由它就足以證明，非理性在古典時代並未被推到一個穩固封閉的合理意識之外，相對地，它和理性的對立仍在一個開放的空間之中進行，具有選擇和自由。古典意識對過失和瘋狂之間的任何嚴謹區別表示冷漠，這樣的冷漠指出，在其意識之中，還存有一個更深沉的地域，在那裡，理性與非理性的劃分，乃是取決於一項決定性的選擇，而這又牽涉到主體最基本、甚至還可能是最需負責的意志。當然，在監禁措施和其理由之中，我們不能看到這種意識的明顯表達。但它在十七世紀之中也未保持緘默。哲學思考曾經表達過它，我們因此可以由另一個角度來理解它。

我們先前已經看到，笛卡兒採用的是什麼樣的決定，以便在懷疑的進程中，避開主體失去理智的可能性；所有其它形式的錯誤和幻覺包圍著確定性的某一個領域，但仍然釋放出真相的某一種形式，相對於此，瘋狂只是單純地受到排除，不在思想的表面留下任何痕跡、任何疤痕。在懷疑的工作狀態和它邁向真理的運動之中：瘋狂並不具有任何效力。現在我們要去質問為何如此：笛卡兒之所以避開這個問題，是否因為這個問題無法克服，或者，他之拒絕把瘋狂當作懷疑的工具，這項拒絕在文化史層面上有其意義——它洩露出非理性在古典世界中的新地位。如果瘋狂不在懷疑的展布原則中作用，原因似乎在於，在懷疑這個主張本身之中，和在一開始推動它的意志裡，瘋狂就已經同時既是存在又被排除。由理性的初步計畫一直到知識的第一基礎，這一整個進程都是走在某種瘋狂的河岸邊緣。然而此一進程也可以不斷地避免墮入其中，因為它作出了一項倫理立場決定。這項決定不是別的，就是那保持清醒的堅決意志，就是拋開俗務、「只

尋求真理」[14] 的主張。墮入睡眠和自棄於幻想的誘惑，一直威脅著理性；
但這些誘惑可以被一個不斷重作的決定所驅逐：張大眼睛，看著真實。
「某種懶散不知不覺地把我拖進日常生活中的各種活動。就像一位奴隸
在睡眠中享受著想像中的自由，當他開始懷疑他的自由只是一個夢的時
候，他會害怕被人喚醒……我也害怕由這種昏沉之中醒來。」[15] 在懷疑
的進程之中，可以在一開頭便排除瘋狂，因為那是方法性的懷疑，所以
它是被包裹在一種要保持清醒的意志之中，也就是說，在每一刻裡都以
意志掙脫瘋狂之中的自滿。就好像那進行懷疑的思想蘊涵著思想和思想
的人，懷疑的意志也早已排除非理性的非志願幻覺，以及存有尼采式發
瘋哲學家的可能。在我思（Cogito）出現之前，意志以及在理性和非理
性之間所作的選擇早已涉入。古典理性並不是在其終極真相之中才會和
倫理（éthique）相逢，而倫理也不是以道德（morales）法則的形式出現；
在所有調和的思想的源起時刻，倫理便已存在，那是一種反對非理性的
選擇；而它的表面，在整個反思之中無限延伸，標指著一項自由的軌跡。
此一自由便是理性的主動開端本身。

　　古典時代，理性乃是誕生於倫理空間之中。無疑也就是這一
點，才會給予這個時代的瘋狂辨識（reconnaissance）一種獨特的風
格——如果我們喜歡，也可以說那是一種對瘋狂的不加承認（non-
reconnaissance）。一切的瘋狂皆隱藏著一項取捨，猶如一切的理性皆
隱藏著一項自由完成的選擇。我們可以在笛卡兒式懷疑的堅定要求中猜
出這一點；但在史賓諾莎（Spinoza）的整個思考裡，他在《悟性改革》
（ *Réforme de l'entendement* ）中未完成的努力，則都在顯露這項選擇本
身，這項把非理性自由排除的理性構成運動。在這裡，理性的自我肯定，

14　《方法論》（ *Discours de la Méthode* ），第四部，Pléiade 版，p. 147。
15　《第一沉思》（ *Première méditation* ），Pléiade 版，p. 272。

首先是作為世上所有非理性的反對者，它清醒地意識到，「日常生活中所有最頻繁的偶發事件乃是空無和微不足道的」；因此，問題便在於如何出發去尋找一種善，而其「發現和擁有可以導致一種持續、自主的永恆喜樂」：這其實是一種倫理上的挑戰，而其勝利便在於發現自由的運用乃完成於理性的具體充實之中，而這樣的理性又與自然的全體合而為一，通達一個更高的自然。「這是一個什麼樣的自然呢？我們將把它表明為思想中的靈魂知道自己與全體的自然結合為一的知識」[16]。於是，挑戰中的自由便在一個統一體之中完結：成為選擇之後，自由消失了，同時也以作為理性之必要性而宣告完成。但這項完成的背景只能是遭到驅除的瘋狂，而且，一直到最後，它都還在顯示瘋狂的不斷危害。到了十九世紀，當理性尋求以它和非理性的對立來定位自身時，將是處在一塊實證必要性的地面上，而不再是處在那作選擇的自由空間之中。從這個時候起，對瘋狂的拒絕將不再是倫理上的排拒，而是一個已經存在的距離；理性將不再有必要和瘋狂有所劃分，理性知道，即使它有時會在瘋狂之中異化自身，它自己永遠先於瘋狂。然而，只要古典主義繼續以這項基本的選擇做為理性的行使條件，那麼，在自由的閃現之中，便會出現瘋狂。

當十八世紀把一位「過度虔誠於自己的穿著方式」的女人當作無理智者監禁起來的時候，或者因為在一位教士身上找不到任何慈善心的徵象而將他加以監禁的時候，這種譴責瘋狂的判決方式，並不隱藏著一項道德上預設；它只是表明在理性和瘋狂之間，存有一個倫理的劃分。只有一個「道德的」意識——這裡是指十九世紀對這個字的理解方式——才有可能對前一個時期瘋人所遭受的非人道對待方式感到憤怒——或

---

16 《悟性改革》（*Réforme de l'entendement*），APPUHN 譯，收於史賓諾莎《作品集》（*Œuvres*），éd. Garnier, t. I, pp. 228-229。

是驚愕於為何在一個有很多醫生寫作有關狂怒、憂鬱或歇斯底里之性質和治療的學術著作的時代，他們卻未入院接受治療。事實上，作為實證科學的醫學，無法掌握那項在其中產生所有可能理性的倫理劃分。對於古典的思想來說，瘋狂的危害，從來不指向具體理性的人性震顫和悲愴，在它所指涉的區域之中，自由的撕裂應該可以讓人的面目和理性一起誕生。在匹奈的時代，倫理和理性間的基本關係將會逆轉為理性與道德間的二次度關係，瘋狂將只是由外頭進入理性的一種非自願的災難，這時，人們才會帶著恐怖的心情去發現瘋人在救濟院地牢中的處境。人們會對「無辜者」居然被當做「罪人」看待感到憤慨。但這並不意味著瘋狂終於得到人性地位，或是精神病理學開始脫離其野蠻的史前期；它意味著人已改變他和瘋狂之間的原初關係，這時人只是由這項關係的表面反影來感知它，只是在疾病的人性偶發事件中感知它。於是，他將會判斷，任由瘋子們在懲戒所和強制拘留區中自生自滅是非人性的，他不再能理解，為何對古典人來說，瘋狂的可能性乃和建構理性的選擇同時出現，而且，也因為如此，它和人本身的構成選擇同時出現。也就是因為如此，在十七或十八世紀，「人性地」對待瘋狂乃是不可能的：因為瘋狂理所當然便是非人性的，對立於為人打開自由運用其理智本性的選擇。把瘋人放在受懲戒者之間：在這個作為裡，既無盲目亦無混淆或偏見，而是一個想要讓瘋狂能用它自己的語言說話的有意主張。

＊　　　　＊　　　　＊

和理性同時出現的這項選擇和自由的經驗，對於古典人來說，以自明的清晰性，建立了一種連續性，它毫不間斷地延伸於整個非理性之中：道德錯亂和精神錯亂，真正的瘋狂和假裝的瘋狂，譫語和謊言，在根柢上都來自相同的故鄉，有權接受同等待遇。

　　然而，我們也不應忘記瘋人在監禁的世界中擁有特殊的地位。他們的地位不只歸結於被當做懲戒犯對待。面對非理性的一般感性，針對著狹義的瘋狂，一種特殊的調節產生了。其對象是那些在語義分辨不清狀況下，時人口中所謂的無理智者、精神錯亂或失調者、狂亂者、心神喪失者。

　　這種特殊形式的感性，在非理性的世界裡，刻劃出瘋狂特有的面目。首先，它與醜聞（scandale）有關。就其最一般的形式而言，監禁可以用避免醜聞的意志來做解釋，無論如何，它也可作為其合理化的理由。如此，它甚至標示著，有關邪惡的意識已產生了重大的轉變。在文藝復興時代，各種非理性的形態可以自由地暴露於光天化日之下；邪惡在公眾間造成的轟動，可以讓它具有榜樣和贖罪的力量。十五世紀時，吉爾‧德‧何伊（Gilles de Rais）被控在過去曾是而且現在也是「異端、再度異端、巫師、雞姦者、召喚惡靈者、占卜者、殺害無辜者、背叛信仰者、崇拜偶像者、不瞭解何謂信仰偏差。」[17] 他在非訴訟告解中最後承認犯有這些「足以便萬人死去」的罪行；他在法庭面前用拉丁語再述其供詞；然後，根據他自己的要求，「為了向所有陪審招供，而且因為他們大部分不懂拉丁文，把供詞用通俗語言出版，以便為了他的恥辱，使其所犯罪行之說明和供詞可以向他們陳述，俾便更容易獲得其罪行的赦免，並獲得上帝的恩寵，裨便消除所犯罪行」[18]。在民事訴訟過程中，也要求在集合旁聽的眾人面前陳述同樣的供詞：他「由主席閣下告知他把他的案子說得一清二楚，再加上他在其中表現出的愧疚，他將可以因此減輕部分因其案件所應該蒙受的刑罰」。一直到十七世紀，最暴戾

17　起訴書第 41 條。法文翻譯引用於 HERNANDEZ，《吉爾‧德‧何伊的宗教審判》（*Le Procès inquisitorial de Gilles de Rais*），Paris, 1922。

18　第六次開庭紀錄（收於《吉爾‧德‧何伊的審判》[*Procès de Gilles de Rais*]，1959），p. 232。

和最沒有人性的邪惡，只有被暴露在光天化日之下，才能獲致補償和處罰。供詞和刑罰行使於光明之中，只有如此，才能平衡其所誕生的暗夜。邪惡存有一種生成了結的循環，它必須先通過公開招供和示眾，才能以其消滅來加以完結。

相對地，在監禁所顯露的意識形式中，非人性（l'inhumain）只能引發恥辱。邪惡的某些面向具有感染力，像是一種醜聞力，使得任何公開都會使它無限增衍。唯有遺忘才能消除它。針對一個下毒事件，波夏單下令不要開庭審訊，反而要送進收容所中保密：「由於此事件已披露的消息讓一部分的巴黎人感到興趣，國王不認為必須向這麼多人提出訴訟，因為其中甚至有許多人犯罪而不自知，而其他人之所以犯下罪行，只是因為有行事上的便利；國王陛下之所以決意如此，更是因為他深信某些罪行絕對必須置之遺忘。」[19] 除了造成榜樣的危害之外，家庭榮譽以及宗教榮譽的考慮，都足以令人考慮把案主關入收容所。比如有關一位要遣送到聖拉撒爾院的傳教士：「考慮宗教和聖職的榮譽，類似這樣的教士，只有盡可能加以藏匿。」[20] 一直到十八世紀晚期，馬勒塞爾伯（Malesherbes）[2] 仍支持家庭有權運用監禁逃避羞辱。「所謂下賤，便是公共秩序所不容行為之定位……。以家庭榮譽考量，那些因為其惡劣、可憎之習性而使父母蒙羞者，似乎可以要求其由社會消失。」[21] 反過來說，如果可以避開醜聞的危險，而且家庭或教堂的榮譽也不會再受其傷害時，便可下令釋放。修道院長巴吉德已經被關了很久；但不顧他

19　《巴士底獄檔案》，RAVAISSON, XIII, pp. 161-162。

20　國家圖書館，Fonds Clairambault, 986。

[2]　Chrétien Guillaume de Lamoignon de Malesherbes（1721-1794），法國法官及政治家，曾經減輕檢查制度並嘗試數項改革。他在國民公會中為路易十六辯護，最後在恐怖統治時代遭到處決。

21　引用於 PIETRI，《國家改革》（*La Réforme de l'Etat*），p. 257。

的要求，他一直未能獲准釋放；但現在年老和殘障已經使得醜聞不再成為可能；達簡森便如此寫道：「再者，他的麻痺癱瘓持續不斷。他既不能寫字亦不能簽名；我想把他放了應該符合正義和慈悲。」[22] 所有鄰近非理性的邪惡形式，都應該加以保密。在非人性的面前，古典主義有一種文藝復興時代從未感覺到的羞恥心。

　　這種保密措施卻有個例外。那便是人們為瘋人保留的待遇。[23] 展示瘋人無疑是一個中世紀的古老習慣。德國某些瘋人塔特別裝設了一些鐵柵窗，讓人可以從外頭觀察那些被綁著的瘋子們。如此，他們便在城門口形成了景觀。奇怪的是，當收容所的門被關了起來的時候，這個習俗不但未見消失，反而在巴黎和倫敦發展起來，成為一種標準制度。如果一項向英國下議院（Chambre des Communes）所提出的報告是可信的，那麼到了 1815 年，伯利恆院還在每個星期日，以一分錢為代價向人展示狂怒者。然而，這項拜訪每年得到的收入高達四百鎊左右：也就是說，我們可以由此推定每年有九萬六千個訪客這樣的驚人數字。[24] 在法國，到比塞特院散步以及觀看精神重大失常者，一直到大革命時期，仍然是巴黎河左岸布爾喬亞的週日消遣之一。米哈保（Mirabeau）在他的《英國遊客見聞錄》（*Observations d'un voyageur anglais*）裡頭報導說，比塞特院的瘋子們被當作「奇獸」，展示給「隨便一個願意付出一里亞錢的莊稼漢」。人們會看到看守人把瘋子們展示出來，就像聖日耳曼區市集訓練猴子的街頭賣藝者一樣。[25] 某一些獄卒還享有盛名，因

22　國家圖書館，Fonds Clairambault, 986。

23　有時候人們也會展示性病患者，但這一點年代很晚，而且無疑受到和瘋人有關的行為所影響。RICHARD 神父在其《回憶錄》（*Mémoires*）中經提到 Condé 親王曾和 d'Enghien 公爵前去參觀，以便讓他「對惡德有所恐懼。」（第 25 張）

24　涅華德在《倫敦細察》（*London Spy*）一書中提出的金額為二便士。有可能入場費在十八世紀跌價。

25　「以前所有的人都可以去參觀比塞特院，而且在天氣好的時候，一天至少有二千人前

為他們有本事只要打幾下鞭子，就可以教瘋子們表演種種舞蹈和雜技。
唯一的緩和出現於十八世紀末：這時要瘋子來展示瘋子，好像是要瘋狂
自己見證其真面目。「我們不要詆毀人的本性。英國遊客去看展示瘋人
的儀式，他們被當作比最受鍛鍊的人性還要高超。我們已經說過了，一
切都有救藥。那些負責去展示其瘋狂伙伴的，本身也是瘋子，只是他們
這時正好處於意識清楚的間歇階段，而其夥伴們也會接班提供同樣的服
務給他們。這些不幸者的守衛，便是用這種方式，享受著這項演出給他
們帶來的利益，如果他們不是有一種冷漠的力量，無疑他們永遠做不到
如此。」[26] 瘋狂於是超越收容所的沉靜之上，被提升為演出，成為娛樂
眾人的公共醜聞。非理性隱藏在監禁所的謹慎之中；瘋狂則繼續在世界
舞台上現身，而且其轟動更是前所未有。在法蘭西第一帝國時期，事情
變得比中世紀和文藝復興時還要極端：過去是奇特的「藍舟」（Navire
bleu）教徒社團在作模仿瘋狂的演出；[27] 現在，則是瘋狂本身，是瘋狂
親自在演出。廈倫頓院長庫米耶（Coulmier）曾在十九世紀初年，組織
了一些著名的表演，讓瘋子在其中一會兒扮演演員，一會兒扮演觀眾。
「觀賞舞台演出的精神錯亂者才是觀眾注意的對象。那是一群輕佻、冒
失、有時還會具有惡意的觀眾。這些可憐人怪誕的姿態，他們的舉止，
惹得觀眾發出嘲諷性的大笑，以及他們具有侮辱性的憐憫。」[28] 在一個

來。只要交錢，就會有嚮導帶您參觀瘋人區。」（《RICHARD 神父回憶錄》[*Mémoires
de Père Richard*]，前引言，第 61 張）在那裡，可以看到一位愛爾蘭神父「睡在茅草
上，」一位看到人就憤怒不已的船長，「因為他便是因為人間的不公而發瘋，」另
外還有一位年輕人「唱歌十分迷人。」（同上）

26　米哈保，《英國遊客見聞錄》，1788, p. 213, note 1。

27　參考上文，第一章。

28　艾斯基洛，〈廈倫頓皇家收容所之歷史與統計〉（Mémoire historique et statistique
sur la Marison royale de Charenton），收於《論心智疾病》（*Traité des maladies
mentales*），II, p. 222。

薩德正在擴張其宗主權的世界裡，[29] 瘋狂變成了純粹的演出，提供給一個擁有自信的理性的安定良心（bonne conscience）[3] 作為它的消遣。一直到十九世紀初，一直到華耶爾－可拉爾的憤慨為止，瘋子們一直是怪物（monstres）──也就是說，值得被展示（être montrés）的人或物。

　　監禁把非理性隱藏起來，卻洩露出它所引起的恥辱；但監禁明確地指出瘋狂；它用手指指著它，[要人去注意它。] 如果說，對於前者，人們認為最重要的是避免醜聞，那麼對於後者，人們是在營造醜聞。這是一個奇怪的矛盾：古典時代將瘋狂包裹在非理性的總體經驗之中；瘋狂在這樣的普遍理解裡，和所有的非理性形式無所區分地接鄰著，那些在中世紀和文藝復興時形成的明顯個別形式，因此受到吸收。然而，就在這麼做的同時，它又給了瘋狂一個特殊的指標：它所指的不是疾病，而是受到頌揚的醜聞。然而，十八世紀對瘋狂有組織的展示，和它在文藝復興時代出現時的自由之間，沒有一點共通之處。在那時瘋狂到處出現，它的形象或危害，混雜在每一種體驗之中。古典時期展示了瘋狂，但卻把它放在鐵柵欄的另一邊；如果瘋狂出現，也是隔了一段距離，而且那觀看它的目光，乃是一個不再和它有什麼關連的理性，而且它不會再因為自己跟它相像而自覺受到牽連。瘋狂變成了觀看的對象：它不再是隱藏於自身深處的怪物，而是一個機制怪異的動物，早已消亡人性的獸性。「我能構想一個人無手、無腳、無頭（因為教導我們知道頭比腳更加必要的，只是經驗罷了）。但我不能設想一個人沒有思想：那將是一塊石頭或是一頭野獸。」[30]

---

29 同上。

[3] 所謂 bonne conscience 是覺得自己無可指責的意識。但是這通常也意味著它是一個錯誤的意識：或者是它不夠細緻，才看不出自己有什麼錯，或者，事實上主體犯了應該受譴責的行為，卻不覺得如此。後一個用法最為常見。

30 巴斯卡，《思想片簡》（*Pensées*），éd. Brunschvicg, n. 339。

＊　　　　　＊　　　　　＊

迪保特（Desportes）在他的《精神錯亂者服務單位報告》（*Rapport sur le service des aliénés*）中，如此描述十八世紀末比塞特院中的單人病室：「這位可憐人唯一的傢俱，便是一張鋪著麥稈的陋床，他的頭、腳和軀體緊靠牆壁，睡覺的時候不能不被石頭堆裡流出來的水所浸溼。」至於硝石庫院的單人病房，「冬天使得居住其中更為悲慘，甚至有時會令人致命，因為塞納河水漲，這些坐落在陰溝水平上的病房，不僅變得更不衛生，還變成一群大老鼠的匿身之處。這群老鼠晚上跳到被監禁在那兒的可憐人身上，盡其所能到處嚙咬；一些瘋女人的腳部、手臂和臉部發現有被咬傷的痕跡，它們經常具有危險性，而且其中有幾位因此死亡。」但這些是長久以來保留給最危險、最激動的精神錯亂者們的地牢和個人病房。如果他們比較安靜，如果沒有人有什麼理由害怕他們，他們就被塞在大或小的病房裡。突克最活躍的弟子之一，高德弗萊・希金斯（Godfrey Higgins）曾經以二十英鎊取得義務視察者的身分，獲准訪問約克（York）療養院。在一次訪問的過程中，他發現被人小心翼翼隱匿起來的一道門，而且在裡頭發現了一間不到八足尺平方（約六公尺平方）的小房間，習慣上每天晚上有十三個女人要睡在這裡；在白天，她們則住到一間只稍大一點兒的房間裡。[31]

相反地，如果瘋人非常危險，他會被控制在一種拘禁系統之中。當然，這種系統不是處罰性的，它只是要對一個發作的狂亂者在肉體上作出嚴格的限制。他們常常會被鏈在牆壁和床頭上。在伯利恆院中，激動的瘋女們的腳踝被鏈子鎖在一條長廊的牆壁之上；她們所有的衣著，就只是一件棕色粗呢的袍子。在另一座貝斯納爾・格林（Bethnal

---

31 D. H. TUKE，《精神錯亂史札》（*Chapters on the History of the Insane*），p. 151。

Green）救護院裡頭，曾有一名女人常有強烈激動的發作：這時她會被關在豬棚裡，手腳綁在一起；發作過後，她被縛在床上，只有一張被蓋可供保暖；當人們准許她起來走幾步時，還在她雙腳間裝上一條鐵棒，鐵棒除用圈子固定在腳踝上之外，還用一條短鏈接到手銬上。薩姆艾・突克在他的《貧困精神失常者境遇報告》（*Rapport sur la situation des aliénés indigents*）裡頭，詳述了伯利恆院為了控制一位以狂怒出名的瘋子所設立的一套費心的系統：一條穿過牆壁的鏈子把他鎖住，如此便可讓守衛來指揮他，也就是說，可以由外面來牽動他。他的脖子上套著一個鐵環，而這個鐵環藉由一條短鏈，被連接到另一個鐵環；後者可以沿著一根前後兩端被固定在牢房地板和天花板間的垂直鐵棒滑動。當人們開始改革伯利恆院時，發現有一個人在十二年間，便是生活在這樣的牢房裡，遭受這樣的拘禁系統控制。[32]

當這些措施變得如此極端暴力之時，很明顯，它們不再是被進行懲罰的意識所推動，也不是因為要進行矯正的義務。「悔過」的理念完全不存在這樣的制度之中。糾纏收容院的，是一種獸性的形象。瘋狂借用野獸的面具作為它的面孔。被鏈在牢房牆壁上的那些人，並不真的是一個理性迷失的人，而是被自然的狂亂所捕捉的野獸：好像瘋狂到了極點，便會由封閉其和緩形式的道德非理性中解放出來，藉由強力的一擊，回歸到獸性無中介的暴力之中。這種獸性的模型在療養院中取得優勢，也給了它牢籠和動物園的外觀。可固爾（Coguel）如此描述十八世紀末的硝石庫院：「狂怒發作的瘋女們像狗一樣被栓在她們的病房門口，並且以一條設有鐵柵欄保護的長廊，把她們跟守衛和訪客隔離開來；食物和她們用來睡在上面的草蓆，便是透過這座鐵柵欄遞給她們；人們用耙子

32　此人名喚 Norris。他在獲釋一年後死去。

將環繞她們的一部分髒物耙出來。」[33] 位於南特（Nantes）的救護院，看起來則像是一座關猛獸用的個別牢籠所組成的動物園。艾斯基洛從未看過「如此眾多的門鎖、門閂、鐵槓被用於增強地牢之門……在門邊所開的小開口裝有鐵柵欄和遮板。就在開口的旁邊，吊著一條固定在牆上的鏈子，其另一端則掛著一個鐵鑄容器，外形相當像一隻木鞋，食物便被裝在裡頭，穿過開口的鐵柵欄傳送進去。」[34] 當弗德萊（Fodéré）在 1814 年抵達史特拉斯堡醫院時，他發現有一個耗費許多心思、精巧設立的關人獸柵。「為了那些令人厭惡和把自己弄髒的瘋子們著想，」人們想到在大廳的邊緣設立「正好只容中等身材者的一些牢籠或木板櫃。」這些牢籠底面有空隙，而且並不直接棲息在地面上，而是離地約有十五公分。在這些板條上，鋪著些許麥稈，「而全裸或半裸的精神失常者便睡在上面，在那兒用餐和大便……」[35]

當然這是些一整套安全系統，目的在於防範精神錯亂者們的暴力，以及他們的狂怒爆發。這爆發首先被當做社會的危害。但其中特別重要的，在於它被想像為一種獸性的自由。「瘋子沒有被當作人看待，」這個否定性事實具有一個非常肯定的內容；這種非人性的無區別實際上意味著一個縈繞不去的困擾：它根植於一些古老的恐懼之中，那是自從上古以來，尤其是從中世紀以來，動物世界令人熟悉的陌生感，它那威脅人的奇妙，和其沉默不安的所有重量。但是伴隨著瘋狂感知的這項動物性恐懼，以它的整個想像世界，此時卻不再和兩三個世紀前具有同樣的意義：動物的變形不再是地獄威力的可見徵象，也不再是非理性魔性煉

33　可固爾，《路易十六時代的巴黎生活》（*La Vie parisienne sous Louis XVI*），Paris, 1882。

34　艾斯基洛，《論心智疾病》（*Des maladies mentales*），t. II, p. 481。

35　弗德萊，《妄想研究在醫學、道德、立法層面之應用》（*Traité du délire appliqué à la médecine, à la morale, à la législation*），Paris, 1817, t. I, pp. 190-191。

金術的後果。人身上的動物不再標指著彼岸世界：它變成了人的瘋狂，而且只和人自身發生關：那是他在自然狀態下的瘋狂。在瘋狂之中發怒的獸性，使人失去人身上的人性；但這並不是把人交付給另一種威力，這只是使人進入其本性的零程度狀態。對於古典主義而言，瘋狂的終極狀態，便是人不透過其它參考體系，沒有任何救援可能，直接和其獸性產生關連。[36]

一、會有那麼一天，存於瘋狂中的獸性，將會在演化論的觀點之中，被當作是疾病的徵象——甚至不只如此，它還會被當作疾病的本質。對於古典時代來說，則是正好相反，它反而以一個獨特的光芒顯現出**瘋子不是病人**的事實。獸性其實保護瘋子免於人身上所可能的脆弱、不穩和疾病。瘋狂動物性的堅強，它由野獸的盲目世界中所得到的渾厚，使得瘋子具有抵抗飢餓、炎熱、寒冷、痛苦的韌性。一直到十八世紀末為止，瘋子們能夠無限度地忍受悲慘的生活，乃眾所皆知之事。保護他們是無用的；既不須替他們蓋被，亦不須為他們供暖。1811 年，薩姆艾・突克去參觀南方郡（Comtés du Sud）的一間貧民習藝所，他看到了一些牢房：日光通過門上設有鐵柵欄的小窗，照射到這些牢房裡。裡頭所有的女囚皆是全身赤裸。然而，「當時氣溫極端嚴寒，前一天晚上，溫度計甚至顯示著零下十八度。在這些可憐人之中，有一位就睡在一丁點兒的麥稈上，而且沒有棉被蓋。」精神錯亂者像動物一樣，具有抵抗惡劣氣候的能力，這仍是匹奈心目中的醫學教條；他總是讚嘆「某些精神錯

---

36 獸性在此不是變形的巨力，而是人性的界限。人本身和這樣的獸性之間所建立的道德關係，在 Mathurin Le Picard 的一篇文字裡，得到很好的表達：「就貪得無厭而言，這是一匹狼，狡猾則像獅子，狡詐欺騙像狐狸，偽善像猴子，羨妒像熊，好報復像虎，愛說人壞話、瀆神、心不在焉像狗，吝嗇像生活在地上的蛇，變來變去像變色龍，信仰異端像豹，眼光淫猥像鰭蜥，愛喝酒像永遠口渴的龍，好色像豬。」（《淫蕩者之鞭》[*Le Fouet des Paillards*]，Rouen, 1623, p. 175）

亂的男女，可以輕易和持續地忍受最凌厲和最持久的寒冷。在 [大革命
共和曆] 第三年的雪月（譯註：12 月至翌年 1 月），有些日子溫度計指出負十、
十一甚至零下十六度，比塞特院中有一名精神錯亂者，還把羊毛棉被拋
開，整天坐在單人病房結冰的地板上。早上一到，門才剛打開，他就只
穿內衣跑到庭院裡頭，把冰雪用手拾起來往胸脯塗抹，興高采烈地看著
它們在身上融化。」[37] 瘋狂因為有野獸般的猛烈，反而使人不受疾病侵
害；它使人不再具有弱點，就好像自然以其遠見，讓動物不具弱點。這
是一個奇特的道理：瘋子理性上的錯亂，反而讓他們回歸動物狀態，因
而可以再度享受自然直接的善意。[38]

　　二、這也就是為什麼，在這樣的極端狀態下，瘋狂絕不屬於醫學的
領域：它也絕不屬於懲戒的領域。對於那脫韁狂奔的獸性，只有**動物訓
練**（**dressage**）和**愚笨化**（**abêtissement**）才能加以控制。在十八世紀
數度嘗試強加於精神錯亂者的教學法中，「瘋人一獸」這個主題曾經真
正地實現。匹奈曾提到一個案例，那是「法國南部一所非常出名的修道
院」，在院中，人們威嚇狂亂的無理智者，「明確地下令要求改善」；
如果他拒絕睡覺或吃飯，便會「受到警告，如果他繼續冥頑不守規矩，
隔天會被處罰以牛筋鞭打十下」。相反地，如果他聽話和順從，人們便
讓他「在餐廳裡，坐在教師身邊用餐，」但如果他犯了點小差錯，又立
刻會被人警戒，「以木棍在手指上狠狠地敲一下」[39]。如此，監禁體制
中所有的「非人性」措施，可以由一個奇特的辯證運動來解釋：瘋狂中

37　匹奈，《哲理醫學》（ *Traité médico-philosophique*），t. I, pp. 60-61。
38　同一主題也表達於無理智者的飲食待遇之上，這裡且以比塞特院中的瘋人為例
　　（Saint-Prix 分區）：「每天六塊黑麵包，配合麵包量的濃湯；週日、週二及週四有
　　一塊肉，週一及週五則有三分之一升的碗豆和蠶豆；週三有一盎斯的奶油，週六則有
　　一盎斯的乳酪。」（《比塞特院檔案》[*Archives de Bicêtre*]，〈1781 年規章〉，第五章，
　　第六條）
39　匹奈，前引書，p. 312。

的自由獸性，只有藉由一種馴獸過程才能加以控制，然而這個過程的意義並不是要把動物提升至人性，而是要在人身上恢復他可能具有的純粹獸性。瘋狂揭露了獸性的一個祕密，這便是瘋狂的真相，而它也因為在其中受到吸收而消失。十八世紀中葉左右，蘇格蘭北部的一位農莊主人曾經享有盛名。人們認為他懂得如何治療躁狂。匹奈曾記錄這位葛萊哥里（Grégory）擁有大力士赫丘力士（Hercule）的身材；「他的方法就是要求精神錯亂者們去作最辛勞的農事，把其中一些當作畜牲使喚，其他的當作家僕，如果他們有一點反抗，就施以一頓痛打，使他們最後只得服從。」[40] 瘋狂被化約為獸性，但它在這個化約中發現了它的真相和痊癒：當瘋子變成一隻野獸時，在人身上造成的醜聞的動物，便會消失不見：並不是動物沉默不言，而是人本身受到廢除。在那變成役畜的人身上，理性的缺席依循了智慧之道及其秩序；這時瘋狂便可得到痊癒，因為它已被異化為另一樣東西，但那不是別的，那就是它的真相。

　　三、未來會有那麼一天，人們將從瘋狂的獸性之中，推衍出機械論心理學（psychologie mécaniste）的理念，以及瘋狂的各種形式可以對照於動物生命各重大結構的論題。但，在十七和十八世紀，將其面貌提供給瘋狂的獸性，卻是一點也不要求用決定論去解釋其中的現象。相反地，獸性卻把瘋狂放置於**無可預料的自由空間**之中，讓狂亂在其中放肆而為；決定論如果可能掌握它，那也是在束縛、處罰和訓練動物的形式中去進行的。瘋狂通過獸性，不是和生命和自然的大法相接，反而是接連上動物寓言集（Bestiaire）中的千百形式。然而，其中有所不同：貫穿中世紀時代的動物寓言集，透過那許多象徵面目，敘說的是一齣邪惡的變形記；現在出現的，則是一部抽象的動物寓言，邪惡在其中不再具有奇幻的身體，在它之中，我們只能看到野獸沒有內容，只有最極端形

40　匹奈，前引書，p. 312。

式的真相。它由想像動物的豐富性中解放出來，只保留一個普遍的威脅力量：那是一個警醒獸性的沉默威脅，它會突然使理智鬆解於暴力之中，使真理消解於無理智者的狂怒之中。雖然在當時曾有建構實證性動物園的努力，被看作瘋狂自然空間的獸性，作為一個糾纏不去的念頭，仍然布滿了古典時代的地獄。監禁措施和其野蠻行為中最奇特的面向，便是源自由獸性構成的想像元素。

中世紀時代，在芳濟會運動 [4] 開始以前，而且無疑雖然有了這項運動，在此後長久時間中，人跟獸性的關係乃是人跟邪惡的地下力量間的想像關係。今天，人是在自然的正面性形式中思考這個關係；它同時是等級、序列和演化。然而，由第一類型的關係到第二類型的關係，其過渡正在於古典時期，這時獸性仍被視為否定性，但那是自然中的否定性：也就是說，在這個時候，人和動物的關係只被感受為瘋狂所帶來的絕對危難──瘋狂在一種自然的無區分之中，消除了人的本性。這種構想瘋狂的方式，證明甚至到了十八世紀人和他的本性之間，其關係既非簡單亦非直接──有必要透過最嚴屬的否定性形式來中介。[41]

西方文化過去把它對瘋狂的感知結合於人跟動物關係的想像形態，這一點對西方文化來說，無疑具有本質性的重大意義。從一開始西方文化就不認為，動物之參與自然的完滿、智慧和秩序可以是一個自明的道理；這樣的理念在其晚期才得出現，而且將會長期停留於其文化表面：它可能仍然未滲透到想像力的地下空間裡頭。事實上，那些願意張大眼睛看牠們的人，很快會明白動物毋寧屬於反自然，屬於否定性，牠以其狂怒威脅著秩序，危害著自然的肯定性智慧。勞特雷門

---

[4] 芳濟會於 1209 年由 saint François d'Assis 所創。傳說 saint François d'Assis 曾向鳥類講道。

41 任何人只要願意研究薩德的自然概念，以及他和十八世紀哲學的關係，便會發現這類的運動在其中被發展到最純粹的境地。

（Lautréamont）[5] 的作品便是明證。兩千年來，西方人將人定義為理性的動物——但為什麼這就表示他認識到人和動物間可能有共同的一面？為何這個定義便是他立足於實證自然中的方式？而且，不管亞里斯多德（Aristote）真正想說的是什麼，我們難道不能假設說，所謂的「理性的動物」長久以來對西方世界的意義，其實指的是理性的自由如何運作於脫韁狂奔的非理性的空間之中，也意指它如何由其中掙扎產出，並因而成為其中的矛盾項？從哲學演變為人類學時開始，自從人想要在飽滿的自然中認識自己的時候開始，動物便不再擁有否定性力量，只是被夾在自然決定論和人的理性之間，構成演化中的實證形式。合理性的動物這個說法，意義完全改變：它曾經表達出的、在一切理性源頭所存有的非理性，這時已完全消失。人是自然的存在，這一點可在其動物性之中認出，而瘋狂也就因此必須遵從人本身的決定論原則。如果說，就像我們在後面會看到的，古典時代有關瘋狂的醫學和科學分析，尋求將瘋狂放在自然機械論的脈絡中研究，然而，對待瘋人的實際措施也足以向我們見證，那時對瘋狂的感受，仍是把它當作獸性中的反自然暴力。

*　　　　　*　　　　　*

　　無論如何，監禁頌揚**瘋狂中的獸性**，同時卻努力迴避由**非理性中的無道德**所造成的醜聞。這一點足以表明古典時代在瘋狂和非理性的其它形態之間，建立了一道距離——即使就某種觀點而言，它們曾經受到混淆和同化。但如果一整層次的非理性都被迫保持沉默，但人們卻讓瘋狂

---

[5] Isidore Ducasse Lautréamont（1846-1870），法國作家。因為他在作品中表達出暴烈的嘲諷模仿，又把文學創作過程本身當作主題，被超現實主義者和現代批評視為先驅。最著名的作品為詩集，如 1869 年的《Maladoror 之歌》（*les Chants de Maladoror*）。

任意說出它的憤怒語言，那麼一般非理性不能夠傳授的，只有瘋狂能夠
提供的，到底是什麼樣的教訓呢？其他受監者可能更理智一點的主張所
沒有的，只有瘋狂的狂怒和無理智者的猛烈才具有的，到底是什麼樣的
意義呢？究竟是在什麼地方，瘋狂才格外地更加具有意義呢？

　　從十七世紀起，在最普通意義的非理性中，教訓已不復存。理性危
險的可逆轉性，文藝復興仍然覺得它近在身邊，現在，它卻必須被人遺
忘，而且它所引起的議論也應該煙消雲散。十字架上的瘋狂這個偉大的
主題，過去曾密切從屬於文藝復興時代的基督教經驗，到了十七世紀，
雖然有詹森派教義（Jansénisme）[6] 和巴斯卡的思想、這個主題卻開始
消隱。或者我們應該這麼說，它繼續殘存，但意義有所改變，而且變得
像是完全顛倒。現在問題不再是要求人的理性放棄其驕傲和確定，以便
使它可以迷失在犧牲的偉大非理性之中。當古典時代的基督教談及十字
架上的瘋狂時，目的只是要打壓一種假理性，以便使得真理性散放出永
恆的光輝；下凡為人的神，他的瘋狂其實便是智慧，只是生活在塵世中
的非理性的人，不能認出它來；「被釘上十字架的耶穌……曾經是塵世
中的醜聞，世俗眼光中的無知和瘋狂。」如今塵世已經接受了基督教，
通過歷史的波折和人們的瘋狂所表露出來的神的秩序，也足以顯示目前
「基督已成為吾人智慧的頂點。」[42] 信仰和基督徒的謙卑令人難以接受
的真相，在巴斯卡的思想中，仍然保持其活力和顯現價值，但未來不久
對基督教的思想來說，卻只會剩下一項意義，也就是去顯示出，這些無
法接受其真相的意識，皆是盲目的靈魂：「不要因為天地萬物所施予您

---

[6]　Cornelius Jansen（1585-1638）為荷蘭神學家。他有關神寵、自由意志和事先註定
　　的論點，形成詹森派教義的核心。詹森主義者在法國的總部為 Port-Royal 修院，他
　　們反對耶穌會教士和王權專擅。巴斯卡和詹森主義者具有密切關係。

42　勃須艾（Bossuet），《頌揚聖貝拿爾》（*Panégyrique de saint Bernard*），〈前言〉。
　　見《全集》（*Œuvres complètes*），1861, I, p. 622。

的苦難，仍是高等心智眼中的瘋狂和醜聞而感到痛苦。」現在是基督教徒自己把基督教的非理性排斥在理性邊緣，而理性則被等同於道成肉身的智慧。在皇家港教派（Port-Royal）時代[7]以後，還要等兩個世紀——等到杜斯妥也夫斯基（Fyodor M. Dostoïevski）和尼采——才能讓基督的瘋狂重得光榮，使得常識難以接受之事重新具有顯現性的力量，使得非理性不再只是理性的公開恥辱。

瘋狂曾和基督教理性如此長期地構成一體，不相分離。然而，就在基督教理性擺脫瘋狂之時，收到一個獨特顯現力量的卻是那理性消滅、獸性發狂的瘋人：這好像是說，醜聞本來發生在人的上頭，發生在人與神的關係和道成肉身所顯現的領域，一旦它被驅離此處，醜聞卻又在人和自然以及其獸性相關的領域，以同樣飽滿的力量重新出現，而且還攜帶著新的教訓。教訓的應用點轉移到瘋狂的低下領域。雖然十字架不再被當作醜聞來思索；我們卻也不應該忘記基督在其人性的一生之中，都像是在推崇瘋狂；祂將瘋狂封為神聖，就如同祂也使得被治癒的殘障、被寬恕的罪惡、被許諾永恆財富的貧窮成為神聖。對於那些負責在監禁所照顧心神喪失者的人，聖凡森‧德‧保羅提醒說，他們「行為規則要以此為準：為何救主基督願意為瘋癲者、魔鬼附身者、瘋人、被誘惑者、著魔者所圍繞」[43]。這些被交付給非人性力量的人，圍繞在永恆智慧的代表，和體現它的人的四周，形成持續不斷的頌揚機會；因為他們的瘋狂在圍繞著理性的同時，亦是在頌揚他們所未具有的理性，而且也給理性成為卑下的機會，讓它承認，理性只有神寵才能賜與。但是還更近一

---

[7] Port-Royal 原是巴黎西南郊的女修道院。1635 年開始成為詹森主義者的大本營。1648 年大部分巴黎的詹森主義者皆遷居此處，並建立學校。1656 年起迫害開始。十八世紀初，它在巴黎的分部遭到摧毀，修女亦遭驅散。

43 〈佈道辭〉引用於 ABELLY，《神之侍者，可敬的凡森‧德‧保羅的一生》（*Vie du vénérable serviteur de Dieu Vincent de Paul*），Paris, 1664, t. I, p. 199。

步：基督不只有意被瘋人圍繞，而且有意讓自己在眾人眼中成為心神喪失之人，如此以其道成肉身之體，遍歷人之淪落的所有悲慘境遇：如此，瘋狂就成為成人之神在十字架上得到完成和解脫之前的最終形態、最低程度：「我的主啊，您曾志願成為猶太人[眼中]的醜聞、異教徒[眼中]的瘋狂；你曾志願露出發狂的外表；是的，就像《聖經》中記載，我們的救主曾志願被當作瘋人看待，要人相信他進入了狂怒狀態。『他們說他這時進入狂怒之中（Dicebant quoniam in furorem versus est）。』使徒們有時把祂看成一位動怒之人，而祂之所以如此，是要他們作見證，證明祂曾憐憫我們所有的殘疾弱點，並使我們所有的痛苦狀態成為聖潔，以此教導他們以及我們，要對落入這些殘疾弱點中的人心存悲憫。」[44] 基督既然來到世間，他便接受重拾所有人之處境的徵象，甚至那墮落自然的烙印；由悲慘到死亡，他所行走的受難（Passion）苦路，也是激情（passions）、被遺忘的智慧和瘋狂所構成的道路。而就是因為瘋狂曾經是基督所受苦難的形式之一——在某一種意義上，乃死亡之前的極致形式——那些蒙受其苦難的人身上的瘋狂，現在也應該變成尊敬和悲憫的對象。

　　所謂尊敬瘋狂，並不是要把瘋狂破解為不可避免和非志願的意外疾病，而是要承認人性真相有這個最低的極限，這個並非意外、而是本質必要的極限。人的生命，如果以時間來看，其終界乃是死亡，以動物性來看，其終界便是瘋狂；就好像死亡曾被基督之死化為聖潔，最獸性的瘋狂，也曾被化為神聖。1654 年 3 月 29 日，聖凡森・德・保羅向修道會員尚・巴羅（Jean Barreau）宣布，他的兄弟因為心神喪失，剛剛被聖拉撒爾院監禁。「當我們說 quoniam in frenesim versus est（這時

44　參考 ABELLY，同上，p. 198。聖凡森在此引用的是聖保羅的文字（I *Cor*., I, 23）；Judaeis quidem scandalum, Gentibus autem stultitiam。

他進癲狂之中），這句描述我們的主所處的狀況的話時，我們應該要推崇祂。對那些因為他的神聖意志而被放進這種狀況的人，我們用這句話來把他們和主相連，並使他們獲得聖潔。」[45] 在神的肉身體現之中，瘋狂更是人性中的最低點，祂之所以願意如此，乃是要藉此表達，在人身上，沒有任何非人的事物不能得到救贖和拯救；神聖出現其中，曾使墮落的極點化為光榮；對十七世紀而言，在所有瘋狂之中，仍然承載著這項教訓。

我們 [如此便能] 瞭解為何瘋狂的醜聞會受到讚揚，而在其同時，其它形式的非理性則要細心加以隱藏，以免造成醜聞。後者有的只是過失和不道德具有感染力的榜樣：前者則向人指出，墮落能讓人如何接近獸性；同時，如果神的善意願意拯救人，它能被轉變到什麼樣的程度？對文藝復興時代的基督教來說，非理性以及其醜聞的一切教育價值乃存在於道成肉身的瘋狂之中；對於古典主義來說，道成肉身不再是瘋狂；瘋狂反而是人化身為獸，而這便是人之墮落極點，他之有罪最明顯的記號；同時，它又作為神之善意的終極對象，所以也就象徵著普遍的寬恕和重新尋回的無辜。今後，瘋狂的一切教訓以及其教育的力量，便得以在這個幽暗的領域中尋找：那裡是人性最低的極限，是人和自然開合的關節之處，而且既是終極的墮落亦是絕對的無辜。古典時代期間，聖凡森・德・保羅和他的修會或是慈善兄弟會都象徵著教會對瘋人的關懷；所有這些關心瘋狂並將瘋狂顯示給世人的宗教團體，不都指出教會在瘋狂身上找到一種困難、但卻又必要的教訓：人之獸性的有罪無邪？瘋人的演出，頌揚著人形野獸的狂怒；在這樣的演出中，我們要閱讀的和理解的，便是上述的教訓。弔詭的是，這項基督教的獸性意識，卻在準備

45　《聖凡森・德・保羅書信集》（*Correspondance de saint Vincent de Paul*），éd. Coste, t. V, p. 146。

著一個未來的時刻，在其中瘋狂將會被當作一個自然事實看待；於是人們將會迅速地忘記自然對古典思想的象徵意義；那不是客觀分析永遠開放的領域，而是瘋狂誕生的領域，這時它是人永遠可能的醜聞，而且既是他最後的真相，也是取消他的形式。

＊　　　　　＊　　　　　＊

　　所有這些在瘋狂四周纏繞糾結的奇特事實、措施，所有這些既頌揚又馴服瘋狂的習俗，在把瘋狂化約為獸性的同時，又使它成為救贖教訓的承載者，它們把瘋狂放置在相對於非理性的整體而言可說很奇特的一種處境中。瘋狂在監禁所中和非理性的所有形式為鄰，它們包裹了瘋狂，並為它的真相提供了一個最一般的定義；然而，瘋狂也受到孤立，受到獨特的方式對待，並以其獨特性質顯現出來；這好像是說，它雖然屬於非理性，但瘋狂也以自己獨有的運動穿越它，自為地發展到它最弔詭的極端。

　　對那些想寫一部有實證風格的瘋狂史的人，這一點並不會有什麼重要性。瘋狂病理學現實的逐步認識，既不來自放蕩者的監禁，亦不來自獸性恥念；相反地，卻是在擺脫一切有可能把瘋狂圍困在古典主義道德世界裡的東西，瘋狂才達到其醫學上的確定性真相：這便是任何嘗試重寫其發展計畫的實證主義所至少假定的事物；彷彿整個知識史只是某種客觀性的表層腐蝕，使得它的基礎結構得以如此一點一滴地暴露出來：彷彿，醫藥客觀性的形式可以確定瘋狂的本質和祕密真相，並不是一項在一開始就被採納的假設。也許，瘋狂之從屬於病理學，應該把它當作沒收佔有才對──像是在我們文化史裡長期為人準備的一種變形，但絕不是未受到瘋狂的本質自身所決定的演變。古典世紀承認它有一些親屬關係──比如自由放蕩──，而且也是為了它們才成立監禁體制；這些

親屬關係暗示說，瘋狂具有另一種面貌，然而我們今天已經完全失落了它。

現在我們已習慣在瘋狂中覺察朝向某種決定機制發展的墮落，在其中，自由的所有形式逐漸遭到廢除。瘋狂只向我們顯示此一決定機制的自然規律、其中的因果關係，以及其形式的鋪衍開展；原因在於，瘋狂只有在回歸野獸和事物的陰鬱世界時，回歸它們受阻撓的自由時，才能威脅現代人。十七和十八世紀辨識瘋狂時，並不是立足於這個自然的地平，而是以**非理性**作為背景：當時，瘋狂並不揭露出一種機械原則，它毋寧顯露出在獸性的醜怪形式之中發怒的一種自由。今天，我們所瞭解的非理性，只是它的形容詞形式：「不可理喻」（**Déraisonnable**）。它的徵象影響了行為和主張，並且，對世俗眼光來說，它洩露出瘋狂的存在及其整套病理學上的隨從隊伍；不可理喻對我們來說，只是瘋狂出現的模式之一罷了。相反地，非理性對古典主義來說乃是名詞；它構成一種名詞性的功用。只有和它比較，而且只能和它比較，瘋狂才能夠被瞭解。非理性是瘋狂的承體；毋寧讓我們說，它定義了瘋狂的可能空間。對古典人來說，瘋狂並不是非理性的自然條件、心理和人性根源：它只是非理性的經驗形式；而瘋子呢，他走遍了人之墮落的全部曲線，一直到獸性的狂怒為止，亦揭露出那威脅著人和大大地包裹其自然存在所有形式的非理性根柢。這不是一個朝向決定論的滑移，而是某個暗夜的開放。對這一點古典理性比其它更有能力，無論如何都比我們的實證主義更強：它懂得監看，並且覺察非理性深埋地底的危害，覺察絕對自由的威脅性空間。

如果說，當代人自從尼采和佛洛伊德以來，在其自身深處發現了所有真相的反對點，而且可以在他現在對自己所知的事物中，讀出非理性得以發揮威脅的脆弱指標；相對地，十七世紀的人，在其思想對其身的自我立即臨在之中，發現了確定性，也就是理性宣布其自身的首要形

式。但這卻不是說，古典人在其真相體驗之中，比我們自己更遠離非理性。如果我思（Cogito）的確是絕對的開端；我們卻不應該忘記狡猾精靈（le malin génie）更存在於我思之前。而且狡猾精靈並非一個象徵，可以讓夢中形象和感官錯誤這些心理學事件的所有危險都可在其中得到總結，歸結為體系。存於上帝和人之間，狡猾精靈具有一個絕對意義：以其最嚴格的意義而言，它便是非理性的可能性和非理性力量的整體。它不只是人的有限性的折射；它所意味的危害遠超出人性的範圍：這危害能以決定性的方式，阻止人達到真相；這不是心智的重大障礙，而是理性的重大障礙。而且，並不是因為在我思之中獲得啟發的真相最後終於完全掩蓋了狡猾精靈的陰影，我們就應該忘記它持續永恆的威脅力量：這個危險俯視著笛卡兒的思想進程，直到包括外在世界的存在和真相。在這些條件下，古典時代裡的非理性如何有可能處在心理學事件的尺度上，或甚至是處在人之悲愴的尺度上呢？——相反地，是在它所形成的元素之中，世界才能以符合其真相的方式誕生，是在它所形成的領域之中，理性必須以其自身有所對應。對於古典主義而言，瘋狂永遠不可能被把握為非理性的本質，甚至也不可能被把握為其最原始的顯現形式；瘋狂的心理學永遠不能宣稱有能力說出非理性的真相。相反地，必須把瘋狂擺回到非理性的自由地平之中，才能恢復它自身獨有的向度。

如果人們在過去曾把未來所謂的「心智病患」（malades mentaux）和自由放蕩者、褻瀆者、放肆無羈者、浪子混在一起，那不是因為人們給予瘋狂自身的決定機制和無辜太少的權利：那是因為人們仍然給予非理性完全的權利。解救瘋子，把他們由這些牽扯之中「解放」出來，並不是拋開舊有成見，而是閉起雙眼，把對非理性的警醒拋棄在「心理學的睡眠」之中；然而，這個警醒卻曾賦與古典理性最尖銳的意義。收容院中的混淆，只有在十九世紀初才開始得到澄清；我們會覺得，瘋人的心理學側影真相一直未受認識。但這個無知卻是因為人們承認它和所有

的非理性形式之間，具有深厚的親屬關係。把瘋人和放肆無羈者或宗教異端分子關在一起，模糊了瘋狂的**事實**（**fait**），但卻顯露非理性永遠的**可能**（**possibilité**）：監禁措施想要制伏的，就是這個威脅的抽象和普遍形式。

人由天堂之中墮落，和所有不同形式的罪行相比，正是瘋狂相對於非理性其它面目所具有的地位：它是原則、原初的運動，它是和最大的無辜直接接觸的最大的罪惡、不斷被重複的高等模範、必須在恥辱中忘卻之事物。如果瘋狂在監禁的世界裡形成範例，如果所有非理性的其它徵象都被迫保持沉默，只有瘋狂為人展示，那是因為瘋狂身上帶有非理性的一切醜聞力量。瘋狂走遍了非理性的全部領域，結合其對立的兩岸──一方面是道德選擇、相對性過失、所有的表現不良，另一方面則是獸性的狂熱、被狂怒所羈絆的自由、最初和絕對的墮落──也就是明朗自由之岸和陰暗自由之岸。瘋狂便是非理性全體被收聚在同一點上：有罪的白晝，無辜的黑夜。

這裡無疑便是古典瘋狂體驗的重大弔詭之處；它被一個有關非理性的道德體驗所重拾和包裹──那是十七世紀在監禁體制中所流放的非理性；然而，它也相連於獸性的非理性體驗，而這項經驗形成了體現理性（raison incarnée）的絕對極限，也形成了人之處境中不可接受的醜聞。當瘋狂被放置在所有微小非理性的星座之下，它便會連繫於倫理體驗，連繫於理性的正面道德評價；但當它連繫於動物世界，連繫於其中重大的非理性，它便觸及醜怪的無辜。我們可以說這是一個自相矛盾的體驗，而且和瘋狂的法律定義相距甚遠──法律定義努力於區分責任和決定機制、過失和無辜；它也遠離醫學上的分析──在當時，這些分析把瘋狂視為自然現象。然而，在古典主義的實踐和具體的意識之中，存有一個獨特的瘋狂體驗，它在電光石火之間便跑遍了非理性中的所有距離；它既立基於一項倫理選擇之上，卻又同時傾向於獸性狂怒。實證主

義將不會脫出這項曖昧，雖然它的確將其簡化；它重拾獸性瘋狂和其無辜這個主題，將它放到把精神錯亂當作自然病態機制的理論之中；它又把瘋人維持在古典時代發明的監禁狀態之下，而且還是幽暗地，不願承認地，把他維持在由道德束縛和受征服的非理性所組成的機制之中。

十九世紀的實證精神醫學──我們這個時代的精神醫學也一樣──如果說它們放棄了十八世紀的措施，並把當年的知識擱置一旁，它們卻是祕密地繼承了古典文化以其整體和非理性所建立的全部關係；它們把這些關係加以位移；它們調整了這些關係：它們自信只以病理學上的客觀性來談論唯一的瘋狂；雖然如此，和它們打交道的，乃是一個仍然完全為非理性倫理和獸性醜聞所充滿的瘋狂。

第二部

導言

　　現在是回過頭來談一件平淡無奇的真相的時候了：瘋狂意識，至少在歐洲文化裡頭，從來就不是以渾然一體的事實形成團塊，以同質整體進行變形。對西方意識來說，瘋狂是在許多點上同時湧現，形成星座般的集合，它逐漸地位移，改變其外形，而其形像可能構成某一真相之謎。那是總被打碎的意義。

　　但是，究竟有什麼形式的知識是那樣地獨特、玄祕、地域化，以至於永遠只在一點之上出現，只形成一項單一的表達呢？有什麼樣的認識既是被認識足夠又是被認識不足，以至於只被認識一次、而且只有一種方式、只依據一種理解的形式？有什麼樣的科學形象，不論它是多麼地一致和密實，它身旁不會環繞著或多或少幽暗的實踐、神話或道德意識形式呢？如果一項真相不是在散亂的秩序裡頭生存，並只讓人認識其側影，那一切真相就會進入夢鄉。

　　然而，也許某種不一致性對於瘋狂體驗比對任何其它體驗來說，是更為基要的事物；也許由它的各種轉化模式之中，是有可能提出一種演變的圖式，但可能跟這體驗中最基本的部分有關的，最接近其原始條件的，便是以上所提的離散性格（dispersion）。在大部分其它形式的知識之中，透過它的每個側影，我們可以勾勒出匯合的輪廓；相對地，在這裡，離散性格銘刻於結構之中，它只接受一項已告粉碎的瘋狂意識，也就是說，它在原則上就是片段性的，其中的辯論也不可能完結。也許某些概念或某種知識上的宣稱，可能以一種表面的方式籠罩著這個最初的離散現象。可作見證的例子比如現代世界努力只以**心智疾**

病（**maladie mentale**）這個從容客觀的措詞來談論瘋狂，但結果是把其中的悲愴（**pathétique**）意味泯滅於由病理學（**pathologie**）和博愛（**philanthropie**）混合而成的意義之中。但是，[有關] 某一個特定的時代──其中也包括我們的時代──的瘋狂意識，我們不應該在一項計畫至少已經明示的統一體之中尋求，而是要在這個撕裂的臨在之中去尋求；而且，即便一個瘋狂體驗可能運用把自我投射於客觀性平面的方式，去尋求自我超越和平衡，任何事情都不能夠消除在其辯論源頭就已產生的戲劇性價值。

　　在時間的過程當中，這項辯論頑固地不斷回轉：它總是在重新運用相同的、卻又永遠無法化約的幾種意識形式，而且雖然其中有多種組合形式，但其協調總是同樣地困難。

＊　　　　＊　　　　＊

　　一、瘋狂的批判（**critique**）意識：這項意識承認瘋狂，它是在合理的、深思熟慮的、道德性智慧的背景之中來標定瘋狂。這樣的意識甚至在建立其觀念之前，便已全心全意從事審判；這不是一個定義（**définir**）的意識，而是一個揭發（**dénoncer**）的意識。瘋狂在其中，乃是在一項可以立即感覺的對立模式中為人感受：它在它顯而易見的錯亂之中顯現出來，以過剩的證據，大量地呈現出「它的腦袋空空和判斷力上下顛倒。」[1] 在這個仍為起步的階段，瘋狂意識具有強大的自信，也就是說，它確定自己並不瘋狂。但是，它卻既無法度，亦無概念地投入差異的內部本身，投入對立最強烈的部分，投身於瘋狂和非瘋狂交換

1　雷尼耶（REGNIER），《第十四諷刺詩》（*satire XIV*），《全集》（*Œuvres complètes*），éd. Raillaud, v. 9。

其最原始語言的衝突核心；對立此時變成可以逆轉：由於沒有固定點，瘋狂很有可能就是理性，而且瘋狂意識也很有可能就是瘋狂祕密的存在，就是瘋狂本身的策略。

> 那些為了旅遊上船出海的人
> 以為是陸地遠離，再不是船在走動 [2]

然而，既然面對瘋狂時，並不存有確定性的不瘋狂，於是便存有一種比所有其它瘋狂更為普遍的瘋狂，而且這種瘋狂使得最頑強的智慧和瘋狂處於同樣的困境之中。

> 我越是修飾便越是需要潤色
> 依我之見，世人皆是重複不休 [3]

這是脆弱的智慧，但也是最高度的智慧。它假設，它要求瘋狂意識不斷地分裂為二，要求它自身沒入瘋狂之中，然後又再重新浮出。它依賴著一開場便樹立的理性的複數價值，或者應該說它的單數價值更好，但它把理性廢除之餘，又很快地在帶有反諷意味的、對這項廢除感到假意絕望的清醒當中，重新找回了理性。這樣的批評意識，假裝把嚴謹推進到對自我進行激烈批判的地步，直到願意在一個捉摸不定的戰鬥的絕對之中，冒生命之危險；然而這個意識卻在事前祕密地加以預防——它只由接受危險的事實本身，便認出自己是理性。就某種意義而言，在它和瘋狂簡單的、可逆的對立當中，理性作了完全的介入（engagement），

2　同上，v. 13-14。
3　雷尼耶，前引書，v. 7-8。

但這個介入之所以是完全的，卻是因為它已經知道，它有完整擺脫
（dégagement）的祕密可能。

二、瘋狂的實踐（pratique）意識：擺脫在此既非辯證法的潛在力
量（virtualité），亦非其精湛技巧（virtuosité）。它是一個有其必要的
具體現實，因為它乃是在團體的存在和規範之中產生；但更進一步，它
像是有其必要的選擇，一個不可避免的選擇，因為我總是要站在其中一
邊，我們不是在團體裡頭就是在團體外頭。尚且，這個選擇還是一種假
的選擇，因為唯有在團體內部的人，才有權利指明那些人因為被人認為
處在外部，而被控訴說是自己選擇成為外部之人。原先，單純批判的意
識，認為他們只是**偏航（dévié）**，現在又加上另一個意識，認為他們
選擇了另一條路，因為有這樣的想法，意識便在一個毫無中介的教條主
義中為自己找理由辯護——這個作為同時既是照明，亦是幽暗化。這不
是受困於介入理性和瘋狂的差異和同質中的一項意識；這是知道理性和
瘋狂之間有所差異的一項意識，是在被認為是理性規範承載者的團體的
同質性之中，成為可能的意識。雖然它是社會性的、規範性的，而且一
開始就被堅決地依賴，瘋狂的實踐意識同樣具有戲劇性；如果它包含了
團體的連帶感，它也同樣指出劃分的立即需要。

在這個劃分之中，對話中一直岌岌可危的自由便不再作聲：只剩下
一個安靜的確定性，它知道必須把瘋狂化約為沉默。這是一個曖昧的意
識——它一方面是從容的，因為自信掌握著真理，它同時也是不安的，
因為承認瘋狂有擾人的力量。對抗理性，瘋狂現在顯得像是失去武裝；
但對抗秩序、對抗理性自身在人與事的法則中所能作出的顯現，瘋狂便
顯露出奇特的威力。瘋狂意識覺得這個秩序受到威脅，而意識所操作的
劃分，也使秩序冒了生命風險。但是，這項風險有限，甚至是在一開頭
就被人作了手腳；這裡沒有實際的交鋒，只有一項絕對權利無補償的行
使——那是瘋狂意識打從一開始，在自認為同質於理性和團體的時候，

便封賞給自己的權利。重要的是儀式，而不是辯論；此一瘋狂意識所表達的並不是某一實際鬥爭的變形，那只是一種遠古的除魅儀式。這種形式的意識同時既是最具歷史性的，亦是最不具歷史性的；它在每一個時刻，都像是一種立即的防衛反應，但這防衛只是在恢復縈迴於恐懼中的所有古老恥辱。關於現代療養院，如果我們至少想起使之合法並鑄成其必要的幽暗意識，我們不曾認為它是瘋瘋院的純粹遺產。瘋狂的實踐意識，表面上似乎只以其目的性中的透明來定義自己，其實卻是最厚重的意識，最為古老戲劇的簡化儀式所貫注。

三、瘋狂的發言（énonciative）意識：它使人可以立即直接地，不借助任何知識便可說出：「那個人是個瘋子。」這裡沒有定義瘋狂的性質或剝除其地位的問題，只要把它當作實質的存在標示出來；就在那裡，就在眼前，有一個人，不容置疑是個瘋子，有一個人顯然是瘋了——這是在看到瘋狂任何性質和對它作出任何判斷之前，它單純、靜止、頑強的存在。這時意識不再置身於價值層次之中——不再是危害和冒險的問題；它現在處在存有的層次上，因為它只是一項單音節知識，只在指出瘋狂是否存在。就某種意義而言，這是所有瘋狂意識中最從容自在的一個，因為在總體上，它只是一個簡單的感知性把握。由於它不通過知識，它甚至避免了診斷帶來的不安。這是《拉謨的侄子》（Neveu de Rameau）[1] 中對話者的反諷意識；這是那重新與自身和解的意識，才剛由痛苦的深處走出來，帶著一半的迷惑一半的苦澀，訴說《奧蕾利亞》（Aurélia）[2] 的夢境。這個意識雖然單純，卻非純粹：它持續不停地後退，因為它同時假定及證明它本身不是瘋狂，理由很簡單，它自己就是瘋狂

---

[1] 狄德羅（Denis Diderot）的對話作品。有可能作於 1760 年代初。書中的 Rameau 為音樂家 Jean-François Rameau。

[2] Gerard de Nerval 的虛構作品（1855）。

的立即意識——就在那兒，瘋狂被人呈現和指出，就像是一個無法反駁的自明之理。然而，以上所說如果要能成立，條件在於那呈現瘋狂的意識已先拒絕瘋狂，它以它和瘋狂的關係，以它和瘋狂間的對立來定義自己。它意識到自己不是瘋狂，只有在這樣的背景中，它才能成為瘋狂的意識。所以，不論它如何能擺脫成見，如何遠離所有的束縛和壓迫形式，它總是某種已將瘋狂制伏的方式。它拒絕說出瘋狂的品質，卻是預設著對自我具有某種品質意識：我不是瘋的；如果它是簡單的感知，那也只是因為它其實是這項暗中的對立：「因為其他人曾經瘋狂，所以我們才不可能是瘋子。」布萊克（Blake）如是說。[4]然而我們不應該受騙於他人瘋狂的表面先前性：如果在時間之中，他人的瘋狂好像十分古老，那是因為在所有可能的記憶之外，知道自己不發瘋的意識已經撒布了它那非屬時間的沉靜：「時鐘衡量著瘋狂的時刻，但智慧的時刻，卻沒有任何時鐘可以衡量。」[5]

四、瘋狂的分析（analytique）意識：這是有關瘋狂的形式、現象、顯現模式的鋪陳意識。當然，這些形態和現象的整體從來不會出現在這個意識之中；長久以來，而且可能永遠如此，瘋狂將把其威力和其真相的本質部分隱藏於認識不清之中，然而，卻是在這項分析意識之中，瘋狂回歸到寧靜的良好認識之中。即使人們的確不能窮究瘋狂的現象和原因，那宰制它的目光卻對它享有完全的擁有權。在此目光之中，瘋狂不再是由它所有現象所組成的，或至少是潛在的整體；它不再具有危害，它不再包含劃分；甚至它所預設的距離，也只是任何一個認識對象所預設的距離。便是這種意識形式，建立了瘋狂客觀知識的可能性。

4　布萊克（William BLAKE），《天堂與地獄之結合》（*Le Mariage du ciel et de l'enfer*），A. Gide 法譯，p. 24。

5　同上，p. 20。

＊　　　　　＊　　　　　＊

　　以上這些意識形式，每一個同時都既是自給自足，又和其它所有形式相互關連。它們之所相互關連，是因為它們一定會暗暗地相互支撐。任何一種有關瘋狂的知識，即使它如何地宣稱其客觀性，即使它只想建立在科學認知形式之上，都不由自主地預設一個先前於它的批判辯論運動；在這個辯論之中，理性與瘋狂相互較量，感受到瘋狂同時既是它單純的對立，亦是一項可以立即逆轉的危害。這樣的知識也預設一項實踐上的劃分永遠會出現在它的地平之上，像是一個潛在的力量，這是團體運用它對瘋狂的除魅儀式，肯定和增強其自身的價值。相反地，我們可以說，沒有任何瘋狂的批判意識不會不嘗試在分析意識之中建立基礎或自我超越，使得辯論中的不安可以得到平靜，風險可以得到控制，距離也可以決定性地建立。瘋狂的四個意識形式，每一個都標指著另一個或其它另幾個的形式，利用它們作為恆定參考、辯護理由，或先決條件。

　　但是，沒有任何一個意識形式會被另一個完全吸收。即使它們之間的關係再怎麼緊密，也不能把它們化約為一個統一體，使得所有的個別形式消失於一個專制的、單調的和終極的意識形式中。這是因為，由於它們的性質、意義和基礎，每一個形式都具有其自主性：第一個意識形式，在一刻之間便圈圍出語言的一個廣大區域，在其中意義和無意義、真相和錯誤、智慧和陶醉、白晝的光明和夢之閃動、判斷的界線和慾望無限度的推定，同時出現亦相互對抗。第二個形式乃是遠古大恐怖的繼承者，它不自知、不自願、亦未加說明地重拾那淨化並重振社群幽暗意識的古老沉默儀式；它包裹著一大段無名的歷史，而且雖然它自身能提出一些辯解，它仍然比較接近儀式靜態的嚴謹，而不接近語言不斷的勞動。第三個形式並不是一種認識（connaissance），而是一種辨識（reconnaissance）；它或者是鏡子（比如《拉謨的任子》），或者是回憶（比

如涅華爾 [Nerval] 或是亞陶）——究其根柢，它總是一種自我的反射，即使它自信標指出異鄉人，或是那在自身之中最屬異鄉的成分。它在它的立即發言動作（énonciation）之中，在這個全然由感知出發的發現當中，其實是把最接近它的祕密推到遠處。在它那並不瘋狂的簡單存在之中，瘋狂就像一個失去武裝的奉獻，然而它所承認而不自知的事物，乃是它和痛苦的親暱。在瘋狂的分析意識之中，戲劇性事件得到了和緩，對話被封閉於沉寂之中；不再有儀式和高亢的抒情（lyrisme）；幻想顯露其真相；反自然的危害演變為某一自然的徵象和顯現；那召喚恐懼的事物，只能喚來消除它的技術。在此，瘋狂意識只能以知識的形式得到平衡。

＊　　　　　＊　　　　　＊

　　自從無理智的悲劇體驗和文藝復興時代一齊消失之後，瘋狂的每一個歷史形像同時包含了上述的四個意識形式——同時既是它們幽暗的衝突，亦是其不斷分解的統一體；在瘋狂體驗中，屬於辯證意識、儀式劃分、高亢指認，以及最後屬於知識領域的事物，它們在每一刻之中的平衡不斷建立和崩潰。瘋狂在現代世界中連續展現的面貌，其面目特徵便是來自這四個主要元素之間的比例和關連。其中沒有任何一個元素會完全消失，但有時其中一個會享有特權，而把其它元素保持在準幽暗的地域之中，並在其中產生運作於語言層面之下的衝突和緊張。有時在不同的意識形式之間，會建立起組合，由它們形成擁有自主性和特定結構的大段體驗區域。這些運動的全體，描繪著一個歷史流變（devenir）的特徵。

　　從文藝復興一直到今天，如果我們採用一個長段的歷史分期，我們有可能會找到一個幅員遼闊的運動，讓瘋狂體驗由意識的批判形式一直偏流到其分析形式。十六世紀特別注重瘋狂的辯證體驗：它比其它任何

時代更敏感於理性和瘋狂之理性（la raison de la folie）間可以無限逆轉的性質；瘋子身上所有接近、熟悉、相似的事物：瘋人的存在中能夠揭發幻覺、爆發反諷真相的所有事物。由布蘭德開始，中經伊拉斯謨斯、路易絲・拉貝、蒙田、查倫，最後到雷尼耶為止，傳達的是相同的不安、相同的批判活力、存在於瘋狂徵笑接待之中的相同慰藉。「如此，這個理性乃是一隻奇特的野獸。」[6]在當時，甚至醫學體驗中的概念和措施，都遵循著此一意識的無限運動。

相反地，當十九和二十世紀質問瘋狂時，注重的只是瘋狂的分析意識；它們甚至推定說，只有在其中才能求得瘋狂全部和終極的真相，而其它體驗形式只是些近似之詞、原始企圖、陳舊元素。然而，尼采的批判，療養院式的劃分之中所投注的一切價值，以及亞陶繼涅華爾之後在自己身上無情進行的重大探索，這些都見證著所有其它的瘋狂意識形式仍然活躍於我們文化的核心。如果這些意識形式今天只能以高亢的抒情詩風來表達，並非證明它們正日趨衰敗，亦非證明它們只是不顧一切地在延續知識長久以來已加以否定的存在方式，相反地，雖然續存於陰影之中，它們卻在語言最自由和最原初的形式中，活力昂揚。它們的爭議力量無疑只有因此而更加活躍。

相對地，古典時代的瘋狂體驗平衡於一種劃分之中；此一劃分定出了兩個瘋狂的自主性領域：一方面是批判意識和實踐意識；另一方面則是認識和辨認的形式。有一整個區域被孤離出來，在其中結合了全部的實踐和判斷，並透過它們，揭發瘋狂和隔離瘋狂；在瘋狂身上，所有接近理性及太接近理性的事物，所有以一種嘲諷的相似性威脅著理性的事物，被粗暴地分離開來，也被迫保持嚴格的沉默；監禁手勢所掩蓋的，便是合理意識的辯證危害，便是這個作為拯救者的劃分。

6　雷尼耶，前引文，v. 155。

監禁體制的重要性，不在於它是一種新形式的體制，而在於它總結及顯示瘋狂古典體驗的半個部分：在一項協調一致的措施之中，組織著意識的辯證性不安和劃分儀式的反覆。相反地，在另一區域裡，瘋狂則顯示其自身：它試著說出它的真相，自己揭發其所在的處所，並在其現象整體之中鋪展；它尋求獲得本性，尋求獲得它正面出現於世界的模式。

在前面幾章裡頭，我們已經試著分析監禁領域，以及這項措施所掩蓋的意識形式。在隨後的章節裡頭，我們想要重塑古典時代中瘋狂的辨識和知識領域：問題因此在於，是什麼樣的人，可以在完全的確定之中和立即的感知之中，被辨識為瘋子呢？瘋狂是如何在無法否定的徵象之中顯現其自身呢？它如何在自然之中成功地取得意義呢？

然而，無疑地，上述兩個體驗領域間的分離，可以說是古典時代的特點，而且它本身也很重要，因此我們得在此作更多的討論。

人們可能會說，這個斷裂，既不是超乎尋常，亦不能嚴格地說是某一歷史時代的特點。實踐上的排拒和保護措施，和瘋狂更為理論化的體驗之間有所不符，這的確是西方體驗中相當常見的事實。到今天還是一樣，我們的安定良心努力想要以科學名稱去建立一切劃分企圖，但我們仍然能夠輕易地看出其難以取得名實相符的困擾。然而，古典時代的特徵，便在於其中看不到任何困擾，也看不到任何尋求統一性的志願。一個半世紀之間，瘋狂的存在曾被嚴格地分裂。而且我們有一個可以立即覺察的具體例證；那就是，像我們前面已經看到的，監禁無論如何不是一個醫療措施，而且它所實施的排斥儀式也沒有向任何實證知識的空間開放。在法國，要等到 1785 年的偉大行政命令之後，醫學秩序才會進入監禁所，要等到國民大會下了一道法令，人們才會問每一個受監人到底是不是瘋子。相反地，一直到哈斯拉姆（Haslam）和匹奈的時代之前，幾乎沒有醫學體驗來自和生於療養院之中；有關瘋狂的知識會在醫學知

識的體系中找到一個位置，作為其它章節間的一章，但沒有任何事物指出瘋狂在世界上具有特殊的存在方式，或是它的排除究竟有什麼樣的意義。

這個不留餘地的劃分，使得古典時代成為瘋狂存在的**悟性時代**（**âge d'entendement**）。一邊是宰制反自然並迫使其沉默的實踐，另一邊則是嘗試識破自然真相的知識，兩者之間，沒有任何對話可能，也沒有任何對照參考；驅逐人所不能承認之事物的手勢，和真相得以在其中得到認識的論述，兩者之間，形同陌路。體驗形式各自為政地發展，其中之一成為沒有評論的實踐，另一個則成為沒有矛盾的論述。在一方完全被排除，在另一方則完全被客觀化，瘋狂永遠沒有為了其本身，並在它特有的語言之中受到**顯示**（**manifestée**）。並不是矛盾活生生地存在其中，而是它在相互矛盾的詞語中過著分裂的生活。只要西方世界仍在一個崇尚理性的時代，瘋狂就要遵守悟性的分裂。

一個深邃的沉默使得古典瘋狂看來像在睡眠；無疑地，它的理由便在這裡：有一種自明之理般的氣象，圍繞著概念和實踐，並保護兩者不受對方干擾，而它之成為必要的力量，便是如此。雖然這是瘋狂深沉生活受到極端撕裂的時代，但可能沒有任何一個時代和它一樣無感於瘋狂的悲愴性。原來，也就是因為這項撕裂本身的作用，瘋狂不可能被意識為一個單一點——既是想像，亦是真實的焦點——讓人對自己的質問可以在這裡得到反射。在十七世紀，即使人們可以如何地確定一宗監禁案不符正義，理性的本質也不會受到波及；反過來，無法確定瘋狂的性質，或無法確定它的界線應該由那一點開始劃起，人的感受也不是把它當作對社會或具體的人的立即威脅。劃分之過度本身保證了兩種質疑形式各自的鎮靜。在兩者間造成接觸的任何一個循環，都不會有激起基本和無可挽回的火花的危險。

＊　　　　＊　　　　＊

　　然而，驚人的巧合卻不斷到處出現。這兩個如此嚴謹分離的領域，如果我們仔細查看，便會不斷顯現出非常嚴密的結構類同。瘋狂因為監禁措施所引起的退縮、瘋子作為社會熟悉的典型人物的消失——我們在隨後篇章裡，將會非常容易地重新看到其後果或其原因，或者為了更加中立和更加明確，我們可以說，那是它們在有關瘋狂的理論和科學思考中的相應形式。我們在這一方面描寫為事件的東西，在另一方面我們會再看到它作為概念發展形式出現。這兩個領域再怎樣分離，第一個領域中沒有一個重點不會在第二個領域中找到對應。如此一來，只有在劃分和它所允許其出現的統一形式的關係之中，才能思考劃分。

　　我們這一刻所讚嘆的，也許只是理論和實踐的統一。然而，我們覺得，古典時代在瘋狂的意識形式間所作出的劃分，並不符合理論和實踐間的區別。瘋狂的科學和醫學意識，甚至在承認痊癒是不可能的時候，總在潛在地運用著一個操作體系，而這個體系應該能夠消除其徵候或控制其原因；另一方面，分離、譴責瘋子，並使瘋子消失的實踐意識，必然和某種政治、法律、經濟的社會個體觀念相混合。因此，這是另一種劃分。這一邊，我們在監禁的大名義之下所發現的，乃是劃分的時刻（moment）——它同時是理論的，也是實踐的——是排除的古老戲劇的重演，是用消除運動去把握瘋狂的形式；在瘋狂的存有（être）中能夠得到表達的，在此是它有計畫的消滅。至於我們下面要看到的，則是瘋狂真相的鋪陳（déploiement）——它也同樣既是理論又是實踐——它開展了一個作為非存有（non-être）的存有（être），因為它在它最明顯的徵象之中，只展現為錯誤、幻想、錯覺、空洞和無內容的語言；現在問題是如何由作為它的存有的非自然出發，將瘋狂建構為自然。前面所談的，問題在於如何由它的存在的粗暴消滅出發，戲劇性地建構一

個存有；目前，問題則是如何在一個從容的知識之中，由一個非存有的揭露出發去建構一個自然。

但是，當我們提出這個自然建構過程的時候，我們也將嘗試展露一項獨特的體驗，它同時是戲劇性的劃分形式，亦是此一建構寧靜運動的基礎。這項獨特經驗，同時棲息於兩方，是它在支持、解釋並辯護監禁的措施和知識的週期，是它構成了瘋狂的古典體驗；非理性這個詞語所標指的便是它。在我們剛剛所談到的大分裂之下，它延展著它那祕密的一致性：因為它同時既是斷裂的理由，亦是我們可以在斷裂的這邊和那一邊發現的統一性的理由。是它解釋了為何我們在**這一邊**和**那一邊**遭遇了相同的體驗形式，以及為何我們只有同時在這一邊和那一邊，才能遭遇到它們。古典時代的非理性同時既是其自身的統一，亦是其自身的分裂。

人們會問，為什麼要等這麼久的時間才把它展露出來？為什麼要等到談及自然的建構之時，也就是說，等到談及科學、醫學、「自然哲學」（philosophie naturelle）之時，才說出非理性這個名字？而且，為何在談社會和經濟生活、貧窮和失業形式、政治和治安體制時，只是用影射或反面暗示來對待它？這不是注重觀念的流變，更勝於歷史的具實運動呢？

對此，我們也許只須回答說，在重商時代布爾喬亞世界的重組之中，瘋狂體驗只是由側面，藉著遙遠的側影和一種沉默的方式出現；這些線條就其相關事宜而言如此偏狹，面對涉及其它更可見和可讀的形像時，相反地又是如此融入其中，用它們來定義瘋狂體驗可能過於輕率；在這個第一階段的研究裡，只要讓人感覺到它的存在，而且許諾未來會有解釋就夠了。相對地，當哲學家或醫生遭遇到理性、自然和疾病間關係的問題時，瘋狂便以其量體的全部厚度出現；它流散其中的整個體驗堆積，這時顯露出一致點，而瘋狂本身也達到擁有語言的可能。一項獨

特的體驗終於現身了。那些簡單的、有點異質的、到現在一直重疊的線條，開始各就各位；每一個元素都能依其精確的法則運轉。

這個經驗既不是理論的，也不是實踐的。它是一些基礎體驗中的一員。在這些體驗中，一項文化是以它最獨特的價值在作賭注——也就是說，把它們送入矛盾之中。但同時也使得這些價值能對矛盾預作防範。像古典時代文化那樣的一種文化，在其中有那麼多的價值被投注到理性中，它在瘋狂之中，既冒著最大的風險，亦冒著最小的風險。那是最大的風險，因為對於一切使其合法化的東西，瘋狂形成最立即的矛盾；那也是最小的風險，因為它把瘋狂完全解除武裝，使它變得軟弱無力。古典文化在瘋狂之中所接受的風險既是最大限度和最小限度，而非理性這個字把這兩個極端解釋得很清楚：它是理性簡單、立即、馬上就會遭遇到的反面；它也是一個空洞、既無內容亦無價值、純粹否定的形式，在其中出現的形像，只有一個剛剛逃離的理性所留下的足跡，但這個理性對非理性來說，卻永遠是它之所是的存在理由（raison d'être）。

第一章　物種園中的瘋人

　　現在，我們得朝向另一面向質問。它的對象不再是那介入隔離手勢中的瘋狂意識——那介入僵化儀式或是無止盡的批判辯論中的瘋狂意識，而是那只為其自身作出劃分遊戲的瘋狂意識，那說出誰是瘋子（fou）和鋪陳瘋狂（folie）的意識。

　　首先是這個問題，瘋子是什麼？那存在於理性人物之間，存在於那才剛開始的十八世紀的理性人物之間，謎一般的瘋狂的承載者，究竟是誰？在前一個世紀裡，他的完美翦影可以如此容易地為人標定，現在，他卻要為許多不同的面目戴上千篇一律的面具，這樣的瘋子，人們是如何辨識出他的？他在日常生活中如此接近，使他和所有不是瘋子的人混在一起，而他的瘋狂特徵又和他的理性的頑強徵象亂成一團，無法分辨，在這之中，如何才能指出瘋子而不至於犯錯呢？這與其說是學者的問題，毋寧說是智者的問題；與其說是醫生的，毋寧說是哲學家所提出的問題；這是由一整群批判家、懷疑論者、道德家組成的高度注意力隊伍所提出的問題。

　　至於醫生和學者這一方，他們質問的則是瘋狂本身，並且是在它所處的自然空間中來提問——它是疾病的一種、身體和心靈的擾亂，同時既存在自然之中，又是作為反抗自然而發展起來的自然現象。

　　這個雙重的提問體系，似乎在觀看著兩個不同的方向：一方是哲學問題，那比較是批判性而非理論性問題；另一方則是醫學問題，包含著論述性知識（connaissance discursive）的所有運動。其中一個問題關係到理性的本性（nature），以及理性容許劃分有理性者（raisonnable）

和無理性者（déraisonnable）的方式；另一個問題則關係到在自然
和其變化的奇思之中所具有的合理性者（rationnel）和不合理性者
（irrationnel）。

這兩種提問方式，一是以理性質問自然，一是透過自然質問理性。
而且如果有幸在將它們輪番嘗試之後，就在這些方式的差異之中，可以
出現一項共同的回應，如果可以展露出唯一且相同的結構，這個結構無
疑便會非常接近古典時代的瘋狂體驗裡具有本質性和普遍性的事物；而
我們便會被引導到非理性（déraison）這個詞語的理解界限。

＊　　　　＊　　　　＊

十八世紀的諷刺作品喜歡重拾文藝復興時代古老的懷疑論主題，而
當逢特奈（Fontenelle）[1] 在《匹格馬利翁》（*Pygmalion*）[2] 的開場白裡
讓瘋狂說出下面的話時，他所依循的，仍是十分接近伊拉斯謨斯的哲學
諷刺詩傳統：

> 余影響力歷久彌新
> 現世人較父執為瘋
> 子有過之而無不及
> 孫且將更憑空亂想
> 不輸老輩荒謬怪誕[1]

---

[1] Bernard Le Bovier de Fontenelle（1657-1757），法國作家。高乃宜（Corneille）的
姪子。以優美才情和通俗科學作品聞名。

[2] Pygmalion 原是希臘傳說中的塞浦路斯國王。他雖然生性痛恨女性，卻愛上了自己所
雕的象牙愛神像。他的祈禱使得雕像獲得生命，Pygmalion 最後和自己的作品結婚。

1　《匹格馬利翁，提爾王子》（*Pygmalion, Prince de Tyr*），〈開場白〉（Prologue）。

　　然而，反諷在結構上已不再和雷尼耶《第十四諷刺詩》相同；它不再立基於世間理性的普遍消失，而是立基於瘋狂變得更為纖細，甚至失去任何可見可識的形式。這讓人覺得，好像由於監禁對思考產生了一個遙遠的派生影響，使得瘋狂從其古老的可見現存之中退隱：過去使它具有真實飽滿性格的事物現在都消逝了，它的位置無人佔據，而它過去確定的顯現也不再可見。因為瘋狂具有模倣理性的根本才能，最終使得它身上的非理性事物受到掩蓋；或者更好的說法是，自然的智慧是如此地深奧，它甚至可以利用瘋狂作為理性的另一途徑；它使它成為智慧的捷徑，把它特有的形式消隱在一個不可見的遠見之中：「自然想在宇宙中建立的秩序將會一直繼續：如果還有什麼可以置喙之處，那就是自然無法由我們的理性中獲得的東西，它便由我們的瘋狂之中獲得。」[2]

　　瘋狂的本性同時也就是它有用的智慧；它的存在理由便在於它和理性如此接近，和理性是如此地同質異形（consubstantielle），於是它便和理性一起形成一個不可分離的文本，在此文本之中，只能解讀出自然所具有的目的性；要保持物種綿延不斷，便需要愛情的瘋狂；要有政治體制的良好秩序，則需要狂妄的野心；如果要創造財富，則需要無理智的貪婪。如此，所有這些自我中心的混亂，便歸結於一個超越個體層次的大智慧之中：「人的狂舉因為本性相同，它們是如此輕易可以調合為一，使得它們得以促成人之社會的最強連繫：可作證明者比如渴望不朽、虛榮以及許多其它原則，世上一切的造就便在其中運轉。」[3]在拜爾

　　見逢特奈《作品集》（*Œuvres de Fontenelle*），Paris, 1790, IV, p. 472。

2　拜爾（BAYLE），引用於 DELVOVÉ，《試論皮耶‧拜爾》（*Essai sur Pierre Bayle*），Paris, 1906, p. 104。

3　逢特奈（FONTENELLE），《現代死者對話》（*Dialogues des morts modernes*），Dialogue IV，《作品集》（*Œuvres*），1790, I, p. 278。

（Bayle）和逢特奈的作品裡，瘋狂所扮演的角色，相同於馬勒布蘭許
（Malebranche）[3]認為內在感覺（sentiment）[4]在墮落的天性之中所扮
演的角色：這是一種非自願的活力，而它透過捷徑，趕在理性所能達到
之處之前，理性還要花很長的時間才能費力地抵達。瘋狂便是秩序不為
人所覺察的一面，它甚至使得人非自願地成為智慧的工具，而人並不瞭
解此一智慧的目的：它表達出遠見和神意、計算和目的性之間的所有距
離。在瘋狂身上，隱藏著集體智慧所有的渾厚，而它還能主宰時間。[4]
從十七世紀以來，瘋狂便默默地位移至理性之中：在過去，它比較是位
於「流放理性的推理」（raisonnement qui bannit la raison）那一邊：
現在它則滑移到沉默的理性這一邊來，而此種理性加速了推理中的緩慢
合理性（rationalité），攪亂其鮮明線條，並以冒險超越其理解和無知。
總之，瘋狂的本性即是作為祕密的理性——至少它是只因理性並只為理
性存在，而當它出現在世上的時候，也要事先經由理性安排，也要已經
在理性之中異化自身。

　　然而，這麼一來，怎麼還有可能為瘋狂指定一個固定的位置？
替它畫出的臉孔，又怎麼能不和理性具有相同的特徵呢？作為匆忙
且非自願的理性形式，它並不顯出任何不可化約的 [記號]。而當小
維歐森（Vieussens le fils）解釋腦中的「卵形中樞」即是「心智官能
中樞」，因為「動脈血液在此變得纖小起來，最後變成血氣（esprit

---

[3]　Nicolas de Malebranche（1638-1715），笛卡兒派的法國哲學家。他用一套唯心論
　　形上學，解決心身溝通的問題。

[4]　這裡的 sentiment 是認識論上的用語，指的是不能只用感官經驗解釋的立即知識，
　　不能用理性方式說明的朦朧直覺。Malebranche 經常使用「內在感覺」（sentiment
　　intérieur）這樣的說法。比如他認為我們「對靈魂和其功能並無明確意念。只能透過
　　意識或內在感覺去認識它；這個感覺讓我明白自我是自由的」

4　　參考 MANDEVILLE，《蜜蜂寓言》（*La Fable des abeilles*）以及孟德斯鳩有關貴族
　　的榮譽瘋狂的篇章。（《法意》[*Esprit des lois*]，第三部，第七章）

animal），」[5]因此，「心智的健康，就其物質方面而言，維繫於血氣得以在這些小管脈中規律、均等和自由地流動」——逢特奈拒絕承認在一個這麼簡單的標準中可以立即察覺和具決定性的事物，他拒絕可以用它來立刻分辨瘋人和非瘋人；如果解剖學者有理由認為瘋狂跟「這些非常纖細的小管子」的病變有關——這並沒有什麼了不起，這樣的錯亂在每一個人身上都有：「沒有一個頭腦健康到卵形中樞中沒幾根被塞住的小血管。」[5]的確，心神喪失者、躁狂型瘋人、狂人或是暴戾分子，可以一眼就認得出來；但這卻不是因為他們是瘋子，或是因為他們發瘋的程度，而只是因為他們的精神失常乃是一種特殊的模式，這模式在所有瘋狂無法覺察的本質之上，又加上它自己獨有的徵象：「癲狂者（frénétiques）只是另一種瘋子。」[6]但是瘋狂的一般本質還在這些分化之下，它並沒有可以確定的形式；瘋子就其一般意義而言，並非徵象的承載者；他跟其他人混在一起，而且存在於每個人身上，這並不是為了和理性對話或衝突，而是要用不可告人的手段暗暗地為它服務。[它是]理性的女僕（Ancilla rationis）。波阿西耶・德・索窪吉（Boissier de Sauvages）[6]雖然是醫生且身兼自然學家，他在很久以後仍會承認瘋狂

---

[5] 根據笛卡兒派心理學的想法，血氣（esprits animaux——通常為複數形）乃是血液中最輕的部分。它由心上升至腦，又由腦經由神經通達肌肉，以維持身心之間的連繫。

5　《科學院史》（*Histoire de l'Académie des sciences*），1709 年部分，éd, 733, pp. 11-13。《論憂鬱性妄想》（*Sur le délire mélancolique*）。

6　《現代死者對話》（*Dialogues des morts modernes*），Dialogue IV，《作品集》（*Œuvres*），1790, I, p. 278。同樣地，逢特奈在談及自由時也解釋道，瘋子並不比其他人更受決定或更不受決定。如果人們可以不受溫和腦部體質影響，他們應該也能不受更強烈的體質影響：「因此，先天體質傾向愚蠢的人，也應該有可能擁有才智。」這整個推論也可倒轉過來：如果強大的體質是無法抵抗的話，那麼脆弱的體質也會同樣具有決定力。（《靈魂自由論》[*Traité de la liberté de l'âme*]——Depping 版將此篇歸屬於逢特奈——III, pp. 611-612）

[6] François Boissier de Sauvages（1706-1767），法國蒙伯里耶（Montpellier）的醫師。他在 1763 年以拉丁文出版了 *Nosologia methodica*（《方法性疾病分類學》）一書。

「不能直接辨明。」[7]

　　雖然在懷疑論的運用上有表面的類似性，和文藝復興的瘋狂存在（présence）模式差別最大的，便是它在十八世紀初的樣態。在過去，瘋狂藉由數不清的徵象顯現其存在，並以立即的矛盾威脅著理性；萬物的意義可以無限度地逆轉，此一辯證脈絡是如此地緊密。如今，事物也具有同樣的可逆性，但瘋狂卻被吸收於一個模糊的存在之中，不再具有明顯的徵象，它外於可感世界，卻內於一項普遍理性的祕密統治。它同時既是飽滿，又是完全的缺席：它居住於世上所有的領域，不給任何智慧和秩序自由，但它自己卻不讓任何感覺把握它：它就在那兒，無所不在，但卻永遠不在使其成為其所是的事物之中。

　　然而，瘋狂的退隱，在它的臨在和顯現之間的本質性差距，並不意味著它完全走出了自明性（évidence）的領域，退隱到一個無法接近的領域，將它的真相隱藏其中。它既無確定的徵象亦無正面的存在，這一點反而弔詭地使它具有一個毫無不安的立即性質，完全鋪陳於表面，不可能退一步進行懷疑。它不是以瘋狂的樣態出現：而是以瘋人不可否認的面孔出現：「理性健全的人，可以很容易地認出他來，就好像牧羊人很清楚那一隻母羊罹患了相同的疾病。」[8]瘋人具有某種自明性，由他的五官特徵可以立即決定，而這一點似乎正好和瘋狂的無定性有所關連。我們越是不知道瘋狂由何處開始，我們就越知道瘋子是什麼，而且這個知識幾乎無法置疑。這就是伏爾泰所訝異的事情：人們一點也不知道一個靈魂如何作出錯誤的推理，亦不知道一件事物如何改變其本質，但是，人們卻毫不猶豫地「把他關在箱中，直送巴黎『小收容

此書在他死後譯為法文。書中包含瘋狂的複雜分類。

7　波阿西耶・德・索窪吉，《方法性疾病分類學》（*Nosologie méthodique*），Gouvion譯，Lyon, 1772, t. VII, p. 33。

8　波阿西耶・德・索窪吉，前引書，t. VII, p. 33。

所』。」[9]

　　瘋人可以如此無法置疑地為人辨認，這是怎麼做到的呢？那是靠著一項邊緣性的感知、一個側面觀點、某種同時既是當機立斷亦是間接和反面的推理。波阿西耶‧德‧索窪吉嘗試闡明這個如此確定卻又如既模糊的知覺：「當一個人依循健全理性的指引來行動時，只要注意他的手勢，他的動作，他的慾望，他的論說，他的推理，便可以在這些行為之間發現其所具有的關連，以及其所朝向的目的。」同樣地，要辨認出瘋人，「不需要知道他所患的幻覺或妄想症為何，也不要他作出錯誤的三段論推理；藉著他的行動和其他人的行為間的不協調，我們就可以輕易地察覺到他的錯誤和幻覺。」[10] 這是一個間接手法，因為瘋狂的覺察，只是對照於理性事物，對照於我們面對有理性的人時的意識——這個意識向我們保證說他的言談具有一致性、邏輯性和連貫性——這個意識處於睡眠狀態，直到瘋狂爆發性地出現為止。瘋狂之所以如此顯而易見，並不是因為它具有正面因素，反而正是因為瘋狂是一種決裂。作為不協調的瘋狂突然湧現，也就是說，它完全是負面的；但也就是因為它具有這種負面性格，它才能確保它的立即性。瘋狂的正面性格越是不明顯，瘋人也就越是被當作無法否認的差異，在理性的持續脈絡上——這個脈絡因為變得太熟悉，幾乎已經被人忘記——突然地湧現。

　　讓我們在這第一個要點上，停下來討論一下。十八世紀在辨認瘋人時，具有如此匆忙、如此自以為是的確定感，但同時它也承認不再有能力定義瘋狂——這無疑是一個重要的結構。在這一邊，瘋子具有立時具體、明顯、精確的性格；在另一邊，則是瘋狂模糊、遙遠、幾乎無法覺

9　伏爾泰，《哲學辭典》（*Dictionnaire philosophique*），「瘋狂」（Folie）條，éd. Benda, Paris, 1935. t. I, p. 286。

10　波阿西耶‧德‧索窪吉，前引書，t. VII, p. 34。

察的側影。這一點卻絲毫沒有弔詭之處，而是非常自然的互補關係。瘋子是如此可以被直接感受，以至於我們無法在他身上認出瘋狂的普遍言談；他的顯現，只是點狀的存在——那好像是一種既個別又無名的瘋狂，而瘋子可以在其中無錯誤之虞地為人指出，但這瘋狂一旦為人察覺便又立即消失。瘋狂本身無限度地後退；它是一個遙遠的本質，保留給疾病分類學者去作以它自己為目的的分析。

以一項具體的理性為背景，瘋人具有如此直接的自明性：相對地，瘋狂在一個論述性理性最外圍、最無法接近的邊界上遠離而去，以上這兩個現象都聽從於瘋狂的某種缺席（absence）。這樣的瘋狂不再以一個深遠的目的性和理性結合：它不再陷入它和理性的真實辯論之中。而且，由感知到論述，由辨識到認識的整個幅度上，它都是具體的普遍、活生生的物種，並在其顯現之中衍生其類別。在這個瘋狂體驗之中，存有瘋狂的某種缺席在支配著它的整體。一種空虛乃在其中產生，而且可能關連到本質性事物。

因為，以瘋狂為觀點來看是缺席，這很有可能是另一種事物的誕生；在這一端點上，正醞釀著另一種體驗，它存在於實證性（positif）沉默的勞動之中。

＊　　　　＊　　　　＊

瘋人並不以其存有（être）顯現；但如果他不容置疑，那是因為他就是**他者異類（autre）**。然而，在我們目前所處的時代，它異性（altérité）並不是由某種自我確定感出發的自覺性差異，可以立即被人感受。面對那些把自己想像為「南瓜或是具有一個玻璃作的身體」的無理智者，笛卡兒馬上知道自己一點也不和他們相像：「但是，怎麼回事，這是一些瘋子……」在一個人我關係之中，自發地湧現出對他們的瘋狂

不可避免的辨認：覺察差異的主體，以他本身作為出發點，衡量著這個差異：「如果我把他們當作行為典範，這麼一來，我也是一樣地心智錯亂。」到了十八世紀的時候，在一種表面的一致之下，有關它異性的意識，隱藏著一個完全不同結構；它的形成，不再由確定感出發，而是依循著一項普遍規則；它包含一種外緣關係，此關係只是連繫複數的「他人」（autres）和單數的「他者」（Autre）——瘋人，而且在這樣的對峙之中，主體絲毫不受牽連，甚至也未作為確定感被傳喚參與：「我們所謂的瘋狂，乃是一種腦部疾病，它必然會妨礙一個人和他人同樣地思考和行動。」[11] 如此，瘋人便是和他人不同的他者：處於他人（在此意為「普遍」）之間的他者（在此意為「例外」）。如此一來，便驅逐了任何形式的內在性（intériorité）：瘋人是明顯可見的，但他的側影是在一個外緣空間之中展現；定義它的關係，運作著客觀比較，把它完全暴露在理性主體的目光之中。在瘋子和宣稱「那個人是瘋子」的主體之間，產生了大段的距離，而且這距離不再是笛卡兒所提出的空虛——「我不是那個人」——而是被一個飽滿的雙重它異性體系所佔據；從此以後，這段距離中充滿著標誌，它也因此可受到衡量、產生變化；在由他人所形成的群體中，瘋人的差異性可有大小變化，反過來，此一群體本身，其普遍性也有大小不同。瘋人相對化了，但正因為如此，他的危險力量更是受到消除：過去在文藝復興思想中，瘋人代表理性核心之中一項太內在的相似性的逼近和危害，現在他則被擊退到世界的另一個極端，它被排開，而且受到控制，不再有擾人的能力；這種作法乃是藉助一種雙重的安全裝置，因為此時他代表著**存於外在他人中的差異他者**。

這個新的意識形式，開啟了瘋狂和理性之間的一個新關係：它不再

11　伏爾泰，《哲學辭典》（*Dictionnaire philosophique*），「瘋狂」（Folie）條，p. 285。

是十六世紀的持續辯證法，也不是簡單而永久的對立；不再是古典初期的嚴酷劃分，而是一些複雜且怪異地纏結在一起的關係。一方面，**瘋狂相對於理性而存在**，或至少是相對於「他人」而存在，而這些普遍匿名的他人，具有代表理性的責任，並使理性成為一種堅決的要求；另一方面，瘋狂為了理性而存在，因為瘋狂出現在一項理想意識的目光之中，被它看作是對比於他人的差異。瘋狂以雙重方式存在於理性的**面前**；它同時既是**屬於另一邊**，亦是**處於其注視之下**。另一方面，瘋狂便是立即的差異，純粹的否定性，它以不容置疑的自明性格，自我揭露為非存有（non-être）；它是理性的完全缺席，而且以一個**有理者結構（structures du raisonnable）**作為背景，便可以被立即地如此感知；在理性的注視之下，瘋狂乃是獨特的個體性，它特有的性格、行為、語言、手勢都可以一一和非瘋人身上的這些部分相互區別；它以其個殊性在理性面前鋪展，而這個理性不是參考項，卻是判斷原則；這時瘋狂便陷入了**合理者結構（structures du rationnel）**之中。從逢特奈以來，瘋狂的特徵就是它和理性之間的永久雙重關係：也就是說，在瘋狂經驗中，同時涉入了兩種理性：一個是作為規範的理性，另一個則被定義為認識的主體。

　　人們可以輕易地反駁說，每個時代，瘋狂都同樣有雙重的把握：一個是道德性的把握，其基礎為**有理者（raisonnable）**；另一個則具有客觀和醫學性格，其基礎為**合理性（rationalité）**。如果我們把希臘式瘋狂的大問題放在一旁，那麼的確至少從拉丁時代以後，瘋狂意識便被此一雙重結構分裂為二。西賽羅（Cicéron）[7] 提到過心靈疾病及其治療中的弔詭：當身體生病時，心靈可以辨識、認識並判斷此一事實；

---

[7] Marcus Tullius Cicero（西元前106-43年》，拉丁雄辯家和政治家。傅柯所引 Tusculanes 為西賽羅在其別墅退隱時所寫的哲學對話，主題為幸福（西元前47-44年）。

但當心靈生病時，身體卻什麼也不能說，「心靈被召喚來判斷其自身狀態，然而此時生病的便是判斷力。」[12] 如果在心靈的疾病上不是正好有兩個嚴格不同的觀點，那麼這個矛盾就無法避免：第一個觀點是一種哲學智慧，它知道如何區別瘋人和有理性者，並把所有的非智慧皆同化於瘋狂——omnes insipientes insaniunt（不是智者便是心智失常）[13]——它可以藉教育或說服之助，消除這些心靈疾病：「這裡和身體疾病的情況相同，沒必要向外頭求援，我們得運用我們所有的資源和力量，使我們有能力自己照顧自己。」[14] 第二個觀點是一種知識，它有能力在瘋狂中認出暴烈熱情的效應、黑膽汁的不規則運動及「當我們提到亞塔麻斯（Athamas）、亞克米安（Alcméon）、亞賈克斯（Ajax）和奧萊斯特（Oreste）[8] 時，我們所會想像的那一類原因。」[15] 對應於這兩種體驗形式的，正好是兩種瘋狂形式：一是**心智失常（insania）**，「它的意義頗為寬廣，」尤其是「把痴傻（sottise）也加入其中的時候。」另一種則是**狂怒（furor）**，這是更嚴重的病，自從十二銅表法（la loi des XII Tables）[9] 時代起，便為羅馬法所承認。心智失常因為和有理者（raisonnable）相對立，永遠不會危害智者；相反地，狂怒則是理性可以知識重溯的身心事件，它總有可能騷亂哲學家的心智。[16] 因此，在拉丁傳統中，就已經具備了有理（raisonnable）形式中的瘋狂和合理

12　西賽羅，《Tusculanes 別墅哲學對話》（*Tusculanes*），liv. III, I, 1（Humbert 法譯）。

13　同上，liv. III, IV, 8。

14　西賽羅，同上，liv. III, III, 5。

[8]　以上這一系人名都和復仇有關：Athamas 因為窩藏戴奧尼索斯，被天后希拉懲罰發瘋；Ajax 因為不能令到阿奇里斯死後遺留的武器而發瘋；Alcméon 和 Oreste 都殺死母親為父報仇，兩人並被可怕的復仇女神（furies）所追逐。

15　同上，liv. III, V, 11。

[9]　這是羅馬最早的立法（西元前 451 年）。法條刻在十二塊銅表上。

16　同上。

（rationnel）形式中的瘋狂。這樣的區別，即使西賽羅的道德主義也不會加以混淆。[17]

　　然而，在十八世紀所發生的乃是整個透視觀點的滑移；它使得有理者和合理者結構彼此緊密地結合在一起，最終形成了一個如此緊密的組織，害得我們在長期間內都不能區別這兩者。它們逐漸集結於一個獨一無二的瘋狂統一體之中。在有理者的對立面被察覺的，便是這個統一體。瘋狂提供給合理者觀察的，也是這個統一體。瘋人這時是純粹的差異、異鄉人中的異鄉人、具有雙重威力的「他者」。就在這個退縮之中，他未來將會成為合理分析的對象，供奉給飽滿的認知、明顯的感知。而且，未來它之所以會如此，正是因為它這時候的狀況。自從十八世紀前半葉起，（而且這個變化使它在非理性的歷史中具有決定性的重要地位）──瘋子在道德上的負面性開始和其認知上的正面性合而為一：排拒和不予承認之中的批判性和悲愴性距離，它性格上的空虛（vide），此時成為一個空間（espace），而那些漸漸描繪其正面真相的種種特性，將會從容地在其中大量出現。我們在十八世紀狄德羅《百科全書》（l'Encyclopédie）的謎樣定義之下所能發現的，無疑便是這個運動。定義如下：「由於意識上的欠缺，離開理性而不自知，這叫作**痴呆（imécile）**；由於受奴役於強烈的激情，離開理性而能自知，這叫作**脆弱（faible）**；但是帶有自信地離開理性，還堅信自己此時正在遵循理性，對我來說，這似乎就是人們所謂的**發瘋（fou）**。」[18]

　　這是一個奇怪的定義，它這麼地斬釘截鐵，而且看起來仍然很接近

---

17 在《Tusculanes 別墅哲學對話》（*Tusculanes*）中，我們可以發現作者想要以道德「責任」歸屬來超越狂怒-心智失常間的對立：「一個壯碩的靈魂不可能生病，而肉體卻有可能如此；有可能肉體生病，而我們卻沒有犯錯；靈魂便有所不同，所有靈魂的疾病和激情，都是因為輕視理性。」

18 《百科全書》（*Encyclopédie*），「瘋狂」（Folie）一條。

古老的哲學和道德傳統。然而，我們可以發現，革新瘋狂思考的整套運動，已在裡頭半遮半掩地出現了。這是兩個瘋狂定義的重疊和強行巧合：其中一個負面性定義來自間距（écart）（瘋狂在此永遠是和理性有一段距離，這是一個已經確立並受測量的空虛）；另一個則是正面性定義，藉著瘋狂飽滿的性格和特徵，和理性重新建立正面關係（自信和堅信，使得瘋狂和理性相異同時也相似的信仰體系，消失於虛幻忠實中的對立，空虛被一大群表象填滿，但這裡是理性自己的表象）。如此一來，古老簡單的對立──理性的力量對抗無理智的力量──現在便被一項更複雜且更不易捉摸的對立所取代：瘋狂就是理性的缺席，但這個缺席卻有正面形式，它幾乎符合理性，其相似之處幾乎可以使人搞錯，但終究無法騙過人。瘋子偏離理性，但同時又玩弄著和理性人一樣的想像、信仰和推理。因此，瘋子對他自己來說不可能是瘋子。只有在一個第三者眼中，他才會是瘋子。而且，也唯有這個第三者，才能區分理性本身和理性的運用。

因此，在十八世紀對瘋人的感知之中，最正面和最負面的，難分難解地混在一起。正面的，就是理性本身，即使它這時陷入了一個反常的面目之中；負面的呢，就是瘋狂最多只不過是理性虛幻的擬象罷了。瘋狂，就是理性，再加上一層非常薄的負面性；它就是最接近理性的東西，但也是最不能被化約為理性的東西；就是被加上一個無法抹滅的指標的理性：

「非」理性（la Déraison）。

現在，讓我們把先前的線索連貫起來，在這個瘋狂缺席的弔詭背景中，先前所謂瘋人所具有的自明性，究竟是什麼呢？其實它就是理性十分臨近的存在。在瘋人之中，所有可能的正面性都為理性所填滿：至於這個明顯的瘋狂，只是一個被加在理性身上的標記，它終究不帶來任何異質和正面的元素。

那麼，有理者結構和合理者結構的交錯狀態又是如何呢？古典時

代，在形成其瘋狂感知特徵的同一個運動裡，理性立即在無理者身上辨認出瘋人的負面性，但也在所有瘋狂的合理內容中認出自身。它認出自己就是瘋狂的內容、本性、言說，甚至就是瘋狂的理性，但同時也測量出理性和瘋人的理性之間不可跨越的距離。就此意義而言，瘋人可以完全被理性所攻陷，被它所控制——因為在瘋人心中縈繞不去的，就是理性；然而理性終究會把它保持在自身之外；如果理性可以把握它，那也是由外緣進行，把它當作**對象（objet）**。這項作為對象的地位，未來將會成為瘋狂實證科學的基礎，但它在我們這裡所分析的感知的結構的時代，就已登記有案。這個結構承認它的內容具有**合理性（rationalité）**，但就在同一個動作裡，又洩露說它的顯現具有**不可理喻（déraisonnable）**的性質。

這便是非理性最首先和最明顯的弔詭處：它是理性的立即對立，但它的內容，只能是理性本身。

＊　　　　　＊　　　　　＊

「這個人瘋了，」這個無法爭議的自明之理，卻未受到任何有關瘋狂的理論宰制力所支持。

但是，相反地，當古典思想要去問瘋狂是什麼的時候，它不是由瘋人出發，而是由一般意義下的疾病開始設想。「瘋狂究竟是什麼？」對於這樣的問題，它的回答推衍自疾病的分析，而瘋人一點也沒有機會用他的具體存在來說明自己。十八世紀感知瘋人，推衍瘋狂。它在瘋人身上感知的東西並不是瘋狂，而是理性和非理性糾結成一團的存在。它並不由多重的瘋人體驗出發去重構瘋狂，而是由疾病自然而邏輯的領域出發，這是一個理性推衍（rationalité）的場域。

既然古典思想傾向不再以負面手法來定義惡（le mal）（比如藉有限

性 [finitude]、限制 [limitation]、缺陷 [défaut] 來定義它），疾病的一般概念也陷入了兩種誘惑之中：一方是不再只以負面身分為人考慮（這實際上是取消比如「致病質」[substance morbifique] 那類觀念之傾向）；但在另一方，它又和一個惡的形上學相分離，因為如果想瞭解疾病真實、正面、飽滿的面向，這個形上學現在是提供不出什麼養料的（這是在醫學思想中排除像「由於缺陷」或「由於缺乏而導致的疾病」這一類觀念的傾向）。

十七世紀初，普拉特（Plater）在他的疾病表中，仍然保留很大的位置給負面性疾病：如生產、出汗、受孕、生機運動等缺陷。[19] 但索窪吉在後來指出，缺陷不可能是疾病的真相或本質，甚至不可能是它真正的屬性（nature）：「如果說，某些排泄的取消的確經常引起疾病，這並不能推論說我們應該以這項取消來為這個疾病命名。」[20] 這裡有兩個理由：第一，缺乏並非秩序的原則，而是混亂和無限混亂的原則；因為，它的位置在於始終開放、永遠更新的否定空間之中，而這些否定作用不只是像真實的事物那樣眾多而已，它們和邏輯上的可能性一樣，是數也數不清的：「如果我們用這種方式來定病種，那麼病種的數目便會無限地成長。」[21] 再者，如果病種數目如此地成長，那麼會產生一個弔詭的結果，疾病不再能夠彼此區別；因為，如果疾病的本質是取消，取消本身卻沒有什麼正面的東西可以給它一個獨特的面目；對於所有它在它們身上發揮作用的機能，它都操作著同樣的空洞邏輯動作。這麼一來，疾病變成了作用在豐富自然身上，貧乏冷漠的否定：「缺陷和欠缺沒有任何正面性質，它也不能帶來任何疾病觀念。」[22] 為了給予疾病一個特殊的內容，我們因此得去質問它藉以顯現的、真實的、可觀察的、正面性的現象：

19　普拉特，《醫術三卷》（*Praxeos medicae tres tomi*），Bâle, 1609。
20　索窪吉，《方法性疾病分類學》（*Nosologie méthodique*），法譯本，I, p. 159。
21　同上，p. 160。
22　同上，p. 159。

「一項疾病的定義,乃是其有區別力病徵的列舉,它們可以幫助認識此病的科別和種類,而能使此病和所有其它疾病相區別。」[23] 即使可以發現到消除現象,此一現象並非疾病本身,它只是疾病的原因;因此要探詢的,其實是消除作用的正面效果:「即使疾病所帶來的意念是如何地負面,比如昏睡性疾病,最好還是要用它的正面效果來下定義。」[24]

但是,這個實證性探求也突破了疾病中隱形和祕密的事物。它仍所隱藏的一切邪惡,從此以後將遭驅除,其真相將能在表面上鋪陳開來,成為正面的徵象。威里斯(Willis)[10] 在《論痙攣症》(*De morbis convulsivis*)一書中,仍在談致病質:那是一些幽暗奇異和反自然的現實,它們形成惡之媒介及病理事件的承體。在某些案例裡,特別是在癲癇症裡,「致病質」是如此隱退,如此不能由感官觀察,甚至不能獲致證據,使得它身上仍保有超越性的標記,並使得人們可能將它和魔鬼的詭計混為一談:「在這個疾病裡頭,致病物質非常幽暗難查,而且我們在此可以有理由懷疑為魔神氣息的東西,也沒有留下任何殘餘。」[25] 但到了十七世紀末,致病質開始消失。即使疾病含有難解的因素,即使其真相的主要部分仍然保持隱晦,疾病也不再由此得到其特徵;在疾病身上,總是具有一個獨特的真相,存於最明顯的現象層次,而其定義應該由此出發。「如果一位將軍或是一位隊長,在區別其士兵時,用的都是他們身上的隱晦特徵,或其它幽暗不明、無法看見的未知記號,那麼在找逃兵的時候,即使再怎麼努力,也永遠找不到他們。」[26] 因此,疾病

---

23 同上,p. 129。

24 索窪吉,《方法性疾病分類學》(*Nosologie méthodique*),法譯本,I, p. 160。

[10] Thomas Willis(1622-1673),神經系統的臨床研究者和解剖學家。他認為歇斯底里並不是子宮引起的病症,其來源應該是頭部的血氣病變。

25 威里斯,《論痙攣症》(*De morbis convulsivis*),《作品集》(*Opera*),Lyon, 1681, t. I, P. 451。

26 索窪吉,前引書,I, pp. 121-122。

的認識，首先要作的便是列出清單，說明在其感知之中最明白的東西，以及在其真相中最明顯的事物。這樣，如此一來，醫學的最初步驟，便被定義為症狀方法（méthode symptomatique）。它在「定義疾病特徵時，使用的是不變的現象和明顯的伴隨症狀。」[27]

「哲學之道」（voie philosophique）乃是「原則和原因的認識」，雖然它「非常好奇，而且區分經驗和教條，」相對於此，最好選擇更確實和更必要的「觀察之道」（voie historique）：它「非常簡單，而且容易獲得，」而且只是「事實的認識」。如果它被稱為 historique，那並非因為它由疾病最早的原因出發，尋求建立其變遷、編年和延續時間；這裡用的是這個字更接近其字源的意義，也就是說它尋求**觀看（voir）**，尋求很逼近地觀看細節，想為疾病畫出一張精確的肖像。它認為自己最好的模範便是「畫家，當他們在畫一張肖像時，留神刻劃人物臉上的特徵和最微小的自然事物。」[28]

整個病理學世界，依照新的規範組織了起來。但它不覺得有必要為我們剛剛分析的瘋人感知留下位置。這個感知完全是負面的，對於瘋狂明顯的和論述性的真相，一直不加說明。在這個疾病世界裡，疾病是在可觀察的現象中說明其真相；相對地，瘋狂在具體世界裡，只提供出它最尖銳、最不能把握的側影，瘋狂可能在這樣的世界裡擁有一席之地嗎？瘋狂顯現的側影便是一名瘋子瞬間和個別的出現，而且他越是不暴露瘋狂的鋪陳性真相，越能被看做瘋子。

然而事情不止於此。推動十八世紀分類學者的偉大關懷的，乃是一

27　亦參考西丹漢（SYDENHAM）《天花論》（*Dissertation sur la petite vérole*），收於《實用醫學》（*Médecine pratique*），Jault 譯，1784, p. 390。

28　索窪吉，同上，t. I, pp. 91-92。
　　亦請參考 A. PITCAIRN，《全集》（*The Whole Works*）（由 G. SEWEL 和 I. T. DESAGULIERS 根據拉丁文原文翻譯，第二版，1777, pp. 9-10）。

個持續的隱喻；此一隱喻的規模和執著，就像一則神話：把疾病的失序轉移為植物界的秩序。西丹漢（Sydenham）[11] 已經這麼說了：「我們得以和植物學家在作植物學論文時一樣的細心和精確，把所有的疾病化約為明確的種類。」[29] 高比烏斯（Gaubius）也曾建議「以自然史（histoire naturelle）作家為典範，對人類數目龐大的疾病，作出系統性的排列……顯現出不同的綱、屬、種，以便每一類別有其特殊、持續和清晰的性格。」[30] 到了波阿西耶・德・索窪吉手上，[31] 這個主題便發展出它充分的意義；植物學家的分類法變成整個病理學世界的組織者，疾病依照理性秩序分列於理性空間之中。物種園計畫──既是病理學的也是植物學中的物種──乃是神聖智慧所預見之事。

在過去，疾病乃是上帝容許之物；祂甚至以懲罰為名義將疾病保留給人們。但現在，祂組織著它們的形態，祂親自對其變化加以分類。祂在培植它們。從此以後，就有一位疾病的上帝，它也是保護物種的上帝。而且在醫生的記憶中，這一位照料病痛的園丁從未死去……如果就人的觀點而言，疾病的確是失序、有限性、原罪的記號，那麼就創造疾病的上帝的觀點而言，也就是說以其真相為觀點，疾病其實是一種有理可循的植被。那麼，醫學思想的任務，也應在於逃出懲罰的悲愴範疇，以便達到真正的病理學範疇，並在其中發現疾病的永恆真相。「我深深相信，

---

[11] Thomas Sydenham（1624-1689）。因為他對臨床觀察和自然療養力的重視，被人稱作「英國的希波克拉特」。他是第一位提出存有男性歇斯底里症，並認為此症和 hypochondrie（疑病症）有類似性的人。

29　西丹漢（SYDENHAM）《實用醫學》（*Médecine pratique*），Jault 譯，前言，p. 121。

30　高比烏斯，《疾病醫療指引》（*Institutiones pathologiæ medicinales*），引用於索窪吉，前引書。

31　《疾病新分類》（*Nouvelles Classes des maladies*），1731 或 1733 年。關於這一點，請參考 BERG，《林內與索窪吉》（*Linné et Sauvages*），Lychnos, 1956。

今天我們之所以還不能作出疾病的正確描述，其原因在於，在大部分作者心目中，疾病只是性情不良和墮落狀況中的自然所產生的隱晦模糊效應，而且他們認為如果專心描寫疾病，只是浪費時間。然而，那至高無上的存有，祂在製造疾病或使病態體液成熟的時候，在創造植物和疾病的時候，遵守的是同樣明確的規則。」[32]

現在只要把形象推到極致就夠了：即使是在它最細微的顯現之中，疾病都完全為神聖的智慧所貫注；它在現象的表面上，鋪陳著一個全能理性的遠見。疾病將是理性的創作和創作中的理性。它將會遵從秩序，而秩序將會是每一個症狀祕密的組織原則：「比如說，若仔細觀察四日熱（fièvre quarte）發作時的次序、時間、時刻，以及發冷發熱現象，簡言之，此病特有的一切徵候，這時我們會有理由相信這個疾病自成一類，就像某一植物構成一個種類。」[33] 疾病，和植物一樣，乃是自然活生生的合理發展（rationalité）：「症狀之於疾病，就像樹葉和底盤（support; fulcra）之於植物。」[34]

相對於十六世紀醫學的初次「自然化」（naturalisation），這第二次的自然化提出了新的要求。這裡牽涉到的不再是一個準自然，仍然完全為非真實、幻想、想像所滲透的一個幻覺和假象的自然，這個自然是理性完整和靜止的飽滿。它是存在於它的每個元素之中的理性全體。

現在，作為疾病的瘋狂必須寓居其中的，就是這樣的新空間。

＊　　　　　＊　　　　　＊

32　西丹漢（SYDENHAM），引用於索窪吉，前引書，I, pp. 124-125。

33　同上。

34　林內（Linné）《致索窪吉信》（*Lettre à Boissier de Sauvages*），引用於 Berg（前引文）。

　　看到瘋狂表面上毫無困難地整合於醫學理論的新規範之中，這又是此一歷史中的一個弔詭，雖然它絕不缺乏弔詭。分類空間毫無問題地向瘋狂的分析開放，而瘋狂也很快地在其中找到它的位置。似乎沒有任何一個分類家曾經留意過它應該會造成的問題。

　　然而，毫無深度的空間，只依其飽滿現象對疾病下定義，和邪惡斷絕親屬關係，拒絕負面性思想——所有這些，和我們所知的瘋狂古典體驗相比，不是屬於另一個脈動和另一個層次嗎？在這裡是不是有兩個同時並立、但又分屬不同宇宙的體系呢？瘋狂的分類是一種對稱巧計呢，或者它這驚人地超前十九世紀的概念？如果我們要深入地分析古典經驗，那麼最好的作法難道不是把分類的努力當作是膚淺的現象，回過頭來，跟隨著這個體驗所有的緩慢，去看它自己為我們指出的事物——去看存在其中的負面性，它和邪惡及有理性者的整個倫理世界之間的親屬關係？

　　然而，忽略瘋狂在病理學領域裡曾經真實佔據的地位，這將會是一個預設，因此，也就會犯了方法上的錯誤。瘋狂被安插在十八世紀的疾病分類學之中，即使這一點看來是個矛盾，也不能把它遺留在陰影之中。它必然具有某種意義。我們要如實地接受——也就是說，接受它所說出和所掩蓋的一切——這項奇怪的對立。一方面，十八世紀的瘋人的感知意識獨特地尖銳，而它無疑是負面性的。另一方面，則是瘋狂的論述性認識。在這裡，瘋狂輕易地被載入由所有可能疾病構成的圖表之中。然而這是一張正面的、次序安排良好的圖表。[35]

　　首先，讓我們來比較一下瘋狂分類的幾個例子。

35　這項問題似乎是我們在第一部裡頭所遭遇到的另一個問題的翻版：那時，我們的問題在於解釋瘋人的住院醫療如何能和禁閉體制同時並立。但這只是實踐領域和理論或科學思辨間，可以發現的許多結構性類同中的一個例子。在許多地方，我們都可以發現，瘋狂體驗很奇特地分裂成矛盾的部分；但我們的任務，便是在同一體驗的深處，找回這個分裂的基礎和其中的統一。

從前，帕拉塞爾斯（Paracelse）[12] 曾作出以下分類：「月亮瘋」（Lunatici），病源來自月亮，患者行為表面上顛顛倒倒，其實祕密地受到月亮的盈虧和運動的支配；「先天性理智喪失」（Insani），這是遺傳病，不然就是在剛出娘胎前在母親肚裡感染的；「後天性理智喪失」（Vesani），因為酗酒和食物之惡用而喪失直觀力（sens）和理性；「憂鬱」（Melancholici），因為內在本性中的缺陷，而傾向瘋狂。[36] 這個分類，具有不可否認的和諧一致性，因為其中的全體病因皆依邏輯分化連接：首先是外在世界，然後是遺傳和出生、飲食缺陷，最後則是內在的病變。

然而，古典思想所要拒絕的，便是這種分類法。[對於古典思想而言，] 一個分類如果要有價值，先決條件是每一種疾病的形式必須先依據全體其它疾病的形式來決定；然後呢，決定其種種不同樣態的，必須是疾病本身，而非外在的決定因素；最後，疾病必須要能被人徹底地認識，如果做不到，至少也要能以其特有的表現被人有把握地辨認出來。

朝這項理想的開展，我們可以由普拉特一直追蹤到林內（Linné）[13]，或威克哈德（Weickhard），並且可聽到一種逐漸自我肯定的語言。在這樣的語言中，瘋狂被認為必須只由「自然」（nature）出發去形成其區分，而這個自然同時既是「它的本性」（sa nature），又是由所有可能的疾病形成的「全體自然」（la nature totale）。

---

[12] Paracelse（1493-1540），生於瑞士，極具發明精神和異議精神的化學療法創立人。第一位嘗試礦物治療者。生前曾到處講學。也在所到處掀起爭端。死後，門徒形成重要的化學療法學派。

36 帕拉塞爾斯，《全集》（*Sämtliche Werke*），éd. Südhoff, München, 1923；第一部分，第二卷，pp. 391 sq。

[13] Carl von Linné（1707-1778），著名的瑞典植物分類學家，其動植物分類術語一直延用至今。

普拉特

《醫療實務》（*Praxeos Tractatus*, 1609）

「機能損傷」中的第一部處理感官上的損傷；這裡區分出外在和內在感官（想像、理性、記憶）。這些感官可以分別或一齊受到損傷。其損傷或者是簡單的衰退，或者是完全失靈，也可能是變態或是過度。在這個邏輯的空間中，特定的疾病，其定義有時來自其原因（內在的或外在的），有時來自其病理脈絡（健康、生病、痙攣、僵硬），有時則依照其附帶症狀（發熱、不發熱）。

1. 心神痴呆（**Mentis imbecillitas**）：

　　一般：心神遲鈍

　　特殊：想像力方面：心智遲鈍

　　　　　理性方面：缺乏辨別力

　　　　　記憶力方面：健忘

2. 心神低落（**Mentis consternatio**）：

　　不自然的睡眠：

　　健康人身上：睡眠無節制、沉睡

　　病人身上：昏迷、嗜眠症、人事不省

　　失去感覺：帶有消散（中風）、帶有痙攣（癲癇）、帶有僵硬（強直性昏厥）。

3. 心神異化（**Mentis alienatio**）：

　　先天性原因：愚蠢

　　外在性原因：酒醉、心靈震盪（animi commotio）

　　內在性原因：不發熱：躁狂（mania）、憂鬱

發熱：譫妄（phrenitis）、類譫妄（paraphrenitis）

4. 心神疲勞（Mentis defatigatio）：

警惕狀態（vigila）；失眠

強士頓（Jonston）

《醫學一般理念》（*Idée universelle de la médecine, 1644*）

腦部疾病為器官性、內在性、特殊和非毒性疾病之一。依其錯亂分類：

——外在感官：頭痛；——協同感官（sens common）：警醒、昏迷；——想像力：暈眩；——理性：健忘、譫妄、癲狂、躁狂、狂怒；——內在感官：嗜眠；——動物性活動（mouvement animal）：倦怠、焦慮、顫抖、麻痺、痙攣；——排泄：黏膜炎（catarrhes）；——最後則是混合性症狀疾病：夢魘（incubes）、強直性昏厥、癲癇和中風。

波阿西耶 · 德 · 索窪吉

《方法性疾病分類學》（*Nosologie méthodique, 1763*）

總綱

I：缺陷；II：發熱；III：發炎（Phlegmasies）；IV：痙攣；V：呼吸短促；VI：虛弱；VII：痛楚：VIII：瘋狂；IX：流泄；X：極度瘦弱（Cachexies）。

第 VIII 綱：心智失常（Vésanies）或錯亂理性的疾病

目 I：幻覺（**Hallucinations**），想像力錯亂。種：「暈眩、幻象、錯覺、耳鳴、疑病症（hypochondrie）、夢遊。」

目 II：怪異（**Bizarreries, morositates**），慾望錯亂。種：胃口反常（appétit déprayé）、極餓、極渴、厭惡（antipathie）、思鄉病、驚懼、男子淫狂（satyriase）、女子淫狂（fureur utérine）、跳舞狂（tarentisme）、恐水。

目 III：譫妄（**Délires**），判斷力錯亂。種：腦充血（transport au cerveau）、心神喪失、憂鬱、附魔（démonomanie）及躁狂。

目 IV：異常的瘋狂。種：失憶症、失眠症。

林內
《病種分類》（*Genera morbonum*, 1763）

第 V 綱：心智疾病（Maladies mentales）

1. **與概念有關**：譫妄、激奮、心神喪失、躁狂、附魔、憂鬱。
2. **與形像有關**：耳鳴、幻象、暈眩、驚懼（terreur panique）、疑病症、夢遊症。
3. **與激情有關**：反常嗜好（goût dépravé）、食慾過剩、極度善渴、男子淫狂、色情狂、懷鄉（nostalgie）、跳舞狂、狂怒、恐水症、惡慾望（cacositie）、厭惡、焦慮。

威克哈德

《哲學的醫生》（*Der philosophische Arzt*, 1790）

I. 精神疾病（**Geisteskrankheiten**）

1. 想像力薄弱
2. 想像力活潑
3. 注意力欠缺（attentio volubilis）
4. 頑強和持續的思索（attentio acerrima et meditatio profunda）
5. 遺忘（oblivio）
6. 判斷力欠缺（defectus judicii）
7. 愚笨、心智遲鈍（defectus, tarditas ingenii）
8. 過度活潑和精神不穩（ingenium velox, præcox, vividissimum）
9. 心智失常（insania）

II. 感情疾病（**Gemütskrankheiten**）

1. 興奮：驕傲、發怒、狂熱盲信（fanatisme）、色情狂等
2. 抑鬱：憂愁、嫉妒、失望、自殺、「宮廷病」（Hofkrankeit）
   等

＊　　　　＊　　　　＊

這一切耐心的分類辛勞，即使它標示了一個正在成形的合理新結構，本身卻未留下痕跡。這些分類都是一經提出，馬上就被放棄。十九世紀則嘗試作出另一種分類方式：症狀間的親近、原因上的同一、時間

中的接續、由一種類型朝另一種類型漸進的演變——如此形成不同的族群，把疾病多重的表現盡可能匯聚在一起：努力去發現一些大的單位，在其中放入相關的形式，但不再嘗試覆蓋病理學的全體空間，也不再嘗試由一個疾病在其中的位置去說明它的真相。十九世紀的分類法預設一些大的類型的存在——躁狂、妄想狂或早發性痴呆症——但不再預設存有一個具有邏輯結果的領域，使得疾病可以在其中由全體疾病來加以定義。這一切就好像這個分類活動只是空轉，其展開並不導致任何結果，它不斷地重新開始和自我修正，但成果只是零：一個持續不斷的活動，卻從來不能成為真實的工作。這些分類只以形象的名義在作用，它們只是藉著它們所具有的植被神話價值在作用。它們清楚明白的概念卻是效力不足。

　　但是，這種缺乏效力的狀況——相形於其努力，它顯得奇特——只是問題的反面。或者這麼說更好，這缺乏效力本身就是問題。它所提出的問題，就是分類活動在瘋狂的世界上發揮時遭遇到的阻礙。是什麼樣的抗力在阻礙著這樣的辛勞，使它不能深入掌握其對象，而且使得透過這麼多的類別和綱目，還不能創製和平衡新的病理學概念呢？在瘋狂體驗之中，是什麼樣的東西，在本性上會阻礙把瘋狂分列於一個和諧的疾病分類圖表上呢？那是什麼樣的深度，或是什麼樣的流動性呢？雖然這對十八世紀的醫藥思想來說是其最基要的計畫，瘋狂體驗中有什麼樣特殊的結構，使得它無法被化約於這項計畫之中呢？

＊　　　　　＊　　　　　＊

　　分類活動曾遭遇到一項深刻的抵抗，好像想把瘋狂的各種形式依據其徵象和表現加以分類的計畫，本身就帶有一種矛盾：好像瘋狂與其自我展現間的關係，既非本質上的關係，亦非真相上的關係。只需

追索這些分類法的線索，由最一般的綱目一直看下來到細節上的分類病種，我們就會發現總有那麼一個時刻，實證主義的大主題——依據可見的徵象進行分類——產生了偏離或為人繞過。偷偷摸摸地，有一項原則插了進來，改變了組織的方向，而且把瘋狂和其可以感知的形像，或是安放在一個道德揭發整體之中，或是安放在一項因果體系之中。瘋狂以其獨自一人，是不足以回應其表現的；它形成了一個空虛的空間，在其中一切都是可能的，只有這項可能性的邏輯秩序不可能。因此，我們必須在瘋狂之外尋求這項秩序的意義和起源。瞭解這些異質的原則究竟為何，必然可以讓我們對十八世紀醫學思想中的瘋狂體驗產生許多瞭解。

在原則上，一項分類法只應探究人之某一心智力量特有的混亂。但是，讓我們舉一個例子來看。阿爾諾德（Arnold）受洛克（Locke）啟發，認為可以由兩個主要的精神官能來感知瘋狂的可能性；有一種瘋狂影響「意識」（idées），也就是說，影響到意識內容元素的品質，以及這些元素可能具有的真實內容；另一種瘋狂則影響「概念」（notions），影響到建立它們的思考工作，以及其建築結構上的真實。他以「意識性理智喪失」（ideal insanity）命名第一型態，其中包含癲狂性、無一致性、躁狂性和感覺性（即幻覺性）、心智失常（vésanics）。相反地，當瘋狂的混亂出現於概念中時，便有九種不同的呈現面向：幻覺、奇想、怪異、衝動、詭計、激奮、疑病症、慾望上的瘋狂和激情上的瘋狂。一直到這裡，仍保有邏輯一致性。但現在我們來看這十六種「激情上的瘋狂」。它們是愛情、嫉妒、貪婪、憤世嫉俗、高傲、暴躁易怒、多疑、害羞、恥辱、憂愁、絕望、迷信、懷舊、嫌惡、狂熱的瘋狂。[37] 其觀點

---

37 阿爾諾德（ARNOLD），《心智失常、月亮瘋和瘋狂之屬性、種類、原因、預防》（*Observations on the nature, kinds, causes and prevention of insanity, lunacy and*

的滑移十分明顯：原先的出發點是在質問心智的力量，也在質問可以作為其潛在真相的原初經驗；漸漸地，越是接近瘋狂分類中的具體多樣性，便越是背離質疑一般理性的非理性；越是靠近瘋狂以真人面目出現的表面，便會看到瘋狂變成多樣的「性格」，而疾病分類圖表，看起來就像──或幾乎如此──一條陳列「德行肖像」的走廊。當瘋狂體驗想要和真實的人重新會合的時候，它遭遇到的便是道德。

這個事實不只出現在阿爾諾德身上。我們還記得威克哈德的分類法。在其中也是一樣，第 VIII 綱，也就是心智疾病，它的分析出發於想像力、記憶力和判斷力間的區別，但很快地就會遇到道德性的特徵描述。維特（Vitet）的分類法把罪行、惡德和單純的缺陷擺在一起。匹奈在《醫學科學辭典》（*Dictionnaire des sciences médicales*）「疾病分類」一條，還不忘提起這一點：「有一種分類法……把偷竊、卑鄙、惡毒、不快、恐懼、傲慢、虛榮等也當作是疾病。對這種分類法，我們能說什麼呢？這真的是一些精神疾病，而且時常都是無可救藥，但它們真正的位置卻比較是在拉‧洛希伏科（La Rochefoucauld）[14] 的《格言集》（*Maximes*）之中，或是在拉布耶（La Bruyère）[15] 的《性格群像》（*Caractères*）之中，而不宜放在病理學著作之中。」[38] 想要尋找的是瘋狂的疾病形式（formes），但找到的只是道德生活中的歪曲（déformations）。在這個過程裡，疾病的概念本身也受到改變。原先

---

madness），Leicester, t. I, 1782, t, II, 1786。

[14] François VII, Duc de La Rochefoucauld（1613-1680），法國十七世紀的道德風俗觀察家，投石黨人之一。他在《格言集》裡表達出人的行為皆以自私自利為出發的觀點。

[15] Jean de La Bruyère（1645-1696），法國十七世紀的道德風俗觀察家。法蘭西學院院士。其《性格群像》描寫當時的人性變動。

38 維特，《醫療原料改善：醫學及外科藥典》（*Matière médicale réformée ou pharmacopée médico-chirurgicale*）；匹奈，《醫學科學辭典》（*Dictionnaire des sciences médicales*），1819, t. XXXVI, p. 220。

它具有病理學上的意義，後來則變成一個純批判性的價值。將瘋狂的徵象加以分類的合理開展（rationnelle）活動，祕密地轉變為一種講理（raisonnable）的意識，進行清算和揭發。而且，我們只需將維特或威克哈德的分類表和監禁登記簿上的名單相對照，就可以發現在這兩個地方，都是同樣的功能在發揮作用：監禁動機和分類主題可以精確疊合，雖然其起源完全不同，而且十八世紀的疾病分類學者從未接觸收容總署及強制拘留所的世界。然而，一旦思想想要以科學思辨，嘗試將瘋狂和其具體面目相貼接，它就必然會遭遇到非理性的這項道德體驗。滑入分類計畫和所認識及辨識的瘋狂形式之間的外來原則，便是非理性。

並不是所有的疾病分類都滑向道德特徵描述：不過也沒有任何一個能保持純粹；如果不是道德在扮演繞射和分配的角色，那麼這個角色便由有機體和有形原因的世界來扮演。

波阿西耶・德・索窪吉的計畫是簡單的。然而，我們卻能衡量出他在建立穩固的心智疾病症候描述時所遭遇的困難，彷彿瘋狂會躲藏起來，不讓人掌握它本身明顯的真相。如果拋開「異常的瘋狂」這一個種類，其它三個主要的分類為幻覺、怪異和譫妄。在表面上，每一個類別都是以十分嚴謹的方式，依據其最顯著的徵象加以定義。幻覺類為「疾病，其主要症狀為反常和錯誤的想像。」[39] 怪異類意義為「嗜好或意志之反常。」[40] 譫妄類則定義為「判斷能力之反常。」但隨著分析的進展，特徵便逐漸喪失症狀意識，越來越明顯地具有因果上的意義。其實，這個現象從提綱就開始了，幻覺那時已被當作「由腦外器官之缺陷所引發的心靈錯誤，想像力因此受到誘惑。」[41] 不過，原因特別是在區別不同

---

39 索窪吉，前引書，VII, p. 43。（亦參考 t. I, p. 366）

40 同上，VII, p. 191。

41 同上，VII, p. 1。

的症候時才被喚出。也就是說，當它們要為邏輯的種屬區分作辯護的時
候，它們此時已不單只是可據以認病的訊號。如此，譫妄不同於幻覺，
因為它只起源於腦部，而非神經系統中的各種器官。如何才能區別「本
質性譫妄」和「伴隨有發熱的過渡性譫妄」？這時只要提醒說後者源自
流體元素的過渡性變化，而前者則來自固體元素經常是不可逆轉的反
常。[42] 在「目」的抽象和一般層次上，分類忠實於症狀描述原則；但是
只要一接近瘋狂的具體形態，生理病因就成為作區別時的基本要素。瘋
狂的實際生活，充滿著病因的祕密運作，就其真相而言，瘋狂並不是由
它本身來掌握；就其本性而言，也是如此。原因在於瘋狂被兩個面向瓜
分了，一邊是心智能力，它們給予它一個抽象和一般的真相，另一邊是
器官性病因的暗地工作，它則給瘋狂一個具體的存在。

　　無論如何，精神疾病的組織工作，從來就不是在瘋狂本身的層次上
進行的。瘋狂不能為它自身的真相作見證。如果不是道德判斷進來干
涉，那麼就是生理病源分析在切入作用。或者是激情、過失，以及過失
中含帶的所有自由；不然就是血氣（des esprits animaux）和神經系統
（genre nerveux）有嚴格限定的機制。但這只是一個表面的二元對立，
而且只對我們有效；對古典思想來說，存有一個領域，在其中，道德和
機制、自由和肉體、激情和病理，可以同時發現統一和尺度。這就是想
像力，具有差錯、幻念和錯誤推斷的想像力——然而在它身上，卻也同
時總結著肉體的所有機制。事實上，所有這些分類嘗試，其一切失衡、
異質、幽暗不純的可能，皆要歸功於某種「想像力分析」（analytique
de l'imagination），因為它祕密地切入了它們的步驟之中。也就是在這
裡，一般性的「瘋狂」——這是我們正在嘗試分析的——和已經被感
知熟悉地辨認出的「瘋人」——我們會嘗試把它的多樣性歸結為幾個主

---

[42]　同上，VII, pp. 305-334。

要類型——間進行了綜合。也就是在這裡,非理性的體驗插入,那是我們已經看到介入監禁措施中的非理性體驗——在這個體驗中,人之整體以一種弔詭的方式,同時以其罪惡為人標舉和定為無辜,但又以其獸性為人譴責。在思考中,這樣的體驗,以一種想像力理論的措詞而得到轉譯,而這個理論也以這種方式,被放置在所有有關瘋狂的古典思想的中心。這是錯亂和偏歧的想像力,一方面身處錯誤和缺陷的中途,另一方面又是肉體上錯亂,而當時的醫生和哲學家一致同意,將其稱為譫妄(délire)。[16]

因此,在描述和分類之上,浮現了一項有關激情、想像和譫妄的一般理論。在這項理論之中,一般性的瘋狂和個殊性的瘋人,連結成一種真實的關係;也是在它之中,才建立起瘋狂和非理性間的關連。它是一股幽暗力量,連結一切——非理性、瘋狂、瘋人——於單一的體驗之中。也就是在這個意義上,我們才能提出**譫妄的超越性**(**transcendance du délire**)。這個超越性站在高處,指引著瘋狂的古典體驗,也使得想要只依據其症狀分析瘋狂的企圖變得微渺可笑。

*　　　　　*　　　　　*

我們還得考慮到某些大型主題的抗力,這些主題在分類時代以前便已成形多時,而且一直到十九世紀初為止,還繼續以幾乎一致、毫無變動的樣態殘留著。在表面上,疾病的名稱、位置、分配、連繫持續地變化,然而,在比較深沉的地方,好像是觀念的某種明暗交界之處,幾個數目不多但厚重堆積而且具有廣大外延的形式,仍然保持不變,其頑強的存在使得分類活動在每一個時刻都變得徒勞無功。這些概念雖然和醫

---

[16] 此字源自拉丁文 delirare,意為脫離畦脈。

學思想的觀念性和理論性活動不太接近，相反地，卻又鄰近著這個思想的真實工作。我們可以在威里斯的努力當中發現的，就是這些概念，而且也就是由它們出發，他才能建立起躁狂—憂鬱循環的大原則；同時，在世紀的另一端，當人們要去改革救護院，並為監禁措施提供醫療意義時，也會再遇見它們。它們是醫學工作不可分離的一部分，而且，當它們在其中確立它們穩定的形像時，依據的比較是想像結構上的和諧一致，而非概念上的嚴謹定義。它們的生存和沉默的維持，是來自於彼此之間一些幽暗不明的親近性（affinités），它們使得其中每一個概念擁有它自己不可抹滅的標記。在勃艾哈夫（Boerhaave）之前，這些概念已經出現很久了，而且在艾斯基洛之後，我們也還能對它們追蹤一段長久的時間。

威里斯在 1672 年，出版了《血氣論》（*De Anima Brutorum*）一書。他在書中第二部分處理「攻擊血氣和其中樞的疾病，也就是說，攻擊腦部和神經的疾病。」他的分析重新處理醫學傳統長久承認的幾項大病症。列舉如下：癲狂（**Frénésie**），這是一種伴有發燒現象的狂怒（fureur），由於發作時間短，可以和譫妄（**Délire**）相區別。躁狂（**Manie**）則是一種不發熱的狂怒。憂鬱（**Mélancolie**）則既無狂怒亦無發熱：它的特徵是憂傷和害怕，而且這些情感的對象數目不多，有時甚至只有一個全神貫注的對象。至於愚昧（**Stupidité**），指的則是「想像力、記憶力和判斷力上有缺陷的人。」如果威里斯的作品對於各種心智疾病的定義具有重要性，那是因為它的工作是在這些主要範疇之內完成的。威里斯並未重整疾病的分類空間，而是發掘了一些形態。由於形像性的力量，這些形態慢慢地聚集起來，傾向於合為一體，甚至被混為一談。也就是如此，他幾乎已經達到躁狂—憂鬱 [循環] 的概念：「這兩種疾病是如此地鄰近，於是經常會看到其中一個轉變為另一個，或是其中一個以另一個為終點……這兩個疾病經常承續，彼此相連，就像煙

和火。」[43] 對於其它案例，威里斯則對長久為人混淆的病症提出區別。他所做的比較是實用性而非觀念性的區分，而且是把一個仍舊保有其基本身分的概念做相對性的、程度性的劃分。以下便是他對愚昧者這個大家族所作的區分：首先，是那些既沒有能力擁有文學、亦無能力擁有任何自由藝術的人，不過他們有足夠的機巧可以學習機械性的技藝；接著是那些能力正好只能當農夫的人；然後是那些至多知道如何求生存、並認識不可或缺的習慣的人；至於最後一個等級，他們幾乎什麼都不瞭解，有意識的行為也是微乎其微。[44] 因此，威里斯真正的工作並不是在新的範疇上操作，而是運用在傳統的古老疾病家族上面，在這之中有最多的形象，其中也有最為人熟識的面目。

1785 年，當可倫比耶（Colombier）和杜布萊（Doublet）出版其指引（instruction）時，和威里斯的時代已相距一個世紀以上。大的疾病分類體系已經建立。但這些龐大著作似乎沒有留下什麼。杜布萊的對象是醫生和 [醫療] 機構負責人；他想要為他們提供診斷和醫療上的建議。他只知道一種分類法，那是在威里斯時代已經盛行的分類法：癲狂，一定伴有發炎和發燒；躁狂，其狂怒並非腦部病變的徵兆；憂鬱症，與躁狂有兩點差異：「第一，憂鬱的譫妄限於單一對象，稱作憂鬱點；第二，它的譫妄……總是平靜的。」最後還要添上心神喪失，這個病種相當於威里斯筆下的愚昧，代表所有形態的官能衰弱。稍後不久，當內政部長向吉勞地（Giraudy）要求一份有關廈倫頓院的報告時，他所提出的圖表分辨出憂鬱症、躁狂症以及心神喪失；唯一重要的變更涉及疑病症（hypochondrie），這時它被獨立出來，但代表的案例數目很小（四百七十六名入院者之中，只有八名）。另外還有白痴（idiotisme）也被

---

43 威里斯，《作品集》（Opera），II, p. 255。
44 同上，pp. 269-270。

孤立出來——在這十九世紀初期，這個病開始和心神喪失有所區別。哈斯拉姆（Haslam）在其《瘋狂觀察》（*Observations sur la folie*）一書中，並不考慮不治之病；他因此排除心神喪失和白痴，而且只承認兩種瘋狂的形象：躁狂和憂鬱。

　　我們看到，在十八世紀所有修改意圖之後，疾病分類的框架仍舊保持著可觀的穩定性。在精神醫學的大綜合和瘋狂體系開始之時，人們將能重新運用過去傳下來的大型非理性種類：匹奈把精神病分為憂鬱、躁狂、心神喪失和白痴；他同時加上疑病症、夢遊和恐水症。[45] 艾斯基洛提出一個新的類別：單狂（monomanie）。至於其它則是目前已成為傳統的系列：躁狂、憂鬱症、心神喪失和痴呆。[46] 瘋狂已經被描畫好並且受到承認的面目，並未受到疾病分類建構所修正；模擬植物種類分類的方式，未能分離或變化其性格的原始堅實。從古典時代的一端到另一端，瘋狂的世界仍依照同樣的界線組構。另一個世紀才會發現麻痺性痴呆（paralysie générale），劃分神經質症（névrose）和精神病（psychose），創立妄想狂（paranoïa）和早發性痴呆（démence précoce）；以至於圈定精神分裂症（schizophrénie）的，還更是另一個不同的世紀。十七世紀和十八世紀都不認識這種耐心的觀察工作。它們在物種園裡區分出一些歷時不久的類別：但這些概念，對於另一方面所作接近感知性體驗的堅實度，幾乎毫無傷害。醫學思想沉著地依賴著這些不會變更的形式，而它們繼續過著沉默無言的生活。和這些本質性的形式相比，分類者所提出的有等級和有秩序的自然，只是一個第二自然。

　　為了安全起見，讓我們把它們固定下來，因為它們在古典時期特有的意義，有可能會消失在這些為我們所繼承使用的相同字眼之下。《百

45　匹奈，《哲學性疾病分類》（*Nosologie méthodique*），Paris, 1798。
46　艾斯基洛，《論心智疾病》（*Des maladies mentales*），Paris, 1838。

科全書》中的字眼說明，因為不是原創性著作，可以作為標竿。

　　——癲狂（**frénésie**）是發熱的譫妄。和它對立，躁狂（**manie**）則是非發熱的譫妄，至少它在本質上如此。躁狂指的是「一種慢性病，病人不只胡言亂語，而且不能正常地感知，其行動沒有或是顯得沒有動機、狂亂和可笑。」

　　——憂鬱（**mélancolie**）也是一種譫妄，但卻是一種「特殊的譫妄，堅定地只在一兩個對象上面打轉，既無發熱亦無狂怒，這是它和躁狂及癲狂的差異。這種譫妄經常帶有難以克服的憂傷、陰暗的心情、憤世嫉俗、堅決的孤獨傾向。」

　　——心神喪失（**démence**）和憂鬱及躁狂對立；後兩者只是「記憶力及悟性運用上的異常」；相反地，心神喪失則是嚴重的「心智癱瘓」，或者「推理機能的消除」；腦纖維無法感受印象，血氣也不再能將其鼓動。這一條解釋的作者斗門（d'Aumont）認為「愚昧」（fatuité）是比較不嚴重的心神喪失：它只是記憶力及悟性單純地變弱。

　　我們看到，在整個古典醫學中，儘管有一些細節上的變更，仍然形成一些本質性的歸屬（appartenance）[領域]，它們持續存在，比疾病分類法中的親屬關係更加堅實。其中的原因可能在於，這些歸屬比較是被人感受再不是被人構想，而且因為它們在長久以前就已經為人想像，也長久地為人夢想：這是癲狂和發燒中的熱；躁狂和狂怒中的激動；憂鬱和接近完全隔離的譫妄；心神喪失和心智失序。在醫學感知的品質性深度之上，疾病分類學體系曾經作過演出，有時候還閃爍了一些時刻。但它們在瘋狂的真實歷史中，並沒有鮮明的面目。

　　　　　　＊　　　　　＊　　　　　＊

　　最後還有第三個障礙。這是由醫療實踐本身的發展和抵抗所構成的障礙。

　　長久以來，而且是在醫學的全部領域之中，治療相對獨立地發展。無論如何，自從上古以來，並不是它的所有形式都遵循醫學理論的概念。而且，比起一切其它疾病，瘋狂更是在它周圍維持了一整套這樣的實務體系，而且一直到十八世紀末為止，仍然如此。它們有古舊的起源，魔術性的意義，其施用體系則超出醫學範圍之外。瘋狂所能隱藏的一切可怕力量，也為這些實務的沉默生命維持活力，而且這活力幾乎不是祕密。

　　然而，十七世紀末發生了一個事件，它在加強實務的自主性之餘，也給予它們一個新的風格和一種新的發展可能。這個事件便是某些錯亂的界定，它們首先被稱為「氣鬱症」（vapeurs）[17] 後來又在十八世紀以「神經病」（maladies de nerfs）的名義，涵蓋著廣大的領域。很快地，藉助其概念的擴張力量，它們擾亂了舊有的疾病分類空間，並且不花多久時間，就涵蓋了這整個空間。居倫（Cullen）[18] 在其《實用醫學指引》（*Institutions de médecine pratique*）一書裡寫道：「我在此建議以神經病的名稱，來涵蓋不是以發熱作為原始疾病症候的所有感情和運動上的反常疾病；在我的定義下，它也包括所有不源於器官局部病變但卻源於神經體系的更普遍的病變，以及起源於這個體系某些性質的病變，這些性質尤其是感情和運動的基礎。」[47] 氣鬱症和神經病的新世界，具有特殊的動力學；在其中開展的力量，和其中可以分辨出來的疾病種屬，和

---

[17] 有關歇斯底里（hystérie）和疑病症（hypochondrie）的一項古老理論認為，它們的病因在於子宮或季肋部（hypochondre）有一些蒸氣（vapeurs）上升至腦部。氣鬱症在十八世紀特別流行。

[18] William Cullen（1712-1790）為愛丁堡和格拉斯哥教授。他的疾病分類法對匹奈產生彰響。居倫的《實用醫學指引》法譯者即為匹奈。

47　居倫，《實用醫學指引》（*Institutions de médecine pratique*），II，匹奈譯，Paris, 1785, p. 61。

疾病分類圖表上的熟悉形式不再吻合。似乎一個仍屬未知的病理學空間正在開放，而且不能為醫學慣用的分析和描述規則所掌握：「哲學家邀請醫生一齊深入這個迷宮。他們可以幫助他認清路途，因為哲學家可以為形上學擺脫學派糾葛，分析性地解釋心靈的基本機能，顯示出心靈機能和肉體運動間的密切關連，並且追溯肉體組織的首要基礎。」[48]

　　氣鬱症的分類計畫也是一樣難以計數的。但沒有任何一個計畫遵循西丹漢、索窪吉或林內所依循的原則。維里德（Viridet）同時根據錯亂之機制和發生部位進行分類：「一般性氣鬱生自全身」；「特殊性氣鬱則在某一部位中形成」；前者「來自血氣無法流動」；後者「來自神經之中或附近的一種酵素（ferment）」；或更「來自神經空腔（cavité des nerfs）的收縮，而這是血氣上下的管道。」[49] 勃歐斯那（Beauchesne）提出一項純屬病因分析的分類方法，其標準為秉性、體質和神經系統之變化：首先是「器官物質或損傷疾病」，源於「膽汁—淋巴質（bilieux-flegmatique）體質」；然後是歇斯底里的神經病，其特徵為「膽汁—憂鬱體質和子宮的特殊病變」；最後一類的疾病，特徵為「固體元素（solides）之鬆弛和體液之退化」；在此原因比較是「淋巴性多血（sanguin flegmatique）體質，不幸的激情等等。」[50] 在世紀最末，替索（Tissot）[19] 和波姆（Pomme）[20] 著作所引起的重大討論中，

---

48 DE LA ROCHE，《神經系統功能分析》（*Analyse des fonctions du système nerveux*），Genève, 1778, I，前言，p. VIII。

49 維里德，《論氣鬱症》（*Dissertation sur les vapeurs*），Yverdon, 1726, p. 32。

50 勃歐斯那，《靈魂病變 [對婦女病] 之影響》（*Des influences des affections de l'âme*），Paris, 1783, pp. 65-182 & pp. 221-223。

[19] Simon André Tissot（1728-1797），瑞士醫師，以其通俗著作聞名，如《手淫論》《凡民對健康的意見》。

[20] Pierre Pomme（1728-1814），法國醫師，以治療氣鬱症聞名。他主張此病主要源自神經乾萎。

普列薩文（Pressavin）提出神經疾病涵蓋最廣的定義：它包括有機體所有主要的器官病變，而且依照錯亂的機能進行區別。當感官神經受損，而且其活動減少時，這時就有麻痺、僵木和昏迷；如果相反地是其活動增加，就有癢、輕癢和痛楚。運動機能也有同樣的錯亂：其減少引起癱瘓和強直性昏厥，其增強則引起興奮增盛（éréthisme）和痙攣；至於抽搐（convulsions），其原因則是來自不規則的活動，有時候太弱，有時候太強──癲癇便是可以看到此種交替的例子。[51]

就其屬性而言，這些概念當然和傳統分類不同。但使得它們特別具有原創性的，在於它們和疾病分類圖表中的概念不同，乃是直接與實務連結；或者這麼說更好，在其形成之中，它們便完全包含了治療上的主題，因為構成它們並組織它們的，乃是一些意象──透過它們，醫生和病人可以立即溝通的意象：由季肋部（hypochondre）升上來的蒸氣（vapeurs）、緊張、「變皺和乾癟」的神經、為溼氣和潮氣所浸潤的纖維（fibres）、使器官乾燥的燙人熱力──它們的確是一些解釋圖式；但同時也是曖昧的主題，病人的想像力藉此為其病痛提供形式、空間、實質和語言，而醫生的想像力也馬上就可以在此投射出恢復健康的必要干預計畫。這個新的病理世界，自從十九世紀以來曾經遭到如此的貶損和嘲笑，但是其中仍有重要事件發生──而且這無疑是醫學史上的頭一遭：這時，理論性的解釋吻合了一項雙重投射：一是病人對其病痛的投射，一是醫生對病痛消除之投射。神經病允許治療（cure）中的共謀關係。有一整個象徵和形象的世界正在誕生，而醫生在其中將和病人一齊展開初次的對話。

由此時開始，便有一宗醫學在十八世紀之中發展起來，而醫生─病人的配對正在變成其中的構成性要素。這一個配對和其所連接的想像形

---

51 普列薩文，《氣鬱症新論》（*Nouveau Traité des vapeurs*），Lyon, 1770. pp. 7-31。

像，便以新的模式組織著瘋狂的世界。加熱或涼爽、增強或緩和的療養法，這一切是醫生和病人共同進行的努力、想像性的實現，它們讓一些病理形態得以逐漸現身，而分類法卻越來越不能將其吸納。然而，知識的真正工作就是在這些形態內部進行，即使它們的確已經過時。

＊　　　　　＊　　　　　＊

讓我們把注意力轉回到我們的出發點：一方面，有一個宣稱可以不由中介即可辨識瘋人的意識，它甚至宣稱不需要瘋狂的論述性知識作為中介；另一方面，則有一個科學，宣稱有能力在虛擬的層面上，依據顯示其真相的徵象，鋪陳所有的瘋狂形式。兩者之間，無一物存在，只是空虛；如此，作為具體而普遍形式的瘋狂，並不存在，而且它的缺席幾乎是可以感覺得到的，因為它是如此地明顯。這樣的瘋狂形式也應該是瘋人可以在其中尋回自己的真實元素，也應該像是一塊深厚的土地，可以讓無理智的徵象以其驚人的特殊性由其中誕生。在古典時代中，心智疾病並不存在，如果我們把它理解為無理智者的故鄉、感知中的瘋人和分析中的心神喪失之間的中介，簡言之，也就是瘋人和他的瘋狂之間的連繫，瘋子和瘋狂在這時彼此互相陌生；他們各自的真相都被扣留，就好像在他們自身之中為人沒收。

非理性，首先便是這個：這個深刻的分裂，它從屬於悟性時代（âge d'entendement），並且使得瘋人和他的瘋狂兩者互相之間成為陌生人，因而互相異化。

因此，我們已經可以用這個空虛來把握非理性。此外，監禁不就是它的體制版本嗎？監禁作為未分化的排拒空間，不正是在瘋人和瘋狂之間、在一個立即的辨識和一項永遠延後的真相之間遂行其統治嗎？如此，它在社會結構中所涵蓋的領域，不也正相同於非理性在知識結構裡

所涵蓋的領域嗎？

　　我們開始看到非理性在一個空虛之中顯現面目，然而，非理性卻比這個空虛更多。瘋子的感知，其內容最終只是理性本身；把瘋狂當作疾病中的一種，這樣的分析，其原則只是一項自然智慧的理性秩序；因此，人們尋求瘋狂正面性的飽滿，他們卻只能找到理性，如此一來，瘋狂便弔詭地成為瘋狂的缺席，理性的普遍臨在。瘋狂的瘋狂，便是祕密地作為理性。而這個作為瘋狂內容的非瘋狂，便是討論非理性時必須標指出的第二個本質點。「非」理性，因為瘋狂的真相就是理性。

　　或者應該說那是「準」理性（quasi-raison）。這是第三個基本特性，隨後的篇章將嘗試將其闡明徹底。這是因為，如果理性的確是瘋人感知的內容，這卻不是說它本身不會被加上某種否定性標記。有一個作用元在那兒發揮功效，使得這個非—理性（non-raison）具有特殊的風格。就理性而言，瘋人之所以是瘋人，只是相對於理性，為了它和因為它，但這個相對性只是徒然；他為了要成為理性的**對象**，自己成為理性，但這也是徒然。這項距離的存在構成問題；而且這個否定性的工作不可能單單只是否定中的空虛。在另一方面，我們已經看到，以疾病和植物描述為風格，進行瘋狂的「自然化」計畫，曾經遭遇到什麼樣的阻礙。儘管有這麼多重複的努力，瘋狂從未完全進入物種的合理秩序之中。這是因為有其它一些力量在深處發揮其主宰力量。這些力量外在於概念的理論平面，而且知道如何抵抗它，甚至最終使其陷入混亂。

　　那麼，在這裡作用的這些力量究竟是什麼？在那兒發揮的否定性力量究竟是什麼？在這個古典世界裡，理性似乎是一切事物的內容和真相，甚至包括瘋狂在內，這些祕密反抗的作用元是什麼呢？在瘋狂的知識和瘋子的辨認兩者之中，是不是同一個德性（vertu）在陰險地鋪展並且愚弄理性呢？如果的確是同一個，那我們不就能把非理性的本質和活力定義為瘋狂古典經驗的祕密核心嗎？

　　但是，現在我們得慢慢來，抽絲剝繭地由一個細節進行到另一個細節。我們必須保持歷史家的莊重態度，由我們已經認識的事物開始逐漸進展；也就是說，開始於瘋狂自然化過程和把它投射在一個合理的平面時所遭遇的障礙。在前面所作的粗略列舉之後，我們必須一件一件地加以分析：首先是作為瘋狂構成性形式的，激情、想像力和譫妄的超越性；接著，則是在整個古典時代中，組構和精鍊瘋狂領域的傳統形像；最後是在治療的想像世界中，醫生和病人之間的對峙。也許非理性的正面性力量便隱藏於此——這作用同時既是關聯也是補償，其對象則是瘋狂的非存有、空虛和它總是更進一步的缺席。

　　這個作用和推動這個作用的力量，我們嘗試不把它們當作知識平面上的理論性概念演變來描述；而是要在歷史的厚度之中切割出一塊體驗，我們試著掌握使得瘋狂的知識終究成為可能的運動：這是我們的知識，而佛洛伊德主義（freudisme）——因為這不是它原先的目標——也未能使我們和它分離。在這樣的知識之中，心智疾病終於出現，而非理性自行消失，除了在那些提出下列問題的人的目光之中：一種必然伴隨其科學、醫學、醫生的瘋狂，一種完全被包含在心智疾病的悲愴之中的瘋狂，它在現代世界中頑強而又一再重複的臨在，究竟意味著什麼？

第二章　譫妄的超越性

「我們將腦器官的疾病稱為瘋狂……」[1]瘋狂的問題繞著靈魂的物質性周圍打轉。

這項惡（mal），疾病分類學如此輕易地將它當作疾病來描述。在它之中，靈魂是以什麼樣的方式來和它發生關連呢？當它被疾病攻擊時，靈魂和其它部位身分相同，只是肉體的一個部分嗎？或者它像是一個和有機體整體相關的感性，和有機體一起發生錯亂呢？或者它是一項獨立的靈性原則，而且能夠不受這原則管制的，只有它的傳導性和物質性工具呢？

這些哲學家的問題讓十八世紀為之著迷：這些問題可以無限度地逆轉，而每一項回答又增衍其中的曖昧。

首先，這裡面有一項沉重的傳統：那是神學家和決疑者（casuistes）的傳統，也是法學家和法官的傳統。一位瘋人，只要他能夠表現出一些悔罪的外在徵象，便可以作告解，並獲得赦罪；即使一切都顯示出他心智錯亂，人們還是有權利和義務假定聖靈曾經啟發了他的心靈，因為這是透過無法感覺和非物質性的管道──這是「上帝偶爾會藉用的管道，也就是天使們的協助或是直接的靈感。」[2]而且，當他進入心神喪失的狀態時，他是不是也處於神寵之中呢？不管瘋人在瘋狂中犯了什麼罪，

1　伏爾泰，《哲學辭典》（*Dictionnaire philosophique*），「瘋狂」（Folie）條，éd. Benda, t. I, p。
2　SAINTE-BEUVE，《數個意識問題的解決》（*Résolution de quelques cas de conscience*），Paris, 1689, I, p. 65。這也是應用於聾啞人的規則。

無可置疑地，他一定會得到拯救：他的靈魂處於退隱狀態，不受疾病所擾——而且，因為疾病本身，它也不受邪惡的侵擾。靈魂對瘋狂涉入程度不深，因此不會在其中犯罪。

法官們的看法和此一點也不違背，他們不認為瘋子的作為是犯罪，而且當他們判定將其財產託管時，總是假定瘋狂只是一時的障礙，其中的靈魂受損，類同於兒童的靈魂不存在或是不完整。同時，也沒有禁治產的決定，瘋子甚至在被關起來以後，都不會喪失任何民事權。巴黎最高法院（Parlement de Paris）便曾詳細說明，即使監禁是法律主體精神錯亂的「事實性」（de facto）證據，但這對他的法律能力毫無影響。[3]

瘋人的靈魂並不瘋。

然而，對那位以哲學來思考醫學的精確性和其成敗的人來說，靈魂不是比這個自由的囚徒更多又更少嗎？它不也是物質的一部分嗎？因為，不正是因為和透過物質，它最基本的機能——判斷——的自由行使，才會受到損害嗎？而且，整個法學傳統都認為瘋子無辜，即使這一點有其道理，那也不是因為他的祕密自由為其無能所保護之故，而是因為他肉體上無法抗拒的力量損害了他的自由，甚至把它完全消滅：「這個可憐的靈魂……此時無法主宰其思想，卻要被迫去注意腦部留痕在它之中所形成的形象。」[4]然而，那恢復正常的理性，更是清楚地證明靈魂只是物質和有組織的形體罷了；因為瘋狂只是摧毀，那麼，如何能夠證明靈魂真的被摧毀了，而不僅僅是被拘束或掩蓋，或被排斥到其它

---

3 參考 1711 年 8 月 30 日巴黎最高法院判決。引用於 PARTURIER，《舊王政和大革命時代的巴黎救助體制》（*L'Assistance à Paris sous l'Ancien Régime et la Révolution*），Paris, 1897, p. 159 & note 1。

4 《靈魂物質說：支持靈魂之非物質性的現代和古代哲學家的純粹原則的新體系》（*L'Ame matérielle, ou nouveau système sur les purs principes des philosophes anciens et modernes qui soutiennent son immatérialité*），Arsenal 圖書館，第 2239 號手稿，p. 139。

地方呢？然而，只是加上一個巧妙而協同的物質，就能使靈魂重新獲得
能力，使它重得力量和自由——這便證明靈魂的德性和完美存於物質之
中，因為只要加上一點物質，就可以使它由偶然的不完美回復到完美的
本性：「一個不朽的存有，有可能接受這些部分的移位嗎？它有可能因
為在它簡單而不可分離的全體之上有所添加而受苦嗎？」[5]

　　在斯多葛派思想、人文主義和醫學間所進行的這項對話，就像它們
的對抗一樣地古老。伏爾泰重拾了這項對話，並且盡可能地去逼近它。
學者和醫生尋求維持靈魂的純淨性，而當他們和瘋子說話時，他們亦想
要說服瘋子相信他的瘋狂單單只是肉體現象。不論如何，瘋子應該有一
個健康的、不滅的靈魂，存於他身上一個連他自己都不曉得的領域之
中：「我的朋友，雖然你喪失了常識，但你的靈魂卻是和我們的靈魂一
樣屬靈、一樣清純、一樣不朽；然而，我們的靈魂居住得好，你的卻不
然；房子的窗戶被塞住了……，缺乏空氣，它感到窒息。」但是瘋子也
有他的美好時刻；或者毋寧如此說，他在他的瘋狂之中，便是真相顯現
的時刻；作為無理智者，他比那些有理智者更有常識，而且更不會說無
理的話。在他愛推理的瘋狂深處，也就是說，站在他瘋狂智慧的高處，
他很明白他的靈魂受到了損害；他以反向的方式，更新了艾匹美尼德
（Épiménide）的悖論：他說他的瘋狂直入靈魂深處，但就在這麼說的
同時，他也說出了真相。「我的朋友們，你們是用習慣來假想這個問題
的答案。我的窗戶跟你們的一樣開放，因為我看到同樣的事物，也聽到
同樣的話語。因此，其原因必然是我的靈魂對感官作出了不良的運用，
甚至我靈魂本身就是一個故障的感官，一個墜落的品質。簡言之，要不
是我靈魂自己瘋了，就是我根本就沒有靈魂。」[6]

5　同上。
6　伏爾泰，前引書，p. 286。

　　這個伏爾泰的艾匹美尼德具有雙頭馬車式的謹慎，就某種方式而言，他說：要不是克里特島人（Crétois）說謊，就是我在撒謊；事實上，他同時要說兩件事：瘋狂已損害了他靈魂的深沉本性，因此，他的靈魂並非靈性的存在。這個兩難暗示著它所掩蓋的推理過程。我們要試著跟隨的，便是這個推理過程。而它只有在乍看之下才是簡單的。

　　一方面，瘋狂不可以被同化為感官上的錯亂；窗子仍然完好，如果人在房子裡看不清楚，並不是因為窗子被塞住了。這裡，伏爾泰在一躍之下，便穿越了一大塊醫學討論的領域。受到洛克的影響，許多醫生在感官錯亂中尋找瘋狂的起源：如果人看到魔鬼，聽到聲音，這不是靈魂的責任，它只是無可奈何地接受感官所強加給它的東西。[7] 對於這個論點，可以索窪吉的回應為例：斜視而眼花的人，不是瘋子；但如果在眼花的同時，真的相信有兩個人在眼前，這樣的人便是瘋子。[8] 這是靈魂的毛病，而不是眼睛之毛病；這不是因為窗戶狀況不良，而是因為居住者生病。伏爾泰便是持這種論調。他的謹慎在於排開淺薄的感覺論（sensualisme），以避免太直接和太簡單地應用洛克，因為這樣可能反而會保護感覺論企圖縮減其能力的靈魂。

　　然而，如果感官上的錯亂不是瘋狂的原因，它卻是它的模範。眼球的病變會損害視覺的精確操作；腦部的病變，因為是心智器官受損，便會以同樣方式損害靈魂本身：「這項思考能使我們懷疑上帝賦予人的思想能力，有可能和其它感官一樣受到擾亂。瘋子是一個腦部受難的病人，就好像痛風患者是一個腳部和手部受苦的病人；他過去用腦思想，就好像用腳走路，一點都不用明白它那難以理解的行走能力，也不用明

7　譬如參與詹姆斯（James）《[醫學大]辭典》（*Dictionnaire*）的作者們。
8　索窪吉（SAUVAGES），前引書，t. VII, pp. 130. 141 & pp. 14-15。

白他那同樣無法理解的思想能力。」[9] 由頭腦到靈魂，其間的關係，相同由眼球到視覺間的關係；由靈魂到頭腦，其關係也相同於由行走的計畫到屈曲的雙腿。處於肉體之中，靈魂所做之事，只是在締結一些關係，它們類似於肉體本身所建立的關係。它是感官的感官，動作的動作。而且，就像行走為腿部癱瘓所妨礙、視覺為眼球病變所模糊，靈魂也因肉體的損傷而受損害，尤其是因為頭腦這個具有特殊地位的器官的損傷，因為它是所有器官——同時是所有感官和所有動作的器官。因此，靈魂之涉入肉體，完全就像視覺之涉入眼球或動作之涉入肌肉。試想，如果我們現在把眼球取消了……。由此可以顯示，「我的靈魂本身就是發瘋的，」而且它是在它的實質（substance）之中如此，在那構成自然本質性部分的事物之中如此；這同時也顯示出，在肉體器官運作所定義的範圍之外，「我並沒有靈魂。」

簡言之，伏爾泰結論如下：瘋狂並非感官的損害，因為靈魂在本性上和任何感官並無不同，它的器官便是腦。他偷偷地把一項在他的時代明白定義的醫學問題（瘋狂的起因在於感官幻覺 [hallucination des sens]，或在於精神譫妄 [delire de l'esprit]——用我們的語言來說，這是瘋狂的周邊起源說和中心起源說），逐漸轉變為一項哲學問題，而這個問題，就應然和實然兩面而言，都不可以和前一個問題重疊。現在問題成為：瘋狂是否證明靈魂的物質性？對第一個問題，他佯裝推開任何形式的感覺主義式的（sensualiste）[1] 回答，以便可以更好地建立對第二個問題的感覺論回應——同時，感覺論在最後又被重新拾起，這一點標

9　伏爾泰，前引書，p. 286。

[1]　Sensualisme，「感覺主義」或「感覺論」的哲學主張認為吾人所有知識皆來自感覺（sensation）。感覺論為法國十八世紀的哲學主流之一，其代表性人物為 Etienne Bonnot de Condillac（1714-1780）。不過法文 sensualisme 並不適當，比較正確的命名應為 sensationisme。

示出他事實上已放棄了第一個問題，也就是說放棄了感覺器官在瘋狂的起源中扮演何種角色的醫學問題。

去除其中隱藏的爭論意圖，這項重疊本身即有其意義。因為它並不屬於十八世紀醫學的問題意識；它混合了感官─頭腦，周邊─中心的問題。和醫師們的思考同步發展，這項問題乃是一項批判性分析，其基礎則為靈魂和肉體之間的分離。未來會有一天，對醫師本身來說，瘋狂的起源、因果斷定、器官位置的問題，將要依據採取或不採取物質主義體系下的語意（valeurs）[2] 來決定。然而，這些意義只有到十九世紀才會受到承認，這時，由伏爾泰所定義的問題意識將會被視為當然；這時，而且唯有在這個時候，才有可能出現精神主義（spiritualiste）和物質主義的精神醫學，其中一個瘋狂概念將瘋狂化約為肉體問題，另一個則強調靈魂的非物質元素。然而，伏爾泰的文章，特別是其中所具有的矛盾、濫用和有意的加入狡智，並不能代表十八世紀瘋狂體驗所能具有的活躍、粗大和厚重的部分。在反諷的引導之下，這篇文章所導向的，乃是某種，以時代而言，超溢出這項體驗的東西，而那是一個面對瘋狂的問題時，最不反諷的立場。在另一種辯證和爭論之下，在仍然未具有概念的微妙之中，它既標指著，也讓人可以預見，到了十九世紀將會成為無可爭論的自明之理：瘋狂如果不是物質原理上的器官病變，便是非物質靈魂的精神錯亂。

伏爾泰從外部，並且經過複雜的轉折，勾勒了這個問題意識（problématique）[3] 但這一點，卻不能允許我們將它當作是十八世紀思

---

[2] 傅柯在本書使用 valeur 這個字時，指的經常不是價值判斷中的價值，而是指字眼在一定脈絡中所具有的意義。這個使用方式特別具有結構主義語言學的色彩（索緒爾：「在一個語言體系中，一個項的值（valeur），乃是來自它和所有其它項的對立。」）。

[3] 法文 problématique 除了是一整組相關的問題之外（就此可以譯作「問題叢組」），同時還是此種「提問法」所帶來的特殊氣氛。比如這裡傅柯強調的是伏爾泰處理問

想的基要部分。肉體和靈魂劃分的探討，並非誕生於古典醫學的深沉之處；這是在相當晚近的時期才由外引入的一個問題，而且，由哲學性意圖出發，它也和醫學思想相岔離。

　　古典時代醫學不加疑問地接受的，它在其上不加疑慮前進的土地，乃是另一種單純性——對我們來說這卻是比較複雜，因為自從十九世紀以來，我們便習慣在精神和肉體的對立之中去思考精神醫療的問題，而這項對立只是被一些概念（比如心因性或器官性起源）所減輕、調整和迴避罷了——這是使替索對立於哲學家的奇思的單純性；這便是靈魂和肉體可以感覺得到的美妙統一。這樣的統一存在身心對立的分離之前，因為醫學在此之前並不認識這樣的分離：「形上學才有責任探求精神影響肉體和肉體影響精神的原因；醫學理解沒有這麼深入，但它可能看得比較清楚；它略過原因，只停留於現象界。經驗告訴它，某種肉體狀態必然會產生某種心靈運動，而這個運動又會反過來影響肉體；它知道當心靈忙於思想時，腦子的一部分會處於緊張狀態；它不會研究得更深入，也不尋求知道更多。精神和肉體之間的聯合是如此強大，我們無法想像其中之一在作用時，可以不得到另一項的同意。感官利用腦纖維的震動，把精神的思想動機傳達給它，相反地當心靈照料腦部器官時，這些器官便處於一種強烈程度不同的運動，和強大程度不同的緊張之中。」[10]

　　下面這個方法論上的規則必須立即加以應用：當古典時代的醫學文獻談到瘋狂、心智失常（vésanies），或者甚至是以非常明確的方式，

題時，肉體／靈魂對立間的緊張性。傅柯下面的篇章還打破了一般的成見：認為心物二分是笛卡兒主義影響下的西方文化（尤其表現在精神醫療思想上）的總體特徵。根據傅柯，這是一個十九世紀才形成的對立，而古典時期醫學的構想方式，正好相反。

10　替索，《給文人的忠告》（*Avis aux gens de lettres*），法譯本，1767, pp. 1-3。

談到「心智疾病」（maladies mentales）或「精神病」（maladies de l'esprit）的時候，所指的並不是某個心理病變的領域，或是和器官性病理領域相對立的精神現象。讓我們不要忘記，威里斯把躁狂列入頭部疾病，把歇斯底里列入痙攣性疾病之中；在索窪吉的分類裡，錯覺、暈眩和耳鳴則被列入「心智失常」之中。其它的怪異之處不勝枚舉。

充當歷史學家的醫生，喜歡玩一個遊戲：在古典描述文字之下尋找，重新發現其中所指的真正疾病。當威里斯談到歇斯底里時，他不是也把癲癇的現象包括進去了嗎？當勃艾哈夫談到躁狂時，他不是也在描述妄想狂嗎？在狄默布羅克所談的憂鬱之下，不是也很容易找到妄想性神經質症的一些確定徵象嗎？

這是王子們的遊戲，[11] 卻不是歷史家的遊戲。在不同的世紀裡，有可能同樣的病不具有同樣的名稱；但其原因在於，就其根柢而言，這不是同一個病。在十七和十八世紀之中，當人們談到瘋狂時，嚴格地說，他們並不是在談「精神病」，而是在談肉體和心靈一同涉入的事物。這大約便是柴齊亞斯為瘋狂下定義時所要說的東西，而且這個定義大致可以適用於整個古典時代：心智功能喪失來自腦部疾病和推理機能的損害（Amentiæ a proprio cerebri morbo et ratiocinatricis facultatis læsione dependent）。[12]

前述的問題意識加入瘋狂體驗之中，乃是頗為晚近的事。因此，先

11　當然，這必須假設他們讀過狄默布羅克（Diemerbroek）的作品。

12　柴齊亞斯，《法醫學問題》（*Quæstions medico-legales*），Lyon, 1674, liv. II, titre I, q. II, p. 114。

　　有關瘋狂中的身心關聯問題，其他作者所提的定義也都具有同樣的風格。威里斯：「這是腦部病變，使得理性和心靈的其它機能受損。」（《作品集》[*Opera*]，t. II, p. 227）；羅利（Lorry）則說：「身體疾病，使得感官判斷導向內在自我或印象（Corporis ægrotantis conditio ille in qua judicia a sensibus orienda nullatenus aut sibi inter se aut rei represen tatæ responsant）。」（《論憂鬱》[*De Melancholia*]），1765, t. I, p. 3）

讓我們將它擱置一旁。我們現在試著要揭露的，乃是這項體驗獨有的結構——我們將從最外圍開始（因果關係的循環），接著進至更內裡和較不易見的部分（激情和形象的循環），以便在最後，試著去探討使得這項體驗具有如此面貌的中空地帶——那便是作為其基本時刻的譫妄（délire）。

＊　　　　＊　　　　＊

遠因（causes lointaines）和近因（causes immédiates）的區分，在所有古典文本之中經常出現。乍看之下，這個區分可能沒有什麼重大的後果，而且只能為因果世界之組織提供一個脆弱的結構。事實上，這個區分具有可觀的分量；在它表面上的隨意性之下，其實隱藏著一個非常嚴格的結構力量。

當威里斯談到躁狂的近因時，他所指的是血氣的雙重變質。首先這是機制上的變質，同時牽涉到其運動力量和軌跡：在躁狂症患者身上，血氣暴烈地運動；它們因此可以穿入從未打通和也不應該被打通的脈絡裡；這些新的脈絡激起一個非常怪異的理念流程，一些突然和異常的運動，而且又是如此生氣強大，彷彿可以遠遠超過病人的自然力量。此外，這也是化學性質上的變化：血氣因為變酸，所以更有腐蝕力和穿透力，而且也變得更輕，更不負載物質；它們變得和火焰一樣地活躍和不可觸摸，這一點解釋躁狂症患者所有的活潑、不規則和熱烈的行為。[13]

這便是近因。因為它們是如此地接近，看來彷彿只是對疾病最可見的現象的性質作轉譯。激動、錯亂、沒有體溫升高的熱力，這些現象似乎推動著躁狂症患者的行為，也使得它在最簡單和最直接的感知中，具

---

13 威里斯，《作品集》（*Opera*），t. II, pp. 255-257。

有如此獨特的外貌——現在,透過近因的分析,這些現象被人由外表轉
移至內部,從感知的領域轉移到解釋的領域,從可見的效果轉移為原因
不可見的運動。[14] 然而,弔詭的是,一旦進入了不可見的領域之中,原
來只是性質的事物反而轉化為形象(image);作為性質(qualité)的
熱力,轉變為作為形象的火焰;動作和言語上的混亂,反而在隱形脈絡
錯綜複雜的交錯之中,得到了鞏固。原先處於道德判斷邊緣的意義,那
些原先可以看得見摸得著的事物,現在變成超出觸覺和視覺範圍之外的
「事物」;甚至不用改變語彙,倫理學便在其中轉位成為動力學。西丹
漢說:「只要靈魂還被關在必死的肉身之中,它的力量主要來自血氣的
力量。血氣是它發揮機能的工具。它是物質中最精細部分,也最接近精
神實體。如此一來,血氣的虛弱和錯亂,必然造成靈魂的虛弱和錯亂。
受到最暴烈的激情玩弄,靈魂卻毫無主宰和抵抗之能力。」[15] 在近因和
其效應之間,於是便有一種立即的質性聯通,既無間斷,亦無中介。如
此便形成了一個雙元並立的體系:效果的一方是感知中的性質,原因的
一方則是不可見的形象。由這一方到另一方,可以完美地循環:由熟知
的感知中歸納形象;由原因形象所具有的物理性質中,演繹出病人獨特
的症狀。事實上,近因體系只是反轉了症狀的經驗性辨認,把性質轉化
為原因。

---

14 一般說來,血氣是不可捉摸的。狄默布羅克主張它們不能被肉眼看見
   (DIEMERBROEK,《解剖學》[*Anatomia*],liv. VIII, chap. 1),反對肯定看過到
   它們的巴爾多林(Bartholin,《解剖學指引》[*Institutions anatomiques*],liv. III, chap.
   1)。哈勒(HALLER,《生理學要素》[*Elmenta physiologiæ*],t. IV, p. 371)肯定其
   平淡無味,反對嚐過血氣並發現它們具有酸味的尚·巴斯卡(Jean Pascal,《新發現
   和人體酵素的奇妙作用》[*Nouvelle déouverte et les admirables effets des ferments dans le corps
   humain*])。

15 西丹漢,《論歇斯底里症》(*Dissertation sour l'affection hystérique*)(《實用醫學》
   [*Médecine pratique*],Jault 譯,p. 407)。

如此緊密的圈環（cercle），乃是自我反轉的移位活動，在想像元素中自我反射。然而，在十八世紀之中，它漸漸地打開，開展為一個線性結構，其中最主要的部分，不再是性質間的聯通，而是一項純粹和簡單的前導事實（faits d'antécédence）；其由來便在於，原因不再是在想像性元素之中得到的辨識，而是存在於有組織的感知之中。

在神經纖維（fibre nerveuse）病理學之中，關懷的重點早已不再是瞭解近因，而是如何確定它存在於可感的世界中。並不是品質和形象被人驅離這項因果新結構；而是它們應該以可見的器官性現象被人研究和呈現。如此，這些現象便可以被改裝為前導事實，而又不會有錯誤和循環性回轉的風險。西丹漢的譯者批判他未能明白地使人瞭解存在於靈魂的活力「和血氣力量」間的關係。「再者，血氣的意念既不清楚也不令人滿意……。用作者的語彙來說，靈魂的有力和堅實，似乎主要依賴於固體元素的結構。而這個結構因為具有足夠的彈性和柔軟，可以使靈魂活躍而簡易地進行操作。」[16] 運用纖維生理學，[4] 我們便有一整套物質性網絡可以作為決定近因的感知性承體。事實上，如果承體本身的物質性現實明顯易見，可以作為瘋狂立即原因的變質，老實說，並非可由感知來覺察；這個近因最多還只是一種無法捉摸的，幾乎是道德性的品質，它被塞入了感知的脈絡之中。弔詭地，它是纖維的一種純粹生理變化，甚至更經常是它機制上的變化，但其變化卻不可能感知，只是極細微地決定著纖維的運作。「看見」纖維的生理學者們，很清楚地知道人們在它之上或在它之中，並不能看出任何可衡量的緊張或鬆弛；甚至在他刺激一隻青蛙的神經時，莫干尼（Morgagni）[5] 也看不到任何緊縮；

---

16 西丹漢，前引文，註解。

[4] 在這種生理學觀點中，人體所有的肌肉、器官和神經，其基本元素皆為纖維。

[5] Giambattista Morgagni（1682-1771），義大利解剖學家。

而且在這裡，他其實證實了勃艾哈夫、范・斯威丹（Van Swieten）、霍夫曼（Hoffmann）[6] 和哈勒（Albrecht von Haller）已經知道的事情，而後面這批人全是神經弦（nerfs-cordes）和緊張或鬆弛病理學派的反對者。然而，實務方面的醫生們也有所見，但他們看到的是別的東西：他們看到一個躁狂症患者，肌肉收縮、咧嘴怪笑、動作不連貫、暴戾，而且以最極端活躍來回應最細微的刺激；他們看到神經類（le genre nerveux）達到最高度的緊張。在十八世紀的醫學思想裡，這兩種感知形態之間，也就是在事物變化和品質變化的感知之間，存有一項暗中的鬥爭。[17] 然而，前者漸漸地佔據優勢，但也攜帶著後者的體系語意。這些著名的緊張、乾燥、萎縮狀態，生理學家們看不到，像波姆（Pomme）那樣的實務家卻能親眼看到，親耳聽到──他相信自己戰勝了生理學家，但其實只是使得後者想要建立的因果結構獲得勝利。傾俯在一位女病人身上，他聽到過於激奮的神經在震動著；他讓她每天泡水十二小時，如此進行十個月之後，他看見 [神經] 系統的乾燥元素分離出來，而且看到「一些和溼羊皮紙相似的薄膜片段」，掉落在浴缸之中。[18][7]

　　線性結構和感知結構已經大獲勝利；人們不再尋求性質的聯通，人

---

[6]　Friedrich Hoffmann（1660-1742），生於德國 Halle，布蘭登堡（今柏林）大學生理學及醫學教授。受到萊布尼茲影響，他主張某種疾病的動力機械論，以體內纖維和液體的運動為基礎。

17　「觀看」在十八世紀醫學中的意義，值得好好研究一番。比如一項特殊之處：在《百科全書》中，柔庫騎士（le chevalier de Jaucourt）在所寫有關神經的生理學文章裡，批判了神經緊張的理論，然而這個理論卻被大部分的病理學文章接受作為解釋原則（比如「心神喪失」[Démence] 條）。

18　波姆，《男女氣鬱症》（ *Traité des affections, vaporeuses des deux sexes* ），Paris，3e éd., 1767, p. 94。

[7]　波峰這一段文字後來為傅柯在《臨床醫學的誕生》開場白中再度引用，將這個接近幻想的觀看場景和十九世紀實證主義的描述相對比，引出「觀看」（regard）演變的主題。

們不再描述因果的循環，不再把效果的主要意義，後推為一個其實只是
它的位移意義的原因；現在問題僅在於，如何找出一個可以**感知**的**簡單
事件**（*événement*），而且它要能以最立即的方式造成病症。因此，瘋
狂的近因便應該是最接近靈魂的器官的病變，這個器官便是神經系統，
甚至最好就是腦子本身。原因上的接近性，不再要求意義上的統一、性
質上的類同，而是要求解剖上最可能嚴格的鄰近性。一旦我們能夠標
定、找出和覺察解剖或生理學上的錯亂時，原因就找到了——不論其性
質、不論其形態或是它損害神經體系的方式為何——最接近身心接合點
的，便是神經系統。在十七世紀，近因同時意謂著同時性、結構上的相
似性；到了十八世紀，近因開始意謂著一個前導項，而沒有立即的中介
或鄰近關係。

我們必須由這個方向來理解瘋狂病因的解剖學研究發展。勃奈
（Bonet）的《墓場 [解剖]》（*Sepulchretum*）出版於 1679 年，其中
只提出一些性質描述，而且想像的壓力、理論主題的笨重性，影響了其
中的感知，並使描述負荷著已受決定的意義。勃奈在解剖屍體時，看到
躁狂症患者的腦子乾燥和易碎、憂鬱症患者的腦子潮溼而且積滿體液；
心神喪失的人，腦子的物質非常僵硬，或是相反，極端地鬆弛，但兩種
情況都一樣缺乏彈性。[19] 在近乎半世紀以後，邁克爾（Meckel）的分析
仍然屬於同樣的性質世界；問題仍舊是躁狂症患者的乾燥、憂鬱症患者
的潮溼度和沉重性。然而，此時這些性質必須能被人感知，而且這樣的
感知必須透過度量上的嚴謹，去除任何感覺性的把握。腦子的狀態不是

---

19 勃奈（BONET），《墓場》（*Sepulchretum*），Genève, 1700, t. I, Section VIII, pp.
　　205 & sq. & section IX, pp. 221 & sq。李歐多（Lieutaud）也同樣地在憂鬱症患者
　　身上看到「腦部大部分的血管為厚而黑的血液所堵塞，腦室充滿了水波；其中有數位
　　心臟顯得乾癟無血。」（《實用醫學》[*Traité de médecine pratique*]，Paris, 1759, I, pp.
　　201-203）

瘋狂的另一版本，不再是瘋狂可感的傳譯；它現在是作為病理學上的事件，造成瘋狂的基要質變。

邁克爾的實驗原則是簡單的。他把大腦和小腦的實質「由各方向，切割為九、六和三巴黎寸長度」的立方體。他觀察到，未患過重病，而且是在完全健康狀態下死去的人，在他大腦上所切出的六寸立方體，其量為一德拉格姆（dragme）五格令（grain）：在死於肺癆的一位年輕人身上，大腦只有一德拉格姆三又四分之三格令重，其小腦則為一德拉格姆三格令重。一位患胸膜炎（pleurésie）的老人，他的大腦重量和正常人相同，小腦則略輕。第一個結論：大腦的重量並不恆常，它隨著疾病狀態而有不同。第二個結論：既然，像肺癆這類耗弱性病症中，大腦比較輕，而體液和液態元素在體內傾流的疾病患者，其小腦比較輕，那麼，這些器官的密度便該歸因於「其中管脈的充實度。」然而，在無理智者身上，我們發現到同一類變化。邁克爾解剖了一位「十五年間毫不間斷患有躁狂和愚昧」的女人，觀察到她大腦裡的「灰質」過度地蒼白，髓質也非常白；「後者堅硬到無法切塊，又如此有彈性，指壓也無法留痕；它和煮熟的蛋白完全相似。」在這個髓質裡所切出的六寸立方體，重量為一德拉格姆三格令重；腦胼胝體的密度更低；至於在小腦上所割出的一個立方體，則和大腦上的一樣，重量為一德拉格姆三格令重。但，其它的精神錯亂形式涵帶著不同的改變；一名少婦在「間歇性地發瘋」之後，死於狂怒；她的大腦觸摸起來，顯得很稠密。蜘網膜上覆蓋微紅乳清；但髓質本身卻是乾燥而又富有彈性；它的重量為一德拉格姆三格令。因此，結論必須是「髓脈的乾燥狀態有能力錯亂大腦之運動，並因此錯亂理性之運用」；相反地，「髓脈如果適於分泌神經流質，那麼大腦便更能發揮其原定作用。」[20]

---

20 〈瘋狂生理原因之新觀察－普魯士皇家學院最近一期大會宣讀診〉（Nouvelles

　　邁克爾研究的理論背景並不重要，而且，他假設大腦會分泌神經髓質，其錯亂則會引起瘋狂，這個假說也不重要。此刻，最基要的東西，乃是已由他的分析指出的因果關係新形態。這個因果關係不再陷入性質的象徵體系之中，也不陷入位移意義的循環邏輯之中，這是勃奈的研究仍不能擺脫的；現在出現的是一個線性因果關係，在其中，腦部的變質，乃是一個以其自身為中心而受到考慮的事件：它被認為是一個自有局部和數量性價值的現象，而且永遠可以透過有組織的感知來標定。在這個變質和瘋狂的症狀之間，除了極端的鄰近之外，並沒有其它的歸屬關係，也沒有其它的聯通體系。這裡的鄰近意指著大腦是最接近靈魂的器官。如此一來，腦部病變便擁有它自己的結構──可以為人感知的解剖學結構──而精神病變也擁有其獨特的顯示。因果關係只是將其並立，而不是將一些性質元素在兩者間轉移。邁克爾的屍體解剖並不來自物質主義方法論；和他的前輩和同輩相比，他並非更相信或更不相信瘋狂的器官決定論。但他把肉體和靈魂擺放在一個鄰近和因果相承的關係之中，不再允許品質的回歸、移位、聯通。

　　莫干尼和居倫更完整地揭露這項結構。腦體在他們分析中，不再只是因果關係特受著重的應用點；腦體本身變成一個異質和分化的因果空間，發展出解剖和生理結構，並用這種空間遊戲決定出瘋狂的種種形態。莫干尼使人看到，在躁狂和狂怒的案例裡頭，大腦經常是特別地硬實稠厚，相反地，小腦則保持其慣有的柔軟：甚至在某些特別極端的案例裡，它和大腦正好相反，小腦「極端地柔軟和鬆弛。」有時候，差異出現於大腦自身之內；「其中一個部分比平常更加硬實，其它部分卻極

observations sur les causes physiques de la folie, lues à la dernière assemblée de l'Académie royale de Prusse）（《保健報》[*Gazette salutaire*]，XXXI, 1764 年 8 月 2 日）。

端地柔弱。」[21]；居倫將這些差異系統化，使得大腦不同的部分成為瘋狂器官性病變的主要面向。如果大腦是正常的，那麼其中不同的領域，便應該有同質的激奮狀態：比如這是一種高亢的激奮狀態（這是醒覺），不然就是一種比較微小的激奮，甚至是一種崩解狀態，這就像是睡眠。然而，如果激奮或崩解在大腦裡頭以不平均的方式分配，如果它們互相混雜，形成一個由睡眠部門和激奮部門所組成的異質網絡，那麼，在主體睡眠時，便會產生夢，而當他甦醒時，就會造成瘋狂發作。因此，當這些不平均的激奮和崩解狀態持續地在大腦裡維持時，甚至可以說是固化在它的實質之中時，就會出現週期性的瘋狂。這就是為什麼瘋子的大腦被解剖檢驗時，其中會有一部分硬實、充血，而其它部分則相反，不但柔弱，而且還處於某種程度的完全鬆弛狀態之中。[22]

我們可以看到，在古典時代之中，近因的概念遭到什麼樣的演變，或毋寧說，就在這項概念內部，因果關係的意義是如何地演變。這個結構重整，使得下一個時代的物質主義、器官主義成為可能，或者無論如何，使得腦定位決定論的努力成為可能；然而，在這一刻，它卻不意味任何這一類的計畫。它所牽涉的，不但多許多，也少許多。這比物質主義的湧現少得多；但也有更多的意義，因為十七世紀以來，組織靈魂和肉體關係的因果論受到解消；它擺脫由性質所形成的封閉循環，處身於更謎樣亦更簡單的因果貫串的開放視野之中，把腦部空間和心理徵象體系放置在不可撤消的承續秩序之內。一方面，打斷了所有的意義聯通；但，另一方面，肉體不再以其整體受到召喚而形成近因的結構；受到此種召喚的，只是腦部，因為它是最接近靈魂的事物。甚至，這只是在它之中某些特別受著重的部門，它們承接近因所形成的整體；然而，近因

21　引用於居倫，《實用醫學指引》（*Institutions de médecine pratique*），II, p. 295。
22　居倫，同上，II, pp. 292-296。

這個稱呼本身也會很快地消失。

＊　　　　　＊　　　　　＊

　　然而，在同一個時期，遠因這個概念則遭遇到完全相反的演變。一開始，它的定義只是一個前導項——這是鄰近關係。並非沒有隨意性，這個關係只是集合了一些巧合和一些事實交集，或者是一些病理上的立即轉變。當艾特姆勒（Ettmüller）列舉痙攣病因時，他提供了一個頗有意義的例子。這些病因如下：腎絞痛、憂鬱體質中的酸性體液、出生於月蝕之時、接近金屬礦、幼時的憤怒、秋天的果實、便祕、直腸裡的歐楂果核，最後，以更直接的方式［激發瘋狂的］，則是激情，尤其是愛情。[23] 漸漸地，遠因的世界豐盈起來，它佔領了新的領域，在數不清的複多之中開展。不久之後，整個器官領域都被徵召，所有的錯亂、受抑制或過度的分泌、偏差的機能都成為瘋狂的遠因之一。委特（Whytt）特別錄下了腸內積氣（les vents）、淋巴液（phlegmes）、寄生蟲、「壞品質的食物、吃得過多或過少……硬癌或其它梗阻。」[24] 靈魂所有的事件，只要有點暴烈，或是過度強烈，便能成為瘋狂的遠因：「靈魂的激情、精神的集中、過度用功、深刻的沉思、憤怒、憂傷、懼怕、長期煎熬的悲傷、受輕視的愛情……」[25] 最後，外在世界的變化成過度，以其暴烈或其人工，都能輕易地引發瘋狂，比如空氣過熱、過冷或過度潮

<hr />

23　艾特姆勒（M. ETTMÜLLER），《專科醫學實務》（*Pratique de médecine spéciale*），Lyon, 1691, p. 437 sq。

24　委特，《神經病論》（*Traité des Maladies nerveuses*），法譯本，Paris, 1777, t. I, p. 257。

25　《百科全書》（*Encyclopédie*），「躁狂」（Manie）條。

溼，[26] 或是某些條件下的氣候，[27] 社交生活、「科學愛好和文學素養比過去更加盛行……，奢侈的增長使得主人和家僕的生活過於萎靡，」[28] 閱讀小說，看戲，所有這些刺激想像力的事物。[29] 簡言之，所有事物，或幾乎如此，都逃不開遠因一直增大的圈環；心靈世界、肉體世界、自然和社會界，構成了病因龐大的儲備槽，而十八世紀的作者們似乎喜歡在這裡面大量汲取。在這麼做的時候，他們並不太注重觀察和組織，僅僅遵循理論上的偏好或某些道德上的選擇。杜福（Dufour）在他《悟性論》（ *Traité de l'entendement* ）一書中，蒐集了大部分當時認為有效的病因，但並未詳加解釋：「憂鬱症明顯的病因，便是一切固置、消耗並錯亂血氣的事物。比如：突然而來的強大驚懼、由於快樂出神或強大感情而產生的劇烈心靈震顫、針對同一個對象進行長久的深思默想、劇烈的愛情、警醒、所有特別是在夜裡進行的強烈心智工作；孤獨、恐懼、歇斯底里，一切妨礙血液的生成、修補、流通、其種種分泌和排泄的事物，尤其當受影響的是脾臟、胰腺、網膜、胃、腸系膜、腸、乳房、肝、子宮、與痔瘡有關的血管的時候；由季肋痛、難以治療的急性病，特別是癲狂所產生的結果，所有過度或取消的治療措施或分泌，因此包括汗水、乳汁、月經、惡露（lochies）、流涎症（ptyalisme）和閉汗瘡。缺精（dispermatisme）通常會產生所謂色情性譫妄或色情狂：冷性、土性、黏性、硬性、乾性、嚴苛、收斂性的食物、類似的飲料、生的水果、未發酵的麵粉、燒熱血液的長期高熱的發燒，沼澤區陰暗、腐臭的空氣；

---

26 參考無名氏，《所謂痙攣病的醫學觀察》（ *Observations de médecine sur la maladie appelée convulsion* ），Paris, 1732, p. 31。

27 參考替索（TISSOT），《神經論》（ *Traité des Nerfs* ），II, I, pp. 29-30：「柔弱纖細的神經系統的真正祖國，處於緯度 45 和 55 度之間。」

28 《保健報》（ *Gazette salutaire* ）上無名氏文章，XL, 1768 年 10 月 6 日。

29 參考達干（DAQUIN），《瘋狂的哲學》（ *Philosophie de la folie* ），Paris, 1792, pp. 24-25。

黑絨毛、乾燥、細長、剛強的體質、年輕力壯時期、活潑、敏捷、有深度、用功的心智。」[30]

　　在十八世紀末，遠因近乎無定限的擴張已成為明顯的事實。這是在監禁措施大改革之時，少數原封不動被傳遞下來的理論性知識：精神療養院中的新醫療措施，它的依據其實就是瘋狂起源中的多重異質因果。布拉克（Black）曾分析伯利恆院 1772 年至 1787 年間的精神錯亂病人。他提出的病因分析如下：「遺傳性體質；酗酒；用功過度；發燒；分娩後遺症；臟腑阻塞；挫傷和骨折；性病；天花；乾燥過快的潰瘍；挫折、不安、悲傷；愛情；嫉妒；過度崇拜和追隨遁道派（méthodistes）集團；驕傲。」[31] 數年後，吉勞地（Giraudy）向內政部長提出一部報告，主題為廈倫頓院 1804 年的情況。他宣稱研究了四百七十六個案例，蒐集了「確定的資訊」，因此可以建立病因：「其中一百五十一個案例起因來自靈魂受到劇烈的震動，比如嫉妒、受挫的愛情、快樂過度、野心、懼怕、恐怖、強烈的悲傷；五十二個案例起源於遺傳體質；二十八位因為手淫；三位因為梅毒病原；十二位因為性交過度；三十一名飲酒過度；十二名過度操使心智，二位是腸裡有蟲：一位為癬疥後遺症；五名因為脫皮性皮疹之影響；二十九位因為乳汁轉移（métastase laiteuse）；二位因為與世隔絕。」[32]

　　瘋狂的遠因名單不斷地增長。十八世紀把它們一一列舉，既無次序，亦無特別著重，像是複多而少有組織的大雜燴。然而，我們不能確定病因的世界真的像是表面上那樣地毫無秩序。而且，如果這個複多性無定限地開展，其開展空間無疑不是一個異質和混沌的空間。有一個例

---

30 杜福（J.-Fr. DUFOUR）：《人類悟性運作》（*Essai sur les opérations de l'entendement humain*），Amsterdam, 1770, pp. 361-362。

31 布拉克，《論心智失常》（*On Insaizify*），引用於 Matthey, p. 365。

32 可用吉令艾斯基洛（ESQUIROL），前引書，II, p. 219。

子可以讓我們掌握其中的組織原則，知道種種病因如何匯聚，並且具有
祕密的邏輯一致性。

在十六世紀，月亮瘋（lunatisme）是一個持續出現的主題，而且
從未遭到反對；到了十七世紀，它還常常出現，但已逐漸消失：1707年，
勒‧佛蘭蘇瓦（Le François）答辯了一篇論文，題名為：〈月亮是否主
宰人體？〉（Estne aliquod lunæ in corpora humana imperium？）；
經過一段長時間討論以後，醫學院作出否定的回答。[33] 然而在十八世
紀之中，月亮很少被列於瘋狂病因之中，甚至連旁因或輔助因的角色
都談不上。然而，就在世紀最末，這個主題又再度出現，也許是受
到英國醫學的影響，因為在該國這個主題從未為人全然遺忘。[34] 達干
（Daquin）、[35][8] 接下來的勒黑（Leuret）[36] 和吉斯蘭（Guislain），[37][9]
將會承認月亮影響著躁狂的激奮階段，或至少影響著病人的激動狀態。
然而重要的不是主題本身的迴現，而是足以使它再出現的可能性和條件
本身。實際上，它雖然再度出現，卻已完全轉變，而且被注入了先前
所未有的意義。就其傳統形式而這，它指的是一種立即的影響——時間

---

33 在同時期，杜姆蘭（DUMOULIN）在《風溼和氣鬱新論》（*Nouveau traité du rhumatisme et des vapeurs*），第二版，1710，對月亮影響痙攣週期的說法，提出批判，p. 209。

34 R. MEAD，《日月之影響力》（*A Treatise Concerning the Influence of the Sun and the Moon*），Londres, 1748。

35 《瘋狂的哲學》（*Philosophie de la folie*），Paris, 1792。

[8] Joseph Daquin（1733-1815），法國 Chambéryu 醫院醫師。由 1787 年起，他主持議院集中精神錯亂者的收容區，並在 1791 年出版《瘋狂的哲學》（*Philosophie de la folie*）發展其人道理念。

36 勒黑（LEURET）& MITIVÉ，《精神錯亂者之脈搏頻率》（*De la fréquence de pouls chez les aliénés*），Paris, 1832。

37 吉斯蘭，《頭疾》（*Traité des phrénopathies*），Bruxelles, 1835, p. 46。

[9] Joseph Guislain（1797-1860），生於比利時單市（Gand）。該市精神療養院的主任醫師，單市大學之比較生理學教授，並主持心智疾病臨床講座。他對精神病患的關心，使他被人稱作「比利時的匹奈」。

上的巧合和空間的交錯——其作用模式完全存在星球的力量之中。相反地，在達干手上，月亮的影響力隨著一系列的中介開展，而這些中介則圍繞著人本身來排序和發展。月亮對大氣的影響是如此地強烈，甚至可以推動海洋那樣沉重的量體。然而，人體元素中，神經系統對大氣變化最為敏感，因為只要氣溫有些微的改變、乾溼度有些微的變化，便能對它造成重大的影響。更何況，月亮的運轉，如此深刻地干擾著大氣，它對神經纖維特別敏感的人，將會具有強烈的作用：「因為瘋狂絕對是神經性疾病，因此。感於大氣的影響，而大氣的密度又和月亮與地球間的相對位置有關。」[38]

到了十八世紀末，月亮瘋又和一個世紀多以前一樣，處於相同的地位：「不可能進行理性的質疑。」然而這時風格已完全不同，它比較不是宇宙力量的表達，而是人體某種特殊敏感性的徵象。月之盈虧之所以有能力影響瘋狂，那是因為在人的四周匯集著某些元素，而人類即使對它沒有意識，仍然在暗中敏感於其影響。在瘋狂和其遠因之間，又插入了兩個元素，一是人體的敏感性（sensibilité），另外則是人體對其敏感的環境。它們接近形成一個整體，一個歸屬體系，如此，透過新的同質性，這個體系圍繞著瘋狂組織起遠因的全體。

因此，在十八世紀中，病因的體系遭遇了雙重演變；近因不斷地互相接近，它們在靈魂和肉體之間建立起線性關係之餘，也消除了過去的性質移位循環。同時，遠因，至少在表面上，則不斷地擴大、增多和離散。不過，在這項擴大之下，事實上卻勾勒出一個新的統一體，以及肉體與外在世界關係的新形態。在同一個時期裡，肉體同時既成為線性因果體系中，由種種不同部位所形成的整體，也變成了敏感性的祕密的統

---

[38] 達干，《瘋狂的哲學》（*Philosophie de la folie*），Paris, 1792, pp. 82, 91，並參考：TOALDO，《氣象學論文》（*Essai météorologique*），達干譯，1784。

一體，使得外在世界最多樣、最遙遠、最異質的影響力可以作用於人身上。再者，瘋狂的醫學體驗便依照這個新的劃分一分為二：一是因為肉體的混亂和意外所引起的心靈現象；一是於敏感性中所結合的身心整體的現象，受到作用其上的種種環境影響力所決定；一是腦子的局部病變，一是敏感性的普遍擾亂。人們能夠，而且應該，同時在下面的領域裡尋求瘋狂病因：既要研究腦解剖學，又要探討空氣的溼度、季節的迴轉、或是閱讀小說所帶來的興奮。近因的精確度並不反駁遠因散漫的一般性。它們兩者只是同一個運動的兩極，而這唯一的運動，便是激情（passion）。

＊　　　　　＊　　　　　＊

激情屬於遠因之列，而且和其它因素處於同一平面。

但，事實上，在深度層次上，激情還扮演了另一個角色；而且，如果它在瘋狂體驗裡屬於因果循環，它還另外在其中發動了第二個循環，而且無疑更接近本質性事物。

索窪吉概述了激情的基本地位，並且將它描述為一個更持久、更頑強的病因，好像它之所以帶來瘋狂，乃是實至名歸：「我們精神的迷失只是因為我們盲目地追隨著慾望，因為我們不知克制或緩和慾望。如此，便有了這些愛的狂亂、反感、敗壞的嗜好、由憂傷引起的憂鬱症，因為受拒絕而引起的行為，吃、喝中的過度、不適，身體的敗壞。它們產生了瘋狂，而這是最壞的疾病。」[39] 但這只是從道德來作考慮，才把激情擺在第一位；這是用一種含混的方式在追究它的責任；但在這個揭發背後，實際上要說的是，因為激情有其可能，所以才會有瘋狂，這樣

---

[39] 索窪吉，《方法性疾病分類學》（*Nosologie méthodique*），t. VII, p. 12。

一種非常徹底的歸屬關係。

　　早在笛卡兒之前，而且甚至在其哲學和生理學的影響力消失以後，還有一段很長的時間，激情一直是肉體和靈魂之間的接觸面；它是前者的被動性和後者的主動性的相合點，同時也是雙方向對方設立的界線，以及它們相互聯通的場域。

　　在體液（humeurs）[10] 醫學中，它尤其是被構想為一種相互因果關係中的統一體。「激情必定引起體液的某些活動；發怒擾動膽汁，憂傷則擾動憂鬱液。而且，有時體液的活動是如此地強烈，使整個身體的協調都受擾亂，甚至會導致死亡。除此以外，激情增加體液的量；憤怒增多膽汁，憂傷則增多憂鬱液。[反過來，]慣於受某些激情所擾動的體液，也使得有很多這類體液的人，容易產生這類激情，並使得他們去想那些平常會喚起這類激情的對象；膽汁使人易怒，並使人傾向去想那些可恨的人事。憂鬱液使人傾向憂傷，去想不愉快的事物；調和的血液則令人傾向快樂。」[40]

　　血氣（esprits）醫學提出血氣活動的機械性傳導，並以此嚴格理論加以取代前述空泛的「體質」決定論。如果激情只是在具有形體的生命之中才有可能，而且這個形體又不是其精神之光所能完全理解的，也不是對其意志立即地透明，那是因為精神的運動既在我們的體內，卻又不受我們管制，甚至大部分的時候違反我們的意志，它依循的是一個機械性的結構，那便是血氣的流動。「在見到激情的對象之前，血氣遍布全身，以便普遍地保衛各個部位；但是，由於新對象出現了，這整個協調

[10] 由希臘希波克拉特傳下來的醫學傳統，認為人體器官內存有四種體液，分別為淋巴液、血液、膽汁和黑膽汁（憂鬱液），由此可以分出四種體質稟性。

40 拜爾（BAYLE）& GRANGEON，《土魯斯法院通過，某些自稱附魔者之狀況敘述》（*Relation de l'état de quelques personnes prétendues possédées faite d'autorité au Parlement de Toulouse*），Toulouse, 1682, pp. 26-27。

便遭到擾動。這時大部分的血氣被推送到手臂、腿部、臉孔和身體所有外在部位的肌肉裡，如此身體才能具有配合主要激情的基本狀態，也才能獲得必要的態度，以便趨吉避凶。」[41] 因此，激情調動血氣，而血氣也調動激情。這也就是說，血氣的流動、分散和集中，其空間形態，主要是根據對象在腦中留下的痕跡和它在心靈之中形成的影像，於是便在身體空間中形成了一種激情的幾何形象。這個形象雖然只是把激情作有表達力的轉移，但它也構成了最主要的因果基礎。理由在於，既然血氣已匯集於對象四周，或至少說已匯集於其形象四周，這時精神反過來也不能阻止其注意力不向此處集中，它便因此而受到激情主宰。

如果再往前推進一步，整個體系將會緊縮於一個單元，使得肉體和靈魂可以在其中立即匯通於其共同性質的象徵價值之中。這便是固體和流體（solides et fluides）的醫學中所發生之事。這個理論在十八世紀主宰著實務界。緊張和鬆弛、堅硬和柔軟、僵硬和緩和、腫脹或乾燥，這許多質性狀態，既屬於靈魂，又屬於肉體，而且最終又指涉著一種無區別和混合的激情狀況。理念的串連、感情的過程、纖維的狀態、流體的循環，因為這樣的激情狀況而有了共同的形式。這時，因果關係這個主題顯得過於鋪陳，其所聚合的元素也過於分散，使得它的圖式（schémas）變得難以應用。「強烈的激情，比如憤怒、喜悅、貪婪」究竟是「神經纖維過度強力、過度緊張和過度具有彈性，以及神經流體過度活動」的原因，還是後果呢？相反地，「委靡之情，比如懼怕、精神低弱、無聊、食慾不振、伴同思鄉病的冷漠尾隨著「大腦柔質和分布器官之中的神經纖維的虛弱狀態，流體的貧乏和停頓」[42] 呢？事實上，

---

41 馬勒布蘭許（MALEBRANCHE），《真理之探求》（*Recherche de la vérité*），liv. V, chap. III, éd. Lewis, t. II, p. 89。

42 索窪吉，《方法性疾病分類學》（*Nosologie méthodique*），t. VII, p. 291。

不應該再去嘗試把激情定位於因果承續的過程之中，或是肉體和靈魂的中間；在一個更深沉的水平上，激情指出靈魂和肉體處於一種持久的隱喻關係之中，其中，性質不需要被人匯通，因為它們早就是共同的；而且，在其中，表達面上的事實也不需要作為原因，理由十分簡單，因為靈魂和肉體一直都是彼此的立即表達。激情不再精確地處於靈魂和肉體所形成的整體的幾何中心；它的位置，稍微在兩者之下，那是兩者尚未產生對立的地方，而且也就是在這個領域中，同時建立了兩者的統一和區分。

　　不過，站在這個層次中，激情不再只是瘋狂原因之一，即使說它是最受著重的原因也不夠；這時比較好的說法是，它形成了瘋狂的一般性可能條件。如果說，在靈魂和肉體的關係中，真的存有這樣的一個領域，其中因和果、決定機制和表現是如此地緊密交纏，以至於它們實際上只形成同一個運動，而且只有在後來才會分離；如果說，在肉體的狂暴和靈魂的活躍之前，在纖維的軟弱和精神的鬆懈之前，真的存有一種尚未劃分的先存品質，而且是它才在後來使得器官性和精神性事物具有相同的價值，那麼，我們便能瞭解，為何會存有一種像是瘋狂那樣的疾病，在一開始就同時是靈魂和肉體的疾病，為何這樣的疾病，在其中，腦子的損害和靈魂的損害，具有共同的品質、共同的起源和共同的屬性。

　　因為有激情的事實，瘋狂便成為可能。

　　的確，早在古典時代之前，後來又有許多世紀——而我們一定還未脫離它們——激情和瘋狂一直被保持在一種親近關係之中。不過我們得保留古典主義的原創性。希臘—拉丁傳統的道德家們，認為瘋狂作為激情的懲罰乃是公正之事；而且，為了更進一步地肯定這一點，他們還喜歡把激情當作是一個暫時及和緩的瘋狂。然而，關於激情和瘋狂之間的關係，古典思考卻知道作出不同的定義：那不是虔誠的願望，不是教學上的威脅，也不是道德上的綜合；它甚至和傳統決裂，因為它把因果貫

串中各項位置加以顛倒；它把瘋狂的奇思幻想建立於激情的屬性之上；它知道，**激情決定論**只是**為瘋狂提供自由**，以便使它可以進入理性世界之中；它也知道，如果肉體和靈魂的結合並未受到質疑，它卻在激情中顯示出人的有限性，它同時也在這同一個人的身上啟開了無限的運動，並使人迷失其中。

這是因為瘋狂並不單純是靈肉合一所提供的可能性之一，它也不是激情純粹和簡單的後果。它以靈魂和肉體的結合為基礎，但又回頭反對這個結合，使其遭到質疑。是激情才使瘋狂成為可能，但瘋狂又以一個它特有的運動，威脅著那使得激情本身成為可能的事物。瘋狂屬於一種特殊的結合形式，在其中律則遭到危害、歪曲、轉向——它宣示說這個結合是明顯和既存之物，但也宣示出它的脆弱和注定喪亡。

會有那麼一刻，激情繼續其進程，而律則像是自動懸置，此時運動突然停止，卻既無衝撞，亦無任何活力的吸收，或者，運動在增殖中傳布，只有在達到頂峰時才會停止。委特認為，強烈的感情會引發瘋狂，就像衝撞會引起運動。其中唯一的理由便是，感情同時既是靈魂的震撼，亦是神經纖維的震動；「這是為何憂傷或感動人心的故事或敘述、意料之外的可怕景觀、重大的悲傷、憤怒、恐怖以及其它產生重大印象的激情，經常會造成最突然和最強烈的神經症狀。」[43] 但是——真正瘋狂由這裡開始——有時候這個運動會很快地因為它自身的過度而自我終結，這時便引發突然的靜止，甚至會帶來死亡。彷彿在瘋狂之機制中，休息並不一定是毫無運動，它可能是一個和自身突然斷裂的運動，因為它自身的暴力所產生的效應，突然進入矛盾之中，無法繼續。「我們曾看到一些例子，因為激情非常地強烈，在人身上產生了某種強直性痙攣（tétanos）或強直性昏厥（catalepsie），使得他變得比較像是一座雕像

---

43 委特（WHYTT），《神經病》（*Traité des maladies nerveuses*），II, pp. 288-289。

而不像活人。甚至有不止一次的例子，過度的恐懼、傷心、喜悅、恥辱都曾引發暴斃。」[44]

相反地，有時運動由靈魂傳至肉體，再由肉體傳回到靈魂，無限地在某種憂慮的空間之中傳布。這個空間顯然比較接近馬勒布蘭許（Malebranche）所規定的靈魂處所，而非笛卡兒所規定的肉體空間。難以察覺的激動，通常是由外界溫和的衝撞所引起，但它們堆積起來便會增大效應，最後爆發為強烈的痙攣。藍錫其（Lancisi）便解釋過說，羅馬貴族們之所以常有氣鬱症（vapeurs）——歇斯底里地暈倒、疑病症發作——原因在於，在他們所過的宮廷生活中，「他們的精神，持續地在恐懼和期望之間激動著，未得片刻休息。」[45] 對許多醫生來說，都市生活、宮廷生活、沙龍生活（la vie des salons）中的許多刺激，不斷地相加相乘和延伸，從未和緩，便會導致瘋狂。[46] 但是形象只要有點濃密，或是形成其器官版本的事件只要有某些力量，那麼它在增衍之時，便可能導致譫妄，彷彿運動在相互聯通之時，不會失去力量，反而有可能把其它力量帶入其渠道之中，並從這些新的協同關係中取得補助性的活力。索窪吉便是以此種方式解釋譫妄的生成：某種懼怕的印象和某種脊髓纖維的梗塞或壓縮有關；這個懼怕限定在特定對象之上，正如這項梗塞也有嚴格的部位。隨著懼怕的持續，靈魂便給它更多的注意力，把它孤立起來，使它更加離開一切不是它的東西。但是，這項孤立使它加強，而靈魂因為曾經給它過於特殊的地位，又逐漸把它附著於一個多少

44 同上，p. 291。過度的運動會導致不動和死亡，這是古典醫學中十分常見的主題。參考《艾斯古拉普廟》（*Le Temple d'Esculape*）裡的幾個例子，1681, t. III, pp. 79-85；PECHLIN，《醫學觀察》（*Observations médicales*），liv. III, obs. 23。財政大臣培根（Bacon）在看到月蝕時昏厥過去的例子，乃是醫學界的老生常談。

45 藍錫其，《羅馬人的品質》（*De nativis Romani cœli qualitatibus*），cap. XVII。

46 可參考替索（TISSOT），《上流人士健康之觀察》（*Observations sur la santé des gens du monde*），Lausanne, 1760, pp. 30-31。

疏遠的理念系列：「它在這個簡單的意念之上，又加上所有可以培養和增長的理念。例如，一個人夢見受人控告有罪，馬上又會將它連結到打手、法官、劊子手、絞刑台這些意念上。」[47] 如此，這個意念被貫注了所有這些新的因素，拖動著它們，這時它便像獲得更大的力量，使得最協同的意志也無法抵抗它。

瘋狂首要的可能性，存於激情的事實之中，也存於一個雙重的因果開展之中：由激情出發，同時射向肉體和靈魂。這樣的瘋狂，它同時又是被中斷的熱情、因果關係的斷裂、統一體元素的解放。瘋狂同時參與了激情的必要性，也參與由這同一激情所發動的混亂，而這個混亂一旦發動了，便會走得比激情更遠，直到質疑它所假設的一切。它最後成為神經和肌肉的運動，而這運動是如此地強烈，以致在形象、意念或意志流程中，似乎沒有任何事物可以和其符應。這裡可以躁狂為例：它會突然地增強，直到痙攣為止；它也會不可逆轉地退化為持續的狂怒。[48] 相反地，它也可能在肉體的休息或靜止之中，使得靈魂產生激動，並加以維持，使它既不中斷亦不平息。這就是憂鬱症裡會發生的狀況：外界對象對病人的精神所產生的印象，和健康人有所不同；「其印象薄弱，而且他對它們很少加以注意；他的精神幾乎完全集中於活躍的意念之上。」[49]

事實上，肉體的外在運動和意念流程之間的分離，精確地說，並不意謂著靈肉間的結合已遭解體，亦非意指兩者在瘋狂之中各自分立。當然，這不再是嚴謹和整體的結合；然而，其上裂痕並未取消此一結合，

---

47 索窪吉，《方法性疾病分類學》（*Nosologie méthodique*），t. VII, pp. 21-22。

48 杜福（《悟性論》[*Essai sur l'entendement*]，pp. 366-367）和《百科全書》意見一致，認為狂怒只是某種程度的躁狂。

49 DE LA RIVE，〈一座精神錯亂者的治療機構〉（Sur un établissement pour la guérison des aliénés），*Bibliothéque Britannique*, VIII, p. 304。

只是把它劃分為一些偶然而成的部分。因為，當憂鬱症患者固著在一個妄想性的意念上時，這裡不只有他的心靈在作用，而是心靈協同腦子、神經、神經的起源和纖維：這是肉體和靈魂結合體中的一大部位，它如此地由整體之中分離而出，尤其是和操作現實感知的器官相分離。痙攣和激動中的情況也相同；在其中，靈魂並未被排除於肉體之外；但靈魂是如此快地被肉體帶動，靈魂因此不能保留其中所有的意識內容，它跟記憶、意志、最穩定的理念分開了。靈魂這時像是隔離於自身及所有在肉體中仍然保持穩定的事物，受到最具活性的纖維所趨使；此時，它的行為一點也不能配合現實、真相或智慧；纖維的震動可以美妙地模仿感知，病人卻無法做出區別：「動脈快速而雜亂的搏動，或是其它任何的錯亂，把（和感知中）同樣的運動印壓在纖維之上；這時它會把不存在的對象呈現為存在，把空幻者呈現為真實。」[50]

在瘋狂之中，肉體和靈魂的整體被分裂為片段，但這不是碎裂成它的形上構成元素；而是形成種種形像，把肉體中的一些部門和心靈中的一些意念，包裹在一個虛渺的統一體之中。這些片段不但把人和他自己隔離，更把人和現實隔離；這些片段在分離廂出旳時候，形成了幻念的虛假單元，並且依藉著它這項自主性，把幻念強加於真相之上。「瘋狂只是想像力的錯亂。」[51]用另一套詞語來說，瘋狂一開始由激情出發，那時它還只是靈肉合理統一體中的活躍運動；這是**不可理喻**（**déaisonnable**）的層次；但這個運動很快就脫離機械性的理性，以其暴戾、木僵，以其無理智的傳布，成為**不合理**（**irrationnel**）的運動；也就是在這個時候，**非真實**（**irréel**）才能脫離真相的重力和束縛，散發出來。

50　《百科全書》，「躁狂」條。
51　《靈魂物質論》（*L'Ame matérielle*），p. 169。

這裡也就標示出我們現在應該瀏覽的第三循環。這是虛妄、幻想和錯誤的圈環。繼激情而來的，乃是非存有（non-être）。

＊ ＊ ＊

讓我們聽聽這些怪誕的片段在說些什麼。

形象（image）[11] 並不就是瘋狂。即使精神錯亂的確是在幻想的任意性之中找到了第一個出口，以便通達其空幻的自由，瘋狂的真正開端還要再遙遠一點，也就是說，當精神和這個任意性結合起來，並且變成這個表面自由的俘虜時，瘋狂才會開始。人在夢醒的那一刻，可以明白地說：「我想像我死了。」如此，我們揭發及衡量了想像的任意性，我們一點也不瘋。只有當主體肯定其死亡，並且把「我死了」這個形象中，本來還只是中性的內容當作是真相看待，才會有瘋狂。就好像真相的意識並不是被形象單純的存在所戰勝，而是屈服於限制、對峙、聯結或分離形象的動作，同樣地，只有在認定形象具有真實價值的動作中，才會開始有瘋狂。想像具有一種原初的無辜：「想像力本身不會犯錯，因為它既不否定，亦不肯定，它只是在觀照著幻想（Imaginatio ipsa non errat quia neque negat neque affirmat, sed fixatur tantum in simplici contemplatione phantasmatis）。」[52] 只有心智才能使形象或者變成被誤認的真相——這是錯誤；或者變成被認出的錯誤——這是真相：「一個醉漢會把一根蠟燭看成兩根；患有斜視但心智成熟者，很快就會承認錯誤，並且使自己習慣於只看到一根蠟燭。」[53] 瘋狂因此是超越形象的，

---

[11] 這裡的 image 主要指主觀的「心象」。為想像力的產物。

52 柴齊亞斯，《法醫學問題》（*Quæstions medico-legales*），Liv. II, t. I，第四問題，p. 119。

53 索窪吉，《疾病分類學》（*Nosologie*），t. VII, p. 15。

但它卻又深深陷入形象之中；因為瘋狂只在於自發地把形象當作完全和絕對的真相；一個有理性的人，不管他在判斷一個形象的真偽時是否有理，他的作為仍然超越了形象，因為他用非形象的事物來衡量形象，他便溢出了形象的範圍；瘋人的作為從未跨越面前的形象；它被形象立即的活躍性所佔據，而它之所以會用肯定來支持它，也只是因為它完全被形象所包裹：「有很多人——如果不說是全部的人——只是因為心迷於單一的對象，才會陷入瘋狂。」[54] 瘋狂處於形象的內部，為形象所佔據，無法擺脫它，然而，瘋狂比形象更多，它所形成的作為乃是一個祕密的建構。

這是什麼樣的作為呢？這是一個信仰、肯定和否定的作為——這是一個支持形象的論述，但它同時也在鍛鍊它、挖掘它、把它延伸到推理之中，把它組織在語言的一個區段周圍。想像自己有一個玻璃身體的人，並不是瘋子；因為任何睡眠中的人在夢中都可能有這個形象；但如果他相信他的身體是玻璃作的，而且還結論說自己是脆弱的，有被打破的危險，因而不應該觸及任何抗力過強的物品，甚至他還應該保持不動等等，這樣的人便是瘋子。[55] 這是瘋人的推理；但我們還得注意到，就其本身而言，這些推理既非荒謬亦非不合邏輯。相反地，邏輯上最具拘束力的格式在其中被應用無誤。柴齊亞斯曾經毫不費力地在精神錯亂者身上，看到這些格式的嚴格使用。有一個讓自己餓死的人，運作著三段論：「死人不吃東西；然而，我死了；所以我不應該吃東西。」一個被迫害狂，無限地延伸著歸納法：「某人、某人和某人是我的敵人；然而，他們全都是人；因此，所有的人都是我的敵人。」另一個人用的是省略三段論（enthymème）：「住過這棟房子的人大部分死了，而我，我

54　同上，p. 20。
55　參考達干（DAQUIN），《瘋狂的哲學》（*Philosophie de la Folie*），p. 30。

曾住過這棟房子，我死了。」[56] 這是瘋人美妙的邏輯，它似乎在嘲弄著邏輯學家的邏輯，因為它們之間相似到可以以假亂真，或者更好的說法是，兩者其實一模一樣，而且就在瘋狂最祕密之處，在那麼多的錯誤、荒謬、無後果的話語和動作的基礎上，我們最終可以發現一個完美而深埋的論述。柴齊亞斯下結論說：「在它們之中，湧現出最佳的論述方式（Ex quibus vides quidem intellectum optime discurrere）。」瘋狂的終極語言，便是理性的語言。但這個語言被包裹在形象的幻象之中，被限制在形象所定義的表象的空間之內。在形象的全體性和論述的普遍性之外，這兩者結合在一起，形成了一個獨特和濫用的結構，而其頑強的特性便造成了瘋狂。老實說，瘋狂並非完全存於形象之中，因為形象自身無真假可言，亦無理性或瘋狂之分，瘋狂也不存在於推理之中，因為推理是一個簡單的形式，只能顯露邏輯不容置疑的格式。然而，瘋狂同時存於兩者之中。它存在於兩者的一種特殊關係之中。

　　讓我們舉一個借自狄默布羅克（Diemerbroek）的例子。有一個人陷入深沉的憂鬱之中。就像所有的憂鬱症患者，他的精神專注於一項固著的意念，而他一想到這個念頭，便會感到憂傷。他控訴自己殺了兒子；由於他內疚過度，他宣稱上帝為了懲罰他，在他身邊安排了一位魔鬼來引誘他，就像魔鬼曾經引誘基督一般。他看得到這個魔鬼，他和它交談，也聽得到它的譴責，還向它反駁。他不僅為何身旁所有的人都拒絕承認它的存在。瘋狂便是如此：內疚、信仰、幻覺、論述；簡言之，就是構成譫妄的信念和形象集合。然而，狄默布羅克尋求知道這個瘋狂的「原因」，它如何能夠產生。以下便是他所知道的：這個人帶兒子去河裡游水，兒子卻淹死了。打從那時開始，這位作父親的便認為自己要對他的

56　柴齊亞斯，《法醫學問題》（*Quæstions medico-legales*），Liv. II, titre I，第四問題，p. 120。

死亡負責。因此，我們可以由下述的方式來重構他的發瘋過程。他自認有罪，並且告訴自己說，殺人是天上的上帝所厭惡的；就便是為何他想像自己受到永久的譴責；而且，他知道最大的刑罰就是被交給魔鬼處置，他便和自己說「有一個可怕的魔鬼在他身旁。」他還看不到這個魔鬼，但是由於「他牢守著這個念頭不放，」而且他「認為這個念頭非常地真實，他便強加給腦子某種魔鬼的形象；由於腦和血氣的活動，心靈覺得這個形象十分地明顯，於是他便認為自己不斷地看到魔鬼本人。」[57]

狄默布羅克所分析的瘋狂因此有兩個層次：其中之一人人可見：在錯誤地自責殺害兒子的人身上那沒有基礎的憂傷；為自己呈現魔鬼的變質想像力；和幽靈談話的錯亂理性。但在更深沉的一個層次，我們可以發現一個嚴謹的組織，而且它沒有缺陷地遵循著一項論述骨架。這個論述的邏輯役使最堅實的信仰，還以連貫的判斷和推理在前進；它是一種處在活動狀態中的理性。簡言之，在混亂的外顯譫妄之下，存有一個祕密的譫妄秩序。就某種意義而言，這第二層次的譫妄乃是純粹的理性，完全脫去狂亂的華麗外衣的理性，在那裡，瘋狂的弔詭真相乃得以沉思默想。而且這裡所謂的真相還有雙重意義：因為我們同時可以在其中發現，使得瘋狂成為真實的事物（不容否定的邏輯、組織完美的論述、在虛擬語言的透明中的無缺點串連），和使得這瘋狂是真正的瘋狂的東西（它特有的屬性、在它所有的表現中嚴格的特有風格、譫妄的內在結構）。

然而，就更深入的層次而言，這個譫妄語言（langage délirant）乃是瘋狂的最後真相，因為它是組織瘋狂的形式，也是它在靈肉雙方面所有

---

57 狄默布羅克，《頭疾實務對話》（*Disputationes practicæ, de morbis capitis*），收入《解剖及醫學作品大全》（*Opera omnia anatomica et medica*），Utrecht, 1685，Historia, III, pp. 4-5。

顯現的決定原則。原因在於，如果狄默布羅克的憂鬱症患者和魔鬼交談，那是因為這個形象被血氣的運動深深地印壓在腦部永遠柔軟的物質之中。但反過來，這個器官中的模樣，也只是一項憂慮的反面罷了，這便是一直困擾著病人精神的憂慮；它代表著一個不斷重複的論述在肉體上的積澱：神會為殺人者所保留的懲罰。肉體和含於其中的痕跡，靈魂和其所覺察的形象，在此也只是一個譫妄語言的構句法所使用的媒介罷了。

而且因為擔心人們會譴責我們把這整個分析都建立在單一作者的單一觀察之上（而且是特別有利的觀察，因為這裡談的是憂鬱症者的譫妄），我們將在另一個時代的另一位作者，有關一個非常不同的疾病的談論中，去尋求肯定譫妄論述在瘋狂古典的概念裡的基本角色。這是比安維爾（Bienville）所觀察的「女子淫狂」（nymphomanie）案例。少女朱莉（Julie）的想像力為早熟的閱讀所攪熱。「她明瞭愛神維納斯的祕密，……母親眼中的貞潔女傭安涅斯（Agnès），」實際上卻是「深受少女喜愛的肉體享樂的女管家。」她對少女所說的話也供養著她的想像。然而，為了反抗這些她新認識的樂趣，朱莉使用她在教育過程中得到的所有印象來進行鬥爭。針對小說中的誘惑者語言，她以在宗教和德育中所得的教訓來反抗。而且，不論她想像力如何活躍，只要她有「力量對自己作出以下的推理：遵從一項如此可恥的激情，既不蒙允許，亦非誠實，」她就不會害病。[58] 然而有罪的論述、危險的閱讀持續增衍。在每一刻中，它們都使得轉弱中的纖維，更強烈地激動。於是，她所藉以抵抗至今的基本語言逐漸地消失了：「至今，只有自然在說話；但不久之後，幻象、幻想和奇思也開始扮演它們的角色；她終於有了這個不幸的力量，可以在自身之中贊成這項可怕的格言：沒有任何事情比遵從

---

58 比安維爾（BIENVILLE），《論女性求偶狂》（*De la nymphomanie*），Amsterdam, 1771. pp. 140-153。

情慾更加美妙甜蜜。」這個基本的論述打開了瘋狂之門：想像力得到釋放，慾望不斷地增加，纖維達到最高度的激奮。外表像是簡潔道德原則的譫妄，直接導致痙攣，甚至能置生命於死地。

這個最終的循環，始於自由幻想，現在則以嚴謹的譫妄語言結束。在走到它的盡端之時，我們可以作出如下的結論：

第一、古典瘋狂之中，存有兩種譫妄形式。一個形式是特殊的、症狀性的、特別屬於某些精神疾病的，尤其是憂鬱症特有的譫妄形式；就此意義而言，我們可以說有些疾病伴有譫妄，有一些疾病則無。無論如何，這種譫妄始終都是外顯的，它是瘋狂徵象中的一員；它內在於它的真相，而且只構成其中的一個段落。但有另一種不一定會顯現的妄想，而且也不會在疾病過程中由病人親口說出，然而，在那些探究病源以求說明其謎題和真相的人們眼中，它卻不能不存在。

第二、這個內含的妄想存於所有精神變態之中，甚至會存在於最無法預料的地方。外表雖然只牽涉到寂靜的動作、無言的暴力、行為中的怪異，對古典的思想來說，這裡面卻一定還有一個妄想持續地隱藏其下，把這些特殊的徵象一一連結到瘋狂的一般本質。詹姆斯（James）的《[醫學大]辭典》（*Dictionnaire*）明白地把下述之人視為譫妄者：「在一些有意的行動之中，以違反理性和善意的方式，因為缺陷或過度而犯罪的病人們；比如用手作出拔羊毛團或類似抓蒼蠅的動作；或者病人違反習慣行動，卻又毫無理由；或是他比平常說得更多或更少；在健康時話說得端莊而有分寸，現在卻說起猥褻的話，說話沒頭沒腦、呼吸比正常更輕或在旁人面前裸露。下列之人也被我們視為處於譫妄狀態：因為感覺器官擾亂而造成的精神損害，或者異常地使用這些器官，比如某位病人做不出某些由意志指導的動作或是作為不合時宜。」[59]

59　詹姆斯《醫學大辭典》（*Dictionnaire universel de médecine*），法譯本，Paris, 1746-

　　第三、在這樣的理解中，論述（**discours**）包含了瘋狂的所有外延領域。古典意義下的瘋狂，其真正所指並非精神或肉體中的特定變化；它所指的，比較是存於肉體變化之下，存於怪異話語和行為之下的**一項譫妄論述**（**discours délirant**）。我們對古典瘋狂所能作出最普遍和最簡單的定義，便是譫妄：「這個字是源於 lira，意為犁溝；因此，deliro 的本意為脫離犁溝，也就是說脫離理性之正道。」[60] 於是我們不必驚訝為何十八世紀的疾病分類表常把暈眩列入瘋狂之中，卻很少將歇斯底里性的痙攣列入；其原因在於，通常不可能在後者背後重塑一個統一的論述，相對地，在暈眩之中，倒是隱然顯現出一個妄然的肯定：世界真的正在打轉。[61] 對於被稱為瘋狂的疾病，譫妄因此是它的必要條件和充足條件。

　　第四、語言便是瘋狂最初和最終的結構。語言是瘋狂的構成性形式；瘋狂在上述的循環之中說出了它的本性，然而這所有的循環都建立在語言之上。雖然瘋狂的本質最終能以論述的簡單結構加以定義，但這一點不但不使瘋狂被歸結為純心理事實，卻反而讓它可以掌握身心的整體；這個論述同時既是精神在其特有真相之中和其本身所說的沉默語言，亦是肉體運動中可見的分合組構。我們曾經見過的，在瘋狂中所顯現的身心立即匯通形式，如平行論和互補說，現在都懸掛在這個單一的語言和它的力量之上。不斷進行一直到自我破壞和自我反對的激情運動、形象和湧現，以及作為它的並起顯現的肉體激奮──所有這些，甚至在我們嘗試重溯其過程之時，早已祕密地為這個語言所推動。如果說，激情決定論在形象的幻想之中受到超越和解決，如果說，回過頭來，形象帶動

1748, III, p. 977。

60　同上，p. 977。

61　索窪吉仍認為歇斯底里並不是心智失常，但卻是一種「以一些內在或外在的、一般或特殊的痙攣發作為特徵的疾病」；相反地，他在心智錯亂中列入耳鳴、錯覺和暈眩。

了整個信仰和慾望的世界，那也是因為譫妄的語言早已在場——這個論述使得激情由其所有的限制之中解放出來，而把其肯定中的全部強制性壓力加附到被解放的形象之上。

這同時是肉體和心靈中的譫妄，也同時是語言和形象中的譫妄，它也同時存於文法和心理學的領域之中。瘋狂所有的循環在其中開啟和完成。由一開始起，它嚴格的意義使在組織它們。它同時既是瘋狂本身，又超出它的所有個別現象，這是構成瘋狂真相的沉默超越。

*　　　　　*　　　　　*

最後還有一個問題：這個基本語言要以什麼樣的名義才能被當作譫妄呢？當我們承認它是瘋狂的真相時，為何它是真的瘋狂和無理智的原初的形式呢？我們已經看到，這個論述，就其形式而言，如此地忠實於理性規則，為什麼所有這些以最明確的方式揭露理性之缺席的徵象，卻又正是出現在它之中呢？

這是一個核心問題，但古典時代卻未對它作出直接的回答。我們必須由側面來挖掘它，我們要質問的，乃是和瘋狂此一本質性語言緊鄰的體驗；也就是說，夢和錯誤。

瘋狂的特性非常接近夢，這是古典時代的恆常主題之一。這個主題無疑是由一個非常古老的傳統中繼承而來，而杜·勞倫（Du Laurens）[12] 在十六世紀末還見證著這項傳統；對他來說，憂鬱症和夢具有同樣的淵源，而且相對於真相而言，也擁有同樣的價值。存有一種「自然的夢」，在這些夢中所呈現的，乃是清醒時經由感官或悟性接收

---

[12] André Dulaurens（？-1609）是亨利四世和瑪莉·德·麥迪奇的醫生。也以解剖學作品聞名。

的事物，但因為主體獨特的氣質而有所更改。同樣地，存有一種憂鬱，它的起源只在於病人的體質，所以只是生理的，但病人的精神也因為它，改變了真實事件的重要性和價值，就像是在變化它的色彩一般。但是還有另一種憂鬱，它可以預測未來，說出未知的語言，看到平常見不到的存有；這種憂鬱的起源在於超自然力量的干涉，這樣的超自然力量也使得睡者能在夢中預卜未來，宣布事件和看見「奇特的事物」。[62]

但事實上，瘋狂和夢具有相似性的此一傳統，十七世紀如果保留了它，卻是為了將它更進一步地破除，以便使更新穎、更基要的關係出現。在這些新關係之中，瘋狂和夢不只具有共同的遙遠淵源，或具有相同的內在意義的徵象，而是就其現象、發展、甚至就其本性進行對照。

於是，瘋狂和夢便顯得像是具有相同的實質。它們的機制相同；柴齊亞斯能夠在睡眠之進行當中，找出使夢發生的運動，但在清醒時分，同一個運動也能激起瘋狂。

在初入睡時，體內向上升至頭部的蒸氣（vapeurs）是多重的、雜亂的和厚重的。它們如此模糊，以致無法在腦中喚醒任何形象；它們只是以其雜亂的漩渦激動著神經和肌肉。狂怒和躁狂症患者的情況，亦無不同：他們很少有幻想，沒有錯誤的信仰，幾乎沒有幻覺，但卻有無法克制的強烈激動。讓我們回頭來談睡眠的演進：在最初的雜亂的階段後，升至大腦的蒸氣變得澄清，其運動也有了組織起來；這時便產生夢中的幻境；人們會看到奇蹟和千百樣不可思議的事情。這個階段和心神喪失相對應，因為在這樣的病態中，人們相信著許多「實際上一點也不存在」（quæ in veritate non sunt）的事物。最後，蒸氣完全停

---

62 杜・勞倫，《論視力保持、憂鬱病症、重傷風、老人病》（*Discours de la conservation de la vue, des maladies mélancolique, des catarrhes, de la vieillesse*），Paris，1597，見《作品集》（*Œuvres*），Rouen, 1660, p. 29。

止動盪，平靜了下來；睡者開始把事情看得更清楚；清澈下來的蒸氣是透明的，前一天的回憶便重現了，而且符合現實；形象幾乎只有在一兩點上有所變化——這就像憂鬱症患者，他們認得出所有的事物，「很少出錯（in paucis qui non solum aberrantes）。」[63] 在睡眠的漸進發展——伴隨著它在每個階段對想像力品質的影響——和瘋狂的形態之間，持續顯示類同，因為它們有共同的機制：同樣的蒸氣和血氣運動、形象解放、現象的生理品質和心理價值或感情的高低間的對應關係。「瘋人和睡眠者之間沒有不同（Non aliter evenire insanientibus quam dormientibus）。」[64]

柴齊亞斯這項分析，重要之處在於，他不是用夢的正面現象來和瘋狂比較，而毋寧是用睡眠和夢所形成的整體來作比較；這個整體除了形象以外，還包括幻想、回憶或預言、睡眠中的大空虛、感官的暗夜、所有使人失去清醒及其明顯真相的否定性。傳統把瘋人的譫妄相比於夢中形象的活躍性，相對地，古典時代只把譫妄類同於形象和精神解放之夜所形成的不可分離的整體。構成瘋狂的，也是這個整體，不過此時它被完整地移位到醒時的清明之中。因此，對於古典時代持久不懈的一些瘋狂定義，我們便得以此種方式加以理解。作為形象和睡眠複雜組合的夢，一直在這樣的定義中出現。它要不就是以一種負面的方式出現——用來區分瘋人和睡者的只有清醒的概念；[65] 要不就是以一種正面的方式出現，這時譫妄被直接定義為夢的模式之一，其特殊處只在於清醒：「譫妄使

---

63 柴齊亞斯，《法醫學問題》，Liv. I, titre II，第四問題，p. 118。

64 同上。

65 例如，參考杜福（Dufour）的說法：「我把以下這一類疾病稱作理解上的錯誤：在清醒時刻，對所有人都會有同樣想法的事物，卻作出錯誤的判斷」（《悟性論》[Essai]，p. 355）；或者居倫（Cullen）：「我認為妄想症可以如此定義：一位清醒的人，卻對生活中最常見的事物作出錯誤和欺人的判斷。」（《指引》[Institutions]，II, p. 286，強調處為筆者所加）

是清醒者之夢。」[66] 上古時期認為夢是一種過渡性的瘋狂，現在這個古老的想法被倒轉了過來；不再是夢向精神錯亂借用它那令人不安的力量——並藉此顯示出理性如何地脆弱或有限；現在是瘋狂在夢中取得它的第一本性，並且透過這項親屬關係，揭露出它是真實之夜中的形象解放。

夢欺騙人；它導致混淆；它是虛幻的。然而它並不犯錯。也就是因為這一點，瘋狂不只是一種清醒的夢，因為錯誤，它超溢出夢的範圍。如果說，在夢中，想像鍊造了「不可思議和奇蹟」（impossibilia et miracula），或者它用「不合理的方式」（irrationali modo）組合真實的形像；但柴齊亞斯說：「在它之中因為沒有任何錯誤，所以沒有心智失常（nullus in his error est ac nulla consequenter insania）。」[67] 只有在那些如此接近夢的形象之上，又再加上構成錯誤的肯定或否定之時，才有瘋狂。《百科全書》對瘋狂所下的著名定義，便是這樣的意義：脫離理性，「卻又自信滿滿地認為自己是在遵循理性，對我來說，這似乎就是人們所謂的**瘋子**。」[68] 錯誤，和夢一樣，也是瘋狂古典定義中另一個一直存在的元素。在十七和十八世紀，瘋子並不怎麼是幻象、幻覺或其某一種精神運動的受害者。他不是受愚弄，而是**出錯**。如果一方面，瘋子的精神的確是被形象夢幻般的任意性牽著鼻子走，在另一方面，他也同時自我封閉於錯誤意識的圈圍之中。索窪吉會說：「我們所說的瘋子，是那些目前失去理性的人，或堅持某些顯著錯誤的人；這個種類的特徵在於顯現於其想像、判斷和慾望之中的**持續錯誤**。」[69]

當人和真相間的關係開始產生混亂、變得陰暗不清時，便是瘋狂

---

66 PITCAIRN，為索窪吉所引用（前引書），VII, p. 33和 p. 301，參考康德（KANT）。《人類學》（Anthropologie）。

67 柴齊亞斯，前引書，p. 118。

68 《百科全書》，「瘋狂」條。

69 索窪吉，前引書，VII, p. 33。

之始。同時由這項關係和它的破壞出發，瘋狂取得了它的一般意義和
特殊的形態。柴齊亞斯說心神喪失（démence）──這裡他意謂著最
屬一般性意義下的瘋狂──「在於智識無法辨別真偽（in hoc constitit
quod intellectus non distinguit verum a falso）。」[70] 但，這項斷裂，雖
然我們只能把它瞭解為否定作用，卻具有正面的結構，使得它具有各
種獨特的形態。根據接近真理的種種不同形式，我們會有種種不同形
式的瘋狂。例如，克里克頓（Crichton）便是運用這種方式在心智錯亂
（vésanies）這個大項中作出種種分類：首先是譫妄類，被它所錯亂的
人和真相間關係乃是感知（「心智機能的一般性出偏，病人的感知被誤
認為現實」）；接著是幻覺類，它錯亂的是意識內容──「心智的錯
誤，想像的事物被當作現實，或者是真實的事物受到錯誤的呈現」；最
後是痴呆類，它並不廢除或錯亂通達真相的官能，只是使它們變弱，並
降低其力量。但我們也很可以由真相本身及其特有的形式出發來分析瘋
狂。《百科全書》就是以這個方式區分出「物理的真實」和「道德的真
實」。「物理的真實乃在於我們的感覺跟物理的對象之間的正確關係」；
如果不能達到這種形態的真相，便會有某種特定形態的瘋狂；它像是物
理世界的瘋狂，包括了幻象、幻覺、所有感知上的病變；「像某些狂熱
者一樣，聽到天使合奏，這是一種瘋狂。」「道德的真實，」相對地，
「在於我們對道德事物間或這些事物和我們之間的關係，能有正確的認
識。」此一關係的喪失，便會決定出某一種形態的瘋狂；這便是性格、
行為和激情中的瘋狂：「我們所有的精神乖戾、所有因為自我之愛所產
生的幻象，租我們所有進入盲目狀況的激情，它們都是不折不扣的瘋狂；
因為，盲目便是瘋狂的特徵。」[71]

70　柴齊亞斯，前引書，p. 118。
71　《百科全書》，「瘋狂」條。

盲目：這是和古典瘋狂的本質最為接近的字眼之一。它說出那圍繞瘋狂形象的準睡眠所形成的暗夜，使這些形象在其孤獨之中，具有不可見的主宰力；但它也說著基礎不佳的信念，犯錯的判斷，那和瘋狂不可分離的整片錯誤背景。譫妄的基礎論述，以其構成性力量，如此便顯露出為何它不是理性的論述，雖然它在形式上和後者相類同，雖然它的意義是嚴謹的。它說著話，但卻是在盲目的暗夜之中說話；它更甚於夢境散漫雜亂的文本，因為它**犯錯**；但它也更甚於一項錯誤的命題，因為它沒入睡眠全面的**幽暗**之中。作為瘋狂原則的譫妄，便是運用夢的一般句法的錯誤命題系統。

瘋狂正是處於夢境和錯誤的接觸點之上；它奔跑在一個表面之上，產生了諸種變化，而這便是夢境和錯誤相互對峙的表面，也是同時使兩者結合又將其分開的表面。瘋狂跟錯誤共有的是非真相、以肯定或否定作出的**專斷**；它向夢借用的是形象的高漲和幻想彩色繽紛的顯現。但相對於錯誤只是一個非真相，相對於夢的既不肯定，亦不判斷，瘋狂卻在形象中填充了錯誤的虛空，並且藉由虛假之肯定來結合幻想。在某種意義上，瘋狂因此是飽滿的，它把白晝的力量加入黑夜的形像之中，把清醒精神的活動結合於幻想的形式；它把晦暗的內容和清明的形式纏結在一起。但這樣的飽滿，在事實上，難道不是**虛空的頂點**嗎？形象的臨在，事實上，只是提供了為暗夜所包圍的幻想，標定在睡眠一角的形象，因此也就脫離了一切可感的現實；這些形象再怎麼樣生動活潑，再怎麼樣嚴格地被塞入肉體之中，也只是虛無，因為它們什麼也不代表；至於錯誤的判斷，它只是在表面上作判斷：因為不肯定任何真實或現實的事物，它其實一點也不肯定，它完全陷入錯誤的非存有之中。

瘋狂結合了視象和盲目、形象和判斷、幻想和語言、睡眠和清醒、日與夜，但究其根柢，它只是**無**（**rien**），因為它所結合的，只是兩者身上所具有的否定的東西。但這個無，它弔詭的地方是把它**顯現**出來，

爆裂為徵象、話語、動作。這是秩序和混亂、事物理性的存有和瘋狂的虛無間糾纏不清的統一體。因為，瘋狂即使是無，也只有走出它自己，穿上理性的外衣，才能顯現；如此，瘋狂就演變為自身的反面。如此，古典體驗的弔詭之處便可得到澄清：瘋狂永遠不在，存於一個永久的退隱之中，無法接近，它既無現象亦無正面性；然而，它在瘋人的各種獨特類別之下，不但臨在，而且還清晰可見。它本身是無理智的混亂，但如果我們去檢視它時，它卻只揭露出有秩序的類別，肉體和靈魂中嚴謹的機制，依循清楚可見的邏輯而說出的語言。瘋狂對自己所能談到的一切，只是理性，雖然瘋狂便是理性的否定。簡言之，「**正是因為瘋狂是非理性（non-raison），在瘋狂身上找到一個合理的（rationnelle）掌握點，總是可能而且必要的。**」

我們如何能避免以非理性（**Déraison**）這個單一的字眼來總結這項體驗呢？對於理性而言，這是最近和最遠的、最飽滿和最空虛的：它以熟悉的形式，把自己奉獻給理性——由此允許一項知識，而且不久之後使以實證自許的科學成為可能——，而且總是退在理性之後，處於無法觸及的虛無之中。

＊ ＊ ＊

如果現在，在它跟夢和錯誤的親近性之外，為了它本身，我們想要彰顯古典非理性，那麼就不能把它理解為生病、失落或異化的理性，而是應該把它十分簡單地理解為眼花目眩的**理性**（**raison éblouie**）。

目眩[72]就是白晝中的黑夜，就是那在過度光耀的核心之中肆行無忌

---

72 這裡用的尼可（Nicolle）對這個字所下的意思：他自問心靈是否「參與精神所有的目眩神暈。」（《散文集》[*Essais*]，t. VIII，第二部分，p. 77）

的晦暗。眼花目眩的理性張開眼睛看向太陽，但它看到的是無，也就是說，它看不到；[73] 在目眩當中，所有對象皆朝夜之深處退隱，而它立即的關聯便是視象本身的滅絕；當視覺看到事物在光線的神祕之夜中消失，就在那一剎那，它也看到自己處於消失的一刻。

說瘋狂即是目眩，便意味著瘋子看得到日光，而且那也是理性的人所看到的光明（兩者都生活在相同的光明之中）；但就是在看著這日光之時，只看到它而且在它之中也沒有它者之時，瘋子卻把光看作空無、黑夜、無；黑暗是他感知光的方式。這意味著說，在看到夜晚和夜晚之無的同時，他什麼也看不到。而且，因為相信自己看得到，他就讓想像中的幻念和黑夜的所有族群，彷彿現實一般向他襲來。這就是為什麼，譫妄和目眩間的關係，乃是產生瘋狂本質的關係，完全就像真相和清明，在基本關係之中構造著古典的理性。

在這種意義上，笛卡兒的懷疑的確是瘋狂的大驅除。笛卡兒閉起眼睛，塞住耳朵，以便更清楚地看見本質性光線真正的光明；他因此可以保證不受瘋人目眩的侵擾，而瘋子張開眼睛，卻只看到黑夜，他什麼都看不見，在想像時卻又相信自己看得到。笛卡兒閉住感官，這時候他有平均的光線，他便不可能受到蠱惑，如果他看得到，他也能確定他所見到之事物。相對地，在瘋人的眼前，那沉醉於其實是黑夜的光明的瘋人，一些形象升起於他眼前，積增衍生，無能力自我批判（因為瘋人看得到它們），但卻又無法挽回地和存有分離（因為瘋人看到的是無）。

非理性及理性間的關係，相同於目眩和白晝之閃耀本身的關係。而且，這並不是隱喻。我們目前所處之處，乃是推動整個古典文化的大宇宙論的中心。文藝復興時代的「宇宙」（cosmos），具有如此豐碩的

---

73 這是馬勒布蘭許經常重提的笛卡兒派主題；沒有思想對象，就是不思想；沒有看到任何東西，就是不觀看。

感通和內在象徵體系，而且完全受到星象的交織出現所支配，它現在已然消失，「自然」（nature）此時卻尚未享有普遍性地位，也還未為人報以抒情之詩，也尚未以四季之韻律引導著人。古典人心目中的「世界」，他們已在「自然」中預感到的，乃是一條極端抽象的法則，然而這條法則卻形成最強烈和最具體的對立，那便是**白天和夜晚**的對立。不再是行星的命定時間，但也還不是四季的抒情時間；這時是一個普同的時間，但卻絕對地一分為二，劃分為光明和黑暗。對於這樣的形式，思想可以數學知識完全宰制——笛卡兒的物理學彷彿是光的數學——但它同時也在人的存在中劃出了悲劇性的大斷裂：這個斷裂以同樣的方式，高高在上地主宰著拉辛（Racine）[13] 戲劇中的時間和喬治·德·拉吐爾（Georges de la Tour）[14] 的 [繪畫] 空間。白晝和黑夜的循環，這就是古典世界的法則：這是世界的必要性中，最簡化的、但也是要求最嚴格的一項，這是自然法則中，最不可避免、也是最簡單的一條。

這條法則排除一切辯證和一切和解；因此，它同時奠立了知識沒有斷裂的統一，以及悲劇性存在沒有妥協的劃分；它君臨一個沒有黃昏的世界，而這個世界既不認識任何感情的傾吐，也不曉得有抒情詩意弱調的關懷；一切非醒即夢，非晝即夜，不是存有之光，便是陰影的虛無。它立下無可規避的秩序，從容地劃分，並使真相有其可能和永久鞏固。

然而，在這項秩序的兩端，有兩個對稱而相反的形像，見證著在某些極端中，這項秩序可以被打破，又同時顯示出个去打破這項秩序是如何地基本。其中一端是悲劇。戲劇規定動作要在同一天中進行，這項

---

[13] Jean Racine（1939-1699），法國古典時期的劇作家。出身為孤兒，受皇家港修院之詹森主義者教育長大，其悲劇以激情為一股宿命力量，摧毀受其佔據之人，拉辛的戲劇實現了古典戲劇簡潔明晰的理想。

[14] Georges de la Tour（1593-1652）。法國古典時期畫家。畫風明暗對立強烈，具有精神性。以宗教畫和風俗畫為主。

規則有一個正面的內容；它要求悲劇中的時間平衡於日夜簡單卻又普遍的交替；悲劇全劇必須在這個時間單位中完成，因為它基本上只是兩個王國的對抗——這兩者為時間連結在一起，卻無法合好。在拉辛的戲裡頭，每個白晝之上都懸著一個黑夜，而這個黑夜，也可以說是生自白天：特洛伊（Troie）之夜和大屠殺、尼祿王（Néron）的縱慾之夜、提吐斯（Titus）的羅馬之夜、阿塔利（Athalie）之夜。這大片的黑夜，這些陰暗的地區糾纏著白晝，卻毫不減弱，只有在死亡所帶來的新的暗夜中，才會消失。反過來，這些奇幻的夜晚，也被一道光線所糾纏，它就像是白晝在地獄中的反射：這是特洛伊的火災、禁衛隊的火把、夢幻的蒼白光芒。在古典悲劇之中，白天和黑夜互為鏡像，無限反射，這個簡單的配對因此突然具有深度，並在一個單一運動中包括了人的全部生死。同樣地《鏡子前的瑪德蓮》（*Madeleine au miroir*）[15] 一畫中，光影也是相互對峙，同時劃分和聯繫面孔與其反影、頭顱與其形象、清醒與沉默；在《聖亞力克西之象》（*Image-Saint Alexis*）中，在拱穹陰影之下，侍從舉著火把映照出過去的主人；一位明亮而嚴肅的男孩遭遇到人間所有的悲慘；一位年輕男孩使死亡顯現出來。

在悲劇和其莊嚴呆板的語言對面，則是瘋狂的含混低語。在這裡也一樣，劃分的大法則也受到破壞；在心神喪失者的狂怒之中，光和影相互滲入，就如同悲劇狂亂一般。其模式卻是有所不同。悲劇人物在黑夜裡找到了白晝的陰暗真相；特洛伊之夜便是安卓馬克（Andromaque）的真相，而阿塔利之夜則預示著已在進行的白日真相；弔詭地，黑夜是一種揭露；它是**存有最深沉的白晝**。相反地，瘋子的白天卻只能遭遇黑

---

[15] 這是拉吐爾的畫。現藏美國華盛頓國家畫廊。下面所引的另一幅，也是拉吐爾的作品。原作已經失傳。傅柯所引仿本現存法國南錫。今名《聖亞力克西屍體之發現》（*La Découverte du corps de saint Alexis*）。

夜中反覆無常的形像；他放任心中靈光為所有夢中幻象掩蓋；他的白晝
只是**最膚淺的表相所造成的黑夜**。這就是為何悲劇人物比其他人更為介
入存有之中，並成為其真相的承載者，就像菲德洛（Phèdre），[16] 她將
黑夜所有的祕密拋向冷酷的太陽；相對地，瘋人完全不能進入存有。而
且，他既然是把白晝的空幻反影提供給黑夜中的非存有，他有可能不是
如此嗎？

　　我們瞭解到，悲劇中的主角——這和前一個時期的古怪人物有所不
同——不可能瘋狂；我們也瞭解到，反過來，對於我們從尼采和亞陶
以來所認識的悲劇價值，瘋狂也不能作為它們的承載者。古典時代，悲
劇人物和瘋人遙遙對峙，沒有對話的可能，沒有共同的語言；因為，其
中之一只懂得講存有的決定性話語，在這話語之中，光的真相和夜的深
沉，相交於電光石火的片刻；其中另一人則一再重複無謂的喃喃細語，
而白天的喋喋不休和說謊的陰影，此時便互相抵消。

　　　　　　＊　　　　　　　＊　　　　　　　＊

　　瘋狂標指出一個二分點，它分隔出黑夜幻想的虛妄和光明判斷的非
存有。

　　知識考古學（l'archéologie du savoir）一點一滴地讓我們瞭解到這
一點，但是，安卓馬克最後的話語，卻已經以一道簡單的悲劇閃光，把
它告訴了我們。

　　彷彿，就在瘋狂要從悲劇動作中消失的那一刻，就在悲劇人物和非
理性人物將要分道揚鑣兩個世紀有餘的時刻，人們要求瘋狂在這時作出

---

[16] 以上所引的悲劇人物皆為拉辛悲劇中的人物。

告別演出。《安卓馬克》[17] 最後結束時落下的布幕，也是落在瘋狂最後
的偉大悲劇化身之上。但它在消失之前的現身，在這個正在成為永遠隱
沒的瘋狂之中，瘋狂說出了它在古典時代中現在和未來的真相。在正要
消失的那一刻裡，瘋狂不是最能說出它的真相，它那不在場的、黑夜邊
緣的白天的真相嗎？因此那只能是**第一部**古典大悲劇的**最後一場戲**；或
者也可以如此說，這是在前古典戲劇最後一個悲劇動作中，**第一次**說出
瘋狂的古典真相。無論如何，這是瞬間的真相，因為它的顯現必然是它
的消失；只有在夜色已濃之時才能看見閃電。

奧萊斯特（Oreste）[18] 在其狂怒之時，穿越了三重的黑夜：那是
用三個同心圓表達出來的**目眩**。陽光剛剛在匹魯斯的宮殿（Palais de
Pyrrhus）上面升起；黑夜尚在，以陰影圍繞晨曦，斷然地指出其界線。
這是節日之晨，但罪行已經犯下了，匹魯斯閉上眼睛，不去看那正在升
起的白晝：祭壇階梯上面有塊陰影，正好投在光明和黑暗之間。瘋狂的
兩大宇宙觀主題因此已經以多種形態出現，像是奧萊斯特狂怒的預兆，
布景和陪襯。[74] 於是瘋狂便能開始發動：暴露匹魯斯之謀殺和艾米安
（Hermione）之背信的無情光明，一切終於爆發的清晨，它所顯示出
來的真相既是如此年輕，又是如此古老，由這裡開始了第一圈陰影：一
團陰雲圍繞在奧萊斯特四周，世界開始隱退；真相隱藏在這弔詭的昏暗
之中，在這清晨之夜裡，真相的殘酷將會變形為幻念的狂熱：

「但，濃濃的夜突然把我圍了起來？」

---

[17] 拉辛 1667 年的悲劇。

[18] 在拉辛的《安卓馬克》中，奧萊斯特心儀艾米安，但後者愛匹魯斯──安卓馬克的繼
任丈夫。在艾米安的要求下，奧萊斯特殺了匹魯斯。但因為艾米安又因此詛咒他，
使奧萊斯特陷入瘋狂。

74 這裡還要補充說：安卓馬克寡婦再嫁，又再守寡，她的喪服和節慶禮服最後混合為一，
代表著同樣的意義；而且，在她奴隸的暗夜，卻散發著忠誠的光芒。

這就是**錯誤**的虛空之夜；但，以這個最初的幽暗為背景，卻會生出一道亮光、一道假的亮光：那便是形象之光。夢魘湧現，但不是在早晨的明亮光線之中，而是在一陣陰暗的閃爍之中湧現：暴風雨之光和謀殺之光。

「天哪！何等的血河在我四周流動！」

現在便是**夢**之王朝。在這樣的暗夜裡，幻念脫韁而出；復仇女神出現了，勢無可當。使得她們朝生暮死之物，亦使她們大權在握；在孤獨之中，她們相繼出現，輕易地便大獲全勝；沒有任何事物反對她們；在呼喊中交錯著形象和語言，那是在召喚著她們，然而她們的出現既被肯定又遭拒絕，被人要求又受人懼怕。但，所有這些形象向黑夜匯集，那是由懲罰、永恆的復仇、死中之死所形成的第二黑夜。復仇女神被召回到原先的陰影中——那是她們的出生地和真相，也就是說，她們自身的虛無。

「在永恆暗夜中，您會來帶走我嗎？」

這就是發現瘋狂中的形象只是夢想和錯誤的時刻，而且，如果為形象所蒙蔽的可憐人會去呼喚它們，那麼也是為了更能在其必然的破滅裡，和它們一起消失。

於是，我們再次穿越一重黑夜。但我們卻未因此而回到明朗的現實世界。我們所通達的地方，乃是瘋狂的顯現，也就是**譫妄**，那是在瘋狂開始之時，便已祕密支撐它的基本和構成性結構。這譫妄有個名字，就是艾米安；艾米安在此的重新出現，不再是作為幻覺中的視象，而是作為瘋狂的終極真相。艾米安在狂怒的這個時刻中到來，有其意義；她不是混在復仇女神之中，也不是在她們之前作引導；而是跟在她們之後前來，而且還有一道暗夜把她和復仇女神們隔開，那便是女神們帶領奧萊斯特進入的暗夜，但她們自己現在也在其中消亡。艾米安以譫妄的構成性形象出現，她是起始就在祕密支配情勢的真相，而復仇女神就根柢而

言，只是她的女僕。這一點和希臘悲劇正好相反。在希臘悲劇中，復仇女神是終極宿命，也是由無始之時以來，便在窺伺主角的真相；主角的激情只是她們的工具。在這裡，復仇女神僅僅是譫妄的女僕，而後者才是最初和最終的真相——它在激情裡已隱然存在，現在是赤裸地肯定自身。現在這個真相獨自支配全局，形象已被排開：

「不，你別管，讓艾米安放手去做。」

艾米安從一開始始終是在場的，艾米安時時刻刻都使奧萊斯特心碎，撕碎其理性，他為了艾米安，變成「弒君者、謀殺者、褻瀆者」，在最後，這同一位艾米安終於現身顯示，她乃是他的真相，他的瘋狂的完成。這時，那嚴謹的譫妄，只能把一個長久熟悉、微不足道的真相，說成是急迫的決定。

「我最後把心拿給她吞噬。」

奧萊斯特作這野蠻奉祭早已有之多年。這本是他的瘋狂的原則，現在，他卻說那是它的終結。因為，瘋狂不可能惡化得更嚴重。瘋狂既然已在其本質性的譫妄中說出了自己的真相，它只有墮入第三個暗夜之中，那是無法回頭的暗夜，不斷吞噬的暗夜。非理性只能出現片刻，那時語言正要陷入沉寂，譫妄本身開始沉默不語，而心終於為人吞噬。

在十七世紀初期的悲劇中，瘋狂也一樣會打開劇情僵局；但它在這麼做的時候，還會釋放出真相；它這時還向語言開放，而且那是一個受到革新的語言，即解釋和重獲真實的語言。那時它最多只能是悲劇的倒數第二場戲。它不能像在《安卓馬克》裡一樣，作為最終的一幕。相對地，在《安卓馬克》之中，並沒有說出任何真相，除了在譫妄之中說出一個激情的真相：它在瘋狂中找到了它的完美終結。

非理性的運動，受到古典知識的跟循和追索，但它全部的軌跡，早已在悲劇簡潔的話語中運行完畢。在此之後，沉默便能作主，而瘋狂則消失在非理性永恆隱退的臨在之中。

*　　　　　*　　　　　*

我們現在對非理性的瞭解，可以讓我們更能瞭解監禁體制的意義。

這個使得瘋狂消失在中性而劃一的排拒世界的手勢，既不代表醫學技術演進的停頓，亦不代表人道理念進步中的休止。它在下列事實中取得它精確的意識：在古典時代裡，瘋狂不再是另一個世界的標誌，它已成為非存有弔詭的顯現。究其根柢，監禁體制的目標倒不是要消除瘋狂，驅趕社會秩序中找不到位置的人；它本質不在於驅除一項禍患。它只是把瘋狂的本質顯示出來：瘋狂便是一個非存有的顯示；而且在顯示這個顯示的同時，它也就消除了它的存在，因為它重新暴露了它實為虛無的真相，也就是在這一點上，這措施才最能符應一個被當作是非理性來感受的瘋狂──也就是說理性的空虛的否定面；人承認瘋狂的地位，但它的地位便是**無**。也就是說，一方面，瘋狂被立即地覺察為差異：這也就是為什麼，要決定是否監禁一名瘋人時，人們不是去問醫師的意見，而是要具有常識的人作出自發和集體的判斷；[75] 而且，在另一方面，監禁的目的只能是矯正（也就是差異的消除，或作為無的瘋狂在死亡中的完成）；這是為什麼，我們會如此頻繁地看到，看守人在監禁登記簿上表達出對他們死亡的願望，而這並不代表監禁是一個野蠻、非人性或變態的措施，而是嚴密地陳述此一體制的意義：消滅虛無的行動。[76] 在

---

75 在這種意義上，比如杜福（Dufour）所提出的瘋狂定義（它在本質上，和同代的其它定義沒有什麼不同），便有可能被當作禁閉的「理論上因為它把瘋狂描繪為夢中的錯誤，一種和普遍他人間可以立即感受得到的不同一雙重的非存有：「**在清醒時刻，對所有人都會產生同樣想法的事物，他卻作出錯誤的判斷。**」（《悟性論》[*Essai*]，p. 355）

76 請參考，比如下面的按語，主題是一位在聖拉撒爾院被關了十七年的瘋子：「他健康衰弱許多；我們可以期待他將會快快死去。」（國家圖書館，Clairambault, 986，第 113 張）

現象性的表面之上，在一項倉卒作成的道德綜合之中，監禁體制描繪出瘋狂祕密而又特殊的結構。

是監禁把它的措施深植在這個深沉的直覺之中？還是因為監禁的效果，瘋狂實際消失於古典地平之上，所以它最後才會被人圈定為非存有？這些問題的回答彼此承續，循環無盡。所以，迷失在這種提問形式轉個不停的循環之中，顯然沒什麼用處。我們最好讓古典文化以其一般性結構，自己說出它的瘋狂體驗。到處、在它內在邏輯的同一性秩序中、在思辨和體制的秩序中、在論述和政令之中、在字眼和口號中，這個體驗都會以同樣的意義出現──到處皆是，只要一個身上帶有徵象的元素，在我們眼中具有語言的價值時，便會如此。

第三章　瘋狂諸形像

　　因此，瘋狂就是否定性（négativité）。但這樣的否定性，卻出現於大群現象之中，而且像是物種園中排列良好的豐富繁盛。

　　瘋狂的論述性知識，便是鋪展於由此一矛盾所規劃和定義出來的空間之中。在醫學分析，條理分明而且平靜的形像之下，作用著一項困難的關係，而歷史的演變也就由此生成：這是介於瘋狂的終極意義——非理性和它的真相形式——合理性（**rationalité**）間的關係。瘋狂始終處在錯誤的發源地帶，始終和理性保持退隱的關係，但這樣的瘋狂卻可以完全向理性開放，並向它訴說它所有的祕密：這便是瘋狂的知識同時顯示和掩蓋的問題。

　　在這一章裡，我們關心的不是精神醫療種種概念的歷史，不是要把它們和同代的知識、理論、醫學觀察之整體相排比；我們不會談到在血氣醫學或者固質生理學裡的精神醫療。我們要做的是：一一重拾持久存於整個古典時代的諸大瘋狂形像（figures），並嘗試去展示它們如何在非理性體驗內部得到定位；它們如何在其中獲得自身的內在一致；它們如何能以**正面**的方式來顯現瘋狂的否定性。

　　這個後天獲得的正面性，就不同形態的瘋狂而言，既不是處於同樣的層次，也不具有同樣的屬性和力量：心神喪失（**démence**）的概念，它的正面性柔弱、瘦小、透明、還很接近非理性的否定性；躁狂（**manie**）和憂鬱（**mélancholie**）通過一整套形象體系所獲致的正面性便比較密實；密度最高，離非理性最遠，同時對非理性也是最危險的，來自道德和醫學思考的邊緣地帶，來自一個既是倫理亦是器官性的肉體空間的提出，這樣的事物為歇斯底里（**hystérie**）、疑病症（**hypochondrie**），

以及所有不久以後會被命名為神經病（**maladies nerveuses**）的概念提供了內容；這個正面性和構成非理性之中心點的事物是如此地遙遠，而且整合於其結構的程度也如此之低，到了後來它終於使得非理性受到質疑，並使它在古典時代末期，完全傾覆。

I　心神喪失類

　　這一組有多種名稱，但其涵蓋領域大致相同 ——dementia, amentia, fatuitas, stupidas, morosis——心神喪失為十七和十八世紀大部分醫生所承認。不但受到承認，而且也頗為容易地在其它疾病間被孤立出來；但要定義它的正面和具體內容，就不是那麼容易了。在這兩個世紀中，心神喪失持續以否定性元素為人認識，始終不能獲得具有特色的形像。在某種意義上，在所有精神疾病中最接近瘋狂本質的，一直是心神喪失。但那是一般性的瘋狂——這是瘋狂中所能具有的一切否定性感受：混亂、思想解體、錯誤、幻象、非理智和非真相。一位十八世紀作者要定義的就是這種瘋狂，它是理性單純的反面、精神純粹的偶然，這樣的定義，其外延之廣大，使得任何正面形式都不能將其窮盡，或立下界限：「瘋狂的症狀無限地多樣。見、聽、聞、思之一切，皆可以作為其中成分。它喚醒了已經完全受到遺忘的事物。舊時的形象回甦；人們以為已經停止的強烈反感，又再復生；傾向變得更熱烈了；但一切卻都處於擾亂之中。處在混淆之中的意念，就好像人們沒有規劃、沒頭沒腦組合而成的印刷活字。於是，出現的意念便毫無連貫意義。」[1]這是用混亂中的全部否定性去構想瘋狂，心神喪

1　《隆德教區所謂少女著魔之檢驗》（*Examen de la prétendue possession des filles de la*

失便是接近這樣的瘋狂概念。

　　因此，心神喪失既是精神之中的極端偶然，亦是其中的完全決定；所有的效應都可能在其中產生，因為所有的原因都可能將之引起。沒有一個思想器官的病變，不能激起心神喪失的某個面向。恰當地說，它沒有症狀；它可以說是一種開向瘋狂所有可能症狀的可能性。威里斯的確把愚昧（stupiditas）當作它的本質性的徵象和特徵。[2] 但過了幾頁以後，這個 stupiditas 又成為心神喪失的同義詞：stupiditas sive morosis[愚昧或是精神不振]……。這時愚昧便純粹而簡單地變成了「智能和判斷力上的缺陷」──這是理性在其最高作用受到損害的最佳例子。然而，這個缺陷本身並不是原初的；因為，在心神喪失中發生錯亂的理性靈魂，它緊閉在肉體裡時，不會沒有一項混合的因素來作身心之間的媒介；由理性靈魂到肉體之間的一個混合的、同時是延展的、也是點狀的空間中，展開了一個既是肉體的但又已經會思想的「感覺或身體的生氣」（anima sensitiva sive corporea），它承載著想像力和記憶力的居間媒介的力量；就是這些力量在為精神提供意念，或是至少提供形成意念的元素；當這些力量的運作──在其肉體運作之上──發生錯亂時，「敏銳的心智」（intellectus acies）於是就「猶如其眼睛受到蒙蔽，經常會變得呆笨或至少變得昏沉。」[3] 肉體性靈魂散布於器官性和機能性空間，並保持其活生生的統一。它在這個空間之中有一個中樞；它在其中也有服務其立即行動的工具和器官；肉體性靈魂的中樞就是大腦（想像力尤其是在腦胼胝體、記憶力則在白質）；它的立即器官則由血氣形成。在心神喪失的病例裡，如果不假定是腦子本身的病變，那麼就得假定是血

　　　paroisse de Landes），1735, p. 14。

2　威里斯，《作品集》（*Opera*），t. II, p. 227。

3　同上，p. 265。

氣受到擾亂，甚至是中樞和器官併發的錯亂，也就是說腦子和血氣都生病變。如果病因只是腦子，我們找病源的時候可以先檢查腦體本身的大小，有可能它太小，以致未能適當作用，或是相反地，腦體太過於肥大，而且由於這個緣故，不大結實，品質也可說是不佳，「心智敏銳度不恰當（mentis acumini minus accommodum）。」但有時候要負責的是腦之形狀；只要它的形狀不是 globosa[圓球狀]，不能讓血氣作平均的反射，只要它產生了萎縮或不正常的膨脹，血氣就會被送到不規則的方向上；於是它們在運送過程中就不能傳送事物真正忠實的形象，也不能把真相可感的形象交給理性的靈魂：這就產生了心神喪失。更細緻的說法則是：大腦為了嚴格作用，必須保持某種高度的熱和溼、某種密實程度、某種組織和紋理上的感性品質；一旦腦子變得太溼或太冷——小孩和老人不常會如此嗎？——我們就會看到出現 stupidas[愚昧] 的徵象；一旦腦子的紋理變得粗糙，並且彷彿被浸潤在沉重土質影響之中，我們也可以察覺這些徵象；腦質的沉重性，難道不能認為它來自空氣某種程度的沉重和土壤某種程度的粗糙，如此不是可以解釋貝奧希人（Béotiens）[1] 出名的愚昧嗎？[4]

在 morosis[精神不振] 中，可能只是血氣產生變質：或者它們本身因為某種沉重性而變重，或者它們的外形變得粗糙，大小變得不規則，好像它們被想像的引力拉向遲鈍的大地。在其它的情況中，它們變得水性、不堅實、滔滔不絕。[5]

一開始，我們便可以把血氣病變和腦部病變分離開來；但它們不會一直保持在這種狀態；這些病變會聯合併發，要不就是血氣的品質因為

[1] Béotie 是古希臘的一個地方，其首都為底比斯（Thebes）。貝奧希人自遠古即以愚昧出名。這個字後來便成為愚鈍的代名詞。
4 威里斯，《作品集》（Opera），t. II, pp. 266-267。
5 同上，pp. 266-267。

腦體衰退而變質，要不然，就是反過來，腦體因為血氣的缺陷而有所變化。當血氣沉重流動太慢時，或是因為它們過於流動，大腦上的微孔和它們流經的管道便會阻塞，或是出現惡質的形狀；相反地，如果是腦部本身有缺陷，血氣便無法以正常的流動方式來通過它，如此一來，血氣就會獲致不良的素質。

在威里斯的所有分析之中，我們找不出心神喪失明確的面貌，由它特有徵象和特殊原因所形成的輪廓。這倒不是因為他的描述不夠明確；而是因為心神喪失似乎包含了「神經類」（genre nerveux）任一領域中的所有可能變質領域：血氣或腦部、柔軟或僵硬、發燒或降溫、過度重、過度輕、基質不足或太過：病理變化的所有可能性都被召喚到心神喪失現象的周圍，以便為它提供解釋潛能。心神喪失不組織其病因，不使它們局部化，它不依照症狀的形像去明確化它們的品質。它是所有可能病變的普遍效應。就某種方式而言，心神喪失就是瘋狂減去某種瘋狂形態的所有特殊症狀：它在這種瘋狂的細密紋理之中，純粹簡單地透露著瘋狂的純粹本質、一般真相。心神喪失，就是腦、纖維和血氣的明智機制中，所有可能發生的不合理。

但是，在一個如此抽象的層次上，無法提鍊出醫學的觀念；觀念和對象距離過遠；它只是運用純邏輯在作二分；它朝向潛在面滑移；它未能實際地作用。作為一種醫學體驗的心神喪失，無法結晶凝聚。

＊　　　　　＊　　　　　＊

一直到十八世紀中葉左右，心神喪失的觀念始終仍是負面的。從威里斯的醫學到固質生理學，有機世界改變了外貌；然而分析的型態仍然相同；現在問題僅在於如何在心神喪失中，圈定出神經系統可能顯示的所有「非理性」形態。在《百科全書》「心神喪失」一條文章開頭，奧

門（Aumont）解釋說，自然狀態下的理性，它的作用在於變化感官印象；這些印象透過纖維，可以傳達至腦部，腦子再利用血氣在其內形成的軌跡，將印象轉變為概念。一旦這些轉變不再依照慣常的途徑進行，或者過度進行，或者品質降低，甚至乾脆消失，便會出現非理性，或者毋寧說：瘋狂。這個功能消失時，便是處在純粹狀態的瘋狂，達到極點的瘋狂，像是達到它最高度的真相：這便是心神喪失。它是如何發生的？為什麼印象所有的轉變作用會突然消失呢？和威里斯一樣，奧門把神經類屬所有可能的病變召喚至非理性四周。有些病變的發生是因為系統中毒：鴉片、毒芹（ciguë）、曼德拉草（mandragore）；勃奈（Bonet）在他《墳場 [解剖]》（*Sepulchretum*）一書裡，不是曾經提到一位少女為蝙蝠咬傷後，變成心神喪失的病例嗎？某些不癒之症，比如癲癇，會產生完全同樣的效果。但大部分時間要在腦部尋找心神喪失的病因，或者是大腦因為意外受到撞擊而產生病變，或者是因為先天性的畸形，它的大腦體積過小，不能讓纖維良好作用，也不能讓血氣良好地循環。血氣本身也可以是心神喪失症的源頭，或者是因為它們疲竭、乏力和無精打采，或者是它們變得厚重，變得漿狀和黏稠。但心神喪失最頻繁的原因在於纖維的狀態，它不再能接收印象，並予以傳導。應該要引發感覺的震動未見發生；纖維維持不動，原因無疑是它太過鬆弛，不然就是太過緊張，變得非常僵硬；在某些病例裡，它們因為過於厚硬，不再能協調震動。無論如何，「彈性」已告失去。至於這種震動無力之原因，激情和先天性因素同樣都有可能，或是各式各樣的疾病、氣鬱症或年老。為了找出心神喪失的病因和解釋，走遍了病理學的各個領域，但它的症狀性的形像仍遲遲不出現；觀察積增，因果鏈伸長，但人們卻仍無法找出疾病特有的身影。

當索窪吉在《方法性疾病分類學》（*Nosologie méthodique*）寫「心神喪失」（amentia）一條時，這個病的症狀線索會脫離他的掌握，而

他也不再能忠實於應該主導全書的著名「植物學者精神」；他只知道依據病因去辨認不同形態的心神喪失：「老年性心神喪失」（amentia senilis）來自「纖維僵化，無法感受客體的印象」；「漿液性心神喪失」（amentia serosa）在於腦部漿液積多，比如一位屠夫就曾觀察到一些「不吃不喝的」小瘋羊，牠們的腦物質「完全轉變成水」；「中毒性心神喪失」（amentia a venenis），尤其是由抽鴉片引起；「腫瘤性心神喪失」（amentia a tumore）；「腦容量過小的心神喪失」（amentia microcephalica）：索窪吉自己曾看過「在蒙柏里耶（Montpellier）醫院中有一位少女患了這種心神喪失症：她的綽號是猴子，因為她的頭很小，看起來像是這種動物」；「乾燥性心神喪失」（amentia a siccitate）：一般來說，沒有什麼比乾、冷或凝結的纖維更能削弱理性；三位少女因為曾在最凜冽的冬天坐一部運貨馬車旅行，陷入心神喪失狀態；巴爾多林（Bartholin）[2]「以一張剛剛剝下來的綿羊皮包裹她們的頭部，」使得她們回復理性；「鬱悶性心神喪失」（amentia morosis）：索窪吉不知道是否必須真正把它和漿液性心神喪失區別開來：「撞擊性心神喪失」（amentia ab ictu）；「脊椎性心神喪失」（amentia rachialgica）；「四日熱心神喪失」（amentia a quartana），因四日熱而起；結石性心神喪失（amentia calculosa）；人們不是曾在心神喪失者的腦中，找到過「一個游動於腦漿中的小粒結石。」

　　就某種意義而言，心神喪失並沒有特有的症狀學：沒有任何形式的譫妄、幻覺和暴戾是它特有的，或是因為一種本然的必要而歸屬於它。它的真相只是來自重疊並列：一方面是累積著可能性的原因，但它們的層次、種類、屬性卻是極端地不同；另一方面，則是一系列的效應，它們只有一個共同特徵，就是顯示出理性的缺乏或功能的不完善，以及理

---

[2]　Thomas Bartholin（1616-1681），丹麥醫師，他作出了淋巴腺的首度描述。

性無法達到事物的真實和意念的真相。心神喪失便是非理性的經驗性形式，也是它同時既是最一般卻又是最否定的形式——人們在具體的事物中察覺到這個非理性的存在，但人們對它的正面屬性卻無法作出指定。對這個始終不受自己控制的存在，杜福嘗試在他的《人類悟性論》（ *Traité de l'entendenment humain* ）把它盡可能地圈定出來。他完整地彰顯可能原因的繁複性，並且蒐集談到心神喪失時所有可能被人提起的局部決定：纖維之僵化、腦部之枯乾、勃奈所言腦體的柔弱和漿液性質、由希達努斯（Hildanus）指出的，天仙子（jusquiame）、曼陀羅（stramonium）、鴉片、番紅花（Safran）的使用（依照雷伊 [Reg]、勃丹 [Bautain]、巴萊爾 [Barbre] 的觀察），存有腫瘤、腦蟲、頭顱變形。有這樣多的肯定性原因，但它們卻只會導致同一個否定性的結果——精神和外在世界及真實間的決裂：「心神喪失患者非常疏忽，對所有事物都一樣不在乎；他們唱歌、歡笑，不分好壞，皆可藉之自娛；飢餓、寒冷和口渴……他們都可以很清楚地感受到；但這些情況不會對他們造成任何折磨；他們也感受到客體對感官造成的印象，但他們好像一點也不在意。」[6]

　　自然片段的正面性和非理性一般的負面性，便是如此地重疊，兩者間卻未形成真正的統一體。心神喪失作為一種瘋狂形態，只是由外部為人體驗和思考：這是一個界限，理性在此遭到取消，成為無法接近的缺乏；雖然描述有其持續性，概念卻無能力組合；自然的存有和非理性的非存有，在此無法達成統一。

＊　　　　　＊　　　　　＊

　　然而，心神喪失的概念並未迷失於完全的無差異之中。在事實上，

6　杜福，前引書，pp. 358-359。

它受到兩個鄰近概念群體限制：其中第一組已經非常古老，相反地，第二組在古典時代才開始獨立出來，並且開始得到定義。

　　心神喪失和癲狂（frénésie）間的區別來自傳統。在徵象的層次，很容易建立這個區別，因為癲狂總是伴有發燒，心神喪失則是非熱性（apyrétique）疾病。癲狂的發熱特徵，使得我們可以同時標定出它的病因及屬性：發炎（inflammation）、身體過熱、頭部的灼痛感、手勢和話語中的暴力，好像個體全部在沸騰。居倫在十八世紀末描述它的特徵時，使用的仍是這種品質上的協調性：「癲狂最確定的徵象便是發高燒、劇烈的頭痛、頭眼發紅膨脹、頑強的醒覺；病人不能忍受光的印象和些微的噪音；他陷入暴躁和狂怒的動作之中。」[7]至於其遠因，則曾引發許多討論。但所有討論都一致以發熱這個主題出發──其中兩個主要的問題在於：發熱是否由腦子本身產生，或者它只是一個傳導過來的品質：它是由血液過度流動引起，或是因為血液的停滯才會產生。

　　梅斯那迪耶（La Mesnardière）和敦肯（Duncan）發生過爭論，前者強調腦是溼而冷的器官，而且完全被體液和漿液所滲透，因此無法想像它會發炎。「這種炎症的可能性，不會大於看到火自然地在河中燃燒。」敦肯的擁護者不否認大腦首要的性質，和火的性質正好對立；但它有一個局部的使命，這一點反駁了它物質面的屬性：「因為位於內臟上方，它易於接收消化中的食物所散發出來的蒸氣，以及整個身體散發之氣」；尚且，它「被四周數目無限的靜脈和動脈」包圍和穿透，「而其中的實質很有可能溢出。」還不止如此：腦部柔、冷的特性，使得它很容易被外界影響滲透，而且甚至是被和它首要屬性質最格格不入的影響滲入。就像熱的實質可以抵抗寒冷，冷的實質也可以被加熱；腦子，正「因為它是軟而溼的，」：「所以很難抵抗過度狀態中的其它性

7　居倫，前引書，p. 143。

質。」[8] 於是，性質間的對立，正好變成它們為何相互取代的理由。但大腦越來越常被視為瘋狂的首要中樞。我們得將范姆（Fem）的主張當作是值得一提的例外。他認為，瘋狂的原因是超負荷的臟腑產生壅塞，而且，「它們透過神經，把混亂傳達給腦子。」[9] 對十八世紀大多數的作者而言，瘋狂的中樞及病因就在腦子本身，而且，腦子此時已成為器官性熱力的中心之一：詹姆斯在《[醫學大]辭典》中明確地說它的起源在於「腦膜」；[10] 居倫甚至認為腦體本身也會發炎：他認為瘋狂，「乃是緊閉部位發炎，它可能危害腦膜，或是腦體本身。」[11]

這種過度的發熱，很容易以運動病理加以瞭解。但除了物理性發熱之外，還有化學性發熱。前者原因是運動的過度：它變得太多、太頻繁、太快——並使那些一直彼此互相摩擦的部位，溫度升高：「瘋狂的遠因是所有直接刺激腦膜或腦體的東西，尤其是使得血液在血脈中更快地流動的事物，比如在熾熱的陽光底下裸露頭部、靈魂的激情和某些毒藥。」[12] 相反地，化學性發熱則是來自運動不良：實質受到阻塞，堆積在一起，進展不良，然後發酵；於是實質好像是就地沸騰，散發出大量的熱力：「因此，瘋狂便是一種發炎性高燒，其病因來自血液過量積聚，也來自血液不再流通於分布腦膜的小動脈之中。」[13]

心神喪失的概念一直是抽象的和否定的，相對於此，瘋狂的概念則圍繞著一個明確的性質主題組織起來——它把起源、原因、中樞、徵象

8　《為敦肯先生辯解》（*Apologie pour Monsieur Duncan*），pp. 113-115。

9　范姆，《論瘋狂和類瘋狂之性質和部位》（*De la nature et du siége de la phrétésie et de la paraphrénésie*），在戈廷根（Göttingen），施洛德（Schroder）先生指導下所發表的論文；大要刊載於《保健報》（*Gazette salutaire*），1766 年 3 月 27 日，第 13 號。

10　詹姆斯，《醫學辭典》（*Dictionnaire de médecine*），法譯本，t. V, p. 547。

11　居倫，前引書，p. 142。

12　同上，p. 145。

13　詹姆斯，前引書，p. 547。

和效應整合於合諧的想像之中，整合於體熱幾乎是可感的邏輯。炎症的活力組織著它；無理的火縈繞著它——纖維燃燒，或是管脈裡沸騰起來，但這是火焰或是滾水並不大重要；討論總是緊扣著同一主題，而它具有整合的力量：作為身心烈火的非理性。

＊　　　　＊　　　　＊

　　與心神喪失相關的第二組概念，有關於「愚笨」（stupidité）、「痴呆」（imbécillité）、「白痴」（idiotie）、「笨拙幼稚」（niaiserie）。在實務層次上，心神喪失和和痴呆被當作同義詞。[14] 威里斯使用 morosis[遲鈍] 這個字眼的時候，他同時意謂著後天的心神喪失，以及我們已可在初生數月的嬰兒身上看出的愚笨：在兩者身上，病變都是同時包括記憶力、想像力和判斷力。[15] 然而，年齡上的區分逐漸被建立起來，到了十八世紀，成為固定不移：「心神喪失者無法作出健康的判斷和推理；就其出現年紀，它有不同的名稱；在兒童身上，它一般被稱作**愚蠢（bêtise）、笨拙幼稚（niaiserie）**：如果它擴展至理智年紀，或是在那時發病時，便稱為**痴呆（imbécillité）**；在老人身上出現時，則稱作**囉嗦（radoterie）**或**小孩子氣（état d'enfance）**。」[16] 這個區分只表達出時間上的不同：因為疾病的症狀和屬性，都未依照顯現年齡而變化。並且，「處在心神喪失狀態下的人，有時會顯示出其舊有知識的用

14　參考此例：「我已向奧爾良公爵大人（Mgr le duc d'Orléans）彙報，您使我有幸與聞有關女人達黛（Dardelle）之痴呆和心神喪失之狀態。」巴士底獄檔案（Arsenal 圖書館，第 10808 號，第 137 張）。

15　威里斯，前引書，II, p. 265。

16　杜福，前引書，p. 357。

處，這是愚笨者做不到的。」[17]

慢慢地，心神喪失和愚笨之間的差異加深了：不再只是時間上的區分，而且其作用領域也產生對立。愚笨作用的是感覺領域本身：痴呆症患者（l'imbécile）對光線和噪音沒有感覺，心神喪失者則是毫不在意；前者無法感受，後者則忽視外界給與的事物。一個被拒於外在世界的現實之外；對於另一個，這其中的真相如何，毫不重要。索窪吉在他的《疾病分類學》裡，大致上是重新運用了這個區分；對他來說，心神喪失「和愚笨的不同處在於，心神喪失者完美地感受客體印象，愚笨者則不然：但前者對這些不加注意，絕不掛心，態度十分地冷漠，又蔑視其後果，毫不考慮。」[18] 但是，在愚笨和先天感官衰弱之間，應該建立起什麼樣的差別呢？如果把心神喪失當作是判斷力的病變，把愚笨當作是感覺上的缺憾，我們難道不會有把盲人或聾啞人和痴呆症患者相混淆的危險嗎？[19]

一七六二年，《醫學雜誌》（Gazette de médecine）上有一篇文章在談一項動物觀察。它重提了這個問題。主題是一隻小狗：「任何人都會告訴你說他是盲、聾、啞，且沒有嗅覺，牠要不是天生如此，要不牠就是在出生後數個月內，因為意外才變得如此，因此只有一種植物性的生命。對我來說，牠是介於動物和植物之間。」這種動物，原來就不預定擁有理性——這是就其充分意義而言的理性——所以，在牠身上也不能談是否有心神喪失的問題。但這裡牽涉的，真的只是感官上的錯亂

17　同上，p. 359。

18　索窪吉，前引書，VII, pp. 334-335。

19　在實務上，痴呆長久以來被認為是瘋狂和感覺殘障的混合。1779 年 4 月 11 日的一項命令，要求硝石庫院主管當局收留瑪莉・費雪（Marie Fichet）。命令的根據是醫生和外科醫生所簽署的報告，「它們指出費雪天生聾啞和心神喪失。」（國家圖書館，coll. "Joly de Fleury," 第 1235 號手稿，第 89 張）

嗎？這一點令人難以回答，因為「牠那雙漂亮的眼睛似乎對光線很敏感；然而，牠卻會撞在所有家具上，撞到發痛；牠聽得見聲音，甚至，像口哨聲那樣尖銳的聲音還會讓牠驚惶失措；但牠卻永遠無法由學習得知自己有個名字。」因此，[牠身上]出毛病的不是視覺或聽覺，而是把感覺組織為知覺的器官或機能——透過這樣的組織，一個顏色才會成為一個事物，一個聲音才會成為一個名字。「牠所有感官都出現了缺陷，但這個缺陷似乎不是來自任何外在感官，而只是來自一項內在感官，現代的生理學者（physiciens）把它稱作 sensorium commune[協同感知]，古人則稱之為感性靈魂（âme sensitive），其功能為接收和比對感官傳來的形象；這隻從未形成感知的動物，因此是視而不見，聽而不聞。」[20] 痴呆症的效果，在於癱瘓了靈魂或心智活動中最接近感覺的部分；相對地，心神喪失中遭到錯亂的，乃是理性的運用，而且是它最自由、最脫離感覺的部分。

到了十八世紀末，痴呆和心神喪失間的區分，不再是出現時間的早晚，甚至不再在於受損官能的不同，而是來自各自特有的性質，這些性質祕密地指揮著疾病的整體顯現。對匹奈來說，痴呆和心神喪失之間的差別，概括地說，便是固定和運動間的差別。白痴的「所有悟性功能和道德感情」顯得癱瘓和麻木；他的精神被凍結在某種木僵狀態之中。相反地，在心神喪失之中，精神的基本作用仍在思想，但那是空轉的思想，所以可以說是處在極端的流利之中。心神喪失就好像是精神的純粹運動，既無堅實亦無堅持，像是持續不斷的脫逃，無法透過時間被保存於記憶之中：「孤立出來的意念和動作、輕率或混亂的感情，快速的或毋

20　刊載於《醫學報》（*Gazette de médecine*）上的無名氏文章，t. III, n. 12, 1762 年 2 月 10 日，星期三，p. 89-92。

寧說交替而且不斷的承續，同時，一切先前的狀況都遭到遺忘。」[21] 愚笨和痴呆的概念被固定在這些形象之中；同時，反過來，心神喪失的概念也慢慢地脫離否定性，開始在某種時間和運動的直覺之中為人掌握。

心神喪失的兩個附帶群組，癲狂和痴呆，乃是圍繞在性質周圍組成的；現在如果我們把它們擱在一旁，我們便可以說，心神喪失的概念還是停留在體驗的表面——非常接近非理性的一般性理念，非常遠離產生瘋狂具體形像的真實中心。心神喪失是有關精神失常的醫學概念中最簡單的——但也最不容易為神話、道德評價、想像夢幻所把持。然而，無論如何，正是因為它脫離這些把持的危害；祕密地，這仍是最不和諧的概念；在此概念之中，自然和非理性仍停留於抽象的一般性表面，無法在想像深度之中得到組成，不像躁狂和憂鬱的概念，可以在這個深度中得到生命。

II　躁狂和憂鬱

十六世紀時，憂鬱症的概念，處於兩種理解之間，一端是依其症狀所下的定義，另一端則是隱藏在名稱之下的解釋性的原則。就其症狀而言，我們可以看到一個人可能對自己作出的所有妄想：「其中有幾名以為自己是野獸，於是他們的聲音和動作也就變得如此。有幾名以為自己是玻璃船，因此，害怕被人打破，他們看到路人就要向後退縮；有幾位貪生怕死，卻最常鬧自殺。其它的人想像自己犯了罪，顫抖恐懼有如驚弓之鳥，只要看到一個人走過來，就以為人家來抓他去坐牢，還要判他

21　匹索，《哲學性疾病分類》（*Nosographie philosophique*），1818 年版，t. III, p. 130。

死刑。」²² 這些妄想性的主題仍是孤立的，不危害理性的整體。西丹漢未來還會說，憂鬱症患者「除此狀況之外，足智明理，具有不平凡的敏慧和遠見。而且，亞里斯多德說的沒錯，他說憂鬱症患者具有高人一等的才智（esprit）。」²³

然而，這項如此清楚、如此調合的症狀集合，它的名稱卻是包含著一整套因果體系，這個名稱便是「憂鬱」：「請您仔細觀察憂鬱症患者的思想、言語、視象和行動，您便會瞭解到他所有的意識官能，都因為散布腦中的憂鬱液而損壞了。」²⁴ 局部性的譫妄和黑膽汁的作用並列於憂鬱的概念之中，兩者目前產生徵象集合和有意義的命名之間的對抗，還沒有找到統一。不過，到了十八世紀，這項統一便被發現了，或者毋寧說，兩者間已完成一項交換——因為這個冷而黑的體液，它的屬性現在成為譫妄的主要色彩，變成它在面對躁狂、心神喪失、癲狂時的獨有價值，它的內在調合的基要原則。勃艾哈夫只是這樣地定義憂鬱：「一種長期的、執拗的、且無發燒的譫妄，病人這時只全神貫注在同一個單一思想上。」²⁵ 相對地，杜福在幾年後所下的定義，其基礎便會全部建立在「害怕和憂傷」之上，這兩點被認為可以解釋為何其中的妄想只是局部的：「這是為何憂鬱症患者們喜歡離群索居；這也使他們更依戀他們的妄想或支配性激情的對象，而且不論那是什麼樣的激情，但，他們對所有其它人事，卻顯得漠然。」²⁶ 概念之固定，並非因為做了更嚴密的新觀察，也不是對病因有了新的發現，而是來自一項性質的傳遞，它

22　J. WEYER，《附魔者之幻象》（*De præstigiis dæmonum*），法譯本，p. 222。
23　西丹漢，〈論歇斯底里症〉（Dissertation sur l'affection hystétique），收於《實用醫學》（*Médecine pratique*），Jault 譯，p. 399。
24　WEYER，前引書，同頁。
25　勃艾哈夫（BOERHAAVE），《格言集》（*Aphorismes*），1089。
26　杜福，前引文。

匯通了名稱中隱含的原因，以及有意義的效果感知。

長久期間裡──直到十七世紀初為止──有關憂鬱之辯論，一直被侷限於四體液和其基本性質的傳統之中：這是一個實質特有的穩定性質，而且只有實質本身才被認為是病因。對費奈（Fernel）而言，憂鬱液和土地及秋季相關，乃是一種「密度高、性格乾冷」[27] 的汁液。但在此一世紀的前半葉，憂鬱的起因引發了一大群討論：[28] 憂鬱症患者，一定天生具有憂鬱的性情嗎？憂鬱液是不是始終乾冷，永遠都不會變熱、變溼嗎？是實質在作用呢，還是性質在匯通呢？在這個冗長辯論過程之中所獲致的成果，我們可以歸結如下：

第一、實質因果日益為性質進展所取代，這個過程不依賴任何承體，不經中介地由身體轉至心靈，由體液轉至意識，由器官轉到行為。因此，敦肯學說宣揚者認為，憂鬱液之所以能造成憂鬱，那是因為此一汁液具有此病特有的性質：「憂鬱液比您中燒的怒火，更具有造成憂鬱症的必要條件；因為它冷，所以使得血氣減量；因為它乾，使得血氣可以長期保持強大而頑固的想像力；因為它黑，又使得血氣失去自然的清明和微妙。」[29]

第二、在這個性質機制分析之外，還有一種力學，它分析了其中的每一種力量。因此，冷和乾可能會和先天氣質發生對抗，而且就是因為有對抗，所以由其中產生的憂鬱症徵象就會更暴烈：得勝的力量還把所有的抗力帶在身上。因此，女人天性不傾向憂鬱，如果墮入其中便會更嚴重：「她們在其中遭到更殘酷的對待和更強烈的擾動，因為憂鬱和她

---

27 費奈，《生理學》（*Physiologia*），收入《醫學總覽》（*Universa medica*），1607, p. 121。

28 辯論的焦點為是否能將著魔者和憂鬱症患者相等同。法國的爭辯主角為敦肯和梅斯那迪耶。

29 《為敦肯先生辯解》（*Apologie pour Monsieur Duncan*），p. 63。

們的天性氣質更為對立，所以也使她們更為遠離其自然體質。」[30]

　　第三、有時衝突卻會發生在同一個性質內部。一個性質可能在發展過程中自我變化，變成和其先前狀態正好相反。因此，當「腸子發熱，身體內部到處燒烤⋯⋯所有的汁液都在燃燒著」的時候，這一切的火熱也可能重新落入冷漠的憂鬱之中——產生出「和火把翻倒、蠟油傾洩幾乎完全相同的狀況⋯⋯。高熱在投出和耗竭其力量後，一般會產生的效應，便是身體的冷卻。」[31] 這是一種性質的辯證過程：性質在此不受實質束縛，也從一切原始指定中得到解放，它以逆轉和矛盾作為其發展模式。

　　第四、最後，性質可能因為意外事故、環境、生活條件而改變；如此，如果他的生活方式傾向乾冷者可能會變得溼熱；因此，女人比較可能會如此：她們「因為無所事事，身體（和男人的身體比起來）比較不易出汗，其熱力、血氣和體液都留在體內。」[32]

　　性質以這樣的方式，由原先拘禁它們的實質中得到解放，它們未來便能在憂鬱的概念上，扮演組織者和整合者的角色。一方面，在症狀和顯現方面，它們會開始刻劃出一個憂傷、陰鬱、遲鈍、固定的輪廓。另一方面，它們將會勾勒出一個因果關係的承體，但那不再是體液生理學，而是意念、懼怕、恐怖的病理學。疾病的統一性，不是由觀察到的徵象，亦不是由假設中的原因所定義的；在兩者之間，在比兩者更高的地方，這個統一性被感知為一種性質上的調合一致，具有其轉移、發展和變化的法則。支配著憂鬱概念的流變的，不是醫學理論，而是性質的祕密邏輯。這一點早在威里斯的文章中，就可以明顯看出。

30　《為敦肯先生辯解》（*Apologie pour Monsieur Duncan*），pp. 93-94。

31　梅斯那迪耶（LA MESNARDIÈRE），《憂鬱論》（*Traité de la mélancolie*），1635，p. 10。

32　《為敦肯先生辯解》（*Apologie pour Monsieur Duncan*），pp. 85-86。

乍看之下，在思辨層次上，其分析具有協調一致性。威里斯的解釋完全借用血氣及其機制特性。憂鬱症是一種「既無發燒、亦無狂熱的瘋狂，伴隨有懼怕和憂傷。」就它是一種妄想而言——也就是說，與真相之間有基本的斷裂——它的起源在於血氣的混亂流動，以及腦部的缺陷狀態；然而，懼怕不安使得憂鬱症患者變得「憂傷和小心翼翼，」我們能只用流動來解釋嗎？懼怕是不是有自己的機制，而憂傷有其獨特的血氣循環呢？對笛卡兒來說，這是自明之理；但對威里斯來說，事情已非如此。憂鬱不能被看成癱瘓、中風、暈眩或痙攣。在根柢上，人們甚至不能把它當作一種簡單的心神喪失來分析，雖然憂鬱的譫妄預設著血氣流動中有某種錯亂；機制上的病變可以清楚地解釋譫妄——這是一切瘋狂、心神喪失或憂鬱共有的錯誤——但它不能解釋譫妄特有的性質，使憂鬱具有獨特味道的憂傷和懼怕的特色。這裡必須要瞭解素質（diathèse）[3] 的祕密。[33] 總之，就是這些隱藏在細微實體紋理裡頭的基本性質，才能解釋血氣的反常活動。

在憂鬱症之中，血氣被一種激動所制，但這卻是一種微弱的激動，既無力量亦不狂暴：這像是一種無力的推擠，但它不走既存之道，亦不走已開之路（aperta opercula），卻是穿過腦體，不斷地創造一些新的細孔；然而，血氣離開原有途徑，卻不會迷失得很遠；它們的激動很早就失去力量，等到它力量衰竭時，運動也就停止了：「不走得更遠」（non longe perveniunt）。[34] 因此，這樣的病變，雖然和所有妄想共通，卻不能在身體的表面，產生出狂暴的運動，也不能產生出人們在躁狂和癲狂裡頭所觀察到的叫喊；憂鬱症永遠不能達到狂怒；這是面臨其無力界線

33　威里斯，《作品集》（*Opera*），II, pp. 238-239。

[3]　這裡指的是一個人的基本體質，使它有可能同時或連續遭遇同一根源的病變，但以不同方式顯現出來。

34　同上，II, p. 242。

的瘋狂。這個弔詭的現象源自血氣祕密的變化。平常的時候，它們就像
光一樣地快速和絕對地透明；但在憂鬱症裡，它們被注入了黑暗；血氣
變得「幽暗、不透明、漆黑」；它們帶給大腦和精神的事物形象被罩上
一層「陰影和昏暗」。[35] 現在，它們變得沉重起來，比較接近一種陰暗
的化學蒸氣，而非純粹光線。這種化學蒸氣的屬性，比較接近酸，而非
硫或酒精：因為在酸性蒸氣中，粒子是活動的，甚至無法休息，但它們
的動態微弱，影響範圍小；過濾以後，在蒸餾器裡不過只留下一種平淡
的發炎體（phlegme）。酸氣不是擁有憂鬱症的特質嗎？相對地，隨時
可以燃燒的酒氣不是更令人聯想到癲狂嗎？而硫氣會令人想到躁狂，難
道不是因為它們都被一種暴烈和連續的運動所激起著？因此，如果得去
尋求憂鬱的「正式理由和原因」，那麼就得去研究由血揮發至腦中的蒸
氣，它們最後會變質墮落為一種酸性和腐蝕性的蒸氣。[36] 表面上，威里
斯的分析依據是一整套血氣憂鬱說以及體液化學；但在事實上，真正的
引導線索主要來自憂鬱病的立即性質：一種無力的混亂、精神上的陰影，
以及腐蝕感情和思想的粗糙酸性。酸性物質的化學並不是症狀的解釋；
這是一種性質上的選擇：這是一整套的憂鬱體驗的現象學。

　　七十餘年後，血氣說失去了科學上的地位。人們現在是用人體固態
和液態元素理論來探討疾病的祕密。由詹姆斯在英國出版的《醫學大辭
典》（*Dictionnaire universel de médecine*），「躁狂」一條提出了躁狂
和憂鬱的病因比較分析：「大腦明顯是所有這一類疾病的中樞……。造
物主在這個部位，用一種不可思議的方式，安置了靈魂、精神、天才、
想像力、記憶力和所有的感覺……。如果血液和體液因為質量上的問
題，不再以一種劃一而有節制的方式被送往腦子，而是在那兒猛烈而衝

35　威里斯，《作品集》（*Opera*），II, p. 242。
36　同上，p. 20。

動地循環，或流動得很慢、很難或很倦怠，那麼，所有這些高貴的機能
就會變化、墮落、降低和完全地毀壞。」[37] 憂鬱症的解釋，在於這種倦
怠的流動、這些被塞滿的管脈、這沉重而飽含物質的血液，不但心臟難
以將它分布在有機體之中，而且也難以穿入如此纖細的微血管裡頭，而
其中的循環又應該非常快，才能維持思想的運動。這一切令人產生問題
的困擾解釋了憂鬱症的生成。遲鈍、沉重、阻塞，這裡仍然是這些原始
性質在引導分析。解釋的過程像是把由病人外表、行為、言語中察覺到
的性質，朝向有機體作轉移。由性質上的理解，前進到假設中的解釋。
但這種理解不會停止其優勢，總是壓倒理論上的諧合。在羅利（Lorry）
的作品裡，固態和液態的兩大醫學解釋形態，先是同時並立，後來又相
互印證，使人可以區別出兩種憂鬱症。以固態原素為起源的憂鬱症稱作
神經性憂鬱：一個特別強烈的感覺會震撼承受它的神經纖維；由於反作
用的結果，其它的纖維也變得更緊張，它們於是變得更僵硬也更易升高
其震動。但如果感覺變得還要更強：那時其它纖維會變得過度緊張而變
成無法震動：這便造成了血氣停流的僵硬狀態。這時就產生了憂鬱症。
在另一種「液態」性憂鬱中，體液為黑膽汁浸透；它們變得更加厚重；
由於攜帶著這些體液，血液變得沉重，滯留於腦中，直到壓縮神經系統
的主要器官。這時我們又再看到纖維僵化；但在此情況中，這只不過是
體液現象的後果罷了。羅利區分出兩種憂鬱症；但在事實上，仍是同一
組性質在保障憂鬱症的真實統一體，而他只是分別使它進入兩個解釋體
系。只有理論架構一分為二。體驗的性質基礎仍舊保持不變。

　　這是一個象徵上的統一體，來自液態元素的倦怠、血氣的昏沉、它
們在事物印象上所散布的昏黃陰影。在血管裡很困難地流動的黏稠血

37　詹姆斯，《醫學大辭典》（*Dictionnaire universel de médecine*），「躁狂」（Manie）
　　條，t. VI, p. 1125。

液，變得黝黑、有害和嗆人的厚重蒸氣，變得緩慢和像是被黏住的臟腑作用——它比較是感覺上的統一體，而非概念性或理論性的統一體，它給與憂鬱症一個獨特的謎樣外貌。

重組憂鬱症的全體徵象和出現模式的，比較是這種運作，而不是忠實的觀察。局部性妄想狂這個主題逐漸消失，不再作為憂鬱症患者的主要症狀，讓位給品質性條件，如憂傷、辛酸、愛好孤獨、呆滯不動。到了十八世紀末，人們將會很容易地把憂鬱症列於不伴有譫妄的瘋狂，但其特徵是惰性、絕望、某種低調的木僵狀態。[38] 在詹姆斯的《辭典》裡，早已提到一種中風式的、沒有妄念的憂鬱症，病人「不想起床；……站立時，他們也不想走路，除非受到朋友或僕人強迫；他們不閃避人；但似乎對人們向他們說的話，絲毫不加以注意，而且也不回話。」[39] 如果在這種情況下，固置和沉默最佔優勢，並且決定了憂鬱症的診斷，那麼也會有些人，只能讓我們觀察到辛酸、倦怠和喜好獨處；即使是他們的激動也不應該讓我們為幻覺所騙，亦不應該允許急躁地將其斷定為躁狂；這些人的確是憂鬱症患者，因為「他們離群索居，無目的地游蕩；他們的膚色發黃，舌頭乾燥，像是一個生大病的人、眼睛枯乾下陷，從未被眼淚溼潤過；整個身體乾燥高熱，臉上表情陰暗，並為恐怖和憂傷所籠罩。」[40]

38　「一位士兵狂熱地愛著一名少女，但她的雙親拒絕他，使他落入憂鬱之中。他的神態像在作夢，訴苦說頭痛及頭部持續不斷地麻痺。他很快就變瘦了下來；臉孔發白：他是如此虛弱，以至於排泄而不自知……雖然病人沒有什麼正面回應，而且似乎全神貫注在某件事之上，卻沒有任何譫妄現象。他從不要求吃喝。」（《Musell 之觀察》[*Observation de Musell*]，《保健報》[*Gazette salutaire*]，1763 年 3 月 17 日）

39　詹姆斯，《醫學大辭典》（*Dictionnaire universel de médecine*），t. IV，「憂鬱」（Mélancolie）條，p. 1215。

40　同上，p. 1214。

＊　　　　＊　　　　＊

躁狂（manie）之分析，和它在古典時代中的演變，遵守著同一個
諧合原則。

威里斯把躁狂和憂鬱症逐項逐項地對立起來。憂鬱症患者全神貫注
於思索，以致想像力無所事事、處於休息狀態；相反地，在躁狂症患者
身上，幻想和想像一直被一道霸道的思想之流把持。憂鬱症患者的心智
固定在唯一的對象之上，在它身上冠上了各種無理的主張，但只單獨對
它這麼做，相對的，躁狂扭曲了觀念和概念；使它們或者失去適當性，
或者使它們作出錯誤的再現；無論如何，就其與真相的基本關係，是思
想的整體受到了損害。最後，憂鬱症總是伴隨有憂傷和懼怕：相反地，
躁狂症則是伴隨有大膽和狂怒。不論是躁狂或憂鬱，病因總是出自血氣
的運動。但在躁狂中，這個運動非常地特殊：它是連續而強烈的，總是
能在腦質裡穿出新細孔，而且，它形成了一個物質性的承體，承載著顯
示躁狂的不協調思想、爆發性的動作、滔滔不絕的話語。所有這些毒
性的動態，不就是由硫化液體所形成的地獄之水的動態嗎？這是冥河
之水（aquæ stygiæ），成分為硝酸鉀（nitro）、硫酸（vitriolo）、銻
（antimonio）、砷（arsenico）和類似之物（similibus exstillatæ）：其
中的粒子永恆地運動著；它們有能力在一切物質中，穿出新的孔穴和脈
絡；而且它們有足夠的力量，可以散布遙遠，完全就像有能力使身體所
有部門進入激動狀態的狂氣。地獄之水在其祕密運動之中，接收了所有
躁狂具體實現時的形象。它構成了躁狂，而且是不可分離地，同時作為
化學神話，也作為力學真相。

到了十八世紀，神經管脈中的血氣，它的形象以及其中所有的機械
論和形上學意涵，頻頻地為另一個形象所取代。這個形象更具嚴格物理
性格，不過也具有更多的象徵價值。這是一種神經、血管和全體有機織

維體系都要遭受的緊張。於是，躁狂成為帶至其最高點的纖維緊張，躁狂症患者就像是一個樂器，而它的弦因為過度拉扯，可以和最遙遠和最脆弱的刺激一起震動。躁狂症患者的譫妄便源自感性的持續震動。通過這個形象，它跟憂鬱症的不同就變得明確起來，並組合成一種嚴密的對比：憂鬱症患者不再有能力和外在世界共鳴，因為他的纖維或是鬆弛了，或是因為過大的緊張而僵化（我們看到，緊張的機制如何可以同時良好解釋憂鬱症患者的僵化和躁狂症患者的激動）：憂鬱症患者身上，只有幾條纖維可以發生共鳴，它們符合他明確的妄想點。相反地，躁狂症患者對所有的刺激都回以震動，他的譫妄是普遍的；不像憂鬱症患者身上那樣，刺激不致喪失於厚重的僵化之中；當躁狂者的機體重塑這些刺激時，它們受到增衍，好像躁狂症患者們在他們纖維緊張之中，累積了補充的能源。這是為什麼他們也會變得無知無覺，但這不是憂鬱症患者們半睡半醒的無知無覺，而是被內部震動所扯緊的無感覺；無疑，這就是為什麼「他們不怕冷，不怕熱，他們撕裂衣服，在嚴冬之中全裸而臥，毫不著冷。」這也是為什麼他們以妄想中的虛幻世界來取代現實世界，雖然真實世界不斷地在刺激著他們：「躁狂症的基本症狀，在於客體在病人眼中和它們實際不同。」[41] 躁狂症患者的妄想不是來自判斷力某項特殊變質；它是所形成的感官印象傳送腦部時的缺陷，一種通訊上的擾亂。這是瘋狂的心理學中的古老理念：真相即是「思想和事物相符，」現在它被移位到共鳴的隱喻之上，有如纖維對使它們震動的感覺，報以忠實的音樂。

　　在固態元素醫學之外，躁狂症緊張的主題還會利用更具品質性的直覺來發展。在躁狂症患者身上，纖維的僵硬總是處於一片乾燥的天地之中；陪伴躁狂的經常是體液的枯竭，以及整個有機體中的一般性乾旱。

41　《百科全書》（*Encyclopédie*），「躁狂」（Manie）條。

躁狂的本質是荒涼、多沙的。勃奈在《墳場》（*Sepulchretum*）一書中，肯定說躁狂症患者們的大腦，根據他的觀察，總是顯得處在枯燥、堅硬和易碎性的狀態中。[42] 後來，亞布列希‧范‧哈勒（Albrecht von Haller）也發現躁狂症患者大腦硬、乾和脆。[43] 姆紐萊（Menuret）提醒說，福萊斯蒂耶（Forestier）的觀察曾清楚地顯示出體液的過度消耗，因為使血管和纖維乾枯，可以引發躁狂狀態；這裡牽涉到一位年輕人，他「在夏季裡和一位女子結婚後，因為和她過度性交而躁狂發作。」

　　其他人所想像或假定的，他們以一種準知覺所看到的，杜福則加以觀察、衡量、計算。他進行過一次屍體解剖，被剖的主體死於躁狂，杜福取出一部分大腦髓體；他把它切割成一個「六單位的立方體」，而其重量是 3j. g. III，相對的，一個平常的大腦上同樣體積的立方體，其重量則是 3j. g. V；「這個重量上的不同，一開始看起來沒什麼重要。我們卻注意到，在瘋子的大腦和非瘋人的大腦，其總重之間的差異，在成人身上大約要減少七格魯（譯註：gros，1 gros=1/8 once），而成人大腦全體一般重有三磅。如此一來，前面所說的不同，就不是我們原想的那麼小了。」[44] 躁狂中的乾燥和變輕，連在天平上都會顯現出來。

　　這種內部的枯乾和熱力，不是還被另一項事實證實了嗎——躁狂症患者可以輕鬆地忍受最強大的寒冷？這是眾所皆知之事，他們光著身體在雪地裡散步，[45] 當他們被監禁在收容所時，也不需要取暖，[46] 他們甚

42　波奈，《墳場 [解剖]》（*Sepulchretum*），p. 205。

43　亞布列希‧范‧哈勒，《生理學要素》（*Elementa physiologiæ*），Liv. XVII, section Ire § 17, t. V, Lausanne, 1763, pp. 571-574。

44　杜福，前引書，pp. 370-371。

45　《百科全書》（*Encyclopédie*），「躁狂」（Manie）條。

46　達干（DAQUIN，前引書，pp. 67-68）和匹奈的作品裡仍舊看到這種理念。它也是監禁措施的一部分。在聖‧拉撒爾院的登記簿上，Antoine de la Haye Monbault 這一條人名之旁寫道：「雖然非常嚴寒，他卻面不改色。」（國家圖書館，Clairambault,

至能被寒冷治癒。自從范・海爾門（Van Helmont）[4] 以來，人們很願意對躁狂症患者們進行冰水澡療法，而且姆紐萊肯定說有一位躁狂病人，在逃出監獄時，「未戴帽，也幾乎未穿衣地冒著大雨跑了好幾哩路，而他反而因為如此，完全恢復健康。」[47] 門蕭（Montchau）曾治癒一位躁狂症患者，他「把冰冷的水，從盡可能的最高處灑下來。」他並不驚訝效果會這麼好；為了解釋，他蒐集所有自從十七世紀以來，曾經相承續和交錯運用的機體發熱主題：「我們應該驚異於水和冰的治療會這麼快速和完美嗎？要知道，這時血在沸騰，膽汁狂熱，而且所有叛變的液體把擾亂和激動帶到身體各處」；由於冷的印象，「管脈更劇烈地收縮，擺脫阻塞它的液體；由於管脈中液體極端發熱而引起的固態部位激動，便停止下來，神經得到放鬆，原先向各處不規則竄流的血氣，又再恢復到自然狀態。」[48]

憂鬱的世界潮溼、沉重而且寒冷；躁狂的世界則是枯乾、火熱，同時是暴力和脆弱的事實；一個無法感覺，但又到處顯現的熱力，使這個世界變得乾癟、易碎，但只要有涼爽溼氣，它就會變得柔順起來。就在所有這些性質的簡化過程中，躁狂同時取得了它的規模和統一。它無疑仍有十七世紀的意義，即「不發燒的狂怒」；但在這兩個只是**描述性**的特徵之外，又發展出來一個**知覺性**主題，而它才是臨床圖表的實際組織者。解釋性的神話後來消失了，體液、血氣、固態、液態也不再盛行，只剩下甚至不再被定名的性質協調圖式；而運動和熱能的力學所慢慢

986, p. 117）

[4] Jean-Baptiste Van Helmont（1577-1644），生於荷蘭，熱情衛護帕拉塞爾斯（Paracelse）理論的化學派生理學，認為體內存有一種控制種種化學變化的總原則（Archée），而這些變化乃來自酵素的作用。

47 《百科全書》（*Encyclopédie*），「躁狂」（Manie）條。

48 門蕭，寄給《保健報》（*Gazette salutaire*）的觀察，第五號，1763 年 2 月 3 日。

匯合成的躁狂特徵組合，現在被當作是一種自然的症候群（complexe naturel）來觀察，像是心理學觀察下的一種無中介真相。過去被看作是熱能、被想像為血氣的激動、夢想為纖維的張力的東西，今後將以心理學中性而透明的概念為人重新認識：內在印象的過度活躍、聯想的快速、對外在世界不加注意。德·拉里夫（De La Rive）的描述已經具有這種明晰性格：「外在客體在病人精神上所產生的印象，和它在健康人精神上產生的印象不同；這些印象是微弱的，而且他也很少加以注意；他的精神幾乎完全貫注於他錯亂狀態下的腦子所產生的活躍意念。這些意念是如此地生動活潑，使得病人相信它們代表真實的客體，並相應地作出判斷。」[49] 但我們不要忘記這種躁狂的心理結構，出現於十八世紀末，後來才穩固下來，它只是一整個深層組織的表面描繪。這個深層組織未來會受到傾覆，但它過去乃是依據半感知、半想像的法則，由一個性質的世界中發展出來。

無疑地，這整個熱和冷、燥與溼的世界，提醒說醫學思想在達到實證主義的前夕，原是誕生在什麼樣的天地之中。但，這種形象負載，並不僅僅是回憶；它也不是真正的運作。為了形成躁狂或憂鬱的實證體驗，在形象的地平上，必須出現前述的性質組合，使得相互吸引的性質，可以被一整套感覺和感情歸屬體系固定下來。如果躁狂、憂鬱從此便擁有我們的知識所認識的面貌，那不是因為經過幾世紀，我們學會「打開眼睛」看它的實際徵象；那不是因為我們已經把感知淨化為透明；那是因為，在瘋狂的體驗裡，這些概念曾被整合在某些性質主題周圍。這些主題使它們得到統一，獲得有意義的協調，而最後終於變得有可能為人察覺。原先只是簡單地描述疾病概念的訊號（不伴有發燒的狂怒、固置的妄想），後來則演

---

49 德·拉里夫，論一座精神錯亂者的治療機構，《大英圖書館》（*Bibliothèque britannique*），VIII, p. 304。

變為一個性質的場域。它表面上比較沒有組織，比較容易，界定得比較不明確。但在瘋狂的總體經驗中，只有它才能構成一些可感的、可辨認的、**真實臨在**的單元。這些疾病的觀察空間，乃是切割自一些在暗地裡提供風格和結構給疾病的背景。一方面，有一個泡在水裡、接近洪水期的世界，對於他的唯一恐怖之外的事物，人是不聞、不見、毫無意識；這是一個極度簡化的世界，但有一個單一的細節卻被過度地放大。另一方面，有一個火熱、荒蕪的世界，一個恐慌的世界，其中一切都是逃逸、混亂、片刻的足跡。組織躁狂和憂鬱體驗的（它們已十分接近我們的體驗），乃是這些主題嚴謹的宇宙論形式——而非約略的謹慎觀察。

*　　　　　*　　　　　*

　　威里斯因為他的觀察精神、醫學覺察力之精純，享有發現躁狂—抑鬱循環（cycle maniaco-dépressif）的榮耀，或者毋寧說那是躁狂—憂鬱交替的發現。威里斯的方法的確很重要。但它的重要性首先在此：由一個病到另一個病的過渡，並不被當作觀察上的事實，下一步才處理如何發現解釋；這比較是兩者在其祕密屬性上，具有深沉親近性所造成的結果。威里斯從未引用任何他曾觀察過的交替案例；他首先看出的，乃是一種內在的親近性在造成奇特的變化：「在憂鬱之後，我們得處理躁狂，它們之間具有如此的親近性，以至於這兩個病變經常會互相交替」：的確，有時候憂鬱素質（diathèse）如果惡化，便會轉成狂怒；相反地，當狂怒逐漸下降，喪失力量，進入息止狀態時，便會轉成憂鬱素質。[50]用嚴格的經驗論來看，這裡應當有兩種相連的疾病，或是同一疾病兩種相承續的症狀。其實，威里斯既未用症狀，亦未以疾病的角度來看這個

50　威里斯，《作品集》（*Opera*），t. II, p. 255。

問題；他只是用血氣力學來尋找這兩種狀態中的連繫。我們還記得，憂鬱症患者的血氣黯淡陰沉；它們把黑暗投在事物的形象上，並在心靈之光中，造成彷彿陰影出現的後果；相反地，躁狂中血氣激蕩，像是永恆的閃耀。它們被一個不規則的、不斷重新開始的運動所帶動；這個運動腐蝕和消耗，而且甚至不產生發燒，就能使它的熱能到處散發。躁狂和憂鬱間具有明顯的親近性：但這不是在經驗中貫串的症狀親近性：這是在想像背景中的親近性，具有另一種強度，而且更為明顯。它在同一個火的意象中，把焰和煙連結在一起。「如果我們可以說，在憂鬱症中，大腦和血氣是被一陣煙和某種濃厚蒸氣蒙蔽住了，那麼躁狂就像是把這裡開始的火苗演變為火災。」[51] 火焰猛烈的運動會驅散煙；但是當後者終於回降時，卻會窒息火焰，使其失去光明。對於威里斯而言，躁狂和憂鬱的統一體不是一種疾病：那是一種有焰和煙在其中鬥爭的祕密之火，那是此種光明和陰影的承載元素。

十八世紀的醫生中，沒有一位，或幾乎沒有任何一人不知道躁狂和憂鬱的親近性。然而，有好幾位卻拒絕承認這是同一個疾病的兩種表現。[52] 有很多位觀察到兩者的承續關係，但看不出它們有統一的症狀。西丹漢偏好劃分躁狂這個領域本身：一方面，有常型躁狂——源於「血液的過度亢奮和活躍」；另一方面，則有一種通常會「退化為愚笨」的躁狂。它來自「血液的衰弱，因為過長的醱酵使它失去了最會製造血氣的部分。」[53] 比較常被接受的說法如下：躁狂和憂鬱間的承續如果不是變形的現象，便是源於遠因。李歐多（Lieutaud）認為，長期的憂鬱，如果其中的妄想又再惡化，便會失去其傳統症狀，變得和躁狂奇異地相

---

51 威里斯，《作品集》（*Opera*），t. II, p. 255。

52 譬如，《百科全書》「憂鬱」這一條的作者斗門（d'Aumont）。

53 西丹漢，《實用醫學》（*Médecine pratique*），Jault 譯，p. 629。

似：「最嚴重的憂鬱和躁狂間有許多親近性。」[54] 但這個類比性的地位並不精緻。在杜福看來，兩者間的關係更加鬆弛：這裡牽涉到的是一種遙遠的因果推衍：憂鬱可能會引起躁狂，但其地位就像「額竇（sinus frontaux）中的蟲，或某些膨脹或曲張的血管。」[55] 如果沒有形象作為支撐，任何觀察都無法將單純看出的承續關係，轉變為一個明確和基本的症狀結構。

　　無疑地，焰和煙的形象在威里斯的承繼者的作品中消失了；但組織工作仍舊完成於形象內部——形象變得越來越功能化，越來越能配合循環和發熱這兩項生理學大型主題，越來越遠離威里斯所借用的宇宙論形像。在勃艾哈夫和他的評論者范‧斯威丹（Van Swieten）的作品裡，躁狂很自然地成為最高度的憂鬱——而且這不僅是因為經常發生的變形作用，還是因為一項必要的動力貫串過程：黑膽汁體質的人，他的腦液先會停滯，過了一段時間後，它又會進入激動狀態，由於阻塞血脈的黑膽汁，正因為它的固著性質本身，變得「更有刺激性、更加危險」；在它之中形成了一些更酸和更細微的元素，而這些元素在被血液運送到腦部以後，就會引起躁狂症患者的強大激動。躁狂和憂鬱的區別因此只是程度上的差別：前者是後者的自然結果，來自同一病因，因此一般來說可用同樣的藥方治療。[56] 對於霍夫曼而言，躁狂和憂鬱之間的統一乃是運動和衝撞法則的自然效果；但在原則層次純粹機械性的事物，在生命和疾病的發展中，卻變成辯證性的事物。憂鬱實際上以固置性為其特徵；也就是說濃稠的血液阻塞了腦部，造成充血；血液在它應該要循環的地方，卻傾向停滯，因為它的沉重而固置下來。但如果沉重性會減慢流動，

54　李歐多，《實用醫學詳述》（*Précis de médecine pratique*），p. 204。

55　杜福，《悟性論》（*Essai sur l'entendement*），p. 369。

56　勃艾哈夫，《格言集》（*Aphorismes*），1118 & 1119：范‧斯威丹，《註釋》（*Commentraria*），t. III, pp. 519-520。

它同時也會使衝撞的效力變得更加強烈；這流動要經過的腦部、管脈，以及它本身的實質，因為受到更大力量的衝擊，便會傾向於增加更多的抗力，也就是變得更硬，而且，因為硬化的關係，沉重的血液就以更大的力量被送走；它的運動量增高了，不久以後，便陷入作為躁狂特徵的激動之中。[57] 因此，這裡是很自然地由固置阻塞的形象，轉移到枯乾、堅硬、激烈運動的形象。這個過程中所利用的機制裡，因為要忠實於形象主題，古典機械論的原則在每個時刻都受到轉變、轉向、扭曲。這些主題才是功能性統一體的真正組織者。

之後還有其他的形象加入其中；但它們不再扮演構成性的角色；它們只是作為一個已經建立的統一性主題的種種詮釋變奏。史賓格勒（Spengler）對躁狂和憂鬱交替現象所提出的解釋，可以作為見證：他的原則以電池為模範。首先，神經力量和其液體集中於系統的某一領域；只有這個部門屬於興奮狀態，其餘的部門皆處於睡眠狀態：這便是憂鬱症階段。但是當這個階段達到某種強烈程度時，這個局部的能量突然散布到整個體系裡頭，在一段時間內，它暴烈地激擾著它，一直到能量完全釋放為止：這便是躁狂階段。[58] 在這樣的概念提煉層次，形象過於複雜，而且是過於完整，它借用的模範太過遙遠，無法在病理單元的知覺上扮演組織者的角色。相反地，是它本身為這個知覺所召喚，而這個知覺呢，它本身也是建立在有統一力的形象之上，不過它們可要更基本許多。

這些形象祕密地存在於詹姆斯《辭典》的字裡行間之中。在這篇文獻裡，躁狂一抑鬱循環第一次被當作觀察上的真相，被當作是一個自由

57　霍夫曼，《系統性合理醫學》（*Medicina rationalis systematica*），t. IV, pars, pp. 188 sq。

58　史賓格勒，《通信：有關電能在疾病中的作用的實驗》（*Briefe, welche einige Erfahrungen der elektrischen Wirkung in Krankheiten enthalten*），Copenhague, 1754。

的知覺可以明顯讀出的統一體。「絕對有必要將憂鬱和躁狂化約為同一種病，並且可以同時檢視兩者，因為以我們的經驗和日常觀察，我們發現兩者皆有同樣的起源和原因……。最精確的觀察和日常的經驗證實了同樣的事情，因為我們知道憂鬱症患者們，尤其是那些長久罹患此病的人，輕易地便能變成躁狂症患者，而且躁狂一旦中止，憂鬱便又開始，兩者在不同時段間循環往來。」[59] 因此，在形象作用之效應之下，在十七和十八世紀之中所建構的，乃是一種感知結構，而不是一個觀念體系，甚至也不是一個症狀的集合。其中的證據在於，就像感知中的情況，我們總是可以作出一個質的滑移，全體的形像卻不會因此受到改變。如此，居倫發現躁狂症和憂鬱症一樣，有「一個主要的妄想對象」[60]——而且，又反過來，把憂鬱歸因於「大腦髓體組織過於乾燥和密實。」[61]

　　要點在於，這個運作過程並不是先作觀察才達到解釋性形象的建構；過程完全相反，是形象先扮演最初的綜合者角色，是它們的組織力才使感知結構有其可能，如此，症狀才能在其中取得有意義的價值，組織起來成為真相可見的臨在。

III　歇斯底里和疑病症

　　對於這個主題，首先要探討兩個問題。

　　第一、如何才能合法地將它們當作心智疾病，或至少當作瘋狂的一些形式？

59　居倫，《實用醫學指引》（*Institutions de médecine pratique*），II, p. 315。

60　居倫，前引書，p. 315。

61　同上，p. 323。

　　第二、我們有沒有權利將它們放在一起看待，好像它們是潛在的一對，如同躁狂和憂鬱很早就構成的配對一樣呢？

　　我們只要瞧瞧各種分類法就夠了；疑病症始終不曾出現於心神喪失和躁狂的旁邊；歇斯底里即使在此出現，也是非常稀罕，普拉特在意識的損傷中，兩者都不提；到古典時代末期，居倫仍然將它們擺在有別於精神錯亂的另一個範疇裡：疑病症屬於「生命或動物機能衰弱或失去運動的無力症或疾病」，歇斯底里則屬於「自然機能的痙攣性疾病。」[62]

　　而且，在疾病分類表裡，很少可以看到這兩種疾病被集合於邏輯的鄰近關係中，或甚至以對立的方式將其拉近。索窪吉把疑病症當作是一種幻覺——「只在健康上打轉的幻覺」，歇斯底里則被劃歸為痙攣。[63]林內的分類相同。[64]他們不都是忠實地在追隨威里斯的遺訓嗎？後者在他的《痙攣病論》（De Morbis convulsivis）一書裡頭研究歇斯底里。他的《血氣論》（De Anima brutorum）處理的是頭部疾病，他在該書的一個部分中談到疑病症，還把它命名為 passio colica[絞痛病]。實際上，這是兩種非常不同的疾病：其中一個，是過熱的血氣互相推擠，讓人覺得它們好像要爆炸開來——它們激起不規則或超自然的運動，而其不合理的形像便形成了歇斯底里的痙攣。相反地，在 passio colica 之中，血氣因為一種與其敵對和格格不入（infesta et improportionata）的物質，受到刺激；於是它們引起敏感纖維的錯亂、激動、corrugationes[縐紋]。因此，威里斯便勸告人不要被某些症狀上的類同所愚弄：當然，人們看到痙攣會製造痛苦，好像歇斯底里的劇烈運動可以引發疑病症中的痛楚。然而這是欺騙人的相似。Non eadem sed nonnihil diversa materies

---

62　同上，p. 128 & p. 272。

63　索窪吉，前引書。歇斯底里列於第四綱（痙攣），疑病症則列於第八綱（心智錯亂）。

64　林內，〈疾病分類〉（Genera Morborum）。疑病症列入心智疾病中與「意象」有關的一類，癲癇則屬於痙攣病中「強而有力」的一類。

est[兩者雖接近，但不相同]。[65]

　　疾病分類學家持續地將兩者區別開來。然而，有一項緩慢的工作卻正在地下完成，越來越傾向於把歇斯底里和疑病症同化，就像是同一疾病的兩個形態。理查‧布拉克摩爾（Richard Blackmore）在 1725 年出版《論憂鬱和氣量，或稱疑病症和歇斯底里症》（*Treatise of spleen and vapours, or hypochondriacal and hysterical affections*），書中將這兩個疾病定義為同一疾病的兩個變種——是「血氣的病態組成」，一是「傾向於消耗儲備，使之枯竭。」十八世紀中葉，委特（Whytt）作出了零缺點的同化；兩者的症狀體系從此成為一致：「對熱和冷的特別感覺、身體不同部位的痛苦；頭暈和氣鬱性痙攣；僵住和強直；胃腸膨風；好吃不厭；嘔吐黑色物質；灰白清澈的尿水突然大量出現、消瘦或神經萎縮；神經性或痙攣性哮喘；神經質的咳嗽；心悸；脈搏不穩、頭部週期性疼痛；暈眩和眼花、眼力減少和變弱；沮喪、低落、憂鬱或甚至瘋狂；惡夢或夢魘。」[66]

　　另一方面，在古典時代中，歇斯底里和疑病症也慢慢地加入了精神疾病的領域。米德（Mead）在談疑病症時，仍然能夠寫出：Morbus totius corporis est[它完全是肉體上的疾病]。而且我們要公平地對待威里斯有關歇斯底里的文章：「在女人的疾病中，歇斯底里的激情是如此地惡名昭彰，它就像一個 semi-damnati[半罪人]，要為許多其它疾病頂罪；如果在一位女人身上發生了一項屬性不明和起源不清的疾病，我

65 參考他和海摩爾（HIGHMORE）間的論戰：《兩篇論文，第一篇有關歇斯底里，另一篇有關疑病症》（*Exercitationes duæ, prior de passione hysterica, altera de la affectione hypochondriaca*），Oxford，1660 及《論歇斯底里，回應威里斯》（*de passione hysterica, responsio epistolaris ad Willisium*），Londres, 1670。
66 委特，《神經病論》（*Traité des maladies des nerfs*），t. II, pp. 1-132. 有關這一類的列舉，可參考 REVILLON，《疑病症病因研究》（*Recherches sur la cause des affections hypocondriaques*），Paris, 1779, pp. 5-6

們找不到它的原因，不確定要如何治療，我們馬上就會說那是子宮的壞影響。然而大部分的時候，對於不常見的症狀，子宮並無責任。我們卻宣稱其中隱藏某些歇斯底里的東西，而它其實是許多無知的遁詞。我們卻把它當作醫護和治療的對象。」[67] 這一段文字，在一切有關歇斯底里的研究裡，一定會被引用。我們不會使得它的傳統評論家不悅，因為我們認為，它並不意味著，威里斯懷疑歇斯底里激情的症狀可能缺乏有機基礎。這段文字只是在說——而且方式非常明確——歇斯底里的概念裡充滿了幻想[5]——但這不是病人或自認有病的人的幻想——而是那些以無為有的醫生的幻想。威里斯把歇斯底里劃為頭疾一類，這個事實並不表示它就是一種精神上的錯亂；這只表示他把此症的起源，歸因於血氣在其屬性、起源和最初軌跡上有了病變。

然而，到十八世紀末，疑病症和歇斯底里，卻幾乎毫無問題地成為精神疾病家族中的一員。1755 年，亞伯蒂（Alberti）在海牙（Halle）出版論文《論疑病想像症》（*De morbis imaginariis hypochondriacorum*）：而李歐多雖然把疑病症定為一種痙攣，亦承認說「精神和肉體一樣受害，而且還可能更深；也就是因此，「季肋」（譯註：此字原義）一辭幾乎已變成一個冒犯人的名詞，想要討好別人的醫生們便避免使用它。」[68] 至於歇斯底里症，勞蘭（Raulin）不再認為它有機體上的真實性，至少在他一開頭的定義裡，他就開宗明義地把它當作是想像病理學的處理對象：「生了這病的女人，發明、誇大和重複著無節制的想像力可能得出的種種荒謬事物，有時它會爆發流行、大肆傳

67 威里斯，《作品集》（*Opera*），t. I；「論痙攣症」（De morbis convulsivis），p. 529。

[5] hystérie 來自希臘文，原意為子宮。一直到十七世紀，這個病一直被認為是和子宮有關的婦人病。

68 李歐多，《實用醫學》（*Traité de médecine pratique*），2ᵉ éd. 1761, p. 127。

染。」[69]

　　因此，在古典時代中，歇斯底里和疑病症主要有兩條演變線索。其中之一將兩者拉近，直到形成一個共同的概念，那就是「神經病」（maladie des nerfs）；另一個線索則移轉其意義，也改變了它的傳統病理承體——這傳統還可以由其名稱中看得出來——並嘗試將它們逐漸整合到精神病的領域之中，與躁狂和憂鬱為鄰。但，這項整合卻和處理躁狂和憂鬱時不同，它不是在原始性質的層次上進行的，也不是靠著它們受人感知和夢想的想像價值。這裡出現的是一種完全不同的整合形態。

＊　　　　　＊　　　　　＊

　　古典時代的醫生們的確曾致力於發現歇斯底里和疑病症的特質。但，他們卻一直沒有達到一點：覺察出一個協調一致的整體，一個使躁狂和憂鬱具有特殊面貌的品質性凝聚力。所有引用的性質相互矛盾，彼此取消，完全沒有解決這兩種疾病的深層屬性為何的問題。

　　歇斯底里經常被視為體內熱能所產生的效應，這熱能把騷動、沸騰擴散到全身，並不斷地顯現為抽搐和痙攣。這個熱能不是和熾熱的愛慾有密切關係嗎？在求偶中的少女和在失去丈夫的年輕寡婦身上，歇斯底里不是常和這個愛慾連在一起嗎？歇斯底里天性上就是熾熱的：它的徵象比較會讓人想到一個形象，而不是一種疾病；傑克・費蘭（Jacques Ferrand）在十七世紀初描畫了這個形象，而且具有強大的物質準確性。在他的《戀愛病或情慾憂鬱》（*Maladie d'amour ou mélancolie érotique*）裡，他沾沾自喜地認定女人比男人更經常因為愛情昏頭轉向；但她們又用何種高度的技巧來掩蓋此事哪！「在這方面，她們的外表就

<hr/>

69 勞蘭，《氣鬱症論》（*Traité des affections vaporeuses*），Paris, 1758，前言，p. XX。

像安歇在支架上的蒸餾器,我們從外頭看不到火,但如果您去看看蒸餾器下頭,而且把手放在婦人心頭上,你在這兩處都會發現到大量的火炭。」[70] 這是一個值得讚賞的形象,它有沉重的象徵、感情上的超量負荷,還有一整套的意象指涉。在費蘭以後很久,我們還會重新看到溼熱這個質的主題,被用來形容歇斯底里和疑病症中的祕密蒸餾;但形象在此時消隱,讓位給一個更抽象的主題。在尼可拉·謝斯諾(Nicolas Chesneau)的作品裡,女性蒸餾器之火焰已經褪色得很厲害了:「我認為,歇斯底里的激情並不是一個簡單的疾病,在這個名稱之下,包含著一種惡性蒸氣所造成的多種病痛。這種蒸氣以某種方式產生。這腐壞的惡氣,強烈地沸騰激盪。」[71] 對於其他人來說,相反地,由季肋部(hypochondres)所升起的熱量,卻是完全乾燥的:疑病憂鬱乃是一種「熱而乾的」疾病,來自「同一性質的體液。」[72] 但也有某些人不論是在歇斯底里或是在疑病症中,都看不出有任何熱力:因此,這些疾病的特性,反而是無精打采、惰性和淤積體液特有的冷溼性格:「我認為這些疾病(疑病症和歇斯底里),如果是比較長期的時候,來自腦部和神經的纖維變得鬆弛、既無動作亦無彈性;也來自神經液變得貧乏、無效。」[73] 最能見證歇斯底里在質性上的不穩定的,無疑是喬治·賢恩(George Cheyne)所著的《英國病》(*The English Malady*):在其中,疾病只是抽象地維持統一,而症狀則被劃分於不同的質性領域,並受該

---

70 傑克·費蘭,《愛情病或是愛之憂鬱》(*De la maladie d'amour ou mélancolie érotique*),Paris, 1623, p. 164。

71 尼可拉·謝斯諾,《醫學觀察五卷》(*Observationum medicarum libri quinque*),Paris, 1672, liv. III, chap. XIV。

72 T. A. MURILLO,《治療疑病憂鬱的最新方法》(*Novissima hypochondriacæ melancholiæ curatio*),Lyon, 1672, chap. IX, pp. 88 sq。

73 M. FLEMYNG,《神經病或疑病症和歇斯底里》(*Neuropathia sive de morbis hypochondriacis et hystericis*),Amsterdam, 1741, pp. L-LI。

領域特有的機制管轄。痙攣、抽筋、抽搐這類的症狀，屬於一種熱量病理學，其熱量的象徵為「鹽粒子」、「有害的、嗆人的或尖刻的蒸氣」。相反地，所有的身心虛弱徵象──「低落、昏厥、神智停滯、嗜眠麻木、憂鬱和悲傷」──則顯示出，纖維變得太溼和太鬆。這無疑是受到冷、黏和厚的體液的影響，它們阻塞了漿液和血液的腺體和管脈。至於癱瘓，它同時既意味著冷卻，亦意味著纖維的固置、「震動的中斷。」這可說是因為固態元素的一般惰性，使得纖維的震動受到凍結。

相對於躁狂和憂鬱可以很容易地在質的層次被組織起來，歇斯底里和疑病症現象則很難在其中找到位置。

動態醫學面對它們時，亦是難以作出決定，其分析也是同樣不穩定。躁狂很清楚地──至少對任何不排斥其形象的知覺是如此──與過度的動態相關；相反地，憂鬱則與運動的減慢相關。對歇斯底里和疑病症來說，就難以作選擇了。史達爾（Stahl）比較傾向選擇血液的加重：血液同時變得如此大量和厚重，以致它無法規則地透過門靜脈循環；血液傾向於滯留於此，造成阻塞；病發之因便是「因為它想要由上或下方找到出口時所作出的努力。」[74] 相反地，對於勃艾哈夫和范・斯威丹來說，歇斯底里中的動態乃是因為所有液體都過度活動：它們變得如此地輕盈，如此飄蕩不定，以至於最微小的運動就會擾動它們。范・斯威丹解釋道：「弱體質的人身上，血液遭到溶解；它幾乎凝聚不起來；因此，血清沒什麼密度，也沒什麼品質；淋巴液和血清相似，其它由淋巴所提供的液體也相同……。因此，所謂無物質性的疑病症和歇斯底里激情，有可能是來自體質或是纖維的特殊狀態。」「臉色蒼白的女孩、過度專

74　史達爾，《真實醫理，論疑病症》（*Theoria medica vera, de malo hypochondriaco*），pp. 447 sq。

注於研究和冥想的人，」[75] 很容易會感到焦慮、痙攣、獨特的痛楚。這些現象都歸因於上述的敏感性和動態。左也行、右也行，歇斯底里可以是固置或動態的，流動的或沉重的，被投入不穩定的震動之中，或是被積滯的體液所加重。它的運動的特有風格尚未為人發現。

化學類比論也是同樣地不精確：藍治（Lange）認為，歇斯底里乃是一種醱酵作用的產物，尤其是「推送於身體不同部位的鹽分」的醱酵，而且又加上「處在該部位的體液。」[76] 對其他人來說，它是鹼性的。相反地，艾特姆勒（Ettmüller）則認為這類的病痛來自一系列的酸性反應；「其近因來自胃中的強酸；因為乳糜是酸的，血的品質就卜降了；它不再提供血氣；淋巴液是酸的，膽汁沒有功效；神經類感到激動，污濁的消化酵母揮發性降低，而且過酸。」[77] 為了解釋「我們有時會發生的氣鬱」，維里德（Viridet）重塑了一套酸鹼辯證過程，兩者在腦和神經中的活動和強烈的會合，便引發了歇斯底里和疑病症的徵象。某些血氣特別地纖細，其性質為鹼鹽，活運地非常快速，而且在變得過度纖細時，便會轉化為蒸氣；但也有其它蒸氣來自酸質的揮發；以太（éther）為它們提供了足夠的動態，把它們帶到腦和神經中，在這兒「它們和鹼質相遇，造成無窮的痛楚。」[78]

以上便是歇斯底里和疑病症在質性上奇特的不穩，其動力屬性和化學祕密中奇特的混淆。在質性的地平上，躁狂和憂鬱的解讀顯得如此簡單，相對於此，上述病症的解答就更像是猶豫不決。無疑地，這個想像

---

75 范・斯威丹，《勃艾哈夫格言集註釋》（*Commentaria in Aphorismos Boerhaavii*），1752, I, pp. 22 sq。

76 藍治，《氣鬱論》（*Traité de vapeurs*），Paris, 1689, pp. 41-60。

77 《論疑病症》（*Dissertatio de malo hypochondriaco*，收入《專科醫術》（*Pratiques de médecine spéciale*），p. 571。

78 維里德，《氣鬱症論文》（*Dissertation sur les vapeurs*），Paris, 1716, pp. 50-62。

的質性背景，對構成躁狂、憂鬱的配對來說，具有決定性。然而它在歇斯底里和疑病症的歷史中，一直只佔有次要地位，可能只是扮演了一個不停翻新的布景的角色。歇斯底里的進程，和躁狂不同，不是透過反映於醫學想像中的世界幽暗的性質。它在其中發展的空間，其本性完全不同：那是身體的空間，身體有機價值和道德價值間的和諧一致。

＊　　　　＊　　　　＊

　　把歇斯底里由子宮移位的古老神話中解放出來的功勞，習慣上被歸給勒波窪（Le Pois）和威里斯。李勃（Liebaud）在十七世紀翻譯馬里奈羅（Marinello）的著作時——其實比較好的說法是改寫——雖然加上了一些限制條件，仍然接受子宮自發運動的想法；子宮如果運動，「原因是為了使自己更加舒適；它之所以這麼做，不是因為謹慎小心、接受指揮或是血氣激動，而是出自一種自然的本能，以便保持健康和享受某種令人愜意的事物。」當然，它現在不再被認為有改變場所（lieu）、在身體裡到處奔跑、一路狂跳擾動的能力，因為子宮頸，韌帶、管脈和腹膜把它「牢牢繫住了」；不過它還是可以改變位置（place）：「因此，雖然子宮因為和以上描述的部分緊密連結，所以不能改變場所，但它經常改變位置，並在女人身體中作出急促怪異的運動。這些運動種類繁多，比如有向上、向下、痙攣、游離、脫垂。它會上升到肝、脾、隔膜、胃、胸、心、肺、喉和頭部。」[79] 對於這樣的解釋方式，古典時代的醫生幾乎沒有例外，一致加以拒絕。

　　十七世紀之初，勒波窪在論及歇斯底里痙攣時，便能如此寫道：

---

[79] 李勃，《婦女病症及虛弱三卷》（*Trois livres des maladies et infirmités des femmes*），1609, p. 380。

「它們全體只有一個起源，那不是交感，而是特發（Eorum omnium unum caput esse parentem, idque non per sympathiam, sed per idiopathiam）。」更明確地說，其起源在於頭顱後部充滿流體堆積：「就好像細水匯聚，才能形成河流，同樣的，由位於大腦表面並終結於頭部後方的細小管脈（sinus），由於頭部之傾斜，也導致大量的流體堆積。各部位的熱力燒熱了流體，觸及神經之源頭……」[80] 威里斯也對子宮說進行細部批判：「在這項疾病裡，出現了所有血液運動混亂失調，」[81] 而且特別受制於大腦和神經病變。然而，歇斯底里和子宮之間具有基本關係的主題，並未因為這些分析而遭到廢除。現在人們對這項關係採取了另一種看法：它不再被想成是在身體中真實移動的軌跡，而是被想作透過有機體的各種管道和功能上的鄰近性，一種默默進行的擴散。我們不能說疾病的部位已變成大腦，也不能說威里斯使得歇斯底里的心理學分析成為可能。但，現在大腦扮演著病痛的中介者和分配者角色，其起源則來自內臟：子宮在這裡和其它所有內臟地位一樣，：都能造成此項病痛。[82] 一直到十八世紀末，一直到匹奈，子宮一直在歇斯底里的病理學中佔有一席之地，[83] 但這不是因為它本身具有特別的屬性，而是因為體液和神經的擴散作用對它特別著重。

對於歇斯底里和疑病症之間的平行關係，史達爾提出的理由來自他對痔瘡和月經間所作的奇特類同。他在分析痙攣運動時，解釋說歇斯底里的病痛是一種相當猛烈的痛苦，「伴有緊張和壓迫感，而且主要的

---

80 C. PISO，《觀察》（*Observationes*），1618，由 Boerhaave 於 1733 年重新出版，section II, 92, chap. VII, p. 144，

81 威里斯，《論歇斯底里》（*De Affectionibus hystericis*），《作品集》（*Opera*），I, p. 635。

82 同上，「論痙攣症」（De morbis convulsivis），《作品集》（*Opera*），I, p. 536。

83 匹奈將歇斯底里歸類為與胎兒生成期有關的神經質症（névroses de la génération）。（見《哲學性疾病分類》[*Nosographie philosophique*]）

發痛部位在於季肋部以下。」當此病侵襲男人時，被稱為季肋症（mal hypochondriaque），因為「在男人身上，為了排除過多的血液，自然所努力施為的方式是嘔吐或痔瘡」；當它侵襲女人時，便被稱為歇斯底里症。這些女人「月經不調。不過在兩個病症之間，並不存有本質上的不同。」[84] 儘管有那麼多理論上的差異，霍夫曼的見解與此十分接近。歇斯底里的**原因**位於子宮——它的鬆弛和衰弱——但就和疑病症一樣，其部位卻在於胃腸之中；血液和生命液開始滯留於「腸薄膜和腸神經膜之中」；胃隨之產生了病變，並擴延到全身。由於胃正好位於有機體的中心位置，於是成為身體內下腔病痛的中繼站和擴散站：「疑病症和歇斯底里症患者所患的痙攣性病痛，其部位，無可置疑地，定然處於神經部分，尤其是在腸胃包膜之中。病痛便由肋間神經，由此傳至頭、胸、腎、肝和身體所有主要器官。」[85]

霍夫曼讓腸、胃、肋間神經各自扮演的角色，對於瞭解古典時代對這個問題的提法，頗有意義。重點不在於他避開了古老的子宮部位說，而在於他發現了一個多樣、多變的病痛，如何被傳布到全身的原則和管道。這裡要瞭解的病痛，既可以侵襲頭部，也能危害腳部，可以表現為癱瘓或胡亂的動作，可以造成強直性昏厥，也能帶來失眠，簡言之，這樣的病痛周遊身體空間之時，是如此地迅速，而它又有許多狡智，使得它具有在身體全身各處出現的潛力。

對馬里奈羅到霍夫曼之間所發生的醫學地平變化，我們不必枉費唇舌，多加強調。那著名的子宮活動性，在希波克拉特醫學傳統（tradition hippocratique）[6] 中，曾經恆常地出現，現在則是蕩然無存。唯一的例

---

84 史達爾，前引書，p. 453。
85 霍夫曼，《系統性合理醫學》(*Medecina rationalis systematica*)，t. IV，第三部，P. 410。
[6] Hippocrate（西元前460-375？），英文拼法為Hippocrates，被認為是西方醫學之父。

外可能是某個主題，而且它現在特別清楚地浮顯出來，因為它不再只是
被拘束在單一的醫學理論之中，而是在種種承續出現的思辨概念和解釋
圖式中，一直保持一致。這個主題，談的便是身體空間的動盪不安，下
部位的力量向上衝，而且它因為像是充血鬱積過久，現在開始進入激動
狀態，沸騰起來，最後──不論有沒有大腦的中介──把混亂擴散到全
身。雖然整個生理學概念已經產生了徹底的重組，這個主題一直到十八
世紀初都還保持不變。然而，奇怪的地方就在於，在十八世紀之中，雖
然病理學在理論和實驗上都沒有發生任何大變化，這個主題卻會突然地
轉變和改變意義──身體空間的動力學，將會被一種感性道德取代。這
時，而且只有在這時，歇斯底里和疑病症的概念才會轉向，終結性地進
入瘋狂的世界。

以下，讓我們試著重塑此一主題的三個演變階段：

第一、刺穿身心的動力學
第二、身體連續性的生理學
第三、神經感性的倫理學

＊　　　　　＊　　　　　＊

如果把身體空間看作一個固態和連續性的整體，那麼歇斯底里和疑
病症中的混亂運動，便只能來自一個極端細微和不斷活動的元素，如此
它才能穿入固態元素本身所佔據的場所。就如海摩爾（Highmore）所
說的，血氣「由於具有火一般的纖小，甚至能穿入最密和最緊的形體之
中……，而且，它們的活力，使它們可以在剎那之間，穿入一切的小宇

今天留下來以希波克拉特為名的作品，乃是西元前五世紀時的醫學集成，應當是多
位作者的集結。

宙。」[86] 如果血氣的活性過大，如果它們的穿透性變得毫無秩序、不合時宜、錯選對象，那麼它們就會引發千百種不同的病變徵象。海摩爾和他的對手威里斯以及西丹漢都認為，歇斯底里的定義，便是身體變成隨時隨地可被血氣穿透，如此一來，器官的內在秩序，便被替換為一個錯亂的空間，其中的量體被動地接受血氣混亂運動的指揮。血氣「猛烈激昂、過量地集中於某一部位，在那裡引起痙攣甚至疼痛……，它們擾亂了器官的機能，而且，被它們放棄和受它們大量圍攻的器官都一樣會遭到嚴重的損害，因為血氣的失衡分配和生命的協調原理完全對立。」[87] 歇斯底里症患者的身體便是如此任由 spirituum ataxia[血氣失調] 宰割。不受任何有機法則和任何功能需要管轄，這項失調可以連續地侵佔身體所有可能獲得的空間。

效應隨著病變的部位而有不同。至於病痛呢，在其運動的純粹泉源處，它仍渾然未分，但根據它所穿過的空間和它表露自身的表面，它便會採取不同的面貌：「鬱結腹部之後，它們便大量且猛烈投入咽喉的肌肉之中，並且在它們所經歷的所有範圍裡造成痙攣，並在腹部引起像是大球般的浮腫。」歇斯底里病變如果再高一點，便會「投入結腸和處於心窩下頭的部位，在那兒造成一個有如骼部痛（passion iliaque）一般，令人無法忍受的痛楚。」如果它再升高點，病痛便會投入「攸關生機的部位，並引起如此猛烈的心跳，使得病人認為護理人員應該可以聽到心臟敲擊肋骨時發出的聲音。」最後，如果它侵襲「位於顱骨和顱骨膜之間的頭外部，而且停滯一處，它就會在那兒引發無法忍受的劇痛，並且伴隨著大量的嘔吐……」[88] 身體的每一個部分，依其獨特的屬性，自行

---

86 海摩爾，前引文。

87 西丹漢，〈論歇斯底里症〉（Dissertation sur l'affection hystétique）；《實用醫學》（*Médecine pratique*），Jault 譯，pp. 400-401。

88 同上，pp. 395-396。

決定出現症狀的形態。如此一來，歇斯底里便顯得像是一種最真實和最騙人的疾病；它是真實的，因為它有血氣運動作基礎；它也是騙人的，因為它所產生的症狀，表面上看來似乎來自器官內在的擾亂，但事實上，這些症狀只是一個中心，或者普遍的病變在器官層次的現形；那是內在的活性失控，但在身體的表面，它們則顯出局部症狀的樣態。器官真實地被血氣的失序和過度運動傷害了，但它卻模仿著它自己特有的疾病；內在空間中的運動造成了錯亂，這是病源，但器官卻假裝作出一個它獨有的病變。歇斯底里便是如此，「模倣幾乎所有人類會患的疾病，因為它到了身體的那個部位，不多少就會引發這個部位獨有的症狀。如果醫生的鑑別力和經驗不足，他很容易便會犯錯，以為這些其實只是受到歇斯底里症侵擾而生的症狀，來自於它所特有的本質性疾病。」[89] 這是此一病痛狡詐的一面，它以同質運動的形態，行走於身體空間之中，但顯現時卻具有個殊的面貌；種類在此並非本質；它乃是身體的一種偽裝。

　　體內空間越是容易穿透，歇斯底里的發生便越頻繁，其面目也越加繁多；但如果身體密實且抗力強大，如果體內空間密度高、組織強，而且各部堅定質地相異，那麼歇斯底里的症狀就很少出現，它的效應也維持單純樣態。這不正就區分了男、女性的歇斯底里，或者說，找出了歇斯底里和疑病症間的區分。疾病間的分別原則，實際上既非症狀，亦非病因，它只能是身體空間堅實性，或者這麼說吧，只能是內在風景的密度：「所謂的外在之人，它的組成部分可以由感官察覺。但除此之外，還有一個內在之人，它是由血氣體系所組成，它只能被精神之眼看見。後者和肉身緊密地結合，我們可以說它們形成一個整體。機械體構造原則之先天堅實的程度，決定著內在之人受擾的程度。這就是為什麼這種疾病侵擊女人比男人要來得多許多，因為女性的體質比較嬌嫩、比較不

---

89 西丹漢，前引書，p. 394。

堅實。她們過的生活比較柔和，習慣於生活上的享受或安適，也沒吃苦的習慣。」在這篇文章的字裡行間之中，我們已經看到這個空間密度說出了它的一層意義：它同時也是一個德性上的密度；器官對血氣混亂穿刺的抵抗力，有可能和上述的心靈力量是一體的兩面。後者的能力在於使得思想和慾望符合秩序。這個變得容易滲透和多孔的體內空間，究極而言，其實便是心之鬆懈。這便足以解釋，為何習於辛勞生活的女性，很少患有歇斯底里症，但如果她們過著柔和、無所事事、奢侈和鬆懈的生活時，便會如此強烈地傾向成為歇斯底里症患者。這個情況也發生在她們傷心氣餒之時：「當女人前來問診，而我不能判定病情屬性之時，我便問她們，是否所抱怨的病痛只是在傷心之時才會發作……；如果她們坦承如此，那我就有充分的把握，可以斷定她們乃是患了歇斯底里症。」[90]

其實這是舊瓶新酒，新的說法裡包含的是一個古老的道德直覺。自從希波克拉特和柏拉圖以來，這個直覺便一直把子宮當作一隻活生生的、持續運動的動物，它為子宮的運動排定空間秩序；這個直覺在歇斯底里症裡頭，看到的是一個既無法滿足慾望、又無法主宰它的人身上，慾望無法抑止的騷動。女性器官一直上升到胸脯和頭部，這個形象為柏拉圖主義三大區分的秩序變亂，提供了一個神話式的表達。它同時也表達一個固定層級遭到變亂。西丹漢和笛卡兒門徒們的道德直覺一模一樣；但這個直覺表達時所處的空間景觀改變了；柏拉圖的秩序垂直靜立，這時被一個量體所取代，而在其中不斷奔跑的動態物，它所產生的混亂也不再是由下往上的革命，而是動亂空間中一團無法無天的旋風。西丹漢想要用「精神之眼」透視的「內在身體」，它不是呈現在中性化觀察的蒼白眼神前的客觀身體；它是兩者的交集點──一方是某種想像

---

90 西丹漢，前引書，p. 394。

身體和解讀其內在運動的方式，另一方則是某種在其中投注道德價值的
方式。演變的完成和工作的進行，都是處於這個**倫理感知**的層次之中。
醫學理論始終可以折曲的形象，就是在這裡進行扭轉和變形；同樣地，
大型道德主題也是在這裡面形成和逐漸轉化其初始形像。

$$*\qquad\qquad*\qquad\qquad*$$

　　然而，這個可以被穿透的身體，也應該是一個連續的形體。病痛在
器官間的離散，只是一個擴散運動的反面罷了。要透過這樣的運動，病
痛才能從一個器官傳到另一個器官，使它們一一患病。如果說疑病症或
歇斯底里症病人的身體是一個穿滿孔穴的、自我分離的身體，而且因為
病痛的侵害而鬆弛，但這項侵害只有透過一個具有空間連續性的承體，
才能進行。疾病在其中循環的身體，比較於出現病人離散症狀的身體，
應該具有不同的屬性。

　　這是困擾十八世紀醫學的問題。而且也是因為這個問題，才會使得
疑病症和歇斯底里成為「神經類」的疾病；也就是說，所有交感作用
（**sympathies**）的一般經營者身上的**原發性**（**idiopathiques**）疾病。

　　神經纖維具有超凡的特性，有能力整合最為異質的因素。神經的任
務是去傳遞各式各樣的印象，但它在任何地方，在任何器官之中都具有
同樣的屬性，這一點不就足以引人驚奇嗎？「展布於眼球深處的神經，
可以感知像光線那樣細膩的印象；聽覺器官中的神經，則對音體的震動
敏感，但它們在屬性上，和服務更粗糙的感覺——比如像觸覺、味覺、
嗅覺——的神經之間，並無不同。」[91] 因為它們性質一致，功能各異，

---

91 普列薩文（PRESSAVIN），《氣鬱症新論》（*Nouveau traité des vapeurs*），Lyon，
　　1770, pp. 2-3。

才能在分布最遙遠生理品質最不相似的器官之間，完成溝通：「動物神經的同質性，再加上它所一起保持的多樣溝通……在器官之間建立一種協同狀況，使得某些部位的損害，也常會引起其它部位同樣的病變。」[92] 但更值得讚嘆的卻是：神經纖維同時可以攜帶意志運動之刺激，以及遺留在感覺器官上的印象。對於同一纖維的雙重功能，替索設法用雙重運動的說法來加以解釋：意志刺激引發的是一種「波狀」運動（「這是密封於軟性容器中的液體會作出的運動。比如我擠壓一個袋子，裡頭的液體則經由管子流瀉出來」），感覺所引起的則是一種「微粒」運動（「這是一列象牙球所產生的運動」）。於是，感覺和運動可以同時產生於同一個神經之中：[93] 纖維所有的緊張和鬆弛，也會同時變化運動和感覺，正如所有神經疾病所顯示的一般。[94]

然而，儘管神經體系有這些單一化的作用，但它的真實纖維網絡，真的能夠為歇斯底里或疑病症特有的多樣病變提出一個通達的解釋嗎？不同的徵象，分布於身體各端，透露出神經疾病的存在，如何去想像它們之間的連繫呢？我們要如何貫串才能解釋，對於某些「過於敏感纖細的」女人，沁人心脾的香味、悲劇事件生動的敘述，或是一場戰鬥場面，會讓她們印象深刻到「昏倒或產生痙攣？」[95] 這樣的尋求將是枉費心機：找不到任何明確的神經聯絡；任何開宗明義的規劃，只能找出一個遠距離作用，而它比較是屬於生理上的連帶關係。這是因為身體不同的部分擁有一個機能。「它非常地堅定。而且，它或者是一般的，這時延伸到生氣協調的整個系統之上；或者是特殊的，也就是說主要地作用在某些

---

92 同上 , p. 3。

93 替索，《神經論》（*Traité des nerfs*），t. I，第二部，pp. 99-100。

94 替索，前引書，pp. 270-292。

95 委特，《神經病》（*Traité des maladies nerveuses*），I, p. 24。

部分之上。」[96] 這個屬性，和「感覺及運動機能」相比，都非常不同，它讓器官可以互通信息，一齊罹難，並對一項相當遙遠的刺激發生反應：這便是交感作用（sympathie）。事實上，委特既未能把交感作用由全體神經體系中分離出來，也無法用感性和運動來對它作出嚴格的定義。交感作用只有透過神經傳到器官時，才會在器官間存在；而且如果神經的活動力越強，它就越顯著。[97] 同時它又是感性的形態之一：「一切交感、一切同感（consensus），預設著內在感覺（sentiment），因此只能經由神經傳導，因為它是感覺所賴以操作的唯一工具。」[98] 然而，神經體系在此出現，卻不再是為了要被援用來解釋運動或感覺的詳明傳遞路徑。這裡運用了它的全體和總量，目的則在說明身體對自身現象的感受，這是身體透過有機空間中各量體，對自己發出的回音。

神經疾病基本上是交感作用的錯亂；它們預設著神經系統某種全盤戒備的狀態，此時每個器官都有可能變得和任何其它器官發生交感作用：「神經體系此時是如此地敏感，靈魂中的激情、攝養上的錯誤、冷熱或大氣溼度、密度過度急速的交替，都會引發病症；於是，有這樣體質的人，他的健康並不強旺，或者無法持續；他們通常會連續感受到或強或弱的痛苦。」[99] 當然這個過度亢奮的感性會受到無感性地帶的彌補，比如睡眠便有這種功能；一般而言，歇斯底里症患者是內在感性最細緻的人，相反地，疑病症患者們的內在感性則相對遲鈍。當然，女人屬於第一範疇：子宮不是和大腦一樣，是最能和全體機體維持交感的器官嗎？要說明它，我們只需舉出「子宮發炎一般伴隨的嘔吐現象；受孕後的噁心、胃口失常；臨盆時橫隔膜和腹部肌肉的收縮；頭痛；月經接近

---

96 同上，I, p. 23。
97 同上，I, p. 51。
98 同上，I, p. 50。
99 委特，前引書，pp. 126-127。

時的背部發熱疼痛及腸絞痛。」[100] 整個女性身體覆蓋著交感作用幽暗不明、但卻又是怪異直接的管道。它對自己總是有立即的瞭解，以至於成為交感作用絕對的最佳作用處所；在它的全部機體空間中，永遠都有產生歇斯底里的可能。女性機體在交感作用上的敏感性，散布於全身，使得她們特別會受被稱作氣鬱症的神經疾病侵襲。由於女性的神經系統一般比男性更有活動力，她們也就更容易患上神經病，而且這些疾病在她們身上發生時，也更為嚴重。」[101] 委特說他曾經親眼見到「一位神經脆弱的年輕女子，因為牙痛而產生痙攣，以及延續數小時的感覺喪失，而且當痛楚加劇的時候，這些症狀又再重演一次。」

神經病是和身體連續性有關的疾病。這是一個過度接近自身的身體，過度親近其每一部分，就某種方式而言，這是一個奇特地縮小了的有機空間：這便是歇斯底里和疑病症現在共享的主題；在某些人的作品裡，身體和自身的接近具有明確的形象，甚至是過度地明確：比如波姆筆下著名的「神經類屬捲縮」（raccornissement du genre nerveux）。這樣的形象掩蔽了問題，卻不能取消它，而且一點也不妨礙工作繼續進行。

*　　　　　*　　　　　*

究其根底，交感作用是隱藏在每個器官之中的一項屬性呢——賢恩所謂的「內在感覺」，或是在一個媒介元素上真實進行的傳播作用呢？而且，作為神經病患特性的疾病親近性，究竟是這項感覺的亢奮，還是這個間質性形體的活性增大呢？

這是一個奇怪、但又反映十八世紀醫學思想特色的事實：當時的

---

100 同上，I, p. 47。
101 同上，I, pp. 166-167。

生理學家努力於精確劃定神經系統的功能和角色（敏感性和易受激性 [irritabilité]；感覺和運動），醫生們卻在混然不分的單一病理感知方式中，不清不楚地運用著這些概念，對於生理學所提出的圖式，也完全不加遵照，反而把它們組構為另一種圖式。

感性和運動並未受到區別。替索解釋小孩之所以比他人都更敏感，是因為小孩身上的一切，都比較輕盈，比較靈動；[102] 易受激性，在哈勒的想法中是神經纖維的一個屬性，卻被人和激奮狀態（irritation）混為一談，也就是說，被理解為因為持續刺激所引發的器官病態。於是，人們接受神經病是和纖維過度的活性有關的激奮狀態。「有時，我們會看到一些人，因為小小原因，卻引發出比健康人劇烈許多的運動；這些人不能忍受外界最微小的印象。一點點聲音、最微弱的光線，都會引發不尋常的症狀。」[103] 因此，在這個自願保留曖昧性的激奮概念中，十八世紀末的醫學的確可以說明體質（易受激性）和病態事件（激奮）間的連續性；它也可以同時維持兩種主題。一是某一器官獨有的錯亂。這個器官感受到全盤的病況，但只是在它自己的獨特性中來感受它（這項傳播由器官自身的感性負責，不過它畢竟是一個非連續的傳播）。同時，另一項意念也受到維持，那便是存有一個單一的病變，它在有機體之中擴散蔓延，有能力侵襲機體的每一個部分（雖然纖維在各器官中具有不同的形態，它的活動力保障著這個連續性）。

然而，如果「被激奮的纖維」這樣的概念，的確扮演著協同混淆的角色，但它也使得病理學可以作出一個具有決定性的區別。一方面，神經病患者是最易受激的人，也就是說最敏感的人：細微的纖維、細緻的機體，但也是容易接受印象的靈魂、憂慮的心、對所有周遭事物過度活

---

102 替索，《神經論》（*Traité des nerfs*），t. I，第二部，p. 274。
103 同上，p. 302。

躍的交感作用。這是一種普遍的回響——同時是感覺又是動態——構成了疾病的第一決定原則。「神經纖維脆弱」的女性，生活於無所事事的閒散之中，常常陷入想像力的翻騰之中，比起「更為粗壯、乾燥、更為工作燃燒的」[104]男性，她們更常罹患神經病。但這個過度激奮有個特點：正因為它的活躍，它會減弱、甚至有時會完全消除靈魂的感覺。好像神經器官的敏感性本身會超溢出靈魂的感受力，把其極端動態所引發的種種感受都收於自家獨享。神經系統「處於如此的激奮和反應狀態，它無法向靈魂傳遞它的感受；它全盤混亂，而靈魂也無法再加以解讀。」[105]

如此，慢慢地形成了一個不同於感覺的感性概念，也看出存在於此一身心細緻性和某種感覺的沉睡之間的反向關係。這個沉睡狀態使得神經的激動無法傳達到靈魂。歇斯底里病患的無意識狀態，正是他的敏感性的反面。交感作用的概念無法定義的這項關係，乃是來自易受激性這個觀念，雖然此一觀念頗欠精緻，在病理學家的思想中也顯得含混。

然而，這項事實的存在本身，使得「神經病」的道德意義產生了深沉的變化。只要神經病痛和下體的器官性運動相關連（甚至是藉由交感作用多重而混淆的途徑），那麼它們就處於某種慾望倫理之中：它們描繪出一個粗鄙身體的復仇；因為過度的暴力，人才會生病。從此以後，人卻是因為感覺過度而生病；人的痛楚，是因為和周遭所有一切存有過度的連繫。人不再受他的祕密本性所迫；傷害人的，乃是所有存於世界表面，撩撥身心的事物。

而且，由於這一切，人們更加無辜，也更加有罪。人之所以更加無辜，因為人受到神經系統所有激奮的牽引，進入了一種無意識狀態。而且病得越深，無意識狀態就越嚴重。人也更加有罪，而且程度多了許多，那

---

104 替索，《神經論》（*Traité des nerfs*），t. I，第二部，pp. 278-279。
105 同上，pp. 302-303。

是因為人在世間所關懷的一切，人所過的生活，人們的感情，人沾沾自喜所陶冶的激情和想像力，都被消融在神經激奮之中，並且也在其中同時發現了它們的自然效應和道德懲罰。最後，整個生命都可以用這激奮程度來判罪：濫用非自然事物、[106] 城市中的定居生活、閱讀小說、觀賞戲劇、[107] 對於科學的過度熱心、[108] 對性愛過度熱烈，或是這項惡習，不但在道德上應受指摘，在肉體上亦會造成損害。」[109] 神經病人，甚至不再能感覺到他的神經激奮狀態，他的無辜在根柢上，其實只是一項更深沉的罪惡的公正懲罰罷了。這罪惡便是喜愛世俗更勝自然。「可怕的狀態！……這是所有陰性化的靈魂的刑罰。它們因為無所事事，喜愛上危險的官能享樂，而且為了逃避自然施加在它們身上的工作，它們擁抱意見的所有幻象……。富人對其財富的惡劣運用便是如此受到懲罰。」[110]

現在，我們來到了十九世紀前夕：神經纖維的易受激性自有其生理學和病理學的結局。[111] 但無論如何，目前它已在神經病痛領域裡留下了非常重要的影響。

一方面，它使得歇斯底里和疑病症完全被視同為心智疾病。藉由感性和感覺這項重要區分，它們被列入了非理性的領域裡。而我們前面已經看到了，這個領域的特徵便是具有錯誤和夢想的時刻，也就是說，它包含著盲目。只要氣鬱症還只是痙攣或通過身體所進行的奇異交感作

---

106 意指空氣、食物、飲料；睡眠和醒覺；休息和運動；排泄和保持，激情（參考，比如替索，《神經論》（Traité des nerfs），II, 1, pp. 3-4。

107 參考替索，《上流人士的疾病》（Essai sur les maladies des gens du monde）。

108 普列薩文，《氣鬱症新論》（Nouveau traité des vapeurs），pp. 15-55, pp. 222-224。

109 同上，p. 65。

110 麥西耶（MERCIER），《巴黎描述》（Tableau de Paris），Amsterdam, 1783, III, p. 199。

111 布魯賽（BROUSSAIS），《激奮及瘋狂》（De l'irritation et de la folie），2ᵉ éd. 1839。

用，即使它導致昏厥和失去知覺，氣鬱症仍不是瘋狂。但如果精神因感性的過度而變得盲目——這時就會出現瘋狂。

但在另一方面，易受激性也為這項瘋狂提供了一整套內容，包括犯罪、道德制裁、公正的懲罰。這些內容並不是古典體驗所獨有的。它在非理性身上附加了這些新的價值：它不把盲目當作所有瘋狂顯現的可能條件，它卻把盲目描寫為**道德錯誤的心理效應**。由此開始，非理性體驗中所有最基本的元素都會受到影響。過去的盲目，未來會變成無意識，錯誤則會變成過失；而過去在瘋狂中所有標指出非存有的弔詭顯現的事物，都會變成道德邪惡的自然懲罰。簡言之，由物質性病因之循環一直到譫妄之超越性，構成古典瘋狂結構的所有垂直等級，現在開始傾倒，分散於某個領域的表面，而且，那是未來心理學和道德將會一齊佔領和互相爭奪的領域。

十九世紀的「科學精神醫療」已成為可能。

「神經病」和「歇斯底里」很快地便會鍛鍊它的反諷能力，而它也在它們之中興起。

第四章　醫生和病人

　　醫學思想和實務，在十七和十八世紀間，並不具有我們今天所認識的統一性格，或者至少不具有今日的和諧一致性。治療的世界所據以組織的原則，在某一種程度，只是它自己特有的原則，而醫學理論、生理學分析、甚至症狀的觀察，都不能精確地加以控制。收容和監禁措施──我們已經看到它們如何地獨立於醫學之外；但即使就在醫學自身之中，理論和治療間的相互溝通也不完美。

　　在某種意義上，治療的世界比較堅實、穩定，也比較牢繫於其結構，發展上變化較少，也比較不能自由進行徹底的革新。哈維（Harvey）[1]、笛卡兒和威里斯為生理學帶來的新視野，在醫藥技術方面，並未帶來相應的發明。

　　首先，萬靈丹（panacée）的神話並未完全消失。然而，在十七世紀末左右，某一項藥方具有普遍的效應，這個意念開始轉變其意涵。在銻元素爭論中，人們仍肯定（或否定）某個物體具有特殊效能，可以直接作用於病痛之上；在萬靈丹之中，則是自然本身在發生作用，消除所有屬於反自然的一切。但不久之後，有關鴉片的討論，接續銻元素之爭論而來。鴉片此時施用於大量疾病之中，而且特別用來治「頭部疾病」。委特對它抵抗神經病痛的功蹟和效力，讚不絕口：鴉片弱化「神經特有的感受機能」，因此它能減輕「由於不尋常的激奮所產生的痛苦、不規則運動、痙攣」；對所有的激動、痙攣，它都非常有效；「由於月經過

---

[1]　William Harvey（1578-1657），發現血液循環的英國醫生。

多所產生的衰弱、疲倦和呵欠，」用它來治，效果良好；同樣地它也能成功地治療「腹部絞痛」，肺部阻塞，黏液和「痙攣性氣喘」。簡言之，如同交感作用下的敏感性是機體空間中疾病傳播的總作用元，鴉片，因為它的第一效應是消除感覺，便是一個反交感作用的因子，可以阻止病痛在敏感的神經線上蔓延。當然，這個作用不久之後便會變得遲鈍；雖然有鴉片的存在，神經也會再度變得敏感；此時唯一的辦法便是「再加利用，也就是說不時地增加劑量。」[1] 我們可以看到，鴉片之所以有普遍的價值，並非來自它所擁有的一項神祕力量。它的效能十分明確：消除感覺。但因為它的應用點──神經類屬──本身是一個普遍的作用元，鴉片也就藉由這個解剖和功能上的媒介而取得萬靈丹的地位。不是藥方本身有普遍效力，而是因為它的作用位於機體運作最普遍的形態之中。

　　十八世紀中，萬靈丹的主題是個折衷結果，它比較常是一個為人尋找、卻非一定獲致的平衡：其中一方面是偶然降臨到藥劑身上的自然特權，一方面則是可以讓它涉入機體最普遍作用的效力。這樣的折衷是當時醫學思想的特徵，海凱（Hecquet）有關鴉片的著作可作其中明證。他的生理學分析十分精細；健康在此被定義為流體具有「正確性情」（juste tempérament）和固體具有「柔軟彈性」；「簡言之，便是生命兩大力量間的自由交互活動。」相反地，「疾病的原因便是來自固體或流體，也就是說，在它們的組織、運動等方面產生的缺陷或病變。」[2]
　　不過流體在事實上並沒有獨特的性質；流體太濃厚或太稀薄，是不是擾動、遲滯，或者腐敗呢？這些都只是固體運動的效果。這些運動可以

1　委特，《神經病》（*Traité des maladies nerveuses*），II, pp. 168-174。

2　海凱（P. HECQUET），《有關鴉片、鎮靜劑及麻醉藥用途的反思》（*Réflexion sur l'usage de l'opium, des calmants et des narcotiques*），Paris, 1726, p. 11。

「把它們由儲槽擠出來，」並「使它們在管脈裡竄流。」健康和疾病的帶動原則因此就是「搏動的管脈……，施壓的薄膜」以及「激動、作用、推動的彈性功效。」[3]那麼，鴉片是什麼呢？這是一種固體，它的特性是一旦受熱，「便會幾乎全部散發為蒸氣。」因此，我們可以假設它是由「精、氣結合而成。」一旦鴉片被身體吸收，這些部分便會很快地被釋放在機體之中：「鴉片在腸中融解，變成一團無感覺的原子，突然進入血液之中，並且迅速地通過它，和最細膩的淋巴液一齊滲入大腦皮質。」[4]和其所釋放的蒸氣的物理質性相符，鴉片這時會產生三重效應。實際上，這些蒸氣的成分為血氣，或是「輕、細、磨光、非鹽而且完全滑亮的部分，它們輕如鴻毛，卻很有彈性，不造成擾亂，便能滲透，不靠暴力，便能穿透。」[5]因為它們是一些滑亮的元素，它們可以附著到薄膜的規則表面，而且「就像兩個完全平滑的表面，彼此互相黏貼在一起，」不留一點空隙；它們因此增強薄膜和纖維；而且，更因為它們柔軟得就像「細枝或彈簧片」，鞏固了「薄膜的張力」，還使它們變得更有彈性。最後，因為它們是「氣粒子」，所以便有能力密切地和神經髓相混，將之「修正」、「改良」，貫注生氣。[6]

鴉片之效力作用於身體的全部，因為它在機體裡由於化學變化而解體，而且透過這項變化，相連於一些依其正常與否、便能決定健康或疾病的素質。鴉片之成為萬用靈藥，便是透過化學變化和生理再生的長段過程。然而，海凱不放棄鴉片的療效來自它本質屬性的想法。它像是內含著一個祕密，可以直接連通於生命之源。鴉片和疾病間的關係是雙重的：一方面是間接、中介及衍生的關係，與一連串多樣的機制有關，另

3　海凱，前引書，pp. 32-33。
4　海凱，同上，p. 84。
5　海凱，同上，p. 86。
6　海凱，同上，p. 87。

一方面則是直接、立即，先於一切因果展演。這個原初關係來自鴉片內含的一項本質，一項精神——這是一個既具精神（spirituel）又會揮發（spiritueux）的元素——那其實便是生命之靈：「存於鴉片之中的血氣」乃是「造物主烙印其中的生命之靈的忠實保管者……。因為，造物主畢竟偏愛將活躍的精氣託付給一棵樹木（生命之樹），而且如果人一直保持純潔無邪，這份精氣便能維持他的健康，使他不死；那麼，對於犯罪墮落的人類，也許祂也把重賜人健康的精氣託付給一棵植物。」[7]歸根究柢，鴉片因為一開始便是**有益良物**，才會具**有效力**。它遵循一個可見的**自然機制**而作用，但這是因為它具有**自然的神祕秉賦**。

　　在整個十八世紀之中，藥物療效的理念將會以自然這個主題作為發展中心，但卻也永遠逃不開上述的模稜兩可。藥物的作用模式，遵循的是一種自然的、鋪陳的開展方式；但它的作用原則，卻是一種本質上的接近、一種和自然之間的原初關連、對自然原則的開放。[8]我們必須以這種曖昧去理解十八世紀對各種「自然」藥劑連續給與的特別著重。它們之所以被稱作是「自然的」，一方面意味著它們的原則隱藏於自然之中，然而其結果對於自然哲學來說，卻又是**顯而易見**：這便是空氣、水、以太和電流。在以上的每一個治療主題之中，萬靈丹之理念仍然存留。就像我們前面所見到的，這個理念有所變形，但對於特殊藥物，對於和特殊症狀和獨特病因直接相關的局部效應，它卻一直構成研究上的障礙。十八世紀之中，治療的世界大部分仍停留於這個抽象的概括性的空間之中。

　　但這也只是部分的現象。相對於萬靈丹的特權地位，特殊效應的局

7　海凱，前引書，pp. 87-88。

8　批評者的理由和辯護者相同。詹姆斯《辭典》認為鴉片會促進躁狂：「因為，這種藥物之中，含有大量的揮發性硫，而那是自然的大敵。」（《醫學科學辭典》[*Dictionnaire des sciences médicales*]，前引書）

部特權自從中世紀以來，持續與之對立。疾病是個小宇宙，自然則是個大宇宙，兩者之間，長久以來就劃出了一個連線網絡，建立和維繫著一個錯綜複雜的應合體系。這是一個古老的理念，它認為世上沒有一種疾病的形態，沒有一種病痛的面貌，不能為人消除，只要我們有機會找到它的反制物（antidote）。這個反制物一定存在，但它可能存於自然某個無限偏僻的角落。病痛並不存於簡單狀態；它永遠是已經受到補償：「過去，草本植物對瘋子有益，對劊子手則有害。」很快地，植物和鹽的用處會被人用理性風格的藥學加以重新詮釋，而它和它所要治療的機體錯亂，則以一種鋪陳開展的關係相連結。不過，古典時代仍有一個區域，對這個理念進行著抵抗：這便是瘋狂的領域。長久以來，瘋狂仍和世界智慧分布於自然祕密中的宇宙元素，保持直接的連繫。而且還有一個出奇的地方：瘋狂大部分的立即反制物，並非植物，而是人身或礦物之類。彷彿，精神錯亂令人不安的力量，使得它在病理形態之中具有獨特的地位，因此它的療劑只能是自然最深藏的祕密，或是相反，只能是組成可見人形最微妙的精華。作為身心雙重的現象，人特有的烙痕幾乎是一種原罪，既是敗壞的記號，卻又令人想起原初的墮落，瘋狂只能被人和他作為罪人的必死肉身所治癒。不過，古典的想像力尚未完全排除瘋狂和最幽微、最陰暗的力量間有所關聯的主題。這個主題使它看來像是由地底深處向上噴冒，而在那樣的地方，慾望和惡夢保持醒覺。瘋狂因此和石頭、寶石相關：所有這些曖昧的寶藏，它們的光芒同時攜帶著財富和詛咒：它們生動奪目的色彩圈圍的則是一段暗夜。這些道德性和想像性的主題，長期保持完全的活力。這一點無疑解釋為何在古典時代的基底處，我們還會看到人身和礦物藥劑的出現，而且為何人們還是頑固地把它們應用於瘋狂的治療，雖然這樣做會和當時大部分的醫學概念相牴觸。

　　1683 年，尚・德・賽爾（Jean de Serres）還在翻譯尚・勒努（Jean

Renou）著名的《藥學作品集》（*Œuvres pharmaceutiqnes*）。這裡面提出「自然的創造者，以其神聖大能，為每一個寶石裡頭貫注了某些特殊而美妙的效能，這是為何國王和王子們必得將其布滿王冠……如此他們便能不受魔力侵擾、治癒多種疾病、保持其健康。」[9] 譬如天青石（lapis-lazuli），「戴著它，不但可以增強眼力，還能使心情輕鬆；把它清洗，並以適當方式處理，它便能毫無危險地淨化憂鬱液。」在所有的寶石之中，祖母綠（émeraude）的效力最多，但也最具兩面性。它最主要的效力在於看照智慧和德性本身；依照尚·勒努的說法，「如果用鑲金戒指把它戴在手指上，不但可以防止癲癇，還能增強記憶和抵制淫慾。因為有個故事說，一位匈牙利國王在和妻子做愛之時，感覺到指頭上所戴的美麗祖母綠寶石，在兩人的交戰之中裂成三塊。這種寶石是這麼地喜愛貞潔。」[10] 當然，這一套信仰體系，如果不是仍然以明顯方式殘留於十七、十八世紀的藥典以及醫學論著之中，它們一點也不值得被我們引述。不過，人們也把那些明顯具有魔法意義的實務手段擱置一旁，這也是無可置疑之事。萊姆里（Lemery）在他《藥典》（*Dictionnaire des drogues*）中，就拒絕採信祖母綠所有被人假設的屬性：「人們宣稱把祖母綠放在護身符裡，不但可以對癲癇起良好作用，還可以促進分娩，但以上這些特質純屬想像。」然而，如果人們否認護身符可以作為其效力的中介，寶石的所有效能卻沒有被人完全取消；它被還原為一種自然元素，而其效能則成為難以覺察的精髓。不過這種精髓的祕密可以被提鍊出來。把祖母綠戴在手指上不會有用；但如果把它混入胃鹼、血

9　尚·勒努，《藥學作品集》（*Œuvres pharmaceutiques*），尚·德·賽爾譯，Lyon, 1638, p. 405。

10　尚·勒努，《藥學作品集》（*Œuvres pharmaceutiques*），pp. 406-413。Albert de Bollsdat 在很久以前便說過，貴橄欖石「可以增加智慧，驅除瘋狂，」Barthélemy（《物性》[*De proprietatibus rerum*]）也已提出黃玉有消除癲狂之效。

中體液、神經血氣之中，就會產生明確的效果，其效能也合於自然。我們再度引用萊姆里：祖母綠經過仔細的研磨，由口服用，特別能緩合刺激性過強的體液。」[11]

人體雖然是和礦物極端相反的自然事物，但即使是在十八世紀，它也一直被當作是治療瘋狂的特效藥之一。在有機體所形成的複雜混合之中，自然的智慧必然隱藏著一些祕密，只有它們才能克服由人之瘋狂所發明的混亂和奇想。這仍是一個古老的主題，它認為人是小宇宙。現在這個主題之中，又加入了作為生命和健康原則的外在世界元素；萊姆里觀察到，在「人體所有的部位、在它的贅生物和其排泄物」之中，含有四大基質：那是「油、揮發鹽、包含和混合它們的淋巴液和土質。」[12]以人治人，這便是藉由世界本身克制世界的錯亂，藉由智慧克制瘋狂，藉由自然克制反自然（antiphysis）。「燃燒人的頭髮，讓病人去聞，這樣有益於克制氣鬱症……。剛排放的尿液，則可治療歇斯底里性的氣鬱症。」[13]人乳是最自然的食物，布雪（Buchoz）（跟從盧梭 [Rousseau] 的看法）認為它可以治療所有神經病，而尿液則可治療「任何形式的疑病症」。[14]但以最頑強方式，呼求人體療方的，則是範圍包括歇斯底里性痙攣和癲癇的各種痙攣症──這裡尤其要用由頭顱上取得的藥材，因為它是人身最珍貴的部分。痙攣之中的暴力，只有以暴力本身來加以克

11　萊姆里，《原藥大典》（*Dictionnaire universel des drogues simples*），éd. 1759, p. 821。亦參考德·塞維娜夫人（Mme DE SÉVIGNÉ），《作品集》（*Œuvres*），t. VII, p. 411。

12　萊姆里，《藥材大典》（*Dictionnaire universel des drogues*），「人體材」（Homo）條，éd. 1759, p. 429。亦請參考 Moïse CHARAS，《皇家藥典》（*Pharmacopée royale*），éd. 1676, p. 771。「我們可以說，人身上的排泄或多餘，不論男女，化學都可以將其鍊製為治病或止痛藥材，以疏解兩性之大部分疾病。」

13　同上，p. 430。

14　布雪，《定期奇聞通訊》（*Lettres périodiques curieuses*），第二及第三封。刊於《保健報》（*Gazette salutaire*）之書評，XX & XXI, 1769 年 5 月 18 及 25 日。

制，這就是為什麼人們長久以來使用絞刑犯的頭顱來治它。他為人手所殺，而且屍體所埋之地也未受到祝福。[15] 萊姆里提到，人們經常使用頭骨粉；但如果我們相信他的說法，這個靈丹妙藥只是個「死頭顱」，完全無效。他推薦的代用品是「一個新近暴斃的年輕人」的頭顱或大腦。[16] 人的熱血也可治痙攣，不過這個療方要提防其使用過度，以免引發躁狂。[17]

一旦談到血液形象中包含的多重決定，我們便觸及了治療效力的另一個領域：這便是它的象徵價值。這是藥學要配合新醫學和新生理學作調適時的另一個障礙。一直到古典時代結束為止，某些純屬象徵的體系，都還能堅挺不墜。透過它們所流傳下來的，與其說是一些單方和祕訣，倒不如說是一些來自淹遠夢幻的形象和沉默象徵。比如「蛇」，牠是失樂園之因，誘惑的可見形式，女人最大的敵人。但牠對女人來說，卻也同時是救贖世界中最珍貴的藥劑。那原罪和死亡的肇因，不也應該便是癒病和生命的原因嗎？而且，要治女人的氣鬱和特有疾病，最毒的蛇最為有效。德·塞維那夫人（Mme de Sévigné）[2] 寫道：「我之所以得享健康，必須歸功於奎蛇……。牠能使血液緩和、純淨、清涼。」而且，她要的是真蛇，而不是藥師調好的瓶中藥劑。她要的是田裡捉來的活生生的奎蛇：「要採用有血有肉的真奎蛇，不要用蛇粉；蛇粉會生熱。不然就得和著湯喝，或是摻在熱奶油或是其它清涼的東西裡食用。請德·勃阿西先生（M. de Boissy）找來幾打波阿土（Poitou）奎蛇，

15　參考麥西耶（Raoul MERCIER），《大革命時期，土蘭地區的醫療狀況》（Le Monde médical de Touraine sous la Révolution），p. 206。
16　萊姆里，《藥典大全》（Pharmacopée universelle），p. 124：p. 359 & p. 752。
17　布雪，前引書。
[2]　Marie de Rabutin-Chantal, marquise de Sévigné（1626-1696），法國古典時期的女作家。她和女兒三十年間的通信，不但為當時的風俗行為留下見證，也以印象式描寫的風格為後世稱道。

裝在箱裡，以三或四尾為一組，用木屑苔蘚襯裡，以便它們可以安然自在。每天早上取出兩條；斬頭剁皮、切塊，塞入雞身料理。如此食用一個月。」[18]

對抗神經病痛、雜亂無章的想像力和愛之狂熱，象徵價值更是效力倍增。只有熱情才能熄滅熱情，要平息瘋狂過度的胃口，也得依靠活潑、暴烈、稠密、在最高溫的火爐中千錘百鍊過的形質。比安維爾（Bienville）在他的《論女性求偶狂》（Traité de la nymphomanie）書末「藥方附錄」中，列舉了十七種克制慾火的藥方；其中大部分是引用傳統植物性藥方。但他在第十五條加入了一個奇特的反愛情煉丹術：取來「朱砂活化下的水銀，與二德拉格姆（dragme）的金一齊磨碎，如此連續五次，加以硫酸氣（esprit de vitriol），使之在火灰上燒熱，蒸餾五次，最後在熾熱的火炭上使之紅熱五個小時。使其化為粉末之後，給想像力因為生動幻念而燃燒的少女服用三克。[19] 這些物質珍貴而且強烈，其中祕密貫注著遠古的狂熱，曾經多次被人燒紅，達到其火光閃耀的真性，它們怎可能不克服人體、慾望和體液幽暗沸騰中過客般的熱力呢？──這不就是所謂的「以彼之道，還至彼身」（similis similibus），這個十分古老的魔法嗎？它們火烈的真性斬除了這個鬱悶而不可告人的熱力。比安維爾這篇文章的年代是 1778 年。

在萊姆里非常嚴肅的《藥典》裡，仍可發現被認為善治神經病的貞節軟糖藥方，這一點會讓我們感到驚訝嗎？這道藥的醫療意義全部來自儀式性的象徵價值。「請服用樟腦、甘草、葡萄的種子、天仙子、睡蓮花的果醬及睡蓮汁……。每天早晨取兩、三德拉格姆，和著一杯

18　德·塞維娜夫人，1685 年 7 月 8 日信，《作品集》（Œuvres），t. VII, p. 421。
19　比安維爾，前引書，pp. 171-172。

乳清（petitlait）喝，裡頭還要加一段火紅的鐵塊。」[20] 慾望和其幻想將會在寧靜的心情中消失，就像這根熾熱金屬會在最無邪、最幼稚的飲料中平息下來。這些象徵的圖式頑強地殘留於古典療法之中。以自然哲學的風格做出的新詮釋，為了和緩過分突出的儀式形態所做出的調整，都不能徹底完成；而瘋狂以其所具有的一切擾人力量，以它和惡德的關連，似乎在吸引著這些具有象徵效力的療方，並使它們不受實證思想侵擾。

壓抑歇斯底里症患者身體裡的惡劣慾望、禁忌慾念——這樣的任務，強味草（assa fetida）還會承擔多久呢？這個慾望的世界，過去被認為可以和活動的子宮本身一起上升至胸脯、心頭、頭部和大腦。艾特姆勒仍認為這個抑制作用有其真實性。對他來說，氣味對人體的動態器官，具有吸引和排斥的特殊力量。後來這個抑制作用變得越來越只有理念性質。最後，到了十八世紀，它和反向運動的機制已毫無關連，它變成只是一個為了平衡、限制、甚至消除感覺所作的努力。當委特開出強味草作藥方的時候，所取的就是這樣的意義：其暴烈難聞的臭味應能減低健康神經組織中所有感性元素的易受激性，而且，局部的歇斯底里痛苦，特別是腹部和胸部器官的痛苦，很快便會消失：「這些療方在鼻部敏感異常的神經上，會造成強烈而突然的印象，不只會發動和這些神經具有交感作用的器官，而且會減低或消除某些部位的不舒適感。這些人體部位的痛苦，乃是昏厥的來源。」[21] 過去的形象是一股強烈臭味在推動器官，現在則讓位給一個更抽象的主題：敏感性在移動，並且在孤立的區域之中發動。但這只是對同一項永恆的象徵圖式，作出思辨詮釋上的滑移：利用上位作用元對下部位威脅實施抑制。

---

20 萊姆里，前引書。
21 委特，《神經病》（*Traité des maladies nerveuses*），t. II, p. 309。

圍繞著形象、儀式、遠古的道德命令，形成了一整套和諧一致的象徵體系。它繼續組織著一部分的古典療方——同時形成一些難以駕馭的抵抗核心。

而且，由於大部分的醫療實務並非由醫生本人控制，要徹底改革更是難上加難。一直到十八世紀末，還存在著一整套醫療技術彙編（corpus technique），而且不管是醫生或醫學，都從來未曾控制過它。因為這套彙編完全屬於一些經驗療者（empiriques），而他們謹守著其中的藥方、祕術和象徵。一直到古典時代結束，醫生的抗議不斷增加。1772 年，一位里昂醫生出版了一本頗有意義的《醫療的無政府狀態》（L'Anarchie médicinale）：「實用醫學最大的一支操於外行人手上；小女人、行慈善的女士、江湖郎中、占星家、修補工、醫院勤雜工、僧侶、女教士、藥劑生、草藥商、外科、藥劑師，他們比醫生看了更多的病、開了更多的方。」[22] 這個使得醫學理論和實踐相分離的社會片段化現象，在瘋狂方面尤其明顯：一方面，禁閉使得精神錯亂者不受醫師管轄；另一方面，未受監禁的瘋子，則比其他病人更容易被交給經驗療者照顧。十八世紀下半葉，法國和英國開設了一些專收精神錯亂者的療養院，但其中的照料，與其說是由醫師進行，不如說是交在看護人員手上。法國要等到杜布萊[3] 通報之後，在英國則要等到隱盧（la Retraite）[4] 建立後，瘋狂才會正式被歸併到實用醫學的領域之中。在此以前，瘋狂和非醫學領域具有多方連繫，而且這個傳統是如此為人接受、如此地堅強，甚至連醫生自己都自然地接受它。這就是為什麼，瘋狂的藥方，看起來會有

22　T.-E. GILIBERT，《醫療的無政府狀態》（L'Anarchie médicinale），Neufchâtel, 1772, t. II, pp. 3-4。

[3]　François Doublet（1751-1794）和 Jean Colombier（1736-1789）為法國大革命前夕的救護院副視察和視察官。1785 年他們共同出版了一份有關精神錯亂救助的報告。

[4]　時為 1796 年。

這麼弔詭的風貌，這麼異質的風格。在其中，不同的思想形態、技術時代、科學精進水準，彼此相互衝突，但這樣的矛盾卻從未被人當作矛盾。

＊　　　　　＊　　　　　＊

然而，療養（cure）在古典時代達到最飽滿的意義。

當然，這是個古老的理念，但現在因為它取代了萬靈藥的地位，它便會充分發展起來。萬靈藥是要取消**全體的疾病**（也就是說，一切可能疾病的所有效應），療養則是要消除**疾病的全體**（也就是說，特定疾病所決定的整體）。療養的各個階段因此要以疾病的構成性因素來進行組構區分。由這個時期起，人們才開始把疾病看作一個自然的整體，它指揮著醫療的邏輯次序，並以其自身的運動決定著醫療方式。治療的各個階段、串連它的不同時期和構成它的種種時刻，都應該以疾病顯而易見的屬性來作劃分，也要吻合它的矛盾，一一追循其所有原因。甚至它還應該以其本身的效應進行規劃、自我修正、逐漸地補償治療的各個階段，而且如果疾病的特性和眼前的效果要求如此，它甚至還要進行自我矛盾的程序。

因此，所有的療法，除了是實務之外，亦是有關其自身、疾病，以及兩者關係間的自發性思索。它所造成的結果不再只是觀察，而是一項體驗；醫學理論便在嘗試之中發展開來。不久以後便會演變為臨床領域的某些事物，正在開啟。

在這個領域裡，理論和實用之間相互而持久的關係，又被加上一層醫生和病人間的立即對峙。苦難和知識相互配合，形成統一的具體經驗。這個體驗則要求醫生和病人之間存有共同的語言，或至少可以有形像性的溝通。

然而，十八世紀的療養法，就是在處理神經病時才獲得了最多樣的

模範，而且被增強為醫學中特受著重的技術。彷彿，就是在處理它們的時候，瘋狂和醫學才終於以一種特受眷顧的方式，建立起交換，而這正是監禁體制所頑強拒絕的。

這些療法，很快地被人斷定為幻想，但就是在它們之中，才使得觀察性精神醫療、醫院式的監禁以及瘋人跟醫生間的對話，成為可能。由匹奈到勒黑（Leuret）、夏爾勾（Charcot）[5] 及佛洛伊德，都將借用其中如此特異的字彙。

以下，我們將嘗試重塑組織瘋狂療法的幾個治療理念。

第一、強化（**consolidation**）。瘋狂即使是在其最激動的形態之下，都含有一種脆弱的成分。如果血氣在其中作出不規則的動作，那是因為它們沒有足夠的力量相重量，可以讓它們追循其自然流程中的重力；如果人們在神經病痛中經常見到痙攣和抽搐，那是因為神經纖維或是過於活躍，或是過易受激，或是對震動過於敏感；無論如何，它不夠粗壯。瘋狂表面上是暴烈的，而且有時會讓躁狂症患者的力量可觀地倍增，但它內裡其實總有某種祕密的脆弱，某種本質性的抗力缺乏；瘋人之狂怒，老實說，僅是被動的狂暴。因此，人們尋求的療法，必須能為血氣或纖維提供魄力，但這是一種寧靜的魄力，一種任何混亂都不能撼動的力量，因為它在這力量一開始便要順從自然的法則。在這裡以強有力方式出現的，與其說是一種活躍和魄力的形象，不如說那是一個粗壯的形象，在它之中包含的主題是一股新的抵抗力、一股新鮮的彈性，但這是已經屈服、已經被人馴服的彈性。我們得由自然之中尋求一種力量，以便強化自然本身。

---

[5] Jean-Martin Charcot（1825-1893），1862 年起任硝石庫院主任醫師，1882 擔任該院首位神經系統臨床課程教授。1870 年後，其研究開始以女性歇斯底里為中心。他也是佛洛伊德在巴黎留學時的老師。

人們夢想中的治療方法，「可以說是在支持」血氣，「協助它們克服使其發酵的原因。」支持血氣，便是去克服它們不得不屈從的無用激動；也就是允許它避免溫度升高，避免使其擾亂的所有化學性沸騰；最後，這也就是讓它們堅強到可以抵抗嘗試使之窒息、使之變得虛弱，並使之陷入其漩渦的蒸氣。為了對抗蒸氣，人們便用「最臭的氣味」來強化血氣；令人不悅的感覺可以激勵血氣，使它們產生某種意義下的反抗，使它們可以牛氣勃勃前往應該擊退攻擊之處；為了產生這種效果，人們便使用「強味草、琥珀油、燒過的皮革和羽毛，總之，一切能給與心靈強烈和不適感受的事物。」為了對抗發酵，人們採用的是鴉片軟糖（thériaque）、「夏拉（Charras）的抗癲癇醑劑」，尤其受重視的是著名的匈牙利女王水；[23] 這些藥使得酸質消失，血氣重獲其應有的重量。最後，為了恢復血氣正確的動態，藍治（Lange）建議要使血氣得到舒適、節奏、規則的感覺和運動：「當血氣分崩離析之時，它們需要的療方必須要能穩定它們的運動，使它們回復到自然狀況，比如提供心靈輕柔和適量愉悅的事物、令人愉快的氣味、散步於美景之中、觀賞習於悅人之士、音樂。」[24] 堅實的柔適、適當的重力，目的在於保護身體的活潑，這些手段都可以強化有機體中溝通身心的脆弱元素。

　　然而最好的強化手段，無疑便是鐵的運用。它是最結實又是最馴服的形質，它最具抗力，但在知道如何鍛鍊它以達到其目的之人的雙手間，它又是最順從的。鐵生具異稟，組成它的成分如果被分離出來，便會迅速進入矛盾狀態。沒有別的事物比它更有抗力，但也沒有別的事物

23　德・塞維娜夫人常常用它，而且發現它「有益防止悲傷」（參考 1675 年 10 月 16 及 20 日信，《作品集》[*Œuvres*]，t. IV, p. 186 & p. 193）。此藥方曾引用於 Mme FOUQUET，《簡易家用藥方集錦》（*Recueil de remèdes faciles et domestiques*），1678, p. 381。

24　藍治，《氣鬱論》（*Traité des vapeurs*），pp. 243-245。

比它更為聽話；它產生於自然之中，但它同時也能為人類所有的技術服務。除了鐵的利用之外，人如何能夠幫助自然，如何能以一種更確定的方式補強自然——它之所以更確定，乃是因為更接近自然，並且更能服從於人？人們總是引用狄奧斯可里德（Dioscoride）的古老例子，他把一根紅熱的鐵條插入水裡，如此便給水的惰性帶來它原來沒有的活潑效能。火的熱力、水沉靜的動態，被處理到變得柔韌的金屬的嚴謹——所有這些因素結合在一起，使得水可以把它增補、活化、將強化的效能轉移給有機體。鐵甚至不需準備也可以有效。西丹漢推薦以它最簡單的形式來服用它，也就是說直接吞服銼下的鐵屑。[25] 委特知道有一個人，他的胃神經衰弱，引起持續的疑病症。為了治這病，此人每天要吃高達二百三十克之多的鐵屑。[26] 這是因為鐵在所有的效能之外，還具有一個非凡的特性：它可以不經中介和轉化，直接傳送。鐵所傳送的，並不是它的實質，而是它的力量；弔詭地，鐵雖然是這麼有抗力，卻會很快地消融於有機體之中，而且只在其中留下其品質，而不留下銹或是廢料。在這裡可以清楚看到，善意的鐵的整套形象體系，操控著論述性思想，而且甚至勝過觀察。如果人們作實驗，那也不是為了發現一個實證性的因果過程，而是為了圈定這項性質之間的直接溝通。賴特（Wright）給一隻狗餵鐵鹽（sel de Mars）。他觀察到，一個小時之後，如果把乳糜（chyle）和沒食子（noix de galle）製成的染料混合在一起，乳糜卻不顯出吸收鐵後一定會顯出的深紫色。因此，鐵不必經過消化，不需要血液傳送，不必以其實質透入有機體之中，便能直接強固薄膜和纖維。血氣和神經的強化，因此與其說是觀察下的效應，不如說顯得像一個操作

---

25 西丹漢，《論歇斯底里》（*Dissertation sur l'affection hystétique*），收於《實用醫學》（*Médecine pratique*），Jault 譯，p. 571。

26 委特，《神經病》（*Traité des maladies nerveuses*），t. II, p. 149。

性的隱喻，它包含了力量的移轉，卻無任何展布性動態。只要接觸，力量便能傳遞，不需要任何實質性的交換，不需要任何運動上的連繫。

第二、淨化（**purification**）。內臟擁塞、錯誤理念沸騰、蒸氣和暴力的醱酵、液體和血氣的腐敗——瘋狂呼喚著一整個系列的治療方法，但它們都可以被歸屬於同一個淨化過程。

人們夢想著一種完全淨化：這是最簡單的療法，但也是最不可能的療法。這就是把一個超負荷、濃厚、充滿刺鼻體液的血液，把一個憂鬱性的血液，完全換掉，代之以新鮮純淨的血液，用它新鮮的流動來消除譫妄。1662 年，莫里茲‧霍夫曼（Moritz Hoffmam）提議用輸血來治療憂鬱症。幾年後，這理念獲得了相當的成功，倫敦哲學協會（Société de Philosophie de Londres）便計畫在伯利恆院的受監人身上進行一系列的實驗；然而受命主持此一計畫的亞倫（Allen）醫生，卻表示拒絕。[27] 不過德尼斯（Denis）卻在一位愛情憂鬱症患者身上作了嘗試；他在病人身上抽出十盎斯的血液，替換以抽自小牛股動脈、量稍少的牛血；翌日，他重作一次，但這次取的量減少到幾盎斯。病人開始穩定下來；再過一天以後，病人的精神便開朗起來；不久病人便宣告完全治癒；「外科醫學院的全體教授一致加以肯定。」[28] 雖然後來又出現過數次嘗試，這個技術卻相當快速地為人棄置不用。[29]

人們偏愛使用可以預防腐敗的藥劑。「三千年以上的經驗，告訴我們，沒藥（Myrrhe）和蘆薈（Aloès）可以防止屍體腐化。」[30] 這種身體

27　LAEHR，《精神醫療史上的重大日子》（*Gedenktage der Psychiatrie*），p. 316。

28　ZILBOORG，《精神醫療史》（*History of Psychiatry*），pp. 275-276。艾特姆勒大力推薦為憂鬱症患者進行輸血。（《輸血外科》[*Chirurgia transfusoria*]，1682）

29　另一位提到輸血可以治療瘋狂者為 DIONIS，《外科手術教程》（*Cours d'opération de chirurgie*）（第八號示範，p. 408），同時亦見於 MANJET，《醫學實務總覽》（*Bibliothèque médico-prarique*），IIII, liv. IX, pp. 334 et sq。

30　藍治，《氣鬱論》（*Traité des vapeurs*），p. 251。

的變化，和伴同體液疾病的變化，不是屬於同樣的性質嗎？因此，氣鬱
症的治療良方，便是沒藥或蘆薈，尤其是出名的帕拉塞爾斯（Paracelse）
口服液。[31] 但我們不只要預防腐敗；我們還得破除腐敗。由此導出的療
法便以變化本身為敵人，或者尋求排除腐敗物質，或者尋求解消會產生
腐敗的實質；一是導流術，一是洗淨術。

所有純物理方法屬於前者。它們的企圖是在身體表面製造出傷口或
疤痕，同時作為感染中心，使得有機體可以得到清滌，另一方面，又
可以作為對外的排散中心。法羅斯（Fallowes）便是如此解釋他的頭油
（Oleum Cephalicum）的良好作用過程；瘋狂之中，「黑鬱的蒸氣塞
住了血氣必須穿行的極細管脈」；血液於是失向亂流；血液擁塞了腦血
管，它在其中停滯不動，除非有「使心思朦朧」的混亂運動來激擾它。
頭油的益處是造成「頭上的小膿」；這些小膿之上要塗些油，防止其乾
燥，使得這些開口保持暢通，以便發散「固置於腦中的黑鬱蒸氣。」[32]

不過，燒傷和全身塗上燒灼劑，也可以產生同樣的效果。疥瘡、溼疹
或天花這類的皮膚病，甚至也被認為可以終止瘋狂發作；腐敗就此脫離
內臟和腦子，散發於軀體表面，排放到體外。到世紀末；對於最頑強
的躁狂症，習慣上的療法是讓病人感染疥瘡。杜布萊 1785 年《指引》
（Instruction）的對象是醫院主管。他在其中主張說，如果放血、催瀉、
泡澡和淋浴最終不能根治躁狂，這時就應求助於「燒灼劑、排膿、皮面
膿腫、疥瘡之感染。」[33]

---

31 李歐多（LIEUTAUD），《實用醫學詳解》（*Précis de médecine pratique*），pp.
   620-621。

32 法羅斯，《月亮瘋的最佳療法，並附有關最佳良藥頭油之記述》（*The best method
   for the cure of lunatics with some accounts of the incomparable oleum cephalicum*），
   Londres, 1705；引用於突克，《醫學史札》（*Chapters on the History of Medecine*），
   pp. 93-94。

33 杜布萊，《諸種精神錯亂之療法》（*Traitement qu'il faut administrer dans les*

不過主要的工作仍在於消除所有體內醱酵，它們一旦形成，便會產生瘋狂。[34] 其中最主要的療方是苦味物質。海水所有的澀性效能，苦味都有；它以磨蝕進行淨化，它腐蝕病痛在軀體或心靈裡所沉澱的一切無用、不衛生和不純的事物。咖啡因為苦味強烈，有益於「肥胖人士，他們身上的厚重體液幾乎無法流動。」[35] 它可乾燥身體而不燒傷它──這類形質的特性便在於，它可以消除多餘的潮溼，但又不會造成有害的發熱；在咖啡中，彷彿存在著一個無焰之火，具有不燒灼便能淨化的力量；咖啡消除不純之物：「長期飲用咖啡的人士，憑經驗就可以感覺到它能使胃恢復舒適、消除過多的溼氣和腸內積氣、溶解腸黏液，並可輕柔洗滌腸子──這已經是非常值得讚賞之事──，它也阻止煙霧上升到頭部，因此可以弱化人們慣常感到的頭痛和尖刺感；最後，它為血氣提供力量、魄力和清爽，但卻不會留下任何可觀的熱感印象，甚至在那些因為習於使用它，而最受燒灼的人士身上，也不會如此。」[36] 委特則大力推荐金雞納樹皮。這是苦藥，卻也令人振作，特別適合「神經纖細」的人士；它可治「虛弱、灰心和氣餒」；一位罹患神經疾病的婦女，進行了兩年的金雞納藥酒治療，病人「斷斷續續地服用，一次最多只服一個月，」便可宣告治癒。[37] 對纖弱的人來說，金雞納樹皮得「和一道滋味

---

différentes espèces de folie），收入杜布萊 & 可倫比耶（COLOMBIER），《指引》（*Instruction*）。（《醫學雜誌》[*Journal de médecine*]，1785 年 7 月）

34 詹姆斯《辭典》提出一份有關諸種精神錯亂的系譜：「躁狂由憂鬱而來，憂鬱來自疑病症，疑病症則起源於內臟中緩慢流動的不純惡質液體。」（《醫學大辭典》[*Dictionnaire universel de médecine*]，「躁狂」（Manie）條，t. IV, pp. 1126）

35 THIRION，《咖啡之用途及濫用》（*De l'usage et de l'abus du café*）。見 Pont-à-Mousson 答辯之論文，1763。（評論見《保健報》[*Gazette salutaire*]，nº 37, 1763 年 9 月 15 日）

36 La Closure 之診斷（*Consultation de La Closure*）。Arsenal 圖書館，第 4528 號手稿，119 張。

37 委特，《神經病》（*Traité des maladies nerveuses*），t. II, p. 145。

優美的苦味」配合；但如果有機體能夠抵抗得住更強烈的攻擊，最好把
金雞納樹皮混合硫酸服用。口服二十或三十滴硫酸液就會大有效果。[38]

很自然地，肥皂和肥皂類產品在這個淨化工作中，也不乏特效。
「肥皂幾乎可以溶解一切具體的東西。」[39] 替索認為可以直接服用肥
皂，而且它很有緩和神經痛的能力；不過，其實一般的時候，只要每天
早上空腹食用「有溶解力的水果」就夠了。它們可以單獨吃，也可以配
麵包吃。這些水果包括櫻桃、草莓、醋栗、無花果、柑橘、葡萄、多汁
的酥梨（poires fondantes）以及「其他這一類的果實。」[40] 不過也會遇
到一些案例，其困難如此嚴重，阻礙如此頑強，任何一種肥皂都不能加
以克服。這時就要利用溶解性酒石（tartre soluble）。姆澤（Muzzel）
是第一位開出酒石方來治療「瘋狂和憂鬱症」的人，而且還針對這個主
題出版過許多成功的觀察報告。[41] 委特肯定這個主張，同時說明酒石的
作用是溶解，因為它對阻塞性疾病特別有效；「在我觀察的範圍內，溶
解性酒石治療躁狂或憂鬱症特別有效，它們的病因來自有害體液在初級
管道中的堆積。對於因為腦部病變所產生的病症，它的效果就沒有那麼
大了。」[42] 勞蘭列舉的溶解劑，還包括蜂蜜、煙囱的炭黑、東方藏紅花
（safran oriental）、鼠婦（cloporte）、螯蝦腳粉和快活的胃石（bézoard
jovial）。[43]

位於體內溶解術和體外疏導術之中途，還有一系列實務手法。其中
最常見的是醋的種種用法。醋因為是酸，可以消除阻塞，破除正在醱酵

---

38 委特，《神經病》（*Traité des maladies nerveuses*），t. II, p. 145。

39 勞蘭（RAULIN），《氣鬱症論》（*Traité des affections vaporeuses du sexe*），Paris, 1758 p. 339。

40 替索，《給文學人士的保健忠告》（*Avis aux gens de lettres sur leur santé*），p. 76。

41 姆澤，《保健報》（*Gazette salutaire*）所引述的觀察，1763 年 3 月 17 日。

42 委特，前引書，II, p. 364。

43 勞蘭，前引書，p. 340。

的形質。但外敷的時候，它又成為誘導劑（révulsif），可以把體液和
有害的液體誘向體外。雖然這個現象很奇怪，但這也是此一時期治療思
想的特性：人們不認為這兩種作用模式有所矛盾。既然醋的**本性**便有融
解和誘導這兩種性質，它無論如何，都會依照這種雙重決定來作用，即
使其中一種不能用理性和論述鋪陳的方式來分析。此時作用不經中介，
只要兩個自然元素有所接觸，便可直接施為。這是為什麼人們會推荐用
醋來擦頭和頭顱，而且盡可能把頭髮剃光。[44]《醫學雜誌》提到一位經
驗療者的例子，他成功地治癒「大量的瘋子，而且使用的方法非常迅速
簡單。以下就是他的祕方。他首先使病人上吐下瀉，以便清淨。接著把
他們的手腳浸於醋中，讓他們一直泡到睡著，或者更好的說法是泡到醒
來，大部分的病人在醒來時，都會痊癒。他也在病人理光的頭上，塗上
川續斷（Dipsacus）的碎葉，或是起絨刺果（chardon à foulon）。」[45]

　　第三、浸泡（**immersion**）。兩個主題在此交錯：一是洗淨
（ablution），以及所有使它和清淨及新生儀式有關的一切；另一個主
題為浸潤（imprégnation），它的生理學意味強許多，其作用為改變液
態和固態的基本品質。雖然它們的來源不同，概念提鍊的水準也有差
異，一直到十八世紀末為止，它們都還形成一個相當調和的統一體，令
人感覺不出其中的對立。自然的理念和其曖昧性質，便是它們之間的調
和因素。水是簡單原始的液體，也是自然中最清純的事物之一；人類對
自然的基本善意所做出的一切可疑改造，都不能改變水的善性；文明、
社會生活、小說閱讀或戲劇觀賞所激起的想像慾望，引發了神經病痛，
這時回歸水之清澈便有作為淨化儀式的意義：人在這種透明的新鮮之

44　姆澤（F. H. MUZZELL），《醫學與外科》（*Medizin und Chirurgie*），Berlin, 1764, t.
　　II, pp. 54-60。
45　《醫學報》（*Gazette de médecine*），1761 年 10 月 14 日週三，nº 23，t. II, pp.
　　215-216。

中，重生為無邪天真。但在此同時，水是自然在所有軀體之中安排的成分，它能使每個軀體都重新得到平衡；它是普遍的生理調節者。對以上所有的主題，盧梭的弟子替索，都用既是道德亦是醫學的想像加以體會：「自然為所有民族指點的唯一飲料便是水；自然給水溶解所有食物的力量；它的口感舒暢；因此，請選擇一種涼爽、柔和且清淡的好水；它可以強壯和清滌內臟：希臘人和羅馬人認為它是一種萬用的良方。」[46]

在瘋狂史裡，浸泡法具有悠久的歷史；在愛匹多拉（Épidaure）[6] 所實行的沐浴，其本身便是力證；而且，各式各樣的冷水澡在古代應該也是屢見不鮮，因為根據可里烏斯・奧雷里亞努斯（Coelius Aurelianus）[7] 的記載，索拉尼茲・戴菲斯（Soranez d'Éphèse）已經在反對它們的濫用了。[47] 中世紀時代，躁狂症患者的傳統療法，便是將他多次沉入水中，「一直到他失去力量，忘記狂怒為止。」對付憂鬱和癲狂，席爾維斯（Sylvius）推荐浸潤法。[48] 因此，范・海爾門發現沐浴的用處，史上通常把它當作是十八世紀的一項突然發現，其實它只是一項重新詮釋。照姆紐萊的說法，這項發明起於十七世紀中葉，而且是一項偶然的幸運發現；人們用小馬車載運一位牢牢綁住的心神喪失者；然而，他卻掙脫鎖鏈，跳入湖裡。他試著游泳，卻昏了過去；當人們找到他的時候，大家都以為他死了，但他卻很快地清醒過來，而且他的精神還因此恢復到自然狀況，之後他「活了很久，從未發瘋。」這個小故事對范・

46　替索，《給文學人士的保健忠告》（*Avis aux gens de lettres sur leur santé*），p. 90。

[6]　在這裡有古希臘醫神 Asclépios 的神殿，並以當地的醫療活動聞名。

[7]　羅馬醫師，大約是 Galien（西元前 131-200 ？）的同代人。

47　奧雷里亞努斯，《急症》（*De morbis acutis*），I, II。Asclépiade 經常使用沐浴來治療精神病。根據 Pline，他發明了一些不同的沐浴形式。（PLINE，《自然觀察》[*Histoire naturelle*]，liv. XXVI）

48　席爾維斯，《醫學作品集》（*Opera medica*）（1680），「療法」（De methodo medendi），第一書，第十四章。

海爾門來說，像是曙光乍現，他開始把精神錯亂者不加分別地往海水或淡水裡浸泡：「唯一要注意的是，要突然和猛不提防地把病人沉入水裡，還要讓他們在裡頭待上一段非常長的時間。我們不必擔心他們的生命安危。」[49]

我們不必詳究此事是否真確：故事轉述出一件確定之事：由十七世紀末起，沐浴法成為或再度成為瘋狂主要療法之一。杜布萊在大革命前夕撰寫《指引》時，提出他所承認的四大瘋狂病態（即癲狂、躁狂、憂鬱、痴呆）。他囑咐要對它們進行有規則的沐浴治療，對前兩種還特別加上使用冷水淋浴的按語。[50] 而且此時賢恩早就建議「所有有必要增強體質的人，要在家中設置浴室，每二、三或四天使用一次；或「如果他們無此能力，那麼只要一有機會，不論用什麼方法都行，便把自己投入湖泊或流水之中。」[51]

在一項主要關心液體和固體平衡的實用醫學之中，水會特別受到重視，這乃是自明之事。水因為有浸潤的能力，因此在清涼劑中佔有首要地位，而且因為水還能接受到冷和熱這樣的補助的性質，也使它具有緊縮、涼爽或加熱的效能，且它甚至還能擁有鐵那樣的強化效力。其實，在水的流動實質中，性質的作用方式非常靈活；就好像水可以很容易地滲透到所有組織中一樣，水也很容易讓自己浸潤在周遭一切品質的影響力之中。十八世紀中，水的普遍使用，弔詭地並不來自人對水的效果和作用模式的一般認識；它卻是來自人可以對水很方便地提出最具矛盾的效力形態和作用模式。水是所有可能的治療主題的匯聚之處，它形成一

49　姆紐萊，《皇家科學院備忘錄》（*Mémorie de l'Académie royale des sciences*），1734。歷史，p. 56。

50　杜布萊，前引書。

51　賢恩，《病弱者之內部健康》（*De infirmtorum sanitate tuenda*），引用於ROSTAING，《氣鬱症之反思》（*Réflexions sur les affections vaporeuses*），pp. 73-74。

個操作性隱喻無法用盡的儲備區。各種性質在這個液態元素裡進行普遍的交換。

當然，冷水可以冷卻。不然人們怎麼會用它來治癲狂或躁狂？這些是熱性疾病，其中血氣沸騰，固體膨脹，液體被加熱到蒸發消散，使得病人的腦子「乾而脆」，這是解剖學日常可以觀察得到的現象。勃阿西歐（Boissieu）很有理性地把水列入清涼療法的基本手段之一；水作為沐浴，乃是最佳的「反燃素」（antiphlogistique），它可以去除身上過多的火性粒子；在作為飲料時，水則是一種「稀釋性弛緩劑」，可以減少液體對固體作用的抗力，並藉此間接地減低身體的總熱度。[52]

不過我們也可以很有理由地說冷水可以生熱，而熱水可以冷卻。這便是達呂（Darut）的主張。冷水浴驅逐身體周邊的血液，而且「把它更有力地推向心臟。」但心臟是身體自然熱力的中樞，流到那兒的血液便被加熱，況且「單獨對抗其它部位的心臟，這時還要做出更多新努力來驅散血液，克服毛細管抵抗力。於是便造成血液循環強烈、血液分化、體液具有流動性、阻塞被破除、自然熱力增加、消化力胃口增加、身心充滿活力。」熱水浴所造成的弔詭現象與此相對稱：它吸引血液流向周邊。所有的體液、汗液和所有有益或有害的液體也作相同運動。只靠熱水浴，就可以使各生機中心遭到遺棄；心臟只能減速作用；有機體因而冷卻下來。這個事實可由下列現象證明：「昏厥、輕度暈厥……，虛弱、無精打采、疲勞、衰弱無力。」如果太常作熱水浴，總會出現上述現象。[53]

---

52 勃阿西歐，《冷熱療法》（*Mémorie sur les méthodes rafraichissantes et échauffantes*），1770, pp. 37-55。

53 達呂，《冷水浴比熱水浴更有助於保健嗎？》（*Les bains froids sont-ils plus propres à conserver la santé que les bains chauds?*），1763 年論文。（《保健報》[*Gazette salutaire*]，nº 47）

事情還不只如此；水有那麼多的功能，而且如此能夠服從其所承載的品質，但它甚至還可以失去其液體效力，像一道乾燥劑那樣作用。水能除潮。這是「同類相剋」（similia similibus）的古老原理；不過它作用在水身上時，出現的是另一種意義，而且要透過一整套顯而易見的機制來作中介。對某些人來說，冷水可以乾燥，相反地，熱力卻能保持水之潮溼。熱力實際上可以張開機體的細孔，鬆弛其薄膜，透過這樣的二次度效應，讓溼氣浸潤它們。熱力為液體打出一條路。這就是為什麼，十七世紀為人使用和誤用的所有熱飲料，會有造成危害的可能：鬆弛、普遍潮溼、整個有機體陷入柔弱，這些便是飲沖泡劑過多的人所可能遭到的問題。而且，既然以上所提全是陰性軀體的特徵，和陽性的乾燥結實正相對立，[54] 那麼，熱飲料的過度飲用，便有可能造成人類的普遍女性化。「人們不無道理地譴責大部分的男人，在接觸女性的柔弱、習性和傾向之後，產生了退化現象；他們只有在基本體質上不和她們相像。溼潤劑的過度使用，使得變化很快地加速進行，並使兩性在身心兩方面變得幾乎完全相似。如果這項偏見在人民之中擴大其霸權，那便是全人類的不幸；不再有勞動者，不再有工匠和士兵，因為他們不久便會喪失其職業所必需的力量和氣魄。」[55] 在冷水之中，其寒冷的性質凌駕潮溼的性質之上，因為冷為使組織收縮、抵抗浸潤的可能性：「當我們在冷水裡洗澡或當我們被冰冷所侵入，我們會看到血管和肌肉組織如此地緊縮。」[56] 因此，冷水浴弔詭地反而可以強化有機體，使它免除因為潮溼

---

54 參考勃歐斯那（BEAUCHESNE），《靈魂病變之影響》（*De l'influence des affections de l'âme*），p. 13。

55 普列薩文（PRESSAVIN），《氣鬱症新論》（*Nouveau traité des vapeurs*），「前言」未分頁。也請參考替索：「大部分的疾病源於自茶壺。」（《給文學人士的保健忠告》[*Avis aux gens de lettres sur leur santé*]，p. 85）

56 ROSTAING，《氣鬱症之反思》（*Réflexions sur les affections vaporeuses*），p. 75。

而來的柔弱，就如霍夫曼所說，它為「各部位發出基調，加強心臟和血管的律動收縮力。」[57]

　　然而在其他質性直覺中，這個關係卻被倒轉過來；這時是熱力乾涸了水的溼潤力，相反地，清涼反而加以保持，並使其生生不息。為了治療由於「神經卷曲」和「薄膜乾燥」[58] 所引起的神經病，波姆並不推薦熱水浴，因為它可以幫助體內作惡的熱力；他推薦的是溫水浴或冷水浴，它們可以浸透機體組織，使之恢復柔軟。在美國自發地為人實施的，不就是這個方法嗎？[59] 在治療的進展當中，它的效應、甚至它的機制，不都可以眼見的嗎？因為在其危機最尖端，病人們漂浮於浴水之上──他們體內的熱力使其中的空氣和液體變得如此稀薄；但如果他們長時間留在水裡，「每天留上三、四或甚至六小時，」這時便會出現鬆弛，水逐漸地浸潤薄膜和纖維，身體沉重下來，自然落入水底。[60]

　　十八世紀末，水的力量因為性質本身過度豐富而告衰竭：冰冷的水可以加熱；熱水可以造成冷卻效果；它不但不溼潤，還會強固，它能藉寒冷硬化，或以它本身的熱力來維持火。為善與為惡的所有價值，在它身上不加分別地交錯著。它可以和所有事物合作。在醫學思想裡，它形成一個可以任意折曲利用的治療主題，而其效應可以用最多樣的生理學和病理學來理解。它有這麼多的價值，這麼多種作用模式，它能鞏固一切也能削弱一切。無疑地，也就是水的多價狀況才會產生這麼多的議

57　霍夫曼，《作品集》（*Opera*），II, section II, § 5。亦參考 CHAMBON DEMONTAUX，「冷水浴可以溼潤固態元素。」《婦女病》（*Des maladies des femmes*），II, p. 469。

58　波姆，《兩性氣鬱症》（*Traité des aftections, vaporeuses des deux sexes*），第三版，1767, pp. 20-21。

59　LIONET CHALIIIERS，《醫學雜誌》（*Journal de médecine*），1759 年 11 月，p. 388。

60　波姆，前引書，p. 58 註。

論，最後造成了它的中性化。到了匹奈時代，水仍然受到使用，不過這時已經回復為完全清澈的水，在它身上的品質超載已經完全為人消除，而它的作用模式也只能是機械式的。

淋浴在此之前，和浸浴和飲料相比，比較不常為人使用，但到了這個時候，它變成了一個特別受到注重的技術。弔詭的是，這時水雖然有前一個時代的所有生理學變貌，在這時卻找回了它簡單的淨化作用。在它身上唯一被加上的性質便是暴力，它必須要形成一股難以抵擋的巨流，把所有形成瘋狂的不潔一齊帶走；以它本身的治療力量，它必須要能把個人簡化為它最簡單的表示，簡化為其最單薄和最清純的生存形態，並如此為它提供新生；匹奈解釋說，要點在於「深入其原始痕跡，破除精神錯亂者的乖張的理念，這只能是在一種可說是接近死亡的狀態中來磨滅它們。」[61] 由此導出像十八世紀末和十九世紀初，廈倫頓院收容所裡運用的著名技術：這是名符其實的淋浴——「精神錯亂者被綁在椅子上，其上放著裝滿冷水的儲槽，透過一條大橡皮管，把冷水直接灌到他頭上」；另一個手法是突襲浴（bains de surprise）——「病人走下走廊到房子的一樓，進入一間有圓頂的方廳裡，裡頭建有一個水池；人們突然從背後把他推入水中。」[62] 這樣的暴力，允諾著洗禮後的再生。

第四、運動之規制（régulation du mouvement）。如果說，瘋狂的確是血氣不規則的激動、纖維和意念雜亂無章的運動——那麼瘋狂同時也是身心的窒塞、體液的滯礙、纖維因為僵硬而失去動態、意念的固置、對某一主題的過度注意而忽略它者。這時候，重點便在於如何讓精神和血氣、軀體和心靈可以重得動態，回復活潑的生命。不過我們也必須衡量和控制這個動態，以免它成為纖維無用的騷動，而不再與外在世

---

61 匹奈，《哲理醫學》（*Traité médico-philosophique*），p. 324。
62 艾斯基洛，《論心智疾病》（*Des maladies mentales*），II, p. 225。

界的刺激相關。推動這項治療主題的，乃是重塑動態的理念，而且還要求它與外在世界的明智活動相和諧。由於瘋狂既可能是沉默的停滯、頑強的固置，又有可能是錯亂和激動，治療便把目標放在引發病人身上規則和真實的運動，也正因此，這項運動必須遵循外在世界的運動規則。

人們喜歡重新提出古人的堅定信仰，他們認為不同形態的行走和跑步有益健康：簡單的散步可以同時鬆弛亦強健身體；直線加速的跑步，除了可以使體內的漿液良好分布以外，還能使器官輕盈；穿著正常服裝跑步，可以使組織溫熱和柔軟，也可以放鬆變得過於僵硬的纖維。[63] 西丹漢特別建議憂鬱症和疑病症患者騎馬散步：「就我所知，最能強健和滋生血液及血氣的，莫過於天天騎馬在野外作距離稍長的散步。這樣的運動，可以造成雙倍振動，使得滯留肺部、及尤其是下腹內臟中的排泄血液可以釋出。它還能使纖維具有彈性，重建器官機能，重振自然體熱，以出汗或其它方式排出或復原發展不良的體髓，消除阻塞，打通所有的通道，最後還可以造成血液連續不斷的運動，因而使它再生和獲得一股不凡的活力。」[64] 海水的起伏擺盪，是世上最有規律、最自然、最符合宇宙秩序的運動——德·藍克禾過去認為此一運動非常有害人心，因為它會向人提供危險重重的誘惑、不可思議而且永未滿足的夢想，它便是惡性無限的形象——然而十八世紀卻認為這個運動最能規律器官的動態。它所表達的乃是自然節奏本身。吉爾克里斯特（Gilchrist）寫了一整本書《論海上旅行的醫學效用》（*on the use of sea voyages in Medecine*）；委特則認為這個療法難以應用在憂鬱症患者身上；「要這

63　BURETTE，《古人之跑步史》（*Mémoire pour servir à l'histoire de la course chez les Anciens*），《美文學院論文集》（*Mémoires de l'Académie des Belles-Lettres*），t. III, p. 285。

64　西丹漢，〈論歇斯底里〉（*Dissertation sur l'affection hystérique*）；《實用醫學》（*Médecine pratique*），Jault 譯，p. 425。

一類病患下決心去作長程海上旅行，有其困難；不過，我們還是得提出一個疑病性氣鬱患者的例子：這位年輕人被迫坐船旅行四、五個星期之後，突然宣告痊癒。」

旅行還有一種附帶效益：它可以直接作用於意念的運行之上，或說因為它只是經由感覺而作用，所以路徑比較直接。以千變萬化的風景來化解憂鬱症患者之執著：這是上古以來，即已為人採行的舊療法，但十八世紀又再加以重新堅持利用，[65] 而且還加以變化，使它有從真實旅行到文學和戲劇裡的想像旅行這樣多的類別。勒・卡謬（Le Camus）認為所有氣鬱症患者，如果要「舒鬆頭腦，」可以採用下列療方：「散步、旅行、騎馬、戶外運動、跳舞、看戲、讀有趣讀物、所有使人有事可忙、忘去執念的事物。」[66] 鄉下的風景，因為甜美多姿，可以使憂鬱症患者擺脫煩惱執念，並「使之遠離能喚醒其痛苦回憶之處。」[67]

但，相反地，躁狂中的激動，則可能用規則運動的良好效應來加以糾正。這裡問題不再是回復運動狀態，而是如何規律其激動，使它暫停進展，穩固其注意力。旅行的效力不再來自於連續性的持續打破，而是因為它提供了新鮮的事物，因為它令人產生好奇。患者的精神不受任何規則羈握，而且還因為內在振盪而脫離自身控制，旅行則讓我們可以由外部來捕捉這個精神。「如果我們覺察到有些物品或人物，可以使躁狂患者在無章雜念的追求中，停下來對其它事物加以注意，那我們必須經常使患者可以面對這些人事。旅行的好處，理由相同：它可以阻斷老念

65　李歐多認為，憂鬱症的治療並非醫學範圍，而是「屬於消散及運動」（《實用醫學詳解》[*Précis de médecine pratique*]，p. 203）。索窪吉建議騎馬散步，因為眼前會出現繽紛的形象。（《疾病分類學》[*Nosologie*]，t. I, III, p. 30）

66　勒・卡謬，《實用醫學》（*Médecine pratique*）（引用於 POMME，《新文選》[*Nouveau recueil de pièces*]），p. 7。

67　CHAMBON DE MONTAUX，《婦女病》（*Des maladies des femmes*），II, pp. 477-478。

頭的延續,並提供可以固定注意力的事物。」[68]

運動療法因為可以帶來變化,被用來治療憂鬱症,又因為它可以建立規律,被人運用於躁狂症。隱藏在運動療法背後的理念,乃是外在世界對錯亂精神的吸收。它同時既是一種「步伐調整」,也是一種轉化,因為運動在規範韻律的同時,又因為它的新穎或多變,構成一個以精神為對象的召喚,要它離開自身,重返世裡。如果說,浸泡法背後,的確一直藏有淨化以及二度新生裡接近宗教情懷的、倫理的回憶——那麼在運動療法裡,我們也仍能認出一個對稱的、但完全逆轉的道德主題:重返世界,信賴其智慧,重新回復到一般秩序之中,並由此忘卻瘋狂,因為瘋狂乃是一個純主觀的時刻。我們可以看到,即使是在治療手段的經驗主義中,仍可發現組織古典時代瘋狂體驗的重大結構。作為錯誤和過失,瘋狂既是不純,也是孤獨;它遠離世界和真理;但也就因此,它被囚禁在惡痛之中。它是雙重的虛無,因為它是惡痛這個非存有的可見形式,而且又在空虛和譫妄的色相之中,傳布著非存有的錯誤,它是完全的**純粹**,因為它便是無,或說遠離一切真相的主體性消逝點;但它也是完全的**非純粹**,因為它所是之「無」,便是惡之非存有。治療技術,即使在最具想像張力的物理象徵上——一方面是強化和回復運動,另一方面則是淨化和浸泡——都祕密地遵從這兩個基本主題;同時要使主體回復到原初的純潔,又要使它擺脫純粹的主觀性,對它進行世界的啟蒙;消滅使其異化於自身的非存有,並使它重新向外在世界的飽滿、存有的堅定真理開放。

這些技術的意義將會消失,但技術本身卻會殘存下來。未來,瘋狂

---

68 居倫,《實用醫學指引》(*Institutions de médecine pratique*),II, p. 317。同一個理念也是工作治療法的基礎。十八世紀時,工作坊在醫院中的存在,開始由此得到支持理由,雖然這個現象早已存在。

會處於非理性體驗之外，擁有純心理和純道德地位，那時古典主義所藉以定義瘋狂的錯誤和過失關聯，便會被緊縮於犯罪（culpabilité）的單一概念之中，這些療術殘留下來，其意義卻減縮許多；人們尋求的只是機械性的效應，或是一種道德上的懲罰。運動規律法便是如此退化為著名的「旋轉機器」（machine rotatoire）。馬森・柯克斯（Mason Cox）曾在十九世紀初展示其機制和論證其效應：[69] 一根柱子被垂直地固定於天花板和地板之間；人們把病人固定於柱子水平轉樑上的椅子或睡床之中；利用一個「不太複雜的齒輪組」，我們可以使「機器以隨心所欲的速度」運轉。柯克斯提到一個他親身所作的觀察；病患的憂鬱症使他進入木僵狀態；「他臉色發黑，而且呈鉛灰色，兩眼發黃，目光一直固定於地上，四肢似乎不能動彈，舌頭乾燥不靈，脈搏緩慢。」人們把他放在旋轉機器上，為他施加速度越來越快的運動。效果超乎所望；因為過度受到震動，憂鬱症的僵硬變成了躁狂症的激動。不過在這個初期效應消失了以後，病人又回復到原初的狀態。節奏於是得到修正；機器轉得非常快，但有規律的中斷，而且停頓的方式非常粗暴。憂鬱症得到驅除，但旋轉卻沒有足夠的時間可以引發躁狂症的激動。[70] 舊有治療主題的重新使用，它的特性便顯露於這項憂鬱症的「離心療法」之中。運動的目的不再是使病人重獲外在世界的真相，它只是要產生一系列純機械和純心理的內在效應。治療所遵從的，不再是真實的存在，而是某種運作上的規範。在這個舊方法的新詮釋之中，有機體只和它自身和其本性產生關連，然而，在原初的版本裡，要被恢復過來的，卻是它和世界間的關係、它和存有及真理之間的基本連繫：如果，我們再補充說，

69　旋轉機器的發明人仍有爭議，其可能人選有 Maupertuis，達爾文，或是丹麥人 Katzenstein。

70　馬森・柯克斯，《精神錯亂之實務觀察》（*Practical observations on insanity*），Londres, 1804，法譯本，1806, pp. 49 sq。

旋轉機器很早便被當作威脅和懲罰，[71] 那麼我們便能瞭解這些療法在整個古典時代所具有的沉重意義，是如何變得輕薄起來。現在人們只滿足於規範和懲戒，用的方法在過去卻是用來驅除過失、取消錯誤，使得瘋狂可以重獲世界光明燦爛的真相。

＊　　　　＊　　　　＊

1771 年，比安維爾在《論女性求偶狂》中寫道，有時「只處理想像力，便能治癒；但如果只從身體下手，則不可能或至少幾乎不可能進行徹底的治療。」[72] 勃歇斯那（Beauchesne）不久以後也說道：「如果人們只用生理療法來治療瘋狂患者，將會徒勞無功……物質療法如果要得到完全的成功，便需要配合端正和健全的精神應能供予病弱心靈的援助。」[73]

這些文獻並未顯示出心理治療的必要；它們毋寧標記著一個時代的終結：對於那時的醫學思想而言，生理藥劑和心靈治療間的差異，仍非自明之理。後來象徵的統一體開始崩潰，醫療術也由其全盤意義中解放出來。它們被人認為只有局部效果——或是作用於身，或是作用於心。治療重新改變方向：集合於其主要性質四周的疾病意義單元，不再是它的承載者；現在治療法得對疾病的種種組成元素進行個個擊破；它構成了一連串的局部破壞，但其中的心理出擊和生理干涉只是併立和相加，卻永遠互不滲透。

事實上，那些對我們來說已經顯出心理治療初生樣態的療法，對應

71　參考艾斯基洛，《論心智疾病》（*Des maladies mentales*），t. II, p. 225。

72　比安維爾，《論女性求偶狂》（*De la nymphomanie*），p. 136。

73　勃歇斯那，《靈魂病變之影響》（*De l'influence des affections de l'âme*），pp. 28-29，

用它的古典醫生來說，一點也沒有這種意義。自從文藝復興以來，人們
又重新發現上古認為音樂所具有的所有療效。它對瘋狂特別有效。施恩
克（J. Schenck）治癒了一名「深度憂鬱症患者」，方法是讓他聽「他
特別喜歡的樂器協奏」；[74] 亞布萊希特（W. Albrecht）也同樣地治癒了
一名譫妄患者：他徒然嘗試所有其它療法後，要人在病人發作的時候唱
「一支小曲，它喚醒了病人，給他愉悅，使他發笑，而且一勞永逸地消
除了過激狀態。」[75] 人們甚至還提到音樂治癒癲狂的病例。[76] 然而，這
些觀察一直不曾得到心理學詮釋。如果音樂有療效，那是因為它作用
於人的全體，它以同樣的直接及效率深入身體和心靈：狄默布羅克不
是知道有些鼠疫患者被音樂治癒的例子嗎？[77] 當然，人們不再像波爾塔
（Porta）那樣，接受說音樂的物質音響，可以把隱藏在樂器實質裡的
神祕效能傳達給身體；當然，人們也不再和他一樣相信，用「冬青木笛
（flûte de thyrre）吹出來的活潑曲調，可以治癒淋巴體質者，或是用
「蒜藜蘆笛（flûte d'hellébore）吹出來的溫柔曲調」可以為憂鬱症患者
解除痛苦，更不認為我們應該拿「一根用芝麻菜（roquette）或鳶尾莖
（satyrisin）作成的笛子，來治療無能和冷感的男人。」[78] 但如果音樂不

---

74 施恩克《觀察》（*Observationes*），1654 年版，p. 128。

75 亞布萊希特，《音樂的效用》（*De effectu musicae*），§ 314。

76 《皇家科學院史》（*Histoire de l'Académie royale des sciences*），1707，p. 7。及 1708, p. 22。亦請參考 J.-L. ROYER，《人體中的聲音及音樂》（*De vi soni et musicae in corpus humanum*）（Montpellier 論文）：DESBONNETS，《音樂對神經病的效果》（*Effets de la musique dans les maladies nerveusses*）（《醫學雜誌》[*Journal de médecine*], t. LIX, p. 556）。ROGER，《音樂對人體的影響》（*Traité des effets de la musique sur le corps human*），1803。

77 狄默布羅克，《黑死病》（*De peste*），liv. IV, 1665。

78 波爾塔，《自然的魔術》（*De magia naturali*）（引用於《百科全書》[*Encyclopédie*], 「音樂」條）。據說 Xénocrate 已使用蒜藜蘆笛來治療精神錯亂者，楊木笛來治坐骨神經痛。參考 ROGER，前引書。

再傳送隱藏於實質之中的效能，音樂仍對身體具有療效，因為它可以對它施與種種性質。音樂甚至形成最嚴謹的性質機制，因為它原先只是運動，但傳到耳朵以後，卻又立刻變成質性效果。音樂的治療價值來自這項變化在體內的逆轉，性質又再分解為運動，感官上愉悅則回復它的本來面目，也就是規律的振動和緊張的平衡。人是一個身心一體的存在，它反向行走和聲的循環，由和諧之感重新降至調和之音。樂聲在此解體，但健康卻得以恢復。不過另外還有一條更直接和更有效的路徑；這時人不再扮演反樂器的負面角色，相反地，他的反應彷彿他本身就是樂器一般：如果我們把人體當作是由多少緊繃的纖維組合而成，而把這些纖維的感受力、生命、運動都加以抽象化，這時我們便可毫無困難地作出以下的構想，音樂在纖維上所產生的效應，應該和它對鄰近樂弦所產生的效應相同」；這是回響效應，不需遵循聽覺長而複雜的路程。神經類屬和充滿空氣之中的音樂一齊振動：纖維就像「聾舞女」，隨著它們聽不到的音樂翩翩起舞。這時音樂的重組乃是在身體內部直接完成，由神經纖維直到靈魂，協和樂音的和諧結構重新引入激情的和諧作用。[79]

激情在瘋狂療法中的使用，此一事實本身不應該被理解為一種心理醫療。利用激情去對付精神失常，仍是以最嚴格的身心統一體為對象，使用的則是這個事件的雙重效應體系，和其意義的立即相應。藉激情來治療瘋狂，預設著身、心之間的相互象徵體系。十八世紀中，恐懼被認為是最值得在瘋人身上引發的激情之一。人們斷定，躁狂症患者和狂怒者受到拘束，而恐懼便是此一拘束的自然補充物；人們甚至夢想，就像是一種動物馴服法，要使得躁狂者每一次的發怒，都要很快地引起恐

---

79 《百科全書》（*Encyclopédie*），「音樂」條。亦參考替索（《神經論》[*Traité des nerfs*]，II, pp. 418-419），對他而言，「音樂乃是最原始的藥品，因為它的模範是鳥鳴。」

懼，作為其補償：「只有力量才能戰勝躁狂者的狂怒；要以恐懼對抗憤
怒，才能馴服憤怒。如果在病人的精神之中，懲罰及公開受辱的恐怖，
和憤怒的發作連接在一起，那麼兩者必會隨同出現；毒藥是不能和解毒
劑分離的。」[80] 不過，恐懼的效力不只限於疾病的效應之上：它可以作
用於疾病自身，加以消除。實際上，它可以固置神經系統的運作，它在
某種意義下，僵化活性過大的纖維，遏制它們所有的混亂運動；「恐懼
是一種可以減輕腦部興奮的激情，因此它可以鎮定過度的興奮，尤其是
躁狂患者易怒的興奮。」[81]

　　如果恐懼和憤怒所形成的對立雙元組，可以有效地對付躁狂者的激
動，這一組激情也可以逆向使用，用來對付憂鬱症患者、疑病症患者、
所有淋巴體質者無根據的懼怕。替索重拾舊說，認為憤怒既然是膽汁的排
放，那麼它應該可以被用來融解堆積在胃和血裡的淋巴液。憤怒使神經纖
維進入更大的緊張狀態，因此可以使它們強而有力，回復失去的彈性，如
此懼怕便得以消除。[82] 激情療法建立於持續的性質和運動的隱喻之上；它
總是意謂著這些性質和運動可以立即以其特有的方式，在身心之間轉換。
史丹曼特（Scheidenmantel）在他處理此種療法的專著中說明，要用到它
的情況如下：「如果要痊癒，體內必須要產生的轉變，相同於此一激情
所會帶來的變化。」這是為什麼它可以是所有生理療法的普遍替代者；
它只是用另一條途徑得到同樣的連串效應。在激情療法和藥物療法之間，
並沒有本性上的不同；它們只是通達身心共同機制的不同模式。「如果
病人不可能以理性做到痊癒所需之事，此時必須利用激情。」[83]

80　克里克頓（CRICHTON），《心智疾病》（*On Mental Diseases*）。（引用於
　　REGNAULT，《論能力程度》[*Du degré de compétence*]，pp. 187-188）
81　屠倫，《實用醫學指引》（*Institutions de médecine pratique*），t. II, p. 307。
82　替索，《神經論》（*Traité des nerfs*），t. II。
83　史丹曼特，《以激情為療方》（*Die Leidenschaften, abs Heilmittel betrachtet*），

　　因此，生理、心理療法間的差異，雖然對我們來說是立即可解之事，卻是不可能以絕對的嚴謹，被當作古典時代中的有效區分來加以運用，或至少把它當作具有意義的區別。這項差異真正開始以深刻的方式存在的那一天起，恐懼的使用，已不再是一種固定運動的方法，而是被當作一種懲罰；這時喜悅意謂的不再是機體的舒張，而是補償；同樣的，憤怒也只是對計畫性的侮辱的回應罷了；簡言之，十九世紀發明了著名的「道德療法」，同時也把瘋狂和其治療導入定罪遊戲之中，由這一刻起，這項差異才告確立。[84] 生理和心理之間的區別，要在精神醫學裡成為實用概念，只有在瘋狂的問題意識轉向質疑責任主體之時才會確立。這時定義出來的是一個純道德的空間，完全符合現代人尋求自身深度和真相的心理內在性。十九世紀前半葉，生理療法傾向成為無辜機制的治療，心理治療呢，則傾向成為犯錯自由的治療。由此時起，作為治療法的心理學，便以懲罰為其組織核心。在尋求平息痛苦之前，它先以道德的嚴格必要性來處理痛苦。「不必安慰，因為安慰是無用的；也不必說理，因為說理也說服不了。不要和憂鬱症患者一起悲傷，因為您的悲傷只會使他們的悲傷更加持續；和他們在一起時，也不要顯出快活的樣子，他們會受到傷害。要非常地沉著，而且有必要時，還要非常嚴厲。讓你的理性成為他們的行為準則。只有一條絃仍舊在他們身上振動，那便是痛苦之弦；要有足夠的勇氣去碰觸它。」[85]

　　依笛卡兒的定義，存有兩種實質，一種具廣延性，另一種會思想。

1787。引用於 PAGEL-NEUBURGER，《醫學史手冊》（*Handbuch der Geschichte der Medizin*），III, p. 610。

84　吉斯蘭（Guislan）所列道德鎮靜劑如下：依賴感、威脅、嚴峻之言、自尊之損傷、孤離、閉隱、懲罰（如旋轉座椅、突然的淋浴、Rush 懲罰椅），有時飢渴亦可列入。（《頭疾》[*Traité des phrénopathies*]，pp. 405-433）

85　勒黑，《瘋狂之心理學斷簡》（*Fragments psychologiques sur la folie*），Paris, 1834，參考「一個典型的案例」，pp. 308-321。

然而，醫學思想中的身心異質說，並不來自笛卡兒的定義；笛卡兒之後一個半世紀的醫學，在問題和方法的層次上，都沒有能做到這項分離，也沒有把兩種實質間的區別當作是機體和心理之間的對立。不論是笛卡兒派或反笛卡兒派，古典醫學從未把笛卡兒的形上學二元論導入人類學考量之中。當醫學分離身心時，也不是因為它重新效忠笛卡兒的《沉思錄》（*Méditations*），而是因為它對過錯有新的注重。在瘋人治療中分離出身心兩種療法的，只是獎懲措施。只有從瘋狂被異化為犯罪的那一天開始，純心理醫學才有可能存在。

＊　　　　　＊　　　　　＊

然而，古典醫學實務中的一整個面向，卻可以對上述這一點作出長篇大論的反駁。在所有的療術之中，純心理元素似乎也有一席之地。不然，我們怎能解釋人們為何如此重視鼓勵、勸導、說理，為何獨立於軀體療法之外，古典醫生和病人間所進行的對話會如此受到重視呢？如何解釋何以索窪吉能以和他所有同代人一致的態度，寫出以下的主張：「要治癒靈魂的疾病，我們自己得作哲學家。因為這些疾病之起源，不外只是病人強烈地慾望著一件他認為善的事物，而醫生有責任用堅強的理由向他證明，他如此熱烈慾求的事物，乃是表面的善，真實的惡，以便他脫離錯誤，回到正道。」[86]

事實上，這種逼近瘋狂的取徑，和前面我們已經談過的各種方式相比，並沒有更多或更少的心理成分。語言、真理或道德言詞，仍然直接和身體相連；我們在此可以再度引用比安維爾的《論女性求偶狂》，因為其中明白地顯示出，一項倫理原則的採納或拒絕，如何可以直接轉變

86　索窪吉，《方法性疾病分類學》（*Nosologie méthodique*），t. VII, p. 39。

為有機過程。[87] 不過，轉變身心其同質性的技術，和以論述進擊瘋狂的技術，兩者之間存有本質上的不同。前者是一種意義位移的技術，處理的疾病是一種屬性上的變質；後者則是一種語言的技術，它處理的瘋狂被視為理性和其自身的辯論。以後者的方式，此技巧的開展領域，乃是以真相或錯誤為角度來「處理」瘋狂的領域——這裡取「處理」這個詞的所有意義。[8] 簡言之，在古典時代之中，瘋狂療法裡一直存有兩個併立共存的技術世界。其中之一，以性質的內在機制為基礎，並且認為瘋狂基本上是**激情**，也就是說，某種同時隸屬身心的混合物（運動─性質）；另一個領域的基本預設，則是和自身論理的理性論述運動，瘋狂在此被當作是錯誤，語言和形象中的雙重空幻，**譫妄**。激情相譫妄的結構性循環，乃是古典瘋狂體驗的構成者。在這裡，它又在技術世界裡重現——但那是一種節略的形態。它的統一在其中只是遙遙顯出側影。在瘋狂的醫學之中，像是以大字排寫，立即可見的卻是一種雙元的、幾乎呈對立的狀態：一邊是消除疾病的方法，另一邊則是進擊非理性的形式。後者可以被歸結為三個基本樣式。

第一、**喚醒**（le réveil）。既然妄想是清醒者的夢想，因此我們必須使得妄想者擺脫這種接近睡眠的狀態，把他們由被形象所包圍的白日夢中喚醒，回到真正的清醒狀態，好讓夢境在感知的形像之前消失無蹤。這是絕對的甦醒，它把所有形態的幻象，一個接一個地排除開來。笛卡兒《沉思錄》的開頭部分，便在追求這樣的甦醒，而且弔詭地在夢的意識本身和受騙的意識之中，發現了它。不過，瘋子們的甦醒。卻要由醫學來進行，它使笛卡兒孤獨的勇氣，轉化為喚醒者權威的干預。這時喚醒者因為睡眠中的醒者所具有的幻象而更加確定自己的清醒：這是

---

87 比安維爾，《論女性求偶狂》（*De la nymphomanie*），pp. 140-153。
[8] 法文 traiter 有處理、對待、治療、商談等意義。

一條捷徑，它武斷地切過笛卡兒的漫長跋涉。笛卡兒在其決心進行的追求終點才發現的，存在於一個絕不和自我分離、絕不分裂的意識的重疊中的東西，卻被醫學由外部強加進來，而且存在於醫生和病人的分離之中。醫生和瘋人的關係，複製了我思和夢、幻象及瘋狂產生關係的時刻。這是完全外在的我思，是思考過程本身的它異者，而且只能以爆發的方式強加於思考之上。

　　清醒爆發式的闖入，這項結構乃是最常見的瘋狂療法之一。有時它的外貌看來最為簡單，其中卻負載著最多的形象，又最被認為具有立即效力。人們接受以下的說法：一位少女，在非常強烈的憂傷後患了痙攣症，因為人家在十分貼近她的地方開了一槍，治好了她的病。[88] 不過也不必這麼極端，使得喚醒法出現這種想像性的實現，突發和強烈的感情也可獲致同樣的結果。勃艾哈夫對哈爾蘭市（Harlem）的痙攣症患者們所進行的著名治療，其意旨便是如此。在該市的救護院中，痙攣症大肆流行。雖然使用了高劑量的抗痙攣藥，仍告無效。勃艾哈夫便下令「要人抬出一些裝滿熾熱火炭的爐子，在其中燒紅某種外形的鐵勾；接著他高聲宣布，既然前面所有用來治痙攣的方法都已宣告無效，他只知道還有一個方法可以使用，那就是不論男女，只要是痙攣病患，就用一支火紅的鐵勾來燒灼他們的手臂，直至見骨為止。」[89]

　　另一種方式比較緩慢，但能開向更確定的真理，那便是由智慧本身而來的開悟。此時智慧必須以持續不懈的堅持，逐步穿越瘋狂的世界。威里斯便是向這個智慧及其種種形式請求治療瘋狂的良方。針對痴呆症患者，必須求助於教學智慧；「必須要由一位努力獻身的師父來徹底教

88　《皇家科學院史》（*Histoire de l'Académie royale des sciences*），1752。由李歐多所宣讀的記事。

89　引用於委特，《神經病》（*Traité des maladies nerveuses*），t. I, p. 296。

誨他們」；他們的教育必須一點一滴地緩慢進行，就像在小學裡的兒童教育。憂鬱症患者們所需的智慧，則必須以最嚴謹和明顯的真理作為模範：存於患者妄想中的所有想像成分，在無可反對的真理光照之中，便會銷聲匿跡；這是為何要強力推薦他們學「化學和數學」的原因。至於其他人，可以消除其譫妄的智慧，存於井然有序的生活之中；並不需要特別加上另一種真理，只要日常生活中的真理就夠了；患者留在家中，「必須繼續治事、齊家、整理和耕耘屬地、花園、果園、田地。」相對地，能夠逐漸把躁狂症患者的精神引回真理光照之下的，反而是精確的社會秩序，它由外而來，甚至在必要時，還要用強迫手段進行：「因為以上的原因，對於收留在專門處所裡的無理性者，醫師和謹慎的助手的對待方式，是要使他可以一直維持其責任、儀態、道德，其方法則是隨時隨地施加警告、責備、處罰。」[90]

這種喚醒瘋狂的權威方法，在古典時代中漸漸地喪失了原有意義，窄縮為道德法則的回憶、改過向善、服從律法。威里斯所謂的重返真理，索窪吉不再完全暸解。對後者而言，這只是對善良的清晰確認：「如此，我們便能喚醒那些因為虛假的道德哲學原則而迷失的人，使他們重返理性，只要他們願意和我們一起檢討什麼是真正的善，什麼是應當作出的選擇。」[91] 在此，醫生已不是開悟者，而是道德學家。替索認為，對抗瘋狂，「純粹無缺的良知乃是上乘的預防。」[92] 不久之後，對匹奈而言，真理的開悟不再有治療意義，重要的只是服從和盲目的降伏：「在大量病例之中，躁狂症的基本治療原則在於先進行有力的鎮壓，接著再柔善

90　威里斯，《作品集》（*Opera*），t. II, p. 261。

91　索窪吉，《方法性疾病分類學》（*Nosologie méthodique*），t. VII, p. 28。

92　替索，《給文學人士的保健忠告》（Avis aux gens de lettres sur leur santé），p. 117。

對待。」[93]

第二、戲劇性的實現。這種治療技術至少在表面上嚴格對立於喚醒法。在喚醒法中，妄想的立即活躍，和理性的耐性工作相對抗。理性或是以緩慢教育的形態出現，或是以權威闖入的形態出現，但理性以其自身便可立足，彷彿它自身的重量便能讓它如此。瘋狂的非存有性、其錯誤的虛幻性，最後終將讓步於真理的壓力。在現在技法中呢，治療完全在想像空間中進行其操作；這裡牽涉的是非真實和其自身的共謀關係；應該讓想像力玩它自己的遊戲，有意地激起新形象，延續妄想的線索繼續妄想下去，如此，不需對立和衝突，甚至不需要明顯的辯證，便能弔詭地治癒疾病。健康應該包圍疾病，並以囚禁疾病的虛無本身來征服疾病。想像力「生病時，只能藉由非常健康和經過鍛鍊的想像力的效果，才能被治好……。治好病人想像力的是恐懼、強烈痛苦的感官印象，或是幻象，這一點並不重要。」[94] 幻象可以治癒幻想——相對地，只有理性才能解放非理性。那麼，想像的這種擾人的力量究竟是什麼呢？

由於形象的本質便是使人將它誤認為現實，相對地，真實也能摹擬形象，讓人覺得它和形象有相同的實質，相同的意義。感知能夠在沒有衝突、沒有阻礙的情況下，延續夢想，填滿其中的空缺，確證其中難以成立的事物，最後將其完成。如果幻象可以顯得和感知一樣地真實，那麼感知也可以成為幻象明顯可見、不容置疑的真相。這便是「戲劇性實現」療法的第一個階段：把非現實的形象整合於真實的感知之中，但又讓後者不對前者產生矛盾，甚或質疑。依此理，魯西他努斯（Z. Lusitanus）講過一名憂鬱症患者的痊癒故事。這位患者自認犯下重罪，

93　匹奈，《哲理醫學》（*Traité médico-philosophique*），p. 222。
94　HULSHORFF，有關傾向的演說，柏林學院宣讀。引用於《保健報》（*Gazette salutaire*），1769 年 8 月 17 日，n° 33。

在塵世之中便已受到天譴。由於不可能藉由合理的論證去說服他，讓他相信自己還能獲得拯救，人們便接受了他的妄想，讓他面前出現一位白衣持劍的天使，在一番嚴厲訓誡之後，天使向他宣布他的罪惡已經得到赦免。[95]

就在這個例子上，我們已能看出第二階段的梗概。形象的**實現**仍不足夠；我們必須**延續譫妄的論述**。原因在於，在病人無理智的主張之中，存有一個說著話的聲音；這聲音遵從它自己的文法，而且說出一個意義。我們必須維持這個文法和意義，使得幻想實現為真實時，不會顯出層次的變化，彷彿不同語言間的轉譯，而意義也受到改變。必須讓同樣的語言繼續說下去，維持著論述上的嚴謹，只是加入了一項新的演繹元素。然而，這項元素並非無關緊要；重點不在於繼續妄想，而是要在延續它的同時，嘗試去完成它。必須把它導向極端和危機狀態，如此，不需外在異物的加入，它便會和自身對抗，並且和自身真相的要求相辯論。因此，真實的感知論述，在延伸形象的譫妄語言之時，應該在不脫離其法則或其管轄的情況下，對它行使一個正面功能；論述應該以其本質為核心，壓縮這個語言；如果它冒著確認它的危險去實現它，目的是為了使其產生戲劇化的發展。人們提出一個病例說，病人自認已死，而且因為不進食，即將真實死去；「一群人，臉色蒼白，穿著像是死人，進入了他的房間，架起一張桌子，擺上菜餚，在他床前吃喝起來。飢餓的死人張眼看著這一切；人們驚訝於他留在床上不動；人們說服他說死人至少和活人吃得一樣多。他對這項習慣做出了非常良好的適應。」[96]妄想的各個元素是在一個持續的論述之內，才會進入矛盾，掀起危機。

---

95 魯西他努斯，《醫學實務》（*Praxis medica*），1637, obs. 45, pp. 43-44。

96 《有關傾向的演說》（*Discours sur les penchants*）。HULSHORFF，柏林學院宣讀。引用於《保健報》（*Gazette salutaire*），1769 年 8 月 17 日，n° 33。

非常曖昧地，這同時既是醫學性亦是戲劇性的危機；在此，而且只是短短數年之間，希波克拉特以降的整套西方醫學傳統，突然和劇場經驗主要的形式之一，發生了交疊。眼前出現的是一個大主題，其中的危機乃是無理智者和理智之間、理性和非理性之間、人的清醒狡智和精神錯亂者的盲目之間的對抗，這個危機將會得勝，因為在幻象轉過頭來攻擊自己之時，便會朝向耀眼眩目的真相開放。

　　這項開放內在於危機之中；而且甚至是危機以其立即且逼近的性質，構成了其中最基本的部分。不過，開放並非直接來自危機。如果要使危機不只是戲劇性的，而是具有醫學效力的，如果要使它不只是人的滅亡，而是疾病簡單純粹的消除，簡而言之，如果要使妄想的戲劇性實現具有喜劇性的清滌效果，就要在某一時刻加入一條狡計。[97] 此一狡計——或至少是一個偷偷地改變妄想自主遊戲的元素——它雖然不斷地確認此一遊戲，但在把它和其自身的真相相連繫之時，一定也會把它拴在消除它的必要性之上。這個方法最簡單的例子如下，譫妄中的病人自以為覺察到體內有一個奇怪的物件或動物，這時我們用狡智來配合他：「當一個病人自認為體內有隻活生生的動物時，我們使得假裝配合，以便把牠取出來；比如他說牠存在肚子裡，我們可以利用一個稍強的瀉藥來達成效果：在不讓病人發覺的情況下，把這種動物拋進便池之中。」[98] 戲劇演出實現了妄想的對象，但只有透過把它外在化的方式，才能如此，而且它不但讓病人可以由感知來證實自己的幻象，也會同時強力地使幻象消失。妄想的人為重構形成了一段真實的距離，透過此一距離，病人便可重得自由。

97　「這個多變的疾病應該要以詭計和狡智來治療（Hic omnivarius morbus ingenio et astutia curandus est）。」（魯西他努斯，p. 43）

98　《百科全書》（Encyclopédie），「憂鬱」條。

　　不過有時候，連這項距離化過程都不是必要的。譫妄有一種近似的感知——狡智，可以把一項感知性的元素滑入其中；它一開始默不作聲，但它逐漸的肯定卻會質疑體系整體。病人是在自己身上，以及肯定他的妄想的感知之中，覺察出解放他的現實。特拉里安（Trallion）記載一位醫生如何消除憂鬱症者妄想的故事。病人自以為不再有頭，在此部位感到某種空虛；醫生配合了病人的妄想，接受他的要求去填塞這份空虛，於是把一只大鉛球放在他的頭上。不多久，由此而來的困擾和因為鉛球重量快速產生的疼痛，說服病人相信他其實有頭。[99] 最後，狡智和其喜劇性還原功能可以受到醫生的合作關係協助，但卻不需要他再做其它直接干預，只由病人機體自動自發的作用便可確保成功。比如前面所引的例子，憂鬱症患者因為自認已死，不再願意進食，即將真實死去，而一場死者之宴的戲劇演出，又使得他願意進食；食品恢復了他的健康，「菜餚之食用使他變得更加寧靜，」機體上的病變消失了，而妄想和這病變不能分離的原因和效應，也不得不隨之消失。[100] 因此，即將由想像性死亡導致的真實死亡，只因為非真實死亡的演出，便被排離現實之外。在這個精緻的遊戲中，實現了非存有和其自身的交換：妄想的非存有被轉移到疾病的存有之上——透過戲劇的演出，疾病的存有被驅離妄想——如此，只憑這個事實，這項轉移便消滅了疾病的存有。妄想的非存有，於存有之中達到完成，這個完成卻反而消滅了作為非存有的妄想；這一點來自其內在矛盾的純粹機制——這個機制同時是字詞的遊戲和幻象的遊戲，同時是語言和形象的遊戲；妄想實際上是作為非存有而被消滅的，因為它已經為人察覺；不過，既然妄想的存有完全在於其非存有之中，它便被當作是妄想而受到消滅。而且，它在幻想劇中受到的肯定，

99　《百科全書》（Encyclopédie），「憂鬱」條。
100　《保健報》（*Gazette salutaire*），1769 年 8 月 17 日，n° 33。

使它回復到一個真相上來，而這個真相在用真實捕捉它的時候，也把它
驅離現實本身，並使它消失在不具妄想的理性論述之中。

在這裡，我們看到是「存有即感知」（l'esse est percipi）這個原則，
既醫學又諷刺的細密運用；人們採取它字面上的哲學意涵，但運用它的
時候，又把它導到和其自然後果完全相反的方向上；這是對它的意義作
出逆流而上的運動。其實，一旦妄想進入「感知」（percipi）的領域之
中，它便不由自主地從屬於存有，也就是說，它和它特有的存有形態，
也就是「非存有」（non-esse），發生了矛盾。於是，這裡所進行的戲
劇和治療遊戲，便是在妄想的發展本身之中，使妄想存有（son être）
的要求，連結於存有（l'être）的法則（這是劇情開始發生的階段、喜劇
幻象的建立階段）；接著推展的是兩者間的緊張和矛盾——它們已經存
在，而且很快便不再保持沉默（這是劇情爆發的階段）；最後，把真相
攤在殘酷的光線之下，揭露出妄想存有的法則只是幻象的胃口和慾望，
只是非存有的要求，也因此，感知在使它滑入存有之時，早已暗埋其毀
滅（這便是喜劇，這便是真相大白的一刻）。這是嚴格意義下的情節解
套（dénouement），因為存有和非存有彼此糾纏不清的狀態，原來存
於近乎真實的妄想之中，現在它們擺脫了這場混淆，回復到它們真正的
貧乏狀態。由此我們可以看到，在古典時代的種種解放模式之中，存在
著有趣的結構類似性；醫學的人為手法，劇場幻象的嚴肅遊戲，都具有
相同的平衡和運動。

於是，我們便能瞭解，為何瘋狂曾在十七世紀末的戲劇中消失，而
且一直要到下個世紀最後幾年，才會重新出現：瘋狂的戲劇實際演出於
醫學實務之中；它的喜劇性還原作用存在於日常醫療之中。

第三、回復到當下的現實（le retour à l'immédiat）。既然瘋狂是
幻象，而且如果的確可以藉由戲劇來醫治瘋狂，那麼直接消除戲劇，不
但治療效果一樣好，而且還更為直接。飽滿的自然不會欺騙人，因為它

立即的現實並不包含非存有，直接把瘋狂和它空幻的世界託付給這樣的自然，這便是同時把瘋狂交付給它自身的真相（因為瘋狂，和疾病一樣，畢竟只是自然中的存有），亦是把它交付給最逼近它的矛盾（因為妄想是沒有內容的表象，和自然經常是祕密而隱形的富饒，正好相反）。自然因此顯得像是非理性的「理由」（raison）。這裡採用這個字的雙重意義，也就是說，在自然之中既可找到瘋狂的原因，同時又隱藏了消除它的原則。但我們必須提醒說，這些主題並不出現於整個古典時代。雖然它們從屬於同一個非理性的體驗，其出現卻是接延替代戲劇性實現的主題；它們的出現指出有關存有和幻象的質問，開始削弱，並且讓位給一個有關自然的問題意識。戲劇幻象的遊戲失去意義，人為的想像實現技術，被自然還原法（réduction naturelle）、這項簡單而具信心的技藝所取代。不過這個詞語仍有曖昧之處，因為它牽涉的既是透過自然進行還原，又是還原於自然。

　　回復到當下的現實乃是醫療中的醫療，這是因為它其實是對醫療的嚴格拒絕；它之所以具有療效，正在於它是所有治療的遺忘。正是因為人對自身的被動態度，因為人對他的技藝和人工手法保持沉默，自然才會展開一項活動，和這個棄絕正成反比。因為，如果我們仔細去看，人的被動態度乃是真正的行動；當人依賴藥物時，他就脫離自然要求他工作的法則；他深陷於人為和反自然的世界之中，而瘋狂只不過是這個世界的一種顯現；當人忽視疾病的存在，回到自然事物的行動中時，人表面上是被動的，但他其實卻是對自然保持勤勉的忠誠，此時他便能獲得痊癒。柏那汀‧德‧聖彼耶（Bernardin de Saint-Pierre）便是如此解釋他如何擺脫一場「奇特的病痛」，那時，「就像伊底帕斯（Œdipe）那樣，他看到兩個太陽。」醫藥確曾為他提供救助，告訴他說「他的病痛中心在於神經。」他用了最名貴的藥，卻是徒勞無功；他很快便覺察到，連醫生自己都被其藥方殺害：我能恢復健康，都要歸功於尚－傑克‧盧

梭。他不朽的作品裡，存有許多自然的真理，我讀到其中一條說，人是為了工作而生的，而不是為了沉思。直到那時，我一直在鍛鍊心靈，卻使得身體休息；於是我改變了生活方式；我鍛鍊了身體，並且使得靈魂獲得休息。我放棄了大部分的書籍；我把目光轉移到自然的大書之上。這本大書向我所有的感官說話，而它所使用的語言，不論是時間或是民族都不能加以改變。田野和草原上的青草，便是我的歷史和我的報紙；但這不是我的思想痛苦地走向它們，就像是在人的體系中一樣，而是它們的思想以千百種令人愉快的形態向我撲來。」[101]

　　不管盧梭的某些弟子可以提出的說法如何，回復到當下的現實既不絕對，亦非簡單。原因在於，即使瘋狂是由社會裡最人為的部分所引起和維繫的，但形態強烈的瘋狂，看來就像是人性最原始慾望的野蠻表現。我們前面已經看到了，瘋狂在古典時代被當作是一種獸性的威脅——而且這是一個以掠食和謀殺本能為主的獸性概念。那麼，如果把瘋狂交付給自然照料，便會成為一種無法控制的逆轉，其實是把瘋狂遺棄給反自然的狂亂。因此，瘋狂痊癒中要回歸的當下，並非以慾望而言的現實，而是就想像而言的自然——這個回歸要把人的生活和其樂趣之中，所有人為的、不真實的、想像的事物排除出去。因此，此一浸入現實的療法乃是思考後的產物，它祕密地預設著一個中介，那便是劃分自然之中何者屬於暴力，何者屬於真理的智慧。這便是**野蠻人**和**勞動者**之間的不同所在。「野蠻人……過的比較是肉食動物的生活，而不是有理性者的生活」；相對地，勞動者的生活，「事實上，比上流社會人士的生活更加幸福。」野蠻人有的是立即的慾望，缺乏規律，毫無節制，沒有真正的道德性；勞動者則享有無中介的愉悅，也就是說，他沒有外

101 柏那汀・德・聖彼耶，《阿爾卡地序言》（*Préambule de l'Arcadie*），《作品集》（*Œuvres*），Paris, 1818, t. VII, pp. 11-14

界空虛的要求，沒有刺激和想像性的成就。在自然和其立即效能之中，能夠治癒瘋狂的，乃是快樂——但這快樂，一方面不需壓抑慾望便可使它成為無用，因為它提早為它提供充分的滿足，另一方面，它又使得想像變得可笑，因為它自發地讓人感到幸福的現實。「快樂乃是一種永恆的事物；它的存在不曾變化；要形成它需要某些條件……；這些條件並非偶然無理；自然已經規劃了它們；想像不能創造什麼，而最熱衷於快樂的人，如果想要使其樂趣增加，也只有放棄一切不符自然規劃的事物。」[102] 因此，勞動者的當下現實乃是一個充滿了智慧和節度的世界，它能治癒瘋狂，因為它使得慾望和其所激起的熱情運動變得無用，也因為它在化減想像的同時，同時也化減了任何妄想的可能。替索心目中的「快樂」，乃是這個立即的治療者，可以同時擺脫激情和語言，也就是說，擺脫產生出非理性的兩大人類體驗形態。

而且，作為當下現實具體形態的自然，在瘋狂的消除之中，可能還擁有一個更基本的力量。自然之所以如此，在於它有把人類由其自由之中解放出來的力量。在自然之中——至少那是對暴虐的慾望和非現實的幻想進行雙重排除的自然——人類無疑不再受社會束縛（它「強迫人去計算和結清他那名不符實的想像樂趣」）和激情難以控制的運動所拘束。但這麼一來，他也被輕柔地捕捉於自然義務的體系之中，而且這就像是從其生活之內部本身來進行的。最健全的需求的壓力、日夜與季節的運行節奏、沒有暴力的溫飽需要，迫使瘋人的混亂服從於規律。為想像所發明的、過於虛無縹緲的事物，在慾望中隱藏的、過於急迫的東西，都一齊被掃地出門。在一個不強迫人的溫和愉悅之中，人和自然的智慧相連，而這種以自由為外形的忠誠，便驅散了非理性——那弔詭地把激情的極端決定機制和形象的極端幻想併立在一起的非理性。於是，在這

---

102 替索，《文人病》（*Traité sur les maladies des gens de lettres*），pp. 90-94。

個混合倫理和醫學的世界裡，人們開始夢想著一種瘋狂的解放：但我們絕不能把這種解放的起源，當作是人因為博愛，而發現到瘋子身上也有人性，所以要去解放他們，這是一種想要使瘋狂開向自然溫和限制的慾望。

自從中世紀以來，古老的吉爾村，見證了在瘋子的監禁和癲癇患者的排拒之間於今已被遺忘的同源關係。到了十八世紀末年，人們突然對它作出了新的詮釋。過去它所標示的是瘋人世界和常人世界間暴力而悲愴的分離，現在它則承載著樂園般的價值，代表非理性和自然之間重新尋回的統一。在過去，這座村莊的存在，意味著瘋人被人像是牲畜一樣關入畜欄，有理性的人因此可以得到保護；現在它則顯示出瘋人得到解放，而且因為自由，他便回到自然的法則之中，而能重新配合理性人士。根據朱伊（Jouy）的描述，吉爾村「五分之四的居民是瘋子，而且是名副其實的瘋子，他們擁有和其他市民相同的自由，而且不會造成困擾……。健康的食物、新鮮的空氣、完全的自由，這便是人們為他們開出的養生之道。一年之後，大部分的人都因此宣告痊癒。」[103] 雖然制度上仍然沒有任何實際的變化，排除和監禁措施的意義已開始改變：它開始有了正面價值。過去的監禁空間是一個中性、空洞、黑暗的空間，在其中，人們把瘋狂回歸於其虛無，現在，這個空間為某種自然所充滿，而那被解放的瘋狂必須對之臣服。作為分離理性和非理性的監禁體制，並未受到放棄；然而就在它的規劃之內，就在它所佔據的空間之中，出現了一些自然的力量，而它們比所有古老的限制及壓迫體系，更能強迫瘋狂服從其本質。根據這個體系，瘋狂必須得到解放，這樣它才能在如今充滿正面效應的監禁空間之中，自由地擺脫它野蠻的自由，並接受自然的要求。而這些要求對瘋狂來說，同時既是真相，又是律則。作為律

103 引用於艾斯基洛，《論心智疾病》（*Des maladies mentales*），t. II, p. 294。

則,自然限制了慾望的暴力;作為真相,自然化減想像的反自然和其中所有的幻想。

當匹奈談及沙拉勾斯(Saragosse)醫院時,他所描繪的便是上述的自然:在那兒,人們建立了「一種與精神失常相抗衡的力量。其中的成分有:田間耕作對人產生的吸引和美妙感、人類豐饒大地並因此以其勞動果實供應自身需求的自然本能。從早晨開始,就能看到他們……興高采烈地分散於濟貧院附屬廣闊圍地中的各個分區,爭著去分攤符合季節的工作,種植軟麥、蔬菜、食用植物,隨季節不同忙於收成,搭葡萄架,收成葡萄,採集橄欖,晚上則回到孤寂的蔽身之處,尋回沉默和安靜的睡眠。這座濟貧院最常有的經驗告訴我們說,這便是回歸理性最確定和最有效的辦法。」[104] 在傳統形象之下,可以很容易地看出嚴格的意義。回復到當下的現實,如果要能有效地對抗非理性,那麼這個當下的現實必須是已經受到布置安排的現實——同時,它本身已被劃分為二;在其中,暴力和真理相分離,野蠻和自由分開,自然不再和反自然的幻想形像相混淆。總之,在這樣的當下之中,自然已經受到道德的中介。在一個以這種方式布置的空間之中,瘋狂將永遠不再有能力說出非理性的語言,同時也不再表達其中超越疾病自然現象的事物。瘋狂將會完全進入病理學之中。後繼的時代會把這個轉變當作是正面的收穫,而且認為如果這不是真相的來臨,至少也帶來了認識真相的可能條件;但如果我們採取歷史的角度,應該要能使這個轉變顯出它的歷史樣貌:它其實是把瘋狂古典體驗由非理性化約為一項純道德的感知,而這便是十九世紀瘋狂概念的祕密核心,雖然它們後來被此一世紀彰顯為科學性、實證性和實驗性的概念。

這項變化完成於十八世紀下半葉。它首先滑入治療技術之中。但過

---

104 匹奈,《哲理醫學》(*Traité médico-philosophique*),pp. 238-239。

不了多久，它就會浮上水面，進入改革人士的思維之中，並主導著該世紀末年瘋狂體驗的重大重組。很快地，匹奈便能寫出：「為了預防疑病症、憂鬱症或躁狂，遵循道德永恆不移的法則是何等地重要！」[105]

* * *

我們如果想要在古典時代區分出生理療法和心理醫療，將會徒勞無功。理由很簡單：心理學在當時根本就不存在。比如處方是喝苦藥時，這並不是一項生理療法，因為目的是要同時清滌身心；相對地，如果憂鬱症患者被要求過勞動者的簡樸生活，或是他的妄想被人作喜劇性的演出，這一點也不是心理學手法，因為其中最受關心的，其實是神經中的血氣運動和體液的密度。然而，前者牽涉的是**轉化性質**的技巧——這樣的技術把瘋狂的本質當作是自然和疾病：後者牽涉的則是一種論述的技巧，重點在於**恢復真相**——在此瘋狂意味著非理性。

非理性的重大體驗，其統一性乃是古典時代的特徵。在隨後年代裡，這個統一將會瓦解。未來，瘋狂也會完全被一項道德直覺所沒收，僅僅作為疾病而存在。此時，我們剛才所建立的區別便會擁有另一種意義；過去被當作疾病的部分將被劃歸於機體；過去從屬於非理性、從屬於其論述超越性的部分，則會被拉下到心理學水平上來。心理學便是誕生於此——它並不是瘋狂的真相，而是象徵瘋狂此時已經脫離它的非理性真相，同時瘋狂從今以後也只不過是在自然的無限表面之上，一個沒有意義的偏航現象罷了。這個謎，只有一個真相，而它有能力將其化約。

這就是為什麼我們應該還佛洛伊德一個公道。《心理分析五案例》（*5 Psychanalyses*）相對於《心理療法》（*Médications psychologiques*）

---

105 匹奈，前引書。

中的細心調查，代表的不只是一項深厚的**發現**（**découverte**）：這裡面有一個暴烈而凜然的**回歸**（**retour**）。珍奈（Janet）[9] 列舉劃分的種種元素，計算清單，到處兼併，也許有所斬獲。佛洛伊德則重新探討瘋狂的**語言**層次，對一個被實證主義化為沉默的體驗，重建了其中一項基要元素；他並不是在瘋狂心理療法的清單上，增添了一項重要的補充；他重建了醫學思想和非理性對話的可能性。最「心理學的」治療措施，這麼快地和其機體面會合，並受其肯定，對於這一點，我們不必驚訝。心理分析所涉及的問題，完全不是心理學；它牽涉到的是一個有關非理性的體驗，而心理學在現代世界中的意義，便在於遮蔽這項體驗。

---

[9] Pierre Janet（1859-1947），夏爾勾（Charcot）在硝石庫院的助理，其理論和佛洛伊德有近似之處。《心理療法》（*Médications psychologiques*）是他在 1919 年出版的作品。他同時也是作家雷蒙・盧賽（Raymond Roussel）的醫生。

第三部

導言

對他們來說，我一個人便代表了整座小收容所。

「有一天下午，我人在那兒，看得多，說得少，而且盡量少聽。這時，國內最古怪的人物之一，走過來和我攀談——上帝造人，項項不缺。在這人身上混合著高尚和卑下、良好判斷力和非理性。」

在懷疑觸及其重大禍害的時刻裡，笛卡兒意識到他不可能發瘋——雖然他在長時間裡，而且一直到狡猾精靈（malin génie）的提出時，仍會承認非理性的全部力量一直虎視眈眈地威脅著他的思想；然而，作為一位哲學家，一位下定決心進行懷疑計畫的哲學家，他不可能是「這些無理智者中的一位」。拉謨的侄子則清楚地知道自己是個瘋子——他的信念滑移不定，但這是最堅定的一項。「在開始說話之前，他深深地嘆了一口氣，把雙手放在額頭上；然後，他又恢復沉靜的外表，對我說：您知道我是個無知的人、瘋子、不合時宜的傢伙、懶惰蟲。」[1]

這是一個仍然非常脆弱的瘋狂自覺。這並不是和非理性深沉力量相通的、閉鎖的、祕密而自主的意識；拉謨的侄子的意識像是奴隸，望風轉舵，而且讓人可以一眼看穿。他之所以發瘋，乃是因為別人說他是瘋

1　《拉謨的侄子》（*Le Neveu de Rameau*），狄德羅（Denis DIDEROT），《作品集》（*Œuvres*），Pléiade 版，p. 435。

子，而且如此地對待他：「人家要我出醜，我就做給他們看。」[2] 在他身上，非理性完全處於表層，除了意見外，沒有其它深度，而且服從於最不自由的事物，而揭發它的也是理性中最不可靠的東西。非理性，現在完全存在於人最無聊的狂想這個層次之上。它很有可能只是這樣的幻影。

拉謨的侄子，在某種意義下，仍是他的同代人所不認識的祕密，但對我們的回顧性眼光來說，這卻是一個具有決定性的形像。那麼，拉謨侄子不可理喻的存在，它的意義究竟是什麼呢？

這樣的存在，可以上溯十分遙遠的時光——在它身上，集合了許多非常古老的形像，其中有令人回想起中世紀的小丑（bouffonnerie）側影，也預示著非理性最現代的形態，那和涅華爾、尼采和安托南・亞陶同時代的非理性形態。拉謨侄子的存在是如此引人注目，但它在十八世紀卻未為人覺察。當我們質問這個弔詭的現象時，我們便和演化的紀年保持距離，處於稍微後退一步的地位；但這也同時使我們可以看到非理性大結構的一般形態——這些大結構沉睡於在西方文化之中，稍稍處於歷史學家的時間之下。而且《拉謨的侄子》中矛盾亂竄的形像，也有可能快速地讓我們明瞭，在那革新古典時代非理性體驗的變動之中，最本質性的事物究竟為何。當我們質問它時，得把它當作一個濃縮的歷史典範（paradigme）。在電光閃現的剎那之間，他劃出了一條斷裂的巨大線條，由瘋人船一直連接到尼采最後的留言，甚且有可能一筆連到亞陶的叫罵。既然如此，我們的工作便是要去瞭解這位人物究竟掩藏了什麼，在狄德羅的文本中，理性、瘋狂和非理性又是如何彼此對抗，而它們之間，建立了什麼樣的新關係。在這個最後的部分裡，我們所要寫的歷史，存在於由拉謨侄子的話語所打開的空間之中；但很明顯地，這部

2　同上，p. 468。

歷史也不能涵蓋它的全部。拉謨的侄子既是最後一位集瘋狂和非理性於一身的人物，但他又預示著它們的分離時刻。在隨後的章節裡，我們將努力透過最初的人類學現象來重溯這項分離運動。然而，這項分離對西方文化所代表的哲學性和悲劇性意義，卻只出現於尼采最後的作品之中或是亞陶身上。

$$*\qquad*\qquad*$$

　　於是，拉謨的侄子重現了瘋子這個人物。這時它重現為小丑的形態。就像中世紀的小丑，他生活在各種理性形態的環繞之中，然而可以肯定，他有點像是其中的邊緣人，因為他的存在和其他人完全不同，但又完全融入其中，因為他就像是一個存在那兒的物件，可以讓理性人士隨意使用，像是一個為人炫耀和轉移的財產。他像是物品一般為人擁有。但很快地，他本人就揭發出這項擁有關係中的曖昧性質。原因如下：如果對理性來說，他是一個要被佔有的物品，那是因為他其實是理性的必需品。這個需要涉及理性的內容本身和其存在意義；如果失去瘋人的陪伴，理性便會脫離現實，空虛單調，自我厭煩，像是一片荒野之地，使它感覺到自我矛盾的存在：「現在他們失去我了，他們在做什麼呢？他們無聊得像狗一樣……」[3] 然而，一個如果不擁有瘋狂，便會失去自我的理性，它不能再以它和自身立即的認同來定義自己，在這種隸屬關係中，它已遭到異化：「智者不需要擁有弄臣（fou）；因此，擁有弄臣的，一定不是智者：如果一個人不是智者，他就是瘋人（fou）；而且，就算他是國王，他也許是他的弄臣的弄臣。」[4] 非理性變成理性之所以

3　狄德羅，前引書，p. 437。
4　同上，p. 468。

為理性的理由——因為理性只能用「擁有」（avoir）這個模式來辨認非理性。

這位不速之客，原先只是一位可笑（dérisoire）的丑角人物，但到了後來，他卻顯露出一種迫人的嘲弄力量（pouvoir de dérision）。對於一切把非理性揭發為外在和非必要的判斷形態，拉謨侄子的故事說出這判斷中必然含有的不穩定和反諷逆轉。逆流而上，非理性一點一點地在它譴責者身上爆發出來，反向地規定了它的奴隸地位；這是因為，如果智慧相信它能和瘋狂建立起一種純粹屬於判斷和定義的關係——「這人是一個瘋子」——那麼，它其實是在一開始就安置了一種擁有和晦暗從屬的關係：「這人是我的瘋子。」其中的邏輯如下：我有足夠的理性，因此我才能辨認他的瘋狂，而且這項辨認就像是我的理性的標誌、記號和徽章。理性無法在作出一張瘋狂證明書的同時，又不使自己涉入一種擁有關係。非理性並不是理性的外部，它正是身處於其內，它被理性貫注、擁有和物化；對於理性來說，它是最內在的、最透明的、最充分供應的東西。智慧和真理總是對理性保持無限退後的關係，相對地，瘋狂則永遠只是理性可以自發擁有的事物。「長久以來，一直存有國王的弄臣這項職位……，但從來就沒有一個人的頭銜是國王的智者。」[5]

於是，透過一種雙重的回復，瘋狂重新宣告獲勝：這一方面是非理性朝向理性的回流，因為這樣的理性只有在擁有瘋狂時才能得到確定；另一方面，也是逆流上溯至兩者無限互含的體驗：「如果不瘋，還是因為瘋狂的另一個轉折，所以仍是瘋狂……」[1]然而，這項互含關係，和在中世紀末及整個文藝復興時代裡威脅西方理性的瘋、理互含，風格完

5　《拉謨的侄子》（*Le Neveu de Rameau*），p. 468。

[1]　這是巴斯卡的話，曾為作者在第一部第一章引用（原書第 48 頁，中譯本第 55 頁）。參考該章譯註第 47 號。

全不同。它不再描繪著那些幽暗及無路可通的領域，那些在形像世界中，被轉寫為末世交纏幻象的領域：它現在顯露的是從屬關係無可補救的脆弱性，顯露出理性在擁有（avoir）之中尋求其存有（être）之時，所會遭遇的立即墮落：**理性便是在擁有非理性的過程中，遭到異化。**

　　就在狄德羅這幾頁文章中，理性和非理性之間的關係，呈現了全新的面貌。瘋狂在現代世界裡的命運，在此奇特地被預示出來，而且幾乎已經開始發動。以這裡為起點，展開了一段不可思議的路徑，它像是一道直線，不斷前行，一直延伸到安托南・亞陶。

＊　　　　　＊　　　　　＊

　　人們在頭一眼裡，會傾向於把拉謨的侄子放在瘋人和丑角的古老親近關係裡來看待，在他身上重塑這兩個人物曾經具有的所有反諷力量。他不是曾經長期在戲劇裡扮演一個被古典主義深深遺忘了的角色嗎？他所扮演的角色，不就是一個在無意中曝露真相的操作者嗎？在他放肆的言行之中，不也經常閃爍著真理嗎？這些瘋子「破壞了由教育、社會規範、行為禮節所形成的乏味一致性。當瘋人在群體中出現時，他就像是一粒產生醱酵作用的酵母，使得每個人回復到他本然的個性。他震撼人，他激盪人，他使人表示贊同或責備，他使得真相得以出現，他使得好人為人認識，惡棍受到揭發。」[6]

　　然而，如果瘋狂如此負起在世上傳播真相的重擔，那不再是因為它擁有奇特的知識，可以通達事物之本質，而只單單因為它的盲目；它的力量只來自錯誤：「如果我們會說出一些好話，那也是和瘋子或哲學家

6　同上，pp. 426-427。

一樣，誤打誤撞，純屬偶然。」[7]這無疑意味著偶然是真相和錯誤之間唯一的必要連繫，也是弔詭確定性的唯一途徑；如此一來，瘋狂，作為此一偶然的讚揚——既非所願、亦非所求的偶然，純粹的偶然——便顯得像是真相的真相，但也像是得到顯現的錯誤；因為，所謂得到顯現的錯誤，乃是把它同時所是的兩者暴露在光天化日之下：一是它所是的存有，另一個則是使它成為錯誤的非存有。這一點便是瘋狂對現代世界所具有的新意義。

一方面，非理性乃是最不經中介而接近存有、最根植於存有的事物：因為它犧牲或廢棄了智慧、真理和理性，使得它所顯示出來的存有變得更加純粹和迫切。它不能忍受這個存有的任何延遲、退避、甚至中介：「比起什麼都不是，我寧可作一個放肆的推理者。」[8]

拉謨的侄子餓著肚子，而且他也承認如此。拉謨侄子身上所具有的貪婪無恥，他身上所能再現的犬儒，並不是一個決定要說出祕密的偽善；拉謨侄子並不是偽君子塔杜夫（Tartuffe）[2]的另一面；他所顯現的只是存有在非理性中的立即壓力，中介的不可能。[9]但就在同一個時候，非理性也被交付給幻象的非存有，消耗殆盡於暗夜之中。如果它因為利害心而可以被化約為存有中最立即的事物，它卻也同樣地模倣表象中最遙不可及、最脆弱、最不持久的東西。它同時既是存有的迫切，也是非存有的默劇（pantomime），既是立即的需求，又是鏡中無限的反射。「最

7　《拉謨的侄子》（*Le Neveu de Rameau*），p. 431。

8　同上，p. 433。

[2]　塔杜夫（Tartuffe）是莫里哀（Molière）同名戲劇中的主角（第一版 1664）。他的偽善技倆有一面來自不斷地自責，模仿真正基督徒的外貌。

9　在《拉謨的侄子》中，利害心（l'intérêt）所指的正是這種存有的壓力，以及中介的缺乏。在在薩德的作品中，我們也可以看到同樣的思想運動；雖然表面上有近似性，這其實是「利害心」哲學的反面。這樣的哲學在十八世紀經常可見，在其中，「利害心」便是通往真相和理性的中介。

糟糕的，便是需要強迫我們做出的姿態。有需要的人，不像他人一樣地行走；他跳，他爬，他扭來扭去，他拖拖拉拉；他一生都在計算和扮演種種姿態。」[10] 非理性在此同時是需求的艱困，亦是無益之事的模仿，同時是一種無可救藥、無可劃分的自私自利，又是對非本質事物中最外在的事物的迷戀。拉謨的侄子，便是這種雙重性，便是以譫妄的系統性意志，把乖僻推至極端，使它成為有意識的行為，直到成為一種世界的總體經驗：「相信我，您所謂的乞丐默劇，乃是大地的劇烈震動。」[11] 他本身便是噪音、音樂、表演、喜劇，把自己同時實現為事物和虛幻的事物，並因此不但成為事物，亦成為空洞和虛無，他是絕對的飽滿，使人由外在受到蠱誘，但又要成為這絕對飽滿的絕對空虛，最後還要作為有、無纏繞循環中的眩暈，而且同時既是帶來完全滅絕的奴隸意識，又是自主意識的至高讚揚——這無疑便是拉謨侄子的意義。而且，它在十八世紀中葉，甚至在笛卡兒的話語並未為人完全瞭解之前，就在宣說一課反笛卡兒的理論，而且比洛克、伏爾泰或休謨（Hume）更加激烈。

拉謨的侄子具有人性的現實，他柔弱的生命，如果不消失於默默無名之中，也只是因為一個根本不屬於他的名字——他是陰影的陰影——他其實是在所有真相之下和所有真相之上的妄想，而這個妄想被實現為存在時，則同時是真實的存有和非存有。相對地，當我們想到笛卡兒的計畫是要以過渡性的方式來忍受懷疑，一直到真實在自明意念的現實之中出現為止，這時我們便能明白看出現代思想中的非笛卡兒主義，其所具有決定性的事物，並不以有關先天意念的討論開始，或是以本體論論證的指責開始，而是以這篇《拉謨的侄子》為開端，以它的逆轉所標示的存在作為開端，雖然這個逆轉只有在賀德齡（Höderlin）和黑格

10　同上，p. 500。
11　《拉謨的侄子》，p. 501。

爾的時代才能被人瞭解。在這裡面受到質疑的，也是《演員的弔詭》
（*Paradoxe sur le comédien*）[3] 裡頭所涉及的東西；但，這卻也是其中的
另一道斜坡：即，從現實來看，再也不是得在喜劇之非存在裡頭，由一
顆冷淡的心和透徹的理解力所推動的東西；這不是那在現實中，應該透
過冷靜的心和清醒的理智，可以被推送為喜劇性非存有的事物，而是那
在生存的非存有中，可以在表象空幻飽滿中被施行的事物，而且透過譫
妄，還能使這一點達到意識的最尖端。在笛卡兒之後，不再有必要勇敢
地穿越譫妄、夢想、幻象的一切不確定性，也不再有必要一次便完全克
服非理性的禍害；在非理性的深處，人們便能質問理性的真相；而且這
時也重新展開了如下的可能：在妄想的迴旋之中掌握世界的本質。而在
一個和真相相當的幻象之中，這個妄想可以包括真實的存有和非存有所
形成的一個整體。

＊　　　　　＊　　　　　＊

存於瘋狂核心的譫妄，此時有了一個新的意義。在此之前，它完全
被定義為一種錯誤：幻象、錯誤的信仰、沒有根據，但卻又是被頑固地
堅持的見解，脫離真相的思想所能產生的一切。現在呢，譫妄變成一個
既永恆又瞬間的抗衡地帶，在其中對抗的是需要和蠱惑，存有的孤獨和
表象的閃爍，當下的飽滿和幻象的非存有。它和夢之間的古老親近性完
全沒有消失；但是它們相似的面貌卻改變了；譫妄不再顯現出夢中的主
觀成份；它不再滑向赫拉克里特（Héraclite）[4] 已提出的「個人宇宙」

---

[3] 這是狄德羅討論演員心理的作品。其主要論點在於提出好演員可以演任何角色，自
　　己卻保持不動心、不作感情涉入。此作由 1769 年開始撰寫，寫作期超過十年，但只
　　在作者死後才以遺作方式出版（1830）。

[4] 古希臘哲學家（西元前 550-480）。其哲學以運動為基礎概念。

（ἴδιος κόσμος）。如果它和夢之間仍有親近關係，那是因為夢中同時運作著明亮表象和沉默現實，堅定的需要和奴役人的蠱惑，因為夢中的對話，並不使用白晝和光明中的語言。夢和譫妄間的連繫，不再是那盲目的暗夜，而是一道亮光，產生於最當下的存有和表面幻象中最無限的反射間的對抗。在它們連續不斷的反諷修辭之中，譫妄和夢同時既遮蓋又表明的，便是這樣的悲劇性質。

拉謨侄子的譫妄，作為需要和幻象夢一般的悲劇性對抗而言，預示著佛洛伊德和尼采。但它同時也是世界的反諷重複，世界在幻象劇場中的毀滅性重建：「……他叫，他唱，狂人一般地激動著，一個人扮演男舞者、女舞者、男歌者、女歌者、整個樂團、整齣歌劇，一個人分身為二十個不同角色，奔跑和停下，像是神靈附身，兩眼閃亮，口吐白沫……，他哭，他叫，他嘆氣，他凝視，又是柔情萬千，又是紋風不動，或是狂怒號啕；他是一位痛苦心狂的女子，一位沉淪苦難的可憐人，一座升起的廟宇，日落時噤聲不語的鳥兒……。黑暗之夜，陰影和沉默。」[12]

非理性不再像是另一個世界的暗中出現，而是存於此一世界之中，存於一切表達行為的初生超越性之中，由語言的泉源開始，在這個人外在於其本身，但又在其沉醉之中接納世界最內在的部分，既是開端亦是終結的時刻裡。中世紀傾向在奇特的面貌中認出非理性的存在，然而它現在已不再具有這些奇特的外貌，它現在戴的面具乃是不易察覺的熟悉和一致。非理性同時既是世界本身，又是被默劇的薄膜所分割的同一個世界；它的力量不再使人轉變環境；它不再能產生徹底不同的事物，它現在的力量使得世界在相同者之中打轉。

世界的真相，在這個眩暈裡，只能維持於一種絕對的空虛之中。然

12　《拉謨的侄子》，pp. 485-486。

而人在此亦遭遇到其本身真相的反諷變態。這時，人的真相由內在夢幻轉變為交換形態。非理性這時體現的是另一種狡猾精靈——它不再使人脫離世界的真相，卻是同時製造騙局又加以揭穿，一直到最極端的幻滅都還能令人著迷，那是人交付於雙手、面貌、言談之中的自身真相；這個狡猾精靈的施法時間，不再是人想要通達真相的時刻，而是當人想向世界交代他本身的真相之時，而且人這時被投射到使其迷失的感官沉醉之中，最後變得「發愣、愚笨、吃驚。」[13] 狡猾精靈的可能性不再存於*感知*之中，而是存於*表達*之中；人落入了當下現實和感覺世界的嘲弄之中，並在其中受到異化，但其中的中介者卻是他自己，這真是最大的反諷。

　　拉謨侄子的笑聲既預示又簡化了十九世紀人類學運動的全體；在所有後黑格爾思想之中，人是透過精神和理性的工作，才能由確定性邁向真理；但在長久之前，狄德羅就已經使人瞭解到，人會不斷地由理性墮回立即現實的虛假真相中，而這其中的中介，並不需要工作，因為它早已進行於時間的深處。這是沒有耐性的仲介，同時既是極端的距離，亦是絕對的接近。它因為只具有顛覆性力量，所以完全負面，但因為它對它所消滅的事物感到著迷，這時它又是完全正面的。這便是非理性的譫妄——這便是我們可以在其中辨認出瘋狂的謎樣形像。譫妄想透過表達來重塑世界的感官陶醉、需要和表象間壓力重大的遊戲，然而它卻是弔詭地孤獨：飢餓所帶來的苦難，仍是一個深不可測的痛苦。

＊　　　　　　＊　　　　　　＊

　　此一非理性體驗，半藏於陰影之中，由拉謨侄子起一直默默地延續

13　同上，p. 486。

到雷門・盧賽（Raymond Roussel）[5] 和安托南・亞陶。但如果我們想
要顯示其持續性，那麼我們就得把它由籠罩它的病理學概念中解放出
來。對於賀德齡最後詩篇裡出現的回返當下現實、涅華爾對感性事物
的神聖崇拜，如果是以瘋狂的實證概念作為其瞭解的出發點，只能得到
扭曲和膚淺的意義：要瞭解它們的真實意義，只有質問它們所屬的非理
性時刻。因為，非理性體驗乃是它們之所以成為可能的具體條件，只有
在這個體驗的中心地帶，我們才能瞭解詩意變化和心理演變這兩個運
動：它們之間並不以因果關係相連繫；它們也不以互補或相反的方式而
發展。它們都棲息在同一個基礎之上：一個被淹沒的非理性。拉謨侄子
已經向我們顯示，這樣的非理性體驗同時包含著感官的陶醉，當下現實
中迷惑，宣示妄想之孤獨的痛苦反諷。它並不來自瘋狂的本性，而是屬
於非理性的本質。如果這項本質無法為人察覺，那也不只因為它是隱祕
的本質，而是因為它也會迷失在所有可能揭露它的事物之中。原因在
於——而且這可能是我們文化的基本特色之一——我們不可能以一種具
決定性，而且又是無限堅決的方式，把自己維持在這項非理性的距離之
中。一旦非理性被人在感官的暈眩和瘋狂的幽閉之中衡量之後，它便要
立刻為人遺忘和消除。梵谷和尼采也是其中的見證：真實、閃爍的表象、
時間之消失和它在光之正義中的絕對尋回，上述事物中的妄想，蠱惑了
他們，最脆弱表象中的不變堅定，吞沒了他們，他們因此被人嚴格地排
拒，幽閉在一個無法和人溝通的痛苦之中。此一痛苦的真相，再度具有
立即的確定性，因此不只是在他人眼中，也是在他們自己心目中，代表
著瘋狂的體現。對感官的光彩說「是」（Ja-sagen）的時候，也就是遁

---

[5] Raymond Roussel（1877-1933），具有瘋狂傾向，以用藥過量而死的法國作家。他
詩作中的幻想成分曾被超現實主義者大大稱賞。而其組合式機械創作法，又被後來
的新小說派視為先驅。傅柯在 1963 年出版了《雷門・盧賽》一書，探討其創作原理。

入瘋狂陰影中的那一刻。

　　然而，對我們來說，這兩個時刻間的分明差異和遙遠距離，就像是詩歌和沉默、白天和黑夜，語言顯現中的完成和它在無限譫妄中的迷失。而且，對我們來說，也不再可能去對抗非理性令人恐懼的整體。《拉謨的侄子》以其反諷，標指著一個不可劃分的領域，然而十九世紀卻以其嚴肅精神加以分裂，並在那原是不可分隔的事物之間，劃出一道病理學的抽象分界線。在十八世紀中葉，這個整體曾被一道閃電突然照亮；之後，則要有半個世紀以上的間隔，才會有人膽敢對此凝視：在賀德齡之後，涅華爾、尼采、梵谷、雷門·盧賽、亞陶都進行了這項冒險嘗試，直到以悲劇收場——也就是說，直到非理性體驗在瘋狂的棄絕之中遭到異化為止。以上的每一存在中，這些存在所形成的每一句話語，都不斷地在時間之中堅定地重複著同一個問題，一個必然牽涉到現代世界真正本質的問題：為什麼不可能停留於非理性的差異之中？為什麼非理性一定要被分裂為二，一方面在感官的妄想之中受到蠱惑，另一方面則在瘋狂的隱退之中為人幽閉？為什麼非理性會如此地缺乏語言呢？有一個力量，它會使正面去看它的人化為石塊；它也使得所有嘗試通過非理性考驗的人被判定為瘋狂，這究竟是什麼樣的力量呢？

第一章　大恐懼

十八世紀不能明確地瞭解《拉謨的侄子》所傳遞的訊息。然而，就在這個文本的寫作年代裡，卻發生了某些事情，而且允諾著決定性的變化。這是一件奇妙的事情：監禁的距離曾把非理性排到一旁，而且它也在瘋狂的自然形態之中逐漸遭到異化，然而，現在非理性又再度出現，而且攜帶著新的危害，在它身上像是具有另一股質疑力量。不過，十八世紀首先看到的，並不是祕密的質問，而只是社會的破衣：撕裂的衣服、襤褸衣衫的驕傲，這是人們所忍受的蠻橫，他們並以取樂縱容來安撫它令人不安的力量。十八世紀並未在拉謨侄子身上認出自己，但它完全存於和侄子對話的我之中。這個「我」不只是對話者，也是侄子的「展示者」，他從中取樂又不無顧忌，暗暗地不安：因為這是自從「大禁閉」以來，瘋人頭一次又再成為社會人物；這是人們第一次和他恢復談話，再度對他質問。非理性重現為典型，這並不是什麼重大的事情；但這仍然是它的重現，而且是慢慢地在熟悉的社會景觀中重佔一席之地。麥西耶（Mercier）便是在大革命前十餘年和它遭遇，而他也沒有太多的驚訝：「您走進另一家咖啡店：一個人以沉著穩重的聲音在您耳邊說：先生，您無法想像政府對我是如何地不仁不義，而且又是如何地盲目於其本身利益。三十年來，我忽略了自己的事務；我把自己關在書房裡、沉思、夢想、盤算；我想像一套可以償付國家所有債務的可行之計；之後，又想出另一套可以使國王致富，並保證他可以有四億收入的計畫；接著，又想出另一套可以永遠打倒英國的計畫──我一聽到這個國家的名字，便要咬牙切齒……。我完全獻身於這些需要天才的大計畫，不顧

家庭的貧困，而一些虎視眈眈的債主卻把我送進牢裡關了三年……。先生您看，愛國心、為國捐軀、沒沒無名而死，又有什麼用。」[1] 像這樣的人物以某種距離圍繞於拉謨的侄子四周；他們沒有他的規模；只有就多采多姿、稀奇古怪這一點來看，他們才能被當作是他的模仿者。

　　然而，他們也不只是一個社會側影、一個滑稽的輪廓。在他們身上有某些事物，關連並觸及到十八世紀的非理性。他們喋喋不休、坐立不安，模糊的妄想、根本的焦慮，都是大家某種程度上的共同生活體驗，而且我們現在還能辨識出這些真實存在的痕跡。就像十七世紀末的無羈之士、放蕩者或暴力人物，我們很難分辨他們到底是瘋子、病人或是騙子。麥西耶本人就不太知道要怎麼樣定位他們：「如此，巴黎有些很可敬的人士，他們是經濟學家和反經濟學家，他們有顆熱情的心，熱烈地想為公眾謀福利；然而，不幸的是，他們有顆**虛弱的腦袋**，也就是說，目光短淺，既不認識他所生活的世紀，也不認識他打交道的對手；他們比呆子更令人難以忍受，因為他們靠著一點錢和假知識，便由一個不可能成立的原則出發，邏輯地胡言亂語。」[2] 這些「頭腦虛弱的計畫擬訂者」[3] 真的存在過，並且在哲學家理性、改革計畫、憲法和種種發展計畫的周圍，形成一道非理性的沉默陪襯；啟蒙時代的合理性在此像是找到了一面亂鏡，某種不具攻擊性的嘲弄畫像。不過，這裡最重要的，不就是當人在取樂縱容之時，也讓非理性人物得以重見光明，雖然這一刻人們仍然以為已經將他深藏於監禁空間之中，古典理性好像又再接納它和非理性形像間的鄰近、牽連，和準相似。我們可以說，這彷彿是理性在它勝利的時刻，又讓一個人物在秩序的邊緣出現和漂流，而且理性還

1　麥西耶，《巴黎描述》（*Tableau de Paris*），t. I, pp. 233-234。
2　同上，pp. 235-236。
3　這個按語在監禁登記簿上經常出現。

塑造了他那嘲弄人的假面——它像是理性的某種化身，使它可以同時在其中認識和質疑自己。

＊　　　　＊　　　　＊

然而，恐懼和焦慮並未遠離：像是監禁措施的反作用力，它們再度出現，而且力量倍增。以前人們害怕被禁閉，人們永遠害怕被禁閉；在十八世紀末，薩德仍不斷害怕那些他所謂的「黑人」，害怕他們的監視，怕他們使他消失。[4] 但現在監禁之地已經獲得它專有的力量；現在輪到它成為病魔的出生地，而且從今以後，它本身就能散布病魔，使得另一種恐怖到處盛行。

十八世紀中期，短短數年之間，突然出現某種恐懼。這種恐懼被人以醫學名詞表達，但它其實受到一整套道德神話的推動。人們懼怕著一種相當神祕的疾病，據說它是由收容所傳出來的，而且很快就會威脅到整個城市。人們說那是一種監獄熱病；人們提到那些載罪犯的大車，那些身上栓著鐵鏈穿越城市的罪人，他們在身後留下疾病的痕跡；人們想像壞血病具有傳染性，人們預見那被疾病污染的空氣將會腐化住宅區。中古恐怖的巨大形象再度出現，以恐懼感的隱喻，產生再一次的驚慌。收容所不再只是城市一旁的癩瘋病院；它現在是站在城市面前的癩瘋病本身：「國家身上的可怕潰瘍，廣大、深沉、血膿的潰瘍，只有掉頭不看才能想像。在四百朵阿斯（toise，譯註：法國舊長度單位，約為二公尺）之外，就可聞到其中發散的氣息，它和其它一切一樣，都能令您瞭解您正在接近一座拘留所、一個墮落和不幸的收容所。」[5] 許多禁閉的重地，其實

4　寫給妻子的信，引用於 LÉLY，《薩德傳》（*Vie de Sade*），Paris, 1952, I, p. 105。
5　麥西耶，前引書，t. VIII, p. 1。

便是過去安置痲瘋病患的地方；好像經過幾世紀之後，這裡新來的受監人也開始受到感染。他們又重新拾起這些地方舊有的徽章和意義：「對於首都的尖端來說，這個痲瘋症太大了！任何人提到比塞特院這幾個字時，便不得不產生厭惡、恐怖和鄙視的感覺……。它匯集了社會中最下流和最醜惡的東西。」[6]

人們想透過監禁措施排除的惡痛，再度出現，而且是以讓公眾大感恐懼的幻想面貌出現。我們看到一種惡痛主題出現了，而且到處分布，它既是肉體的痛，也是心靈的惡，而且正是因為這種混然不決的狀況，同時包涵著侵蝕和恐怖的混淆力量。在這時盛行著一種「腐爛」的混含意象，它同時關係著道德腐敗和肉體的潰爛，支配著人們對受監者的厭惡和憐憫感受。惡痛首先是在監禁的閉鎖空間裡醸酵起來。它具有十八世紀化學中酸質的所有效能：它微細的粒子，銳利得像針一樣，很容易便能穿透身心，好像後者是由被動而易碎的鹼性粒子構成。很快地，混合物開始沸騰，散發出有害的蒸氣和具腐蝕性的液體：「這些房間代表的只是一個恐怖地帶，其中匯聚著所有的罪惡，在那兒醞釀醱酵，並藉著醱酵作用，彷彿在它們四周散布著一種具有傳染性的氣息，而住在那裡的人，不只是呼吸著它，這種氣息似乎也黏著他們不散……。」[7]隨後，這些火熱的蒸氣上升，擴散於空氣之中，最後降落在鄰近地帶，浸透人體，污染心靈。如此，邪惡─腐爛所造成的傳染，其理念便在意象之中完成。空氣是這個瘟疫的感性因子，人們所謂的「腐敗」（vicié）空氣，暗中意味它並不符合它的清純本質，並暗指它形成某邪惡（vice）的傳遞因素。[8]我們只要回想起，差不多在同一個時代，鄉下的空氣，被認

6　同上，p. 2。
7　Musquinet DE LA PAGNE，《改革過的比塞特院》（*Bicêtre réformé*），Paris, 1790, p. 16。
8　這個主題和當年所研究的呼吸的化學和衛生問題相關。參考 HALES，《通風機描述》

為同時具有道德和醫療上價值（身體健康、心靈健壯），便可以猜到，反過來，救護院、監獄、收留所中的腐敗空氣會具有什麼樣的意義整體。由於這個含有惡性蒸氣的氣息，整個城市都受到了威脅，其居民會慢慢地被腐爛和邪惡浸透。

而且，這不只是一些位於道德和醫學中途點的思考。我們無疑得考量到一整套文學描寫，考量到對於這些內容不清的懼怕，曾有一整套激情的、或甚至可能是政治性的利用。某些城市曾經產生過驚慌狀態，它們和曾經在某些時代震憾中世紀的恐怖大危機一樣地真實、也一樣容易審定其年代。1780 年，一場瘟疫在巴黎蔓延：人們把它的起源歸因於收容總署遭到疾病侵入；那時甚至出現要燒毀比塞特院建築的議論。面對民眾的慌亂，警察總長組織了一個調查團，團員除了數位在醫院擔任理事的醫生之外，還有醫學院院長和收容總署的醫生。他們承認比塞特院中流行著一種「腐爛熱病」（fièvre putride），而此病和惡劣的空氣品質有關。至於疾病的首源，報告則否認它來自受監者的存在，也不認為它是發源於他們正在傳播的疾病；它的原因很簡單，只是因為天候惡劣，才會在首都造成這種地方病；收容總署中觀察到這些症狀和「季節性質相合，並且也和巴黎當時觀察得到的疾病相一致。」因此必須安撫百姓，並還給比塞特院清白：「目前開始傳播的謠言，認為比塞特院爆發傳染病，而且可能蔓延到整個首都，這是一個毫無根據的傳聞。」[9]然而報告顯然未能完全平息擾動人心的傳言，因為就在不久之後，收容總署的醫生又寫了另一份報告，並在其中重新提出同一論證。他的確被迫承認比塞特院的惡劣衛生狀況，然而「事態實際上亦未達到殘酷的極

（*A description of ventilators*），Londres, 1743。LAVOISIER，《呼吸中空氣所遭受的變化》（*Alitérations qu'éprouve l'air respiré*），1785，收入《作品集》（*Œuvres*），1862, t. II, pp. 676-687。

9　這份報告的一部手抄本，存於國家圖書館，coll. "Joly de Fleury," 1235. f° 120。

端，要使得這些可憐人的收容所變成另一個不可避免且更為可悲的疾病來源，而不是那現在必須立即使用有效藥方的疾病的來源。」[10]

循環於是完成：過去在惡痛地理學中，佔據癩瘋原有地域的所有非理性形態，它們在過去被人驅逐到和社會距離最遠的地方，現在則變成了明顯可見的癩瘋，而它們齧人的傷口就在人們身旁。非理性再度出現；但它現在燒烙著疾病的想像印記，因而具有恐怖的力量。

非理性因此是在幻想之中，而不是在嚴格的醫學思想中和疾病對峙，並且不斷逼近它。「非理性在何種程度上是一種病態？」在這樣的問題被提出來以前很久，就在監禁的空間之中，而且藉由一項它所特有的鍊金術，已經形成了一種混合，其中摻雜著對非理性的恐懼和對疾病的古老不安。在一段遙遠的時光之後，癩瘋的古老混淆又再度重演；這些幻想主題的活力便是非理性世界和醫療天地之間的首要綜合因子。它們首先在恐懼的幻想之中結合，並在「腐敗」和「敗壞」的可怕摻合之中相連。對於瘋狂未來要在現代文化之中佔據的地位來說，很重要的，甚至可能具有決定性的是：「醫療人」（homo medicos）並未被傳喚來作為監禁世界的**裁判**（**arbitre**），劃分罪惡與瘋狂、邪惡和疾病，在這裡，他卻是以**守衛者**（**gardien**）的身分出現，以便保護他人，不受穿過監禁之牆的混亂危險所害。人們很容易便相信，是一個慷慨自由的憐憫喚醒了人對受監者命運的關懷，並認為是因為有一個更正直和更內行的醫學察照，才能在人們無區別地懲罰過失之處，辨認出疾病的存在。事實上，事情並未如此演變：並不是這個善意的中立態度在發揮作用。如果人們呼求醫生的協助，如果人們要求他進行觀察，那是因為人們的恐懼。他們害怕那在監禁四壁內沸騰的奇特化學，害怕那在其間形

---

10 同上，fº 123。事件整體載於檔案 117-126 張；有關「監獄熱病」及它對城市的威脅，參考霍華德（HOWARD），《監獄狀況》（*État des prisons*），t. I，導言，p. 3。

成的並威脅傳染的力量。當醫生出現時，想像轉化已經完成，惡痛已經
區分出醱酵、腐敗、敗壞氣息、腐朽肉體這些曖昧的類別。瘋狂逐漸得
到醫學地位，傳統上被人稱作「進步」，但事實上，這個「進步」之所
以有可能，只能經由一種奇異的回歸。在道德傳染和生理傳染錯綜複雜
的混合裡，[11] 而且因為十八世紀如此熟悉的「不潔」象徵，一些非常古
老的意象重新浮現於人們的記憶之中。而且，比較是因為這項想像的再
發動，而不是藉由知識的完善進展，非理性才會和醫學思想相遇。弔詭
的是，也就是在這個和當代疾病意象相混合的幻想的轉世迴生之中，實
證主義才會發現它對非理性的掌握點，或者，更好的說法是，它才會發
現一種防範它的新理性。

　　因此，就此刻而言，問題不在於廢除收容所，而是如何設法使它不
致成為一個新惡痛的可能原因。問題在於如何將其重新調整，使之淨
化。未來在十八世紀下半葉裡將會發展起來的大改革運動，它最初的
考慮便在於此：清除不潔和惡氣，以減少感染、平息醱酵，以防止疾
病、邪惡污染空氣，並透過都市空氣散布開來。救護院、強制收容所、
所有監禁的地點都應該要有更好的隔離狀態，周圍應該要有更新鮮的空
氣：在這個時代出現一整群的救護院通風問題文獻，其內容和傳染醫學
問題距離較遠，反而比較明確地處理道德傳播的問題。[12] 1776 年，國

11　「我和所有人一樣，都知道比塞特院既是醫院，也是監獄；但我以前不知道建造醫
　　院的目的是為了滋生疾病，而監獄的目的則是產生犯罪。」（MIRABEAU，《英國
　　旅人見聞錄》[*Souvenirs d'un voyageur anglais*]，p. 6）

12　參考，HANWAY，《通風問題思索》（*Réflexions sur l'aération*）（《保健報》[*Gazette
　　salutaire*]，1766 年 9 月 25 日及 10 月 9 日，n°s 39, 41）；GENNETE，《醫院空氣
　　之淨化》（*Purification de l'air dans les hôpitaux*），Nancy, 1767。
　　　里昂學院於 1762 年以下列題目舉行論文競賽：「醫院及監獄所染空氣之惡劣
　　性質為何？何者為其最佳改善方式？」有關此一問題的普遍性探討，可以參考
　　COQUEAU，《大城市中的醫院建設》（*Essai sur l'établissement des hôpitaux dans les
　　grandes villes*），1787。

務合議會（conseil d'État）決議設置一個委員會，任務為「盡量改善法國各類救護院。」不久，維愛（Viel）便被任命負責重建硝石庫院的病房。人們開始夢想某種經過重整的療養院，它不但保留基本功能，而且還會使得惡痛只能在其中自生自滅，不會向外蔓延；非理性將會完全被包容在其中，給人觀賞，卻又不威脅觀賞者，使得它具有作為範例的所有力量，而又沒有傳染的風險。簡言之，這是還原為牢籠的療養院。1789 年，戴門梭（Desmonceaux）修院長寫了一本小冊子《國家善行》（*Bienfaisance nationale*），他在裡面夢想的，仍然是這種「消毒過的」（stérilisé）監禁措施——如果我們可以使用這個不合時代的字眼的話；他計畫使它成為一個教育工具——它的功用完全在於顯示不道德行為缺點的景觀：「這些強制收容所……乃是既有用又必要的隱居場所……。這些陰暗地帶的外觀和其中所禁閉的罪人，良好地展示了一個公正的譴責，可以使得放浪過度的年輕人不致重蹈覆轍；因此，謹慎的父母應該及早讓他們認識這些可怕且令人厭惡的處所，看到恥辱和卑鄙如何鏈住罪惡，而由其本質墮落的人，也經常會永遠失去他的既得社會權利。」[13]

　　道德，加上醫學的合作，便是如此地夢想，以嘗試防備那雖被收容、但卻又難以完全禁閉的禍害。這些禍害同時也蠱惑著想像和慾望。道德的夢想是加以驅除；但人身上卻有某些東西開始夢想著要去體驗它們，或至少想要接近它們，在其中發洩幻想。恐懼在此時籠罩著監禁的堡壘，但它也發揮著一種難以抗拒的吸引力。人們傾向於想像這些暗夜是如何充滿遙不可及的歡樂；腐爛潰蝕的形像轉變為感官逸樂的面孔；在幽暗的背景中，出現了一些形式——既是痛苦又是美妙——重複著傑洛姆・鮑許和他的狂想樂園。[薩德]《[索多瑪]一百二十日》（*120*

13　戴門梭，《國家善行》（*De la bienfaisance nationale*），Paris, 1789, p. 14。

Journées [*de Sodome*]）城堡外洩的祕密，便在其中長久為人悄悄流傳：
「在那裡，甚至囚犯自己也遭到最極端的醜行所害；人們說，那兒經常
發生某些敗德行為，惡名昭彰，甚至就在監獄大廳裡公開幹起來。現代
的禮儀不容我們命名這些惡行。人們說，許多囚犯「男人女像，被凌辱
和姦淫得發瘋（simillimi feminis mores stuprati et constupratores）；說
他們由這個充滿瘋狂淫行的陰暗禮堂出來時（ex hoc obscæno sacrario
cooperti stupri suis alienisque），變得寡廉無恥，隨時可以犯下任何罪
行。」[14] 拉‧羅虛福柯—梁庫（La Rochefoucauld-Liancourt）也曾提到
硝石庫院的矯正廳裡頭的老婦和少女，她們一代又一代地傳下同樣的祕
密和享樂：「矯正廳是院中實施大罰的地點。當我們去參觀訪問的時候，
其中收容四十七名婦女，大多非常年輕，與其說是有罪不如說是輕率冒
失的少女……。我們總是看到這種年齡混合，總是看到輕佻的少女和歷
盡風塵的婦人間令人吃驚的混合，這些婦人只能教導她們最無節制的腐
敗之術。」[15] 這樣的視象，將會長久而頑固地在十八世紀末期的夜晚之
中巡行。在某一時刻中，它會受到薩德作品中的無情光線所切割，並被
放置於慾望的嚴格幾何之中。它們會被《瘋人院》（*Préau des fous*）的
混濁光線，或是圍繞《聾人院》（*Maison du sourd*）[1] 的薄暮所重拾和
包裹。《瘋狂》（*Disparates*）[2] 的面貌跟和它們何等相似！一整個想像
世界再度出現了，而支持它的乃是監禁措施此時引發的大恐懼。

　　被古典主義所禁閉的，不只是混淆瘋子和放蕩者、病人和罪犯的抽

---

14 米哈保（MIRABEAU），《英國旅人見聞錄》（*Relation d'un voyageur anglais*），p.
　　14。

15 行乞事務委員會（Comité de Mendicité）報告，國會紀錄，t. XLIV, pp. 80-81。

[1] 這兩幅皆是西班牙畫家歌雅（Francisco de Goya y Lucientes，1746-1828）的版畫作
　　品。

[2] 這也是歌雅的版畫系列連作。這個字原意為「不協調」，今根據法文對此作的翻譯
　　轉譯其畫意。

象非理性，那也是一個龐大的幻想儲備區，一個怪物沉睡的世界——
因為傑洛姆・鮑許的暗夜曾經宣示過它們，人們就此相信這些怪物已經
淹沒其中。我們可以說，監禁的堡壘，在它們的隔離和淨化的社會角色
之上，還加上了一項完全對立的文化功能。它們在社會的表層劃分出理
性和非理性，但在深處地帶，它們又同時保存一些摻合混淆理性和非理
性的形象。這些形象的作用，就像一個長久保持沉默的重大回憶；它
們把一股想像潛力保存在陰影之中，雖然人們相信這股潛力已經為人驅
散；雖然被古典新秩序馴服，它們仍然反對著這個秩序和時間之流，
保存著禁忌的形像，使它們可以原封不動地由十六世紀流傳到十九世
紀。時間不再流動，在同樣的想像景色之中，群巫會聚的《布洛肯山》
（*Brocken*）[3] 和《瘋女瑪芎》（*Margot la Folie*）[4] 相會，而諾阿塞伊
（Noirceuil）則加入了德・何伊元帥（Maréchal de Rais）[5] 的巨大傳說。
監禁措施允許而且呼喚了想像世界的抵抗。

　　然而，在十八世紀末獲得解放的形象，和十七世紀所嘗試消除的形
象並不完全一致的。有一項工作已在暗中完成，使得這些形象擺脫了一
個背面的陰暗世界。過去，中世紀及其後的文藝復興曾在這個背面世界
中汲取形象；現在，這些形象位處於人心、慾望和想像之中；它們不再
把無理智者突然地顯現出來，而是讓人之慾望的奇特矛盾湧現出來。那
便是慾望和謀殺殘酷和蒙受痛苦的渴望、主宰和奴隸、侮辱和羞恥之間
的同謀關係。無理智者曾在十五和十六世紀，揭露了宇宙大衝突的種種

---

[3] 這是德國中部哈爾茲（Harz）山脈的尖峰。根據德國傳說，每年四月末，巫婆在此
　　會集，慶祝渥爾普吉（Walpurgis）之夜。
[4] 參見本書第一部第一章第 18，19 號譯註。
[5] 即吉爾・德・何伊（Gilles de Rais，1400-1440），他是聖女貞德的同伴。後來因為
　　他對兒童所犯下的無數罪行而被處決。其判決過程參考本書第一部第五章，原文第
　　159-160 頁。

情節；現在這個衝突已經移位，到了古典主義的最終時刻，它反而成為不經中介的心之辯證。性虐待狂（sadisme）並不是一個和愛慾（Éros）同樣古老的實踐，只在現在才得到這個稱呼；它是一項明確地在十八世紀末大量出現的文化事實，同時也是西方想像結構中最重大的轉變之一：非理性變成心之妄想、慾望的瘋狂、愛和死在肉慾的無限推定之中所進行的無理智對話。性虐待狂出現的時刻，正是非理性在一個世紀以上的監禁和強迫沉默之後，又再重現的時刻，但這時它不再是世界的形像（figures），不再是意象（images），而是論述和慾望。而且，下列之事也非偶然：性虐待狂作為以一個人名為起源的個別現象，正是生自監禁和生於監禁之中，而薩德的所有作品也都被堡壘、牢房、地下室、修院、無法接近的小島的意象所主導，使得它們看來像是非理性的自然地帶。並非偶然的也在於：和薩德作品同時代，所有以瘋狂和恐怖為主題的幻想文學，都特別把情節安排在重要的監禁地點。十八世紀末，西方記憶突然轉變，開始有可能回想起中古末期的熟悉形像，雖然它們已遭扭曲，而且被賦與新的意義。即使在非理性被迫沉默之處，幻想仍然持續和警醒，不就是這一點，才使得上述的突然轉向成為可能嗎？

＊　　　　　＊　　　　　＊

在古典時期，瘋狂的意識和非理性的意識彼此相互交纏。非理性的體驗引導著所有監禁措施，它並且包裹著瘋狂意識，一直到使它消失或幾近如此，無論如何，它把瘋狂帶向退化之路，使得瘋狂幾乎失去其特色。

然而，在十八世紀下半的不安之中，對瘋狂的懼怕和面對非理性的恐懼同時增高：這兩種困擾相互依賴，不停地互相增強。就在人們看到

伴隨非理性而來的想像力得到解放的時刻，人們也聽到瘋狂危害怨言的增加。這時人們已經因為「神經病」而感到不安，並且意識到人在精益求精的同時，也會變得更加脆弱。[16] 人越是在歷史中前進，焦慮便會更加嚴重，而警告也會更加重大。勞蘭（Raulin）已經觀察到「自從醫學誕生以來……，這些疾病更見增衍，變得更危險、更複雜、更棘手、更難治」[17]。在替索的時代，上述的一般性印象演變為堅定的信念，像是某種醫學教條：神經病「在過去比今天罕見許多；這有兩個原因：首先，當時的人一般說來比較強健，也比較少生病；再者，最近就比例而言，神經病的病因增加了，而其它疾病的一般病因則出現減少的現象……。我甚至敢說，神經病病因在過去最為罕見，相對地，它們在今天則是最常出現。」[18] 而且之後，人們還會像十六世紀時一樣敏感意識到，理性是處於何種重大的不穩定之中，隨時有可能受到瘋狂不可挽回的危害。日內瓦醫師馬戴（Matthey），思路與盧梭派人士十分接近，他提出下列說法來警戒所有理性人士：「文明智慧之士，不需沾沾自喜；您自認擁有的智慧只是虛榮，片刻之間，它便有可能受到擾亂，從而消失；一個意外的事件、一個靈魂的突然強烈感動，便足以在片刻之間使一位最有理性、最有才智的人物變得狂怒和痴呆。」[19] 瘋狂的威脅又再度成為此一世紀所要面對的當務之急。

　　然而此一意識的風格非常特殊。非理性所造成的困擾，其情感性質很強，而且完全在想像結構復甦之中發展。面對瘋狂的恐懼呢，則以比較自由的態度來看待這項歷史遺產；非理性的回返顯示出大量重複的樣

16　參考本書第二部，第四章。

17　勞蘭，《氣鬱論》（*Traité des affections vaporeuses*），前言。

18　替索，《神經論》（*Traité des maladies des nerfs*），前言，t. I, pp. III-IV。

19　馬戴（MATTHEY），《精神病的新研究》（*Nouvelles recherches sur les maladies de l'esprit*），Paris, 1816，第一部，p. 65。

態，像是跨越時間的自我重啟，相反地，瘋狂的意識則有某種現代性
（modernité）分析相伴隨，使得它一出場便處於某種時代、歷史、社
會脈絡之中。十八世紀末，非理性意識和瘋狂意識之間出現的差異，乃
是一項具有決定性的動態的出發點：一方面，透過賀德齡、涅華爾和尼
采，非理性體驗不斷地上溯時間之源——非理性也因此成為世界中「反
時間」（contretemps）[6] 的代表者——，相反地，有關瘋狂的知識，則
不斷尋求以更精確的方式，把瘋狂定位在自然和歷史的發展方向之中。
由這個時代開始，非理性的時間和瘋狂的時間將會具有正好相反的向
量：一個是無條件的回返，絕對的沉潛；另一個則正好相反，以歷史編
年的方式發展。[20]

　　瘋狂的時間意識並非一蹴即成。要得到它，必須提煉一整套新的概
念，有時也需要重新詮釋一些非常古老的主題。十七和十八世紀的醫學
思想曾經樂意接納一種說法：在瘋狂和世界之間，具有某一種近乎無需
中介的關係。這便是月亮影響說。[21] 同時，人們也廣泛地堅信氣候會直
接影響血氣的屬性和品質，並由此影響神經系統、想像、激情和所有的
靈魂疾病。這種因果作用關係的原則並不非常清楚，而其效應也非全無
曖昧。賢恩認為潮溼的空氣、氣溫的突然變化、下雨頻繁，會對神經的
堅實性造成危害。[22] 維奈（Venel）的想法正好相反，他認為「冷空氣比

---

[6] 這裡取這個字的字面意義來翻譯，以符合上下文脈絡。在一般用法中，此字有「不
　　合時宜」、「切分音」、「不按節拍」等意義。

20 對於十九世紀的演化論而言，瘋狂的確是回返，但它的回返依著時間的道路進行；它
　　並不是時間之流的完全迷亂。這裡牽涉的是時間的逆向而行，而不是嚴格意義下的重
　　複。心理心析因為嘗試面對瘋狂和非理性，也面臨了這個時間問題；固置、死亡本能、
　　集體潛意識、原型，可說很早便和這個時間的異質結構相關：一方面是和非理性及包
　　含它的知識有關的時間，另一方面則是和瘋狂的知識和它所允許的科學有關的時間。

21 參考上文第二部，第二章。

22 賢恩，《身體疾病的自然療法》（*Méthode naturelle de guéir les maladies du cops*）（法
　　譯本，巴黎，1749）。在這一點上，他和孟德斯鳩（Montesquieu）意見相同，見

較重、比較密，而且比較有彈性，因而更能壓縮體內固態元素，使其組織更堅實，活動更有力」；相反地，「熱空氣較輕、較稀、較無彈性，因而比較不具壓縮力，使得固態元素失去強度，體液停滯變質；而且體內空氣因為沒有受到體外空氣的平衡，體內液態元素便蔓延開來，使得包容它們的管脈膨脹鬆弛，甚至超越並阻止它們的反作用力，有時還會破隄而出。」[23] 對於古典心智而言，瘋狂經常是外在「環境」（milieu）的效應——或者更明確地說，它是人和世界具有某一種連帶關係的烙印：就好像，自從人由天堂墮落以來，如果他要認識外在世界的真相，便只有透過感官進行，然而這卻是一條困難、甚至經常會帶有扭曲的道路，同樣地，理性的擁有也有賴於 [人體]「機器的生理狀態」[24] 和所有可能作用在人體機器之上的機制效應。文藝復興時代曾把瘋狂連繫於整套的宇宙戲劇性變化和週期循環。這些古老的主題受到重新詮釋。此時我們看到的版本既有自然主義色彩，又有神學成分。

　　然而，就在這個因果關係的廣泛理解之中，將會出現一項新的概念：由於日益增大的焦慮感，在 [瘋狂] 和宇宙的持續或重大循環週期之間的關係，在瘋狂與世界之季節變化間有親屬關係的主題之上，又漸漸地重疊了另一個意念：瘋狂受制於宇宙中的某一特定因素。恐懼只有更加急迫；在瘋狂所造成的反應中，感情成分的強度不斷地增加：人們覺得，在宇宙的整體和它穩定的季節循環之中，有一項獨立、相對、動態的元素開始分離出來，它服從於持續的進步或是繼續不斷的加速

　　《法意》（*Esprit des Lois*），第三部，liv. XIV，第二章，Pléiade 版，t. II, pp. 474-477。

23　維奈，《待嫁少女之保健及醫藥教育》（*Essai sur la santé et l'éducation médicinale des filles destinées au mariage*），Yvernon, 1776, pp. 135-1360

24　參考孟德斯鳩，《可能影響精神和性格的原因》（*Causes qui peuvent affecter les esprits et les caractères*），《全集》（*Œuvres complètes*），Pléiade 版，II, PP. 39-40。

運動，而且有責任解釋瘋狂的不斷增衍和大量傳播。在過去，大宇宙（macrocosme）的概念意味著一切機制的協同場所，以及其中規律的一般概念；由這個概念之中，又提出了一個新的概念，如果我們提前使用十九世紀的語彙，可以將它稱為「環境」（milieu）。

當然，由於這項概念此時尚未穩定，亦未有終極性的命名，我們在這裡應該要保留其中的未完成意味。首先讓我們採用畢封（Buffon）的說法，把它稱作「穿透力」（forces pénétrantes）。這個力量不只形成個體，也使同一人種之中出現種種變異。這裡包括了氣候的影響、飲食和生活方式的差異。[25] 這是在十八世紀中出現的負面概念，具有「分化」能力的概念，主要是用來解釋變異和疾病，而不是用來解釋適應和匯聚。「穿透力」的概念彷彿是一個背面，後來被翻轉過來，形成「環境」的正面概念。

對我們來說，這真是一個弔詭的現象，因為，當我們看到這個概念形成之時，同時也是人並不完全受到社會約束之時，他好像漂浮在一段不再強迫他的時間之中，而且此時他也和真實和可感的世界太過疏離。演變為「穿透力」的，乃是一個不再限制慾望的社會，一個不再規範時間和想像的宗教，一個不再節制思想和感性差距的文明。

一、瘋狂與自由。長久以來，人們認為某些形態的憂鬱是英國特有的產物；這一點既被當作醫學士的既成知識，[26] 也是文學上的穩定主題。孟德斯鳩（Montesquieu）把羅馬式自殺和英國式自殺相對立，認為前者是政治和道德的行為，為計畫性教育的有意後果，相對地，他把後者當作是一種疾病，因為「英國人會在人們想像不出理由的情況下自

25　畢封，《自然觀察》（*Histoire naturelle*），見《全集》（*Œuvres complètes*），1848年版，t. III，論人，pp. 319-320。

26　索窪吉提到"Melancolia anglica"（英國式憂鬱）或稱"tœdium vitae"（生之煩悶），前引書, t. VII, p. 366。

殺；甚至身在幸福包圍之中，英國人也會自殺。」[27] 環境在此扮演一定
角色；因為在十八世紀的想法中，幸福存於自然和理性的領域之內，相
對地，不幸或至少那使人毫無理由脫離幸福的事物，便應該屬於另一個
領域。首先，人們認為這是氣候的過度現象，是自然失去平衡和美妙尺
度時產生的現象（溫和的氣候來自自然；過度的氣溫則是環境）。但不
過這一點還不足以解釋英國病；賢恩已經指出該國人民享有的財富、美
食、富饒、社會最富階層所過的悠閒和懶散生活，[28] 便是這些神經病變
的來源。人們逐漸轉向經濟和政治的解釋角度，而財富、進步、制度在
其中都顯得像是瘋狂的決定性因素。史普茲海姆（Spurzheim）在十九
世紀初寫了一本談瘋狂起因的書，把這些分析全部綜合起來，使這部作
品成為同類著作中的最後的數本之一。瘋狂在英國「比在其他各處更加
頻繁出現，」那是因為該國自由盛行且充滿財富，而瘋狂乃是必須付出
的代價。意識自由比權威和專制更加危險。「宗教感情……毫無節制地
激動著人心；每一個人都可以向願意聽講的人佈道，」在聽了這麼多不
同的意見之後，「人的心靈反而受到折磨，不知如何才能找到真相。」
這是懸而不決、注意力游移、靈魂搖擺不定所造成的危害。這也是爭吵、
激情、固執己見所造成的危害：「每一件事物都有其反對者，有對立便
會激動感情；宗教上、政治上、科學上、在所有層面，任何人都可以組
織黨派；但他也一定會看到他的反對黨出現。」自由過多，連時間都不
能泰然地支配：時間變得無法確定，國家不顧個人，使他受制於時間無
常的變動之中：「英國人是個商人民族；他們的心智從頭到晚忙著投機
估算，不斷在恐懼和希望之中徘徊。作為商業之魂的自私自利，很容易
便會演變為嫉妒，並使其它官能也陷入這種狀態之中。」而且，這種自

27　孟德斯鳩，前引書，第三部，liv. XIV，第十二章，Pléiade 版，t. II, pp. 485-486。

28　賢恩，《英國病》（*The English Malady*），Londres, 1733。

由和自然中的真正自由距離遙遠：它處處受到的限制和壓迫，和個人最
合法的慾望正相對立：這是利益、合縱連橫，金融組合上的自由，而不
是人、精神、心靈的自由。由於金錢至上，家庭在此比其他各處更加暴
虐：只有富有的女孩才有機會結婚；「其他的，就只有用別的方式取得
滿足，而這會毀壞她們的身體，阻礙其心靈表現。同樣的原因也有助於
放浪形骸，因而造成容易發瘋的體質。」[29] 如此，在商業自由之中，意
見顯得永遠和真相遠離，當下的現實則必然陷入矛盾之中，時間無法為
人控制，也不符合季節循環的確定性，而人因為臣服於利益法則，也不
能擁有其慾望。簡言之，自由不但不能使人重新擁有自我，還不斷地把
人和其本質及其世界相隔離；它使人迷失於他人和金錢的絕對外在性之
中，也以激情和未竟慾望不可逆轉的內在性來蠱惑人。在人和他可以在
其中認出自己的幸福世界之間，在人和他會在其中找到他的真相的自然
之間，商業自由形成一個「中介環境」（milieu）[7] 而且，也就是因為
如此，它才會成為瘋狂的決定因素之一。在史普茲海姆寫作的年代——
當時正值「神聖聯盟」，也是專制君主復辟的高峰期——，自由主義很
容易便要承擔世間瘋狂的所有罪愆：「這是一個奇特的現象：個人自由
既是人最大的慾望，又會對他造成不利。」[30] 不過對我們來說，在這樣
的分析中，最基本的不是自由的批判，而是像史普茲海姆所運用的非自
然環境的概念，而且認為瘋狂的身心機制會在其中受到培養、擴大和增
殖。

　　二、瘋狂、宗教和時間。宗教信仰培植某種想像世界，某種虛妄環
境，有利於各種幻覺和妄想。長久以來，醫生畏懼虔誠過深、信仰過烈

29　史普茲海姆，《瘋狂之觀察》（*Observations sur la folie*），Paris, 1818, pp. 193-
　　196。

[7]　此字除了「（社會）環境」之意外，尚有「在中間」、「介質」等等意義。

30　同上，pp. 193-196。

所帶來的後果。道德過嚴，對於拯救和來世過於憂慮，經常便足以使人陷入憂鬱。《百科全書》便曾提出類似案例：「某些過度激烈的佈道家造成過度強烈的印象，他們對違反教義者進行過度的恐嚇，會使脆弱的精神產生驚人的變化。門泰里瑪（Montélimar）救護院裡便有數名婦女，她們是在城裡舉行佈道會之後陷入躁狂和憂鬱：人們不加深思，不斷地向她們描繪一些可怕的畫面，使她們感到震驚；她們整天把絕望、報復、處罰等掛在口頭上；而且其中一位，完全不願接受任何治療，因為她想像自己身處地獄，受火焰吞噬，絕無拯救可以消滅煉獄之火。」[31] 匹奈仍和這些啟蒙醫師保持同一陣線——他禁止給「因為篤信宗教患上憂鬱症者」[32] 祈禱書看，甚至認為「自認受到神啟，而且不斷傳教的虔信者」[33] 應該要被關起來。不過在這裡出現的與其說是實證分析，不如說是批判：宗教對象或主題被認為有引起妄想或幻覺的可能，因為人們認為它們本身便具有妄想或幻覺性質。匹奈談及一個剛被治癒的女精神病患，她讀到「祈禱書……說每個人都有他的守護天使；翌日晚上開始，她便以為自己被天使詩班圍繞，並說自己聽到天樂，得到啟示。」[34] 宗教在此，仍然只被當成一項散布錯誤的元素。但甚至在匹奈以前，就已經存在過更嚴格的歷史分析。它們把宗教當作是一個滿足或壓抑激情的環境。1781 年，有位德國作者把教士擁有絕對權力的遠古時代描寫為一個幸福的年代：那時遊手好閒根本不存在：每一刻都由「儀式、宗教修為、朝聖、訪問窮苦病人、曆法中的節慶」得到節奏。如此，時間被組織起來，成為幸福，根本沒留時間給空虛的激情，生活的厭倦，無聊懊惱。如果有人覺得自己犯錯？他便會受到真實的處罰，而且那通

31　《百科全書》，「憂鬱」條。
32　匹奈，《哲理醫學》（*Traité médico-philosophique*），p. 268。
33　同上，p. 291, note 1。
34　同上，p. 291, note 1。

常是物質性的處罰，可以使他的精神專注於此，並確定自己的過失已經
受到補救。當聽告解者發現「疑病性悔罪者告解得太多時，他或者給他
一道嚴厲的處罰，使「他們過濃的血液可以得到稀釋」，或者要求他們
去作長途朝聖：「空氣的變化、路途的遙遠、離家的狀況、遠離其惱怒
對象、和其他朝聖者之間的交際、步行時的緩慢但充滿精力的運動，這
些因素對他們所起的改善作用，比舒適的旅行大得多了……但今天，我
們卻放棄朝聖，代以舒服的旅行。」最後，教士的神聖性又使得這些訓
誠具有絕對的價值，沒有任何人會想要逃避它們；「一般來說如果是醫
生開出這樣的命令，那麼病人的任性根本就不會接受這一切。」[35] 對摩
森（Moehsen）來說，宗教為人和過失、及人和懲罰之間提供了中介：
它在外表上是一種權威性的綜合，但它真實地消除過失，施行懲罰；相
反地，如果宗教鬆弛下來，如果它變得只是良心懺悔、精神苦行這樣的
理念形式，那麼它就會直接導致瘋狂；只有宗教環境保持密實狀態，
才能使人逃開因為對過失的狂亂妄想所產生的精神錯亂。宗教儀式和其
嚴格要求，產生了一種飽滿充實的生活，免除人在犯錯前熱情的無謂游
蕩，以及犯錯後懊惱的徒勞重複；它以一個圓滿的片刻為中心，來組織
人的一生。這幸福年代的古老宗教，也就是當下片刻的永恆節慶。然而
只要宗教因為進入現代而理想化，它就會在當下的片刻四周激起一道時
間的光環、一個空虛的環境，這是屬於閒暇和愧疚的環境，在其中，人
心陷入焦慮不安卻無人援助，而激情也使時間陷入無憂或反覆的狀態，
使瘋狂終能在此自由展布。

　　三、瘋狂、文明和感性。一般而言，文明構成一個有助於瘋狂發展
的環境。如果科學的進步會消除錯誤，它卻會同時傳播研究的愛好，甚

---

35 摩森，《布蘭登堡侯國科學史》（*Geschichte der Wissenschaften in der mark Brandenburg*），
Berlin et Leipzig, 1781, p. 503。

至研究狂：書齋生活、抽象思辨、精神持續激動，卻沒有身體運動，它們都可能造成最不幸的後果。替索解釋說，人體經常勞動的部位會最先補強和硬化；比如工人手臂上的肌肉和纖維硬化，使他們在年老時，還能享有強大的體力和良好的健康；「文人則是頭腦硬化；他們常常會變得無法連結思想，」他因而很可能會陷入心神喪失。[36] 一項科學越是抽象或複雜，它便越有可能引發瘋狂。依照普列薩文（Pressavin）的說法，一項仍然接近感官立即成分的知識，只要求內在感官及腦部器官少許的工作，它只能引起一種生理上的幸福感：「有一些科學，它的對象可以容易由感官察覺，而且因為它們和心靈之間相和諧，所以和心靈之間具有愉快的關係……它們使得整個人體產生輕微的運動，並因此有利於人體所有的機能。」相反地，過度剝除這些感性關係的知識，過度不受當下現實羈束的知識，只單獨引發腦部的緊張，使得整個身體失去平衡：「某些事物間的關係十分難以掌握，這或者是因為它們很難被我們的感官察覺，或者因為關係本身太過多重，必須付出大量心力才能尋得，由這些事物形成的科學對心靈來說，構成一個會使內在感官十分疲勞的運作，因為它會使這個器官長時間保持緊張。」[37] 因此，知識會在感性事物的四周形成一個由抽象關係構成的環境，而人可能會有在其中失去肉體幸福的危險——而他和世界間的關係，正常時乃是建立於這種幸福之中。當然，知識增多了，但代價也變得更高。我們真得確定世界上有更多學者嗎？至少有一件事情是確定的，那就是「世界上有更多的殘弱者。」[38] 知識環境比知識本身增長得更快。

　　然而，把人和感性事物相分離的，還不只是知識而已，感性本身也

36　替索，《文人保健忠告》（*Avis aux gens de lettres sur leur santé*），p. 24。

37　普列薩文，《氣鬱新論》（*Nouveau traité des vapeurs*），pp. 222-224。

38　替索，《神經論》（*Traité des maladies nerfs*），II, p. 442。

會如此：這是一個不再接受自然活動所支配的感性，而是受到社會生活中的所有習慣和所有要求所指揮的感性。現代人畫夜顛倒——而女人在這一點上比男人更甚：「當現代巴黎女人起床的時候，和自然所標定的時刻已相差很遠；白天最美好的時光已經流逝而去；最新鮮的空氣消失殆盡；沒有人享受得到。蒸氣、烏煙瘴氣，因為陽光熱力的吸引，已經在大氣中升起；而這就是美女選擇起床的時候。」[39] 這項感官的變亂無章也在劇場中出現，因為人們在此以幻象為陶冶，以人工的技倆引發空虛的激情和最有害的靈魂擾動；女人尤其喜歡這些「使其燃燒、興奮」的演出；她們的靈魂「受到如此強烈的震盪，以致產生神經震動，雖然那實際上只是一時現象，但一般會帶來嚴重後果；她們暫時失去感覺，她們在看現代悲劇時所流灑的眼淚，已經是其中最輕微的意外了。」[40] 對於一個零亂的感性來說，小說所形成的環境更加人工，也更為有害；現代作家所追求的寫實效果，他們為了模仿真實所施展的全部技藝，只會讓他們想在讀者身上引發的危險和暴烈感情更受重視：「在法國剛開始享有優雅風流的文化前期，女人的心智尚未發展完美，她們只要求聽一些荒誕不經的神仙故事；現在她們要求情節合乎真實，但其中的感情卻又要奇妙得令她們自己的感情完全受到擾亂和混淆；接著，她們又會在周遭的任何事物之中，尋求曾經令她們心迷神馳的奇妙事物；然而，她們要找的東西並不存在於自然之中，因此在她們眼中，一切卻都顯得無感情、無生命。」[41] 小說所形成的環境，乃是最能使感性變態發展的影響；它使得心靈脫離感性事物中所有屬於當下和自然的事物，它把人帶入一個想像的世界，其中的感情，正因為其不真實，不受自然溫和的

---

39 勃歇斯那，《靈魂激動對婦女神經病之影響》（ *De l'influence des affections de l'âme dans les maladies nerveuses des femmes* ），Paris, 1783, p. 31。

40 同上，p. 33。

41 勃歇斯那，前引書，pp. 37-38。

律則所規範，所以就更加暴烈：「有這麼多的作者擁有大群讀者，而持續的閱讀卻會產生種種神經病；也許在危害女人健康的種種原因之中，最主要的乃是百年以來小說的無限繁衍……。一個女孩如果在十歲的時候，整天讀書而不愛跑步，那麼她到了二十歲，便會成為一名患氣鬱症的婦人，而不會是一位好奶媽。」[42]

　　十八世紀意識到瘋狂迫人的增加，它慢慢地，而且非常分散地，在這個意識周圍建構出一整套新的概念。十七世紀把瘋狂擺在一片非理性的視野之中，這時瘋狂掩藏一層幽暗的道德意義和道德起源；它的祕密使它和過失及獸性相關。但人雖然看到獸性的逼近，這一點卻弔詭地不能使瘋狂變得更為無辜。到了十八世紀下半葉，瘋狂不再被人當作是和一個湮遠無憶的墮落，或是和一個無限當前的獸性相接近的東西；相反地，瘋狂這時被定位在人和他自身，和他和世界的距離之中，也在他對自然中一切立即呈現於他眼前的事物所採取的距離之中；在這個中介環境之中，瘋狂便有可能發生，因為人和感性事物、時間、他人間的關係，在其中都被異化了；在人的生命和歷史生成之中，所有和當下現實發生斷絕的事物，都會使瘋狂成為可能。它的領域不再是自然和墮落，而是一個新的領域。在其中，人們開始預感到歷史，而醫生所使用的「精神錯亂」（aliénation）和哲學家所使用的「異化」概念，也會以一種幽晦的關連，開始在其中形成——這兩個模式都只說出人性真相的變態發展，但在黑格爾之後，十九世紀卻又很快地抹滅兩者之間的所有相似跡象。

＊　　　　　＊　　　　　＊

42　《神經病之身心原因》（*Causes physiques et morales des maux de nerfs*），《保健報》（*Gazette salutaire*），n° 40, 1768 年 10 月 6 日。未署名。

透過「穿透力」如此堅定的行動來掌握瘋狂，這種新的理解方式無疑具有決定性意義——它在瘋狂現代史中的決定性地位，並不下於匹奈對比塞特院鏈鎖囚徒眩人耳目的解放行動。

既奇特又重要的，首先在於此一概念目前仍處於古老原始的階段，它所具有的是一種負面的價值。在我們剛剛所提到的分析裡頭，這些力量並不指涉自然之中可以形成生態環境的事物；它也不是一個適應、互相影響或調節規律的場所；它甚至不是一個生物可以在其中發揮展布其生命典範的空間。十八世紀用這些力量所指涉的事物十分幽暗不明，如果我們把這個意義揭露出來，我們便會瞭解，它們指的其實是**宇宙**中所有反**自然**的事物。[43] 中介環境擾亂了時間中季節循環、日夜交替的規律性；它使得感性事物和它在人身上的平靜回聲產生變質，因為它帶入一個只依想像過度而震動的感性；它使人脫離立即的滿足，使他臣服於利益法則，不能聽到慾望的聲音。人性中的自然開始死去時，環境便誕生了。這不就是盧梭的說法嗎？他指出大陸地沉的宇宙災難，代表的正是自然的結束，人為環境的開始。[44] 環境並不是那呈現於生物面前的自然所代表的肯定力量；相反地，它是一項否定力量，它使得飽滿的自然由生物面前被取走；在這項隱退過程之中，在這個非自然之中，有個東西取代了自然的地位，那便是人為的飽滿，宣示反自然（antiphysis）的虛幻世界。

然而也就是這裡，瘋狂的可能性條件才能充分地發展。十七世紀發現瘋狂之所以可能，乃是真相的失落：這是完全否定面的可能性，其中被質疑的只是人的自由，而它並非自然，只是人保持醒覺和注意的能

---

43 在這個問題上，醫學和畢封的分析相左。對於後者，穿刺力（forces pénétrantes）包括屬於自然的事物（如空氣、天），也包括脫離自然的事物（如社會、流行病）。

44 盧梭，《論不平等之起源》（*Discours sur l'origine de l'inégalité*），《作品集》（*Œuvres*），Paris, 1852, t. I, p. 553。

力。十八世紀末開始把瘋狂的可能性條件和環境的形成相等同：瘋狂
即是失落的自然，感性事物的混亂，慾望的迷失，失去分寸的時間；因
為無限中介而失落當下現實的情況。而自然與此相對立，乃是瘋狂的消
除，存在幸福地回歸到最接近它的真相身旁：勃歇斯那寫道，「可愛而
肉感的女人們，回來吧，從今以後，逃離虛假快樂、短暫激情的危險，
逃離閒散和柔弱生活的危險吧；跟隨妳們年輕的丈夫，到鄉間旅行；在
花草柔和的大地上和他競逐；回到巴黎時，則要為同伴提供婦工的模範；
愛妳們的孩子，尤其是要養育他們；妳們將會知道這種快樂無與倫比，
而自然為妳們劃定的命運乃是幸福；當妳們的生活成為純淨之時，妳們
的衰老便會減慢。」[45]

　　因此，環境所扮演的角色，和過去獸性所扮演的角色，可說是對稱
性地相反。過去，野獸沉默的存在，乃是一個可以讓狂亂在人身上爆發
的端點；這是自然存在最深沉的一點，也是它最終極的端點，但它同時
也是反自然的高昂點——人的本性也立即是它自身的反本性。到了十八
世紀末，相反地，野獸的沉靜完全屬於幸福的自然；而且正是因為人脫
離了動物立即直接的生活，形成了一個人為環境，才會使人向反自然的
可能性開放，暴露於瘋狂的危害之中。動物不可能發瘋，至少，承載瘋
狂的，也不是它身上的獸性。[46] 因此，我們不必驚訝於為何原始人先天
上最不可能發瘋：「在這方面，農夫階層比人口中提供工匠的部分更強；
但很不幸地，他們又比過去弱許多，因為那時候他們單純只是農夫。和

45　勃歇斯那，《靈魂激動對婦女神經病之影響》（ *De l'influence des affections de l'âme*)，
　　pp. 39-40。
46　對於動物的瘋狂有兩種構想方式：一是把它視為馴養及社會生活的後果（如失去主
　　人的狗所陷入的憂鬱），另一個則認為是它接近人的高級機能受到損害。（參考〈觀
　　察一條完全缺乏交感作用之痴呆狗〉，《醫學報》[*Gazette de médecine*]，t. III, nº 13,
　　1762 年 2 月 10 日，pp. 89-92）

某些野蠻部族相比，他們也弱許多。這些部族幾乎不會生病，只是因為
意外和衰老而死亡。」在十九世紀初，美國人魯希（Rush）[8] 的說法仍
然為人引用，他說他「未能在印地安人之中找到心神喪失的例子，而
且只見到少量的躁狂症和憂鬱症患者」[47]。洪寶特（Humboldt）[9] 的說
法也常被人引用，他說他從未聽說「南美印地安野人中有精神錯亂的例
子」[48]。瘋狂之所以成為可能，乃是因為人為環境取消了人的動物性存
在。[49]

從這時開始，瘋狂便和人的某種歷史演變方式相關連。只要瘋狂仍
被當作是宇宙性的威脅或獸性的逼近，它便沉睡在人的周圍或是他內心
的暗夜之中，具有永恆而不變的存在；它的循環只是回返，它的湧現只
是簡單的重現。但現在，瘋狂已經擁有時間上的起點──即使這個起點
只有神話學上的意義：它遵循一條線性向量前進，無限地成長。在人四
周和由人所構成的環境越是變得厚重、晦暗，產生瘋狂的風險便越會增
加。瘋狂分布其中的時間，變成了一個開放性的時間，一個增衍和成長
的時間。瘋狂於是變成進步的反面：文明在增加中介的同時，也不斷為

---

[8] Benjamin Rush（1745-1813），生於費城，為居倫（William Cullen）弟子，第一
位寫作精神醫療著作的美國人。

47 魯希，《醫學探究》（*Medical Inquiries*），I, p. 19。

[9] Alexandre von Humboldt（1769-1859），曾在熱帶美洲及中亞探險的德國學者，對
氣候學、地理生物學、火山學、地磁學頗有貢獻。其兄 Wilhelm von Humboldt 為
著名的語言學者。

48 引用於史普茲海姆，《瘋狂之觀察》（*Observations sur la folie*），p. 183。

49 在勞蘭（Raulin）的作品裡，可以看到一個奇特的分析。他認為瘋狂的出現，和人由
動物性飲食進入人性飲食環境有關：「當人聽從他的激情而作為時，他們就脫離了單
純的生活；他們毫無意識地去發現做作的食物，而它們最能煽動口味；他們便加以
採用；這些致命的發明一點一滴地增多；它們的使用增多了激情；激情又要求過度；
有些人便引入了奢華；而大印度之發現更使奢華原料不缺，以致達到本世紀之程度。
最早的疾病和菜餚混合之變化，以及其過度使用，幾乎同時出現。」（前引書，pp.
60-61）

人提供新的異化機會。馬戴在大革命後的復辟時期寫作，但他只是在總結十八世紀人的一般感情。他寫道：「社會人最深刻的悲慘和其多種享樂，其崇高的思想和其粗野，乃是出自他的卓越性質本身，出自他的可完美性和身心機能的過度發展。他的多種需要、慾望、熱情，乃是文明的後果，而文明便是善惡的根源。悲哀之呻吟、絕望和狂怒之叫喊聲，發自享樂和富饒的城市之心。比塞特院、貝德蘭院（Bedlam）都見證著這項真理。」[50] 無可置疑，善與惡、進步和墮落、理性和非理性的簡單辯證法，乃是十八世紀常見之事。但它在瘋狂史之中卻是具有決定性的地位：它逆轉了一般感知瘋狂時所使用的時間架構；它把瘋狂放置於一段無限流逝的時間之中，其源頭固定，而終點總是不斷後退；它使瘋狂開向一段無法逆轉的時段，打破它的宇宙性循環，並使它脫離過往錯失所產生的蠱惑；它允諾瘋狂對世界之侵襲；但那不再像是十三世紀無理智者的末世勝利，而是以一種連續的、惡毒的、漸進的方式進行，它永遠不會固定在某種終結形像之上，而且正因為世界的老化而更為年輕。在大革命之前，人們便已發明十九世紀的重大困擾之一，而且還給它一個名字；人們將之稱為「代間墮落」（dégénération）。

　　認為兒子不再具有父輩的價值，這顯然是希臘拉丁文化中最傳統的主題之一，它同時也包含著一種對遠古智慧的懷舊，認為其中的祕密，已經淪喪於當代的瘋狂之中。但這個主題還只是一個道德理念，只有以批判作為支持；這不是對歷史的感知，而是對歷史的拒絕。相反地，在十八世紀中，墮落的空白時段開始得到一項具體的內容：墮落不再是順著道德淪喪的斜坡下降，而是遵循著人為環境中的力線，或是遵循著遺傳的生理法則。因此，人的衰退，不再是因為人遺忘了時間，遺忘了時間所代表的遙遠回憶；而是正好相反，因為時間本身變得沉重，變得更

50　馬戴，《精神病的新研究》（*Nouvelles recherches sur les maladies de l'esprit*），p. 67。

具壓力,也更為臨在,它像是某種身體的物質性記憶,總結了過去,並使存在脫離其自然的當下現實:「下一代身上可以感覺到父輩的缺點;我們的祖先開始稍微背離健康的生活;我們祖父們生得稍微脆弱一點,其養育也較為軟弱,他們的下一代就衰弱了,到了第四代的我們,對於八十歲老人的健康和體力,就只有聽人轉述的份了。」[51] 替索所謂的「代間墮落」,和十九世紀所謂的「退化」(dégénérescence)之間,重合的部分仍然很少;它尚未具有任何物種特質;也不包含任何朝向組織和生命粗略形態的宿命性回轉的傾向;[52] 也沒有在任何個體身上寄託更新的希望。[53] 然而摩萊(Morel)[10]:的《退化論》(Traité de la Dégénérescence)仍以十八世紀傳下的教訓為出發點;他的看法和替索一樣,人由一種原始型態開始退化;[54] 而且造成這種後果的,既不是一種自發的衰退,也不是因為活體特有的沉重性,但卻很有可能是受到「不合自然的社會制度所影響」,或是因為「道德屬性的敗壞」[55]。從替索到摩萊,重複著同一個教訓,它說人為環境具有異化的力量,而且人

51　《神經病之身心原因》(*Causes physiques et morales des maladies de nerfs*)。(《保健報》,1768 年 10 月 6 日)

52　「有生命的物質由高級種類下墮,變成越來越低級的種類,最後回到無機狀態。」(BŒKEL,Jaccoud《辭典》,「退化」[Dégénérescence] 條)

53　「總是有些個體可以逃脫遺傳變化,如果我們只利用它們來延續類種,便能使類種逆宿命之流而上。」(Prosper LUCAS,《自然遺傳之生理論及哲學論》[*Traité physiologique et philosophique de l'hérédité naturelle*],Paris, 1847)

[10] Bénédict-Augustin Morel(1809-1873),法國南錫附近的馬爾維爾(Maréville)療養院醫生,接著服務於諾曼地。曾為硝石庫院醫師法爾禾(P. Falret)翻譯德國學派作品。他的名字和精神醫學中的進化論具有密不可分的關連。

54　「人在意識中會自然地傾向認為存有一個原始類型,彷彿創造之傑作和總結,在此原型之中,濃縮著構成人之種之要素,如此,吾人本性之退化,和此原型之偏離乃無法分離之概念。」(摩萊,《人類生理、智性及道德之退化》[*Traité des dégénérescences physiques, intellectuelles et morales de l'espèce humaine*],Paris, 1857, pp. 1-2)

55　參考摩萊,《人類生理、智性及道德之退化》,Paris, 1857, pp. 50 et sq.,個體和「社會生活所強加在其身上的人為存在」間的鬥爭圖表。

為環境只是所有中介自然者的回憶總合。瘋狂，和瘋狂因為時光流逝而倍增的力量，其基礎不是人的本身，而是人為的環境。這裡我們恰恰處於一個交合點上，會合著一個黑格爾哲學主題（異化存在於中介運動之中）和另一個生物學主題。關於後者比夏（Bichat）[11] 曾經提出下列的說法：「一切圍繞著生物的東西傾向於毀滅生物。」個體的死亡外在於個體，就好像個體的瘋狂和個體的異化，也是外在於個體；人乃是在外在性之中，在事物的沉重記憶之中，喪失了他的真相。那麼要如何尋回它呢？除非是在另一個記憶之中吧？這樣的記憶，也只能是在知識的內在性中得到的新和解，或是朝向時間的絕對、朝向野蠻年輕的現時之中的深潛和斷裂：「或者是我們不敢奢望的理性行為，或是我們甚至不敢企望的數世紀野蠻。」[56]

在這個有關瘋狂的思索之中，[57] 在這個仍然隱晦的環境概念之中，十八世紀很奇特地預見了下個時代即將成為有關人的思索的指導性主題；在醫學和哲學、心理學和歷史的交接邊緣的不定光線之中，它也天真地提出一個非常粗略的異化概念，而十九世紀所有的焦慮，也就是我們的焦慮，都無法抹除其中的曖昧。這個異化使得人的環境得被定義為人的否定性，並且將之視為所有瘋狂的具體先驗條件。如此，瘋狂便被安置在最接近人也最遠離人的處所：那是他所居住的此地，但也是他迷失自我的彼方，這是一個奇特的家鄉，因為他在其中的居留也會造成他的消亡，那是他的真相的完滿達成，也是他的非存有不停不休的工作。

---

[11] Xavier Bichat（1771-1802），法國解剖學家和生理學家。他建立了「一般解剖學」並促進了組織學發展。

56　《神經病之身心原因》（*Causes physiques et morales des maux de nerfs*）。（《保健報》，1768 年 10 月 6 日，n° 40）

57　畢封（Buffon）也提到 dégénération 的現象，但其意義或者指自然的普遍衰退（前引書，pp. 120-121），不然便是指個體相對於其類種的退化。（同上，p. 311）

＊　　　　＊　　　　＊

　　於是瘋狂便進入一個新的循環之中。瘋狂現在已和非理性分離。長期之中，非理性將只會是詩或哲學的體驗，一個由薩德至賀德齡、涅華爾和尼采，不斷重複的體驗。那是在消滅歷史的語言中的純粹沉潛，它使得一個逼人而來的湮遠真相，閃現於感性最不穩定的表面之上。相對地，瘋狂在十九世紀則會有一個完全不同的意義：就其本性，就其和自然的對立而言，它和歷史十分地接近。

　　我們經常會覺得實證主義的瘋狂概念是一種生理學的、自然主義的、反歷史的概念，[58] 並且認為需要透過心理分析、社會學，以及「文化心理學」，才能說明歷史的病理學跟歷史之間所能具有的祕密關連。在事實上，這一點早在十八世紀就已經明白確立：從這個時代開始，瘋狂便被劃入人的時間宿命之中；它甚至是人因為不同於動物而擁有歷史，此一事實的後果和代價。以非凡的曖昧寫出「瘋狂史乃是理智史的抵償（contrepartie）」的人，既未讀過珍奈（Janet），亦未讀過佛洛伊德，更未讀過布倫斯維克（Brunschvicg）；[12] 這位作者是克勞德・貝爾納（Claude Bernard）[13] 的同代人，他像是提出一個明確的方程式一樣地寫道：「什麼樣的時代，就會有什麼樣的精神失常。」[59] 當然，

---

58 嚴格的實證生物學實際上走先成說（préformationiste）路線，摻入演化論觀點的實證主義乃是頗為晚近的學說調整。

[12] Léon Brunschvicg（1869-1944），法國科學哲學家，巴斯卡《思想片簡》（*Pensées*）的編者。許多人認為傅柯在寫作《瘋狂史》時，其學術脈絡即處於布倫斯維克的研究傳統和巨視風格之中。

[13] Claude Bernard（1813-1878），法國生理學家，交感神經的發現人。著有《實驗醫學研究導論》（*Introduction à l'étude de la médecine expérimentale*, 1865），闡釋科學研究的基本原則。

59 MICHEA，Jaccoud《辭典》「魔憑狂」（Démonomanie）條，t. XI, p. 125。

沒有一個時代會比十九世紀初年，會對瘋狂持有更尖銳的歷史相對性意識。匹奈說：「在這個關係之中，醫學和人類的歷史之間，具有眾多接觸點。」[60] 而且他很慶幸能有機會在大革命這樣有利的時代裡研究精神病，因為此時特別能引發「強烈的激情」，而它們便是「精神錯亂最平常的起源」：為了觀察其效應，「有什麼時代會比革命的風暴更適合呢？它總是能把人的激情帶到最高的程度，或者毋寧說，它總是掀起種種形式的躁狂」[61]。法國醫學將會長期地在後來的世代裡尋求 [一七] 九三年 [14] 留下的痕跡，彷彿歷史的暴力和瘋狂已沉澱在遺傳的靜默時間之中：「毫無疑問地，在大革命期間，恐怖統治曾對某些個體造成惡劣的效果，而且這甚至是打從娘胎開始的……因為這個因素而先天傾向於瘋狂的個體，出生於長久受到戰爭恐怖危害的外省。」[62] 十九世紀的瘋狂概念乃是在歷史意識之中形成的，其中並且有兩種模式：首先，瘋狂的持續增加，像是一種歷史的衍生物；再者，瘋狂的形態，也受到歷史演變模態決定。我們會覺得瘋狂與時間相關，而且本質上與人的時間性相關。同樣地，瘋狂在當時如果不是已經被接受為歷史性的存在，至少也是被人如此感覺著，而且其中的歷史感，實際上比我們今天還要深刻許多。

然而，這種歷史關連很快就被遺忘了：佛洛伊德很吃力地，但也可能不徹底地，被迫要使它由演化論中脫離出來。原因在於，這個關連在十九世紀之中，將會變化為一項同時既是社會的、亦是道德的概念，但

60　匹奈，《哲理醫學》（*Traité médico-philosophique*），導言，p. XXII。

61　同上，p. XXX。

[14] 這一年法國大革命邁向激烈化，處決路易十六，實行恐怖統治，鎮壓內亂，並和外國聯軍在邊境發生戰爭。

62　艾斯基洛（ESQUIROL），《論心智疾病》（*Des maladies mentales*），t. II, p. 302。

在其中又遭到完全地出賣。瘋狂將不再被視為歷史的抵償，而是被視為社會的背面。我們在摩萊的著作裡，就可以最清楚的方式，看到歷史分析如何被翻轉為社會批評。瘋狂這時會被逐出歷史進展之外，反而成為歷史完美發展及調和展望的阻礙。在這時，形成最有利於瘋狂傳播的環境的，反而是窮困——相對地，在十八世紀時，形成這種環境的卻是財富和進步——：「危險或不衛生的職業，居住於人口過多或不健康的市中心，」各式各樣的毒害；「如果人們現在於這些一般性惡劣條件之上，再加上一些窮困對道德所發揮的深刻敗壞影響、教育上的缺失、缺乏遠見、濫飲和性交過度、食物不足等，我們便能瞭解可能破壞貧困階級體質的複雜環境。」[63] 瘋狂便是如此脫離人的歷史演變，開始具有社會道德意義：它變成一個放棄布爾喬亞倫理形態的階級的烙印；就在哲學上的異化概念（aliénation）透過勞動的經濟分析而取得歷史意義之時，心理學和醫學上的精神錯亂概念（aliénation）卻完全由歷史之中解放出來，成為一個以針對物種拯救破壞所進行的道德批判。一言以蔽之，對瘋狂的恐懼，曾經是十八世紀懼怕其本身演變的後果，到了十九世紀，它卻漸漸地轉變，最後演變為面對矛盾時的困擾，雖然這項矛盾乃是唯一能夠確保其結構持續的因素；由外緣來看，瘋狂是布爾喬亞秩序最立即的威脅，但它卻又演變為其維持長久的弔詭條件。因此，它既被當作是不可或缺的退化——因為它是布爾喬亞理性之所以可能具有永恆性質的條件——，又被當作是道德和宗教原則偶然和意外的遺忘——因為，對於一個無法預見終結的秩序的立即矛盾，人們必須對它作出如此的判斷，才能使它變得無關緊要。因此，在十九世紀中葉左右，這項瘋狂的歷史意識便進入沉睡狀態，雖然它在「實證主義的激進年代」，曾經為人長期喚醒。

---

63 摩萊，前引書，p. 50。

這一段在歷史之中所做的過渡，雖然是如此地不穩定，而且又為人遺忘，但它對十九世紀的瘋狂體驗卻仍然具有決定性的地位。透過它，人和瘋狂建立了一種新關係，就某種意義而言，它更為立即，但也更為外緣。在古典體驗之中，人是透過錯誤來和瘋狂取得連繫，也就是說，瘋狂意識必然地包含真理體驗。瘋狂此時乃是錯誤的代表，真相的絕對喪失。到了十八世紀末，我們看到一項新體驗的一般輪廓開始形成：瘋狂中的人不再是喪失真理，而是喪失了**他的**真相；不再是世界的法則脫離了他的掌握，而是他自己不再遵守其本質律則。當替索提到十八世紀末瘋狂的蓬勃發展時，他認為這代表人對其立即真相的遺忘；人採用了「人為做作的享樂，而且其中有許多只是一種讓自己與眾不同的方式，它和自然習慣相對立，只是以作怪取勝。空洞興奮的痛苦感情，是任何人都無法忍受的，但又使得他愛憐周遭所有的事物。這種與眾不同的方式，卻可以使某些人由這樣的痛苦感情之中解放出來，因此對他們來說，這是一種真正的樂趣。這無疑便是奢侈的第一源頭，因為奢侈只是大批多餘事物所產生的吸引力……。這便是疑病症患者所處的狀態，我們要給他一大批藥物才能滿足他，但他還是同樣地痛苦。」[64] 在瘋狂當中，人和自身的真相相分離，他被放逐到一個立即臨在（immédiate présence）的環境之中，在其中迷失了路徑。古典人之所以喪失**真理**，是因為他被拋回到獸性狂亂發作的立即臨存之中，也是因為顯示出他具有原罪的原始墮落已經現形。但現在，當人說到瘋人時，他所指的是一個脫離由**他的**立即真相所形成的土地的迷失者。

---

[64] 《上流人士之疾病》（*Essai sur les maladies des gens du monde*），pp. 11-12。

第二章　新的劃分

在十八世紀之中，瘋狂產生了一些變化。首先是前述的恐懼，它似乎使非理性和過去的持續不安再度相連，並使得它再度獲得存在，雖然監禁措施曾經達到——或差不多達到——使它消失隱匿的地步。不過事情也不只如此：瘋狂曾在非理性的同質空間中進入休眠狀態，但也就在這個場所，已經完成了一項緩慢的工作。它非常地隱晦，幾乎沒有被人以言辭表達過，而且我們也只能察覺到其中的表面效果；這是一個深沉的推動力，它讓瘋狂再度出現，並且傾向於自我孤立，和自我定義。如此，十八世紀的新恐懼看來並非徒然的不安：瘋狂正在再度展露中，雖然那是一種混淆不清的存在，但它卻已使得監禁的抽象性受到質疑。

＊　　　　　＊　　　　　＊

人們不斷地重複宣說瘋狂正在增長之中。不過我們很難確定瘋人的數目是否真的在十八世紀之中有所增長，也就是說他們在人口之中所佔的比例，是不是真的有所成長。我們能看到的只是監禁的數字，而這個數字必然沒有代表性：一方面因為監禁的動機經常無法查明，又因為有許多人被視作瘋子卻未受到監禁，使得實際數字總是比資料上呈現的更大。不過，仍然有些數字是確定的。

如果我們以總括的方式來看事情，並把十七世紀末的數字和大革命初期的數字相比較，我們的確可以看出大量的成長。1690 年硝石庫院中收留了 3059 人；一百年後，根據由拉·羅盧福柯—梁庫（La

Rochefocauld-Liancourt）為行乞事務委員會（Comité de Mendicité）提出的調查報告，院中人數成長了一倍，共有 6704 人。[1] 比塞特院也出現同樣比例的成長：十七世紀時關的數目大約稍少於 2000 名，大革命時期，則有 3874 人。[2] 某些教會收容所裡的數目成長更為可觀；1665 年，當屬靈聖約翰兄弟會（Les Frères Saint-Jean de Dieu）在森里斯（Senlis）開設慈善收容院時，院中只有四個床位；到 1780 年，該院則有 91 個床位，收容 67 人；[3] 廈多—狄耶里（Château-Thierry）院，首先也是只有數個床位，到 1783 年，則擁有 30 名住院者。[4] 但是，如果要使這些數字顯出它們真正的意義，我們便得追索其演變的曲線全體。我們必須考量到存有一個體制的設立期，大約由 1680 年到 1720 年止，在這段期間，數字成長非常迅速，比人口的成長速度高出許多。但如果我們只考量大革命發生前七十年，那麼數字就顯得驚人地穩定，相對地，同一時期的總人口卻以明顯的方式成長著，使得這個現象更形弔詭。而且，監禁的總人數似在 1770 年左右緩慢地達到上限，而在大革命前夕又顯得衰退。比塞特院在 1770 年 1 月 1 日，總共關有 4052 人；1772 年 1 月 1 日，則關有 4277 人，1774 年數字為 3938 人；1776 年則為 3668 人；到了該院總務特里斯坦（Tristan）在 1779 年 4 月 9 日作出院況記載時，院中只剩下 3518 人。[5] 1733 年，聖拉撒爾院收容了 62 人，1736 年有

1　拉・羅虛福柯—梁庫，向行乞事務委員提出之報告，國會紀錄，t. XLIV, p. 85。

2　同上，p. 38。然而，《民族報》（*Gazette nationale*），1789 年 12 月 21 日，n° 121，提出的數字為 4094。這個數字上的差異來自於是否把僱用人員列入計算，因為他們之中有許多人同時也是受監人（1789 年，比塞特院共有 435 名受監人被僱用在常務辦公室作事，而他們在登錄簿上也以此地位受到登載）。

3　BONNAFOUS-SÉRIEUX，前引書，p. 23。

4　TARDIF，前引書，p. 26。

5　參考比塞特院總務特里斯坦所做的報告。國家圖書館，coll. "Joly de Fleury," 1236, f° 238。

72 人，1776 年達到上限，共有 77 人；到了 1788 年 10 月 29 日，院內卻只有 40 人。在大革命前夕，廈多－狄耶里院中收留的人數不超過 25 人。

這些變化足以表明監禁體制並未忠實反映人口曲線。因此我們可以肯定，必然有其它的影響因素：窮困、路易十五治世末年的高壓措施，都使得數字增高；相反地，某種程度的經濟復甦、北美戰爭、布勒特伊（Breteuil）對王室逮捕令和監禁措施所作的限制，都使收容院的人口產生衰退。

在盡可能不犯錯誤的確定範圍內，我們可以說瘋人的數目似乎反映出一條相當特殊的曲線：它既非人口曲線，亦不完全符合監禁人口的曲線。在硝石庫院初設年代中，如果我們把關在瑪格德蓮（Magdeleine）、聖勒維茲（Saint-Levèze）、聖希萊爾（Saint-Hilaire）、聖凱薩琳（Sainte-Catherine）、聖伊利莎白（Sainte-Elizabeth）這些分區之中的婦女，再加上地牢中的人數，全部相加，所得數字為 479 人，我們可以說，這大約是被當作精神錯亂者的總人數。[6]

當特農（Tenon）[1] 在 1787 年從事調查時，他發現的瘋女總數為 600 名，拉・羅虛福柯－梁庫的調查則登載有 550 名。比塞特院也有大約一致的變化動態。1726 年，該院共有 132 名「瘋子、暴力分子、天真人」；到了 1789 年，該院保留給瘋子的聖普（Saint-Prix）分區則關有 187 名男子。[7] 其中的上限出現在 1788 年：1784 年新收了 110 名精神失常者，1786 年為 127 名，1788 年為 151 名，接下來的幾年則分

6　因為這些分區保留給幼稚狀態的女人、弱智、間歇性瘋女及暴戾的瘋女。

[1]　Jacques André Tenon（1724-1816），硝石庫院主任外科醫師。他在 1788 年向科學院提一份有關巴黎各救護院狀況的論文，要求全面改革。參考本書原文第 126 頁，中譯第 154 頁。

7　《民族報》（*Gazette nationale*），1789 年 12 月 21 日，n° 121。

別為 132 名、103 名、92 名。[8] 因此我們看出，十八世紀中的瘋人數目
成長速率頗為緩慢——至少就被當作瘋人並如此標示的受監者而言——
其中的高峰朝約為 1785-1788 年，到了大革命開始，其數目便陡然崩
潰。

　　這條發展曲線真是奇特。它並不精確反映監禁體制的演進，也不反
映人口的增加，除此之外，它似乎也不回應瘋狂和非理性的種種形態在
十八世紀所激起的急速增多的懼怕。當然，我們不該把這些數字孤立地
對待；對於瘋狂正在增長的意識很有可能和監禁措施的強烈度相關，但
更好的角度是說，這個意識其實和未受監禁的瘋人數目相關，而且當時
因為關切和疏忽的混合，而使他們得以自由地在社會上行走：氣鬱症及
神經病的發現、歇斯底里症和疑病症所受到的重視，對於恐懼的增加，
都比監禁體制本身發揮更大的影響力。不過，為瘋人監禁演進曲線提供
如此特異風格的因素，卻有可能來自一項新的事實。它能解釋為何相較
於同一時代快速激增的恐懼，這個數字則顯出相對的停滯。對這些數字
發生影響，並在相對比例上使得古老收容所監禁的瘋人數目產生減緩的
因素，便是十八世紀中葉開設的一系列專門接納精神失常者的收容所。

　　這個現象的出現和十七世紀的大禁閉運動幾乎是同樣的突然，不過
和大禁閉運動相比，它還更受人忽略。然而，它卻是具有基本的意義。
早在 1695 年，艾克斯（Aix）已經開設了一家收容精神失常者的救護
院，專收暴烈和具危險性的瘋人，這一點相當明白地標示出此一設施乃
是純屬壓迫性的措施。[9] 到了十八世紀，專收瘋人的收容所則成為常見

8　同上。
9　《艾克斯市無理智者救護院規章》（*Réglement de l'hôpital des insensés de la ville d'Aix*）
　　（Aix 1695）。第十七條：「本院接受本地出生之瘋人或在本地居住滿五年者。」第
　　十八條：「本院只接受不受監禁便有可能擾亂公共秩序者。」第廿七條：「單純的愚人、
　　幼稚天真者及痴呆者，不得入院。」

之事。匹克普斯（Picpus）兄弟會在「里昂鄉下的逢田（Fontaine）」便開有一間同性質的收容所，方濟各會修士（les Observantins）的瘋人收容所開在瑪奈斯克（Manesque），神意之女會修女（les Filles de la Providence）的瘋人收容院則開在索謬（Saumur）。[10] 巴黎有二十餘所私人收容院，幾乎都開設於該世紀下半葉；其中有一些規模不小，比如能容 33 人，著名的貝洛姆院（Belhomme），布克倫院（Bouquelon）也有同樣的規模；聖可倫布院（Sainte-Colombe）收容了 28 人，萊奈院（Laignel）則有 29 人；杜愛（Douai）及杜·蓋洛華（du Guerrois）的收容所中則有將近 20 人。[11] 小收容所（Petites-Maisons）開始變成瘋人院的代表；比塞特院或硝石庫院不時會想要擺脫院中的瘋人，其所提出的理由便是小收容所更適合他們。[12] 和十七世紀相比，這幾乎是一個全新的狀況。為數不少的瘋人，如果是在五十年前，會被關在大型的收容所之中，現在他們卻擁有專屬的接納之地。這個現象便可部分地解釋，為何我們只拿十七世紀即已存有的監禁場所來作比較項時，會發現院中瘋人數目的成長比率會是如此地微弱。不過，除了數量上的影響力之外，重要的是新現象也含帶著一些新的意義。

事實上這是一個在全歐洲都可以觀察得到的現象。突然之間，文藝復興時的古老瘋人監禁措施又被人重新施行；比如，1728 年，法蘭克福的古老瘋人收容所（Dollhaus）又再恢復使用。[13] 同時，許

10 　參考特農，《救護院論文集》（*Papiers sur les hôpitaux*），II, f°s 228-229。

11 　完整清單請參考附錄。

12 　比塞特院總務寫給朱里·德·富勒里（Joly de Fleury）的信，1746 年 4 月 1 日，主題是一位痴呆者：「只要他處於這種狀況，我們無法希望他會恢復心智，相反地，院中的慘狀反而只有可能使他的痴呆狀況更加嚴重，使他陷入無可救藥的地步；如果把他送到小收容所，他便會能得到更好的食宿及睡鋪，應該會更有希望。」（國家圖書館, coll. "Joly de Fleury," 1238, f° 60）

13 　LAEHR，《精神醫療史上的重大日子》（*Gendenktage der Psychiatrie*），p. 344。

多私立的收容所也在德國出現：在接近不來梅（Brême）的羅克溫凱（Rockwinckel），有位荷蘭人在 1764 年開設了一家收容所；接著是 1784 年，在史勒斯威格（Schleswig）也開設了布里格（Brieg）瘋人收容院（Irrenhaus），能容納 50 名精神錯亂者；在 1791 年開設的，則是拜魯特（Bayreuth）的聖喬治（Saint-Georges）瘋人療養院。在沒有設立瘋人專屬救護院之處，也會在既有的醫院中為他們劃出一席之地；烏茲堡（Würzbourg）的熊勃恩（Schönborn）主教親王（prince-évêque）在 1743 年 5 月下令，所有狂暴性妄想患者（delirantes et simul furiosi）將要集中關在朱里烏斯（Julius）救護院的某一特區之中，至於柔順和非狂暴的妄想症患者（placidi delirantes et non furiosi）則留在地區性收容所之中。[14] 維也納（Vienne）開設有歐洲最龐大的瘋人院之一，可容納 129 人。[15] 英國一系列建立的瘋人院如下：首先是曼徹斯特院（Manchester），接著是利物浦（Liverpool）精神病院，同時蓋斯救護院（Guy's Hospital）也開設了精神病病房。[16] 接著是 1777 年所設立，著名的約克（York）救護院，那是未來突克（Tuke）和公誼會教徒（Quakers）將會發動反對運動批評的病院，不過原因並非它代表人們想要忘卻的過去殘餘，而是正好相反，正是因為該院最近才設立，所最能顯現出人們對瘋狂的意識和他們為它賦與的地位。不過其中的新設機構，最重要的無疑是聖路克（Saint-Luke）救護院。該院於 1782 年重建，預定收容 220 人；當特農在五年後參觀該院時，工事尚未完成；

14　參考 SÉRIEUX，〈德國精神錯亂者救助之發展歷史〉（Notice historique sur le développement de l'assistance des aliénés en Allemagne），《神經學檔案》（*Archives de neurologie*）（1895 年 11 月），t. II, pp. 353 sq。

15　LAEHR，前引書，p. 115。

16　D. TUKE，《精神錯亂史札》（*Chapters on the history of the Insane*），附錄 C, p. 514。

但它已收容了 130 名精神錯亂者;「該院的收容條件如下:貧窮、被判定為躁狂症患者、發病尚未超過一年以上、未曾在另一所瘋人院中受過治療。痴呆、痙攣症患者、性病患者、年老糊塗者、孕婦、天花患者皆不得入院。」如果入院患者發生了上述疾病,馬上便會被送走。[17]

人們會傾向於把這些新機構和未來突克、匹奈和萊爾(Reil)[2] 主導的整套改革理論作連繫,認為它們是十九世紀大型療養院的歷史先聲。但事實上,一個非常簡單的時代順序關係,使我們不能把這些十八世紀的新機構寫入改革運動之中。為瘋人請求醫療地位或至少請求更佳待遇的文獻,主要出現在大革命前夕:杜布萊和可倫比耶(Colombier)的指引晚至 1785 年才出現;特農則是在 1787 年,草擬他的精神病院計畫。體制上的滑移比起要求把監禁瘋人當作需要治療的病患的理論努力,在歷史上早出許多。尚且,這些新開設的救護院在結構上和前一個世紀的同類設施並無不同。監禁的法律條件也未改變;而且,即使它們專門收容精神失常者,這些新的救護院也沒有給醫學多少地位。聖路克院和伯利恆院相比,不能稱作「進步」;院規規定「療養」以一年為期;如果期限到了,卻沒有得到令人滿意的結果,受療者便要被迫離院;而且這所謂的療養本身,內容也非常地模糊:「我們根據外顯的和最容易把握的跡象來決定療養法。我們恢復患者被抑制的排泄,注意使他保持腹部空虛。如果精神錯亂者生病了,他就會被移送到醫務室(infirmerie)。」[18] 我們在上面所提到的其它收容所不會比聖路克院更

---

17 特農,〈英國主要救護院及監獄觀察日記〉(Journal d'Observations sur les principaux hôpitaux et prisons d'Angleterre),《救護院論文集》(*Papiers sur les hôpitaux*),III, fos 11-16。

[2] Johann, Christian Reil(1759-1813),德國哈爾市(Halle)醫生,以中央神經解剖學上的研究聞名。他所主張的「無侵略性虐待」(unschäldlichen tortur),相當於當時英、法的「道德療法」。

18 同上。

具醫學性；[19] 更仔細地說，當時巴黎所有的二十家私立收容所，沒有一家設有醫師或有醫師巡診。

因此，十八世紀下半葉進行的運動，其本質並非體制上的改革，或是其精神的革新，而是一種自發性的滑移，它決定並孤立出瘋人專屬的收容所。瘋狂並未打破監禁的圈圍，但它逐漸位移和採取距離。我們可以說那是舊的排除內部又產生了一項新的排除，好像瘋狂需要這個新的放逐，才能找到安居之處，得到平衡。瘋狂找到了它自己的國度：這是難以察覺的差別，因為新的監禁措施仍對古老風格保持忠誠，但它也指出某些本質性的變化正在發生。這個變化使得瘋狂被孤立出來，相對於過去它被混含其中的非理性，瘋狂得到了自主性。

瘋狂在它處的定居，卻仍然是同樣的監禁，但這是什麼樣的居留呢？為何瘋狂會被人分離開來，使得它處於同質性非理性「環境」（milieu）和那使得它和自身相一致的新「場所」（lieu）之間，像是在接受所有的挑戰呢？這種運動必然和那同時興起的新恐懼有所關連。但是如果我們想要在此決定何者為因，何者為果，我們必然會作出非常專斷的選擇。是因為人們開始害怕瘋人，所以才把他們移走和孤立開來？或是正好相反，是因為他們有了一個獨立的形像，佔據了一個自主性的位置，人們才開始對他們產生懼怕？換句話說，這是因為不受監禁制度影響，仍然保存在西方記憶中的古老懼怕又再復甦，而使得瘋人塔再度出現，使得瘋人船再度揚帆呢？或者，我們是否得在其中辨認出已經誕生的新結構，未來十九世紀大型療養院的遠方側影呢？

因此，如果我們用因果關係的架構來看這個問題，我們無疑會冒著

---

19 不過也存有一個例外；但這個例外本身即可顯示其實驗性質。布倫斯維克公爵（Le duc de Brunswick）在 1749 年下令：「有例子顯示醫生的治療和其它有益的措施，有時可以治癒精神錯亂者。」一位醫生每週必須對城中醫院的瘋人巡視兩次，每治癒一位精神錯亂者，他可以收到五元（thalers）的酬賞。（SÉRIEUX，前引書）

誤導問題的危險。整個十八世紀之中，瘋狂的緩慢位移，其動因既不來自過去，亦不來自未來，而是來自和兩者無關的一種體驗。是這個體驗在為其本身建構過去和投射未來。如果我們要瞭解這些時間性關係，並且減少其中的幻象，那麼重要的問題就是要去明瞭，在這段時期。瘋狂如何為人感知（perçue），而且這是在所有的認識性掌握和所有知識性表達之前的感知。面對瘋狂時的恐懼，把瘋狂導向孤立的措施，這兩者都標指著一個相當隱晦的地域。在其中，瘋狂只是被人原始地感受著——那是尚未認識前便有的辨識——而瘋狂的動態真相，也在這裡編織著其所可能具有的歷史性質。

＊　　　　　＊　　　　　＊

由於受到監禁體制限制，非理性在十八世紀不斷地簡化，演變為一個模糊的單調事物，失去其特有的徵象。漸漸地，受監人各自獨特的面貌變得難以相互分辨，最後被混淆在一個「放蕩無羈」（libertinage）的總瞭解之下。

所有被關起來的人，如果不是因為被人當作瘋人的而獨立開來，便是以「放蕩者」（libertins）的名義被人監禁。只有薩德的作品，在十八世紀末，也就是在監禁世界開始解體的時候，才有能力化解這一團混合體：他把放蕩無羈簡化，以性的表象作為一其中的統一原則，如此，他重新結合了非理性的所有力量，尋回了褻瀆神聖中的深度，許多聲音在他身上湧境，它們來自一個毀棄自然的世界。然而薩德作品中所不斷延伸的論述，不也在顯現非理性於十八世紀末冒出水面時的基本一致性嗎？這是性行為種種變貌中的單調一致，而我應該承認它那不止不休的重新進行，就像一道不斷更新的祈禱，召喚著遙遠的非理性。

非理性於是內縮於未分化的混合之中，只保留著隱晦的迷惑力——

它像是一個閃爍的光點，卻是永遠不能為人固定位置——相反地，瘋狂卻在此時朝向獨立特出的方向發展，而其原因，無疑正和非理性的消隱和其消弱為連續狀態有關。非理性逐漸地變成單單只是蠱惑人心的力量；瘋狂則正好相反地，它變成了感知的對象。

1721 年 7 月 15 日，當巴黎最高法院的調查委員們造訪聖拉撒爾院時，院方表示此時院中關有二十三名「精神錯亂者」（aliénés）、四名「弱智」（faibles d'esprit）、一名「暴戾分子」（violent）和一名「狂怒者」（furieux），其他被稱作「矯正犯」（correctionnaires）。1733 年 7 月，也就是十二年後，又進行了一次性質相似的訪問，這時瘋人的數目並未明顯增加；但瘋狂的世界卻特異地繁衍開來。我們可以先不管帶有「放蕩無羈」、「行為惡劣」、「無宗教」、「不願作彌撒」這些評語的人物；它們是一些非理性的形像，而且越來越顯得面目模糊。如果只考慮正式承認的瘋狂形態，被列舉出來的有十二名「無理智者」（insensés）、六名「弱智」、兩名「精神錯亂」、二名「痴呆」（imbéciles）、一名「幼兒狀態」（homme d'enfance）、二名「狂怒者」；同時被提出的分類還有「失序」（dérèglement）（五名）、「錯亂」（dérangement）（一名）；最後，有一位受監人被稱作具有「異常感情」。如此，過去用來分辨瘋人，操作容易的三、四個範疇（精神錯亂、弱智、暴戾或狂怒），在十二年內便顯得不足以包含瘋狂的全部範圍；形態繁衍增殖，面目一分為二；人們區別痴呆、弱智、幼兒狀態的老人；人們也不再混淆錯亂、失序、或異常感情；甚至在精神錯亂者（aliénés）和無理智者（insensés）之間，也出現了差異，雖然今天我們已經難以瞭解其差別所在。

有關瘋狂的感性，在過去保持單調的一致性，現在突然展開，釋放出一個新的注意力，可以看到過去有關無理智者的單調認識中不能為人掌握的一切。瘋人不再是可以被人一眼看出不同，卻又和其他人相混淆的存在；在瘋人的群體之中，開始出現一個又一個不同的面貌，

而且雖然被非理性包裹著，其弔詭的類別卻不再是容易隱藏的祕密。無論如何，差異侵入了瘋狂原有的平等狀態，乃是一件有意義的事；理性此時不再處於非理性的外部，只能揭發其罪過；理性開始侵入非理性之中，雖然其形式只是最簡化的，但那卻具有決定性的一步：這個形式便是非相似（non-ressemblance），相對於 [過去的] 同一性（identité），這卻是某種解放的開始。非理性過去是在一種立即的自覺感知（aperception）中為人掌握，這時它對理性來說是絕對的差異，但在它自身之中，差異卻因為無限重啟的同一而遭到齊平。但現在，眾多差異開始湧現，使得理性又能在它們所形成的領域中感到自在，甚至已接近尋回自我。未來會有那麼一天，透過這些受到歸類和客觀分析的差異，理性將能佔據非理性最明顯可見的領域；會有一段長久時間，醫學理性只是透過這些差異的抽象分析來宰制瘋狂。[20]

我們對這項演進可以作出完美的時間度量，而且我們甚至可以提出精確的年代：1721 年，聖拉撒爾院的登記簿上只孤立出三或四個範疇，1728 年有十四個範疇，到了 1733 年，則有十六個。然而，也就是在 1733 年，波阿西耶·德·索窪吉出版了他的《新分類》（*Nouvelles Classes*），為古老的精神病世界增添了新血，在威里斯或勃艾哈夫時代共同使用的四或五個類別之上，又增加了長長的「精神失常」（vésanies）系列。這樣的巧合定非偶然；然而，在索窪吉所提出的細分和廈倫頓院或聖拉撒爾院登記簿上標出的範疇之間，幾乎沒有任何共同點。除了「心神喪失」或「痴呆」這類用語之外，沒有一個監禁新範疇含蓋了十八世紀疾病分類學所描寫的範疇，甚至連近似性都談不上。這兩個現象同時出現，但它們在屬性上，甚至可能在意義上，都不相同：

---

20 在十九世紀的長段時間中，療養院式的精神醫療主要在作細分的工作。可參考的例子比如針對單狂（monomanies）所進行的無盡的分析。

彷彿疾病分類學的分析，在追循概念線索或因果關連的同時，只是在談論理性和為理性談論，但如果它面對的是監禁空間中的瘋狂，那麼瘋狂對自己到底能說些什麼，卻一點也不是它所能決定的。

　　在一開始的時候，存在的是極度簡單的格式。我們前面已經看到了，只有三或四個範疇：不加分化的精神錯亂領域，旁邊則是兩個比較明確一點的形像——狂怒和痴呆；其餘的一切，就只是以一些多采多姿的道德指標或荒謬的言行錯誤來作特色說明。[21] 至於狂怒和痴呆這兩個範疇，它們在長期迷失於個體特色之後，似乎又逐漸地獲得普遍性的價值，形成兩個端點，而精神錯亂的整個領域便分布在這兩端之間。例如，1704 年廈倫頓院登記簿針對某位克勞德・巴班（Claude Barbin）作了下列記述：「他似乎比去年更加異常；……然而，他的精神似乎仍在狂怒和痴呆之間擺盪。」[22] 狂怒這一項的內容包括所有對他人行使的暴力，所有的死亡威脅，以及甚至會反過來危害自己的狂亂：在談一位名喚戈哈（Gohart）的女人時，達簡森（d'Argenson）記載道：「她的瘋狂……經常會達到狂怒的地步，而且……看起來，只要一有機會，她便會解決她的丈夫或是自殺。」[23] 痴呆也包含致命的危險，形式卻是不同；

21　比如 1707 年 8 月 31 日被送入廈倫頓院中的 Mathurin Milan：「他慣有的瘋狂在於躲避家人，在巴黎和鄉下過著隱晦的生活，與人訴訟；放高利貸卻無法收回；在不知名的路上徘徊其可憐的心智，而且自以為將有大用。」（國家圖書館，Fonds Clairambault, 985, p. 403）

22　Clairambault, 985, p. 394。亦請參考 Pierre Dugnet 的例子：「他的瘋狂狀態持續，但這比較是痴呆而不是狂暴」（同上，p. 134）；或是 Michel Ambroise de Lantivy 的例子：「在他的瘋狂中，顯得比較是擾亂和痴呆，而不是頑固和狂暴。」（Clairambault, 986, p. 104）

23　達簡森筆記（Notes de R. d'Argenson），p. 93。亦參考：「那位被稱為 l'Amoureux 的人，他的狂怒狀態可以殺害父母，並以自己的生命為代價來復仇。他參與了院中所有的反叛行動，而且在貧民警察隊長被殺的那一次暴動裡，他也十分活躍。」（同上，p. 66）

痴呆者既無能力維生，亦無能力回應生存的要求；他是被動地等待死亡宰割——這不是暴力，只是單純的缺乏維生能力（拒絕進食被認為是痴呆最明顯的徵象）。瘋狂便在這兩個端點之間擺盪。分類的存在，完全以這個雙重緊急狀況作為參考點。在瘋狂之中，監禁體制首先區分的是它所具有的致命危險：是死亡在作劃分，而不是理性或自然；至於其它的一切，則只是個別錯誤和個別缺陷的大集合。這是針對瘋狂的收容所世界所作的初步組織努力，而且一直到十八世紀末，它都保有相當大的影響力，以至於特農還會認為這個分類完全有效，因為它指出壓制的必要：「瘋子可以分為痴呆型和狂怒型；兩者都需要持續的監視。」[24]

這是一項粗糙的組織，只用死亡的危害來驅除個體的多樣性。不過新的邏輯便由這裡出發，慢慢地形成我們可以命名為瘋狂的收容所感知的事物。有一些新的性質出現了，它們不再只是標指危險，也不再以死亡為秩序原則。要去窮盡這個工作的整體，顯然非常困難，因為它只顯示在監禁登記簿上，而且一直都是非常簡短的記載之中。不過，即使是在這些文獻之中，我也能看到瘋狂似乎開始說著一個不再以生死為指涉的語言，而是以它自己，以它所可能具有的意義和無意義作為指涉對象。無疑地，我們要由這個角度去瞭解十八世紀在無理智者（insensés）和精神錯亂者之間，如此經常作出的區別，雖然它對我們來說，又是如此地隱晦。一直到該世紀初為止，這兩個概念扮演對稱而相反的角色；有時候，「無理智者」指的是瘋人或精神錯亂者所形成總體中的一個類別，意味著譫妄的瘋人（délirants）；有時候，無理智者指的是一群比較普遍和不明確總體，指「頭腦錯亂」或「精神有問題」的人物，而精神錯亂指的則是其中失去所有理性形式和跡象的人物。不過，到了十八

---

24 特農，〈民間救護院報告計畫〉（Projet du rapport sur les hôpitaux civils），《救護院論文集》（Papiers sur les hôpitaux），II, f° 228。

世紀之中，又開始作出了一項意義不同的劃分。精神錯亂者被認為完全喪失真相：他任由所有感官幻覺，世界暗夜宰割；他所以為的真相全是錯誤，他所以為的自明之事，只是幽靈；他是瘋狂最盲目的力量的獵物：「他有時會墮入一種心神喪失的狀態，不再具有任何人類的理性和感情，有時則會受到刺心痛苦的暴烈激情所激動，這時他會進入一種狂亂狀態，只感受到血腥、謀殺和殺戮的氣息，他在這些混亂和激動的時刻，不認得別人，也不認得自己，令人害怕他會做出任何事情。」[25] 精神錯亂者已在可能溝通瞭解的界限之外；在他的世界裡，對別人和對他自己，一切都變成陌生人。相反地，無理智者的世界是一個我們認得出來的世界；在此總是可以確定瘋狂的部位。有時候，它存在於感知之中，或至少存在於其中所能具有的判斷及信仰部分——「這是一個**無理智的人**，他想像天父曾向他顯靈，並給他宣導悔罪和改造世界的力量。」[26]——有時候，它則處在掌握真相的知性之中，比如辨認、推演或是跟從它的方式之中「「他一直執迷於司法星相學和這類蔑視宗教的神祕學，還由其中打造出一套醫療體系。」[27] 無理智者不像精神錯亂者那樣，可以彰顯瘋狂的活躍力量；他是讓非理性多少祕密地在種種理性之下流動；廈倫頓院的修士們針對這個主題記下來這樣按語：「過去他憑藉的一項放蕩原則或是一套犯罪預防措施所思考的東西，現在則比較是因為失常，而不是因為他有理性，他才會去相信它；他以為自己被地獄魔鬼附身。」無理智者對理性世界來說，並不是一個完全的陌生人：他所代表的毋寧是一個變態的理性，在每一個心智活動中，都會不斷地偏航。在他身上，不斷地完成理性和非理性之間的危險交流，相對地，精神錯亂所意味的

25　國家圖書館，朱里・德・富勒里（Joly de Fleury），第 1301 號手稿，第 310 張。

26　Clairambault, ms. 985, p. 128。

27　同上，p. 384。

卻比較是兩者之間的破裂。精神錯亂者完全是在無意義這一邊；而無理智者則處於意義顛倒這一頭。

當然，這類的差異，對於那些使用它們的人來說，也是相當模糊的，而且也沒有證據可以說它們被人嚴格遵循。然而，這些組織原則——生與死，意義與無意義——總是具有足夠的恆定性，使得這些範疇可以在整個十八世紀接近保持不變，並且在主要論題周圍匯集其所派生的概念。比如，「狂亂」（enragé）便意味著狂怒和精神錯亂的混合——像是極端暴戾中的無意義沉醉；路易‧威廉‧德‧拉福瑪西（Louis Guillaume de la Formassie）先是被關在比塞特院，理由是他只會「濫用他的自由」；但不久之後，他的狂怒卻更形暴烈，並墮入完全然的無意義之中：他演變為「狂亂」；「他只認得出一個老婦人，也只有她才能為家人送食物來給他，家中所有女傭如果靠近他，就有可能會被他亂拳打死。」[28] 相反地，「頑固者」（entêté）則抱著一個不可理解的念頭，而他所有的狂怒和暴戾都被用來為它服務。一位名叫羅蘭‧哲尼（Roland Genny）的人，先是被關入巴士底獄，然後又被轉往比塞特院，因為「他和受神啟者及狂熱分子具有同樣的異常視象……而且只要看到教會人士，就會使他狂怒不已。」[29] 至於「心智錯亂者」（l'esprit dérangé），則毋寧是處於精神錯亂和痴呆之間，他思想混亂，柔順而無能；比塞特院入院登記簿便記載有一位小學老師，「因為遇人不淑，生活十分悲慘，心智完全錯亂。」[30]

諸如此類的概念，和理論性的分類一比，顯得非常不穩定。但它們的堅實度至少可以負面方式證明，因為它們對於醫學的影響力滲透，曾

28　Clairambault, ms. 985, p. 1。
29　同上，pp. 38-39。
30　同上，p. 129。

經抵抗得如此長久和良好。收容所式的感知雖然變得更豐富起，醫學卻仍是它的陌生人，或者只是以一種偶發或準邊緣的方式涉入。我們只能找到幾條醫學按語，而且還是趣談性質一類，例如下面這一條，寫的是一位自認被鬼靈附身的無理智者：「他因為讀猶太奧義學書籍，開始生病，而且因為他天生就具有熱烈和憂鬱性的反常體質，又使得病況更加嚴重」；接下來不遠處又寫道：「他的瘋狂越來越常發作，同時伴有黑色的憂鬱和危險的狂怒。」[31] 醫學的分類和監禁體制的分類不同；它最多只能扮演描述的角色，或診斷的角色，但這種情況更為稀罕，也和逸話的形式脫不了關係：「他的眼光渙散，頭不由自主地垂向一邊的肩膀，相當明顯地可以看出他的治癒機會相當不確定。」[32]

因此，以目前所能收集的資訊，我們可以非常局部地重塑一個和理論分類工作平行的幽暗勞動，而它雖然平行，卻又一點也不從屬於理論。這種同時現象證明在這兩個領域中，理性都滲入了瘋狂的領域，雖然它曾經用監禁體制來驅逐瘋狂。然而，一方面，當醫學去認識瘋狂的各種形式時，它是把它們當作和自然中的物種類同的東西；相對地，在另一方面，我們則看到另一種努力，其目標在於如何辨認瘋狂，而且以某種方式而言，讓瘋狂為其本身發言。於是我們便聽到了瘋狂的聲音，而且這是第一次在西方基督教文明的歷史中，這些聲音既不是預言，亦不是入神或著魔，也不是小丑的聲音；在這裡面，瘋狂不是在為其它事或其它人說話，而是為了自身說話。很奇特地，瘋狂是在監禁的沉默之中，才攻佔了屬於它自己的語言。

在長久時間裡，傳統上所謂的「古典精神醫學」──其時間，大致

31　同上，pp. 377 & 406。
32　同上，p. 347。而且還有必要補充說，這些按語只出現於廈倫頓院的登記簿上。這座收容所由屬靈聖約翰兄弟會主持，而他們是一個宣稱進行醫療行為的救護修會。

上由匹奈到布露勒（Bleuler）[3]——將會塑造出一些基本上只是妥協的
概念，並在兩個體驗領域間不斷地搖擺。這是十九世紀一直無法統一的
兩個領域：一是**理論性**的抽象場域，在其中組織著醫學理論的概念；另
一個則是人為設立的**具體**監禁空間，而瘋狂在其中開始為其自身說話。
彷彿同時存在著「醫學分析」和「收容所感知」，但兩者之間卻無法互
相溝通；上個世紀，精神病醫師們對分類的執迷，有可能便是標指著，
面對這兩個精神病學體驗源頭，和其調和的不可能性時，不斷更新的
煩惱。這不是經驗和理論間、日常熟悉和抽象知識間、認識和深刻認識
之間的衝突；這是在我們對瘋狂曾有的，而且也可能是未來將有的體驗
裡，以一種更神祕的方式所形成的撕裂——這個撕裂分開了兩邊，一邊
是被我們的科學認識為心智疾病（maladie mentale）的瘋狂，另一邊則
是在我們的文化使其異化的空間中，瘋狂對自身所能交代的事物。收容
所的感知，忠誠於死亡威脅和語言意義，無疑比十八世紀所有的疾病分
類更有貢獻，使得未來有一天，人們會開始注意到瘋狂對其本身所能說
出的事物。一項比起醫學更有深刻醫學意義的工作，就在一個醫學沒有
力量，而瘋子也未被當作病人的場所之中，邁向其完成。

從此以後，人們便掌握了線索。當我們看到瘋人如何在十八世紀
中自我劃分，為並且佔據一個專屬於他們的位置時，我們便能很清楚地
瞭解到，十九世紀的精神療養院、實證主義精神醫學，終於被肯定擁
有其權利的瘋狂，以上這些如何有其可能。由一個世紀到另一個世紀，
一切便都建立了起來：首先是監禁體制，而最初的瘋人療養院便由此而
出；因為這個現象，也產生了一種好奇心——不久之後它會變成憐憫
（pitié），再過來則成為人道主義和社會關懷——使得匹奈和突克得以

---

[3] Eugen Bleuler（1857-1939），於 1908 年第一次提出精神分裂（schizophrénie）概
念的瑞士醫生。

出現；他們則引起大型改革運動——調查團、大型療養院的設立；艾斯基洛（Esquirol）時代終於得以由此展開，而這也使瘋狂醫藥科學的幸福時代得以來臨。這條線索是筆直的；其進步則從容不迫。屬靈聖約翰兄弟會開設的廈倫頓院，毫無問題地由艾斯基洛的廈倫頓院 [4] 接替；而硝石庫院無疑也注定要成為夏爾勾（Charcot）心目中所構想的醫院。[5]

　　然而，只要我們再多加注意一點，這條線索便會斷掉。而且它斷裂的地方，還不只一處。甚至就在它的源頭：這個運動在非常早期就傾向於孤立瘋人，我們真的已經確定它的含義了嗎？當然，在監禁體制沉寂不動的狀態中，這個運動的雛形，這項最初的感知，不是一個顯示人們已經開始「接近」的徵象嗎？而且人們在接近時，所使用的不只是一項更具實證性的知識，同時也來自一個更為不安的感性，而它和瘋狂的意義本身更為接近，像是對它的輪廓的一項新的忠誠？人讓他身上被異化的部分暢所欲言，人們開始傾聽這些結結巴巴、混亂不清的語言；人們在無秩序中聽到了預示秩序的事物；無區分開始向區別開放：不正是因為瘋狂進入語言的熟悉之中，才使它幾乎已經進入交換體系之中嗎？藉由一項不久之後便會干擾精神錯亂整體結構的運動，人不是已經開始在瘋狂中認出自己的面目了嗎？以上這些說法，可以簡化歷史，奉承我們的感性。但是我們想要知道的，不是瘋狂對我們所具有的意義，而是瘋狂透過什麼樣的運動，才能在十八世紀的感性中佔有一席之地：那是一連串的斷裂、不連續、爆裂，而瘋狂乃是透過它們，才能成為我們今日所認識的瘋狂，才能使我們把過去它所是之物遺留在晦暗的遺忘之中。如果我們更加注意事情的變化，便可以清楚地看到；如果十八世紀漸漸

---

[4] 1825 年艾斯基洛被任命為廈倫頓院的主任醫師（médecin-chef），以接替華耶爾-可拉爾（Royer-Collard）死後留下的位置。

[5] 夏爾勾由 1862 年起擔任硝石庫院的主任醫師。

地讓瘋狂佔有一席之地，如果它由其中分化出某些面目，這並不是因為
它向瘋狂趨近；正好相反，這是因為它遠離了瘋狂：要等到新向度建立
起來，新空間劃定出來，使瘋狂進入另一種孤獨，這時瘋狂才終於能夠
說話。如果瘋狂有其地位，這是因為人們遠離它；它的不同面目、它的
差異，並不來自那趨近過來的注意力，而是來自那使它脫離出來的冷
漠。如此，距離的上限便出現在瘋狂以「得到解放」的樣態湧現並變得
「具有人性」的前夕，出現在匹奈改革比塞特院的前夕。[33] 現在，我們
要作的只是去證明這一點。

　　這裡沒有什麼好疑問的；結果便是我們已經知道的：十九世紀初，
沒有一個精神病科醫生，沒有一個歷史學家，不產生同樣的憤怒；到處
是同樣的醜聞、也激起同樣具有美德的譴責：「人們沒有因為精神錯亂
者關入牢裡而感到臉紅。」艾斯基洛列舉波爾多（Bordeaux）的哈堡（le
fort du Hâ）、土魯斯（Toulouse）和荷恩（Rennes）的強制收容所，
仍然存在於波阿蒂耶（Poitiers）、弓城（Caen）、亞米安（Amiens）
的「比塞特院」，昂熱（Angers）的「城堡」；「而且，很少監獄不
關有狂怒型精神錯亂者；這些可憐人在地牢裡被人用鐵鏈銬在罪犯身
旁。這是何等醜怪的結合！安靜的精神錯亂者受到的待遇比作惡事者更
差。」[34]

　　整個世紀都在響應；在英國，突克家族成為先人作為的辯護者和歷

---

33 當然，我們這裡的討論不能在過去的辯論脈絡中進行：一方是把匹奈寫成聖徒的作者——如司馬梁（Sémelaigne），另一方則是嘗試降低他的原創性的作者，他們認為古典監禁已經具有十九世紀的人道主張。這樣的作者比如塞宜何（Sérieux）及李貝爾（Libert）。對我們來說，問題並不是個人的影響力，而是歷史結構（structure historique）——一個文化對瘋狂所能作的體驗的結構。在司馬梁和塞宜何之間的辯論，除了染有政治色彩之外，還是個家族問題。司馬梁和匹奈的後代結盟，本身又是個激進派（radical）。他們的討論完全不涉及概念之爭。

34 艾斯基洛（ESQUIROL），《論心智疾病》（Des maladies mentales），II, p. 138。

史學家；[35] 在德國，繼華格尼茲之後，乃是萊爾（Reil）在為這些可憐人呻吟抱怨：「他們像是國家級重犯，被人關在不見天日的地牢裡，無人聞問。」[36] 在半個世紀以上的時間裡，實證主義的時代不斷地高聲宣稱：是它第一個把瘋子由他們和囚犯間的可憐的混合中解放出來，是它第一個劃分無辜的非理性和有罪的罪犯。

然而，要證明這是虛妄的宣稱，只是一個遊戲。這類抗議在多年前便已出現：在萊爾以前，法蘭克（Franck）便曾寫道：「德國精神錯亂者收容所的訪客想起所見所聞之事時，便會心生恐懼之情。走進這些充滿不幸和折磨的收容所，令人十分駭怕：在那兒，人們聽到的只是絕望的喊叫聲，而才德超卓的人就住在這樣的地方。」[37] 在艾斯基洛以前、在匹奈以前，則存在過拉‧羅盧福柯和特農；而在他們之前，整個十八世紀都有持續不斷低聲抗議、年復一年地一再開始，而這些抗議的作者乃是那些我們相信會對此一混淆保持最冷漠態度和最不感興趣的人。我們不也應該提到，在匹奈發出呼喊前二十五年，馬勒塞爾伯（Malesherbes）即已「帶著破壞牢門的計畫去拜訪國家監獄。他把精神錯亂的囚犯們……遣送到收容所裡。並且認為，依他所細心囑咐的所中群居生活、操練和關懷，他們應可得治癒？」[38] 而且，更進一步地上溯此一世紀，還有一代又一代的院長、總管、看守，他們總是以一種更沉悶的聲音提出下列的同一要求，而且有時還會得到滿足：把瘋人和受懲戒犯加以分離；比如森里斯慈善院的院長，便曾請求警察總長把幾個

---

35 S. TUKE，《隱盧描述》（*Description of the Retreat*），York, 1813；D. H. TUKE，《精神病史札》（*Chapters on History of the Insane*），Londres, 1882。

36 引用於艾斯基洛，前引書，pp. 134-135。

37 引用於艾斯基洛，同上，p. 135。

38 米哈保（MIRABEAU），《王室逮捕令》（*Des lettres de cachet*），第十一章，《作品集》（*Œuvres*），éd. Merilhou, I, p. 269。

囚犯帶走，請他把他們關到堡壘裡去；[39] 比如，布倫斯威克強制收容所的看守曾經要求——時代早在 1713 年——不要把瘋人和在作坊裡工作的受監人相混合。[40] 十九世紀以光耀眩目的方式，並動員其所有悲愴資源所說出的，十八世紀不是已經說過了，而且還是以低沉的聲音不斷地重複？艾斯基洛、萊爾和突克家族除了用一個更高亢的調子，重拾收容所實務界行之多年的陳調之外，真的做出了別的事嗎？我們前面已經提到的，由 1720 年一直到大革命發生，瘋人的緩慢移出，可能只是其中最明顯可見的效果罷了。

然而，我們還要聽聽在這個半沉默裡頭被說出來的東西。森里斯院院長在要求分離瘋人和受懲戒犯時，所持的是什麼樣的論點呢？「他值得憐憫，而其他兩、三位關在堡壘裡比較適合，因為他們身旁有六個瘋人，日以繼夜地折磨他們。」而且，警察總長也很能明瞭這句話的意思，這些受監人甚至重獲自由。至於布倫斯威克院看守的要求，意思也是相同：瘋人的叫聲和混亂擾亂了工作坊；他們的狂暴乃是永恆的危險，最好把他們遣送到把他們綑綁看管的隔離房間裡去。我們已經能夠預感到兩個世紀之間，同樣的抗議實際上意義並不相同。在十九世紀初，令人感到憤恨的是，瘋人的待遇居然沒有比民事犯或國家級囚徒更好；整個十八世紀，人們強調的觀點則是受監人的待遇應該要比被人和瘋子混在一起更好。對艾斯基洛來說，之所以造成醜聞的原因來自於罪人只是罪人；對於森里斯院院長來說，其原因則來自瘋子畢竟只是瘋子。

這個差異可能沒什重要，而且也可以很容易被人猜到。然而，如果我們想要瞭解瘋狂意識在十八世紀中如何演變，我們就必須強調這個差

39　Arsenal 圖書館，第 11168 號手稿。參考 RAVAISSON，《巴士底獄檔案》（*Archives de la Bastille*），t. XIV, p. 275。

40　KIRCHHOFF，前引書，pp. 110-111。

異。它的演變框架並不是人道運動，不是那使得它可以逐漸逼近瘋子的人性現實，逼近他最相近又最可憐面目的人道運動；它也不是因為科學需要的壓力才產生演變，不是那使得它變得更關切，更忠實於瘋狂對自身所能說出的事物的科學需要。如果這項意識會慢慢地演變，那是在監禁這個既真實又人為的空間之中演變的；那是因為監禁結構產生了難以覺察的滑移，或是它有時會產生的暴烈危機，才會一點一滴地使瘋狂意識變成它在大革命時代的面目。如果瘋人被逐漸地孤立出來，如果無理智者原先的單調一致會被劃分為粗糙的類別——任何的醫學進步、任何的人道看法都沒有貢獻。這個現象生自監禁體制的深處；如果要瞭解瘋狂的新意識，我們要質問的乃是監禁制體本身的變化。

　　這比較是一個政治性的意識，而非博愛主義的意識。原因在於，如果人們在十八世紀能察覺到在受監人之中，在自由無羈者、放蕩者、浪子之間，有一些人具有不同屬性的混亂，而其所造成的不安也無法化約，那是因為這些受監人本身的功勞。首先抗議的是他們，而且抗議得最為暴烈。部長、警察總長、法官們無止境地，不斷受到同一訴怨的圍攻：某人寫信給莫勒帕斯（Maurepas）[6] 憤恨自己「被人和瘋子混在一起，而且其中還有些狂怒型瘋人，使得我一直有受到凶險辱罵的可能」；[41] 另一人——這人是門克里夫（Montcrif）修道院院長——向貝利耶（Berryer）警長提出同樣的訴怨：「九個月來，我一直住在最恐怖的巢穴裡，被人和十五或二十名狂怒型瘋人混在一起，其中還摻雜一些癲癇患者。」[42] 在這個世紀中，年代越後，對監禁措施的抗議便更加強烈：於是，瘋狂逐漸地成為受監者的縈迴不去的困擾，變成他們的屈

---

[6]　Jean Frédéric Phélypeaux, comte de Maurepas（1701-1781），法國政治家。他在路
　　易十六治下，曾經當過內政部長。

41　BOURGES DE LONGCHAMP, Arsenal 圖書館，第 11496 號手稿。

42　引用於 BONNAFOUS-SÉRIEUX，前引書，p. 221。

辱、他們被制伏和被迫處於沉默的理性的形象。很快地，米哈保便會在犯人和瘋狂之間令人感到恥辱的親近中，辨識出一個化約人的微妙愚化工具，以及專制暴政本身的形象，因為那就是獸性的大獲全勝。瘋子並不是監禁體制最無辜的第一個受害者，但它卻是那禁閉它的力量的最隱晦、最易見、最堅持的象徵。權力沉默的固執，就體現在受監人之間，那便是非理性亂叫亂喊的存在。與既成勢力、家庭、教會的鬥爭，就在監禁的核心之中再度發生，就在理性的冬至狂歡（saturnales）之中重新引發。而且，瘋狂如此良好地代表了懲罰力量，以至於它實際上扮演了補助性懲罰的角色，好像是在強制收容所的一致性懲罰中，增添了一項維持秩序的酷刑。拉・羅盧福柯─梁庫在他向「行乞事務委員會」所作的報告裡，提出了見證：「病房中的癲癇患者和其他病弱者們，甚至好心的窮漢們所受處罰之一，便是被人和瘋子混在一起。」[43] 醜聞的真正意義在於，瘋人便是監禁體制的殘酷真相，他們是其中最醜惡之事的被動工具。它的徵象，不就存在於下列事實之中──這也是十八世紀監禁文獻中的另一項老生常談──：強制收容所內的居留必然導向發瘋？居仕於這樣的譫妄世界，生活於一個非理性大獲全勝的環境之中，因為事物和地點造成的宿命影響，一個人如何能不加入那些作為瘋狂活生生象徵的瘋人呢？「我觀察到，強制收容所和國家監獄中所關的瘋人，大部分是後來才發瘋的，其中有一些是因為被人過度惡劣對待而發瘋，另一些則是因為孤獨的恐怖才發瘋。在孤獨中，使他們無時無刻不看到幻象的想像力，又因為痛苦而更行尖銳。」[44]

　　瘋人和囚犯相混，這不是監禁體制的極端醜聞，而是它的真相；這

---

43 拉・羅盧福柯─梁庫（LA ROCHEFOUCAULD-LIANCOURT），向行乞事務委員提出之報告，前引文，p. 221。

44 米哈保，前引書，p. 264。

不是它的濫用，而是它的本質。十八世紀有關監禁體制的持續爭論，的
確觸及瘋人和有理性者的混合；但它並不觸及瘋人和監禁體制間已被人
接受的基本關係。不論哪個論點都不會質疑這一點。號稱人類之友的米
哈保[7] 對監禁措施和被監人本身，都抱持著同樣嚴厲的態度；他認為，
被關在「著名的國家監獄」裡的人，沒有一個是無辜的；只是他們所應
該被擺放的位置不該是這些費用浩大的收容所，而且人在裡頭只是過著
無益社會的生活；為什麼要「把這些妓女關起來，而她們如果被遣送到
外省的工廠裡，卻可以變成女工」？或者為什麼要關「那些只要被放出
來就會再犯絞刑罪的歹徒。為什麼這些被隨身鎖鏈銬住的人，不被人送
去做一些有害志願工人健康的工作呢？他們可以做榜樣……」如果把以
上這一整群人撤離，那麼監禁所裡還會剩下誰呢？剩下的是沒有別的地
方可去的人，有充分權利住在這裡的人：「一些國家層級，罪行不得洩
漏的重犯」，適合的人物還有「在放蕩和揮霍無度之中，消耗一生果實
的老人，他們總是懷抱著死於救護院的野心，而且不費力便能成功」；
最後是那些總是要待在某些地方的無理智者：「這些人到處都能活著等
死。」[45] 小米哈保（Mirabeau le fils）則把他的論證作出反向推導：「我
正式向世人挑戰，看誰有能力證明國家級重犯、惡棍、自由放蕩者、瘋
子、破產老人的確構成──不要說是最大多數──堡壘、監獄、強制收
容所、國家監獄人口的三分之一、四分之一或十分之一。」因此，對他
來說，醜聞不在於精神錯亂者被人和惡棍混在一起，而是在於這兩類人
並不構成受監者的基本人口；那麼，可以抱怨被人和罪犯混在一起的是

[7] Victor Riqueti, marquis de Mirabeau（1715-1789）是重農主義者奎士奈（Quesnay）
的弟子。《人類之友或人口論》（*l'Ami des hommes ou Traité sur la population*），
1756 年出版。兒子小米哈保（Honoré-Gabriel Riqueti Mirabeau, 1749-1791）為大
革命時期政治家。
45 米哈保，《人類之友》（*l'Ami des hommes*），1758 年版，t. II, p. 414 sq.。

誰呢？不是那些永遠失去理性的人，而是那些在年輕時代一時失足的
人：「我會問……為何我們把惡棍和放蕩者混在一起……我會問，為何
我們把一些具有危險傾向的年輕人和一些很快就會把他們帶往極端敗壞
之途的人物混在一起……最後，如果惡棍和放蕩者間的混雜真的存在，
那麼，為何我們還要因為造成這項醜惡、無恥、凶惡的會合，使得自己
犯下最可惡的重罪，也就是誘人犯罪之罪呢？」至於瘋子們，我們能期
望他們過著另一種命運嗎？他們的理性不足以使他們不被監禁，他們也
不夠聽話，不得不被人和惡棍一樣對待，「的確如此：對那些失去理性
運用能力的人，只有把他們藏起來，不讓社會看到」[46]。

我們看到監禁的政治批評在十八世紀是如何地運作。它的方向一點
也不是朝向瘋狂的解放；無論如何，我們都不能說這項批評曾使人對精
神失常者更加具有博愛心和醫療性的關注。相反地，它使得瘋狂比以往
更堅定地和監禁體制結合在一起。這一點透過一種雙重關連進行；其中
之一使它成為監禁力量的象徵本身，成為它在監禁世界之內部既可笑又
纏人的代表；另一個關連則把它標指為所有監禁措施的最佳對象。它是
壓迫的主體和客體，也是它的形象和目的，象徵其盲目的專斷，又為其
中的理由和基礎辯護。這是一個弔詭的循環，瘋狂最後顯得像是監禁體
制的唯一理由（raison），但它又象徵其中深沉的非理性（déraison）。
米希萊（Michelet）[8] 和十八世紀的思想仍然十分地接近，他以驚人的
嚴格，對上述現象提出了表達；他重塑了米哈保的思想運動，談的主題
則是他和薩德同時在凡森（Vincennes）監獄所作的居留：

---

46 米哈保，前引書，p. 264。

[8] Jules Michelet（1798-1874），法國十九世紀的大史學家，曾任國家檔案館歷史部
門主任，法國學院（Collège de France）教授。他的巨著有《法國史》（*Histoire
de France*，1833-1846，1855-1867 再版）、《法國大革命史》（*Histoire de la
Révolution française*，1847-1853）。

——第一步，監禁使人發瘋：「監獄會製造瘋子。巴士底獄和比塞特院中的受監者是被人弄笨的。」

——第二步：監禁空間的瘋人代表了十八世紀威權最不理智、最可恥、最深沉地不道德部分：「硝石庫院裡存有狂怒者。凡森監獄裡則有一個可怕的瘋子，那便是惡毒的薩德，他以敗壞未來作為其寫作心願。」

——第三步：只有瘋人才應該受監禁，但現行措施卻非如此：「監禁體制將會在不久之後擴充，米哈保仍被關在其中。」[47]

＊　　　　　＊　　　　　＊

因此，在監禁體制中，出現了一個空白地帶；這是把瘋狂孤立出來的空白地帶，暴露出瘋狂之中對理性最不可化約和最不能忍受的部分；瘋狂現在特別顯出它和所有其它受禁閉形態間的差別。瘋人在其中的存在，乃是一個代表不正義的形像；但這是對他人而言的不正義。包裹非理性混沌大整體的封套已經破裂。瘋狂開始個體化，和犯罪形成奇特的雙胞胎，而兩者之間至少以尚未受質疑的鄰近關係相連。監禁體制已被清出部分內容，只有這兩個形像單獨殘存；但它們兩個便足以象徵監禁體制的必要：從今以後，只有它們才值得被人監禁。雖然瘋狂在非理性的混亂世界採取了距離，最後成為一種可以定位的形式，但這卻未能使它得到解放；在瘋狂和監禁之間，已經連結了一種深沉的隸屬關係，一個接近本質的關連。

然而就在同時，監禁體制卻在經歷著另一場危機。這個危機更加深

47　《法國史》（*Histoire de France*），1899 年版，pp. 293-294。這一點和事實有出入。米哈保被監禁在凡森監獄的時間為 1777 年 6 月 8 日至 1780 年 12 月 13 日。薩德監禁於此的時間為 1777 年 2 月 15 日至 1784 年 2 月 29 日，中間並有 39 日的中斷。而他離開凡森獄，也是為了被轉送至巴士底獄。

沉，因為它不只使體制的壓迫角色產生動搖，甚至威脅到它的存在本身；
這個危機並不來自內部，也和政治異議無關，而是由一整幅社會和經濟
的視野中慢慢地升起。當然，監禁體制並未扮柯爾貝時代 [9] 的所宣稱的
簡單、有效角色；但它的確回應了一項實際的需要，因此必然會被整合
到其它結構之中，並被人利用來服務其它目的。

首先，在充實殖民地人口所要求的人口移動中，監禁體制發揮了轉
接站的功能。由十八世紀初開始，警察總長便向部長提供名單，開列比
塞特院和硝石庫院受監者中「適合前往島嶼」的人物。總長還為他們申
請出發許可；⁴⁸ 此時，這還只是一個方便辦法，可以讓收容總署擺脫一
大群既佔地方，但又不可能無限期禁閉的活躍人口。1717 年，「西方
公司」（Compagnie d'Occident）成立了，而美洲的開拓也就完全整合
於法國經濟之中。這時監禁人口成為人力資源：於是便展開了由盧昂和
拉羅契爾（La Rochelle）出發的著名遠行——以馬車運載女孩，男孩則
以鐵鏈栓著走。1720 年發生的首批暴力事件不會重新發生，⁴⁹ 但這些解
遞的習慣卻被保留下來，並在監禁的神話之上，加上了新的恐怖。先是
監禁，以便隨後能夠「送到島上去」；重點在於如何強迫一群活動人口
移民國外，以便開拓海外殖民地領土；監禁體制變成了一個人口集中區，
先把移民聚集起來，然後再在適當的時候，把他們還送到特定地區。由
這個時代開始，監禁措施不再只是以法國國內的人力市場狀況為調整原
則，而是和美洲殖民狀態相關。其影響因素因此包括：糧食的價格、種

---

[9] 路易十四治下的重臣柯爾貝（Jean-Baptiste Colbert, 1619-1683），其主導國政時期
  由 1664 年起，至 1671 年之後開始逐漸失勢。

48 Arsenal 圖書館，第 12685、12686 號手稿（有關比塞特院），第 12692-12695 號手
  稿（有關硝石庫院）。

49 暴力事件的主要作者為負責招攬殖民者的特殊公司，所謂的「密西西比走私者」（les
  bandouliers de Mississippi）。其細節描述請參考 LEVASSEUR，《洛體系之歷史研究》
  （Recherches historiques sur le systéme de Law），Paris, 1854。

植的進展、英法間的敵對狀態、同時擾亂商業和移民的海戰。有一段時間會產生阻塞現象，比如七年戰爭期間；相反地，也會有需求非常大的時段，這時被監禁的人口便會很容易地流向美洲。[50]

另一方面，由該世紀下半葉起，農業結構產生了重大變化：和英國一樣，法國農村的共有土地逐漸消失。在法國，這些土地的分配原先只是許可，到了 1770 年以後，演變為強制性的措施。從這些措施直接或間接獲益的乃是大地主：小型飼養業者因此破產；共有土地以平等方式，在家人或家庭之間被分割的地方，產生了小地主，但他們卻是處於朝不保夕的困境中。[51] 簡言之，有一大群鄉村人口因此脫離土地，被迫以農業勞工方式生存，暴露於生產危機和失業威脅中；一種雙重的壓力交替施加於其薪資，使它持續減少：如果收成不好，農業收入便會降低，收成好了，售價又會降低。蕭條逐漸形成，在大革命前二十年期間，不斷地擴大。[52] 十八世紀中葉以來，貧窮和失業原來只是都市特有的現象，在農村則幾乎只是季節性的現象，現在也成為鄉村問題。大部分的貧民習藝所和收容總署，原來都是產生在製造業和商業發展最快速，人口最密集的地區。現在，既然農業地區也有恆常的危機，是不是也要在這裡創設這些機構呢？

該世紀時間越晚，和監禁措施相關連的現象就越來越複雜。它不斷地成為當務之急，但總是更難實施，更無效力。三個嚴重的危機接連而

---

50 「那時人們在找自願前往殖民地的年輕人。」（《瑪儂・列斯柯》[Manon Lescaut]，coll. "Cri de la France," p. 175）

51 財政總管（Le contrôleur général）拉維地（Laverdy）於 1770 年 7 月 5 日以皇家聲明下令分配村莊共有土地（參考 SAGNAC，《法國現代社會的形成》[La Formation de la société française moderne]，pp. 256 sq）。在英國，這個現象比在法國更明顯；英國的地主很容易便能得到圍地權，而法國的地方總督反對這項措施。

52 參考 LABROUSSE，《法國舊王政末期的經濟危機》（La Crise de l'économie française à la fin de l'Ancien Régime），Paris, 1944。

來，而且幾乎在法國和英國同時發生：對於前兩個危機，人們的回應方式是加強監禁措施。但對於第三個危機，就不可能使用如此簡單的對策了。而且，監禁體制本身在這場危機裡也受到質疑。

第一個危機強烈卻又短暫，爆發於艾克斯拉夏培條約（traité d'Aix-la-Chapelle）簽定之時：[10] 這是一個表面的事件，因為在事實上，大的結構並未受到影響，而且經濟復甦在戰爭結束後便立即展開。[53] 然而，被解散的士兵、等待殖民地領土交換的受監者、英國手工製造業的帶來的競爭，這些因素造成了到處惡化的失業風潮，使人害怕暴動或大移民將會發生：「我們十分關切的手工工廠到處倒閉；里昂的手工工廠景況蕭條；盧昂有一萬兩千名以上的工人在行乞，土爾等地亦相同。三個月以來，離開王國，前往西班牙、德國等外國的工人計有兩萬人以上。他們投奔的是可以得到收留，而且當地政府經濟管理良好的國家。」[54] 為了制止移民風潮，政府下詔逮捕所有乞丐：「命令已經下達，同時逮捕王國內的所有乞丐；騎警隊負責鄉間，巴黎也同樣進行，但我們可以確定他們不至回流，因為到處被捕。」[55] 然而監禁措施顯得比過去更不得人心，而且沒有效用：「被指派抓窮人的巴黎警員，又名碗盆警察。他們逮捕了一些小乞丐。接著不知道是搞錯了或是假裝搞錯，又逮捕了布爾喬亞階級的小孩，造成了最初的暴亂；本月 19 日和 20 日，曾經發生過暴亂，23 日的暴亂則甚為可觀。在發生逮捕行動的城區，聚集了

---

[10] 這是奧地利王位繼承戰爭結束後所簽定的條約，時為 1748 年。

53 Arnould 對法國對外貿易提出的數字如下：1740-1748 年間，四億三千零十萬鎊；1749-1755 年間，六億一千六百七十萬鎊；光是輸出即成長了一億零三百萬鎊。（《法國進出口貿易額及對外商業關係》[*De La baiance du commerce et des reactions commerciales extérieures de la France*]，Paris，共和國三年，第二版）

54 達簡森侯爵（ARGENSON），《日記及回憶錄》（*Journal et Memoires*），t. VI, p. 228, 1750 年 7 月 19 日。

55 同上，p. 80, 1749 年 11 月 30 日。

大批人民。在這一天，有四至八名警員被殺。」[56] 最後收容院人滿為患，
但實際上沒有任何問題得到解決：「巴黎所有的乞丐先是被逮捕，接著
在前述暴亂發生後又被放了出來；小街大道，到處為乞丐淹沒。」[57] 事
實上，消除失業的將是未來幾年的經濟成長。

　　1765 年左右又爆發了新的危機，雖然性質不同，卻也同樣嚴重。
法國的商業崩潰了；出口減少一半以上；[58] 因為戰爭的緣故，[11] 母國和
殖民地間的通商幾乎全告中斷。放眼皆是窮困。亞諾（Arnould）曾經
簡短地總結法國十八世紀經濟史：「自從二〇年代的洛銀行體系[12] 崩
潰後，一直到世紀中期，法國一直享有繁榮，但因為 1755 年戰爭，國
家財富受到重創。」[59] 同一個時期，英國也經歷了同樣嚴重的危機；不
過英國危機的原因完全不同，造成的景象也不一樣；由於英國殖民地的
拓展，商業隨之大為成長；[60] 然而，由於連年歉收（1756-1757）和歐
洲農業國家的貿易中斷，引發食物價格的猛烈上升。在各個地方，監禁
都被用來當作對策。庫伯（Cooper）在 1765 年出版了一項慈善制度改
革計畫；他建議在每縣（hundred）設立一座收容所，由貴族和神職人
員共同監督，其中包括醫務室以收容貧窮病患，工作坊以供健壯窮人勞
動，懲戒區則用來對付拒絕工作者。在鄉下，人們依照這個模型建立了

56　達簡森侯爵，前引書，pp. 202-203，1750 年 5 月 26 日。

57　同上，1750 年 7 月 19 日。

[11] 七年戰爭（1756-1763）結束時，法國失去絕大部分的海外殖民地，結束其第一殖民
　　帝國。

58　1749-1755 年間出口總額為三億四千一百二十萬鎊，1756-1763 年間，則為一億四
　　千八百九十萬鎊。參考 ARNOULD，前引書。

[12] 約翰・洛（John Law，1671-1729）為蘇格蘭銀行家，1716 年他在法國創立印度公
　　司及一套銀行體系，但該體系在 1720 年宣告倒閉。

59　同上。

60　　1748 年的出口總值為 11142202 鎊；1760 年 14693270 鎊。參考 NICHOLLS，《英
　　國貧窮法案》（English Poor Laws），II, p. 54。

許多收容所。而這個模型本身的靈感則來自卡爾福特（Carlford）的貧
民習藝所。法國 1764 年 [61] 的一項王室詔令規定開設乞丐拘留所；不過，
這項詔令要等到國政會議在 1767 年 9 月 21 日作出決議後，才得付諸
實施。決議如下：「王國內的各財政區必須籌備和設立一些足夠堅固的
收容所，以收留流浪漢⋯⋯。關在所中的人，其供養食膳由國王陛下支
出。」翌年，全法國便開設了 80 家乞丐拘留所；它們的結構和功能和
收容總署幾乎一樣；比如，里昂拘留所規章規定，該所接受法院判決監
禁的乞丐和流浪漢，「跟在軍隊後面被逮捕的妓女」，「由王室命令遣
送而來的個人」，「貧窮且受人遺棄的無理智者，或是有人為其負擔膳
宿費的同一類人物。」[62] 根據麥西耶（Mercier）對這些拘留所的描述，
它們和收容總署的古老機構其實只是大同小異；同樣的悲慘、混合、閒
蕩：「這是新設立的監禁機構，目的是為了讓人可以把乞丐由大街小巷
中快速地掃除，使人看不到朱門酒肉，路有死骨的慘象。極度不合人道
地，他們被人投入腐臭、陰暗的收容所裡，任其自生自滅。活動匱乏、
食物惡劣、和悲慘夥伴們集中一處，使得他們在不久後，便會一一消
失。」[63] 事實上，很多這一類的拘留所，只存在於這一段危機時期，之
後便消失了。

監禁措施開始消退的日期是 1770 年，在其後隨之而來的經濟衰退
期，監禁措施也持續退潮；對於這個新的危機，監禁不但不再被採用作
為對策，而且這次使用的措施還有限制它的傾向。

圖戈（Turgot）[13] 對穀物交易所下的政令，造成買入價格低迷，

61　有一個委員會在前一年成立，目的是為了消除行乞。1764 年法令便由此一委員會草
　　擬。

62　里昂拘留所規章，第一條，1783 年，引用於 Lallemand, IV, p. 278。

63　麥西耶，《巴黎描述》（*Tableau de Paris*），1783 年版，t. IX, p. 120。

[13] Anne Robert Jacques Turgot, baron de l'Aulne（1727-1781），曾參與《百科全書》

銷售價格狂飆，而這時鄉村共有土地的分配正在發展農業無產階級。
然而，圖戈卻關閉了許多家乞丐拘留所，後來奈克（Necker）[14] 執政
時，又關了 47 家；其中某些則會轉型，比如索頌（Soissons）拘留所
就轉變為收容老人和病人的救護院。[64] 幾年後，英國因為美洲戰爭，[15]
而經歷了一連串相當嚴重的失業危機。英國議會，於是決議——此時
為 1782 年——通過一項「貧民救濟及就業增進」法案。[65] 法案的主要
目的在於進行行政大改組，使得市政府不再是負責乞丐問題的主要權力
單位；此後，地方法官有權任命教區窮人的「看護人」，及貧民習藝
所的所長；他們也有權任命一位督查官，而後者具有幾乎絕對的管制和
組織權。不過最重要的措施是，和貧民習藝所平行，又創設了貧民之家
（poorhouses），其真正的收容對象則是「因為年邁、有病或殘障而落
入貧苦，無法工作自行維生者。」至於健壯的窮人，既不會被送進上述
收容所，也不會被送進貧民習藝所，他們需要的是盡早可以得到一份適
合其能力和其體力的工作：重點是要確定他們的工作可以得到公正的報
酬。圖戈的執政，吉爾伯特法案（Gilbert's Act）的時代，還不是監禁
體制的終結，不過這是它顯出失落基本力量的時代。它在過度使用後，

寫作的進步派人士。1774 年至 1776 年間擔任法國財政大臣。其經濟思想同時有重
農主義和自由主義色彩。他在 1774 年下令要求穀物自由流通。

[14] Jacques Necker（1732-1804），瑞士出身的銀行家，圖戈的繼任人。他在清查國債
幅度之後辭職（1781）。1788 年又受命主政，但由於無法恢復法國財政狀況而召開
三級會議。1789 年 7 月 11 日，他受到免職，觸發了 7 月 14 日的革命暴動。他在 7
月 16 日三度受命，但終究無法控制情勢，於 1790 年 9 月離職。

64 參考 SÉRIEUX，〈索頌拘留所之精神錯亂者分區〉（Le quartier d'aliénés du dépôt
de Soissons）（《索頌歷史學會通訊》[*Bulletin de la Société historique Soissons*]，1934, t. v, p.
127）。「索頌拘留所肯定是法國最美和管理得最好的機構之一。」（RÉCALDE，《王
國內的救護院中仍然存有的濫權現象》[*Traité sur les abus qui subsistent dans les hôpitaux du
Royaume*]，p. 110）

[15] 這裡指的應該是美國獨立戰爭（1775-1783）。

65 一般稱為「吉爾伯特法案」（Gilbert's Act）。

遭到磨損，便突然暴露出它的限制。人們現在知道它不能解決失業危機，也不能影響價格。如果它還有意義的話，那是因為它照顧著一群不能自行維生的貧窮人口。然而，它永遠不再能在經濟結構中扮演有效角色。

＊　　　　　＊　　　　　＊

失業救濟和壓制的傳統政策受到了徹底的考驗。改革成為當務之急。

窮困一點一滴地擺脫了過去的道德混含。由於失業在危機過程當中，顯出新的面目，使人再也不能把它和懶惰混為一談；貧困和被迫的悠閒也在鄉間擴展，而那裡的生活曾被人當作是道德生活最直接和最清純的形態；這一切都顯露出，悲慘窮困有可能不只是一項過失：「行乞是窮困的結果，而窮困本身則是來自土地生產或製造業中的意外事件，或者是因為糧食價格上漲、或是因為人口過剩等。」[66] 貧窮成為經濟現象。

但，貧窮不是偶然的──也不可能一了百了地消除。某一數量的窮困不可能抹除──一直到世界末日為止，某種貧窮會像宿命一樣，伴隨任何形式的社會，甚至是充分就業，沒有閒人的社會：「在一個治理良好的國家裡，唯一的窮人是那些生來如此，或是因為意外而墮入其中的人。」[67] 這種窮困像是一個無法改變的背景：因為出身或是因為意外，這些窮人乃是社會無法避免的部分。長久以來，人們都無法想像一個沒

<hr />

66　BRISSOT DE WARVILLE，《犯罪法理論》（*Théorie des lois criminelles*）（1781），t. I, p. 79。

67　《百科全書》，「救護院」（Hôpital）條。

有窮人的國家，因為需求狀態顯得像是人和社會結構的命運：直到十九世紀為止，財產、工作和貧窮，仍是哲學家思想中串聯在一起的辭語。

這部分的貧窮因為無法消除而成為必要，但另一個原因則是因為它使財富有所可能。由於匱乏階級工作，消費又少，他們可以使得國家致富，提高其田地、殖民地和礦藏的價值，也會生產商品行銷全世界；簡言之，沒有窮人的民族就會變窮。貧窮成為國家不可或缺的要素之一。社會最祕密，但卻又是最真實的生命，隱藏在貧窮之中。窮人造成了民族的基礎和光榮。我們雖然不能消除他們的悲慘境遇，我們卻應該加以讚頌致敬：「我的構想只是想請求（當局）敏銳的注意力，可以有一部分放在苦難的人民身上……；帝國的富裕和榮耀主要來自他們的功勞，他們應受到救助。窮人到處都是帝國最堅定的支持者，因為君主如果不嘉惠人口、土地耕作、技藝和商業，就不能保存並擴張其領土；對於建立一個民族真正力量的強大霸權，窮人乃是其必要成員。」[68] 在上面的說法中，存有一整套貧窮的道德平反，但其深刻意義，則是對代表它的人物，進行經濟和社會整合。在一個重商主義的經濟學中，窮人因為既不是生產者也不是消費者，所以沒有地位：作為閒蕩者、流浪漢、失業者，窮人只能被送進監禁所，被流放到社會之外。現在，新興的工業需要人手，窮人又再成為民族不可分離的一部分。

如此，經濟思想便在新的基礎上研究貧窮的概念。過去曾有一整套基督教傳統認為，真實具體、有血有肉的存在，便是窮人：那是需求永遠個體化的面目，人身之神在俗世象徵性的過渡。監禁中的隔離把窮人排出社會，使它和其它形像混在一起，而且把它包裹在倫理譴責之中，卻沒有解消它的特徵。十八世紀則發現，窮人的存在並不是一個具體和終極的現實；它也發現，在他們身上，有兩種不同性質的現實長期受到

68　同上，RÉCALDE，前言，p. II, III。

混淆。

一方面是**貧窮**的現實：那是食物和錢財的短缺，與商業、農業、工業狀態有關的經濟情勢。另一方面則是人口的現實：它不是一個受財富變動宰制的被動元素，而是一個力量，它直接構成經濟情勢、財富生產運動的一部分，因為財富來自人的勞動，或至少來自人對它的轉移、運送和增衍。「窮人」乃是一個混淆不清的概念，其中混合著人力所代表的財富，以及被承認為是人性本質的需求狀態。事實上，在貧窮和人口之間，具有一個嚴格的反比關係。

重農主義者（physiocrates）和經濟學者（économistes）對這項關係的意見一致。人口本身便是財富的要素之一；它甚至形成一個既確定而又用之不竭的財富來源。對奎士奈（Quesnay）[16] 和他的弟子而言，人是土地和財富間的必要中介：「一句非常有道理的諺語說：『人勤地不賴（Tant vaut l'homme, tant vaut la terre）。』如果人很差，土地也會一樣。有了人，我們就好像擁有兩倍土地；人可以開荒；也可以闢土。只有上帝才知道由土地中造人，但在到處，我們都知道和他人一齊開闢土地，或至少在其上耕耘，但這到頭來仍是一回事。由此可見，最首要的財富便是**擁有人力，擁有土地**則在其次。」[69]

人口也是經濟學者 [17] 眼中一個十分必要的資產，甚至更加受重視。因為他們認為，財富的創造不只來自農事，而且也來自所有的工業轉

---

[16] François Quesnay（1694-1774），法國醫生及經濟學家。重農學派的創立人。他在 1758 年出版的《經濟圖表》（*Tableau économique*）一書中，說明土地乃是財富的首要來源。

69 米哈保，《人類之友》（*l'Ami des hommes*），1758 年版，t. I, p. 22。

[17] 這裡指的是主張自由主義的經濟學者。其領導人物為在 1751-1758 年間擔任貿易總管的古爾奈（Vincent de Gournay）。接著有摩赫勒修院長（l'abbé de Morellet）。圖勾曾作〈古爾奈頌〉（*Éloge de Gournay*），為作者引用。經濟學者和重農學派在思想和人物上，都有重疊之處。

化，甚至商業交流也能創造財富。財富和人的實際工作有關：「國家的
真實財富只是其土地和居民工業的年產值，要使國家財富達到極限，就
要使每一亞爾頻（arpent，譯註：一亞爾頻相當於 30-50 公畝）的土地和每一個
人的生產都能達到最高點。」[70] 弔詭的是，人口反而是越多越好，因為
它可以為工業提供廉價人力，降低成本，促進工商發展。在一個無限開
放的人力市場中，「基本價格」──圖戈主張這個價格相當於工人生存
最低需求──和由供給需求所決定的價格最後會達到一致。因此，如果
一個國家人口越多，那麼這個潛在的財富就越大，而它在商業競爭裡就
會具有更優越的地位。[71]

　　監禁是一個明顯的錯誤，也是經濟政策上的敗筆：人們以為把一群
貧窮人口排出經濟通路之外，並以慈善事業維持其生存，便能消除窮
困。事實上，這只是用人為方式遮蓋**貧窮**；而且，實際上，一群人口資
源反而因此被人消除。人們真的以為這樣可以援助窮人脫離暫時的貧
困？實際上，效果適得其反：因為這使得人力市場受到限制，而這樣做
在危機期更是危險。政策應該反過來，用廉價的人力去降低產品價格，
並且透過工業和農業的新努力來補償產品的稀有性。唯一合理的對策將
是：讓這群人口重新流入生產通路，並把他們分配在人力最稀少的地點。
如何善用窮人、流浪漢、各式各樣的流放者和移民，乃是如何在民族競
爭中致富的祕訣之一：約細亞・杜克（Josias Tucker）針對清教徒的出
走現象，提出這樣的問題：「對於凌駕吾國的鄰國，想要削弱其國力和
工業力，如何才是最佳辦法？」「那是要拒絕收容其臣民，拒絕接納他
們，而迫使他們留滯原住國呢，或是要良好地接待他們，使他們享有本

70　圖戈（TURGOT），〈古爾奈頌〉（Éloge de Gournay），《作品集》（Œuvres），
　　　Schelle 版，t. I, p. 607。

71　圖戈，〈給大衛・休謨的信〉（Lettre à David Hume），1767 年 3 月 25 日，《作品集》
　　　（Œuvres），Schelle 版，t. II, pp. 658-665。

國公民的權利，吸引他們到國內來呢？」[72]

　　監禁值得批判之處，在於它干擾人力市場；然而，更嚴重的是，它和所有傳統慈善事業一樣，會構成危險的財政負擔。和中世紀相同，古典時代總是尋求利用基金體制來確保窮人的救濟事業。也就是說，一部分地產因為在避免慈善事業商業化的正當考慮下，人們採取了所有必要的法律措施，使得這些資產永遠不能再回到經濟循環之中。然而，隨著時間，這些資產的用途降低；經濟情勢產生變化，貧窮的面向也改變了：「社會的需求並非永遠相同；財產的屬性和分配、人民的階級區分、意見、習俗、民族或其中部分的一般營生、氣候本身、疾病和人生的其它意外事故，都在不斷的變化之中；有一些新的需求誕生了；另有一些則不再令人感到有必要。」[73] 基金具有不可逆轉的性格，而它所要回應的卻是浮動和多變的意外需求，兩者之間存有矛盾。在這部分遭到凍結的財富不能重返經濟通路的情況下，一旦出現新的需求，便要創造新的基金來應對。如此一來，擱置一旁的資金和收入不斷增加，加入生產的部分又以同比例減少。結果必然導致更嚴重的貧窮，而基金也因此又再增多。這個過程可以無限地擴展下去。但會有那麼一天，「基金持續增多……終至吸收所有資金和私人財產。」在仔細的檢驗之下，古典的救濟形態反而是貧窮之源，資產的逐漸凍結，所有生產性財富的緩慢死亡：「如果所有活過的人都有墳墓，那麼為了得到耕地，總會有必要翻倒這些貧瘠的遺址，攪動死者的骨灰，才能供養活人。」[74]

72　約細亞・杜克，《貿易上的重要問題》（*Questions importantes sur le commerce*），圖戈譯，收入《作品集》（*Œuvres*），Schelle 版，t. I, pp. 442-470。

73　圖戈，《百科全書》，「基金會」（Fondation）條。《作品集》（*Œuvres*），Schelle 版，I, pp. 584-593。

74　參考圖戈，〈給杜但的信，以利穆贊為主題〉（Lettre à Trudaine sur le Limousin），《作品集》（*Œuvres*），Schelle 版，II, pp. 478-495。

＊　　　　　　＊　　　　　　＊

　　因此，濟貧措施必須轉變。十八世紀看到當時的濟貧形態和窮困具有相輔相成的關係。唯一不會造成矛盾的濟貧措施會強調窮苦人口中的潛在財富：這是一個純粹而簡單的事實，他們是一群人口。把他們關起來是自相矛盾之事。相反地，這些人應該要被釋放到完全自由的社會空間之中；因為它會形成廉價的人力，問題便可自行解決；人口過多的窮困地點反而會因為這一點而成為工商業發展最迅速的地點。[75] 唯一有效的濟貧方式便是自由：「所有健康的人都應該以工作維生，因為，如果他不工作卻接受供養，那麼他就要依靠那些工作的人。國家對臣民的義務就是要消除困擾他們的障礙。」[76] 社會空間中所有障礙和所有限制都應該受到拔除：比如，造成內部障礙的行會管事會（jurandes）：在社會外部造成限制的監禁措施。低薪資政策、就業上的節制和保護措施的缺乏，應該會消除貧窮——或者，至少以一種新方式將貧窮納入財富的世界。

　　成打成打的計畫，嘗試去定義貧窮的新地位。[77] 但所有的計畫，或

---

75 參考圖戈，〈給杜但的信，以利穆贊為主題〉（Lettre à Trudaine sur le Limousin），《作品集》（*Œuvres*），Schelle 版，II, pp. 478-495。

76 《百科全書》，「基金會」（Fondation）條。

77 可以參考的文獻，比如說 SAVARIN，《三級會議中的人性呼喚》（*Le Cri de l'humanité aux États généraux*）（Paris, 1789）；MARCILLAC，《以保健合作社來取代救護院》（*Hôpitaux remplacés par des sociétés physiques*）（無日期地點）：COQUEAU，《大城市中的醫院建設》（*Essai sur l'établissement des hôpitaux dans les grandes villes*），Paris, 1787：RÉCALDE，《救護院中仍然存有的濫權現象》（*Traité sur les abus qui subsistent dans les hôpitaux du Royaume*），Paris, 1786。還有許多匿名文獻：《為一無所有者辯護的一般觀點詳述》（*Précis des vues générales en faveur de ceux qui n'ont rien*），Lons-le-Saulnier, 1789；《消除乞丐法》（*Un moyen d'extirper la mendicité*），Paris, 1789；《窮人應該享有之遺產》（*Plaidoyer pour l'héritage du pauvre*），Paris, 1790。1777 年，曼河夏隆（Châlons-sur-Marne）的學院出了一道有獎論文比賽題目：〈乞丐

幾乎如此，其出發點都在區分「健壯的窮人」和「生病的窮人」。這是
一個非常古老的區分，但它既不穩定，又相當模糊——因為它原來只
是在被用來當作監禁體制的內部分類原則。到了十八世紀，人們重新發
現了這項區別，又加以嚴格化。「健壯的窮人」和「生病的窮人」，其
差別不只在於他們窮困悲慘的程度，也在於他們的窮困本質。能工作的
窮人是社會的正面因子，即使人們疏忽了，不知道從中取得利益：「不
幸可以被當作一種工具、一項潛力，因為不幸並未奪去不幸者的力量，
而這些力量可以為國家的利益服務，甚至可以對那位被迫運用這些力量
的個人有利。」相反地，病人則是一個無用的負擔，他代表「被動、惰
性、否定」的因素——他在社會中只能扮演純消費者的角色：「窮困是
一種有價值的負擔；如果我把它繫在機器上，它可以使機器轉動；疾病
是一團無法為人掌握的質量、我們只有支撐它或是拋開它，它經常造成
妨礙，卻是永遠無所助益。」[78] 因此，我們解開古老救濟觀念中，被人
混成一團的事物：一方面是正面的窮困，另一方面則是疾病的重擔。

　　健壯的窮人應該工作，但他們不應該在束縛之中工作，而是要在充
分自由之中工作，也就是說，只承受經濟法則的壓力，如此，這些原先
未受使用的人力，便會成為最珍貴的資產：「對於健壯的不幸者，最佳
的援助方式就是讓他以自己的力量和工作來自我援助；對於健康和壯碩
的人，施捨不是慈善，或者只是一種被誤解的慈善；它會在社會身上增
加沒有必要的負擔……。因此，我們也看到政府和有產者減少免費的分

的成因和防制之道〉。參加的論文超過一百部。學院出版了其中的大要，有關消除或
預防乞丐現象的部分如下：把乞丐送回家鄉，要求他們工作；取消公共賑濟；減少救
護院數目；對保留下來的救護院進行改革；建立公共當鋪；設立工作坊，減少節日數目；
「針對妨礙社會和諧者」，開設強制拘留所。（參考 BRISSOT DE WARVILLE，《犯
罪法理論》[Théorie des lois criminelles]，I, p. 261, note 123）

78 COQUEAU，前引書，pp. 23-24。

發。」[79]

　　對十八世紀來說，窮人身上本來存在著「高尚的尊嚴」，也使慈善行為具有永恆的意義——現在，這卻變成了極重要的功利用途：不再需要任何的慈悲心，重要的是要認識到他們在俗世裡所代表的財富。中世紀的富人因為窮人而得以成聖；十八世紀的富人則受窮人供養：沒有「低層階級，沒有社會中之受難者，富人就不能享有食、衣、住的供應，是為了他，工匠才會冒生命危險，在鷹架上把沉重的物件抬到建築的頂端；為了他，農人才會不顧四季苦時和壓人勞累，勤於耕種；也是為了他，一大群可憐人才會在礦坑、染色房或礦石加工廠裡，危害自身生命地工作。」[80] 窮人曾被監禁體制逐出社群，現在，他又以新的面目重返社群。他不再是財富的辯護理由，也不再是財富的靈性樣態；他現在只是一個珍貴的原料。在過去，他曾經是財富的存在理由；現在，他只是他的生存條件。富人不再因為窮人而自我超越，他只是依賴他存活。由於貧窮對財富再度成為不可或缺的事物，它應該被人由監禁之中釋放出來，供財富使用。

　　那麼，生病的窮人又變得如何？他現在是最具代表性的負面因素。那是無依憑、無資源，無潛在財富的窮困。只有他才需要一完全的救濟。然而，這樣的救濟，其基礎何在？照顧病人不會有任何經濟功用，也不包含任何物質上的迫切性。只有人心的感情波動才能要求照料病人。如果病人的救助必須存在，那它也只是一種憐憫心和社會連帶感情的組織。這些感情比社會群體更加原始，因為它們無疑便是社會的起源：「社會、政府、公共救助的理念源於自然；因為憐憫的理念也源於自然，而

---

79 同上，p. 7。
80 COQUEAU，前引書，p. 7。

這個原始的理念便是它們的基礎。」[81] 救助的責任因此來自社會之外，因為它源於自然，但此一責任也是社會的一部分，因為社會在源起之時，也只是一個和人之共存同樣古老的責任。人的生命整體，由最立即的感情到最精緻的社會形態，都被包含在救助責任的網絡之中：首先是「自然的善行」（**Bienfaisance naturelle**）：「這是我們天生的內在感情，日後或多或少地發展，它使我們對同類的悲慘境遇和殘障狀態具有敏感之心。」接著是「個人的善行（**bienfaisance personnelle**），因為自然的特別安排，而使我們特別傾向於某些善舉。」「最後是國家善行（**bienfaisance nationale**），這一點仍然符合我們的生存原則，我們的內在感情被推廣到民族層次，使國家改革為人暴露的弊端，聽取向其訴說的苦衷，在有可能的範圍內行善，並且把恩澤推廣到所有的階層，使得那些身處窮困或受絕症折磨的個人，也能得到照料。」[82]

救濟變成了首要的社會責任，而且是無條件的責任，因為它就是社會之所以得以存在的條件──這是人和人之間最活生生的，最個人的、同時又是最普遍的連帶關係。但是救濟應該採用什麼樣的具體形態呢？十八世紀思想對這一點卻是猶豫不決。所謂的「社會責任」，意思是說社會具有絕對的義務嗎？應該由國家來負責救濟嗎？它是不是應該建設救護院，分配援助呢？在大革命前夕，爆發了一場大爭論。有一方人士認為，國家應該控制所有的救濟機構，並認為社會責任便是社會的責任，因此，也就是國家的責任：人們於是提出計畫，要求成立一個常設委員會來控制王國內的所有救護院；人們也夢想建造大型的救護院，使得所有罹病的窮人都可以其中接受治療。[83] 然而，大部分參加爭論的人

81　同上，p. 7。

82　戴門梭（DESMONCEAUX），《論國家善行》（*De la bienfaisance nationale*），Paris, 1789, pp. 7-8。

83　雷卡德（Récalde）要求成立委員會「進行救護院的總體改革」；同時「還要成立

卻排拒這種廣大救濟的理念。經濟學者和自由派人士認為**社會責任**指的應該是**社會人的責任**，而非社會本身的責任。如果要確定可能的救濟形態，就必須確定在社會人身上，使他和同類相連的感情，如憐憫、同情、團結，究竟具有什麼樣的本質和界限。救濟理論的基礎，應該建立在這項半心理學、半道德的分析上；而不能建立在群體契約性義務的定義之上。在這樣的想法中，救濟便不是國家級的結構，而是人和人之間的人際關連。

　　圖戈的弟子杜邦・德・尼姆爾（Dupont de Nemours）[18] 尋求定義這項使痛苦和同情相結合的關連。當人蒙受痛苦時，首先會在他自身之中尋求病痛的疏解：接著他開始抱怨，「開始乞求親戚朋友的援助，而後者會去救助他，因為人人心中多少具有由同情心所生的自然傾向。」[84] 但是，這種傾向無疑和休謨（Hume）所說的想像和同情，性質相同；它的熱烈不能持續，它的活力也不是無限的；它並沒有耗之不竭的力量，使它可以對甚至是陌生人的所有人產生自發的反應。同情心很快就會達到極限；而且，我們也不能要求人將他們的憐憫延伸到「極限之外。也就是說，當他們因為關懷和疲勞所受到的痛苦，比其內心所感受的同情心更加重大之時。」因此，我們不能把救濟當做一項絕對的責任，只要有一點的不幸在召喚，就必得進行。它只能是一個道德傾向的結果；而我們

代表王權的常設委員會，負責維持貧民政策支出的秩序和公平性。」（前引書，p. 129）參考 Claude CHEVALIER，《療養院之益處》（*Description des avantages d'une maison de santé*）（1762）。DULAURENT，《如何建立有必要及最經濟的機構，以使得救護院服務可以真正對人有用》（*Essai sur les établissements et les moins dispendieux pour rendre le service dans les hôpitaux vraiment utile à l'humanité*），1787。

[18] Pierre Samuel Dupont de Nemours（1739-1817），法國經濟學家，也是奎士奈的弟子，他的思想引發了法國舊王制末期的主要財政改革。

84　杜邦・德・尼姆爾，《大城市窮苦病患救助構想》（*Idées sor les secours à donner aux pauvres malades dans une grande ville*），1786, pp. 10-11。

必須以力量的角度來分析它。由救濟中可以推衍出兩個成分：其一為負面成分，為照料時所花費的辛勞（這同時是疾病的嚴重程度和必須穿越的距離：離家庭和周圍人士越遠，就越難確保物質性的照料）；另一個是正面成分，來自病人所激起的感情的強烈度；不過，只要我們離開以家庭為範圍的自然關懷領域，它就會急速減弱。空間、想像力和［自然］傾向的強烈度成了一個限度──這個限度多少和家庭的範圍相合──超過了這個限度，便只有負面成分在作用，這時我們就不能要求個人去進行救濟了：「這是為什麼，由愛和友誼團結一致的家人，他們的援助，總是最首先、最關切、最有力的援助……。然而……救援越是來自遠方，它的價值便越少，而且進行援助的人越會覺得負擔沉重。」

　　如此一來，疾病所處的社會空間，得到完全的革新。由中世紀一直到古典末期，它一直是一個同質的空間。任何淪落悲慘境遇和罹患疾病的人，都有權利得到他人的憐憫和照料。他和每一個人都是一樣地接近；他可以在任何時刻，向任何人求援。而且，他越是來自遠方，他的面貌越是陌生，他身上所承載的普遍象徵就越是活潑靈動；因為這時他便成為悲慘者和罹病者的最佳代表，作為無名氏，他隱藏著一份榮耀的力量。相對於此，十八世紀割裂了這個空間，使其中顯現出一個由有限形像所構成的世界。這時病人所處的空間是一些不連續的單位：由強烈心理構成的活躍區，由疏遠和感情惰性構成的中立和非活躍區。某種獻身與否的組織原則割裂了疾病的社會空間，使得病人不再和所有人相關，而只和屬於同一親近團體的人士相關：那是想像中的相鄰，感情上的親近。博愛主義的社會空間相對於慈善的社會空間，不只像是一個對立於基督教世界的俗世世界──它還像是一個不連續的道德和感情結構，把病人分配到各種相互分離的同質歸屬領域，使得悲慘境遇在向人求援時，必須依照一個總是偶然卻又總是有意義的可能性──它在人世間的經歷。

然而，十八世紀並不認為這是一種限制。相反地，人們認為這樣才能給予救濟更多的自然熱烈，和更妥善的經濟基礎。直接將援助分發給病人的家庭，而不去建造維持經費高昂的大型救護院，這樣作將會有三重優點。首先，就感情層面而言，由於天天都要看到病人，家人不會失去真實感受的憐憫之情。其次，就經濟層面而言，由於家庭可以提供食宿，這方面就不需要額外供應。最後是醫療上的優點，不只病人可以受到特別細心的照料，他還不會受到救護院令人心情黯淡的景觀所影響——在所有人心目中，救護院乃是一座「死亡的殿堂」。周圍的憂鬱景象、各式各樣的感染、遠離所有親切的事物，會使得病人更加痛苦，而且會引起自然之中本來沒有的疾病，因為它們就像是病院特有的產物。入院人士的處境會帶來特殊的疾病，像是今日所謂的「醫院病」（hospitalisme）的前身。而且「醫院醫生必須更加精明，才能避免虛假經驗所帶來的危險。這些假經驗似乎來自一些人為的疾病，而醫生卻得在醫院中治療這些疾病。事實上，醫院中沒有純粹的疾病。」[85] 就好像監禁措施最終是貧窮的創造者，醫院也是疾病的創造者。

治療的自然場所並非醫院；家庭，或者至少病人最親近的人士，才是這樣的處所。就好像貧窮應該在人力的自由流動中自行消失，疾病也應該消失在人的自然環境對他的自發性照料之中：「如果社會要進行真正的慈善事業，那麼它本身要儘少作為，並在盡可能的範圍內，利用家庭和個人的私人力量。」[86]

十八世紀末期，人們向其提出要求和嘗試組織的，便是這些「私人力量」。[87] 英國在 1722 年通過一條法律，禁止任何形式的家庭援助：

---

85 杜邦・德・尼姆爾，前引書，pp. 10-11。
86 同上，p. 113。
87 在圖戈的要求下，布里恩（Brienne）到土魯斯地區調查救助狀況。他在 1775 年寫下結論，並把它讀給蒙弟尼（Montigny）聽。他建議在家接受救助，不過他也主張

生病的窮人必須被送進救護院，成為公共慈善事業的無名對象。1796
年通過的新法，則修正這項條文，認為它「不適合實況而且具有壓迫
性」，因為它阻礙人接受正當的偶然救援，又使其他人不能受到「家庭
固有的支援。」貧窮的病人是否可以留在家中，將由救濟教區的看守人
作決定。[88] 人們也嘗試鼓勵相互保險體系：1786年，亞克蘭德（Acland）
擬定一個「普天友誼行善社」（universal friendly or benefit society）計
畫：加入的合作社的農夫和侍者，一旦患病或發生意外事故，可以在住
處受到救援；每個教區都會有一位有權供應藥物的藥師，其費用一半由
教區支付，一半由協會支出。[89]

　　大革命——至少在其初期——放棄了中央集權式的救濟重組計畫，
也放棄了大型救護院的建造計畫。拉・羅虛福柯—梁庫的報告和杜邦・
德・尼姆爾和及圖戈弟子們的自由理念相符：「在家救助除了其它珍貴
的優點外，還可以使受援人的家人也受分沾救濟之利、讓受援人不致離
開其所珍視的事物、因而使公共援助可以加強自然的關係和感情。如果
這個體系受到採用，將可以節省非常可觀的經費，因為只要以比今天用
來供養救護院窮人所花成本的一半還少許多的經費，便足以維持在家接
受救助的個人。」[90]

＊　　　　　＊　　　　　＊

　　這是兩個彼此陌生的運動。

　　要為某些種類人士，如瘋子，創造濟貧所。（國家圖書館，Fonds français 8129, f^os
　244-287）

88 NICHOLLS，《英國貧窮法案》（*The English Poor Laws*），II, pp. 115-116。

89 F. EDEN，《貧民現狀》（*State of the Poor*），I, p. 373。

90 拉・羅虛福柯—梁庫（國會紀錄，t. XLIV），pp. 94-95。

其中一個在監禁體制所定義的空間之中誕生和發展：由於這個運動，瘋狂由過去被禁閉的混雜世界中取得了獨立和獨特的地位；在過去人們只能辨認出非理性的地帶，現在，由於一些新的距離，人們也能察覺到它了。而且，雖然所有其他的監禁形像都傾向於逃脫禁閉，瘋狂反而獨自居留此處。它像是這個體制最後的災難殘骸，最後的見證。雖然這個體制曾是古典世界基要而不或缺的一部分，但現在，對我們來說，它的意義就像謎一樣地難解。

接著，還有另一個運動誕生於監禁體制之外。這是有關貧窮、疾病和救濟的經濟和社會層面思考。在基督教世界裡頭，疾病第一次被人和貧窮及所有的悲慘形像隔離開來。

簡言之，過去包裹瘋狂的一切現在都已破敗不堪：貧困（misère）的圈環、非理性（déraison）的圈環——解體。貧困被收吸於經濟的內在問題之中；非理性則陷入想像力的深沉形像裡頭。它們的宿命不再交會。而在十八世紀末重新出現的，便是瘋狂本身。它和罪行（crime）一樣，仍然受罰居留於古老的排拒地帶，但它也遭遇到病患（malades）救濟帶來的所有新問題。

我們可以說瘋狂已經受到解放（libérée），如果解放意味著瘋狂脫離（dégagé）它曾陷入其中的古老體驗形態。然而這個脫離並不是因為博愛主義的干涉，也不是因為它的「真相」得到了科學的、或終於是實證性的辨識。這個脫離來自所有在體驗最底層地下結構裡進行的緩慢工作。那並不是一個把瘋狂當作疾病的地帶。在那裡，瘋狂和人們的生活及歷史相結合，在那裡，人們具體地感受著窮困，在那裡，非理性的幻想在人心之中縈繞不去。瘋狂的現代概念，慢慢地形成於這些幽暗地帶。其中並沒有新概念的獲得；但，如果我們願意，則可以說有過「發現」（découverte），因為，藉助於後退和距離，人們又再度感受到它令人不安的存在——那是因為就在突克和匹奈的改革之前沒有幾年，這

整個「脫離」作用的辛勤勞動，終於讓瘋狂可以在非理性明顯但毀壞了的巨大形像裡孤立地顯露出來。

第三章　論自由的良好使用

現在，瘋狂又回到某種孤獨之中：這不是一直到文藝復興時代為止，瘋狂曾經享有的喧譁的、但又可說是光榮的孤獨。這是另一種孤獨，它出奇地沉靜；這孤獨使瘋狂漸漸脫離收容所混雜的社群，被圈定出來，像是一個中立而空虛的地帶。

在十八世紀的進程中消失的，並不是人們對瘋子態度中不人道的嚴酷，消失的是監禁體制的自明性，是那毫無問題，可以涵蓋瘋人的總括性整體，是那些把瘋人納入非理性連續網絡的無數線索。瘋狂早在匹奈之前便已得到解放，但是它不是被人由關在地牢裡的物質束縛中解放出來，而是被人由一個奴役狀態之中解放出來。這個狀態的拘束性更大，甚至可能更具決定性，因為它使瘋狂陷入一種幽暗的受宰制地位之中。在大革命發生以前，瘋狂就是自由的：它的自由使它可以在感知中成為個體，它的自由使它獨特的面目可以為人辨識，最後也使得一整套的工作最後可以將它轉化為客體。

瘋狂和過去的親友分離，被人遺棄在收容所破敗的四壁之內，這時它開始成為問題——它提出了一些過去它一直沒說出來過的問題。

瘋狂尤其使立法者感到困擾，因為立法者不得不對監禁體制的終結作出處置，卻不知道要把瘋狂擺在社會空間的哪個角落裡——監牢、醫院或家庭扶助體系。大革命初期前後所採取的措施，反映出這種猶豫不決的狀況。

布勒特伊（Breteuil）在他針對王室逮捕令所下的行政通報裡頭，要求各財政區督察查明上報各收容所中的拘令性質、拘留動機。在最多

一或兩年的拘禁以後，那些「未犯重罪或無法證明如此，只是曾經一度沉湎於過度自由放浪、放蕩荒淫和揮霍無度的人，」應該得到釋放。相反地，下列人等則要繼續監禁：「精神錯亂的囚犯，或是因為其痴呆而無法在人間活動，或是因為其狂怒會在人間造成危險。必須檢定他們是否維持不變。而且，不幸地，如果他們的自由被認為有害社會，或是對其自身無用時，就必須繼續其拘禁。」[1] 這是第一階段的狀況：對道德過失、家庭衝突、放蕩無羈最溫和的面向，盡量減少監禁，但是仍然彰顯它的原則，突出其主要意義之一：瘋人的禁閉。這時，瘋狂實際上佔據了監禁體系，相對地，監禁體系本身，卻在此時擺脫它的其它用途。

　　第二階段，乃是人權宣言發表翌日，[1] 由國民大會和制憲會議（la Constituante）所要求進行的大型調查。人權宣言上說：「任何人的逮捕、拘留，只有在法律規定的情況之下進行，並且其形式必須依法律規定辦理……。法律只接受嚴格而明顯具有必要的懲罰，任何人，只有依據罪行發生前即已設立頒布、合法實施的法條，才能受到懲罰。」[2] 監禁時代至此宣告終結。在其中，目前只剩下被判刑或有嫌疑的罪犯，以及和他們關在一起的瘋人。制憲會議乞丐事務委員會指派了一個五人小組，[2] 視察巴黎的收容所。報告書由拉·羅虛福柯—梁庫公爵呈交（1789 年 12 月）；一方面，他認為瘋人在強制收容所中的存在，不但讓人覺得具有敗壞的氣息，還會有把所有被收容者貶低到非人地位的風險；這樣的混合在此為人容忍，證明政權和法官的重大輕率：「不幸所可能接

<hr />

1　給各省總督的政令通告（1784 年 3 月）；引用於 FUNCK-BRENTANO，《巴黎王室逮捕令》（*Les Lettres de cachet à Paris*），p. XLII。

[1]　法國大革命之人權宣言發表於 1789 年 8 月 26 日。

[2]　作者所引的是 1789 年人權宣言第 7 條部分和第 8 條全文。

2　其成員為 Liancourt 公爵，Sergy 和 Cretot 的兩位神父議員，Montlinot 及 Thouref，「處理委員會的外部事務」；參考乞丐事務委員會報告，前引書，p. 4。

受到的溫情、安慰，全是來自明智和慰人的憐憫，上述的漫不經心卻和憐憫之情十分遙遠……；如果我們真的有意願拯救悲慘，那麼我們會同時接受顯露出貶低人性的作為嗎？」[3]

　　如果那些因為不謹慎而被人和瘋子相混的人會因此變得卑鄙，那麼就得為瘋子們保留專屬的收容所；這樣的監禁體制並沒有醫療上的意義，但它應該是最有效和最和緩的救濟形態：「在所有折磨人類的不幸之中，瘋狂狀態應該是最值得引人同情和尊敬的：我們要以這種胸懷來照料他們；如果治癒無望，仍然還有方法以和善、妥善照顧，來使這些不幸的人得到至少可以忍受的生存。」[4]在這段引文之中，瘋狂的地位顯得曖昧：同時要防止他們不危害其它監禁人口，又要以特別的救助來善待他們。

　　1790 年 3 月 12 日和 16 日發布的一大串命令，構成了第三階段。它們是人權宣言的具體應用：「由此令下達開始，六個星期內，所有因為王室逮捕令或行政官員命令而被拘禁在城堡、宗教收容所、強制收容所、警所或其他任何監牢裡頭的人，除非已經審判定罪、下令逮捕或涉及重大的罪行、受人身刑罰，或因瘋狂而被監禁，都將獲得釋放。」於是，監禁明確定地被人保留給某些司法範疇和瘋子們。不過瘋人另有處置計畫：「在本令發布三個月內，所有因為心神喪失而遭監禁者，將由檢察官督導，由法官以慣常方式詢問，並且在地區主管監督下，由醫師檢查，以便查明病人的真實狀況，作出其狀況判斷，或者將其釋放，或者送往專院治療。」[5]方向似乎已經定案。1790 年 3 月 29 日，拜宜

3　前引書，p. 47。

4　乞丐事務委員會報告，p. 78。委員會在立憲大會末期總結其調查工作，要求創立「兩座治療瘋狂的醫院。」（參考 TUETEY，《大革命時期巴黎的公共救助》[*L'Assistance publique à Paris pendant la Révolution*]，t. I，導言，p. XV）

5　政令之第九條。

（Bailly）、狄波爾—狄泰特（Duport-Dutertre）和一位治安官員前去視察硝石庫院，以便確定如何實施這項命令；[6]隨後他們又前往比塞特院。這是因為困難實在不少，其中最首先的問題如下：專為瘋人設計或是至少為他們保留的救護院並不存在。

除了這些物質條件上的困難之外，還有理論上的不明確，使得長久的猶豫期由此展開。[7]這些法律允諾的醫院還未建立，各方面就有人向國民大會提出請求，希望能通過法案，保護人不受瘋子傷害。於是出現了一項開倒車的措施，而且它會對未來具有重大影響。瘋子們被緊急而且未受控制的措施所管制，而且這些措施比防範危險重犯還要惡劣，根本就像是在防範惡性的野獸。1790 年 8 月 16-24 日之法律規定，「市政單位有權防範釋放出來的無理智者或狂怒者，惡狂野獸的遊蕩所可能造成的災害……」[8] 1791 年 7 月 22 日的法律加強這項處理，規定家庭有責任看守精神錯亂者，並且允許市政當局採取任何有效措施：「精神失常者們之親屬必須監視他們，阻止他們到處遊蕩，防止他們造成騷擾。市政當局必須預防私人可能因為忽略責任，而可能造成的不便。」過去是監禁體制把瘋人異化為野獸，現在，瘋子因為被釋放出來，反而是在法律本身之中被人當作野獸看待。就在同時代的醫師開始在他們身上辨識到某種溫柔的獸性的同時，瘋人又再重新變成野獸。[9]不過，雖然官方當局已經有這些法律條文作為行動依據，卻未能解決問題；專門收容精神錯亂者的救護院，一直到目前還尚未存在。

6　參考《箴言報》（*Moniteur*），1790 年 4 月 3 日。

7　如何處置救護院中的瘋人引起眾多的討論。比如土魯斯濟貧院中的狀況：內政部長認為此院狀況過於悲慘，「而且照料不但所費不貲又沉重痛苦，」要求釋放，但保安部長以安全考慮為由，加以拒絕。（國家檔案，F 15, 339）

8　第十一編，第三條。

9　這些措施也在刑法中出現。波爾塔里斯（Portalis）在共和國 8 年果月 30 日（1801 年 9 月 17 日）的一項政令通報中曾以此為參考依據。

　　無數的要求被送達內政部。德萊薩爾（Delessart）針對其中之一作出如下的回答：「先生，和您一樣，我也覺得，如果我們可以不斷地建設救護院，以供應下階層精神錯亂者一個隱居的場所，這將是何等有益……。由於這一類的房舍並不存在，精神失常者便要被強迫散布在貴省各式各樣的監牢之中。這些地方和他們的狀況實在是風馬牛不相及。但要讓他們離開那兒，我只有一條計策，就是把他們盡可能臨時性地轉送，集中於比塞特院。因此，適當的方式是由督政府（Directoire）[3] 寫信給巴黎市政府，協調集中事宜，如果這些可憐人的家庭無法負擔其膳食開銷，那麼這項費用就由貴省或其居住村鎮負責。」[10] 比塞特院於是成為所有精神失常者的集中地。這個狀況尤以聖拉撒爾院關閉之後為盛。硝石庫院也扮演了同樣的功能：1792 年，有兩百名瘋女被送進來，而她們在五年前先被關進位於聖傑克街（rue Saint-Jacques）古老的卡普桑（Capucins）修會初修院裡頭。[11] 不過，在偏遠的外省，瘋人完全沒有被轉送到舊有的容總房舍。大部分的時間，他們都被拘留在監獄裡，比如哈堡、昂熱城堡、貝勒渥（Bellevaux）。在那兒發生了無法形容的騷亂，而且持續良久──一直延續到第一帝國時期。安團・諾狄耶（Antoine Nodier）曾記下貝勒渥監獄的一些細節。「每天，喧譁聲提醒我們受監人又在打架爭鬥了。警衛趕來。由於警衛人力不足，只能淪落為打鬥者的笑柄；城裡的行政官員被請來恢復秩序；他們的權威受到鄙視；他們受侮蒙羞：這裡不再是掌理司法的拘留所了……」[12]

---

[3]　督政府取代了國民公會，在 1795 年至 1799 年間統治法國。

[10]　內政部長信（1791 年 5 月 5 日），對象為 M. Chalan 總檢察長，塞納河及瓦茲河省理事。（手寫文件，引用於 LALLEMAND，前引書，IV,II, p. 7, note 14）

[11]　PIGNOT，《南方醫院探源》（*Les Origines de l'hôpital du Midi*），pp. 92-93。

[12]　Antoine Nodier 政府專員向法庭所提報告，共和國 8 年芽月 4 日。引用於 Léonce PINGAUD，《尚・德・伯里》（*Jean de Bry*），Paris, 1909, p. 194。

比塞特院的騷亂如果不是同樣嚴重，便是更有甚之；院裡關著政治犯；窩藏著為人追捕的嫌犯。由於貧困缺糧，許多人在院中挨餓。該院管理單位不斷地抗議；要求把重犯轉送它處；而且，更重要的是，有些人還建議，把重犯和瘋人關在一起。共和國 3 年[4] 霧月（Brumaire）9 日，比塞特院總務寫信給「行政司法委員會委員，公民葛蘭伯（Grandpré）和奧斯蒙（Osmond）」：「在這個人性問題成為當急之務的時代裡，我向您報告說，任何人看到同一座收容所集合了罪行和窮困，都會心生恐怖。」我們有必要提到九月的屠殺、不斷的逃脫，[13] 囚犯在許多無邪者面前掙脫鐵鏈的情景嗎？窮人和貧苦老人的「眼前，盡是鐵鏈、柵欄和鎖扣。而且還可以聽到遠遠傳來的囚徒哀號聲……，因此，我重新堅決要求，或者是把囚犯抽離比塞特院，只在院中留下窮人，或者把窮人送走，只留下囚犯。」接下來，便是信中最具決定性的部分，因為我們注意到這封信的日期——它是在大革命正在熱烈進行的時候寫的，比卡班尼斯（Cabanis）[5] 報告晚許多，也比傳統認為匹奈「解放」比塞特院精神錯亂者的日期，晚了幾個月 [14]——：「如果我們選擇了後一種情況，那麼也可以把瘋人留在院內，他們是使得人性受到重大苦難的另一種可憐人……。因此，珍重人性的公民們，請儘速實現此一美夢，並且請您相信，您一定可以不愧人性的請託。」[15] 這些年頭的混亂狀態是如

---

[4]　1795 年。

13　根據《里查神父回憶錄》（*Mémoires du Père Richard*），四百名政治犯在一天內被送入比塞特院。（f° 49-50）

[5]　Georges Cabanis（1757-1808），是為法國醫師、哲學家、唯物論者、意識學團體（idéologues）成員。

14　匹奈於 1793 年 9 月 11 日在比塞特院就任，1795 年 5 月 13 日（共和 3 年花月 24 日）被任命於硝石庫院。

15　比塞特貧民收容所財務主任 Létourneau 寫給公民 Osmond 和 Grand Pré 的信。引用於 TUETEY，《大革命時期巴黎的公共救助》（*L'Assistance publique à Paris pendant la Révolution*），t. III，pp. 360-362。

此嚴重；在這個「人性」受到重估的年代裡，實在很難確定瘋狂所應佔有的地位；在一個正在重整的社會空間之中，實在很難為它找到定位。

＊　　　　＊　　　　＊

　　然而，就在這個簡單的編年敘述裡，我們已經超過了傳統為大改革所設下的開啟日期。1780 年到 1793 年間所採取的措施，可以指出問題所在：由於監禁體制的消退，使得瘋狂在社會空間裡找不到明確的介入點；面對這個不再受羈押的危害，社會有兩種反應，一是採取一套長遠的措施，符合正在生成的理想──創建精神失常者的專設收容所──，另一方面，它又採取一系列的立即性措施，企圖以強力控制瘋狂──如果我們要以進步的觀點來衡量歷史的話，這是一些退化的措施。

　　這個曖昧的狀況，倒是很能說明當時人左也不是右也不是的為難困境；而且，這個情況也見證著新形態的體驗正在產生。如果我們要瞭解它，我們就得擺脫所有的進步主題，擺脫其中所含的歷史視野設定和目的論因素。如果我們能去除這個可能的方向，我們便能決定一些整體性結構。是它們把體驗形態帶向一個無限定的運動，只朝向其連續延伸開展，而且即使對我們而言，這也是無有止境的發展。

　　因此，我們要小心，不要想在匹奈和突克改革周圍的年代裡，尋找某種可以稱作「來臨」（avènement）的事物：比如，瘋狂實證辨識的來臨；精神錯亂者的人性對待的來臨，這一類的說法。我們應該要讓這段時期的事件，和支持它們的結構，擁有變形上的自由。在這些年代之間，有些形像開始成形，它們的醞釀地帶，還比法律措施稍微低階一點，而且就處在體制的最低平面上，那是瘋人和非瘋人之間，每日日常進行的辯論。也就是在這樣的相互對抗、相互劃分、相互感染和相互承認之

中，才形成了這些 [瘋狂] 形像──這些形像──顯然具有決定性地位，
因為經由它們，才會引出「實證的精神醫學」；在它們之中，才誕生了
瘋狂終於得到客觀和醫學辨識的神話。而這樣的辨識又在事後，為這些
瘋狂形像提供理由，把它們當作發現和真理的解放。

事實上，我們不能把這些形像描述為知識。它們處於知識層次的下
方，在那兒，知識和手勢、熟悉性、初始的語言仍然十分接近。在這裡，
有三個結構顯然具有決定性力量。

第一個結構：在這個結構裡，目前受到縮減和限制的古老監禁空間，
開始和一個醫療空間相混合。由於這個空間是在它處形成的，所以它只
能藉由逐步修正和淨化才能與之適應。

第二個結構：這個結構在瘋狂和辨認、看守、審判它的人之間，建
立了一個新的、中性化的關係。它在表面上不具有任何共謀性質，屬於
一種客觀的觀看方式。

第三個結構：在這裡，瘋人被人和罪犯相比較；不過這項比較並不
在一個含混空間中進行，也不是在談它們共有的不負責性質。這個結構
使得瘋狂可以居留於罪惡之中，但又不會被完全化約為罪惡，同時它也
使得有理性的人可以依照新形態的道德來判斷瘋狂，並加以分類。

我們前面已勾勒出立法過程的主要階段。現在，我們要研究的是隱
藏在這份編年史背後的結構。

＊　　　　　＊　　　　　＊

長久以來，醫學思想和監禁措施彼此互不相涉。精神病的知識依照
其本身律則發展，同時一項具體的瘋狂體驗也在古典世界裡成形──這
便是由監禁體制所固置和象徵的體驗。到了十八世紀末，這兩個形像開
始作出第一次的匯合。但這並不是突然而來的啟示，也不是因為知識的

轉化，而使人意識到受監人其實是病人；它來自一項幽晦不明的工作。它使得同質、一致、嚴格限定的古老排拒空間，遭逢到十八世紀所剛割裂的、多樣化的社會性救助空間。後者被人根據種種忠誠奉獻的心理和道德形態劃分成不同的區域。

這個新的空間並不適合處理瘋狂特有的問題。如果人們要求健壯窮人工作，如果人們把病人託付給家庭照料，瘋子卻絕對不能和社會相混。人們最多只能試著使他們不離開家庭空間，禁止私人任由其親人中的危險瘋人自由走動。然而這種保護只是單方面的，而且十分地脆弱。布爾喬亞越是在窮困面前感到無辜，它就越是感到對瘋狂負有責任，越是覺得應該保護個人。在這個時代裡，疾病和貧窮第一次在基督教世界演變為**私人事務**，只屬於個人或家庭領域。也就因為這個演變，瘋狂反而要求擁有**公共地位**和確定一個保護社會不受其災害的拘禁空間。

這個拘禁的屬性尚未受到任何事物的決定。人們還不知它將會比較接近懲戒所或是救護院。就目前而言，只有一件事是確定的：監禁體制宣告解體，懲戒犯重獲自由，窮人則被送回家中，這時，瘋人的處境相同於受控告或已被判刑的囚犯，無家可歸的病患或窮人。拉‧羅虛福柯一梁庫在他報告裡頭，強調居家救助可以應用在巴黎大部分受到收容的人身上。「在一萬一千名左右的窮人當中，這種救助模式可應用在近乎八千人身上，也就是說，只要不是**囚犯、精神失常**或**無家可歸**的男女和兒童。」[16] 接下來的問題是，是應該把瘋人當作囚徒看待，把他們送進牢獄結構中呢，還是應該把他們當作無家可歸的病人，在他們周圍建構一個接近家庭的環境呢？我們未來會看到突克和匹奈在這兩個方向之間作出不同的選擇，使它們成為現代療養院的兩種典型。

然而，這兩種禁閉型式的混合形態和共同功能還未為人發現。就在

16　LA ROCHEFOUCAULD-LIANCOURT，前引書，p. 95，重點標記為筆者所加。

大革命快要發生之時，有兩個系列的計畫在彼此競爭：其中一個是新瓶舊酒，用新的形式——這是純粹的幾何、接近狂想的理性——來恢復監禁的古老功能，並且以瘋狂和罪行為其基本目標；相反地，另一群計畫則致力於定義瘋狂的收容地位，以取代無力的家庭。這並不是博愛和野蠻之間的鬥爭，也不是古老傳統和新人道主義之間的對抗。這是一個不安的摸索，想要為所有社會都尋求驅逐的瘋狂尋找一個新的地位，因為這時，瘋狂的舊伴侶——貧窮、放蕩、疾病——已經重新回到私人領域。在一個完全重組的社會空間裡，瘋狂必須重新尋找其位置。

就在監禁體制失去意義的年代裡，人們夢想過許多理想的懲戒所，它們以沉默的完美，既無阻礙又無不便地發揮功能，像是夢想中的比塞特院，在其中所有懲戒機制可以在純粹狀態中運作；在那兒，一切都只是秩序和懲罰、刑罰的精確衡量，工作和處罰所構成的金字塔——組織最好的惡之世界。在人們的想像中，這些理想的堡壘和真實世界毫無接觸：它完全自我封閉，僅靠罪惡便能自給自足，因此可以預防其擴散傳布，也因此能消除外界的恐怖。這個獨立的微觀世界，就像是社會的倒影：邪惡、拘束和懲罰，像是一面鏡子，反射出構成人之幸福的美德、自由和報償。

比如，布里索（Brissot）就曾經規劃過一個完美的懲戒院，其嚴謹的幾何同時具有建築和道德意義。其中每一塊空間都象徵著一個細心建構的社會地獄。建築物設計為正方形，其中有兩側留給比較輕微的惡：一邊是婦女和兒童，另一邊則是積欠債務者；他們將有「睡床和過得去的食物。」他們的房間將有日曬，並且不受風寒之擾。受風寒威脅的一邊，則收容「被控死罪者」，還有放蕩者、激動者和所有「擾亂公共安寧」的精神失常者。前兩類懲戒犯必須做有益於公益的勤務。一些有害健康，卻又不可或缺，因而迫使可敬人士經常必須進行的勞務，則保留給後兩類人。「這些勞動將和其罪行的力量、精緻度、屬性等因素相當。

因此，流浪者、放浪者、惡棍的工作是鋸石頭、磨大理石、磨顏料，以及常會使可誠實公民冒生命危險的化學操作。」在這個奇妙的經濟原則中，工作具有雙重的效力：它在破壞的同時，也會生產——就在為社會所必要的勞動中，也誕生了不受社會歡迎的工人的死亡。危險和令人不安的人，他的生命被轉換為溫順的物品。在這塊光滑的大理石表面，所有這些無理智者生命中的不規則都受到整平。監禁的古典主題，在此達到最高的完美：受監人所遭受的排拒，至死方休，然而，他邁向死亡時的每一步，都會在一個毫無渣滓的逆轉程序之中，成為他對放逐他的社會，所作出的有益貢獻。[17]

大革命展開時，類似的夢想尚未消散。謬斯契奈（Musquinet）夢想中的幾何學便相當類似；不過其中象徵的細緻性更為豐富。這是一個四邊形的堡壘；其中每個建築體各有四層，形成一個勞動的金字塔。這是一個建築上的金字塔：下方放的是梳理機和織布機；頂端則「設置一個平台，用來編結上機前的經紗。」[18] 這也是一個社會的金字塔：受監人以 12 人為一班，受一位工頭指揮。看守們管制著他們的工作。有一名總指導領導全體。最後，這也是功勞的等級，以釋放作為頂點；每個星期，工作最熱心者，「將受院長先生頒與六鎊，作為獎賞，獲獎三次者將獲釋放。」[19] 以上便是其中的工作和利益狀況；其平衡以最精確的方式獲得：受監者的勞動，對行政部門來說，具有商品價值，對於囚犯

17　布里索（BRISSOT DE WARVILLE），前引書，pp. 183-185。我們補充說薩德曾經寫過或計畫寫一篇〈有關死刑的論文，並附有如何保存罪犯生命，以便使他們能有利於國家〉。（一位文人的文件夾，引用於 LÉVY，《薩德傳》[*Vie du marquis de Sade*]，t. II, p. 343）

18　謬斯契奈（MUSQUINET DE LA PAGNE），《改革過的比塞特院，或一座戒律院的建立》（*Bicêtre réformé, ou l' établissement d'une maison de discipline*），Paris, 1790, pp. 10-11。

19　謬斯契奈（MUSQUINET DE LA PAGNE），前引書，p. 26。

來說，又有贖回其自由的價值；同一個產品卻能導出兩個獲益體系。其中也存在著道德世界，其象徵為處於建築方塊中心的教堂。男人和女人每個星期日都得參加彌撒，聆聽教誨：「講道的目標是要使他們對過去的生活心生悔改，讓他們瞭解到放蕩無羈和遊手好閒，會使人在人世間就變得不幸……還要使他們下定決心，在未來改過遷善。」[20] 如果有一個囚犯已經得過獎，離他獲釋只有一或兩個階段，如果他在彌撒上搗亂，或表現出「傷風敗俗」，便會立刻喪失其已獲得的益處。自由不只具有商品價值，它還有道德價值，應以美德獲取。囚犯因此處在兩個整體的交叉點：其中一個純屬經濟面，由工作、產品和其獎償構成；另一個純屬道德，由美德、監視和補償構成。當兩者相吻合時，也就是說，一項完美的工作也具有純粹德行時，受監人便可獲得自由。懲戒院本身，便像是一座完美的比塞特院，因此具有雙重的合法性：對外在世界來說，它是純粹的利益——對於這項不必付薪水的工作，謬斯契奈曾加以精確地估算，結果四百名工人每年代表五十萬鎊的收益；對於它所禁閉的內在世界而言，它又是龐大的道德淨化過程：「沒有一個人是腐敗到沒有改正的可能；重點是要他認識到他真正的利益，而且永遠不要以難以承受和超越人之脆弱的懲罰，使他變得神智不清。」[21]

這裡我們碰觸到監禁神話的極端形式。它透過一個複雜的模式進行淨化，並使所有的企圖得以顯現。它以十分天真的方式，成為它過去以幽暗方式所是之物：受監人的道德控制，其他人的經濟利益；而其中完成的工作，可以嚴密地分解：一方面是收益，完全歸院方所有，因此也就歸社會所有，另一方面則是獎賞，歸工人所有，其形式為德行證書。它像是一張真相的誇張諷刺畫，不但指出療養院的真正企圖所在，而且還描繪出布

20 同上，p. 27。
21 同上，p. 11。

爾喬亞意識的全部形態，在工作、利潤和美德之間建立關係的風格。在這一點上，瘋狂史轉化為一個同時表達理性和非理性的神話。[22]

在這樣的夢想中，勞動完全是在道德性的淡泊之中進行的。而另一個夢想則計畫使工作在工作者的死亡中得到正面意義。透過這樣的夢想，監禁達到其真相的過度實現。在這樣的計畫中，其主導成份只是過剩的心理和社會意義，只是一整套象徵體系，而瘋狂卻在其中失去了特色：這時它只是失序、不規則、晦暗不明的過失——人身上一個擾亂國家、違反道德的錯亂。一旦布爾喬亞社會察覺到監禁體制的無用，而且不能再像古典時代一樣敏感於非理性明顯的整體性時，它就開始夢想一種純粹的勞動——對它而言，這只能帶來利潤，對其他人來說，卻只能帶來死亡和道德上的服從——而人身上所有異質的事物，都會在其中受到窒息，化歸沉寂。

＊　　　　　＊　　　　　＊

監禁體制在這些夢想之中精疲力竭。它成為純粹的形式，輕鬆自在地在社會用途的網絡中安居，顯得無限地豐饒。這些神話式的精鍊乃是徒勞無功，因為它們只是用一個幻想幾何來重拾命運已定的監禁主題。然而，由於它淨化了禁閉空間中所有真實的矛盾，使它至少在想像世界中，可以為社會需求接受，它便嘗試以一項正面的意義來取代監禁體制過去唯有的排除價值。這個地域，過去是在國家邊緣形成一塊負面地帶，現在它尋求成為一個飽滿的環境，使得社會可以在此認出自我，並使其特有的價值得以在其中流通。就這個觀點而言，布里索或謬斯契奈

22　別忘了謬斯契奈在舊王政時代曾被監禁於比塞特院，在大革命時代又被判罪，並重新遭到監禁——他或者是被人當作瘋子，或者是被人當作罪犯。

的夢想和另一些計畫具有共謀關係，雖然這些計畫的嚴肅態度、博愛關懷、初步性醫療考慮，似乎都在表達一個完全對立的意義。

雖然這些計畫是前述夢想的同時代產物，它們的風格卻非常地不同。在前述夢想之中，主要只考慮監禁最普遍形態的抽象化過程，而受監者本身並非其參考點——他們不是體制的存在理由，毋寧是其中的施展機會和建構材料。相反地，在下面要討論的計畫裡卻特別強調受監者的特質，尤其是強調因為監禁體制喪失其本質結構後，瘋狂在十八世紀所具有的獨特面貌。精神錯亂在此被人當作一個自有其意義的對象來處理，而不是被當作一個必須監禁的案例，它被當作一個在己和為己（en soi et pour soi）的問題，而且監禁在此時只像是一道解決方式。這是第一次，有系統地使被監禁的瘋狂和被治療的瘋狂相遭遇，使被歸類為非理性的瘋狂和被歸類為疾病的瘋狂相對峙；簡言之，這便是構成精神錯亂現代意義的混淆或綜合（這比較是人們在後來使用的稱呼）的初始階段。

在 1785 年，杜布萊和可倫比耶合寫了一篇《精神失常者治理和照料方式指引，由政府資助及命令發表》（*Instruction imprimée par ordre et aux frais du gouvernement sur la manière de gouverner et de traiter les insensés*）。瘋人在這項指引中的地位，十分地曖昧，處於正在調整的救濟措施和正在消失中的監禁體制中途。這篇文獻就瘋狂的治療方式而言，既未提出發現，亦無態度上的重大轉化。它毋寧意味著妥協、平衡，及分寸的尋求。在這裡已經可以預見革命時代立法者所有躊躇不決的問題。

一方面，瘋人就像所有無法自濟的人物一樣，要求一項救濟措施，這是人心憐憫之情的自然表達：「對於最弱小和最不幸的人，社會應該給予最顯著和最大量的照料；兒童和精神失常者因此一直是公眾關心的對象。」然而，人們在對兒童自然生出的同情，乃是一種正面的吸引；但在

面對瘋子的時候，憐憫很快便會被恐怖所平衡，甚至抹消，因為人面對的是一個陷入暴戾和狂怒的怪異存在：「我們面對這種令人心碎的景象，可以說是被迫逃開：在他們的臉孔和軀體上，帶著遺忘理性的醜惡標誌；而且，由於人會對他們的暴戾心生懼怕，使得所有沒有義務支持瘋子的人遠離他們。」因此，在抽象的憐憫所要求的救濟責任和激起真實恐懼的合法懼怕之間，必須找出一條中道；很自然地，這就演變為一種「牆內」（intra muros）救濟，使得援助只出現在恐怖所規定的距離端點，使得憐憫只開展於一個世紀多以來曾由監禁體制所安排，現在又被它棄置的空間之中。由此，瘋人的排除開始有了另一個意義：它不再是在社會的終極邊緣，標定出理性和非理性間的大分裂；它現在是在群體內部本身，劃出一條處於感情和責任間的妥協線——那是憐憫和恐懼，救濟和安全之間的妥協。它永遠不會再擁有那可能是由古老困擾繼承而來的絕對界限價值，而過去，因為人沉默的恐懼，它幾乎是在地理上重新佔領了痲瘋的地位，它其實確證了這種價值。它現在比較不是界限而是衡量（mesure）；而且，也就是因為它有了這項明顯的新意義，才會使得「師承羅馬法的法國式收容所」變得如此應該受到批判；這些收容所，安撫的其實只是「大眾的恐懼，而不能滿足人的憐憫之情。因為這種感情要求的不只是安全，它還會要求照料和療養。人們經常忽略後兩者。然而如果缺乏它們，某些人的心神喪失狀態雖然有治癒可能，卻會不斷持續，而其他另一群人的失常雖然有減輕可能，卻會反而增長。」

然而，新的監禁形態之所以必須是一種解決之道，還有另一個意義，因為它必須調合財富的可能和貧窮的要求。因為有錢人——這一點完全符合圖戈弟子們心目中的理想救濟制度——「造了一條法律，可以在家中細心治療發瘋的親人，」如果效果不好，就把他們交給「值得信賴的人監護。」窮人卻是既沒有「必要的資源收容精神失常者，也沒有能力親自或託人照料他們。」因此，我們以富人所提出的模範，建立一

種可以讓窮人使用的救助系統——其中的監護和照料要能像家庭一樣地
細心，但其受益者卻完全不必付出任何代價；為了實現這種構想，可倫
比耶要求「在每一個乞丐收容所，設立專門處精神失常的窮人的部門，
而且對所有各種形態的瘋狂，都要一視同仁地治療照料。」

　　然而，這篇文獻中，最具決定性的地方，在於它尋求一個平衡，雖
然態度上仍屬猶豫不決：也就是說，一方面是瘋人簡單純粹的排離，另
一方面又把他們當作病人看待，給予醫療。之所以有必要監禁瘋人，基
本上是要預防社會不受其害：「上千個例子都證明了這項危險。而且，
官方文件在不久前還給我們展示一個故事作證：一名躁狂者，在割斷妻
子和小孩喉嚨後，居然安靜地睡在他的狂暴的血腥受害者身上。」因此，
措施的第一要點是監禁貧窮家庭所無法監護的心神喪失人物。然而，這
樣的措施，也會使他們得到醫療照料，因為他們如果更有錢，就可以得
到醫師診療，如果不是當場被關了起來，就可以入院受治療。杜布萊列
出各種精神病的治療細節——這些告誡精確地總結了十八世紀的傳統療
法。[23]

　　然而，監禁和療養間的配合在此只是一項暫時的安排。它們並不明
確地吻合，而是彼此相承：醫療只在疾病被認為有法可治的短暫期間
內進行；之後，監禁又會馬上恢復其唯一的排拒機能。在某種意義上，
1785 年的指引只是有系統地整理救護和監禁體制中的習慣；不過其中
最要緊的是，它把這兩者加起來，放在同一個體制裡頭，使得實施排拒
措施之處也有療養功能。在往日，巴黎醫護院負責醫療，比塞特院則負
責監禁。而現在，在人們所企劃的監禁形態中，醫療和排拒卻是在單一
的結構裡輪流發揮其功能。這是一個流放的空間，在其中，瘋狂被標指
為無法挽回的異化，其目的在保護社會不受瘋子危害——同時，這又是

---

23 《醫學雜誌》（*Journal de médecine*），1785 年 8 月，pp. 529-583。

一個回收（récupération）的空間，在其中，至少就應然面而言，瘋狂被當作是一種過渡狀態，而其目的則是在抵抗疾病：這兩種因應措施，含蓋著至今仍為異質的兩種體驗形態，它們將會彼此重疊，但還不至於互相混淆。

人們曾經想把杜布萊和可倫比耶的文本當作是朝向現代療養院建構的第一重大階段。[24] 然而他們的《指引》雖然盡可能使監禁世界和醫藥技術相接近，甚至使這些技術進入這個空間的內部，但是仍未踏出最基本的一步。要做到這一點，只有等到專門為瘋狂保留，而且為它作出調整的監禁空間，開始展現其所獨有的價值，也就是說，不靠外來助力，只以當地本有的力量，它就能解決瘋狂這項問題。換句話說，這時監禁本身成為最基本的治療方式，而排拒原來只是負面性的手勢，也以其獨特的意義和本有的效能，成為朝向治療的正面世界的開放動作。重點不是在監禁體制上再添加一個和它異質的措施，而是要去調整監禁本身，強迫它吐露它隱藏的真相，繃緊它身上幽黯交錯的所有線索，使得它具有醫療上的價值，可以使瘋狂重返理性。這個空間原來只是一個進行社會劃分的空間，現在要把它變成一個辯證的領域，使得瘋人和非瘋人可以在其中交換其祕密真相。

特農和卡班尼斯才是踏出這一步的人。在特農的作品裡仍然可以看到一個古老的理念。他認為瘋人的永久禁閉，必須要以醫療失敗為條件：「只有在耗盡所有資源卻無能為力的情況下，才能對剝奪一位公民自由這樣令人不快的必要，作出同意。」[25] 然而監禁已經不是嚴格的否定，

24　塞宜何（SÉRIEUX）& 李貝爾（LIBERT），〈路易十六時代對於心智疾病的救助和治〉（L'Assistance et le Traitement des maladies mentales au temps de Louis XVI），《醫學紀事》（Chronique médicale），1914 年 7 月 15 日-8 月 1 日。

25　特農（TENON），《巴黎救護院備忘錄》（Mémoires sur les hôpitaux de Paris），Paris, 1788，第四備忘錄，p. 212。

完全而絕對地廢除自由。它應該是一種有節制和有組織的自由。如果它註定要避免和理性世界有任何接觸——在這個意義上，它仍然是一種封閉——它卻應該朝內部開放，使得瘋狂可以在一個空曠的空間中表達自我：這不是要把瘋狂遺棄於盲目的狂亂之中，而是要使它有得到滿足的可能和獲得平靜的機會，而這一點卻是無間斷的限制所不能提供的：「最首要的療法是要給予瘋人某種自由，使他可以有節度地去接受自然衝動的支配。」[26] 這樣的監禁不尋求完全控制瘋狂，其運作毋寧像是要給瘋狂一個三思的空間，使它可以自我實現，使得它自由舉措，卻又能去除所有的二次度反應——暴戾、狂亂、狂怒、絕望——相反地，持久的壓迫卻必然會激起這樣的反應。至少在它的某些神話裡，古典時代曾經把瘋子的自由同化於最具侵略性的獸性：使得心神喪失者和成為一隻野獸的，乃是他的掠食者性格。現在，卻出現了一個新的主題，認為瘋子身上可能有一種溫柔的獸性，它不會以暴戾摧毀其人性真相，但卻會顯現出自然的一項祕密，一個為人遺忘、然而卻一直近在身邊的底層，使得精神失常者和家中動物或兒童的地位接近。瘋狂不再是反自然中的絕對變態，它反而是一個和人十分接近的自然的大舉進襲。聖路克院（Saint-Luke）的監禁措施乃是特農心目中的理想：瘋子在自此「不受限制，可以自由走出房間，跑遍走廊，或是到戶外的一處鋪沙散步場去。由於他的騷動不由自主，為了要能隨時滿足主宰他的衝動，他必須要在室內外進進出出。」[27] 因此，監禁在作為束縛空間的同時，也應該是一個真相的空間，而且它之所以會成為前者，也只是為了成為後者。有一個理念在此第一次得到表述，它對精神醫療史的全體將會產生重大影響，直到心理分析

26　特農，《救援委員會報告計畫》（*Projet de rapport au nom du comité des secours*），國家圖書館手稿，f° 232。

27　特農，前引書，f° 232。參考《救護院備忘錄》（*Mémoires sur les hôpitaux*），第四備忘錄，p. 216。

的解放為止：被監禁的瘋狂，將會在這束縛、閉鎖空虛、在這「環境」（milieu）之中，發現一個特別有利的元素，使得它的基本真相得以展現。

　　瘋狂獲得了相對的自由，此時任由它朝向其真相的極點發展，會不會有增強瘋狂的危險呢？會不會使它不斷地加速呢？特農也好，卡班尼斯也好，對此都持否定看法。相反地，他們假設這種半自由，這個在牢籠裡的自由，將會具有醫療上的價值。原因在於，他們和所有十八世紀的醫生抱持相同的看法，認為想像同時參與身心，而且又是錯誤之源，因此，它永遠是所有精神疾病的負責人。然而，人越是受到束縛，他的想像力就越會像野馬奔馳；他的軀體越是承受嚴厲的規約，他的夢想和心象就越會脫序。這麼一來，自由反而比鎖鏈更能束縛想像，因為它會使想像不斷和真實相逢，並使最奇特的夢想潛沉於熟悉的手勢之中。在自由的流浪漂泊當中，想像會復歸沉靜。特農熱烈讚揚聖路克院主管人員的遠見，在那裡，「瘋子在白天當中一般都處於自由狀態：對於那些不受理性抑扼的人來說，這樣的自由足已構成療方，因為它可以避免瘋人以誤入歧途或迷失的想像來為自己疏解。」[28] 因此，監禁以其本身，以其單是作為與世隔絕的自由這一點而言，即是一項治療元素；監禁具有醫療意義，但這比較不是因為其中加入了療養的成分，而是來自想像、自由、沉靜、界限之間的遊戲，來自那自發地組織上述元素的運動，它能使錯誤回歸真相，瘋狂回到理性。監禁中的自由，其本身便有治療功能，就好像未來心理分析所要解放的語言；不過兩者的動態正好相反：這裡不是讓幻想可以在文字裡成形，和透過文字彼此交換，正好相反，這是要迫使幻象消失於事物的持續沉靜和沉重真實之前。

　　這最基本一步已經踏出了：監禁開始具有醫療上的高貴價值；它變成了療養的場所；它不再是瘋狂逐漸老去、幽暗殘存的場所，而是一個

28　同上。

具有地方固有原動力，可以讓瘋狂自我消滅的地方。

這裡的要點在於，監禁所之所以能轉化為療養院，並不是因為醫學被人逐步地導入——像是由外而來的進犯——而是來自此一空間的內在重組——在過去，古典時代只為這個空間賦與排除和懲戒的作用。它的社會意義的逐步變質、對於鎮壓政策的政治批判相對於救助體制的經濟批判、瘋狂佔據了監禁的全體領域，同時所有其它的非理性形像則逐漸由此受到釋放，以上這一切使得監禁體制在雙重意義上成為瘋狂的重鎮：這是它顯出真相的地帶，也是它的消滅之處。而且，由於如此，這個場所真實地成為瘋狂的終點站；從此以後，兩者之間將具有必要的關係。過去看來最相矛盾的功能——抵抗精神失常者危害的保護功能和治療疾病的功能——此時卻終於能夠達到突然的和諧：瘋狂既然是在監禁閉鎖但又虛空的空間中，說出了它的真相、解放了它的本性，那麼只要透過監禁的單一程序，也就可以同時驅逐公眾的危險和消除疾病的徵象。

如此，監禁空間中充滿了新的價值，以及一整套過去它所未知的運動。此時，而且唯有此時醫學才能佔領療養院，並把所的瘋狂體驗歸結於自身。打破監禁大門的，並不是醫學思想；如果醫生在今天主宰著療養院，那並不是一項來自征服的權利，並不是因為他們的博愛主義，或是因為他們對科學客觀性的關懷，這一類的主動力量。這其中的原因在於監禁本身逐漸具有醫療上的價值。其過程是重新調整一個世紀多以來，那些曾經驅逐瘋狂和非理性的所有社會或政治手勢、想像或道德儀式。

*　　　　　*　　　　　*

監禁的形像改變了。瘋狂則和監禁形成了一種複合糾結，難以嚴格劃分的結構。瘋狂本身也在這樣的結構中變質。它和人們為它所提供的半個自由之間，連結了新的關係，也對它作了衡量。同時它也和它在其

中流逝的時間，和那監視它及劃定它輪廓的眼神，締結了新的關係。它成為這個閉鎖世界必然的一部分，而這樣的世界，同時既是它的**真相**，又是它的**居留**。藉由一種奇特的循環——不過它只有在人們預設瘋狂存在於標指和劃定瘋狂的措施之前，才是怪異的——瘋狂的處境變成了它的本性；它的束縛獲得決定論上的意義，而且固定它的語言則具有自我陳述的真理之聲。

卡班尼斯的天才和他在 1791 年所寫的文章，[29] 正處於這個同時既具有決定性，又充滿曖昧的時刻，因為這時整個視野正在進行大轉換：過去是監禁體制進行社會改革，現在卻變成對瘋狂深刻真相的忠實對待；而**人異化瘋人方式**，為人遺忘，重新出現成為**精神錯亂之本質**。監禁體制正在以它所催生的事物作為其組織依憑。

探討瘋狂問題的觀點，不再是理性或秩序，而是自由個體的權利；任何強制，甚至任何施捨，都不能損害個人的自由權。「最首先的要求乃是個人的自由和安全；即使是在行善的時候，都不應該違反正義的律則。」自由和理性的界限相同。如果理性受損，自由便可以被束縛；但這裡還需要加上一個條件：理性在這裡所受的損害，必須就是威脅主體生存或其他主體自由的損害之一：「當人享有其理性官能之時，也就是說；只要這些官能沒有被損害到危害他人的安寧和安全，或是使此人暴露於真正的危險之中，任何人、甚至全社會，都沒有權利對此人的獨立自主作出任何的微小損害。」[30] 這裡正在進行準備的瘋狂定義，乃是以

---

29 1791：巴黎行政區一位成員呈巴黎行政區有關硝石庫院瘋女狀況報告書，及瘋人入院規章獲通過計畫。這份文件被大量轉引於（但未列作者姓名）TUETEY，《大革命時期巴黎的公共救助。未發表文獻》（*L'Assistance publique à Paris pendant la Révolution。Documents inédits*），t. III, pp. 489-506。其中大部分並被重新使用於《公共救助管見》（*Vues sur les secours publics*），1789。

30 《公共救助管見》（*Vues sur les secours publics*），卡班尼斯，《哲學作品集》（*Œuvres philosophiques*），Paris, 1956，第二部，p. 49。

自由和其本身所能維繫的關係作為出發。古老的司法概念，認為瘋子不負刑責，也喪失民事權，但這些概念並未形成一套瘋狂的心理學；在這裡，自由的中止只是一種司法上的後果。但根據卡班尼斯的說法，自由卻成為人的本性；因此合法妨礙其運用，必然也會改變自由在人身上的自然形態。於是，瘋人的監禁只是對一個事實作出制裁，只是把心理層面的喪失自由，用司法語言翻譯出來。而且，由於法律在此乃是自然的復現，那使得當代瘋狂思考猶豫不決的大曖昧，便顯得有其成立基礎：如果說，無責任等同於自由的缺乏，那麼，任何心理決定過程都可以推論主體無罪，也就是說，任何心理真相同時便是人的異化。

自由的消失，在過去乃是一項後果，現在則變成瘋狂的基礎、祕密和本質。而且，對於精神失常者應該進行何種物質性的自由限制，也必須要由聽從這項本質所作的規定。因此，人們必須建立一種控制程序，詢問瘋狂以知曉其狀態。為了進行這項控制，人們大鍋煮式地召集了——只要自由的消失仍然是個曖昧念頭——法官、法學家、醫生，還有所謂的經驗豐富人士：「這就是為什麼瘋子們的拘留地點，必須不斷地接受不同法官的監督，並受警察特殊的監視。」當一個瘋子被帶到拘留所裡時，「人們立刻由各種方面觀察他。人們讓他接受衛生官員（officiers de santé）的觀察，同時又教最聰明和最習於觀察各種瘋狂變貌的看護來監視他。」[31] 監禁體制應該像是一種永恆而持續的瘋狂測量，不斷地根據其多變的真相進行調適，而且只就自由異化的部分和範圍內進行限制：「人性、正義和善良的醫學，要求只禁閉那些真正會危害別人的瘋子；要求只去束縛那些如果不受到束縛，便會傷害自己的人。」療養院中的正義不再是懲罰的正義，而是真相的正義：這是自由的使用和限制上的某種精確性，這是要使束縛儘可能嚴格地去符合自由的異

31　卡班尼斯，前引書，p. 51。

化［程度］。這個正義的具體形式、可見象徵不再是鐵鏈——這是絕對的和懲罰性的限制，「總是會使它施壓的部分壞死」——而是未來將會成為著名的緊身衣（camisole）的東西，這是一件「由人字斜紋布或強帆布製成的緊背心，可以裹住胳膊並加以束縛，」[32] 而且穿它的人越是動得厲害，它就越會造成阻礙。我們不應該把緊身衣設想為鐵鏈的人性化，朝向「自制」（self-restraint）的進步。我們可以由緊身衣演繹出一系列的概念，[33] 說明瘋狂體驗不再是理性和非理性的絕對衝突，而是自由和其限制間永遠相對、永遠動態的遊戲。

卡班尼斯在《呈巴黎行政區報告》（*Rapport adressé au Département de Paris*）之後，又提出一份規劃，建議把這篇文章發展出的主要理念，詳加應用：「在整個巴黎行政區中設立專門收容瘋人和精神失常者的機構，其入院許可必須以一份合法醫師和外科醫生報告為憑證，上面須有兩位見證人、親戚、朋友或鄰居簽署，並經區域或鄉鎮治安法官檢核。」不過報告對這條規定提出一項比較寬鬆的詮釋：在瘋狂的判定上，醫生的主導地位在此受到明白的控制，而且正是以療養院經驗為其名義，因為它被認為具有更多的案例基礎，而且更能自由地讓瘋狂自我談論，所以更接近真相。「因此，讓我們來假想一下一位瘋子被帶到醫院時的情形……。病人來了，他是被家人、鄰居、朋友或是慈善人士帶來的。這些人士作證說他真的瘋了；他們或者備有或者不備有醫生證明書。病人的外表或者肯定或者似乎否定他們的敘述。不論當場我們可以對病人的狀態提出什麼樣的意見，只要他的貧窮證明真實無偽，我們就應該暫時收容他。」在此之後，便是一段長時間的觀察期，可以由「看護人員」

32　卡班尼斯，前引書，p. 58。

33　特農曾在聖路克院看到一件這一類的緊身衣，他對它大為稱讚：「如果我們害怕瘋子會傷害自己或他人，這種衣服有很長的袖子，可以把他的雙手綁在背後。」（《救援委員會報告計畫》[Projet de rapport au nom du comité des secours]，f° 232）

或是「衛生官員」進行。此人究竟是不是瘋子,便是在監禁這個有利空間之中,並且透過它所淨化的觀察眼力作出決斷:如果主體表現出明顯的瘋狂徵象,那麼「一切疑慮便告消失。我們可以毫無顧忌地拘留他,照料他,使他避免其錯誤,勇敢地繼續使用指示中的療法。相反地,如果在一段被認為適當的時間之後,並未發現任何瘋狂的症狀,如果謹慎的調查並不能讓人懷疑這段沉靜的時間,只是一個意識清楚的間歇期;最後,如果病人要求離院,那麼對他強制拘留便是犯罪。這時便要立刻還他自由,任他回歸社會。」因此入院時的醫師證明,其保證力有待懷疑。無法置疑的最後標準來自監禁體制之中:在這裡面,瘋狂所有可能的幻象都被過濾,出現於一道絕對中立的目光之下;因為在這裡發言的,既不是家庭的利益;也不是權力和其專斷,更不是醫學的成見;這是監禁自己在發言,而且用的是它獨有的語彙:這便是自由和束縛的語彙,而它們以最深入的方式觸及瘋狂的本質。現在,掌握瘋狂實證知識的可能性的人,便是那些看守監禁界限的守衛。

卡班尼斯由此導出一個奇異的念頭(無疑也是最新穎的意念),他建議創立一份「療養院日記」。在古典監禁體制中,非理性是以最嚴格的意義,被化約為沉默。在這麼長的一段時間裡,它究竟是什麼,除了監禁所登記簿上用來指稱它的一些謎樣記號以外,我們一點也不知道。它的具體形像、它的語言,這些擾動的譫妄存在,這一切對我們來說,無疑已經喪失。這時瘋狂並無記憶,而監禁便是這個遺忘的封印。由現在開始,卻是相反過來,監禁反而成為瘋狂在其中表達其真相的場所;它應該時時記下其尺度,而且,也是在它之中,瘋狂將會形成整體,由此達到決定點:「在這本日記當中將精細地記載每一種疾病的診斷圖、治療效果、屍體解剖。部門中的每位病人都要一個個列名其中,使得主管單位可以每週逐一考核其病況,甚至在認為有必要時,還可以逐日登記。」如此一來,瘋狂便深入非理性從未到達的真相區域:現在它置身

時間之中，不再只是過去人們用來指稱它的種種插曲的純粹意外，以便在歷史上中取得自主性的樣貌。它的過去和它的演變構成其真相的一部分——把它顯露出來的，便不再是那可以作為非理性辨識標記的，和真相之間的瞬間斷裂。瘋狂有它的時間曆，但那不是有韻律的四季循環曆法，使它可以和世界中的幽暗力量相連、而是人一天又一天的日曆，而人也就是在這種日曆中計算他的歷史。

　　瘋狂被監禁展露了真相，在編年和歷史時間中居留，也被剝除了一切會使非理性深沉存在顯得無法化約的事物，如此一來，瘋狂可說是被解除了武裝，它便可毫無危害地進入交換之中。它變得可以溝通，但是卻是以一種展現在眼前的客觀中性的形式出現。它可以再度享有公共生活——但不是構成醜聞，突然且無法挽回地質疑人性最基本的部分，以及真相中的要義——它現在像是一個沉靜的對象，雖然被擺在一段距離之外，卻又是一覽無遺，毫不遲疑地公開它那不擾亂人，反而會教導人的祕密。「主管單位無疑會認為這本日記的成果和寶貴詳情，乃是屬於供應其不幸材料的同一大眾。當然，它會組織其中的印象，而且，只要編寫人能在其中加入哲學和醫學知識，這本合集便可年年提供新事實、新觀察、新而真的經驗，並成為人之身心認識的龐大寶庫。」[34]

　　這便是成為觀看對象的瘋狂。在古典的監禁之中，瘋狂便已如此，但那時它是在作獸性的演出；因此那時人對它的觀看，乃是一種受到蠱惑的目光，也就是說，人在看這個奇怪的野獸形像，但這其實也就是他自己的獸性，模模糊糊地，他覺得這個內在的獸性，離他很遠卻又很近，而這種因為狂妄醜怪而顯得非人的存在，其實會讓他在自此身上暗暗地察覺到。現在，投注在瘋狂之上的目光，不再具有這些共謀關係；它指

---

[34] 卡班尼斯，巴黎行政區人士有關硝石庫院瘋女狀況報書。（引用於 TUETEY, t. III, pp. 492-493）

向它的對象，透過的只是一個已經形成的論述真相；由於瘋狂的抽象作用，瘋子才會明晰地出現在它的眼前。而且，在此一景象之中，如果有什麼和理性個人有關的事物，那也不是因為瘋狂會質疑人的全體，而是因為它可以增進他對人的理解。它不應再被列入存在的負面性之中，像是其中最詭奇突兀的形像之一，而是應該漸漸地進入已知事物的正面性之中。

新的目光不再容納妥協，這時，柵欄也同樣遭到撤除。這時瘋子和非瘋子彼此毫不掩飾地並存著。在他們之間，除了目光之外，不再有其它的距離。但這個距離雖然不易覺察，卻也因此更加難以突破。瘋狂在監禁中得到自由，並且在其中也得到擁有真相和語言的可能性，但這一切，只是某一個運動的反面罷了。這一個運動使得瘋狂在知識中佔有一席之地：現在籠罩它的目光，使得瘋狂擺脫一切幻象，雖然就在不久前，這些幻象還曾經使得它在第一眼之中，就被人當作是一個要驅逐的形像；瘋狂成為被人觀看的形式，成為被語言侵入的事物，被人認識的現實；它變成對象（objet）。如果新的監禁空間使得瘋狂和理性相接近，甚至差點要混合居住，它還是在它們之間建立起一道更加令人生畏的距離，一種永遠無法推翻的不平衡；在理性人為它所安排的空間之中，不論瘋狂是如何地自由，不論它是如何接近理性人的心智和感情，瘋狂對理性人來說，永遠只是個對象罷了。它不再是存在中總是隨時可能顯現的反面，而只是事物因果貫串中可能發生的一項事件。讓瘋狂墮入客觀性之中，這樣的作法，比起過去把它當作一種非理性形態加以奴役，其宰制更為深刻及良好。監禁的新面貌，的確可以為瘋狂提供奢侈的自由；但瘋狂現在已是奴隸，而且還被剝除了它最深沉的力量。

如果我們要用一句話來總結這一切演變，我們無疑可以這麼說：非理性體驗的特性在於，瘋狂在此乃是它本身的主體；但在十八世紀末正在形成的體驗之中，瘋狂變成了客體，而這對它自身來說，反而是一種

異化。

＊　　　　　＊　　　　　＊

　　在卡班尼斯的夢想中，瘋狂在療養院中受到的拘留，乃是一種半睡眠狀態；他尋求的是在這種平靜的問題意識中，耗盡瘋狂的一切。有趣的是，它又在它處恢復生機，獲得大批具體內容。雖然它一方面為了知識而淨化，擺脫了過去的同謀關係，但另一方面，它又涉入一系列道德對自身的疑問之中；它滲入日常生活之中，成為選擇和基本決定的對象，激起粗糙的解決之道，並強迫今日可以稱作「輿論」的事物修正有關瘋狂的價值體系。可倫比耶、特農、卡班尼斯透過持續的思考努力所作的清理和淨化，卻立刻被每天在意識邊緣所進行自發工作抵銷和破壞。然而，也就是在這微小、幾乎覺察不到的日常經驗騷動中，瘋狂才會獲得一個道德上的形式。這便是匹奈、突克立刻在它身上認出的形像。

　　事情原委如下，監禁消失了，瘋狂便在公共領域裡重新出現。它的重現，像是被一種緩慢沉默的侵襲所推動，質疑著法官、家庭和所有的秩序負責人。人們還在為它尋找地位，它卻提出了一些緊急的問題：不可理喻者的——家庭的、治安的、社會的——古老概念解體了，這時，司法上的無責任概念和人對瘋狂的立即經驗，只有落入沒有中介、直接對立的狀況。這時，一項工程便發動起來，使得法律定義下的異化概念——一個負面的概念——逐漸被日常人對瘋狂所持的道德意識滲透，產生變化。

　　「警察總署中的法官和行政官員應該加以區分。前者是執法者，後者則是行政人員。」[35] 當笛‧愛薩爾（Des Essarts）在數年後，評論

35　笛‧愛薩爾，《治安辭典》（*Dictionnaire de police*），Paris, 1/86, t. VIII, p. 526。

這項他自己所下的定義時，他寫道：「現在是 1789 年 4 月，我重讀這段 1784 年所寫的文字時，我必須加上一句，我們的民族發出誓願，希望這個行政部門受到摧毀，或至少加以改革，使得公民的自由可以確保不受危害。」大革命初期，警察受到重新整頓，取消這個既獨立又混合的權力，並將其特權轉交公民──他們同時是私人，也是集體意志。由 1789 年 3 月 28 日政令所設立的選舉區，便被用來做為警政重組的分區；巴黎每一區設有五個連，其中一連給薪（其中大多是過去的警察），但其他四連則由志願公民組成。[36] 於是，社會上的個人突然必須負責進行立即的、先於司法行動的社會劃分，而這本是所有警察的分內之事。這時他必須直接地、無中介亦無控制地和過去監禁體制所要處理的各類問題打交道：流浪、賣春、放蕩、傷風敗俗，當然還有從暴虐到狂怒、由弱智到心神喪失的所有混淆形態。以公民的身分，個人這時被召來，在他的團體中，行使暫時具有絕對權力的警察工作；這時候，他必須完成這個幽暗但又具有主宰性的手勢，使社會得以把一個個體標指為不受歡迎者或社會統一體之外的異端；他也必須負責判斷秩序和失序、自由和醜聞、道德和不道德之間的分界。現在，在所有解放之前必須先期進行的，有關瘋狂和理性之劃分的立即操作，其權力便存放於在他的意識之中。

公民乃是普遍的理性──此說具有雙重意義：他乃是人性的立即真相，一切立法的衡量者。但他也是非理性和理性的區分者；在其意識的最自發形態中，在他於一切理論或司法提鍊之前所採取的立即決定之中，他同時是這項劃分的場所、工具和裁判者。我們在前面也看到，古典人同樣也可以先於一切知識，以立即的瞭解，辨識出瘋狂的存在；但他在這樣做的時候，乃是自發地在利用他的常識，而不是在發揮他的政

---

36 1790 年 5 月 21 日至 6 月 7 日的政令以四十八個區域取代過去的七十個分區。

治權利；這時候，是人以其作為人的身分在判斷，而且不加評論地察覺到事實上的差異。現在，當公民和瘋狂打交道時，他是在發揮他的一項基本權力，使他可以同時是「執法」和「行政人員」。由於自由人是布爾喬亞國家的唯一主人，他也就變成了瘋狂的第一判官。由於這一點，具體的人，日常的人和瘋狂之間的接觸，過去雖被古典時代所中斷，現在又得以恢復；但這個接觸恢復時，兩者之間既無對話，亦無對峙，而是在一種已經建立的主權形式之下，作為權利絕對和沉默的行使。布爾喬亞社會的基本原則，使得這項同時既是私人又是普遍的意識，可以在所有可能的抗議出現之前，便主宰了瘋狂。當它後來在法庭或療養院裡，把瘋狂交還給司法或醫學體驗時，它其實已經暗暗完成它對瘋狂的宰制了。

這項宰制最初的形式為「家庭法庭」，雖然它為期甚短：這是在大革命之前即已存在多時的古老理念，而舊王政體制的習慣，似乎也已經為它劃出了藍圖。警察總長貝爾丹（Bertin）在 1764 年 6 月 1 日，發信給各外省總督。信件主題為家庭為了申請王室逮捕令所呈送的申請書：「下列兩點必須特別謹慎：第一點，這份備忘錄必須由父方和母方血源最近的親屬簽署；第二點，必須詳記未簽署人及其原因。」[37] 不久之後，布勒特伊也會構想立法設立家庭仲裁（juridiction familiale）。最後，立憲會議終於以一條政令，在 1790 年 5 月創立了家庭法庭。這個法庭是民事仲裁的基本單位，不過其裁決只有在地方當局發出一項特別命令之後，才具有執行力。這些法庭的任務是為國家減輕仲裁上負擔，為其處理有關家庭利益糾紛、遺產、共有財產等大量的訴訟案件。不過它們又被擬訂了另一個目標；對於家庭過去直接向王權要求的一些

37　引用於 JOLY，《十八世紀弓城舊制財政區之王室逮捕令》（*Les Lettres de cachet dans la généralité de Caen au XVIII*ᵉ *siècle*），Paris, 1864, p. 18, note 1。

措施，現在要由這些法庭來為它們提供司法形式和地位：揮霍無度或放蕩無羈的父親、浪子、無能力治理其所分得部分的遺產繼承人，所有這一類的缺陷、錯亂或行為失檢，過去如果不是由禁治產的完全法律程序來制裁，便是由王室逮捕令來制裁，現在，它們全歸家庭法庭管轄。

在某種意義上，立憲會議的政令，只是把十八世紀以來不斷進行的一項演變加以完成，那就是對所有自發的行為都給予體制性的地位。但事實上，對於家庭的專斷和其利益的相對性，必須要花很大的力氣才能加以節制；相反地，舊王政體制下，任何申請書都會帶動警方進行調查，以便查核是否屬實，[38] 而現在，新法只規定有向上一級申請重審家庭法庭判決的權利。這些法庭的實際運作顯然缺失頗多，[39] 因此在種種司法重組後，它們就被裁撤了。不過，這仍是一件相當有意義的事情：在某一段時間之中，家庭本身曾經被抬高成為司法單位，對於行為不檢、失序、各式各樣的無行為能力和瘋狂，它都可以握有法庭的仲裁大權。在一段時間中，它十分明顯地展現出它歷經演變之後的結果，而且也展現它未來會幽暗地繼續維持下去的狀態：不經中介，操作理性和瘋狂劃分的作用者——這是一個粗糙的司法形態，它把生活、經濟和家庭道德之規律和健康、理性和自由之規範相等同。一旦家庭被當作體制，並被定義為法庭之後，不成文法便像是一種自然，在此同時，私人獲得法官的地位，並且把他和非理性的日常對話，帶入公眾辯論的領域裡頭。從此以後，私人領域的意識便能以公共和體制的途徑來支配瘋狂。

還有許多其它的轉變，可以明顯地指出這項新的支配。我們尤其可

38　前面所引 Bertin 之文字，詳細說明應注意事項：「對於這一切，必須查核是否屬實。」

39　參考司法部長對立法國會的報告（《國會檔案》，1792 年 5 月 1 日議事附錄，t. XLIII, p. 613）。由 1790 年 12 月 11 日至 1792 年 5 月 20 日，Saint-Germain-en-Laye 的法院只認可四十五件家庭判決。

以由刑罰性質的改變來看出這一點。我們前面曾看到，[40] 有時候，監禁可說是懲罰的減輕；更經常看到的是，監禁尋求隱藏罪行的醜陋面，因為罪行所表露的過度和暴戾，使得它像是源自非人性的力量；[41] 監禁劃定一條界限，由這裡開始，醜聞便是無法接受之事。相反地，布爾喬亞意識反而把醜聞當作其主權行使的工具之一。這是因為它具有絕對權力，因此它不只是法官，同時也以其本身構成刑罰。它現在承擔著「認識」的權利，但「認識」對它來說，不只是訊問和審判，而且也意味著把一個過失公諸於世，使它以耀眼的樣態出現在自己眼前。而這樣的公開也就足以構成懲罰。因此，在這個意識之中，審判、執刑、救贖，都要以觀看這項理想、立即的單獨動作來進行。在醜聞這項有組織的遊戲中，認識便足以承擔審判的全體。

布里索在他的《犯罪法理論》（*Théorie des lois criminelles*）中指出，醜聞乃是理想的懲罰，因為它永遠和過失相當，又不會造成任何肉體上的烙痕，並且可以立即地和道德意識的要求相符合。他重新提起一個古老的區別，認為原罪（péché）是抵觸神的秩序，其刑罰保留給上帝，罪行（crime）則是對鄰人的傷害，必須以刑罰處罰，至於惡德（vice），乃是「只跟我們自己有關的混亂，」其制裁則為恥辱。[42] 由於惡德比較內在，因此也比較原始：它本身也是一種罪行，不過它是尚未完成的罪行，深藏於人心之中的罪行之源。在違犯法律以前，罪犯總是已經侵犯了意識中的沉默規則：「實際上，惡德之於道德習俗，相當於罪行之於法律，而惡德總是罪行之父；這是一群由怪物所形成的種屬，就像米爾頓（John Milton）所描寫的原罪的可怕系譜學一樣，這些怪物似乎會

---

40 參考上文，第一部，第四章。

41 參考上文，第一部，第五章。

42 布里索（BRISSOT DE WARVILLE），《犯罪法理論》（*Théorie des lois criminelles*），t. I, P. 101。

彼此相生。我看到一位可憐人正要去受死……。他為什麼會登上死刑台
呢？如果您上溯他的行為串連，你會看到第一個環節幾乎總是道德習俗
神聖屏障的超越。」[43] 如果想要避免罪行，嚴刑重典並不濟事；有效的
作法是讓道德習俗變得更有威嚴，讓它的規條變得更加可畏，使得每次
一有惡德遭到揭露，便會暴發醜聞。這似乎是一種虛構的處罰，而如果
在一個暴政國體之下，它真的會變得如此，因為在這種政體下，敏銳的
意識和醜聞只能造就偽君子，「因為輿論在這方面已經神經疲乏……因
為，總之，我們總得說出謎底，和共和政體有所不同，善良風俗並不是
王權體制不可或缺的基本元素。」[44] 然而，當道德習俗構成國家的實質
本身，而輿論構成社會最堅固的連繫時，醜聞就會變成最可怕的異化形
態。因為它，人會無法挽回地成為社會最本質事物的陌生人，而且，處
罰在這時也不是個人的補救，而是具有普遍的性格；它存在於每個人的
意識之中，並且由眾人的意志執行。「想要克制罪行的立法者們，這便
是所有罪犯都會遵循的大道，您看到他們所闖越的頭一條界線，那就是
道德習俗，因此，使得它變得不易超越吧，如此一來，您就不會如此經
常要被迫以刑罰解決了。」[45] 如此，醜聞之作為處罰具有雙重的理想性
質，首先它和過失立即相當，再者，它又是一種方法，可以在罪行尚未
成形之前，對之加以預防。

　　監禁蓄意要關閉在陰影之處的東西，革命意識卻要把它提供給大
眾──公開示眾成為懲罰的本質。如此一來，所有和祕密及醜聞相關的
價值都被顛倒過來了：過去既成的過失是被包裹在懲罰的幽暗深沉之
中，現在則被人以醜聞膚淺的閃爍取代，而它所要制裁的，又是人心之

43　同上，pp. 49-50。
44　同上，p. 114。
45　布里索（BRISSOT DE WARVILLE），《犯罪法理論》（*Théorie des lois criminelles*），t.
　　I, p. 50。

中最幽暗、最深沉、最少為人明白說出的部分。以一種奇特的方式，革命意識又重新發現公開刑罰的價值，好像那是非理性沉默力量的頌揚。[46] 但這也只是表象罷了；問題不再是把無理智朝向世界展現，而只是把不道德展示於因為醜聞而憤慨的意識之前。

由這裡開始，一整套心理學正在誕生，它改變了瘋狂的基本意義，並在非理性的隱蔽形態下，提出人類關係的一項新描述。很奇特的是，尚在粗糙狀態的犯罪心理學——這種憂慮至少是想要瞭解罪刑如何可以上溯到人心中源頭——並不是生自司法的人性化，而是來自更多的道德要求，來自某種道德習俗的國家化過程，以及憤慨形式的精緻化。這種心理學乃是古典司法意識的反面形象。在古典意識中被隱藏的東西，被它轉化為一個由其展現的真相。對所有向來並無見證的事物，它要作其見證。因此，心理學和有關人最內在事物的知識，其誕生正是因為公共意識被召喚作為普遍裁判者，作為一種可以立即有效審判人的理性和道德。心理學的內在性的構成，乃是以醜聞意識的外在性作為出發。古老的古典非理性，它所有的內容，將會被轉化為心理學知識的形式，因而得到接承。這個曾經被人驅逐、擺置在一段不可化約的距離之外的世界，突然變成日常意識所熟悉的事物，因為後者現在有審判它的義務；現在它所分布的表面，乃是一個心理學的表面，而這個心理學的所有基礎，乃是道德之中，最不加思索、最立即的形式。

＊　　　　　＊　　　　　＊

---

46 1791 年 8 月 30 日，有一位女人因為性犯罪，被判「由高等執法人員，將她放在驢背上，面朝尾，頭戴草帽，上書『敗壞青年之女』，送到所有重要的地方和十字路口遊行展示，尤其是要到皇宮廣場前去。她被人脫光衣服，用木條鞭打，並被人以水仙花形狀的熱鐵嚴懲。」（《法庭雜誌》[*Gazette des tribunaux*]，I, no 18, p. 284。參考同上，II, n° 36, p. 145）

　　以上這一切，透過刑法的大改革而成為制度。陪審團在此代表的正是公共意識，代表它對人之所有祕密和非人性事物的理想支配。公共辯論的規則，使得這項由陪審團暫時受委託代理的主權，具有理論上的無限延伸性：透過他們，乃是民族的整體在審判，而且也是這個整體，在和所有過去被監禁體制隱藏的暴力、褻瀆和非理性形態進行辯論。然而，藉由一個弔詭的運動——而且這個運動到今天都還沒有結束——，正是因為裁判者要求司法更具普遍性，以便奠立正義的基礎，而且也正因為它以人之權利和義務的一般規範來取代特殊的法律體系，正因為它的判斷可以在某種公共意識中，肯定其真確無誤，這麼一來，罪行反而內在化了，而它的意義也不斷地變得更加私密。犯罪行為失去了絕對意義，並喪失它在既成動作、既成侵犯中所具有的統一性；它分裂為二，受到兩種尺度衡量，而且隨著時間經過，兩者之間還會越來越無法調和：第一個尺度衡量過失及其處分——它來自公共意識中的規範，來自醜聞的要求，來自把懲罰等同於展現的司法態度的規則；第二個尺度則定義過失和其起源間的關係——這是一種知識，這是一種對個人和祕密所作的推斷。如果有證明的需要，那麼這個分離便足以證明，心理學作為個體的認識，應該要以歷史的角度受到考察，觀察它和公共意識所表達的判斷形態之間，具有什麼樣的基本關係。個人心理學之所以可能存在，乃是來自社會意識中對醜聞所進行的全盤重整。對遺傳、過去、動機間的連貫性的認識，其可能性的出現，只有在過失和罪行不再具有本身的局部意義，也不再只是彼此產生關連，而使其一切意義來自布爾喬亞意識的普遍目光那一日開始。醜聞和祕密之間產生了一道裂縫，罪行因此喪失了它的真實密度；它現在處身於一個半私人半公共的世界；由於它歸屬私人世界，它便是錯誤、妄想、純粹的想像，因此它是非存在的事物；但由於它也屬於公共世界本身，它展現的也是非人性、無理智、為所有人的意識所無法認同的事物、並非建立在這個意識之中，所以也沒

有權利存在的東西。從各種方式來看，罪行都變成不真實的東西，而且就在它所展現的非存在裡，它暴露出它跟瘋狂具有深厚的淵源。

古典的監禁措施，不是已經徵兆著這個淵源早已締結多時？它不是以同樣的單一性，來混淆精神和行動上的軟弱、語言和手勢上的暴力，把它們包裹在非理性的厚重瞭解形式之中嗎？然而，它並沒有認為它們具有同樣的心理，可以用一些相同的心理機制一一揭發其瘋狂。那時人們在尋求中性化之時，乃是把它當作效應。而現在，非存在卻被認定為起源。在這個歷史循環復現的現象中，監禁體制所獲得的後果。後來卻被暴露為瘋狂和罪行之間的同化原則。它們原來是在地理層面上被人強迫靠近，以便加以化約，現在，這個親近關係則轉變為非存有系譜學上的鄰近關係。

在法國第一件由陪審團公開審判的激情犯罪案件裡，已經可以覺察到上述的轉變。類似的事件，習慣上很少被會被心理學史家記載下來。但，如果我們想要瞭解在十八世紀末向西方人展開的心理學世界，而且讓他在其中為了尋找自己的真相，越來越深入地探求，甚至現在會想要窮盡其底蘊；如果我們想要知道心理學是什麼，但不是把它當作一組知識，而是把它視為現代世界特有的文化事實和表達，這個案件，它的審理和訴訟方式，其重要性便像是一道門檻，或是一組記憶的理論。人和其真相間的一整套新關係，正在這裡生成。

為了精確地加以定位，我們可以把它和任何先前審判的瘋狂罪行事件相比較。舉個例子來說，在朱里・德・富勒里（Joly de Fleury）擔任掌璽大臣 [6] 的時代，有一位名叫布爾喬亞（Bourgeois）的人，曾經因

---

[6] 掌璽大臣是舊制大法官（chancelier）的代理人，負責封印詔令及王室信件。其地位和大法官相同，但可以為王室撤換。

為一位婦女拒絕他的錢，而嘗試殺她。[47] 他遭到逮捕；家人馬上提出一項請求「以便展開調查，證明布爾喬亞一直表露出瘋狂和揮霍的徵兆，並依此使他可以遭到監禁或遣送外島。」有些人出來作證，指出被告曾經多次「顯出精神失常的樣貌，作出瘋子的舉動，」經常「廢話連篇」，顯出「失去理智」者的所有徵象。稅務檢察官傾向於滿足其親人的要求，不過原因並不是考慮到罪人的狀態，而是為了尊重這個家庭的可敬和悲慘；他給朱里‧德‧富勒里寫信說：「這個可敬而又可憐的家庭，財產微薄，卻又要負擔布爾喬亞所遺留下來的六名稚齡兒童，由於他家人的要求，我才向您請求簽署附帶文件，俾便他們可以獲准將這名專門以瘋狂行為羞辱家庭的壞蛋監禁於強制收容所之中。多年以來，他已表現出太多瘋狂的證據。」朱里‧德‧富勒里回覆說，對這個訴訟案應該全程注意，並且要符合規則：在任何情況下，甚至在瘋狂十分明顯的情況下，都不應該以監禁阻止司法程序，亦不能預先取代判刑；不過，在審理過程中，應該調查其瘋狂狀況；被告應該「受報告推事（conseiller rapporteur）聽訊，並且在一位代理檢查長（substitus）在場的情況下，接受法庭指定的醫師或外科醫生檢查。」審判確曾舉行，時間為 1783 年 3 月 1 日，土奈（Tournelle）刑事法庭判定「布爾喬亞應被遞送比塞特堡強制收容所拘禁，受到和其他無理智者同樣的供應、對待、治療。」他在精神錯亂者分區待了一段短暫的時間之後，人們觀察到他其實很少顯露出瘋狂徵象；人們開始擔心這是一件偽裝案，便把他調到單人房。過了一段時間後，他要求轉回無理智者區，而且因為他沒有表現出任何暴行，這項請求也得到准許。在那裡，「他做些小差事，也因此能夠得一點小小的舒適。」他寫了一份申請書，要求獲釋。「但院長回覆他說，他的拘留是個恩惠，他原來的案情，除了死刑之外，幾乎什麼

47　國家圖書館，coll. "Joly de Fleury," 1246, f^s 132-166。

刑都可以判（ad omnia citra mortem）。」

　　這裡出現的是一個基本的要點：罪犯如果被判處和無理智者關在一起，並不表示他就被視為無辜；但無論如何，這仍是一個恩惠。也就是說，對於瘋狂狀態的確認，即使是在訴訟過程中成立的，也不是判決的內在成分：它只是重疊於判決上面，它只改變了後果，但對其中最基本的部分，並不造成任何改變。罪行的意義、它的嚴重性、其動作的絕對價值，這一切仍然完璧無損、不受影響；即使醫生確認存有瘋狂，也不會使瘋狂上溯成為行為的核心，而使得行為「變得不現實」起來：但雖然罪行保持不變，瘋狂卻可以使犯罪人的刑罰得到減輕。這麼一來，刑罰之中便出現了一種具有可逆性的複雜結構——這像是一種搖擺不定的刑罰：如果犯罪並未顯露明顯的瘋狂徵象，那麼他就會離開無理智者區，轉回囚犯地位；但如果他在單人房裡又表現出有理性的樣子，如果他未做出任何暴行，如果他操行良好到可以讓人原諒他的罪行，那麼他就被送回無理智者之間，受到比較溫和的對待。暴力是犯罪行為的核心，因此有時意謂著瘋狂，有時又為嚴厲懲罰辯護。精神錯亂和罪行在這個不穩定的主題四周打轉，處於一種既是互補、又是鄰近和排斥的混淆關係之中。但不論如何，它們之間仍是一種外在性的關係。一個仍待發現的關係，在 1792 年得到明白的表達，它正好和前者相反，乃是兩者間的內在性關連。如此一來，罪行的全體意義產生重大改變，陷入一個質疑的體系之中，而且，即使到了今天，也還沒有得到回答。

　　在 1792 年，律師貝拉爾（Bellart）為一位名字叫格拉（Gras）的工人作上訴辯護。案主時年五十二歲，因撞見其情婦正在進行不貞行為，將她殺死。一審時判的是死刑。這是第一次在有陪審團的公開庭中，進行激情案件的辯護；這也是第一次，罪行和精神錯亂間的大辯論得以在光天化日之下舉行，而使得公共意識必須嘗試去劃分出心理認定和犯罪責任間的界線。貝拉爾的辯詞並未對心靈和感情的科學帶來任何新的

認識；但它做的其實更多：它劃出了一個全新的空間，使這項知識可以在其中得到意義；並且它也發現了一種操作過程，使得心理學得以在西方文化中成為人之真相。

大概地說，我們在貝拉爾文章中可以發現的事物，使得心理學擺脫了激情的文學道德神話。在整個十八世紀之中，這個神話曾經同時既是激情的規範，也是它的真相。這是第一次，激情的真相不再符合於真實激情的倫理。人們對愛情的某種道德真相有所認識——它的組成包含合真實性（vraisemblance）、自然、活潑自發，而且以一種含混不清的方式，這個真相同時是愛情的心理生成律則，也是它之所以有效的形式。十八世紀的所有敏感心靈，都會理解葛里歐家族（Grieux），並認為他們無罪。現在被告是一名五十二歲的老人，他因為嫉妒而殺死一位德性可疑的情婦。但如果這不是他，而是一位「力量煥發、青春優雅的年輕人，並且因為他的美貌，甚至因為他的激情而可能令人對他產生興趣，那麼一般人都會站在他這邊……。愛情乃是年輕人的專利。」[48] 在這樣的愛情裡，我們可以立即認識到其中的道德感性。但，在這種愛情之外，還有另一種愛情，和美及青春無關，卻能在人心之中生成和殘存多時。它的真相違反合真實性，它的本性便是反自然；這種愛情，和第一種愛情不同，與年齡無關；它也不是「自然的執行者，被創造出來服務其意圖，供應存在。」第一種愛情和諧，允諾著幸福，相對地，後一種愛情卻只以苦難為食糧：如果說前者「乃是青年的美食，壯年者的安慰，」那麼，後者卻「經常造成老年人的苦惱。」[49] 十八世紀對激情的文本，毫不區分地以心理學觀點和道德觀點加以解析。現在這個文本產生了分裂：它被劃分為兩種形態的真相；它陷入兩種自然歸屬系統之中。這時

---

48 貝拉爾，《作品集》（*Œuvres*），Paris, 1828, t. I, p. 103。

49 同上，P. 103。

候，逐漸出現了一種心理學。它對感性不再感到興趣，它感興趣的只是知識。在這樣的心理學中，人性真相的形像不再是道德有效性的形態。

這種愛情不再受自然智慧限制，完全陷入其自身的過激發展之中；它像是一顆空虛的心所發出的狂亂，像是一股沒有對象的激情所進行的絕對遊戲；它的羈戀和所愛對象的真相全然無關，因為它只是暴力地投入它自身的想像活動之中。「它主要是在心裡活動，而且和它一樣地嫉妒和狂暴。」這個狂熱完全只專注在自己身上，它同時是一種赤裸真相中的愛情，亦是孤獨幻象中的瘋狂。它的出現，乃是因為激情過於符合其機械化真相而產生異化，因而一旦發動起來，就變成妄想。因此，一旦我們把動作上的暴力歸源於激情中的暴力，並得出一個純粹的心理真相，這時我們便把這個動作放在一個充滿盲目、幻相和瘋狂的世界之中，進而消隱了它的犯罪現實。貝拉爾在他的辯詞裡頭，所作出的首度揭露，乃是一項對我們來說具有基本地位的關係，它說明人的所有手勢，其真相（vérité）和其現實（réalité）乃成反比關係。一個行為的真相，必然會使其脫離現實；它暗暗地向它提出一個解釋，說它無法再分析的最後形式，它祕密的實在，其實便是瘋狂。如此一來，格拉的殺人行為中，剩下的只是一個空洞的手勢，「由一隻唯一有罪的手」所完成，另外就是「一個不幸宿命」，在「理性的缺席之中，和一股無可抗拒的激情的苦惱之中」發揮了它的力量。[50] 人的真相現在還陷入一些道德神話之中，但如果我們把人由所有這些神話中解放出來，這時候我們就會看到，這個不再受異化的真相，它的真相便是異化本身。

由這個時候開始，「人在心理學上的真相」所指的意義，便會繼承非理性長期間承擔的功能和意義；為古典時期驅逐流放到社會最遙遠邊界的古老力量，現在卻被人在他的深心之處發現了，那是他最深沉的孤

---

50 貝拉爾，前引書，pp. 76-77。

獨，那是幸福、合真實性、道德所永遠無法觸及的一點。非理性被強力
地客觀化，呈現在人身上最主觀、最內在、最深沉的東西裡頭。在長久
的過去裡，它一直是有罪的顯現，現在它卻變成了無辜和祕密。過去非
理性頌揚著使人取消其真相的錯誤形態，但它現在卻超越了表象，甚至
超越了現實，成為最純粹的真相。瘋狂現在被捕捉在人的心中，深陷於
人的內心，它反而能說出人身上最初始的真實。由這裡開始的是一項緩
慢的工作，在我們這個時代，它終於得到完成，而且形成我們的道德生
活中的主要矛盾之一：所有可以被說成是人的真相的東西，都會進入無
責任和清白無罪的領域，而這樣的無辜，在西方法律體系中，一直都是
極度瘋狂的特點：「如果，當格拉在殺死寡婦勒費佛爾（Lefèvre）的那
一刻，他完全落入某種激情的宰制之中，以至於他不可能知道自己在做
什麼，也不可能以理性行事，那麼也不可能判他死刑。」[51] 在貝拉爾辯
護詞裡頭，已經潛然存在著刑罰、判決和罪行意義本身的質疑，因為這
樣的一種心理學，祕密地認為所有可能說出的人之真相，其核心便是無
辜的瘋狂。

「無辜」：然而我們不能用這個字的絕對意義來瞭解它。這裡牽涉
的不是心理學由道德之中所得到的解放，毋寧是兩者平衡關係的重組。
心理上的真相只有在一種非常明確的範圍內，才能使人獲得無辜。這個
「主要是在內心之中活動的愛情」，不是因為它只是一個心理機制就能
使人獲得無辜；它同時也要是另一種道德的指標，而這種道德其實只是
道德本身的一個稀有形態。一個年輕力壯的人，而且「因為其美貌而令
人對他產生興趣，」如果他的情婦對他不忠——他離開她就是了；許多
人，「如果身處於格拉的地位，便會對情婦的不忠一笑置之，再去找別
人就是了。」然而，被告的激情卻是單獨地、只為其自身生存著；它不

---

51 同上，p. 97。

能忍受不忠，也不能適應任何轉變：「格拉絕望地看到他最後有可能支配的一顆心也離他而去，而他所有的行動應該都帶著這股絕望的烙印。」[52] 他是絕對地忠實；他的愛情使他盲目，使他走向一種少見、強求、暴虐的美德，而我們不可能譴責這種美德。當我們縱容不一貫的時候，我們應該嚴厲對待忠實嗎？尚且，如果律師要求不要判他的顧客死刑，那也是以一項美德為名義，而且，雖然十八世紀的道德習俗可能不會太重視它，但現在我們卻應該要尊崇它，如果我們想要恢復過去的美德的話。

這個誕生犯罪手勢的瘋狂和狂怒地域，它之所以能使人宣告無罪，正是因為它不是一個嚴格中性的道德，而是扮演了一個明確角色：它頌揚了社會雖然承認，卻無法使其盛行的價值。婚姻是社會要求的，但人們卻被迫對不忠實閉上眼睛。當瘋狂顯露出的是嫉妒、頑固、忠實時，它便能讓人得到無辜——甚至報復是它所付出的代價。心理學處於自欺欺人的壞意識之中，處於被承認的價值和被要求的價值的遊戲之間。這時，而且只有在這時候，心理學才能消融犯罪的現實，並且以一種無法實踐的唐·吉訶德式美德，來使罪行成為無辜。

如果我們不讓這些難以達成的價值得以閃現，那麼，即使受到心理或感情的機制所決定，罪行仍然是罪行：它並不值得寬大對待；它只是來自惡德、變態、卑鄙。貝拉爾小心翼翼地建立「不同罪行之間的一項重大區別：有一些罪行是卑劣的，揭發了一個低賤的靈魂，比如偷竊」——布爾喬亞社會當然不能認同這樣的價值，即使它只是理念上的存在，都不能加以接受；這些罪行會和其它更殘酷的手勢連在一起，它「揭露出一種敗壞卑鄙的心靈，比如暗殺或有預謀的殺害。」然而也有其它的罪行，卻相反地表露出「一種活躍而熱情的心靈，那是以第一衝

52　貝拉爾，前引書，p. 103。

動犯下的罪行，格拉所犯的，便是這一類。」[53] 因此，一個犯罪動作，其受決定的程度，並不足以固定其行為者的責任；相反地，一個動作越是顯得來自遙遠過去，越是在這種「低賤」的本性生根，它就越是有罪；相對地，臨時發生，好像是在意外中，因為心之活動而被帶向一種荒謬孤獨的英雄主義，這樣的行動便值得從輕量刑。如果是本性變態、教育惡劣，這樣的人是有罪的；但如果是由一個道德突然而狂暴地過渡到另一個道德，這樣的人卻是無辜的──這也就是說，由一個真正被人實踐但又不敢被人承認的道德，過渡到一個人們大加稱揚、卻又因為著眼於眾人的最大利益、拒絕實踐的道德。「一個人，如果在孩提時代，受到健康的教育，年長之後，又有幸能夠保留其原則，便能夠毫不費力地向自己保證說，任何第一類罪行」──敗壞的心靈所犯的罪行──「將永遠不會玷污他的生命。但，誰會足夠大膽，敢於宣稱一旦重大激情爆發之時，他永遠不會犯下第二種罪行？誰膽敢保證，在狂怒絕望高升之時，他永遠不會手染鮮血，而且可能便是他最親之人的血呢？」[54]

如此，產生了一種新的瘋狂劃分：一方面是完全落入變態之中的瘋狂，而任何決定論也不能使它得到諒解；另一方面，則是朝向英雄主義投射的瘋狂，它形成布爾喬亞價值的顛倒形象，但和它其實有互補關係。後者，只有後者，才慢慢地得到了被認可進入理性的機會，或者毋寧說，那是理性的間歇斷續。只有在這樣的瘋狂裡，責任才會得到減輕，而罪行也同時變得更具人性，又更無法處罰。如果人們發現這樣的瘋狂可以解釋，那是因為人們發現它完全被受到認可的道德選擇所滲透。然而精神錯亂還有另一面，即，那無疑便是華耶爾─可拉爾（Royer-

---

53 貝拉爾，前引書，p. 90。
54 同上，pp. 90-91。

Collard）在他寫給傅謝（Fouché）的著名信件裡所提到的「惡德之狂」
（folie du vice）。[7] 這樣的瘋狂，老實說並不完全是瘋狂，因為它和道
德世界絕對陌生，因為它的妄想只在其中談及邪惡。前一種瘋狂向理性
接近，和它混在一起，而且也可由理性出發去瞭解，相對地，另一種瘋
狂卻受到拒絕，被拋向外在的陰暗；十九世紀連續產生的一些奇特的概
念，便是誕生於此；這些概念包括道德上的瘋狂、退化、天生的罪犯、
變態：這都是一些為現代意識所無法同化的「壞瘋狂」，它們形成非理
性不可化約的殘餘，而人只能用絕對否定的方式來自我保護，也就是透
過拒絕和絕對的譴責。

在大革命時期以公開方式辯護和裁判的頭一批刑事大訴訟裡，整個
舊有的瘋狂世界又再度進入近乎日常的體驗之中，重見天日。然而，這
個體驗的規範，卻不能再讓這個世界具有以前的分量。十六世紀曾經用
想像世界加以收容的多樣性整體，十九世紀卻依照道德感知的規則加以
分裂：它分辨出好瘋狂和壞瘋狂——其中一個受到人們的接納，被擺在
理性的邊際上，在道德和自欺欺人的壞意識，在責任和無辜的遊戲之中
出現；另一個則受到古老的詛咒，被當作是無法補救的侵犯。

＊　　　　＊　　　　＊

監禁制度的毀壞在法國比任何地方都來得更劇烈突然。在匹奈改革
之前短短的幾年期間，瘋狂的居留場所，以及轉化這些場所的精鍊工
作，仍然有待發現：這時出現了一整群工作，我們上面所做的，便是嘗
試去固定其面向。

乍看之下，這樣的工作像是「意識覺醒」：瘋狂終於被認為擁有獨

[7]　參看本著第一部第三章，原文第 123 頁，中譯本第 151 頁。

特的問題意識。然而我們必須開展這個覺醒的全幅意義；這裡涉及的，與其說是突然的發現，不如說是一種長期的投注，彷彿在這個「意識覺醒」之中，捕捉比新的照明更為重要。某種歷史地位明確的意識形式（forme de conscience），佔據了瘋狂，並且主宰了它的意義。如果這個新意識似乎把自由和正面真相交還給瘋狂，它這麼做也不是僅僅靠著舊有束縛的消失，而是透過兩個正面性操作系列所產生的平衡：其中一個系列使其重見天日、擺脫混淆，如果人們願意，可以說是進行解放；另一個系列則急速地建立新的保護結構，使得理性在它的立即鄰近處重新發現瘋狂時，又能加以擺脫，保護自我。這兩個大集合並不相互對立；它們甚至還不只是互補而已；它們其實是一體的兩面——這個整體便是同一個協調的手勢，透過它，瘋狂在一個一開始便具有異化能力的結構裡，被呈獻給認識。

　　瘋狂的古典體驗的條件，在此不可逆轉地改變了。最後，我們也可以立出表格，表現出這些具體範疇明顯的對立：

解放形式	保護結構
1. 廢除把瘋狂和所有其它非理性形式相混淆的監禁體制。	1. 為瘋狂設計一個監禁體制，它不再是排除的場所，而是使瘋狂顯現其真相的有利地點。
2. 建構專以醫療為目的之療養院。	2. 把瘋狂捕捉在一個不可踰越的空間之中，此地必須同時是它的顯現處和治療空間。
3. 瘋狂獲得自我表達、受人傾聽、以自己名義說話的權利。	3. 在瘋狂的四周和上方，提鍊出一個絕對的主體。他全由觀看組成，而且使得瘋狂成為客體。
4. 瘋狂被導入心理學主體之中，作為激情、暴力和罪行的真相。	4. 把瘋狂置入一個不協合的價值世界，以及自欺欺人的壞意識遊戲之中。

5. 承認瘋狂在心理學真相上 扮演的角色，並且認定它 是無責任的決定機制。	5. 以道德判斷中的二分法要求去劃分瘋狂 的形態。

　　這個既解放又奴役的雙重運動，構成現代瘋狂體驗祕密的具體基礎。

　　我們認為精神病的諸形態具有客觀性。我們很容易便會相信這個客觀性乃是自由地提供在我們知識之前，像是一個終於受到解放的真相。事實上，它只把自己獻給那些已經受到保護，不受其危害的人。對瘋狂的知識，預設掌握這個知識的人具有擺脫它的方式，事先即不受其危害和幻象威脅，那是某種自己不瘋的模式。精神醫療實證論的歷史性來臨，和知識提升的關連只是次要的；在一開始，它是一種自處瘋狂之外的特殊模式的固定化：這是某種我不瘋狂的意識，而這種意識後來成為知識主體的具體處境，它形成一個堅固的基礎，使得認識瘋狂由此開始成為可能。

　　這項突然的變動，使得數年內，歐洲世界的表面上，便建立起新的瘋狂知識和療法。如果我們要明白這裡面到底發生了什麼事，去問在已知知識之上究竟被加上了什麼東西，這是沒有用的問法。不是醫生的突克，不是精神病科醫生的匹奈，他們會比替索或居倫懂得更多嗎？那有所改變，而且是突然改變的，乃是我不發瘋的意識──這個意識，自從十八世紀中葉以後，又再度和瘋狂所有的活躍形態相遭遇，面對它們的緩慢升高，及它們在監禁體制的廢墟中，馬上要發生的大轉變。在大革命前後幾年之中所發生的事情，就是這項意識新穎而突然的釋出。

　　人們會說這是純屬否定的現象，但，如果我們靠近察看，它卻不是

否定的。它甚至是在**實證論（positivisme）**的來臨之中，頭一個和唯一的**肯定性（positif）**現象。其實，這項釋出之所以有可能，只有透過一連串保護性建築，而它們的設計與建造人是可倫比耶、特農、卡班尼斯、貝拉爾。而且，這些結構的堅固程度允許它們幾乎完璧無損地一直殘存到我們當代，即使佛洛伊德的研究努力，也不能撼動它。在古典時代，不發瘋的方式是雙重的：它分裂為一個立即的理解，以及一個排除體系，在這個體系中，瘋狂被人和其它危害混在一起；因此，這個非理性的古典意識，總是處於緊張狀態之中，一方面是從未遭到質疑的內在自明性，另一方面則是一項總是值得批判的專斷社會劃分。但是一旦這兩種經驗彼此結合，一旦社會保護體系被內化於意識形式之中，一旦瘋狂的辨認便在擺脫它的運動之中完成，而且人們此時便是在各體制度表面本身衡量其距離，由這一天開始，十八世紀的緊張狀態就突然減輕了。辨認形式和保護結構彼此重疊，成為一個知道自己不瘋的意識，從此高高在上。可以在一個單一的意識動作中，同時把瘋狂當作是為人認識和為人制服——這就是精神病實證論體驗的核心。而且，只要不因為新的知識解放，而使得這個可能性又變成不可能，那麼瘋狂對我們來說，仍會和匹奈及突克面前的瘋狂相同；它仍然被捕捉在它的實證性（positivité）年代裡。

從那時起，瘋狂不再是一個令人懼怕的問題，或是一個無限更新的懷疑主題。它變成了客體。但是它的身分獨特。在使它客觀化的運動本身之中，瘋狂變成第一個具有客觀化力量的形態：靠著它，人才能對自己擁有一個客觀的把握點。在過去，瘋狂指出的是人因為目眩而產生的頭暈，代表光線因為太耀眼而變得陰暗的時刻。現在它變成認識的對象——而且同時既是人最內在的部分，但也是最暴露在它的目光下的事物——瘋狂所扮演的角色，便像是大型的透明結構：這並不是說它因為認識工作的努力，變成知識的清晰對象；而是意味著，由它出發，並且

因為人在瘋狂身上取得的客體地位，人類至少在理論上，應該能夠完全成為客觀知識的透明對象。如果十九世紀首先在記憶、意志和人格的病理學中尋求回憶、意願和個體的真相，這既不是一項偶然，也不是簡單的歷史落差效果。在這類研究裡，有些事物乃是深刻地忠實於十八世紀所提鍊出的結構：以瘋狂作為人的客觀化過程的第一個形像。

在對人類的實證認識的大主題裡，瘋狂總是處於一個交錯地帶：它既是被客觀化的對象，又是使客觀化程序得以進行的事物，既處於暴露狀態，卻同時也是退隱的，既是內容又是條件。對於十九世紀思想而言，對我們來說也是一樣，瘋狂具有謎樣的地位：在事實上，它的全體真相在此刻難以接近，但人們不懷疑有一天瘋狂會開向一個可以窮盡它的知識。但這只是一項預設，遺忘了一些基本的真相。人們以為瘋狂的緘默是暫時的，但事實上，它背後隱藏著瘋狂的基本隱退。它所退隱的區域，覆蓋著人的可能知識的邊界。人的實證科學之所以可能，十分必要的一點來自瘋狂領域存在於最隱蔽之處的事實，因為人的存在就是在此之中，並由此出發，才會墜入客觀性之中。瘋狂警醒於其本質性的謎題之中，永遠許諾著一個可以將它完全圈圍的知識形式，但也永遠不能被完全掌握，因為客觀知識之所以能對人擁有一個掌握點，其原初的賜與者便是瘋狂。人會發瘋的可能性，和人作為對象的可能性，在十八世紀末交會了。這個交會同時產生了（這裡的日期並非偶然）實證主義精神醫療的預設，也產生人之客觀科學的主題。

然而，特農、卡班尼斯、貝拉爾只是在思想裡進行這個對現代文化具有基本重要性的結合。由於匹奈、突克，它會成為具體的處境：他們所創立的療養院，接承了這些偉大的改革計畫。這些療養院以強大的力量，把每個瘋人的危害，等同於他作為客體的必要，而且這個作法一直深入到日常生活之中。這時，實證主義將不再只是一個理論上的計畫，而是異化存在的烙印。

　　客體地位一開始便被強加在每一個被承認為精神錯亂者的個人身上；精神錯亂將被當作位於一切有關人的客觀知識中心點的祕密真相。

第四章　療養院的誕生

　　我們認識這些形象。它們在所有的精神醫療史中都是人們熟悉的形象。它們的功能是描繪一個幸福的年代，在其中瘋狂的辨識和治療終能符合真相。過去，人們對這個真相已經盲目得太久了。

　　「可敬的公誼會教會（Société des Quakers）……對於不幸喪失理性，卻沒有足夠的財產，進入費用龐大的機構的成員，希望能使他們能確享和其狀況相配的所有技術資源和生活舒適；兩年來以樂捐收集基金，成立了一所療養院。它集合許多優點，並盡可能節約，已在約克（York）城附近建立。當靈魂在看到這個似乎是創造出來侮辱人類理性的可怕疾病，會在頃刻間感到沮喪，但在此之後，溫柔之情又會油然而生，因為這時我們已見到有創造力的善心所能想出的一切治癒和安慰之法。

　　「這座房子距離約克有一哩之遙，四周是肥沃明媚的鄉村；它一點也不會令人聯想到監獄，毋寧說是一座鄉下的大農場吧；它被一座巨大的封閉花園所包圍。窗戶沒有欄杆鐵柵。」[1]

　　至於比塞特院精神錯亂者的解放故事，也是十分出名：一個決定作成了，地牢囚犯身上的鐵鏈將被去除；庫屯（Couthon）[1]巡視收容所，

---

[1]　DELARIVE 寫給《不列顛圖書館》（*Bibliothèque britannique*）主編的信，主題為一所新成立的精神錯亂治療機構。這篇文章首先出版於《不列顛圖書館》，接著又以小冊子的形態單獨出版。Delarive 到隱廬訪問的時間為 1798 年。

[1]　Georges Couthon（1755-1794），法國大革命時代的政治人物。他和羅伯士比及聖朱斯特（Saint-Just）形成三頭領導，行恐怖統治。共和國 2 年（1794 年）熱月 10 日被送上斷頭台。

以便瞭解是否有嫌犯窩藏其中：匹奈勇敢走向前去迎接他，其他人則在看到「被人抬來的殘廢者」時，嚇得顫抖。這是堅決而賢明的慈善家和癱瘓怪物間的對峙。「匹奈馬上把他帶到煩躁症患者住的分區，其中單人病房的怪相會令人產生深刻的痛苦印象。他想要詢問所有的病人。但他大部分得到的回答，只是最粗野的辱罵。不必再延長調查時間了，這只是徒勞。他轉身向匹奈說道：『啊，公民，你自己是不是瘋了，才會想要為這些畜牲鬆綁？——』匹奈很鎮靜地向他回答道：『公民，我堅信這些精神錯亂者之所以會如此難以對付，正是因為他們被剝奪了空氣和自由。——那麼，你想做就去做吧，但我怕你會成為你自己錯誤推斷的受害者。』於是，庫屯便被抬上車去。他的離開是一個解脫；大家鬆了一口氣；偉大的博愛家立刻開始工作。」[2]

這兩個故事都是形象，因為它們至少以想像形式為其主要力量來源：突克的居所，具有父權的沉靜，可以使得心之激情和神智的混亂慢慢地平靜下來；匹奈的明智堅定，只以一句話和一個手勢就制伏了兩股咆哮環視的獸性狂怒；他的明智，足以分辨狂怒型瘋人和真正危險的傳統血液性體質者：這些形象的力量，足以使傳說流傳久遠——直到我們當代為止。

我們不必拒斥它們。今天留下來的文件，很少比它們更有價值。而且，這些形象是這麼地天真，它們不得不洩漏許多字裡行間的隱含意義。在每個形象驚人的深度裡，我們應該要能同時解讀其所隱藏的具體情勢，及被它們當作是真相提供出來、但其實是它們所流傳的神話價值；最後，也要解讀出其中真正進行的操作，因為這些形象只是在為它們作象徵層面上的轉譯罷了。

---

2   Scipion PINEL，《精神錯亂者之衛生措施大全》（*Traité complet du régime sanitaire des aliénés*），Paris, 1836, p. 56。

＊　　　　　　＊　　　　　　＊

　　突克首先是一名公誼會會員，他是十七世紀末起，開始在英國發展起來的無數「友誼會社」（Société d'Amis）的一名活躍會員。

　　我們前面已經看到，十八世紀下半葉，英國的立法在救助政策上，越來越傾向支持私人組織。[3] 人們組織了種種保險團體，同時也支持救助性會社的成立。然而，因為經濟和宗教上的因素，自從一個世紀多以來，公誼會教徒已經在扮演這個角色了，而且在開頭的時候，他們還違背了政府的意向。「我們不會把錢提供給黑衣人，要他們來援助我們的窮人，埋葬我們的死人，為我們的信徒宣教：這些神聖的工作，對我們來說太珍貴了，我們不能讓別人做我們應做的事。」[4] 如此我們便能瞭解，為何在十八世紀末期的新環境裡頭，會有一條法律於 1793 年表決通過，「鼓勵並支持友誼會社。」[5] 這裡所指的是一些協會——其榜樣和靈感都來自公誼會——，它們由募捐和贈與制度匯集基金，服務其會員，以備其需求或殘廢或生病時的需要。法律條文明白指出，這些組織可以產生「非常有益的效應，支持個人之幸福，又可同時減輕公家財政負擔」。其中一個重要的地方在於：這些會社的成員可以不受「移轉措施」（Removal）管轄。所謂移轉法，規定教區應該把非當地出生的貧民或貧窮病人，轉送回原出生地教區。各教區因此可以藉此擺脫這些人物。我們應該補充說，這項移轉措施，它的來源是「安頓法案」（Settlement Act），而後者會在 1795 年遭到廢除，[6] 這時人們考慮到，

3　參考上文，第三部，第二章。

4　伏爾泰，《哲學書簡》（*Lettres philosophiques*），éd. Droz, I, p. 17。

5　33. George III, cap. v，「友誼結社之負擔減輕及鼓勵。」

6　35. George III, cap. 101。有關安頓法案的廢除，請參考 NICHOLLS，前引書，pp. 112-113。

如果移轉的交通過程可能會產生危險，便要規定各教區有收容不屬該教區貧窮病人的義務。這便是促使隱廬（la Retraite）誕生的獨特爭端的司法背景。

另一方面，人們可以假定公誼會教徒很早就非常注意精神失常者的援助和照料。由其起源開始，他們就和監禁所打過交道：1649 年，喬治‧福克斯（George Fox）[2] 和他的一位同伴，受法官裁定遣送達比（Darby）懲戒所，受到鞭笞，並監禁六個月，理由是褻瀆神聖。[7] 在荷蘭，公誼會教徒曾經幾度被禁監於鹿特丹（Rotterdam）救護院。[8] 伏爾泰或許是記下了一句由公誼會教徒那兒聽來的話，或許是引用了一個流行的意見，他在《哲學書簡》（*Lettres philosophiques*）裡頭，讓他筆下的公誼會教徒說，他們受到的靈感，不一定是上帝本人的話語，有的時候，這還是非理性的連篇廢話：「我們無法知道，當一個人站起來說話時，其靈感來源究竟是聖靈或是瘋狂。」[9] 無論如何，公誼會教徒和十七世紀末和十八世紀初的許多宗教教派一樣，都被捲入宗教體驗和非理性間的大辯論之中；[10] 對其他人來說，也許對他們自己來說也是如此，宗教體驗的某些形態乃是處於常理和瘋狂之間的曖昧地帶；而且他們必然得在每一刻作出兩者間的劃分，同時又要面對別人認為他們是精神錯亂的不斷指責。很有可能，這便是為何友誼會社會以稍帶猜疑的態度，對監禁所中的瘋人待遇產生興趣。

在 1791 年，教派中的一位女性成員，被人送進「約克城旁的一家

---

[2]　1624-1691。他在 1652 年創立公誼會。

7　SEWEL，《基督徒之興起、增長及進展歷史》（*The history of the rise, increases and progress of Christian People*），第三版，p. 28。

8　同上，p. 233。

9　伏爾泰，前引書，p. 16。

10　十七世紀末期新教中的神祕主義者和最後的詹森主義者也經歷著同樣的處境。

精神失常者收容所」。她的家人住在離此很遠的地方，於是便要求公誼
會教徒代為注意其所遭受待遇。然而，收容所管理當局卻拒絕造訪，理
由是病人的狀況不允許接受拜訪。幾個星期後，這位女子死了。「這個
痛苦的事件，很自然地引發了有關精神失常者境遇的反省，也讓人去反
省如何改善這一類機構。尤其，我們瞭解到，如果公誼會自己擁有一座
這一類的機構，這對它應當會有十分特別的利益。這麼一來，教會便能
親自照管其中運作，並且在其中施與比一般待遇更為適當得多的對待方
式。」薩姆艾・突克在該事件發生以後二十年，寫下了以上的故事敘述。

　　我們輕易便能猜出這是安頓法所產生的許多意外事件之一。如果一
個人，沒有很多的錢財，卻在離家遙遠的地方生病了，這條法律卻要求
把他送回家鄉。然而，他的狀況，或者可能是運送費用的問題，強迫人
們必須把他留下來。這樣的情況可以說是部分違法，只能以立即的危險
作為辯護理由，而且，在目前這個案例裡，還要以治安法官簽署的監禁
令來進行合法化程序。然而，除了禁閉病人的收容所之外，其它任何他
的原住教區之外的慈善組織，都沒有權利協助他。簡而言之，一個窮人
如果在原教區之外生重病，便會暴露於無人能夠控制的監禁專權之下。
慈善機構便是為了反對這個狀況而興起的，它們透過 1793 年的一條法
律──也就是薩姆艾・突克[11] 所談及的意外事件發生後兩年──，有權
可以在當地收容罹病的會員。因此，對於這項私人且集體的精神失常者
收容所計畫，我們必須把它理解為反對古老窮病法案的眾多抗議之一。
而且，日期上也很明白，雖然薩姆艾・突克有意不將它們靠近比較，以
便使得私人贈與可以獨享功勞。約克公誼會教徒的計畫形成於 1791 年；
1793 年初，法律決定鼓勵行善的友誼會社，並使它們免受移轉措施管

11　薩姆艾・突克（Samuel Tuke），《位於約克附近的隱廬精神療養所》（*Description
　　of the Retreat, an Institution near York for insane persons*），York, 1813, pp. 22-23。

轄：救助體系就此由教區轉手於私人企業。就在 1793 這同一年裡，約克的公誼會教徒發動一項樂捐，並投票決定會規；翌年，他們決定購買一塊土地。在 1795 年，「安頓法」正式宣告廢除；隱廬開始建造，翌年即可運作。突克的事業所處的脈絡，其實正是十八世紀末，救助體系的立法進行重大重組，也就是布爾喬亞國家為了自身的需要，發明了私人善行的系列措施。

在法國發動的「比塞特院鏈囚」之解放的事件，則是屬於另一種性質，其歷史環境更難確定。1790 年的法律規定要建造專門收容精神失常者的大型救護院。但是到了 1793 年，仍未有任何一所出現。比塞特院曾經成為「窮人收容所」；人們在院內，仍然發現貧民、老人、服刑者和瘋人混在一起，就像大革命以前一樣。在這群傳統人口之上，還要加入因為大革命而被送來的一批人。其中佔首位的便是政治犯。比塞特院的瘋子看守人匹埃森（Piersin），於共和三年霧月 28 日，也就是匹奈駐院的期間，寫信給民政委員會（Commission des administrations civiles）說：「在我掌管的單位裡，總是有一些人是應該送到革命法庭受審的受押人。」[12] 另外，有些嫌犯也藏在這裡。比塞特院和貝洛姆膳宿提供所（la pension Belhomme）、杜愛（Douai）或維內（Vernet）[13] 收容所一樣，都曾被人用來窩藏嫌犯。後來，到了復辟時代，這時必須令人忘記匹奈曾在恐怖統治時代擔任比塞特院醫生，而他曾經保護貴族或教士反而成為功勞：「在那個痛苦記憶的年代裡，匹奈已經是比塞特院醫生。這時人們前來要求這家收容院，付出它對死神的貢品。恐怖統治使得該院塞滿教士，回國的流亡者；匹奈先生竟敢反對

---

12 引用於 TUETEY，前引書，III, p 369。

13 比如康杜塞（Condorcet，譯註：法國政治家、哲學家）在 1793 年 7 月 8 日被人下令逮捕時，匹奈和伯耶（Boyer）便把他藏在 [巴黎] 塞凡多尼街（rue Servandoni）的維內（Vernet）收容所裡。

其中許多人的引渡，藉口說他們是精神錯亂者。人們越是堅持，他便加倍反對；他的反抗很快便具有力量，可以使劊子手屈服。一位平常如此柔順、如此隨和的人士，他發揮的能量卻拯救了許多受害者的生命。在這些人之中，還包括目前一名位居法國首要地位的高級教士。」[14] 然而，我們還得把另一個事實加入考慮：比塞特院在大革命期間，曾經成為精神失常者的主要收容中心。由 1790 年法律的最初應用嘗試起，人們便把由強制收容所釋放出來的瘋子們轉到這裡來，過了不久，又把擠滿巴黎醫護院病房的精神失常者們遣送該院。[15] 如此一來，倒不是因為經過三思的計畫，反而是因為事態本身的變化，比塞特院便繼承了古典時代殘存下來的醫療功能。這個功能並沒有和監禁體系混合，它使得巴黎醫護院成為全巴黎唯一一所有系統地治療瘋人的救護院。巴黎醫護院自從中世紀以來，即不斷在做的，現在比塞特院卻要承擔起來，而且還是在一個比往日更加含糊的監禁體制框架中進行；這時比塞特院演變成醫院，可以讓精神錯亂者在其中接受治療，直到痊癒為止：「自從大革命以來，公立機構的管理單位，只有在瘋人對社會有害而且危險的情況下，才考慮把他們監禁在一家自由的救護院中，他們在院中停留的身分為病人，而且只要確定他們已經完全康復，就會馬上讓他們回到家人或朋友們的懷抱。其證據乃在於所有已經恢復常識的人，曾有一次總釋放，甚至那些被前任高等法院判決終生監禁的人，也重獲自由。院方的

---

14 DUPUYTREN，《匹奈略述》（*Notice sur Philippe Pinel*）。《辯論報》（*Journal des Débats*），1826 年 11 月 7 日部分摘錄，p. 8。Dupuytren 所指的人可能是傅尼葉（Fournier）修院長，他曾發表反對處決路易十六的講道，後來以「心神喪失發作」為名義，被關在比塞特院裡一段時間，在擔任拿破崙的教堂神父後，成為蒙柏里耶的主教。

15 參考，比如治安總理委員會的一道命令，要求把一位精神錯亂者移送比塞特院，理由是人們不能把他被保留在人道大收容所（grand hospice d'humanité）之中。

責任只是收留那些不能享受其自由的瘋子。」[16] 醫療功能明顯地被導入比塞特院中；現在的問題是，如何把過去所發布的心神喪失監禁案，作出最精確的重新檢查。[17] 而且，在收容總署歷史上頭一次，比塞特診療所任命了一位在精神病知識上已經獲得某種聲譽的人；[18] 單以匹奈的任命，即足以證明瘋人在比塞特院中，已經演變為一個醫療上的問題。

然而，我們可以懷疑這同時也是個政治問題。確定罪人之間還關著無辜者，狂徒之間還關著理性的人，從長久以來，一直是革命神話的一部分：「比塞特院的確關著罪犯、強盜、凶神惡煞……，然而，我們應該可以同意，那裡也容納專制權力、家庭暴虐、父權專橫的受害者……。地牢裡的人，是我們的兄弟和同類，他們沒有空氣，而且只能藉由狹窄的天窗看到光明。」[19] 比塞特院是無辜者的監牢，這個意念纏繞著人們的想像，就像過去的巴士底獄：「在監獄大屠殺期間，強盜們以暴力侵入比塞特慈善院，其藉口是要設法解救某些因為舊暴政被人和瘋人相混淆的受害者。他們拿著武器，在單人房一間間地搜查；他們詢問其中的受拘人，如果精神錯亂明顯，就放過他，繼續下一人。這時，有位被銬上鐵鏈的隱居者，卻以充滿意義和理性的言詞以及最辛酸的怨言，惹起他們注意。把他用鐵鏈銬起來，和其他精神錯亂者混雜在一起，這可不是一件醜惡的事嗎？……從那時起，在這群武裝隊伍裡頭，開始發

---

16 匹埃森（Piersin）於共和國 3 年霜月 19 日寫給民政委員會的信。（TUETEY，前引書，III, p. 172）

17 根據匹埃森（Piersin），共和國 3 年霜月 10 日，比塞特院內共有 207 名瘋人。

18 匹奈在大革命之前擔任過《健康雜誌》（*Gazette de Santé*）的編輯。他在其中發表了數篇有關精神病的文章，尤其是在 1787 年：「初冬是否最常爆發憂鬱症，而且也是最具危險性的季節？」；1789 年：「某些躁狂病例之最佳道德療法。」另外，在《生理學對醫學之啟示》（*La Médecine éclairée par les Sciences physiques*）中，他也發表一篇文章：「論某種特別會導致自殺的憂鬱症。」（1791）

19 《民族報》（*Gazette nationale*），1789 年 12 月 12 日。

出暴烈的耳語，以及向院中看守發出的詛咒叫喊；他們強迫他自我檢
討。」[20] 到了國民公會時代（Convention），又出現新的纏擾。比塞特
院一直是恐怖的大儲槽，但這次是因為人們把它看作一個窩藏嫌犯的巢
穴──包括躲藏在窮人破衣下的貴族，臨時喬裝精神錯亂、卻專搞密謀
的外國間諜。在這裡也一樣，應該要揭發瘋狂，好讓無辜得以出現，
但同時也要暴露表裡不一的虛偽。因此，在整個大革命期間，比塞特院
都籠罩在恐怖之中，它在巴黎的邊界上，形成一個可怕而神祕的巨大力
量，在那裡，敵人和非理性無法分離地混在一起，而瘋狂輪流扮演兩種
異化角色：它異化了那些被判作瘋狂、但其實不是如此的人，但它同時
也可能異化了那些自以為受到保護、不受瘋狂侵擾的人；它或者施行暴
政，或者欺騙人──這是一個介於有理者和發瘋者中間、具有危害性的
因素，它能異化這兩者，並威脅其自由之行使。無論如何，瘋狂都應該
被破解，以恢復真相和理性本有的運作。

在這個有點含糊的處境裡頭──這是真實環境和想像所組成的密實
網絡──，很難確定匹奈的角色。他在 1793 年 8 月 25 日上任。我們
可以假設，當時他已是聲望很高的醫生，而之所以選擇他，正是要「破
解」瘋狂，以便從而採取明確的醫療措施，釋放受害者，暴露嫌犯，
以最嚴格的方式，建立瘋狂的監禁體制，因為人們雖然認識到它的必要
性，卻也感受到它的危害。另一方面，匹奈在政治上相當擁護共和政體，
因此可以不必懷疑他會繼續監禁古王權的囚犯，或是支持新政權的追捕
者。在某種意義上，我們可以說匹奈是被賦予一股不尋常的道德力量。
在古典非理性之中，瘋狂和詐病之間並沒有不相容性質，在由外部辨認
的瘋狂和客觀確定的瘋狂之間，也不是互不相容；正好相反，在瘋狂的

20　引用於司馬梁（SÉMELAIGNE），《匹奈及其作品》（*Philippe Pinel et son œuvre*），
　　pp. 108-109。

幻象形態和隱藏在這些形態之下的罪惡，兩者之間毋寧具有一種基本的歸屬關連。匹奈政治性地把這種關連打破了，並且進行一個劃分，使得劃分之後，只會呈現出一個單一嚴密的整體：這個整體為了增進論述式的知識，包住了瘋狂、它的客觀真相和無辜。我們必須使瘋狂脫離非存有的所有邊緣地帶，因為在那兒，開展著非理性的遊戲，而且，即使是被迫害的非瘋狂，或是偽裝的非瘋狂，也都會為人接受，卻永不喪失其瘋狂。

「受銬鏈者」的解放，在這一切當中，具有什麼樣的意義呢？這是不是簡單而純粹地，把幾年來已經為人表達的理念作實際應用呢？這些理念是整個重組計畫的一部分，其中又以卡班尼斯在匹奈於比塞特院就任前一年所擬的計畫為最佳範例。解除地牢中的精神錯亂者們的銬鏈，乃是為他們打開一個自由的領域，但它同時也是一個查核的領域，因為這樣一來，他們便不再隱蔽在迫害或回應迫害的狂怒之中，因而可以在客觀狀態下出現；這也是在建構一個純粹的療養場域，它符合卡班尼斯的規劃，同時也是國民公會政府因為政治上的理由而希望建立的。然而我們也可以這麼想：匹奈在這麼做的同時，其實隱藏了一個反面徵象的政治操作：由於他把瘋人解放了，他把他們更進一步地和比塞特院的全體人口相混合，使得這個人口變得更混雜，更亂成一團，因為這麼一來，所有可能的劃分標準都已遭到取消。而且，在這段時間裡，比塞特院的主管當局的持續關懷，不就是在阻止政府所要求的分離嗎？[21] 無論如何，匹奈是在 1795 年 5 月 13 日，也就是在熱月事件[3] 發生後數個月，政治情勢緩和的時刻，被調職到硝石庫院任職的。[22]

21　參考 Létourneau 和公共工程委員會之間的全部通信，引用於 TUETEY, III, pp. 397-476。

[3]　共和國 2 年（1794 年）熱月 9 日，羅伯士比倒台，恐怖統治結束。

22　由於他想把匹奈寫成一位恐怖統治下的受難者，Dupuytren 敘述說他「受到逮捕，差

　　我們當然不可能精確地知曉，匹奈在決定解放精神錯亂者時究竟有
何意圖。但這並不要緊——重要的正是他的作為立刻染上曖昧意味，以
及它在現代世界所具有的意義本身：它建構了一個領域，使瘋狂可以在
其中以純粹的真相出現，既客觀又無辜。不過這個領域是以理想方式建
構起來的，它總是無限地退縮，使得每一個瘋狂形像都在其中和非瘋狂
緊貼相混，無法分辨。科學為瘋狂畫出的輪廓變得越來越準確，但它的
具體感知卻喪失了活力；瘋狂應該在療養院中遭遇它的真相，然而這
樣的療養院卻不能在它和不屬其真相的事物之間，作出區別。它越是客
觀，就越不確定。解放它，以便查核它的手勢，也是使它產生離散的運
作過程，使它被埋藏在所有理性的具體形態之中。

＊　　　　　＊　　　　　＊

　　突克的事業處在一個潮流之中，那是十八世紀末，英國立法對救助
體制所作的全體調整：匹奈所處的潮流，則是大革命時代瘋人的曖昧處
境。然而這麼說並不是要減低他們的原創性。在他們的作為之中，有一
種無法化約的決定力，而且，在流傳其意義的神話裡頭，仍然可以明顯
看到這種力量——幾乎沒有改變地——出現。

　　突克的公誼會教徒身分很重要。不過，隱廬是一座鄉下宅院，這
一點也十分重要。「那裡空氣清新，比起工業城市附近，煙霧少得
多。」[23] 主宅的窗戶沒有柵欄，直接開向花園；而且「位居山丘之上，
雄視一片向南延伸的怡人風光，目光不受阻礙，俯視著肥沃而且樹木繁

　　點就要被人送到革命法庭；幸好人們還是被說服說他對比塞特院窮人照料有其必要，
　　於是便把他放了。」（DUPUYTREN，前引書，p. 9）

23　1793 年 4 月 5 日對友誼會社所作的報告；引用於薩姆艾·突克（S. TUKE），《隱
　　廬描述》（*Description of the Retreat*），p. 36。

茂的平原……」主宅附近的土地上，有耕作和畜牧；園地「生產富饒的
水果和蔬菜；同時也為許多病人，提供一個可以娛樂和工作的怡人地
帶。」[24] 戶外的勞動，規律進行的散步，園林和農莊中的工作，永遠具
有益處，「而且有助於瘋人的治療。」甚至有些病人，「就在被人送到
隱廬的旅程上，或是在其中休息的最初數天，便已宣告痊癒。」[25] 簡單
的生活、鄉村的幸福、季節的循環，它們想像上的全部力量，在此都被
喚來主持瘋狂的療養。依照十八世紀的想法，瘋狂並不是自然或人身上
本有的疾病，而是來自社會生活、感情、變化不定、激動、人為的食物。
這些便是突克和其同代人所承認的病源。瘋狂乃是脫離自然的生活的產
物、因此它永遠只是一種後果；它不會質疑人的本質，也不會對人是自
然的一部分的想法，加以質疑。瘋狂讓人的本性，也就是理性，保持完
整狀態，像是一時忘記的祕密。這個祕密，有時會在奇特的環境中重新
出現，彷彿它又以狡計和欺詐手段，在一個新的錯亂狀態中再度出現。
薩姆艾·突克舉出一名少婦作例子，她的病症是「完全的白痴」狀態；
長年期間裡，她一直維持著這種狀態，直到有一次她患了猩紅熱。然而，
熱度越是升高，她的精神就變得更清楚、更明白和更活潑；在這個症狀
強大的階段裡，一般的病人會墮入譫妄之中，這位病人卻正好相反，完
全恢復理性；她認出了周圍的人，還回想起一些過去的事情，雖然她以
前好像根本沒有注意到它們。「但是，不幸地，這只是理性的騙局，一
旦熱度降低，她的精神又再度為雲霧圍繞；她又再墮入先前的惡劣狀態。
她在數年之後死去，死前一直處於這種狀態裡。」[26]

在這裡面出現的，是一整套補償機制：自然在瘋狂之中並未消失，

24　同上，pp. 93-96。
25　同上，pp. 129-130。
26　薩姆艾·突克（S. TUKE），前引書，p. 137 註。

只是被忘記了，或者毋寧說，它由精神被錯誤地轉移到肉體上來，使得
那些心神喪失者，反而變得健康硬朗；不過，只要一生病，在肉體裡受
到攪亂的自然，又會重新在精神裡出現，而且比過去還要更純潔，更清
白。由此可以證明，我們不可以「將瘋子視作完全喪失理性」，而是要
在他們身上，看出一整套相似和接近的遊戲，因為這是熟睡在瘋狂的激
動之下的自然；季節和日子的交替，約克的大平原，使自然和人的秩序
相符合的園林智慧，就像持續不斷的咒語，可以使得暫時隱藏的理性，
得到完全的甦醒。隱廬中的病人必須過著田園生活，這生活似乎只是由
堅信所導引，然而這裡卻滑入了一項魔術，它運用自然，使其經由相似、
接近和神祕的滲透，讓自然戰勝人為，驅逐所有社會在人身上沉澱的反
自然。在所有這些形象背後，有一個神話開始成形。而且它將會成為十
九世紀精神醫療的重大組織形式之一。這是一個有關三個自然的神話：
作為真相的自然、作為理性的自然和作為健康的自然。精神錯亂和其治
療的動態，便在這組遊戲之中發展；如果說，作為健康的自然可以被消
滅，那麼作為理性的自然卻只能被遮掩，至於作為世界真相的自然，則
無限地和自身一致；因此，如果要喚醒和恢復作為理性的自然，就必須
要由作為真相的自然出發。一旦理性自然的運作和真相相符，那麼作為
健康的自然便可恢復。突克就是根據這個意義，比較不喜歡使用英語中
的 insane（失去正常判斷力），而偏好法國字「aliéné（精神錯亂），
因為該字包含的理念，比起那些含有思想能力受到廢除意思的字，更能
精確地說明這一類的錯亂。」[27]

　　隱廬把病人安插在自然的簡單辯證之中；不過它同時也建立了一個
社會團體。而且，其模式奇特地自相矛盾。隱廬其實是經由認捐建立的，
而且應該和同時代發展起來的救助協會一樣，像是保險體系那樣地運

---

27 薩姆艾・突克（S. TUKE），p. 137 註。

作；每一名認捐者可以指定受益的病人，他只需付出一筆經過減價的膳宿費用，至於其他人則需付出全額。隱廬是契約結社，以簡單的公司形式來組合利益。[28] 但它同時卻又維持著一個父權家庭的神話：它要求在主管和行政單位權威之下，形成一個病人和監護人相友愛的大社群。這是一個嚴謹的家庭，沒有弱點，也不沾沾自喜，它公正不阿，符合聖經家庭的偉大形象。「主管們為了確保病人的福利，付出了心血，而且他們的熱心和體貼就和公正的父母一樣，於是，在大部分的情況下，他們會得到一種接近孝道的依戀作為回報。」[29] 這種共同的關愛，既不縱容，卻也無不公平，它使得病人尋回處於清純狀態的家庭中的安全感和寧靜幸福；他們變成了一個原始理想家庭的子女。

契約和家庭，協同的利益和自然的關愛——隱廬把這兩者混合在一起，在它之中，包含了十八世紀藉以定義社會起源和社會人真相的兩大神話。它同時既是個人利益的自我忘卻，以便尋回真我，同時又是自然在同一家庭成員之間所促生的自發關愛，因此它便向整個社會，提出一種無中介和關愛的模範。在隱廬之中，人的團體被重新引導回到其最原初和最清純的形態：重點在於將人重新置入基本的社會關係之中，而且要絕對地和根源相符合；也就是說，這些關係必須有嚴格的基礎，並且必須嚴格地符合道德。如此，病人被帶回到社會剛由自然發生時的狀態，這時它的完成，乃在於一個無中介的真相之中，沒有後來因為人的整個歷史發展所帶來的混亂。人們便假設，這麼一來，精神錯亂者的心

---

28 自從十七世紀以來，公誼會教徒便經常採用股份公司的制度。認捐隱廬的社員，如果金額在 20 鎊以上者，每年可以享有百分之五的利息。同時隱廬似乎是個經營得十分良好的企業。以下是創建初年的獲利清單：1798 年 6 月：268 鎊；1799 年：245 鎊；1800 年：800 鎊；1801 年：145 鎊；1802 年：45 鎊；1803 年：258 鎊；1804 年：449 鎊；1805 年：521 鎊。（參考薩姆艾・突克 [S. TUKE]，前引書，pp. 72-75）
29 同上，p. 178。

靈中，所有當前社會所能在其中堆放的人為、無用的煩擾、和自然無關的關連和義務，都會因此抹滅。

這便是隱廬的神話性力量：它宰制時間、質疑歷史、使人重新回到其本質真相，並把他和湮遠的初始自然人和初始社會人相等同。分離現代人和原始存有的距離，完全遭到消除，那許多的深厚沉積，也被打平；在這場「隱居」終點，在精神錯亂之下，終於再度顯出不可能異化的事物，那便是自然、真理、理性和純粹的社會道德。突克的作為似乎受到先前的長久改革運動推動，並可由其解釋；它的確如此；然而，使它同時成為斷裂和起始的，乃是在它一誕生就環繞著它的神話世界，而且它還做到把這個世界成功地引入瘋狂和監禁的古老世界。在過去，監禁體制依據簡單的決定模式，線性地劃分理性和非理性，現在則被它以辯證法取代，並在如此形成的神話空間中運作。在這項辯證法之中，瘋狂成為精神錯亂（aliénation），其痊癒則成為向不可異化者（inaliénable）所作的回歸；不過其中最重要的，乃是監禁第一次擁有某種力量，至少那是隱廬設立者所夢想的力量；由於這個力量，而且是在瘋狂顯露它是精神錯亂之時，因為這項發現本身，人被帶回到不可異化者。如此，透過隱廬的神話，我們可以同時建立其中暗暗預設的想像治療過程，以及它以隱約方式，傳遞給十九世紀的瘋狂本質：

第一，監禁的角色是把瘋狂化約為其真相。

第二，瘋狂的真相，便是去除世界、社會、反自然之後的瘋狂。

第三，這項瘋狂的真相，便是人最原始的不可化約部分。

第四，在人身上，不能遭到異化的，同時既是自然，亦是真相和道德；也就是說，理性本身。

第五，隱廬之所以具有治療能力，是因為它可以把瘋狂同時帶回瘋狂的真相和人的真相，同時帶回到疾病的本性和世界的祥和本性。

我們看到實證主義可以從哪裡進入這項辯證法，雖然表面上此事看

來毫無徵兆，因為其中一切都標指著道德經驗、哲學主題及人所夢想的形象。然而，實證主義只是此一運動的收縮、此一神話空間的縮小；它在一登場就承認瘋狂的真相便是人的理性，彷彿那是客觀自明的事情。這個想法和古典構想完全相反，對後者來說，瘋狂中的非理性體驗，質疑著人身上所有可能具有真相的事物。從此以後，所有瘋狂的客觀掌握，所有針對它的知識和明白表達的真相，都將是理性本身——這是復原和洋洋得意的理性——精神錯亂的解脫。

*　　　　　*　　　　　*

　　比塞特院鏈囚解放的傳統記述中，有一點尚未確定：這便是庫屯是否在場的問題。人們曾經指出，他的巡視是不可能的，應該是把他和另一位巴黎市政會（la Commune de Paris）[4] 成員搞混了，此人也患癱瘓，因為他們都有同樣的殘疾，再加上庫屯可怕的名聲，才會造成這場指鹿為馬的錯誤。[30] 我們可以把這問題丟在一邊：重要的是，這場混淆已經造成了，也被人流傳到後世，而且具有重大的魅力，使人相信是一個殘廢在瘋子們前面因為恐懼而退縮，並把「這些野獸」拋給他們的命運，任其自生自滅。處在整個場景中央的，便是這位被人抬來的癱瘓患者；而且，更好的說法是，這位癱瘓患者還是一位可怕的國民公會議員，因其殘虐而出名，並且因為曾經是死刑台的大供應者而聲名大噪。因此，巡視比塞特院者便是庫屯，而且他會暫時成為瘋人命運的主宰者。歷史想像力要求如此。

[4] 1789-1795 年間治理巴黎的政府。

30 事實上，只有巴黎市政會（la Commune）議員才有成為救護院視察的資格。然而庫屯從未成為其中成員。（參考 Émile RICHARD，《比塞特院史》[*Histoire de l'Hôpital de Bicêtre*]，Paris, 1889, p. 113 註）

　　事實上，隱藏在這個奇特的敘事之下的，乃是瘋狂神話中的一項具有決定性的交錯分列（chiasme）。庫屯巡視比塞特院，目的是要瞭解，匹奈所要解放的瘋子是不是嫌疑犯。他想他會找到一個躲藏起來的理性；但他遇見的是一個以全副暴力展現出來的獸性：他放棄在這裡頭認出智性和隱瞞的徵象；他決定讓獸性自生自滅，使得瘋狂可以在其本質的野蠻裡自我消解。然而，變化便在這一點之上產生了：庫屯，這位癱瘓的革命者，當他把瘋子看作是野獸時，卻在無意之中，以其殘廢和犯罪的雙重烙痕，體現了最醜惡的非人性。而且，這也就是為什麼，在神話裡頭，一定要是他，而不是某位比較不殘廢或不殘酷的人，要由他來說出最後的話語，使得瘋狂最後一次在西方世界中，被人當作是一種獸性。當他被人抬著離開比塞特院時，他自認為是把瘋子們丟棄在他們之間最獸性的分子中間，然而事實上，獸性卻是在他自己身上展現著；相對地，在人們提供給他們的自由裡，瘋子們卻會證明，他們一點也沒有喪失人最本質的部分。當他說出瘋子是野獸時，他實際上已經使瘋人脫離獸性，同時也顯現了他自己的獸性，並且被封閉在其中。他的狂亂比心神喪失者的瘋狂更不合理，更無人性。如此一來，瘋狂便跑到看守人那一方去了；那些人把瘋子像動物一樣監禁起來，現在是這班人在把持瘋狂的所有獸性粗暴；野獸是在他們身上發狂，至於那些心神喪失者的狂亂，其實只是它雜亂的反映罷了。一個祕密被揭開來了：獸性並不存於動物身上，而是來自馴化動物的過程；只憑這個過程的嚴峻性，便可形成獸性。如此一來，瘋子身上的獸性便得到淨化，或至少說，被清除了作為暴力、掠奪、狂亂、野蠻的獸性；在他身上，只剩下一種馴良的獸性，這樣的獸性，不會用暴力來回應束縛和馴服。庫屯和匹奈相遭遇的傳說，說的便是這個淨化過程；更明確地說，它顯示出，當傳說被寫成時，這項淨化已經大功告成。

　　庫屯離開之後，「博愛家馬上就開始著手工作」：他決定釋放十二

名被銬在鐵鏈上的精神錯亂者。頭一位是一位英國軍官,他在比塞特院地牢裡,已經被鏈鎖了四十年:「他被當作是所有精神錯亂者中最可怕的一位……;有一次他狂怒發作,用手銬打在一位傭人頭上,使他當場死亡。」匹奈靠近他,勸告他「保持理性,不要傷人」;以此為代價,承諾他可以除掉他的鎖鏈,並給予他在庭院裡散步的權利:「信賴我。保持溫和及自信,我便還你自由。」軍官聽了這番話,一直保持平靜,而這時他身上的鎖鏈已經落地;一獲得自由,他便迫不及待地跑去欣賞陽光,而且「他欣喜若狂地喊道:實在太美了!」恢復自由的第一天,他整天都在「跑步、上樓梯、下樓梯,口中一直說:實在太美了!」那天晚上,他又回到他的單人房,平靜地在裡頭睡覺。「他在比塞特院繼續待了兩年,再也沒有發作過狂怒;他甚至在院裡成為一個有用的人,隨心所欲地對瘋人發號施令,在他們之中建立起某種權威,並以看守人自居。」

還有另一個解放事件,它在醫學聖賢史之中享有同樣的盛名:這便是士兵施萬結(Chevingé)獲得釋放的故事。這人原先是個酒鬼,患了偉大狂,以為自己是將軍;然而,匹奈卻看到「在這種激動之下,存有一卓越的天性」;他解除了他的束縛,並對他宣稱要選他作僕人,向他要求一位「好主人」對一位感恩的家僕所能期待的所有忠誠。奇蹟出現了:忠僕的美德突然在這個混亂的心靈裡甦醒過來了:「人的心智革命從來沒有這麼突然,也從沒有這麼完全;……他才剛被解放,現在已經是體貼親切」;這個壞掉的腦袋,被如此大量的慷慨態度馴服了,他甚至會為主人對抗和平定其他人的狂怒;他「讓精神錯亂者們聽到理性和善意的話語,雖然自己剛才處於和他們同樣的程度,現在,面對他們,他卻因為獲得自由而感覺到自己的成長。」[31] 這位忠僕在匹奈的傳說中,

---

31 Scipion PINEL,《精神錯亂者之衛生措施大全》(*Traité complet du régime sanitaire des aliénés*),Paris, 1836, pp. 56-63。

會把他的角色扮演到底；他身心全都效忠於其主人，未來還會保護他：那時巴黎人民要用強力衝破比塞特院大門，審判「民族敵人；他便用他的身體作抵擋，寧可自己挨打，救了匹奈一命。」

於是，鐵鏈落下來了；瘋子也得到解放。就在這個瞬間裡，他恢復了理性。或者這麼說也不對：這並不是理性自在自為的重現；這是長期沉睡於瘋狂之下，已經完全成形的社會類型，現在以其整體，又再站了起來，和它所代表的成為完全一致，既無變質，亦無做作。這就像是，瘋人被鐵鏈束縛在獸性之中，一旦得到解放之後，他只有在**社會類型**（**type social**）之中重返人性。那第一位被釋放的人，他並不是簡單純粹地重新變成一位精神健康的人，而是成為一位軍官、一位英國軍官，他對解放他的人保持光明正大的態度，就好像面對一位只用話語拘留他的征服者，他對其他人則持權威姿態，在他們身上發揮軍官的威力。他的健康只有在社會價值之中才能恢復，而這些價值不只是徵象，也是具體的存在。他的理性既不是知識也不是幸福；它不是心智的良好運作；在此理性便是榮譽。對於士兵來說，理性便是忠誠和犧牲；施萬結沒有恢復為有理性的人，而是變成僕人。他的故事，和星期五與魯賓遜的故事，具有幾近乎相同的神話意含；狄福（Daniel Defoe）在被孤離在自然之中的白人和善良的野蠻人之間，並沒有建立一項人對人的、只是立即相對的關係，而是一種主人和僕人、聰明跟忠心、智力和生活力、慎思的勇氣和英勇的無意識之間的關係；簡而言之，這是一項社會關係，再加上它的文學地位和所有相關的倫理立場，但它被位移到自然狀態之上，成為這個兩人社會的立即真相。在士兵施萬結的例子中，也可以看到同樣的價值：他和匹奈之間的關係，並不是兩個相互承認的理性，而是兩個定義明白的人物，他們和類型明確相符地出現，而且依照已經存在的結構來組織關係。這裡我們可以看到，神話的力量如何戰勝心理學的所有合理真情，以及所有嚴格的醫學觀察；很清楚的是，如果匹奈所

解放的主體是真正的瘋子，那麼他們並沒有只是因為受到解放而被治癒，而且他們的行為應當會長期保留精神錯亂痕跡。但這些對匹奈不重要；對他來說，重點在於理性是由一些社會型態所代表的，一旦瘋子不再被人當作是異鄉人、動物、絕對外在於人和人之關係的形像，它們就會很快地結晶成形。對於匹奈來說，瘋人的痊癒，便在於他是否能夠穩定於一種在道德上受承認和同意的社會型態之中。

重要的地方，並不在於銬鏈已被解除的事實——這個措施在十八世紀已經施行多次，尤其是在聖路克院中；重要的是給予這項解放意義的神話，它使這項措施開向某一種理性，其中布滿了社會和道德主題、長期由文學所描畫的人物，並且它還在人的想像中，建構了一個療養院的理想形式。這樣的療養院，不再是一個陷入野蠻作風的人之牢籠，而是一個夢想中的共和國，其中人和人的關係，只建立於透明的美德之中。榮譽、忠誠、勇氣、犧牲以其純粹狀態主宰著這個地方，也同時指出社會的理想形態和理性的標準。而且，這個神話的活力，可由下列幾乎公開的對立中看得出來——在這方面，庫屯的存在也是不可或缺的——那便是它和恐怖時代以後所形成的大革命神話之間的對立：國民公會時代的共和國是一個暴力、激情、野蠻的共和國——是它自己在不知情的狀況下，集合了所有形態的無理智和非理性；至於那些被人遺棄在其暴力之中自生自滅的瘋子們，由他們所自發建立的共和國，卻是已經受到淨化，不再具有激情，這是一個具有基本順從的城邦。庫屯乃是「壞自由」的最佳象徵，這個自由在人民之中引起激情的狂濤，並帶來救國委員會（Salut public）[5] 的暴政——以這個自由為名義，人們繼續讓瘋人受到銬鏈；匹奈則象徵「好自由」，這個自由拯救了最無理智、最暴戾的人，馴化其激情，並將其導入傳統

---

[5] 救國委員會是 1793-94 年恐怖統治時期的實際政權中心。國民公會的年代則由 1792 年延伸至 1795 年。

美德的沉靜世界之中。在那些來到比塞特院要求交出民族敵人的巴黎人民，和拯救匹奈生命的士兵施萬結之間，最無理智和最不自由的，並不是那位因為酗酒、妄想和暴力，曾被禁閉數年的人。

匹奈的神話就好像突克的神話一樣，隱藏著一整套論述運動，它同時是精神錯亂的描述，也分析了它的消除：

第一，在古典監禁所強制的非人和動物關係之中，瘋狂不能顯示它的道德真相。

第二，這個真相，一旦我們讓它自由顯露，就會顯現為存在於完全理想美德中的人的關係：英雄主義、忠誠、犧牲等。

第三，然而，瘋狂卻是惡德、暴力、凶惡，革命者的狂亂把這一點證明得太清楚了。

第四，監禁中的解放，由於它是在類型符合的主題上所進行的社會重建，必然能產生治療效果。

隱廬的神話和鏈囚獲釋的神話，其中各個主題處於立即的對立地位，相互呼應。一個強調所有的原始主題；另一個運轉社會美德的透明形象。其一要在人剛擺脫自然的那一點上，探求瘋狂的真相和消除；另一個則要求一種社會性的完美、一種人際關係的理想運作。然而，這兩個主題此時依然過於接近，而且在十八世紀也太常被人混在一起，使得它們無法在匹奈和突克的作為中，具有非常不同的意義。在這裡和那裡，我們都可看到同樣的努力出現，要把某些監禁措施在精神錯亂的大神話裡重新接續。這個大神話，會由黑格爾在幾年後用嚴格的概念表達出來，他處理的是隱廬相比塞特院的教訓。「真正的心理治療，其基本概念認為，瘋狂並不是理性的抽象喪失。不論是由智力這一邊來看，或是由意志和其責任這一邊來看，都不是這樣的。它只是單純的精神錯

亂，依然存在的理性所發生的矛盾，就好像肉體疾病並不是健康抽象
的、也就是說完全的損失（這其實就是死亡），而是健康發生了矛盾。
人性的療法，是對瘋狂既善意又合理的治療……它預設病人仍具理性，
並由此找出一個穩固的據點，可以由這方向進行。」[32] 古典的監禁開創
了一種異化狀態，但它只是由外在來看才會存在，只是對那些監禁人的
人才存在。對他們來說，被監禁者只是異鄉人或動物。匹奈和突克的手
勢十分簡單，而實證主義精神醫療卻弔詭地把它當作起源。透過這個手
勢，異化被內在化了，它進入監禁體制之中，被限定為瘋子和他本人的
距離。如此一來，這個手勢也把異化變成一個神話。它的確應該被當作
神話看待，因為概念在此被人呈現為自然，道德重建被呈現為真相的解
放，而被呈現為瘋狂的自發性痊癒的，可能只是它祕密地被人塞入一個
人為的現實之中。

* * *

　　匹奈和突克的傳說所流傳的神話價值，被十九世紀的精神醫療當作
是自然的自明之理。然而，潛流於神話之下，卻存有一項操作，或毋寧
說存有一系列的操作，它們靜靜地組織著療養世界、治療法，以及瘋狂
的具體體驗。

　　首先來談突克的手勢。因為它和匹奈的手勢屬於同一時代，因為我
們知道它被一整個博愛運動所支持，人們就把它當作是一個「解放」精
神錯亂者的手勢。其實這裡牽涉的完全是另一回事：「我們可以觀察到，
我們會社的成員受到重大的損害，因為人們把他們交給一些對我們的原
則感到陌生的看護，人們還把他們和其他病人混在一起，而這些人語言

32　黑格爾，《哲學百科全書》（*Encyclopédie des Sciences philosophiques*），§ 408，註。

粗鄙、行為可惡。這一切在病人恢復理性以後，經常會在他們的精神上留下不可磨滅的效果，使得他們不再依戀過去信仰的宗教，而且，有時候他們還會染上往日沒有犯過的惡習。」[33] 隱廬的作用就像一個隔離的工具：這是宗教上和道德上的隔離，其目的是盡可能地在瘋狂四周，重建和公誼會社群相似的環境。有兩個理由支持這個作法：第一，惡痛的景象，對一切敏感的心靈來說，都是一種痛苦，是造成恐懼、怨恨、鄙視，所有這類強烈而有害的激情的源頭，並且可以產生或延續瘋狂：「以下的想法正確無誤：在大型公立機構中，混合不同宗教信仰和感情的人、放蕩者和有德者、瀆神者和嚴肅人士，其效果乃是阻礙理性回歸的演進，而且會使憂鬱和憤世嫉俗的思想更加深不可拔。」[34] 不過，主要的理由卻在別處：宗教可以扮演自然和規律的雙重角色，因為宗教在遠古留下的習慣中，在教育和日常修鍊之中，獲得了自然的深度，而且，它也同時是持久的壓制性原則。它既是自發的，又是束縛人的，因此，只有它才有力量，可以在理性的消蝕之中，反制瘋狂無節制的暴力；它的訓誡，「一旦人在生命之初即已強烈浸潤於宗教訓戒之中，它們便會幾乎變成吾人本性的原則：它們的壓制力即便是在瘋狂妄想的興奮期，也還經常會發揮效力。鼓勵宗教原則在無理智者的精神之中發揮影響，這是非常重要的治療方法。」[35] 在精神錯亂的辯證法中，理性雖然隱匿，卻未消失，宗教構成不可異化者的具體形態：它包含著理性之中不可征服的部分，那在瘋狂中仍然殘存，好像接近自然的東西，它圍繞著瘋狂，就像是環境不斷的撩撥挑動：「在他意識清楚的間歇期，或是康復期，病人可以受益於那些和他持有相同意見和相同習慣的人的陪伴。」[36] 宗

33　薩姆艾·突克（Samuel TUKE），前引書，p. 50。
34　同上，p. 23。
35　同上，p. 121。
36　薩姆艾·突克（Samuel TUKE），前引書，p. 23。

教確保了理性在瘋狂身旁的祕密警醒，並使得已經在古典監禁裡頭橫行的束縛變得更為接近，更為立即。在過去的監禁體制中，宗教和道德環境乃是外來的強制，它只能抑制瘋狂，卻不能治癒它。而宗教在隱廬中，則是指出瘋狂之中仍有理性的運動中的一環，而且這個運動會使精神錯亂回復到健康。宗教隔離的意義非常明確：重點不在預防病人受到非公誼會教徒的瀆神影響，而是要把精神錯亂者放置於一項道德元素內部，使他和他自己及其周圍人士辯論；如此一來，便為他形成一種環境，而他在其中，絕對不是受到保護，而是持續地被維持在一種不安之中，不斷地受法律和過失威脅。

「恐懼的心理，在瘋狂之中很少受到削弱，對於治療瘋子，這一點被認為十分重要。」[37] 恐懼看來像是療養院中最根本的人物。當然，它是一個已經陳舊的形像，我們只要想想監禁體制中的恐怖，即可明白。然而這些恐怖是從外部圈圍瘋狂，標明理性和非理性間的界限，它發揮雙重的力量：一方面，這力量作用在狂怒的暴力之上，將其圍堵，但它也發揮在理性自身之上，以便把它保持在一段距離之外；這樣的懼怕完全存於表面之上。隱廬所建立的恐懼則完全存於深度之中：它是理性和瘋狂之間的中介，好像在召喚兩者之間依然存有的共同屬性，並且透過它來聯繫兩者。支配著古典世界的恐怖，乃是瘋狂在此一時代最明顯的異化徵象；現在恐懼則具有消除異化的力量，使它可以在瘋人和理性人之間，重建一種非常原始的默契。它應該可以使他們再度產生團結意識。現在，瘋狂不應該，也不再能令人害怕；現在**應該**是它本身**在害怕**，因為它現在是無所依憑地，無法挽回地，完全任由常識、真相和道德的教學法處理。

薩姆艾・突克敘述隱廬如何接待一位年輕的躁狂症患者的故事：他

---

37 同上，p. 141。

出奇地強壯，一旦發作起來，周圍的人，甚至是守衛，都要驚慌失措。
當他來到隱廬時，身上銬著鐵鏈；手上銬有手銬；衣服則被繩索綑綁。
他一到達，人們便為他解除所有束縛，並且讓他和監護者共進晚餐；他
的激動馬上就停止了；「他注意力似乎被新的處境所捕捉。」他被帶進
他的房間；總管勸戒他，向他說明，整座療養院的組織方式是以所有人
的最大自由和最大舒適為著眼點，只要他不違反院規，或是人類道德
的一般原則，他就不會受到任何束縛。總管還表示他本人手上握有一些
壓制手段，不過他並不想加以運用。「躁狂症患者能體會到這種對待方
式中的溫柔。他承諾自制。」有時候，他仍會激動、叫罵和驚嚇同伴。
總管提醒他第一天的威脅和承諾；如果他不鎮靜下來，人們只有被迫回
到舊有的嚴懲方式。於是，病人的激動在增強了一段時間之後，便又急
速地降低。「他用心傾聽其友善訪客的訓勉。在類似的會話之後，通常
病人的狀況會有數日的改善。」四個月之後，他離開隱廬，宣告完全痊
癒。[38] 在此，恐懼是以直接的方式，傳達給病人，不過這並不是透過工
具，而是透過論述；問題不在於限制一項發狂的自由，而是圈圍出一個
簡單的責任感領域，並加以讚揚，使得任何瘋狂顯現，都會和一項懲罰
相關。過去曾經在過失和非理性之間造成連結的幽暗罪惡，因此產生位
移；此時瘋人是一位原本具有理性的人，他不再是因為發瘋而犯罪；但
瘋人作為瘋人，身處於他不再因其有罪的疾病之中，卻應該要能體認
到，對於此一疾病之中所有會對道德和社會造成困擾的事物，他都要負
起責任，如果受到懲罰，也只能怪他自己。因此瘋人有罪的標定，不再
是一種在概括的瘋人和理性人之間建立的關係；它變成每一名瘋人和其
監護之間的具體共存形態，也成為精神錯亂者對其自身的瘋狂所應具有
的意識形式。

38　薩姆艾・突克（S. TUKE），前引書，pp. 146-147。

　　因此，對於突克的作為，我們應該重估其意義：精神錯亂者的解放、
拘禁的廢除，人性環境的建構——這些只是一些取得合法性的辯護手
段。真正的操作則有所不同。事實上，在突克創立的療養院中，責任感
的封閉焦慮取代了瘋狂的自由恐怖；恐懼不再是在監牢之門的另一側盛
行，它現在是在意識的封條之下橫行。古久以來，精神錯亂者身陷其中
的恐怖，現在被突克轉移到瘋狂的核心之中。療養院不再是瘋人罪行的
制裁，這是真的；然而，它的作為更進一步，它還把這種罪行加以組織；
他使它成為瘋人的自我意識，以及他和守衛間的非相互關係；它把它組
織為理性人的它者意識，以及瘋人生活中的治療手段。這也就是說，因
為這項有罪性格，瘋人成為自己和他人持續的懲罰對象；而且，由於他
的客體地位受到承認，並因為其罪行意識的覺醒，瘋人應該回歸其作為
自由和負責主體的意識，因此，也就應該能回歸理性。因為這個運動，
精神錯亂者成為他人眼中的客體，同時也回復其自由。這樣的運動同時
也存在於工作和目光之中。

　　不要忘記，這是公誼會教派的世界，他們認為上帝對人的祝福，會
以富足繁榮為徵象。在隱廬所採行的「道德療法」中，工作佔有第一線
意義。就其本身，工作便具有其它形式的肉體強制所不及的拘束力，那
是定時工作中的規律性、注意力的要求、必須達成結果的義務。它會使
病人脫離對其有害的精神自由，並使他進入責任感的體系之中：「由身
心觀點出發，我們都應該偏重規律性的工作……；它對病人最為舒適，
也最和它的病態幻象針鋒相對。」[39] 由此，人進入上帝誡條的秩序之中；
他使他的自由服從於既是現實又是道德的律法。以此觀點，心智工作不
在排除之列；不過仍要極嚴厲地排除任何想像力的運用，因為它總是和
激情、慾望、妄想幻象共謀勾連。相反地，研究永恆的自然和最符合智

---

[39] 薩姆艾・突克（S. TUKE），前引書，p. 156。

慧及神之善旨的事物，最能消除瘋人無節制的自由，並能使他發現其責任形態。「數學和自然科學的各個分枝，乃是可讓精神失常者運用其心智的最有用主題。」[40] 在療養院中，工作完全沒有生產上的價值；它只是以純道德規則的名義，被強加在人身上：自由的限制、對命令的遵從、責任感的擔負，它們的目的只是要使精神脫離異化狀態，因為精神之所以如此，乃是因為過度的自由，而肉體上的束縛，只能對這種自由作出表面上的限制。

　　比工作更有效的，則是他人的目光，突克將它稱作「受人重視的需要」：「這項人類精神的原則，無疑影響著我們的一般行為，它的影響力佔有一個非常令人不安的比率，但經常是以祕密的方式發揮，當我們進入一個新的關係圈子時，它特別能發揮影響力。」[41] 瘋人在古典監禁體制中，也是一樣呈現在目光之下；但這個目光在根柢上，無法觸及到他本身；它所觸及的，只是他醜怪的表面、明顯的獸性；不過這裡面至少包含著一種相互關係，因為健康的人，可以把它當作一面鏡子，讀出隨時可能降臨自己身上的墮落。現在由突克在療養院生活中建立的目光，卻成為其中的重要元素之一，而且它更為深沉，也更不具相互性。這樣的目光，尋求最不易感受的瘋狂徵象，以此追捕瘋人，這便是瘋狂祕密地和理性相分離的地方，是它剛開始脫離理性之處；而這個目光，瘋子用任何形式都不能加以回報，因為他只是被人觀看；他像是一個新生，像是理性世界裡的最新訪客。突克以目光行為作中心，組織了一整套儀式。這是一種英國式的晚會，其中每個人都要模倣社會生活中的所有形式要求，但在其中卻只有目光流轉，而且這是一個窺伺一切洩露瘋狂的失禮、混亂、笨拙的目光。隱廬的主管和監護人因此規律地允許數

40　同上，p. 183。
41　薩姆艾・突克（S. TUKE），前引書，p. 157。

位病人參加「飲茶派對」（tea-parties）；這些受邀者「穿上他們最好的禮服，彼此競爭誰最為禮貌得體。他們享用最好的菜單，而且受到彷彿外賓般的慇勤款待。這些晚會一般都在最佳的和諧和最大的滿足中度過。很少發生不愉快的事件。病人們以不尋常的程度，控制著他們不同的傾向；這個景象會激起驚奇和十分感人的滿足。」[42] 令人感到奇怪的是，這並不是一個接近、對話、互相認識的儀式；這是在瘋子四周組織一個世界，其中所有事物都和他相似相近，但他自己在其中卻是一個異鄉人，而且是異鄉人中的異鄉人，因為人們不只以其外表來判斷他們，還要觀看這些外表所洩露的，不由自主揭露的事物。瘋人不斷地被人提醒他作為陌生訪客的空洞角色，並且在所有人可能對他作出的認識中，受到棄絕，被一個社會角色吸引到他自己的表面之上，而且那是由目光、形式和面具默默強加在他身上的角色，如此一來，他便受邀在合理性面前成為客體，並因而成為完美的異鄉人，也就是說，其特異性不會讓人察覺得到的異鄉人。理性人士的城邦，只接納他這個身分，其代價便是保持無名無姓。

我們看到，隱廬中肉體拘束的部分消除，[43] 其實只是一個總體中的部分，而其最基要的元素乃是要建構「自我約束」（self-restraint），在其中，病人的自由和工作及他人的目光牽扯不清，而且因為可能會被認定有罪，而不斷受到威脅。被人們當作是一個純否定性的操作，也就是把羈絆解開，以便使瘋狂最深沉的本性得到解放的，其實是一項正面的操作，因為它把瘋狂禁閉於獎懲體系之中，也把它納入道德意識的動態之內。這是由譴責的世界過渡到審判的世界。但就在這個過渡的同

---

42 同上，p. 178。

43 在隱廬裡，還是有許多肉體上的強制措施受到使用。比如為了強迫病人進食，突克建議把一支門鎖鑰匙塞入口中，加以轉動。他還註明如此作法，最不會有打斷病人牙齒的危險。（薩姆艾・突克 [S. TUKE]，前引書，p. 170）

時，瘋狂的心理學變得有其可能，因為在目光的監視之下，它不斷地受到召喚，要它來到它自身的表面之上，否定它的隱瞞。人只根據它的行為來判斷它；人們不計較它的意圖，不探測它的祕密。它只為自身可見的部分負責。其餘的一切都化為沉默。瘋狂的存在，只是作為被觀看的對象。療養院建立起一種親近性，不再以鐵鏈、柵欄阻隔，但它卻不會允許相互關係的存在：這只是一個監視、窺伺、靠近過來以便看得更清楚的目光的接近罷了，但它其實更產生出遠離的效果，因為它只接受和承認瘋人作為異鄉人的價值。療養院中所能發展出來的精神疾病知識，永遠只能是觀察和分類罷了。它不能成為對話。而且，如果它要成為對話，只有等到心理分析把目光這個十九世紀療養院中的必要元素驅逐出去的那一天才有可能，這時它會用語言的力量來取代目光的沉默魔力。或者，更正確的說法應該是，它在監護人的絕對目光之上，又增加了被監護者無限的自言自語──如此，它保留了療養院中的古老非相互性觀看結構，但又為了加以平衡，增加了一種不對稱的相互性，也就是無回應語言的新結構。

監視和審判：在此已經出現了一位新人物的雛形。他將在十九世紀的療養院中佔有主要地位。突克本人在講述一名躁狂病患者的故事時，也為他劃出了輪廓。這位病人一旦發病，便狂暴不可抑遏。有一天，他和總管在院中花園一起散步。他突然進入亢奮狀態，走開幾步，抓起一塊大石頭，並做勢要把石頭丟到他同伴身上。總管停步，用眼睛盯住病人；然後，他前進幾步，並「以堅決的語調，命令他放下石頭」；在他靠近時，病人也把手垂下來，最後放掉了他的武器；「於是，他安靜地讓人把他帶回房間。」[44] 一件事物在此誕生了，它不再是壓迫，而是權威。一直到十八世紀末，充滿瘋人世界的，只是一個監禁他們的抽象的、

44　薩姆艾・突克（S. TUKE）。前引書，pp. 172-173。

無相貌的權力；在這個界線內，這個世界是空的，除了瘋狂本身之外，一無所有；守衛們經常便由病人之中選取。相反地，突克卻在守衛和病人之間，以及理性和瘋狂之間，建立了一個中介因素。社會保留給精神錯亂的空間，現在會充滿「另一邊」的人物，他們同時代表實施監禁的有力權威，也代表從事審判的嚴厲理性。監護者的干涉，不靠武器，不靠束縛工具，只是透過目光和語言；他走向瘋狂時，身上沒有任何可以保護他或使他變得具威脅性的事物，他冒險地進行無中介、無憑恃的對峙。然而，在事實上，當他前去對抗瘋狂時，他並不是以具體個人身分走上前去，而是作為理性的存有，因此，在戰鬥開始之前，他就已經具有不發瘋者的權威。理性之所以能戰勝非理性，在往日只是憑藉物質力量，而且它們的戰鬥可以說是真實的。現在，這個戰鬥未開始即已見分曉，非理性之敗北，在事前即已存於瘋人和非瘋人對抗的具體情境之中。十九世紀的療養院裡，不再有束縛，但這並不代表非理性受到解放，它代表的是長久以來，已經把瘋狂加以制伏。

對於主宰療養院的新理性來說，瘋狂並不代表絕對形態下的矛盾，它所代表的毋寧是未成年，這是它本身的一個面向，但卻沒有自主性，只能嫁接在理性世界上生存。瘋狂便是童年。隱廬的一切組織，都把精神錯亂者當未成年人看待。他們在那裡，被人看作「小孩，只是具有過剩的體力，並且危險地使用它。處罰和獎償要近在眼前才有效；稍微遙遠一點，便對他們毫無效力。在他們身上，應該運用新的教育體系，為他們的思想提供新的進程：首先要加以制伏，接著鼓勵，使他們專注於工作，並藉由一些吸引人的辦法，使他們覺得工作是件愉快的事。」[45]長久以來，法律一直把精神錯亂者當作未成年人看待；但這是一種由禁治產和財產託管所抽象定義的司法情境；這並不是人和人之間具體關係

---

45 DELARIVE，前引書，p. 30。

模式。在突克手上，未成年狀態對瘋人來說，乃是一種生存方式，對看守人來說，則是他們具有主宰權的模式。人們大力堅持，在隱廬之中，精神失常者和監護者的社群，具有「大家庭」的風貌。表面上，這個「家庭」把病人放置在一個正常而自然的環境之中；事實上，這是更進一步的異化：司法上，瘋人的未成年人身分，其目的是要保護瘋子作為權利主體的地位：這個古老的結構，在演變為共同生活的形態之後，使得瘋人以心理主體的身分，完全被提交給理性人的權威和威勢處置，而理性人對他來說，則具有成年人的具體形像，也就是說，同時既是他的宰制者，也是他的歸宿。

十八世紀末，家庭在瘋狂和理性關係的偉大重組之中，扮演著決定性的角色——它同時是想像世界，也是真實的社會結構；突克的事業由它出發，也以它為歸宿。突克認為它具有原始的、尚未在社會中受到損害的價值，因此要求它扮演消除異化的角色；家庭就其神話而言，和十八世紀認為是所有瘋狂起源的環境，正是針鋒相對的反題（antithèse）。然而他也非常真實地把它引入療養院世界之中。在這裡，家庭顯得像是在瘋子和理性人之間所有可能關係的真相和規範。也就因為這個作為本身，精神失常者喪失了民權的法律處境，也就是他受家庭監護的未成年人身分，演變為其心理情境，並使他在其中喪失其具體自由。在人們現在為它準備的世界裡，瘋狂的全部存在，都被包裹在——我們可以超前時代稱呼的——「父母情結」（complexe parental）之中。父權體制的威望此時又在其四周重新誕生，就好像它在布爾喬亞的家庭中一樣。後來，心理分析又把這個歷史積澱過程重新提出，並以一個新的神話，賦與它一個穿越整個西方文化，甚至所有文明的宿命意味。然而，實情正好相反，其實是心理分析本身慢慢地在這個積澱過程之中成形，它只是在最近，也就是十九世紀末，才得到穩固。此時，瘋狂在家庭中遭到兩度異化——一次是在神話之中，那是以純父權體系消除異化的神話，

另一次則是在真實的情境之中，那便是以家庭為模式所建構起來的療養院。從此以後——而且這一段時期目前還不可看到盡頭——非理性的論述將會牢不可破地和家庭半真實、半想像的辯證法連結在一起。在過去，非理性的暴力論述，被解讀為褻瀆或辱神之語，從此之後，它則被解讀為對「父親」（le Père）永無止盡的殺害。因此，理性和非理性過去無法補救的大對抗，在現代世界裡，將會演變為本能沉默的賭氣，而它的反對對象將是穩固的家庭制度和它最古老的象徵。

在社會基本體制的變動和瘋狂在監禁世界中的演變之間，存有驚人的匯合狀況。我們前面已經看到，自由經濟體制傾向於把窮人和病人的救助事宜，託付給家庭，而不是國家：家庭因此成為一個發揮社會責任的地方。然而，如果病人可以被託付給家庭，瘋子卻不行，因為他的他異性過強，也過於無人性。突克所做的事，便是在瘋狂四周，以人為的方式重塑家庭的擬象。這雖然是體制的滑稽倣效（parodie），但卻也是真實的心理情境。在家庭不存在之處，他便用一個虛構的家庭布景來取代它，而其建造元素則是一些徵象和態度。然而，有一天會發生一項非常奇妙的位置交換，家庭此時會被解除協助和照料一般病人的角色，但它卻會保留它和瘋狂有關的虛構價值；而且，在窮人的疾病將會再度成為國家事務之後，療養院仍將長期把精神失常者維持在一個具有命令性力量的虛構家庭之中；瘋子仍是未成年人，而理性對它來說，將會長期維持「父親」的樣貌。

因為封閉在這些虛構的價值之中，療養院將不會受到歷史和社會演變的影響。在突克的想法中，重點在於模倣人最自然、最純淨、最古老的共存形態，以建構一個環境：它是最合人性的環境，因為它是一個最不社會化的環境。事實上，他是把布爾喬亞家庭和社會結構相割離，並在療養院中以象徵的方式重塑了它，使它在歷史中偏航漫流。療養院因此總是偏向與時代相錯的結構和象徵，成為不能適應時代和與時代演變

相隔絕的代表者。它在過去是獸性顯現其無歷史和永恆重啟的存在的場所，現在卻看到一些無記憶的標記慢慢上升，它們代表著古老的仇恨、反抗家庭的古老褻瀆，還有為人遺忘的亂倫和懲罰的記號。

＊　　　　＊　　　　＊

匹奈這頭，則不存有任何宗教性質的隔離。更好的說法是，那是一種和突克所使用的隔離措施方向正好相反的隔離。革新後的療養院，它的益處人人可享，或者幾乎如此，因為宗教狂熱分子不在受益之列：「這班人自認受到神啟，而且積極拉別人入他的教。」在匹奈心裡的比塞特院和硝石庫院形像，和隱廬正成互補。

宗教不應該是療養院的道德生活基質，它應該只是簡單純粹的醫學對象：「在一座精神病院中，宗教上的意見，只能用純醫學關係來考慮，也就是說，我們應該把所有有關公眾信仰和政治的其它考慮，擱置一旁。我們要探求的，只是要去瞭解，如果我們反對來自此一根源的思想感情亢奮，是否可以有效地促進精神錯亂者的痊癒。」[46] 由於天主教信仰中的恐怖地獄，是一個熱烈情感和可怕形象的來源，因此經常挑起瘋狂；它會製造譫妄的信仰，維持幻象，將人導向絕望和憂鬱。我們不應該對下面之事感到驚訝：「翻閱比塞特院的精神錯亂者收容登記簿，我們會發現，其中有許多人是教士與和尚，還有一些人是鄉下佬，他們因為看到未來的可怕景象而迷失。」[47] 我們更不要驚訝於，隨著時間不同，宗教狂的數目也會產生變化。在舊王政體制和大革命時代，迷信的活躍程度，或是共和國和天主教會間鬥爭的狂暴性質，使得源自宗教的憂鬱

46　《哲理醫學》（*Traité médico-philosophique*），p. 265。
47　同上，p. 458。

症大大增加。後來和平恢復，政教協和條約（le Concordat）的簽定 [6]
消除了這場鬥爭，這些形式的妄想也跟著消失；共和國十年，硝石庫院
的憂鬱症患者中，尚有百分之五十為宗教狂，翌年則為百分之三十三，
到了共和國十二年，就只剩百分之十八了。[48] 因此，療養院應該擺脫宗
教及其所有相關想像；對於那些「因為虔誠而患憂鬱症的病人」，應該
注意不要讓他持有宗教書籍；經驗「告訴我們，這是延續精神錯亂、甚
至使它變得無法治癒的最佳辦法，我們愈是同意如此，就愈不能穩定其
不安和顧慮」[49]。突克夢想的是一個同時可以作為精神醫療最佳場所的
宗教社群，然而這裡出現的中立療養院理念卻和它大相徑庭，它像是淨
化了所有由基督教引發的形象和激情，因為後者只能使精神偏航，邁向
錯誤、幻覺，以及不久之後即會出現的妄想和幻象。

　　不過，匹奈要削弱的，只是宗教中的想像形式，而不是其中的道德
內容。在受到淨化之後，宗教之中仍有一種消除異化的力量，它可以消
除形象、鎮定激情，使人類恢復他身上所能具有的立即和必要部分：宗
教能使人接近人的道德真相。也就是因為如此，宗教才經常有治療能
力。匹奈講述了一些故事，它們頗有伏爾泰的味道。比如，有一位二十
五歲的少婦，「她體質強健，先生則是位纖弱的男人」；她會發作「非
常強烈的歇斯底里症狀；她想像自己為魔鬼附身。根據她說，這魔鬼外
形變化不定，有時讓她聽到鳥叫聲，有時則是悽慘之聲，有時候又會發
出尖叫。」幸運的是，該地的神父比較熟知自然宗教更勝於驅魔手法；
他相信大自然的善意即有治療之效；這位「開明人士，個性溫柔但又
能令人折服，他成功地影響了女病人的精神，使她離開病床，重操家

---

[6]　這是拿破侖在成為第一執政後，於 1801 年（共和國九年）和教宗簽定的和約。這一
　　年，同時也是法國內外恢復和平的年代。
48　匹奈，前引書。由匹奈所建立的全體統計數字，請參看書中 427-437 頁。
49　同上，p. 268。

務，甚至說服她到花園鏟地……。結果成效十分良好，三年來她不再發病。」[50] 當宗教被化約為極端簡單的地步，成為只有道德內容，它必然會和哲學、醫學以及所有能使精神迷途而返的智慧和科學形態，產生默契。在某些案例裡，宗教甚至可以作為初步治療，為療養院的作為預備條件：這裡有位少女可以作為見證。「她儘管非常聰明和虔誠，卻具有熱烈氣質，」這氣質一分為二，「一方是她的感情傾向，另一方面，則是她在行為上的嚴謹原則」；她的懺悔神父，在勸她歸依上帝無效之後，便向她舉出一些堅定有節的聖徒的例子，並勸她遵循「大激情最好的良藥：耐心和時間。」病人被送進硝石庫院後，受到匹奈的治療，「遵循同樣的道德原則，」她的疾病「只持續短暫的時間。」[51] 如此，在療養院中收納的，並不是宗教中的社會主題：透過同一個靈感會通和同一個共同社群，使人達到博愛的境界，那反而是慰藉、信賴和順應自然的道德力量。它應該延續宗教的道德作為，排除其神妙文本，只在美德、勞動和社會生活的層次上發揮作用。

療養院因此是一個無宗教的宗教領域，純道德和倫理一致化的領域。在它之中，所有還能保存舊有差異的一切記號，現在都消失了。對神聖最後的回憶也熄滅了。在過去，監禁所作為社會空間，曾由痲瘋病院繼承了幾乎是絕對的界限；它是一塊他異的土地。現在，療養院卻得描繪出社會道德的巨大連續。家庭和工作價值，所有受到承認的美德，正支配著療養院。不過，這個支配是雙重的。首先，這是一種事實上的支配，其地點就在瘋狂的核心之中；即使精神錯亂表面暴烈混亂，基本美德的堅固特質並未斷絕。存有一種非常原始的道德，即使是在最嚴重的心神喪失狀態下，它通常也不會受到損害；在治療中出現並發揮療效

50 匹奈，前引書，pp. 116-117。
51 同上，pp. 270-271。

的，就是這個道德：「對於治療過程中經常出現的純美德和嚴格原則，我一般都只能作出光明的見證。除了在小說裡頭，我沒有看到其他人比起大部分幸運回復到康復期的精神錯亂者們，會是更值得被珍愛的配偶，更溫柔的父母，更熱情的情人，更盡責的個人。」[52] 這個不可剝奪的德性，同時既是瘋狂的真相，也是它的解決。這就是為什麼，如果說它在實然面佔有支配地位，它還需要在應然面上如此。療養院將會縮小差異，抑制惡行，消除不規律。它將會揭發一切和社會根本美德相對立的事物：比如單身生活，──「在共和十一年和十三年間，罹患白痴的女孩數目比結婚的婦女數目多七倍；就心神喪失而言，其比率是二至四倍；因此，我們可以推斷。婚姻是婦女的預防之方，可以用來抵抗兩種最根深柢固、又經常是最不能治癒的精神錯亂」[53]；──或是放蕩、行為不檢和「極端的傷風敗俗」，──「酗酒、無節制且無選擇的風流、散亂行為、麻木不仁的毫不在乎，這些惡習都能漸漸地使理性變弱，最後導致精神錯亂的爆發」[54]──；或是怠惰，──「經驗中最穩定、最意見一致的結果告訴我們，在所有的公立療養院、監獄和濟貧院中，對於健康、善良道德、秩序之維繫，其最可靠、也可能是唯一的擔保者，便是嚴格進行機械性工作的律則。」[55] 療養院為自己設立的目標，乃是道德的同質性支配狀態，並且嚴格地延伸到對所傾向於逃脫這項支配的事物之上。

然而，也就是因為如此，它卻讓一項差異顯現出來；如果法律不能普遍地支配，那是因為有些人不承認法律，有一個社會階級生活於無秩序、疏忽、甚至接近非法的狀態之中：「如果，我們看到有一些家庭，

52　匹奈，前引書，p. 141。
53　同上，p. 417。
54　同上，pp. 122-123。
55　同上，p. 237。

在秩序和融洽之中，長年地繁盛，但在另一方面，有多少其它的家庭，尤其是在社會低階層中，因為呈現放蕩、不和及可恥困境的圖畫，令人厭惡，也令人看了難過！由我每日所作的筆記可知，我們在濟貧院中治療的精神錯亂者，其最豐富的來源，便是這些家庭。」[56]

療養院到了匹奈手上，同時演變為道德同一化和社會揭發工具。重點在於使得一種普遍的道德，得以佔據支配位置，或是在它的他異者內部形成宰制，或是在精神錯亂遠在其個體顯現之前即已存在的地方，建立其支配。在前一種狀況中，療養院發揮喚醒和回憶的功用，召喚一個被人遺忘的本性；在後一種狀況中，它應該以社會位移來發揮作用，以便使個體可以脫離其原來條件。隱廬所進行的操作，仍是簡單的：這是以道德淨化為目的的宗教隔離。由匹奈所進行的操作則相對地複雜：他進行的其實是一種道德上的綜合，在確保瘋狂世界和理性世界間的倫理連續性的同時，又進行社會隔離，一方面向布爾喬亞道德保證其實然面的普遍性，另一方面又能使它在應然面支配所有形態的精神錯亂。

古典時代中，貧窮、怠惰、惡德和瘋狂，在非理性之內混合，形成同一個罪孽；瘋子們陷入為窮困和失業而設立的大禁閉之中，但所有的人都被推送到過失之旁，接近墮落的本質。現在呢，瘋狂則和社會性的衰敗有關，而這項衰敗又以混淆不清的方式，顯得像是瘋狂的原因、模範和極限。半個世紀以後，心智疾病將會演變為退化（dégénérescence）。從此以後，基本的、產生實際威脅的瘋狂，乃是由社會底層升起的瘋狂。

匹奈的療養院和突克的療養院因此有所不同，它不是退隱世外的場所，一個屬於自然和當下真實的空間，而是一個一致性的立法領域，道

---

56 同上，pp. 29-30。

德的綜合地點，而生自社會外部邊界的精神錯亂將會在此為人抹消。[57]
匹奈把受監人的生活整體、監護者和醫生面對他們的所有行為，都加以
組織，以便發揮這些道德綜合。他主要使用三個方法：

第一，靜默。第五位被匹奈釋放的鏈囚，在過去是一位教士，因為
發瘋被驅離教會；他患了自大狂，以為自己是基督；這是「人類傲慢狂想
的極致」。他在 1782 年被送進比塞特院，被鑄鐵鏈已有十二年。由於他
態度驕傲，言詞浮誇，他是整個收容所裡最受人欣賞的景觀之一；但是，
由於他知道他自己正在重新經歷基督的受難過程，「他很有耐性地忍受這
項長久的殉難，以及他的躁狂所受到的連續挖苦」。匹奈把他列入最初十
二名獲釋者，雖然他的妄想症仍是同樣地嚴重。不過，他對待他的方式和
對待其他人不同：既沒有鼓勵、也沒有要求他作承諾；一句話都不說，他
便要人解下他的鐵鏈，並且「明白下令，要每個人模傚他的克制，不向這
位可憐的精神錯亂者說任何一句話。這項禁令受到嚴格遵循，結果在這位
如此膨脹誇大的人身上，產生了比鐵鏈和地牢更顯著的效果；在他的完全
自由中，他卻因為這個新的遺棄和孤離的狀態，反而感到屈辱。最後，經
過長時間的猶豫以後，人們看到他自願地跑來加入其他病人的群體；從這
一天起，他便恢復比較合理和比較正確的思想。」[58]

釋放在此具有弔詭的意義。地牢、鎖鏈、連續的景觀、挖苦話，對

57　匹奈一直強調立法更甚於知識進展。1779 年 1 月 1 日，他在寫給其兄弟的信中說：
　　「如果我們綜觀地球上的種種立法，我們便會發現，社會體制總是超前科學和藝術的
　　發展，因為後者預設著一個社會體制開化文明的民族，而且他們因為環境和歷史，才
　　能達到使得文化開花結果的權威……比如我們不能說英國人的法律體制是科學藝術昌
　　明繁盛的後果，因為英國人的立法比其文化發展提早數百年。這些驕傲的島民之所以
　　可以有超人一等的天才和技能，便是因為他們擁有使其成為可能的法律制度。」（見
　　SÉMELAIGNE，《精神錯亂專家及博愛家》[Aliénistes et philanthropes]，Pp. 19-20）
58　Scipion PINEL，《精神錯亂者之衛生措施大全》（Traité complet du régime sanitaire
　　des aliénés），p. 63。

病人的妄想來說，可說是其自由的要素。他因此受到承認，而且因為別人的合作，而由外部受到迷惑，他不能脫離他的立即現實。相反地，鐵鏈脫落了，所有人的冷漠和默不作聲，使得他被閉鎖在一個空洞自由的有限使用之中；他被人靜靜地丟給一個不受承認的真相，而他雖然體現它，卻是無用，因為別人根本看都不看，而且他也不能由其中獲得激奮，因為這個真相甚至沒有受到屈辱。現在被人羞辱的，乃是人本身，而不是他在狂想中的投射：過去的肉體拘束，現在被一種自由所取代，但它在每一刻都會遭遇由孤獨所形成的限制；過去是妄想和冒犯之間的對話，現在則被取代為一種自言自語，而他的語言會在他人的沉默當中耗盡；過去是自以為是和侮辱性的展示，現在則被冷漠所取代。從這時起，他比被禁閉在地牢中或鎖銬在鐵鏈中更加真實地受到監禁，只是自己的囚徒，不再被他人監禁，病人於是陷入一種和自己的關係之中，屬於過失一類，也陷入一種和他人的無關係之中，屬於恥辱一類。其他人不再有罪，因為不再是迫害者；有罪者現在向內部轉移，並向瘋子顯示他只是被其自以為是的論斷所迷惑；敵人的面孔消失了；他不再感受到他們由目光形成的存在，而是感到他們的拒絕注意，目光閃躲；其他人對他來說，只是一個隨著他前進而不斷後退的界線。他被人由鎖鏈中釋放出來，但現在卻被沉靜的效能，銬在過失和恥辱之上。過去他覺得別人在處罰他，反而在其中看到他無罪的標記；現在他被免除所有的肉體懲罰，卻會覺得自己有罪。苦刑造就了他的榮耀；解脫則使他感到屈辱。

　　在文藝復興時期，瘋狂和理性之間曾進行不斷的對話，與此相較，古典監禁可說是一種置入沉默的措施。然而，這並不是完全的沉默：語言在此並沒有真正地被人消除，反而比較像是涉入事物之中。監禁、牢獄、地牢，甚至苦刑，都在理性和非理性之間交結出一種沉默的對話，那便是鬥爭。現在，這種對話本身又受到拆解；沉默是絕對的；在瘋狂和理性之間，再也沒有共同語言；針對妄想的語言，只能以語言的缺席

來回應，因為，妄想並不是一個和理性對話的片段，它根本就不是語言；在那終於沉默無言的意識裡，它只能指涉過失。只有從這裡出發，一個共同語言才能再度成為可能，其條件是這個語言要演變為承認有罪的語言。「最後，經過長時間的猶豫以後，人們看到他自願地跑來加入其他病人的群體……」語言的缺席，成為療養院的基本結構，它的相關現象，便是公開招供。當佛洛伊德在精神分析中，謹慎地重新建立交流，或毋寧說重新開始聽取這個此後碎裂為自言自語的語言時，我們應該驚訝於他所聽到的陳說一直都是過失的招認嗎？在這個長久的沉默之中，過失已經進入話語的源頭了。

第二，鏡中承認。瘋人在隱廬中被人觀看，而且也自知如此；然而，除了這道直接的目光之外，他只能間接地把握自我。在匹奈這頭，正好相反，目光只在瘋狂所定義的空間內部作用，它沒有外在的表面或限制。瘋狂看著自己，它被它自己看著──同時既是景觀中的純客體，又是絕對的主體。

「有三名精神錯亂者，自認為君主，而且都取路易十六為稱號。有一天，他們彼此爭論著統治權，而且以過於強烈的方式強調自己的權利。一位女監護人走近其中一位，將他拉到一旁說：為什麼您要和這些顯然是瘋子的人爭辯呢？難道他們不知道應該認出您就是路易十六嗎？這名患者，聽到這項恭敬的阿諛之後，便立刻走開，並以鄙夷的高傲態度來看其他兩位。同樣的計謀又再度在第二人身上生效。於是，在片刻之中，便不再有爭論的痕跡。」[59] 這裡我們看到的是第一個時刻，興奮高昂的時刻。瘋狂被人召喚去觀看自己，不過那是觀看別人的瘋狂：它在他們之中顯得像是毫無根基的自誇，也就是說，像是可笑的瘋狂；然

---

59 引用於司馬梁（SÉMELAIGNE），《精神錯亂專家及博愛家》（*Aliénistes et philanthropes*），附錄，p. 502。

而，在譴責他人的目光裡，瘋狂卻確定了它自身的合法性，並且確定自己和其妄想間，具有適當的關係。推斷和現實之間的裂痕，只有在對象之中，才會讓人認出。在主體中，它則完全受到遮蔽，使它成為當下的真實和絕對的裁判者：這是狂熱的主宰狀態，它揭發、削除其他人的假主權，並因此肯定其推斷的完美飽滿。瘋狂，就像簡單的妄想一樣，被投射在他人身上；就像完美的無意識一樣，它完全為人承受。

　　但也就是在這個時刻，這面原是建立同謀關係的鏡子，演變為神話的消除者。比塞特院有另一位病人，他也一樣，以為自己是國王，總是「以命令和最高權威語調」說話。有一天，他稍微平靜下來，監護人便走近他，問他說，如果他是國王，那麼他為什麼不下令終止他的拘禁？他為什麼仍然跟種種精神錯亂者混在一起？在隨後的日子，他又再度重提同樣的論調，「讓他逐漸看到他過度的自負其實十分可笑，並向他展示另一名長久以來也一樣相信自己擁有最高權力的精神錯亂者，後來是如何成為別人的笑柄。這位躁狂症患者，首先是受到震撼，不久，他開始懷疑其君主頭銜，最後，他終於承認這一切只是他偏離現實的幻想。這個如此出乎意料的精神革命，僅在半個月左右便得以完成，而且，經過幾個月的考驗期後，這位可敬父親便能重返家庭懷抱。」[60] 這裡我們看到的，則是第二階段的低沉屈辱期：瘋人自以為是地和它的狂想對象認同，但這個狂想就像鏡子一樣，讓他認出自己，揭發此一自負的可笑性；由於他承擔起客體的身分，也就使得它的神話遭到消除，如此一來，他作為主體的穩固主權，也就在這樣的客體之中完全崩潰。他現在被他自己無情地觀看著。而代表理性的人士，一句話也不說，只把那面危險的鏡子伸出來，讓他可以客觀地承認自己發瘋。

　　我們曾經看到十八世紀的醫療法，運用什麼樣的辦法──同時也是

60　匹奈（Philippe PINEL），前引書，p. 256。

什麼樣的騙局——嘗試去說服瘋子相信他的狂想，以便使他能更輕易地加以突破。[61] 這裡運用的完全是另一種動態：重點不在以一個強行樹立真相的演出來消除錯誤；重點與其說是要消除瘋狂中的錯亂，不如說是要利用瘋狂中的傲慢來攻擊它自己。古典精神之所以譴責瘋狂，乃是因為認為它對真相具有某種盲目；從匹奈開始，人們則比較傾向認為瘋狂像是來自人心深處的一種衝動，它超出個人的控制，忽略道德上的外在要求，傾向於自我的神化。對於十九世紀來說，瘋狂的原型是自認為神，相反地，在先前的世紀裡，這個原型則是對神的拒絕。因此，瘋狂的拯救，便只能是看到它自身被演出為受辱的非理性，因為它雖然沉溺在狂想的絕對主體性之中，它卻能在和自己相同的狂人身上，捉住其中可笑而客觀的形象。在這個相互觀看的遊戲之中，真相像是以奇襲的方式（而非以十八世紀的暴力方式）鑽了進來，不過，它在這裡永遠也只是看到它自己罷了。然而療養院院方，便是在瘋人的社群之中，如此這般地設置鏡子，使得瘋子終究不得不突然察覺到自己是個瘋子。鐵鏈使得瘋狂成為一個純粹被人觀看的客體，但是一旦由其中解脫出來以後，瘋狂卻弔詭地喪失其基本的自由，那便是孤獨之中的興奮高昂；對於它對自身真相所知的部分，瘋狂變得必須負責；它被監禁在那無限回返的目光之中；它終究是被鏈鎖在作為自身對象的屈辱之上。它的意識覺醒，現在和一種恥辱感相連，那便是認知到自身和這個他異者相同，知道自己被包含在其中，而且在知道如何辨識和認識自己之前，就已經對自己抱持輕蔑。

第三，持續不斷的審判。就和沉默一樣，這項鏡子遊戲也不斷地傳喚瘋狂作自我審判。然而，更進一步，它也在每一刻受到外來的審判；審判它的不是一個道德或科學的意識，而是一種永久開庭的無形法庭。匹奈所夢想的療養院，曾在比塞特院中部分地實現，不過硝石庫院尤其

---

61 參考本書第二部，第四章。

能夠將其實現。這其實是一種司法小宇宙。為了有效，這個司法體制在外表上必須令人恐懼；在精神錯亂者心中，應該存在著法官和劊子手的全體想像隊伍，好讓他明白，自己如今是落入了什麼樣的審判天地之中。司法場景中的可怕、無情部分，因此也構成治療的一部分。有一位比塞特院的受監人，患的是宗教狂，他因為恐懼地獄嚇得手足無措；他認為只有藉由嚴格禁慾才能逃開永墮地獄的罪刑。於是，這項對於遙遠審判的恐懼，便必須經由一項立即、而且更加可怕的審判的存在來作補償：「他的悲慘思緒，不可抗拒地延展著，除了強烈深刻的恐懼所產生的印象之外，能有其它的制衡嗎？」一天晚上，主管出現在病人門口，「手上拿著一個專門用來令人產生害怕的工具，眼神火怒，聲如雷鳴，一群服務人員簇擁在四周，他手上拿著沉重的鐵鏈，大聲搖晃。人們在精神錯亂者身旁放了一碗濃湯，並以最明確的命令通知他，如果他不想蒙受最殘酷的待遇，那麼就要在晚間把湯喝了。人們就此離去，讓患者心思輾轉於剛剛聽到的處罰威脅和來生的折磨之間。結果，在內心交戰數小時之後，前一個念頭佔了上風，他決定進食。」[62]

　　療養院作為司法單位，具有獨一無二的至高地位。它可以立即審判，而且作出最後判決。它也擁有它自己的懲罰工具，並可隨意使用。古老的監禁體制通常是非正規的司法形式；不過它模倣罪犯的刑罰，使用同樣的監牢、地牢、肉體虐待。主宰匹奈療養院的司法體制，卻不向其它司法體制借用壓制模式；它自己加以發明。或者這麼說更好，它把十八世紀盛行的醫療法轉化為處罰之道。而且，在匹奈的「解放」和「博愛」事業中，把醫學轉化為司法，治療轉化為壓制，也只是其中的弔詭之一。在古典時期醫學中，沐浴和淋浴之所以被用來當作療方，乃是和醫生們對神經系統的遐想有關：其目的是要使器官重獲清涼，鬆弛乾熱

62　匹奈，《哲理醫學》（ *Traité médico-philosophique* ），pp. 207-208。

的纖維；[63] 同時，冷水沖浴的好處，還包括不快詫異的心理效果：它可以打斷思緒，改變感情的性質；不過這仍是醫學夢想天地中的事物。到了匹奈的時代，淋浴的使用，就毫不掩飾地具有司法意義了；淋浴乃是常駐療養所的簡單治安法庭慣用的處罰：「我們把它們當作一種鎮壓手段來使用。而且通常只要用了這些法子，就可以讓有能力作手工的精神錯亂者服從工作紀律，克服頑強的拒絕進食，並且馴服受雜亂思考性情驅使的精神錯亂者。」[64]

這裡面的整體組織都要讓瘋人瞭解到，他被一個審判世界由四方八面包圍住了；他必須知道自己受到監視、審判、譴責；過失和處罰間的關係應該是明顯的，像是一個受到所有人承認的罪孽：「利用洗浴情境，要他回想所犯的過失，或是對重要責任的疏忽。我們打開水龍頭，把一股冷水突然澆在精神錯亂者頭上，這會造成一個意外而強烈的印象，使他分心，不再專注於同一個執念之上；如果這個念頭堅持不去，我們便反覆地沖，不過要注意避免口氣強硬，言詞驚人，因為這樣只會引起他的反抗；相反地，要和他說，使用這些暴力手段，乃是為了他好，不得不抱憾而為；有時候可以開個玩笑，但小心不要把玩笑開得過火。」[65] 懲罰在此，幾乎具有算術上的自明性，而刑罰如有必要，可以無限地重複因為高壓手段而攫得的認錯，這一切，最後會使得司法單位內在化，並在病人心中產生內疚感：只有在這時，法官們才接受停止懲罰，因為他們已經確定，懲罰會在患者的意識中無限地延伸下去。有一位女躁狂症患者，經常要撕裂衣服，和打破所有她可以拿得到的東西；她受到淋浴治療，也被穿上緊身衣；最後，她顯得「屈辱而沮喪」；不過，因為考慮到這個恥辱感只是過渡現象，

63　參考上文，第二部第四章。

64　匹奈，《哲理醫學》（*Traité médico-philosophique*），p. 205。

65　同上，p. 205。

內疚也只是表面性的，「指導為了在她心中深深烙下恐懼之情，便以最有力、但毫不動怒的堅決態度和她說話，向她說，從此以後，她還會受到更嚴屬的待遇。」期待的結果立即出現：「她大哭一頓，接近兩個小時，用這大把的眼淚來宣示她的悔過。」[66] 這個循環因此是雙重地完成：過失已經遭到處罰，犯過失者也承認自己有罪。

不過，還是有一些精神錯亂者不受此一運動掌握，並能抵抗其所操作的道德綜合過程。這些人，會在療養院本身內部再受幽禁，形成一群新的禁閉人口，一群甚至不受司法管轄的人口。當人們談到匹奈和他解放事業時，極經常省略這個二度幽禁。我們在前面已經看到，他認為改革的好處，不能讓下面人士分享：「她們是自認受到靈啟的信徒，不斷地要人信她的教，並且以卑鄙的快樂來唆使其他精神錯亂者進行反抗，理由是人應該聽神的話，而不要服從人。」不過，幽閉和地牢，對下列人物也是必要的：「她們不能服從工作的一般紀律，總是作惡、騷擾其他女患者，向她們挑釁，並不斷地引起爭吵。」另一類女人則是「在病發時，會有不可抑扼的衝動，偷取所有她拿得到的東西。」[67] 由宗教狂而產生的不服從、對工作的反抗、偷竊，這是反抗布爾喬亞社會的三大過失，對其基本價值所做的三大殘害，即使有瘋狂作藉口，也無可饒恕；它們的錯，得用純粹簡單的牢獄來罰；由於它們都對道德和社會一致化，表現出抵抗，它們便得遭受到最嚴屬的排拒手段，因為匹奈所構想的療養院，其存在理由，便是上述的一致化程序。

在過去，非理性被置於判決之外，好讓理性權力可以專擅地處置它。現在，它卻受到審判：而且判決不是只做一次，在進入療養院之時進行，使它可以永久地被人辨認、分類和宣告無罪；相反地，它現在陷

66　同上，p. 206。

67　匹奈，前引書，p. 291, note 1。

入一種持續審判之中，它對它不斷地追討、制裁、宣布過失、要求可以接受的懲罰，並排除其過失可能會長期危害社會良好秩序的人物。瘋狂雖然避過了專權，卻又落入一種無限期的審判之中，而療養院同時提供了其中的警察、檢察官、法官、劊子手；在這樣的審判之中，任何生命中的過失，由於療養院生活的特性，都會轉化為社會犯罪，受到監視、判刑和懲罰；這樣的審判，沒有別的出路，只有以內疚感來表達持續的放棄。由匹奈所「釋放」的瘋子，以及在他以後，現代監禁體制中的瘋子，乃是處於審判之中的人物；如果他們擁有不再和罪犯混合或同化的特權，相對地，他們所受的罪罰則是，要在每一瞬間，都處在一個控訴行動的打擊之下，然而這篇控訴文從未被明白提出，因為這便是他們在療養院中的生活整體。實證主義時代的療養院，也就是使匹奈享有創建者榮耀的療養院，並不是一個自由進行觀察、診斷和治療的領域；它其實是一個司法空間，在其中，人受到指控、審判和譴責，而如果要擺脫它，也只有把這個審判過程移轉到深層心理之中，也就是說，只有藉由悔恨，才能由其中獲得解放。瘋狂將在療養院中受到懲罰，即使它在外頭被人宣告無罪。長久時間裡，而且至少一直延到我們的當代為止，它都會一直被監禁在一個道德世界之中。

*　　　　*　　　　*

在沉默、鏡中承認、持續的審判之上，還得添加一個為療養院世界所專有的第四結構。它形成於十八世紀末：這便是醫生角色的神化。它顯然是所有結構中最重要的一個，因為它不但允許醫生和病人間的新接觸，而且會使異化和醫學思想之間的新關係成為可能，最後還會操控瘋狂的現代體驗全體。一直到這時，我們在療養院中看到只是原監禁結構的走調和變形。等到醫生角色新地位一出現，監禁最深層的意義便遭到

廢除：我們現在所認識的心智疾病，其意義於是成為可能。

在突克和匹奈的事業裡，雖然其精神和價值是如此地不同，卻會在這項醫生角色的轉變中彼此匯合。如同我們在前面看到的，醫生並未在監禁生活中擁有一席之地。然而，在療養院中，他卻變成了一位關鍵性的人物。他是療養院的把關人。隱廬的院規明白地規定：「入院審查委員會應該要求病人出具一份由醫生簽署的證明書……。而且必須說明，除了瘋狂之外，病人是否罹患其它疾病。同時最好加上一份報告，說明病人從何時開始患病，並且如果曾經使用藥物，也必須加以記載說明。」[68] 自從十八世紀末以來，醫師證明書幾乎成為監禁瘋人的必要文件。[69] 然而，就在療養院內部，醫生因為在其中經營了一個醫療空間，所以也取得了主導地位。然而，要點便在於此：醫生之介入，並不是因為他專有的一種知識或醫療權力，也不是因為一套客觀知識而取得合法地位。**醫療人（homo medicus）**並不是以學者身分，而是以智者身分，在療養院中取得權威地位的。如果醫療這項職業受到需要，那並不是因為它被當作科學，而是作為法律和道德上的擔保。[70] 一位有高度良心、正直美德，並且具有長期的療養院工作經驗的人士，也可以替代他。[71] 因為，醫療工作只是一項龐大的道德任務的一部分，只有完成這項任務，療養院才能確保精神失常者的痊癒：「在所有公私精神錯亂療養機

---

68 隱廬規章。第三節，第 5 條，引用於薩姆艾・突克（S. TUKE），前引書，pp. 89-90。

69 「在整個巴黎行政區內，瘋人或無理智者的進入現今及未來的專門機構時，必須要有合法醫師或外科之報告書陪同。」（《無理智者之入院規章計畫》[*Projet de Réglement sur l'admission des insensés*]，為巴黎行政區通過採用，引用於 TUETEY, III, p. 500）

70 朗哲曼（Langermann）和康德（Kant）想法相同，都希望其中最基要的角色由「哲學家」來擔任。而這一點和突克及匹奈的想法並無對立。

71 參考匹奈對布桑（Pussin）夫婦所作記述。他並將他們任命為他在硝石庫院的助手。（司馬梁，《精神錯亂專家及博愛家》[*Aliénistes et philanthropes*]，附錄，p. 502）

構的管理中，如果有一條不可違犯的律則，不就是要在其自身和他人安全的可能範圍內，給予精神錯亂者全幅度的自由，並根據他的出軌嚴重程度來施與相當的懲罰……，收集所有有助於醫師治療的事實，細心研究風俗、氣質的特殊變化，最後要合宜地表現溫柔或堅定、調和形式或是樹立權威、堅決嚴厲的口氣嗎？」[72] 根據薩姆艾·突克的記述，隱廬任命的第一位醫生，具有「不屈不撓、擇善固執」的優點；在他進入隱廬任職時，顯然並沒有心智疾病方面的特殊知識，但他「才智敏銳，瞭解其同類的最高利益，有賴於他是否能發揮才幹。」他根據常識和前人的經驗，嘗試了不同的療方。但他很快就失望了，原因卻不是結果不好或痊癒人數過少：「由於醫療手段和痊癒的進展之間，關連如此不完美，使得他不得不懷疑它們只是痊癒的相關項，而不是主因。」[73] 於是，他瞭解到，現存的醫學手段並沒什麼用處。由於他心中充滿人道關懷，他便下決心不對病人使用任何會令他太難過的藥物。然而，我們不要因此認為醫生的角色在隱廬只有微不足道的重要性：由於他定期巡視病人，由於他在院中所行使的權威，使得他的地位高出所有的監護者，「醫生對病人精神的影響力，高出所有其他的監護人。」[74]

　　人們相信突克和匹奈使得療養院朝向醫學知識開放。實際上，他們並未把一種科學引入其中，而是引入了一個人物，而這個人物只是向這種知識借用外裝，或者最多只是吸取了其中的合法性罷了。這些權力，就其屬性而言，乃是社會性和道德性的權力；它們的根源來自瘋人的未成年地位，來自其人格的異化，而不是來自他心靈的錯亂。如果醫生的角色可以圈定瘋狂，那不是因為他認識瘋狂，而是因為他可以主宰它；

72　匹奈，前引書，pp. 292-293。
73　薩姆艾·突克（S. TUKE），前引書，pp. 110-111。
74　薩姆艾·突克（S. TUKE），前引書，p. 115。

實證主義以為是客觀性的東西，只是這個宰制關係的反面，只是它的結果罷了。「贏得這些病人的信賴，並在他們身上激起敬仰和順從的感情，乃是一件非常重要的事。這只能來自高超的辨別力、卓越的教育和語氣、態度上的尊嚴。由暴虐的粗暴所支持的愚蠢、無知和缺乏原則，可以引起懼怕，但也總是引人鄙夷。精神錯亂者收容所的監護人，一旦能對他們發生影響，便能隨心所欲地指導和規範其行為；他應該具有堅定的性格，並要能藉機展現強人的權力機器。他應該少施威脅，但徹底執行，如果有人違抗他，就立刻施以處罰。」[75] 醫生之所以能夠在療養院世界發揮絕對的權威，那是因為他在一開始，就是「父親」和「法官」、「家庭」和「法律」，他的醫療實踐，長久以來，只是在評論「秩序」、「權威」和「刑罰」的古老儀式。而匹奈很清楚地體認到，當醫生在現代療法之外，運用這些古老湮遠的形像之時，他便能治癒病人。

他引述一位十七歲少女的例子。這位少女從小在父母的「極端放縱」之下養育長大。她患了一種「無法決定原因的頑皮開心妄想症」；在醫院裡，人們用最溫柔的方式照料她；然而她卻老是抱持某種「高姿態」，令療養院無法容忍，而且她提到父母親時，總是「尖酸刻薄。」人們於是決定要讓她過一種服從嚴格權威的生活；「為了馴服這個不屈的性格，監護人利用沐浴的時刻，有力地以對待膽敢起而違背父母命令、低估其權威的喪失天性的人的態度告誡她。他告知她說，今後她會受到應得的嚴厲待遇，因為她自己不願痊癒，而且頑固難馴，隱藏其疾病的原始原因。」由於新的嚴厲要求和威脅，病人「深受震撼……；她終於承認錯誤，坦率招供，說明她之所以迷失在理性之外，乃是因為

75 哈斯拉姆（HASLAM），《精神失常之觀察及其實務意見》（*Observations on insanity with practical remarks on this disease*），Londres, 1798，引用於匹奈，前引書，pp. 253-254。

感情受挫的結果，她還明白說出當年的對象。」在這個首度招供之後，治療變得容易起來：「開始發生了一項極有利的轉變；……她從此得到寬慰，極度感謝監護人，使她可以中止其持續的激動，尋回心情的寧靜和安定。」這項記述的所有段落，都能以心理分析的辭語改寫。的確，匹奈心目中的醫生角色，其作為，不是以疾病的客觀定義或從其分類性診斷出發，而是要利用包含「家庭」、「權威」、「懲罰」和「愛情」的祕密威勢；醫生就是因為玩弄了這些威勢，戴上了「父親」和「審判者」的面具，才能走上這些突然而至的捷徑，使得他的醫療能力被擱置一旁，成為幾近魔術般的痊癒的操作者，並且獲得了魔術師（thaumaturge）的形像；只要他看一眼，說說話，祕密的過失便會顯現，而不合情理的自以為是也會消失，瘋狂終會遵從理性。他的存在和他的言說，具有消除異化的力量，可以突然暴露過失和恢復道德秩序。

看到在心智疾病知識嘗試獲得實證意義之時，醫學實務卻進入這種半奇蹟的不確定領域，這真是一個奇特的弔詭現象。一方面，瘋狂被遠遠地置放在一個客觀的場域中，使得非理性的威脅消失無蹤；但也就在同一刻，瘋子卻傾向跟醫生形成一個無法分割的統一體，形成一種具有古老隸屬關係的共謀配對。突克和匹奈所建立的療養院生活，使得這個精細的結構得以誕生，繼之成為瘋狂的基本單位——這個結構形成一個小宇宙，象徵著布爾喬亞社會的龐大結構和價值：以父權主題為中心的家庭—兒童關係；以直接司法主題為中心的過失—懲罰關係；以社會和道德秩序主題為中心的瘋狂—失序關係。醫生所特有的治療力量便是來自這裡；因為病人透過這麼多的古老連繫，早已在醫生身上、在醫生—病人此一配對關係內部受到異化，醫生才會擁有接近奇蹟的治療力量。

在匹奈和突克的時代，這種力量並沒有什麼了不起的地方；只由道德行為便可對此加以解釋及證明；和十八世紀醫生沖淡液體元素或是緩和纖維的力量相比，它並沒有什麼更神祕的地方。但是，很快地，這種

道德實踐的意義，連醫生自己也無法掌握了，因為他已經把他的知識侷限在實證主義規範的範圍之內：從十九世紀初開始，精神科醫師便不再明白他由偉大的改革者那裡繼承來的力量，究竟具有什麼樣的屬性。它的效力和他對心智疾病的看法，和所有其他醫生的實務手法相比，顯得十分特異。

　　精神醫療在實務手法上具有濃厚的神祕性，連使用它的人，都不甚了了。這是一個造成瘋子在醫療世界中的奇特處境的重要原因。首先，因為這是精神醫療在西洋科學史裡，頭一次取得一種幾乎完全自主的地位：自從希臘人以來，精神醫療一直只是醫學中的一章罷了，而且，我們也曾看到威里斯把瘋狂放在「頭部疾病」這個類別下來研究；在匹奈和突克以後，精神醫療開始成為一種風格特殊的醫學：即使那些固執地要在器官病因或遺傳體質中發現瘋狂起源的人，也無法擺脫這種風格。而他之所以難以擺脫它，正在於這個特殊風格——而且它利用越來越幽晦的道德力量——它是一種良心不安的壞意識的起源；他們越是感覺到實務手法脫離他們的掌握，就越把自己封閉在實證主義之中。

　　隨著實證主義在醫學和精神醫療上取得主宰地位，這種實務手法就變得更隱晦，精神科醫生的力量也變得更像是奇蹟一般，而醫生-病人這一配對，則在一個奇特的世界裡陷得更深。在病人的眼裡，醫生變成了魔術師：過去他向秩序、道德、家庭所借取的權威，現在似乎是由他自己持有的；只因為他是醫生，他就被認為具有這樣的力量。匹奈和突克都曾強調，他們的道德行動和其科學能力沒有必要的關連，然而，人們在未來卻會認為——而且病人是其中第一個這麼相信的人——醫生之所以能找到解決精神錯亂的力量，其源頭乃是因為他擁有祕不外傳的知識，因為知識之中，存有一些幾乎具有魔鬼性格的祕密。病人越來越接受把自己交在這位既神又魔、總之是超凡入聖的醫生手上，任他全權處置；他越來越在醫生身上異化自己，提前地完全接受他所有的威勢，一

開始便順從一個讓他覺得像魔術般的意志，順從一個他假設具有遠見和預言力量的科學，到後來他便變成他自己投射在醫生身上的力量的理想而完美的相關項，成為一個除了惰性之外，別無其它阻力的純粹客體，他準備良好，即將成為夏爾勾（Charcot）用來讚頌醫生神奇力量的歇斯底里症患者。如果我們想要分析十九世紀從匹奈到佛洛伊德[76]精神醫療手法中，客觀性的深層結構，那麼我們就必須顯示出，這個客觀性從一開始，便是魔術性事物的物化（chosification），然而這個過程也需要病人自己的合作才能完成，它在一開始，還是一個清晰透明的道德手法，但卻隨著實證主義樹立其科學客觀性神話的權威，而漸漸被人遺忘；這個手法的源頭和意義已被人遺忘，但是它一直被人使用，也一直存在。人們所謂的精神醫療實務手段，其實就是十八世紀末誕生的某種道德策略，它被保留在療養院的生活儀式之中，也受到實證主義神話的遮蓋。

但是，如果說醫生在病人眼中，很快地變成魔術師，那麼，在他自己作為實證主義醫生的眼中，卻不能如此。對於這股幽暗的力量，他再也認不出它的源頭，因為他不再能理解病人的合作關係，並且，因為他無法承認形成他本人的古老力量，他必須為它提供一個地位；然而，由於實證知識完全不能解釋這一類的意志轉移，或是類似的遠距離操作，那麼，很快地就會達到下列的結論：要為這一切現象負責的，乃是瘋狂本身。對於這些毫無承體的痊癒，我們卻必須承認它們並不是假的痊癒，因此，只有推斷它們是假疾病的真痊癒。瘋狂既不是人們所相信的東西，也不是它在表面宣稱的事物；它無限地小於自己：這是一組說服和虛構的程序。這裡我們看到巴賓斯基暗示症（le pithiatisme de

---

76 這些結構在非心理分析的精神醫學之中仍然活躍，甚至在心理分析本身的許多面向之中也是如此。

Babinski）[7] 的雛形。經由一種奇特的回溯過程，假想也再度回到兩個世紀前，瘋狂、假瘋狂、裝瘋之間難以分辨的狀態——以含混方式，它們都是過失的一部分，這一點便形成它們之間的統一；不過醫學思想在此走得更遠，它進行了一個西方思想自從希臘醫學以來，一直猶豫不知是否必須進行的同化的程序：把瘋狂等同為瘋狂——也就是說，把它的醫學概念和批判概念加以同化。到了十九世紀末，在和巴賓斯基同時代的思想中，我們可以找到一個過去沒有任何醫生曾經提出的高妙假設：究其根柢，瘋狂只是瘋狂。

如此，當心智疾病患者完全在真實的醫生身上遭到異化的時候，醫生卻用瘋狂的批判概念來解消心智疾病的現實性。如此一來，使得在實證主義思想的空洞形式之外，只存有一個具體的現實：那便是總結、建立和消解所有的異化關係的醫生一病人配對。也就是因為這一點，整個十九世紀的精神醫療，實際上匯聚於佛洛伊德，因為他是第一個嚴肅接納醫生一病人配對此一現實的人，也是第一位不把目光或研究由此轉開，不尋求以一個和其它醫療知識難以和諧的精神醫療理論，以便遮蓋這個現實的人；他是第一位嚴謹地追究其全部後果的人。佛洛伊德揭穿了療養院的所有其它結構：他取消了沉默和觀看，他抹消了瘋狂以其本身景觀所作的鏡中承認，他使得譴責者不再發言。然而，他卻開發利用了那包裹醫生角色的結構；他把他的魔術師能力加以擴大，為其全能的準神聖地位鋪路。所有原來分散在療養院集體生活中的權力，現在被他集中在醫生這個唯一的存在身上，這時他銷匿於病人身後和病人上方，其不在（absence）其實也是一種完全的臨在（présence totale）；他使

---

[7] Joseph Babinski（1857-1932），原籍波蘭的法國醫師，曾經描述數種神經系統疾病的特徵。這裡的 pithiatisme 又稱「臆病症」，指的是可以暗示治療或複製的疾病，目前被認為是歇斯底里症的一部分。

他成為絕對的目光，純粹且永遠保留的沉默，甚至不用語言便作出審判以行獎懲的法官；他使他成為一面鏡子，使得瘋狂得以透過它，以一種幾乎不動的動作，既鍾情於自身，又能擺脫自己。

佛洛伊德使得匹奈和突克在監禁體制中所經營的結構，全向醫生滑移。在過去，患者是在療養院生活中，受到其「解放者」的異化，佛洛伊德的確把他們從其中拯救出來；然而，他並未使病人脫離這種存在方式中的最基本核心；他重組其中的權力，把它們逼到最大極限，並把它們交到醫生手上；他創造了心理分析情境，使得異化程序透過一個巧妙的短路，成為擺脫異化的力量，因為，在醫生身上，異化程序變成主體。

醫生作為一個具有異化力量的形像，仍然是心理分析的關鍵人物。也許正是因為心理分析沒有取消這個終極的結構，而且還把其它結構集中到它身上，因此它現在不能，未來也不可能傾聽非理性的聲音，也不能以其本身為目的來解讀無理智的徵象。心理分析可以破解某些形態的瘋狂；但它對於非理性不受干擾的工作，仍然是個局外人。對於這個工作的最基本部分，它既不能加以解放，亦不能加以轉譯，更談不上解釋。

自從十八世紀末以來，非理性的生命只呈現於像賀德齡、涅華爾、尼采或亞陶的著作那樣閃閃發光的作品之中，──它們絕對不能被痊癒人的異化所化約，並以它們自己的力量抗拒道德的監禁程序。後者便是我們習慣上所稱的──這顯然是在說反話──由匹奈和突克所進行的精神錯亂解放運動。

第五章　人類學圈環

　　問題並不在於作結論。匹奈和突克的作為並不是終點。在它們之中，只是顯示出——這是一個突然而新穎的形像——一個結構的重組，然而這個結構的起源，早已隱藏於古典瘋狂體驗固有的失衡之中。

　　匹奈和突克認為他們給了瘋子自由，其實，自從長久以來，這項自由便存在於其生存領域之中。當然，它並不是以任何正面手勢為人給予或提供的。它反而是沉默地在一些實務和概念的四周流動——這是一些半隱半顯的真相，不明確的要求，存在於有關瘋子的說法、想法、作法的邊緣。瘋子執拗頑強地存在著，但它卻永遠不讓人掌握它。

　　然而，如果我們有意把它推到極限時，自由不正是堅實地包含在瘋狂概念之中嗎？它不是必然和這個幅度由一股老是與自身有同謀關係的激情的濫用，一直到妄想中的精確邏輯的大結構相關嗎？當我們認為，瘋狂乃是夢之形象被轉化為屬於非存有的錯誤，我們如何能拒絕認為其中含有某些屬於自由的東西呢？究其根柢，瘋狂之所以可能，條件是在其四周必須存有一個寬廣的幅度，一個遊戲的空間，允許主體可以自發地說著自己的瘋狂語言，並建構自身為瘋狂。這個瘋子的基本自由，曾被索窪吉以一種天真卻驚人豐饒的套套邏輯如此稱說：「這是我們在真理的尋求和判斷力的培養中，一種大而化之、漫不經心的態度。」[1]

　　再者，當監禁體制在把它抹消時，又明白標指出來控訴的自由，又是如何呢？監禁雖然把個人由其責任的無窮任務和後果中解放出來，它

1　波阿西耶・德・索窪吉，《方法性疾病分類學》（*Nosologie méthodique*），VII, p. 4。

卻並未把他放置在一個中性化的環境之中。那絲毫不是一個受到同一項決定原則整平為單調一致的環境。如果說，監禁的目的經常是為了使人逃避審判，這的確是真的：然而，監禁的世界，卻是涉及罪惡和懲罰、放蕩和不道德、悔過和矯正的問題。在這些陰影之下，乃是一個自由在其中徘徊不去的世界。

醫生們曾經體驗到這項自由，因為當他們頭一次和無理智者溝通時，乃是透過一個摻合了肉體形象和器官神話的世界，他們在其中發現到，過失介入許多機制之中，沉默地在其中存在著：那便是激情、失序、閒散、討好人的都市生活、貪婪的閱讀、想像力之同謀關係、同時過度好奇於刺激和自我憂慮的感性，這些都是自由的危險遊戲，在其中，理性彷彿是自發地在瘋狂之中冒險。

這是一個既頑強又不穩定的自由。它永遠停留在瘋狂的地平線上，然而，一旦我們想要去圈定它，它就會消失。只有在一種隨時會面臨消失的狀態下，它才會出現，才會具有可能性。這項自由首先是在一個瘋狂有可能自我訴說的極端領域中被人瞥見，但隨後一旦目光盯視在它身上以後，它便只顯得受到牽連、束縛和化約。瘋人的自由，只存於某一片刻，某一不易察覺的距離之中，在其中，他可以自由地放棄其自由，並自我拘束於瘋狂之中；它只存在於一個潛在的選擇點，使我們可以下決心「使自己處於無法運用自由、改正錯誤的狀態中。」[2] 在這之後，它就只是肉體機制、幻想的貫串、妄想的必要。而聖凡森・德・保羅雖然在監禁手勢本身之中，幽晦地預設著這項自由，卻也會分辨必須負責任的放蕩無羈者——「令人痛苦的小孩⋯⋯帶來恥辱的敗家子」——和「值得大加同情⋯⋯，不能主宰其意志，既無判斷力，亦無自由」的瘋

2　波阿西耶・德・索窪吉，前引書，p. 4。

子。[3] 使得古典瘋狂成為可能的自由，卻在這種瘋狂之中窒息，並且落入其最殘酷的矛盾顯現之中。

這項具有構成性元素地位的自由，其弔詭之處，必然在此：這是使得瘋子之所以成為瘋子的東西，也就是說，那是在瘋狂尚未成為既成事實之前，瘋人可以藉之和非瘋人溝通的事物。從源頭起，他便脫離自身的掌握，也不受其作為瘋人的真相所限制，在一個既非真相亦非無辜的領域中，他承擔起過失、犯罪或鬧劇的風險。在一個非常原初、非常幽晦、非常難以確定其出發和分流的時刻裡，這項自由使他宣告放棄**真理**（**la vérité**），並使他永遠不可能成為**他的真相**（**sa vérité**）的囚徒。他之所以是個瘋人，正是因為他的瘋狂並不僅止於他作為瘋人的真相。這就是為什麼，在古典體驗中，瘋狂可以同時，**有點犯罪，有點作假，有點不道德**，甚至**有點合理**。這並不是思想上的混淆，也不是概念不夠細密；這只是一項非常一致的結構所產生的邏輯效應罷了：瘋狂之所以可能，只有由一個從非常遙遠、但又非常必要的片刻出發，這時，瘋狂是在其作為非真相的自由空間中，擺脫了它自己，但是這麼一來，它又把自己建構為真相。

匹奈跟突克的操作，就是從這一點介入古典體驗之中。那就是作為實踐和概念持續水平的這項自由，一個自我隱藏，並且彷彿會自動地消滅的要求，它在過去，乃是處於瘋子生存核心的曖昧的自由。到了現在，人們要求它在事實之中出現，成為他真實生活的框架，以及一個使他的瘋人真相得以出現的必要元素。人們嘗試用客觀結構來捕捉它。然而，當人們自認掌握它、肯定它並強調其價值的時候，他們的收穫，只是一些矛盾中的反諷：

3　ABELLY，《聖凡森・德・保羅的一生》（*Vie de saint Vincent de Paul*），Paris, 1813, II，第十三章。

——人們允許瘋人發揮其自由，但是把他放在一個和監禁總是有點懸而未決的空間比起來，卻是更閉鎖、更僵硬、更不自由的空間之中；

——人們把他從他和罪行和邪惡間的親近關係中解放出來，卻在同時把他關閉在決定論的嚴格機制之中。他只有在絕對的非自由中，才是完全無辜的；

——人們解開阻礙他運用自由意志的鐵鏈，但同時在他身上去除了這項意志，使它在醫生的意志中，遭到轉移和異化。

從此之後，瘋子既是完全自由，又是完全被排除在自由之外。在過去，他只是在那開始失去自由的瞬間，才是自由的；現在，他則是在一個早已令他失去自由的大空間中自由活動。

十八世紀末出現的，並不是瘋人的**解放**；而是**瘋人自由概念的客觀化**。這個客觀化過程，帶來了三重後果。

首先，就瘋狂這個問題而言，現在重點的確是自由。但這不再是人在可能性的水平上所察覺到的自由，而是人尋求在事物之中，透過種種機制去捕捉的自由。在有關瘋狂的思索當中，甚至在有關瘋狂的醫學分析之中，問題已不再是錯誤和非存有，而是存於真實決定機制中的自由：慾望和意志、決定論和責任、自動性和自發性。從艾斯基洛到珍奈，由萊爾到佛洛伊德，或是從突克到賈克森（Jackson）[1]十九世紀的瘋狂，將會不斷地敘述自由的種種波折。現代瘋人的暗夜，不再是形象之虛假真相升起和閃耀的夢幻之夜；這個黑夜所懷抱的是：不可能實現的慾望、自然之中最不自由的野蠻意志。

這個是客觀的自由，在事實和觀察的層次上，被人明確地分配在兩

---

[1] John Hughlings Jackson（1834-1911），出生於英國約克郡附近的神經學專家，被視作現代神經科學的創立者之一。他曾經研究過語機錯亂，並提出神經系統具有多部位、多層次功能的學說。

個領域之中：一方面是完全否定它的決定論，另一方面則是高揚它的罪惡。過去古典思想在過失和瘋狂的關係上，仍然存有曖昧，但它現在將會受到分解；十九世紀的精神醫療思想，將會同時探尋決定論的全體，以及嘗試確定罪惡的插入點；有關犯罪性瘋狂的討論，麻痺性痴呆（paralysie générale）所佔的重大地位、退化這項重大主題、歇斯底里現象的批判，以上這一切，由艾斯基洛到佛洛伊德，推動著醫學的研究，它們正是來自上述的雙重努力。十九世紀的瘋人既受決定，又是有罪；他的非自由，比起古典瘋子藉其脫離自身掌握的自由，更是浸滿了過失。

瘋人因為遭到解放，現在已和自己平起平坐：也就是說，他不再能逃離自身的真相；他被拋入他的真相之中，而這個真相也把他完全沒收。古典的自由，使瘋人以他和他的瘋狂關係而得到定位，這是一個曖昧、不穩、持續敗壞的關係，但它使得瘋子和他的瘋狂成為一體。匹奈跟突克所強加給瘋子的自由，反而把它關進某種瘋狂的真相之中，而他只能在解脫其瘋狂時，被動地逃離這種真相。從這時候起，瘋狂不再標指人和**真理（la vérité）**的某種關係——這個關係，至少是靜靜地包含著自由；現在它只標指人和**他的**真相（sa vérité）間的一種關係。在瘋狂之中，人其實是掉落到他的真相裡：這是一種完全符合它的存在方式，但同時也是一種喪失它的方式。瘋狂所述說的，不再是非存有，而是人的存有、他所是的內容，以及這個內容的遺忘。在過去，他是存有（L'Être）的陌生人——虛無之人、幻影之人、Fatuus[愚人、小丑]（非存有之空虛以及這項空虛弔詭的顯現），現在，他則被留滯在他自己的真相之中，並因此遠離它。他是自己是自己的陌生人，這便是 Aliéné[異化者，精神錯亂者]。

瘋狂現在說著一種人類學語言。它以模稜不定的基本態度，同時為現代世界瞄準數個目標：瘋狂令人不安的力量、人的真相和這個真相的

喪失，並且，它的目標也因此包含了這個真相的真相。

這是嚴峻的語言：其承諾豐富，其化約則顯出反諷味道。這是自從文藝復興以來，頭一次為人尋回的瘋狂語言。

讓我們來聽一聽它最初的話語。

*　　　　　*　　　　　*

古典的瘋狂歸屬於沉默的領域。長久以來，瘋狂歌頌自身的自我陳述語言，早已沉寂。當然，十七和十八世紀有許多文本談到的瘋狂問題：不過，瘋狂在此或是被當作例子引述，或者作為一種醫學上的類別，或者被用來說明錯誤（erreur）的沉默真相；人們由側面去瞭解它，只看它的否定面意義，因為它這時是被當作正面理性的負面證明。只有醫生和哲學家才能看到它的意義，因為只有他們才有能力理解它的深沉本性，制伏它的非存有，並以朝向真理邁進的方式來超越它。就其本身而言，它是一個闇啞無聲的東西：在古典時代裡，並不存在瘋狂文學，因為瘋狂並沒有它自主的語言，並沒有以一個真實語言來說明自身的可能。人們承認妄想有其祕密語言；人們對瘋狂說有著真確的論述。然而，以其原初權利和自身能力，瘋狂自己並無權力操作它的語言和真相之間的綜合。它的真相只能被包裹在一個對它來說，一直是存於外在論述之中。但是，怎麼，「這是一些瘋子」……在他邁向真理的運動裡頭，笛卡兒使得非理性的抒情表達，成為不可能。

然而，《拉謨的姪子》已經標舉出來的，其後一整個文學風潮也顯示的，乃是瘋狂在語言領域中的重現。在這樣的語言中，它被允許用第一人稱說話，而且，即使它說了這麼多空話，所用又是充滿弔詭、不可理喻的文法，它卻能說出一些和真相具有本質關連的事物。現在，這個關係開始設法擺脫糾纏，完全地鋪展開來。對十九世紀初的詩和思想來

說，瘋狂本身所說的，便是夢以其雜亂形象所要訴說的東西：那是人的真相，它非常古老又非常接近，非常沉靜又非常具有威脅力；這是處於一切真相之下的真相，一個和主觀性之誕生最貼近，同時又是事物表面最廣泛流傳的真相；這個真相，既是人之個體性最深沉的隱遁，又是宇宙初始的形態：「那在作夢的，乃是在沉入物質瞬間的精神，乃是上升到精神瞬間的物質……。夢便是人之本質展露，生命最特殊、最私密的過程。」[4] 如此，在妄想和夢的共同論述之中，慾望的抒情表達的可能性和世界之詩的可能性，結合為一體；既然瘋狂和夢同時既是極端主觀性的片刻，又是反諷客觀性的片刻，這裡面沒有一點矛盾：心之詩情，在它抒情表達的最終絕望的孤獨裡，由於某種立即的翻轉作用，變成了事物的根源之歌；世界在心中喧鬧之前，雖然長久無言，這時卻也找回了它的聲音：「我昂首問星，星卻不語；我追問日夜，日夜無言。在我心深處，我捫心自問，這時出現了……一些無解的夢。」[5]

　　瘋狂語言在浪漫詩中的特色，乃在於它是最後終結的語言，又是絕對復始的語言：這是墮入黑夜之人的終結，但在這個黑夜末尾，又出現了一道光，而這便是萬物初始之光；「那是一個虛無飄渺的地下地帶，它一點點地亮起來，顯出陰影和黑夜，蒼白的形像們，嚴肅不動，居住在模糊地帶。然後，畫面開始形成，新的光明照耀……」[6] 瘋狂所說的，乃是一個大回歸的語言：這不是奧狄塞的長途航行，在真實之中千途跋涉、經過無限的旅程後，才有的史詩歸來；相反地，它是在一瞬間的閃光裡所出現的、抒情詩風的回歸，它在片刻之中，使得完結的風暴得到成熟，並以重新尋回的起源將其照亮和平息。「第十三個又再回來，那

4　TROXLER，《管窺人之本性》（*Blicke in Wesen des Menschen*），引用於 BÉGUIN，《浪漫時代的靈魂與夢》（*L'âme romantique et le rêve*），Paris，1939, p. 93。
5　賀德齡（Höderlin），Hyperion。（引用於前書，p. 162）
6　涅華爾，Aurélia, Paris, 1927, p. 25。

仍舊是第一個。」這便是瘋狂的力量：它說出了人那不可理喻的祕密，它說人之墮落的終極點，也就是他最初的清晨，它說他的黑夜會結束於其最鮮嫩青春的光線之中，它說，在人身上，終點便是重新開始。

於是，跨過長期的古典沉默，瘋狂重新尋回了它的語言。然而，這語言卻承載著完全不同的意義：它忘記了文藝復興的古老悲劇論述，不再談論世界的撕裂、時間的終結、被獸性所吞噬的人類。瘋狂的語言重生了，但它帶著抒情詩中的閃耀光芒：它發現，在人身上，內在便是外在，極端的主觀性和客體的立即蠱惑實為同一，而所有的終結都會允諾執拗的回歸。在這個語言裡所閃現的，不再是世界的隱形形像，而是人的祕密真相。

抒情詩風所訴說的事物，也是執拗的論述性思想要教導人的；人對瘋子的知識，現在具有全新的意義（而這和科學知識客觀內容的所有可能進展無關）。人們在瘋子身上所投注的目光——透過這個具體的體驗，才能提鍊出醫學或哲學的體驗——也不再可能相同。在人們到比塞特院或貝德蘭院參觀的時代，那時人們在觀看瘋子時，是由外部在衡量分離人之真相和人之獸性的全部距離。現在，當人們在觀看瘋子時，卻是同時更加中立，又具有更多的激情。他們更加中立，因為在瘋子身上，人們將能發現人之深沉真相，這是一些沉睡中的形式，而人之所是便誕生於此。他們的目光也帶著更多的激情，因為當他辨認出瘋子時，不可能不同時辨認出自己，不可能不聽到同樣的聲音，而同樣的力量、同樣的奇異光線，正在自己體內上升。這樣的目光，可以向自己允諾人類終結赤裸真相的景像（當卡班尼斯在構想理想的療養院時，已經談到這一點了），但它現在卻不再能避免凝視那屬於它本身的厚顏無恥。在觀看時，它不可能不同時看到自身。透過這一點，瘋人的吸引力和蠱惑力便增強了一倍。霍夫曼（Hoffmann）筆下人物西皮安（Cyprien）說：「我相信，自然正是藉由不正常現象，讓我們可以瞥見它最可怕的深淵。當

我在和瘋人進行怪異的交談時，恐懼之情經常襲取我心。就在這恐懼之情中，一些直覺和形象多次湧上心頭，使得我的思緒充滿生命、活力和獨特動力。」[7] 瘋子把自己獻出來，作為知識的對象，因此受到最外在的決定宰制，同時，就在同一個動作裡，它也成為人自我辨識的主題，反過來在那些尋求理解他的人身上，注入他們所有共同的陰險熟悉真相。

但是，對於這個自我辨識，思索卻和抒情體驗不同，一點也不想接納它。思索保護自己，想要不受它侵擾，以與時俱增的堅持肯定說瘋子只是一件事物，而且是醫學上的事物。於是，這個自我辨識的立即內容，便如此折射於客觀性的表面之上，散亂為一大群二律背反（antinomies）。不過，讓我們不要搞錯了；在這些二律背反的思辨嚴肅性之下，牽涉的仍是人和瘋子間的關係，以及這張現在具有鏡子功能的奇特（étrange）面孔——而它在如此長久的過去中，曾經是陌生的（étranger）面孔。

第一，瘋子揭開了人的基本真相：它把人化約為其原始慾望、簡單機制、和其肉體最急迫的決定作用。瘋狂乃是人的歷史、社會、心理、機體等層面的幼兒期。匹奈觀察說：「在指揮精神錯亂者和養育幼兒之間，其技巧何其相似！」[8]

——反論：瘋子揭開了人的終結真相：它顯示出，激情、社會生活、所有和不識瘋狂的原始自然相遠離者，可以把人推到什麼境地裡去。瘋狂總和文明及其不適相關連。「根據旅人的記述，野蠻人從未發生心智作用的混亂現象。」[9] 瘋狂和世界的老化一起開始；而且，在時間的流

7　霍夫曼，引用於 Béguin，前引書，p. 297。
8　匹奈，引用於 Sémelaigne，《匹奈及其作品》（*Philippe Pinel et son œuvre*），p. 106。（作者未註明出處）
9　馬戴（MATTHEY），前引書，p. 67。

逝之中，瘋狂所取用的每一張面貌，都在訴說著這個腐敗的形態和真相。

第二，瘋狂在人身上運作的是一種非時間性的切割；它所劃分的，並非時間，而是空間；它在人之自由的發展過程中，既不上溯，亦不下降；它顯示自由的中斷，顯示出它沉陷於肉體的決定機制之中。在瘋狂之中，機體宰制一切，而機體乃是人身上，唯一可以被客觀化和科學感知的真相。瘋狂「便是腦機能之病變……腦便是瘋狂的病變部位，就像肺是呼吸困難的病變部位，胃是消化不良的病變部位。」[10]

——反論：瘋狂與一般肉體疾病有所不同，因為它顯示出一個在這些疾病不會出現的真相：它使得一個內在世界得以突然顯現。這個世界充滿了惡劣的衝動、變態、痛苦和暴戾。直到瘋狂發作之前，它們都還處於睡眠狀態。因為它才得以出現的深度，使得人的自由獲得完全的意義；這種在瘋狂之中曝光的深度，便是野蠻狀態下的惡意。「邪惡自在心中，而心就其立即狀態而言，乃是既自然又自私的。在瘋狂之中，佔有支配地位的，乃是人的劣根性。」[11] 海恩羅思（Heinroth）對瘋狂也抱持同樣的意見，他認為瘋狂便是普遍意義下的邪惡（das Böse überhaupt）。

第三，瘋人的無辜保證，來自這個心理內容的力量和密度。瘋子因為被他的激情力量銬鎖住了，被慾望和形象的活躍力所牽引，他成為一個不必負責的人；而且，他的無責任狀態要由醫學來斷定，因為這是受到客觀決定的事物。一個行為瘋狂程度，可由決定瘋狂的理由數量衡量。

10　史普茲海姆（SPURZHEIM），《瘋狂之觀察》（*Observations sur la folie*），pp. 141-142。

11　黑格爾，前引書，§ 408 附錄。

——反論：一個行為的瘋狂程度，正是因為永遠沒有任何理由可以將它說盡，所以必須受到審判。瘋狂的真相存於一個沒有串連的自動化作用之中；而且，一個行為越是沒有理由，它越有機會只是生自瘋狂的決定機制，因為人身上的瘋狂的真相，便是無理由者的真相，就像匹奈所說，這樣的事物，其生成，只是「來自毫不考慮、沒有利益、沒有動機的決定作用」。

第四，既然人在瘋狂之中展露了他的真相，那麼痊癒就必須以他的真相為出發點，甚至以他的瘋狂為基礎，才有可能。在瘋狂的無理由之中，仍有一個產生回歸的理由，而且，如果在瘋子迷失其中的可憐客觀性之中，仍有一個祕密的話，這個祕密便是使得痊癒變得可能的祕密。如同疾病並不是健康的完全喪失，同樣地，瘋狂也不是「理性的抽象喪失」，而是「仍然存留的理性中的矛盾」，因此「瘋狂的人道治療，也就是說，其既善意又合理的照料……，預設病人仍有理性，並且在此找到一個穩固的基點，可以從這個方向進行。」[12]

——反論：瘋狂所暴露的人性真相，和人的社會和道德真相產生立即的矛盾。因此，任何治療的初始階段將是這個無法接受的真相的壓制，將主宰其中的邪惡加以消滅，將這些暴戾和慾望加以遺忘。瘋人的痊癒存於他人的理性之中——他自己的理性只是一個瘋狂的真相罷了：「使您的理性成為他們的行為規範。在他們身上還有一條弦可以顫動，那就是痛苦之弦；請您拿出足夠的勇氣去觸摸它。」[13] 因而人只有在痊癒中，才會說出他真正的真相，而痊癒便是把他由他的異化真相帶領到人的真相：「最暴烈、最可怕的精神錯亂者，透過溫柔及和解之道，變

12　同上。

13　勒黑（LEURET），《論瘋狂的道德療法》（*Du traitement moral de la folie*），Paris, 1840。

成了最柔順的人，而且他動人的感性，也使他成為一個最值得關心的
人。」[14]

上述的二律背反，不斷地受到重複，它們在整個十九世紀中，一直
伴隨著和瘋狂相關的思考。在詩之體驗的當下整體性之中，或是在瘋狂
的抒情體認之中，它們都已經存在了，但是這時它們的存在，一開始便
表現為一種和自身調和的二元性的不割裂形態；它們受到標明，但所使
用的語言，卻是那存在於尚未劃分的短暫幸福狀態中的語言，它像是連
結著世界和慾望、意義和無意義、完結之夜和原始晨曦。相反地，對思
索來說，這二律背反只有在極度的分離之中才會出現；這時，它們便會
獲得度量和距離；它們會在矛盾語言的緩慢之中，受到考驗。**基本和構
成性瘋狂體驗**中的曖昧性，很快便會消失在如何**詮釋瘋狂現象的理論衝
突**網絡之中。

衝突的雙方，一是瘋狂的歷史性、社會性、相對性概念（艾斯基，米
契亞 [Michea]），另一方則是對心智疾病進行結構分析的分析類型，在這
種分析之下，瘋狂乃是一種反向演化、退化和朝向人性零點的逐漸滑移
（摩萊 [Morel]）；一方面是精神論，它把瘋狂定義為精神與其自身關係的
變質（藍格曼 [Langermann]，海恩羅思），另一方則是努力想把瘋狂定位於分
化性機體空間的唯物論（史普茲海姆 [Spurzheim][2] 布魯賽 [Broussais]）；一方面
是要求醫學判斷來衡量瘋子的無責任程度，認為應該依據其所受決定程
度來進行審判，另一方則對他行為的無理性格進行立即的評價（這是艾里
亞斯·雷格諾 [Élias Régnault] 和馬克 [Marc] 之間的爭論）；一方是艾斯基洛式的
人道治療概念，另一方則運用著名的「道德療法」，使監禁成為屈服和

---

14 匹奈，《哲理醫學》（*Traité médico-philosophique*），p. 214。
[2] Gaspar Spurzheim（1776-1832），出生於德國的精神科醫師，頭學（phrénologie）
創立者加爾（Franz Gall）的弟子和合作者。主張精神病的器官生成說。

壓制的主要手段（_{吉斯蘭 [Guislain] 和勒黑 [Leuret]}）。

＊　　　　　　＊　　　　　　＊

　　關於這些二律背反的細節發展，只有留待未來再加以研究；這樣的研究，只能以十九世紀瘋狂的體驗總體的細微清查來進行。這裡所謂的總體，意謂著包括公開性科學形態和沉默面向的全體。毫無疑問地，這樣的分析可以不帶困難地表明，在這個矛盾體系下，隱藏著某種協調一致作為其參考點；而這個協調一致，來自貫穿種種科學表達形式，並在其下保持恆常的人類學思想；它是一個構成性的基礎，但又同時具有歷史動態性質，並且使得由艾斯基洛和布魯賽，到珍奈、布露勒和佛洛伊德的概念發展成為可能；這是一個由三個基本元素——人、他的瘋狂和他的真相——所構成的人類學結構，它取代了古典非理性的二元結構（真相與錯誤、世界與幻想、存有和非存有、白晝和黑夜）。

　　目前我們所要做的，只是把這個結構保持在其所出現的位置上，也就是一個尚未完全分化的地平之上，並透過某些顯示十九世紀初瘋狂體驗的病例，去掌握這個結構。我們很容易便能瞭解麻痺性痴呆（paralysie générale）在整個十九世紀所具有的不凡地位、模範價值、以及人們在精神病症狀理解上，想要由它做出的普遍延伸；在其中，犯罪以性過失（la faute sexuelle）的形態，非常明確地被勾勒出來，[3] 而且，它所留下的痕跡，使人永遠無法逃避控訴；控訴存於機體自身之中。另一方面，這個過失本身所具有的沉默吸引力，它在診斷它的人心靈裡所延展出來的熟悉分脈，使得這項認識本身，具有自我辨認的擾人曖昧；這個過錯，存在內心深處，甚至就在任何沾染之前，早已由病人和其家人、由病人

---

[3]　這個病症的來源是梅毒。

和其周圍人士、由病人和其醫生共同分享；性慾中的巨大同謀關係，使得此一病痛（mal）具有奇特的親近性，並在它身上加上了罪行和恐懼的所有古老抒情性格。然而，這個存於瘋子和其認識者之間，存於審判者和被判刑者之間的暗中聯通，卻也同時失去了真正的威脅價值，因為這個病痛已被嚴格地客觀化，呈現於肉體空間，並被注入一個純粹的機體程序之中。藉由此舉，醫學不但壓制了這個抒情性的自我辨認，也同時以客觀性作掩護，遮蓋了它所攜帶的道德控訴。看到這個病痛，這項過失，這項和世界一樣古老的人際共謀關係，如此清楚地被定位在外部空間之中，化約於沉靜的事物裡，並且只是在他人身上受到懲罰，會使得知識感到無盡的滿足，因為它完成審判而自感清白，而且，以一個有距離的從容觀察作支持，它可以保護自己，不會反過來成為它自己所提出的控訴的對象。在十九世紀中，麻痺性痴呆是一種「好瘋狂」（bonne folie），就好像人們說存有所謂的「中規中矩的良好格式」（bonne forme）一般。控制所有瘋狂感知的大結構，精確呈現於神經梅毒（la syphilis nerveuse）的精神症狀分析之中。[15] 在機體的客觀性之中，過失的譴責和辨識，同時既被顯現出來，又被隱藏起來：這便是十九世紀所瞭解和所想要瞭解的瘋狂意義的最佳表達方式。在十九世紀對於心智疾病所持態度中，所有「庸俗」（philistin）的一面，都在此表露無遺，一直到佛洛伊德為止，或幾乎如此，醫學的庸俗主張，便是以「麻痺性痴呆」為名義，拒絕所有其它瞭解瘋狂真相的方式。

　　上述的人類學，早在麻痺性痴呆的科學發現之前二十餘年，便已形

15　和麻痺性痴呆相對立，歇斯底里是一種「壞瘋狂」：它沒有可以找得出來的失常，也沒辦法指定器官病變位置，也沒有溝通的可能。麻痺性痴呆和歇斯底里形成的配對，乃是二十世紀精神醫療體驗的極端界線，一個持久而雙重的困擾。我們可以，而且我們也應該顯示出歇斯底里的解釋，一直到佛洛伊德之前，一直是向麻痺性痴呆症借用解釋模式，不過已把它加以純化，心理學化，使它成為透明。

成。而這項發現的準備工作，並非來自此一人類學。不過在半個世紀之間，麻痺性痴呆具有非常強烈的意義，同時也發揮出蠱惑性的吸引力，這些現象的起源，卻是明確地存在於上述的人類學之中。

不過，麻痺性痴呆還有另一個重要性：［它顯示出］過錯雖然具有內在和隱藏的性質，但它很快就會在機體之中受到懲罰和客觀化。對於十九世紀的精神醫療而言，這是一個非常重要的主題：瘋狂把人禁閉在客觀性之中。在古典時期，譫妄的超越性，使得瘋狂不論如何地外顯，都能保有一個從不外顯的內在性，並使得瘋狂因此和其自身保持一種不可化約的關係。到了現在，一切的瘋狂和瘋狂的一切，都應該具有外在面的對等物；或者，換個更好的說法，瘋狂的本質，便是人的客觀化，它把人驅逐到他自身的外部，把他鋪展在純粹簡單的自然層次和事物層次之上。瘋狂便是如此，可以完全被客觀化，並且和一個中心性和隱藏性的妄想狂活動毫無關連，這樣的可能性和十八世紀的精神是如此地對立，以至於「無妄想的瘋狂」（folies sans délire）或「道德性瘋狂」（folies morales）的存在，在當時構成概念上無法接納的醜聞。

匹奈曾在硝石庫院觀察到數位精神錯亂者，「他們從未顯示出悟性上的損傷，但是受到某種狂怒衝動支配，彷彿只有感情機能受損」[16]。在「局部性瘋狂」（folies partielles）之中，艾斯基洛特別保留一個位置給「特性之中並不帶有智性變化」的瘋狂，這種瘋狂只能讓人觀察到「行動上的混亂」。[17] 依照杜布伊森（Dubuisson）的說法，罹患這類瘋狂的患者，「在判斷、理解和行為上表現良好，但是極小的事情便能使他們不可自抑，而且甚至不需要外在的情境因素，只是因為他們本身某種無法抵禦的傾向，就會因為道德感情上的變態，做出狂亂的激

16　匹奈，《哲理醫學》（_Traité médico-philosophique_），p. 156。
17　艾斯基洛，《論心智疾病》（_Des maladies mentales_），II, p. 335。

動之舉、暴戾的行為，以及狂怒的爆發。」[18] 英國作者們在 1835 年之後，跟隨著普理查（Prichard）的腳步，以「道德性精神失常」（moral insanity）來命名這個概念。[19] 這項概念便在這個命名之下，獲得終結的成功。然而，這個名詞本身，正見證著概念結構中的奇特曖昧性：一方面，這裡所涉及的瘋狂，在理性的範圍內，並不存有任何徵象；就此意義而言，它完全隱身不見——在這樣的瘋狂中，非理性的缺席，幾乎是隱形的，這是一個透明無色的瘋狂，它偷偷摸摸地存在和流動於瘋人心頭，像是內在中的內在——「對於膚淺的觀察者而言，他們一點都不像是精神錯亂者……，但正因為如此，他們更是有害，更加危險」[20]——但是，在另一方面，這個如此祕密的瘋狂，卻只有爆發於客觀性之中，才得以存在：那便是暴力、完全不受控制的手勢、甚至有時是殺人的行為。這樣的瘋狂，究其根柢而言，只是一種難以察覺的墮落潛力，但它可以墮落為最明顯、最惡劣的客觀性，成為一連串不負責任的手勢的機械性連結；它是一種永遠內在的可能性，而其實現則被完全排斥到自身的外部，而且，至少在一段時間以內，它只能存在於內在性的完全缺乏之中。

就像麻痺性痴呆症一樣，「道德性精神失常」也具有範例價值。它在十九世紀之中長存不朽，圍繞著這些重要主題，相同的討論不斷地被人重新提出，都可以因為它接近瘋狂的本質性結構而得到解釋。它比其它任何心智疾病更能顯示出瘋狂的奇特曖昧性：它是一個內在元素的外在形式。從這個意義而言，對於所有可能成立的心理學，它都像是一個模範：它在肉體、行為、機制和物品這些可以感知覺察的層次上，顯示

---

18 一直到 1893 年，心理醫學協會（*Medico-psycological Association*）還把「道德性精神失常」列為三十五屆年會主題。

19 U. TRÉLAT，《清狂》（*La Folie lucide*），前言，p. x。

20 同上。

出無法觸及的主體性時刻，而且，就好像這個主觀的時刻，它對於知識而言，只有在客觀性之中才會有具體存在，相對地，這個客觀性也只是因為它是主體的表達，才能為人接納和具有意義。在道德性瘋狂（la folie morale）之中，從主觀到客觀的過渡階段，具有一個不可理解的突發性。這樣的突發性格，以超出許諾的方式，完成了心理學所能期望的一切。它形成一種人類的自發性心理化程序（psychologisation）。然而，也就是藉由此舉，它也顯露出支配所有十九世紀有關人之思索的晦暗真相之一：人之客觀化的重要時刻，和他陷入瘋狂的過程，乃是同一回事。相關於人之真相藉以進入客觀界，並得以為科學感知所接近的動態過程而言，瘋狂乃是其中最純粹、最主要、最原初的形式。只因為人有能力發瘋，他才能成為他自己眼中的自然。瘋狂作為一種邁向客觀性的自發性過渡，乃是人之成為客體的演變中，一個構成性的時刻。

　　在這裡，我們正好處於一個和古典體驗極端對立的位置上。在過去，瘋狂只是和非存有的錯誤、以及虛無的形象間的瞬間接觸，而且它總是保有一個不受客觀掌握的向度；如果要追尋它深藏的本質，圈圍出它的最終結構，這時，在可能表達的範圍內，人們發現的只是理性的語言本身，但它這時卻被運用在妄想的完美邏輯之中：而且，這一點雖然使得瘋狂變得可以為人接近，卻也同時遮掩了它。現在呢，則正好相反地，人反而是透過瘋狂——即使他是在理性狀態下——才能在他自己眼中成為具體和客觀的真相。由人走到真正的人，瘋人乃是必經之道。這條道路的明確地理，十九世紀的思想將永遠不能以它自身為目的來描畫它，但是由卡班尼斯到理勃（Ribot）[4]和珍奈，將會不斷有人在這條道路之上奔走。十九世紀的「實證」（positive）心理學的弔詭之處，便在於它只能由否定性（négativité）時刻取得其可能性：比如人格心理

---

[4]　Théodule Ribot（1839-1916），法國，心理學家，法國實驗，心理學的創立人之一。

學之所以有可能，先要把人一分為二，並分析這項分裂；記憶心理學的可能性來自遺忘症分析，語言心理學先分析失語症，智能心理學則是由分析心智不全（débilité mentale）開始。人之真相只有在消失的時刻中，才能被說出來；它只有在已經變成它者以後，才會顯現出來。

第三個概念，同樣出現在十九世紀初，其重要性便根源於此。有一種瘋狂會固定於一點之上，而且只針對某一主題發展妄想，這樣的意念，早已存在於憂鬱症的古典分析之中：[21] 對於醫學來說，這是妄想狂的某種特性；它並不造成矛盾。相對地，**單狂（monomanie）**的概念，則是完全圍繞著一個令人難以接受的事實建立起來的：這樣的個人，只在某一點上瘋狂，但在其它所有方面，他則是具有理性。單狂患者的罪行，以及他們應該負的責任，更使這個令人難以接受的事實，倍增其醜聞成分。有一個人，在所有其它各方面，一直表現正常，但他突然犯下野蠻無度的罪行；對於他的動作，既找不到原因，也找不到理由；既沒有益處，也沒有利害關係，更談不上激情，從這些都不能得到解釋：而罪犯在犯罪之後，又會恢復先前的樣態。[22] 我們能說他是個瘋子嗎？完全沒有可見的決定性因素，**理由（raisons）**的完全空虛，是不是就能允許人結論說做這動作的人的**無理性（non-raison）**呢？無責任出自運用意志的不可能，也就是一種受決定的狀態。然而，由於這個動作不受任何事物決定，因此也不能被視為不負責的動作。但是，相反地，當一個行動的完成並無理由可言、缺乏任何動機、也沒有任何利益可以使此一行動成為有用之舉，也不是因為激情而變得非做不可，這合乎正常

---

21 參考前文第二部，第三章。

22 這一類的案件中，有數件引起了大批的醫學和法學討論：比如吞噬了一位少女心臟的 Léger；Papavoine 當著一位母親面，把她的兩名小孩割喉殺死，而他只是第一次和他們見面；砍掉一位小孩腦袋的 Henriette Cornier，完全不認識受害者。在英國，有 Bowler 案；在德國則為 Sievert 案。

嗎？一個不立足於任何決定原則之中的舉動，乃是一個不可理喻的舉動。

　　十九世紀初的刑法大案使得這些質疑得以出現，而且因為它們在司法和醫學意識之中，產生了如此深遠的迴響，[23] 它們有可能觸及正在建立中的瘋狂體驗的基礎部分。先前的法律體系只認識發作期和間歇期，也就是說，它知道存有週期循環，而且在同一個疾病中，會有一些階段，主體可以為其行為負責。問題在此變得複雜起來：可不可能存有一種只以單一動作顯示自身的慢性病——或者，我們可不可能接受一個人突然會變成另一個人，失去他藉以定義自我的自由，在片刻之間，被剝除了自我？艾斯基洛曾經嘗試去定義這個可以使醜怪罪行宣告無罪的無形疾病；他歸納出的症狀如下：主體的行動既無同謀，亦無動機；他的罪行永遠與他認識的人無關；而且，一旦他完成了罪行，「一切對他來說，也就全部結束，他的目的已經達到了；在殺人之後，他變得鎮靜下來，他不會再想到要躲藏起來。」[24] 這便是所謂的「殺人性單狂」。但是，這些症狀之所以是瘋狂的徵兆，乃是因為它們只標示出動作的孤立性，它不符合真實可能的孤獨狀態；因此，存在著這樣的一種瘋狂，它在各方面都符合理性，但只有在一件事情上例外，而我們只有以瘋狂才能解釋此事。[25] 然而，如果我們不接受這種疾病、這個突然出現的他異性，

23　參考艾里亞斯·雷格諾（Élias RÉGNAULT），《論醫生的能力程度》（*Du degré de compétence des médecines*），1832；FODÉRÉ，《法醫學論文》（*Essai medico-légal*），1832；MARC，《瘋狂論》（*De la folie*），1840；亦請參考CHAUVEAU & HÉLIE，《刑法理論》（*Théorie du code pénal*）。還有VOISIN在醫學學院所做的一系列報告。（《論正義感》[*Sur le sentiment du juste*]，1842；《論死刑》[*Sur la peine de la mort*]，1848）

24　艾斯基洛，《論殺人性單狂》（*De la monomanie homicide*），見《論心智疾病》（*Des maladies mentales*），第二章。

25　雷格諾（Élias Régnault）根據這一點說：「在殺人性單狂中，佔上風的不是殺人的意志，而是遵從律則的意志。」（p. 39）一位法官向馬克（Marc）說：「如果單狂

而認為主體應該負有責任，那是因為我們認為在他和他的動作之間，存有某種連續性，這是一個由種種晦暗理由所形成的世界，可以作為此一動作的基礎、對之加以解釋，但最終卻也因此宣告它無罪。

[此一兩難可] 簡述如下。或者，我們認為主體有罪：這時條件是他在做此動作之時，必須仍是他本人，而且在此動作之外，也仍然如此，如此，在他和他的罪行之間，決定作用便得以運轉；然而，這麼一來，我們也就預設他不是自由的，因此他也就不是他本人了。或者，我們認為主體無罪：這麼一來，罪行必定是一個和主體相異、卻不能化約為主體的元素；這麼一來，我們預設了一個原初的異化作用，而它卻能構成足夠的決定機制，因此，也就形成了連續性及主體和自身間的同一。[26]

現在，瘋子便是以如此的方式，出現在**同一**和**他異**之間週而復始的辯證法之中。在過去的古典體驗之中，不需要別的論述，只以其存在，他便能指出自己處身於存有和非存有間明顯的劃分之中——那是光明和黑暗之間的劃分——，由現在起，他將持有語言，被包裹在一個永不枯竭、總是重起的語言之中，而且在他的相反者的遊戲之中返照自身，在這樣的語言中，瘋狂中的人顯得像是另一個和自己不同的人；然而，就在這個他異性之中，人也顯露出他自己的真相，而這樣的**翻轉**可以在**異化**喋喋不休的運動中無窮地進行下去。瘋人不再是存在於古典非理性的分割空間中的**無理智者**（**insensé**）；他現在是存在於現代疾病形態中的**精神錯亂者**（**aliéné**）。存於這種瘋狂中的人，不再被視為絕對隱退

是一種疾病，那麼當它會犯下殺人大罪時，便需要把它帶到沙地廣場處決。」（前引書，226）

26 杜朋（Dupin）瞭解問題的緊急性和危險性，他說單狂可以「說是太方便了，人們可以利用它為名義，使得罪犯不受嚴刑處置，也可以使得公民失去自由。如果人們不能說他有罪，人們就說他發瘋；未來，我們會看到廈倫頓院取代巴士底獄。」（引用於司馬梁（SÉMELAIGNE），《精神錯亂專家及博愛家》[Aliénistes et philanthropes]，附錄，p. 455）

於真相之外；他既是他的真相，也是他的真相的反面；他既是他自己，又有別於他自己；他陷入客觀真實之中，但他又是真實的主觀性；他深陷於使他迷失的事物之中，但他只交出他所想要給的東西；他因為不是他所是而成為無辜；又因為是他所不是而有罪。

非理性的巨大批判性劃分，現在已被人和其真相之間，永遠喪失又永遠重獲的親近性所取代。

* * *

麻痺性痴呆、道德性瘋狂和單狂，當然沒有涵蓋十九世紀上半葉精神醫療體驗的全部場域。不過它們在很大程度上窄化了這個領域。[27]

它們的擴張，不只意味著疾病分類學空間的重新組織；而且，這還意味著在醫學觀念之下，存有並作用著一種新的體驗結構。匹奈和突克所設計的體制形態，在瘋人周圍建立起來的療養空間，要求他在其中承認有罪並加以擺脫，同時使得疾病的真相得以顯現和受到消除，在使他和自由重新連結之際，又把它在醫生的意志中加以異化——以上這一切，現在都成為醫學感知的先驗條件（a priori）。在整個十九世紀之中，瘋人的認識和辨識，其唯一的基礎，一直是說著同一個犯罪、同一個真相、同一個異化的內隱人類學。

然而，瘋人現在既然處在人之真相這個問題意識之中，他必然也會

---

27 躁狂（manie）曾是十八世紀最穩固的病理形態之一，這時卻失去了原有的重要性。在 1801 到 1805 年，匹奈仍計算硝石庫院的瘋女有百分之六十以上為躁狂患者（1002 名之中有 624 名）；艾斯基洛在 1815 年到 1805 年間，計算廈倫頓院入院的 1557 人中，有 545 人為躁狂患者（百分之三十五）；卡麥爾（Calmeil）於 1856-1866 間，於同一所醫院中，只遇到百分之二十五的比例（2524 名之中有 624 名）；在同一個年代，馬爾塞（Marcé）在硝石庫院和比塞特院，在 5481 人之中只診斷出 779 名（百分之十四），再晚一點，小佛維爾（Achille Foville fils）只在廈倫頓院診斷出百分之七的比例。

使真實的人為新的命運所捕捉。如果，瘋狂對於現代世界而言，不再是真相白晝對面的暗夜，如果，它所持有的最祕密語言，涉及的是人的真相問題，而且這樣的真相又比他更為先前，不但是他的基礎，也可以將他消滅，那麼，這樣的真相，只在瘋狂的災難之中向人開放，而第一道和解微光一旦出現，它就不再能為人掌握。只有在瘋狂的暗夜之中，光線才有可能存在，而光線所驅散的陰影一旦消失之時，光線本身也會消失。在現代世界之中，人和瘋子之間的連結，可能比昔日由鮑許的著火風車所照明的動物強大變形裡頭，所能達成的連結，更為穩固：他們乃是被連結於一個具有相互性但卻又互不相容的真相之上，所形成一個難以捉摸的關連；他們彼此為對方訴說著他們的本質真相，然而這個真相又因為這樣的彼此訴說而消失。每一道光線熄滅於它所促生的白晝之中，由此回歸它所劃破的暗夜，然而，暗夜如果殘酷地顯現了，它又會召喚光線。在我們今天，人的真相只存在於那他所是又不是的謎樣瘋人身上；每一個瘋子同時承載和不承載這個人性真相，而他也只是在他的人性的後遺效果中，才使得這個真相得以大白。

匹奈小心翼翼地建立起來的療養院，並未發揮任何功效，它並未保護他同時代的世界、防備瘋狂的重新高漲。或者毋寧說，它的確有其功效，而且是大大地發揮功效。如果說，它把瘋子由無人性的鐵鏈中解放出來，它其實卻又把人和他的真理綁在瘋子身上。從這天起，人便擁有可以把自己理解為真實存有的進路；但這個真實的存有，卻只有透過異化的形式，才能呈現在他面前。

我們或許會天真地想像，透過一百五十年的歷史，我們描繪的是一種心理形態：瘋人。但我們明顯看到的是，當我們在寫瘋人史的同時，我們其實寫出了使得心理學得以出現的歷史——當然，這個歷史所處的層次，並非科學發現的編年史，也不是一部意念史，而是在追循基本體驗結構的貫串。而且，心理學對我們意味的是自從十九世紀以來，為西

方世界所特有的一種文化事實：這是一個由現代人所定義的厚重預設，但它也很能描繪他：人的特性，並不存在於他和真理之間的某種關係；不過，人卻持有一個同時既呈現又隱藏的真相，好像那是他專有的事物。

就讓語言遵循它的傾向吧：l'homo psychologicus（心理人）乃是 l'homo mente captus（悟性人）的後裔。

由於心理學只能說著異化的語言，它的可能性，只有在人之批判或其自身的批判之中，才會出現。它一直處於十字路口，而且這便是它的本性：一方面，它把人的負面性不斷深化，一直到那使得愛與死、日與夜、萬物的永恆重複和季節的匆促了結成為相屬不分的極端點為止——它的最後境界則是進行鐵錘敲擊般的哲學思考。[5] 另一方面，它又操弄那不斷重複的遊戲，要使主體和客體、內在和外在、實存體驗和認識相互調適。

心理學甚至是在起源時，就有必要如此，但是同時又不願承認它。對於那面對其真相的現代人而言，它不可避免地成為他的辯證法的一部分，也就是說，在真實認知的層次上，它將永遠無法窮盡其中的底蘊。

然而，就在辯證法的饒舌介入之中，非理性卻仍然保持緘默，而遺忘便是來自人沉默的大撕裂。

*　　　　*　　　　*

然而，還有其他的人，他們「一旦迷失道路，便希望永遠迷失下

---

[5] 敲擊鐵錘的哲學（la philosophie à coups de marteau）是尼采的隱喻，指的是批判對壞死之物和偶像的摧毀。

去。」在他處，非理性的終結乃是改觀變貌（transfiguration）。[6]

存有這樣的一個領域，如果它脫離了那幾乎完全的沉默、那保持古典自明性質的內隱低語，結果也只是將自己重新組合為一個被喊叫聲所巡行的沉默，成為一個充滿禁令、警醒和和報復的沉默。

畫出《瘋人院》（*Le Préau des fous*）一畫的歌雅（Goya），當他面對空無之中的肉體蠢動，或是裸牆之旁的赤裸肉體時，必然曾經感受到此一時代特有的悲愴：把自己當作國王的瘋子們，頭上戴的是俗麗的象徵性王冠。然而，這些帽子反而凸顯了他們受難求饒的肉體，和他們奉獻給鐵鏈和鞭笞的肉體。在肉體和譫妄面容之間產生對比的，不是因為肉體無物蔽身而產生的淒涼，而是在這些完整肉身之中，閃閃發光的人性真相。那位頭戴三角帽的瘋人，他之所以瘋狂，並不是因為他全身赤裸卻頭頂破帽；由這位戴帽瘋人身上，因為他沉默無言、肌肉發達的肉體，因為他野性煥發、不可羈握的美妙青春，而突然呈現在我們眼前的，乃是一種已經突破桎梏的人的存在，而他好像自從天地生成已來即具有天生的自由。《瘋人院》一畫的主題，其實比較不是瘋狂和那些我們可以在《隨興狂想》（*Caprise*）畫組中可以看到的奇怪形像，它要畫的，其實是這些新穎肉體的巨大單調，它要呈現的，其實是它們充沛的活力，而且，就算這些肉體的動作手勢，呼喚著夢想，它們所歌頌的，主要也是那陰暗昏沉的自由：它的語言接近匹奈的世界。

當歌雅畫出《瘋狂》（*Disparates*）和《聾人之家》（*Maison du sourd*）畫組時，他要畫的是另一種瘋狂。這種瘋狂的主體，既不是被投入牢裡的瘋人，也不是被投入其暗夜之中的人類。他難道不是跨越記

---

[6] 這個字特別有宗教上的意味：它的一個用法是指耶穌的外貌突然改變，顯出光明燦爛的聖性。在一般的用法中，它也不只是面容的轉變，而且還使它得到美麗和不尋常的明亮。

憶，和充滿神奇魔咒、幻想騎行、在枯死樹枝上棲息的巫婆的古老世界，重新建立聯繫嗎？在《僧侶》（*Moine*）耳旁低語祕密的怪物，和鮑許畫中蠱惑聖安東尼（Saint Antoine）的侏儒精靈，難道沒有親緣關係嗎？就某種意義而言，歌雅重新發現了這些為人遺忘的偉大瘋狂形象。不過，對他來說，它們的意義已經不同，而且，這些形象的威勢，雖然布滿其晚期畫作之中，卻是源自另一種力量。在鮑許和布魯格爾（Brueghel）的畫中，這些形式生自世界本身；透過奇異詩性的裂縫，這些形象在石頭和植物之中升起，由動物的張口呵欠之中蹦躍而出；如果要形成它們的圈舞，就是整個自然都參加合作，也不會嫌太多。歌雅筆下的形式則生自虛無：它們沒有底（fond）——這裡取這個字的雙重意義：[7] 一方面，它們的背景一直是最單調的黑夜，另一方面，也沒有任何事物可以界定其起源、終點和本性。《瘋狂》畫組之中，看不到風景、牆壁、裝飾——這是它和《隨興狂想》不同的地方；在《飛行法》（*Façon de voler*）一畫中，我們看到人化作蝙蝠四處飛翔，但在襯托它們的夜幕裡，卻是看不到一顆星星。巫婆們棲息在枝頭喋喋不休，但是這是什麼樣的樹的枝幹呢？它在飛嗎？是飛向什麼樣的群巫晚會和什麼樣的林中空地呢？在這裡面，沒有任何事物談論著世界，不論是此世或是彼世。這裡所牽涉的，的確便是歌雅在 1797 年所畫的《理性的沉睡》（*Sommeil de la Raison*），而且他在當時就已經把它當作是「普遍語言」（idiome universel）[8] 中的第一個形像了；這裡牽涉到的暗夜，無疑便是古典非理性的暗夜，也就是禁閉奧萊斯特（Oreste）的三重暗夜。然而，在這個暗夜之中，人還是和他身上的最深沉、最孤獨的事物相通。鮑許的《聖安東尼 [的誘惑]》畫中的荒漠，其實布滿生靈；而且，即

---

[7] 這個字同時指畫的背景和事物的基底，並因此轉指其實質。
[8] 歌雅相信有超越各民族語言的普遍語言，存於形象之中。

使《瘋女瑪芍》（*Margot la Folle*）所穿越的景色，只是來自她的想像，在這片風景中，仍有人性語言的交錯縱橫。歌雅所畫的《僧侶》，雖然背上有隻熾熱的野獸，把爪子搭在他雙肩，並在他耳邊張口喘息，他終究仍是孤獨一人：沒有任何祕密被人說出。在這裡出現的，只是最內在、最野蠻自由的力量：那是《大瘋狂》（*Grand Disparate*）之中，割裂肉體的力量，那也是在《盛怒的瘋狂》（*Folie furieuse*）中，爆發開來、撕開眼睛的力量。由這裡開始，連臉孔本身都解體了：這不再是《隨性狂想》中出現的瘋狂，在那裡出現的面具，比形像的真相更加真實；在這裡出現的是一種甚至還在面具之下的瘋狂，它咬嚙臉孔、磨蝕五官特徵；這時眼睛嘴巴都已消失，只剩下那來自虛無和注視虛無的目光（比如《群巫大會》[l'Assemblée des Sorcières]）；或是來自黑洞的喊叫聲（比如《聖伊西德羅的朝聖》[*Pèlerinage de San Isidro*]）。瘋狂變成人身上可以同時消滅人和世界的可能性——甚至就是這些否定世界和扭曲人類的形象。它比夢埋得更深，也比獸性的噩夢埋得更深，它才是最終的解決之道：一切的終結和開始。不過這並不是因為它像在德國抒情詩裡一樣，帶來了承諾，而是因為它便是渾沌和末世紀中的曖昧模稜：《白癡》（*Idiot*）為了逃避監禁他的虛無，高聲叫喊，扭曲肩膀，但這是第一個人的誕生和他邁向自由的第一個動作呢，還是最後一名垂死之人的迴光返照？

這樣的瘋狂，既連結又劃分時間，把世界屈曲為黑夜之環，這樣的瘋狂，和它同時代的體驗是如此地陌生，對於那些有能力接納它的人——尼采與亞陶，它是不是傳遞了古典非理性幾乎難以聽見的話語，而過去的虛無和暗夜，在此卻被擴大為叫喊和咒罵？但它是不是也第一次為它們提供表達、城邦公民權、一個對西方文化的著力點，而且由此開始，所有的異議和完全的異議才會有所可能？或者，它是使得這些事物回復到最初的野蠻狀態？

薩德沉靜、耐心的語言，也收納了非理性的最後話語，而且，他

也一樣，為這些話語賦與了面對未來的深遠意義。在歌雅碎裂緊張的
素描，和這一連串由《茱斯汀》（*Justine*）第一卷一直到《茱莉葉》
（*Juliette*）第十卷，從未中斷的剛硬字眼之間，顯然沒有相同之處。唯
一的例外，便是它們都參與同一個運動，回溯到同時代的抒情詩潮上
游，並在汲乾其源頭的同時，重新發現非理性的虛無祕密。

　　薩德的主角人物閉居城堡不出，他筆下的受害者則在修道院、森林
和地下室裡無限地持續哀痛。第一眼看來，在這些地方，自然似乎可以
完全自由地鋪展開來。人在那兒重新找回了被人遺忘的明顯真相：既然
慾望是由自然置放在人身上的，而且，自然用世界不斷重複的生死大教
訓來教導人慾望之理，那麼，還會有什麼慾望是反自然的呢？慾望中的
瘋狂、不可理解的謀殺、最不合理的激情，都是智慧和理性，因為它們
都是屬於自然。所有道德、宗教和不良社會對人產生的窒息，在謀殺之
堡中，又再獲得新生。在那裡，人終於得以恢復其本性；或者這樣說更
好，因為這種奇特的監禁體制中的一項倫理要求，人必須花下心血，毫
不動搖地保持他對自然的忠誠：這是整體性（la totalité）所要求的一項
嚴格而且無盡期的任務：「在你沒有全部認識之前，你什麼都不認識；
而且，如果你的勇氣不夠，不能跟隨自然到底，那麼它就會永遠脫離你
的掌握。」[28] 相反地，當人使自然受傷或變質時，人便負有補救破壞的
責任，其手法則是籌劃出一條高超的報復之道：「自然使人生來平等；
如果命運喜歡破壞這項普通法則的規劃，那麼我們便有責任去矯正這些
任性奇思，我們必須要用機巧來彌補強者所造成的僭越。」[29] 報復的緩
慢，如同慾望的蠻橫無禮，都是自然。人之瘋狂所發明的任何事物，如

28　《索多瑪一百二十日》（*Cent vingt journées de Sodome*）。（引用於 BLANCHOT，
　　《勞特雷門與薩德》[*Lautréamont et Sade*]，Paris, 1949, p. 235）
29　引用於 BLANCHOT，同上，p. 225。

果不是外現的自然，便是被恢復的自然。

　　不過，上述這一點，只是薩德思想的第一個時刻：那是理性和抒情的反諷辯解，是對盧梭（Rousseau）的巨大嘲弄性模仿。它透過荒謬來展演同代哲學，說明它對人和自然所說的一切空話，只是虛幻的事物。一旦這個證明做完了，便會採取真正的決定：這些決定同時也是決裂，是人和其自然存有間的關係的消除。[30] 著名的罪犯之友社（**Société des Amis du Crime**）和瑞典憲法草案，當我們剝除其中有關《社會契約論》（*Contrat social*）和波蘭、科西嘉憲法計畫的瘋狂指涉時，便只是透過拒絕所有自然的自由平等，來建立主體性的嚴謹主權罷了：一個人對另一個人毫無控制的宰制、暴力的過度使用、處死權的無限制運用——在這整個社會中，唯一的人際關連便是對關連的拒絕，整個社會顯得像自然原則的休息狀態——團體中的個人所受到的唯一協調要求，並不是保護一個自然的存在，而是要確保其主宰地位可以自由運用在自然之上，對其進行破壞。[31] 由盧梭所建立的關係，在此受到完全的顛倒；主宰地位不再是對自然存在進行移位；目前，自然存在乃是主宰者的施為對象，以便使他可以開展其完全的自由。如果把慾望的邏輯推到極致，慾望也只是在表面上帶領人通往自然的重新發現。事實上，在薩德的作品中，並沒有回歸自然大地，也不期望社會的初始拒絕，藉由自然的辯證過程——自然以其自棄肯定自我——，可以暗暗地再度成為有所經營的幸福秩序。就像十八世紀哲學家一樣，黑格爾還認為，慾望孤獨的瘋狂，終究會使人沉浸於自然世界之中，但是這個自然世界又會馬上被社會世

30　下流的行為必須要能「碎裂自然、打破宇宙。」（《索多瑪一百二十日》，Paris, 1935, t. II, p. 369）

31　在社員之間所要求的協調，實際上是不承認彼此之間可以有處死權，雖然他們可以把這個權利應用在其他人身上。不過他們承認彼此間有絕對的自由處置權；每一個人應該要能屬於另一人。

界重新接收。對薩德來說，慾望把人拋入的世界，只能是大大主宰自然
的空無，比例和社群的完全缺乏，永遠重新開始的無法滿足。這時，瘋
狂的暗夜已是無邊無界；過去被人誤認為人之暴戾本性的東西，其實只
是無限的非自然（non-nature）。

　　薩德作品中的巨大單調性，便是源自於此：隨著作品的進展，布景
逐漸消失：驚訝、意外事件、場景間的悲愴或戲劇性連結，也隨之消失。
在《茱斯汀》裡仍是情節曲折變化的東西——事件由人物被動地承受，
因此，仍是新發生的事件——到了《茱莉葉》裡，卻變成一個完全主動
的遊戲，而且永遠獲勝，從未遭遇否定性，然而，它的完美極致也使得
事物的新變化永遠只能是一個和自我相似的變化。就像在歌雅的作品裡
那樣，這些精緻的《瘋狂景象》也不再具有背景。不過，布景的完全的
缺乏，既可能是完全的暗夜或是絕對的白晝（在薩德作品中，陰影並不
存在）；就在這樣的狀況中，作品緩慢地走向終點：茱斯汀之死。她天
真無邪的程度，連想要嘲弄她的慾望都會感到厭煩。我們不能說罪行並
未徹底地侵犯她的美德：相反地，我們得說，由於她的自然美德，她耗
盡了所有充當犯罪對象的可能形式。推進到這一點，罪行也只能把她驅
離其所主宰的領域（茱莉葉把她的姐妹驅出諾阿塞伊 [Noirceuil] 堡），
就在此時，卻是輪到自然登場。自然在這裡，在被人如此常久地支配、
嘲弄、褻瀆[32] 之後，此時完全臣服於它的反對者：這時輪到自然進入瘋
狂狀態，並且，就在一瞬間，但也只在這一瞬間，它恢復了它的全能。
一發不可收拾的狂風暴雨、劈打和殺死茱斯汀的雷電，便是演變為犯罪
主體的自然。這個死亡，表面上似乎脫離茱莉葉的瘋狂統治，其實比其
它死亡更深沉地受它管轄；暴風雨之夜、電光和雷電，充分地標指出，

32　參考《茱莉葉》（*Juliette*）結尾時的火山片段，èd. J.-J. Pauvert, Sceaux, 1954, t. VI,
　　pp. 31-33。

這是自然的自我撕裂，它已經達到內部不和的極端，透過這金色的線條，它展露出一個既是它自己，又完全不是它自己的主宰地位：它屬於一顆瘋狂的心，它在孤獨之中達到了世界的極限，並把世界撕碎，使它反過頭來反對自身，把世界消滅於一個完全支配它、而使它 [世界] 可以有權利把自身和它 [瘋狂的心] 相認同的時刻。自然為了襲擊茱斯汀由本身所發出的這道瞬間閃光，和茱莉葉長久的一生，只是同一回事，而茱莉葉也是一樣自行消失，既未留下痕跡，也未留下屍體，更未留下任何可以讓自然恢復其權利的事物。自然的語言曾在非理性的虛無之中，永遠地緘默不言，但現在，非理性的虛無已經變成了自然反對自身的自然暴力，而這個暴力將一直持續到自然自主自由的自我消滅為止。[33]

在薩德的作品裡，和在歌雅的作品裡一樣，非理性繼續警醒於其暗夜之中；不過，透過這個警醒，它卻和年輕的勢力相結合。非理性過去是非存有，現在則變成毀滅性的力量。透過薩德和歌雅，西方世界獲得如下的可能：用暴力來超越它的理性，在辯證法的承諾之外，重新發現悲劇體驗。

*　　　　　*　　　　　*

在薩德和歌雅以後，並且以他們為起點，非理性便是所有作品中對現代世界而言具有決定性的部分：也就是說，它是所有作品中所內含的謀殺和強制成分。

塔斯的瘋狂、斯威夫特（Swift）的憂鬱、盧梭的妄想，都是他們的作品的一部分，這好像這些作品本身也是他們的一部分。在作品和作

---

33 「我們可以說，自然好像是對它自己的作品感到厭膩，已經準備好混溶所有元素，以逼迫它們進入新的形式。」（同上，p. 270）

者的生活裡，述說的是同一個暴力，或是同一個辛酸；這些視象必然
相通；語言和譫妄，互相交織。不過，還不止如此：在古典體驗中，
作品和瘋狂之間在另一個層次上，具有更深沉的連繫：弔詭的是，這個
層次便是兩者相互限制的層次。因為，在某一個領域裡，瘋狂質疑作
品，反諷地化約它，使它的想像世界變成一個病態的幻想世界；譫妄的
語言，絲毫不能構成作品。相反地，如果譫妄被人認為具有作品的價
值，那麼它就可以掙脫它貧乏的真相。不過，在這個質疑之中，最好
的說法不是其中一項把另一項化約了，那毋寧是（讓我們回想一下蒙田
的話）發現到作品誕生的核心地帶，存有某個不確定性質。在呂克萊斯
（Lucrèce）[9] 之後，塔斯或斯威夫特又成為這個對抗的見證人——而且
人們曾經嘗試劃分其中的清晰段落和發作階段，但卻是徒勞無功——一
段距離便在此項對抗之中顯露出來，使得作品的真相本身都成為問題：
這到底是瘋狂還是作品？靈感或是幻想？字眼自發性的喋喋不休，或是
語言的純淨淵源？作品的真相，應不應該，甚至在作品誕生之前，由人
的匱乏真相來提取？或者是要遠離其源頭，由其所推斷的存有之中去發
現呢？這時候，對於他人而言，作家的瘋狂，乃是看到作品可以在使人
氣餒的重複和疾病中，不斷重生的機會。

　　尼采、梵谷或亞陶的瘋狂，也是他們的作品的一部分，也許其深刻
的程度並不更大或更小，但他們所處的是一個完全不同的世界。在現代
世界、作品爆裂為瘋狂的頻繁程度，對於這個世界的理性，這些作品的
意義，當然不能證明什麼，它甚至對實際世界和產生這些作品的藝術家
之間所結合或分解的關係，也證明不了任何事情。然而，我們必須正視
這個頻繁程度，把它當作一個堅持不去的問題；自從賀德齡和涅華爾以

[9]　Titus Lucretius Carus（西元前98-55年），拉丁詩人。著有《論自然事物》（*De natura rerum*），為一部以科學和伊比鳩魯哲學為靈感來源的史詩。

來，「墮入」瘋狂的作家、畫家、音樂家的數目有增無減；但是我們不要看錯了；在瘋狂和作品之間，並沒有協調、更爲持續的交流，亦無語言上的溝通；它們之間的對抗，比起往昔，只有更加險惡；它們之間的爭論，現在已變得毫不留情；這是一場生死遊戲。亞陶的瘋狂，並不滑入作品的空隙之中；這瘋狂便是作品的缺席（l'absence de l'œuvre），這個缺席不斷重複的臨在，便是它的核心空虛，並且在它的無限向度上爲人感受和衡量。尼采最後發出的叫喊，宣稱自己同時是基督，也是戴奧尼索斯（Dionysos），但它並不是「亞迦地（Arcadie）[10] 的牧人和提比哩亞（Tibériade）[11] 的漁民」之間，在理性和非理性的邊界上，在作品的透視線（ligne de fuite）上，所共同夢想的終於達成、卻又立刻喪失的和解；它其實便是作品的消滅，使得作品變成不可能的起點，一個它必須保持緘默的地方；鐵錘剛由哲學家手中掉落了。[12] 而梵谷也很清楚，他的作品和他的瘋狂不能相容，而且他不想「向醫生請求畫畫的許可。」

瘋狂便是作品的絕對中斷；它是構成毀滅的時刻，並且在時間中建立起作品的真相；它勾劃出作品的外緣、崩潰線、以虛空爲襯底的側影。在瘋狂中，亞陶的作品試鍊著它本身的缺席，但是這項試鍊、試鍊中不斷重生的勇氣、所有這些被丟出來反對語言的基本缺乏的字眼、這整個包裹著空虛，或甚至與它符合的肉體苦難和恐懼的空間，其實便是作品本身：這是作品的缺席這道深淵上的陡坡。瘋狂不再是那懸而不決的空間，可能使作品的初始真相在此閃現，它現在乃是作品由此開始、

---

[10] 位於希臘勃羅奔尼撒半島中部的地區，在詩歌傳統中代表四季如春的美妙田園。

[11] 位於古猶太國加利利的湖畔漁村。聖經中的革尼撒勒湖（Génésareth），另一個名稱即提比哩亞湖，或稱加利利之海。彼得（當時還喚作漁夫西門），便是在此遇見基督，而成為其門徒（路加福音第五章）。

[12] 見本章第五號譯註。

便會不可逆轉地中止的決定，但作品也由這一點偉然高照歷史。究竟是在 1888 年秋天的那一天，尼采才不可逆轉地變成瘋子，並且使得他所寫的，不再是哲學，而是精神醫療要研究的文本，這一點並不重要：所有的文本，甚至包括寄給史特林堡（Strindberg）的明信片，都屬於尼采，而且它們都和《悲劇的起源》（L'Origine de la tragédie）具有重大的關連。不過，對於這個連續性，不應該在體系、主題、或甚至存在的層次上來思考：尼采的瘋狂，也就是說，尼采思想的崩潰，便是這個思想所藉以開向現代世界的事物。使得這個思想成為不可能的事物，卻使得這個思想對我們來說，仍然臨在；把這思想從尼采身上摘取掉的事物，卻是把它提供給我們。這並不是說，瘋狂乃是作品和現代世界之間唯一的共同語言（這會陷入悲愴詛咒的危險，和心理分析正好對稱地相反的危險）；這裡的意思是說，一部作品透過瘋狂，在表面上像是沉沒於世界之中，顯得無意義、變貌成為純粹的病態作品，但在實際上，這部作品卻關係著一整個時代，支配著它並引導著它；作品透過中斷它的瘋狂，打開了一片空虛、一段沉默的時間、一個沒有回答的問題，它挑起一個無法調和的破裂，逼迫世界自我質問。在一部作品中所必然具有的瀆神成分（profanateur），便在其中產生翻轉：就在這部作品陷入狂亂的那一刻時間裡，世界自覺有罪。從此以後，透過瘋狂的中介，是世界在這作品面前自覺有罪（這在西方世界中是第一次）；它現在受到瘋狂的要求，被迫以其語言為準則，被它逼迫進行承認和補救的任務；它必須瞭解非理性的理性，並且把理由還給非理性 [承認它有理]。作品陷入瘋狂之中，而這瘋狂便是我們的工作空間，這是引領到終點的無限道路，這是我們同時要做使徒和註釋者的使命。這就是為什麼，第一道瘋狂的聲音，究竟是在什麼時候鑽入尼采的傲慢和梵谷的謙卑之中，並不重要。作品走到最後一刻，瘋狂才會存在——作品將瘋狂無限地推回到它的邊緣之上：有作品的地方，就沒有瘋狂（**là où il y a œuvre, il n'y**

a pas folie）；然而，瘋狂也和作品同時存在，因為它開啟了作品真相的時間。在作品和瘋狂一起誕生並同時完成的瞬間，便是世界開始被作品標定，並且要在作品面前對自己的現況負責的時刻。

這是瘋狂的狡智和新勝利：這個世界自以為可以用心理學來衡量它、為它尋找理由，其實是它才要站在瘋狂面前為自己辯護，因為，在它的努力和辯論之中，它其實是用尼采、梵谷、亞陶不可衡量的作品在衡量自己。而且，在它之中，沒有任何事物可以保證──它對瘋狂的認識尤其不能──這些瘋狂的作品會為它辯護。

附　錄

註解：收容總署史

1616 年匿名小冊子：《收容總署》

雖然採取了許多措施，「所有其他的乞丐仍然在巴黎城內和城外郊村自由活動；他們由此可以前往王國內的所有省份，以及歐洲所有的國家，他們的人數每日都在增長，最後變得像是一個獨立的族群，無法無天，既不尊重權威，也不聽警察命令；在他們之中，只能看到缺乏虔誠、肉慾放蕩大肆盛行；不分日夜，大部分的殺人、偷竊、暴力事件，都是出自他們的手筆，而且因為他們的惡德、不值得公共救助的瀆神及惡言，連那些應該受到信徒憐憫的窮人，都被引向墮落之途。

「這些重大的亂象一直持續到 1640 年代，但在此之前人們並未對此多加思考。到了這時候，才有幾位具有大德之人，開始為這些落入慘境的可憐基督徒感到難過。不論他們在身體上曾受到如何的痛楚，他們並沒有真正成為憐憫的對象；因為他們在人們給予一般人民的施捨中，便能找到超過他們需要的事物，甚至還可以拿它們去作縱慾享樂之用；對於那些以極大的熱忱想去拯救他們的人，看到他們靈魂因為對我們的教義完全無知而墮落，其道德又極端地腐化，這實在是一個令人產生強大痛苦的景象。」（p. 2）

最初嘗試的措施，以及它們在開始時所獲得的成功（1651 年所發明的慈善收容所 [les magasins charitables]），令人相信「對於這群從未

受到規範的放蕩懶惰人群，要為他們找到足夠的生存資源，並且設法把他們限制在責任之中，並非不可能之事。」（p. 3）

「巴黎所有教區的主日宣講傳布了這個消息：收容總署將於 1657 年 5 月 7 日開放，所有志願進入其中的窮人都會受到接納，法官們也宣布禁止乞丐在巴黎公開高聲哀號乞討；命令之進行，前所未有地良好。

「13 日，慈善院的教堂舉行莊嚴的聖靈彌撒，14 日，窮人的監禁在沒有產生任何動蕩的情況下完成。

「由這一天起，全巴黎面目一新，大部分的乞丐避居外省，其中最有智慧者想著要以自己的行動來改善生活。此一巨業必然有上帝保護，因為人們從未想到它可以這麼輕易地完滿達成。

「由於主管們的高明遠見和精確估算，受監的人數和計畫中的人數十分接近，原有的四萬名乞丐中，只留下四至五千人，而且他們覺得能在容總之中隱居，乃是非常幸福之事；不過，後來人數又再增加；這時便被迫擴建房舍，因為貧民住宿之處變得過份狹小，造成極端的不便。」（p. 5）

監禁巴黎及郊村窮困乞丐之收容總署設立詔書

1657 年 4 月於巴黎頒布，同年 9 月 1 日由最高法院覆核

巴黎，皇家印刷局，1661

法蘭西及納華爾（Navarre）之王，謹受神恩，向現在及未來致敬。一世紀以來，前代諸王曾為巴黎城下達數道治安命令，以其熱誠及權威防止行乞及遊手好閒，因為它們乃是所有動亂之源。雖然皇家警隊已依此等命令盡力施為，然而在時節不佳之時，因為缺乏此一龐大計畫所需之資源，或因為原先的優良領導離職，致使效果不彰。最近以來，在我們

所尊敬的已逝父王治下，由於公開放蕩及道德淪喪，此一惡痛仍更增加，而我們認識到此一治安措施的主要缺陷，乃在於乞丐可以到處自由游蕩，而救濟不但不能阻止私下的乞討，也不能使他們因此中止遊手好閒。以此現象為背景，乃有將他們監禁在可讚的慈善院收容所（la Maison de la Pitié）及其所屬場所之計畫及執行，以及 1612 年登載於巴黎最高法院之相關皇家法案。此案規定將貧民監禁，院方的管理交由善良及可敬之市民（Bourgeois）負責，而他們前後以辛勞和良好操守來助益此案之順利成功。然而，雖然他們已盡力施為，但效果只維持五、六年，而且也十分不理想，因為貧民並未在公共工程及製造廠中工作，而主管們也沒有符合此一重大計畫的足夠權力和權威，再加上戰爭所帶來的不幸和混亂，貧民數目增加到一般預算所不能負擔的地步，而惡痛也超過了療方的力量。如此一來，乞丐們過度放蕩無羈，不幸地陷入種種罪惡，而且如果這些罪惡未受懲罰，將會遭致神怒，有害國家。經驗告訴那些在慈善事業中照料他們的人說，在他們之間，不論男女兩性，有許多人的小孩並未受洗，他們生活在對宗教的完全無知、對聖經的輕蔑和種種持續的惡習之中。這是為什麼，我們顧及神恩護國，並使得我們在戰爭中獲勝，我們相信必須信實地服從基督徒之美德，提供我們的服務：我們認為貧窮的乞丐乃是耶穌基督活生生的一部分，而不是國家中的無用成員。在這個如此龐大的事業中，我們不會以治安為考慮，而只會以慈善心為行動準則。

　　……我們希望且命令貧窮乞丐，不論健全或殘障、男性或女性都要能在收容所得到工作，以便依照其能力進行工程、製造成其它工作，而這一切必須符合我們簽定的規章中的形式和內容。此一規章以封印隨附本令。

IV

調撥下列機構依規章收容窮人：大、小慈善院（Charité）中的貧民之家及救護院，坐落於聖維克多郊村之避難所（Refuge），席匹安的貧民之家和救護院，古肥皂廠織毯局中的貧民之家，和其附帶的所有屬地、堡壘、花園、房舍和建築物，比塞特的房舍及土地⋯⋯

VI

我們瞭解，大施捨團（grand Aumônier）和創辦收容總署的皇室一樣，為其維持者和保護者，然而，收容總署不以任何方式受大施捨團管轄，亦不受其中任何重要官員管轄，我們並瞭解到該署完全免除任何總改革機關（la générale Réformation）的官員們和大施捨團其他官員的指導、視察和判決。對於任何其它人，我們亦禁止任何可能的瞭解和判決，亦無以上權力。

IX

我們明令禁止任何人公開行乞，不論其性別、地點、年紀、條件及出身，不論其狀況是健全或殘廢、生病或正在痊癒中，可治或無藥可救，不論是在巴黎城中或是在附近郊村、教堂及其門口、房屋門口或路上，或其它地方，以公開或祕密方式，在日或夜、重大節日、贖罪日、大赦年，亦不論是在節日市集、一般市集、或市場、或以及任何其它理由或藉口。初犯者施以鞭笞，再犯者男人及少年處苦役，女人及少女處流刑。

XVII

禁止任何人，不論其條件或狀態，在路上或上述地方伸手施捨給乞丐，不論其原因是慈悲、急迫的需要或是所有其它的藉口。違者處以四磅巴黎鑄幣。所收罰款歸收容總署所有。

XXIII

顧及受監禁貧民之拯救，以及聖拉撒爾院傳道修士之貧民照料機構長久受到神的祝福，考慮到他們援助貧民至目前為止曾大有收穫，並希望它們能繼續及成長，我們要求他們在收容總署及所屬場所之貧民救助及安慰工作之中，負責精神面的教誨，並在巴黎大主教的指導及裁決之下負責其中的聖禮。

LIII

我們允許並給予院中主管有權利在總署及其領地之內進行各種製造，並販賣其產品，收入歸總署施用於貧民福利。

巴黎收容總署之王令規章

XIX——為了鼓勵受監貧民在製造廠工作時能更加勤奮及更有意願，不論男女，只要年紀在十六歲以上者，將可得到其工作利潤的三分之一，並且不因此相對減輕其應有待遇。

XXII——在總署及其所屬地，當貧民違反命令或要求，主管們有權施以任何公開或私下之刑罰，甚至在不服從、傲慢或其他醜聞之情況下，亦可以將其驅離並不准乞討。

國王根據查理九世及亨利三世政令在王國大城及大型鄉鎮設立收容總署之聲明

……我們一直以最大的心願救助貧苦無依之乞丐，供應其需要，以基督教誨拯救其靈魂，並教育其後代學習一技之長，以消除行乞和遊手好閒，因此我們已在巴黎設立收容總署……

然而，由王國各省份抵達之乞丐，造成過度負擔，以至於主管們在供應四至五千名貧民的通常費用之半數不到的預算下，還需要在城中其它六個場所供應其他三千名已婚貧民。而且，在該城中，我們還能看到數量龐大的乞丐……

因此我們下令要求，在王國內所有城市及大型鄉鎮，如有尚未設立收容總署者，立即依此規章加以設立，以便在其中收留、監禁、供應殘廢、當地出生、或父母為乞丐之貧困乞丐。乞丐在其中應受到基督教義及悲憫教誨，並且學習其所可能之技藝……

於聖日耳曼亨雷（Saint-Germain-en-Laye），1662 年 6 月

硝石庫院聖路易所每日規章

1. 每日五時敲鐘起床，除殘病及五歲以下兒童外，所有男官員、女官員、僕從及貧民皆應起床。

2. 五時一刻，在寢室祈禱，女官員巡視以規範貧民及維持秩序。

3. 五時半，貧民整理床鋪、梳洗、以及其它清潔事宜，直到六點。

4. 六時，負責照護少女的女官員至其寢室教導主日學或一般課程，每日輪換項目，直到七時為止……其他女官員和女教師一起排列貧民，將她們帶領至教堂聆聽彌撒。

6. 七時，兒童和可以行動的殘障者，亦至教堂聆聽彌撒。

8. 八時，負責管理院中工作的女官員敲工作鐘，通知時間已到……接著，其他女官員至各自工作分區巡視，注意是否所有貧民皆有事可作。

13. 在九時，所有寢室皆唱頌《創造者來臨》（*Veni Creator*），兒童寢室並加上十誡及教堂誡律，以及符合一般用途的信仰傳述，接著，全所保持靜穆。女官員或是女教師在每一座寢室，朗讀《模倣耶穌基督》（*Imitation de Jésus-Christ*），或是其它有助悲憐心之書籍，為時一刻，但工作並不中斷。

14. 十時，守靜結束，唱頌《聖母之星讚歌》（*Ave Maris Stella*），耶穌聖名經，週四則唱《普世和諧》（*Pange lingua*）及聖禮經。

（15, 16, 17, 18,──於正午進午餐。）

19. 一時半：開始工作：如果女官員發現有不服者，可以在請示上級後將其禁閉三至四小時，並以為警戒範例，以促使其他人服從規章。

20. 二時，在所有寢室中，和上午一樣進行守靜，亦不因此中斷工作。

21. 三時，在成年婦女寢室朗讀書籍或進行主日學大課，時間為五刻鐘。

22. 四時一刻，數珠禱告及頌聖母經；之後貧民有權自由說話，但不能離開寢室，亦不得中斷工作，如此一直至六時。

26. 五時半，成年婦女進晚餐（在作坊工作者則於六時進餐）。

27. 六時，在寢室中進行晚禱……晚禱結束後，貧民可至庭院或教堂，殘病者允許就寢。

29. 八時……女官員巡視寢室，確定是否所有貧民皆已上床。

32. 週日及節日，男、女官員、作坊領導、女教師及貧民於六時一刻聽完每日清晨彌撒後，停留於教堂之中，直到主日宣講結束為止。

33. 委由三名女官負責維護貧民秩序，並將其規範於謙卑態度。

36. 貧民、工人、僕從每月至少行一次告解，重大節日亦進行告解。

38. 九時半，所有貧民回到教堂聆聽大彌撒。

39. 十一時，用正餐，至會客室散步。

41. 一時，貧民至教堂聆聽晚禱、講道、晚課及儀式；一切在四時前結束。

（42.-44. 會客室或散步；晚餐或文娛活動。）

> 經確證與原本相符之摘要，1721 年 8 月 8 日。
> Arsenal 圖書館，第 2566 號手稿，54-70 張。

杜布萊對精神病所作的四個分類

1. 癲狂（**Frénésie**）：「癲狂是一種帶有狂怒的持續性譫妄，同時伴有發燒現象；有時它是急症中的警訊，有時則來自腦部原始病變，本身即形成一個特定疾病。無論如何，它經常會造成其它頭部疾病，比如痴呆即是其常見的後果。」（pp. 552-553）

2. 躁狂（**Manie**）：「躁狂是一種不帶發熱的持續譫妄；如果躁狂患者有發燒現象，此一發熱並不來自腦部疾病，而是來自其它偶然因素。躁狂症患者的症狀為身體具有驚人的力量，可以比健康人或病人忍受更長時間的飢餓、不眠和寒冷；病人目帶凶光、面容陰沉、乾枯、呈

飢餓狀；常見腿部潰瘍，大部分會失去排泄能力；睡眠少但深沉；清醒時激動、吵鬧，充滿視象、混亂的動作，而且經常會對周圍人士產生危險。有一部分會有沉靜的間歇期；其他則不斷地發作，而且經常變本加厲。

躁狂症患者大腦乾燥、堅硬、易碎；有一些患者大腦皮層呈黃色；其他患者此一部位則可觀察到膿腫現象；最後，其血管因為黑色血液而鼓脹、血脈曲張、血液在某些部位呈黏著狀，在其它部位則顯得稀散。」（pp. 558-559）

3. 憂鬱（**Mélancolie**）：「憂鬱是一種持續的譫妄，它和躁狂之間可以由兩點區別；首先，憂鬱的譫妄限制於單一對象之上，稱為**憂鬱點**；第二，不論其譫妄之悲喜，總是帶有和平性格；因此，憂鬱和躁狂之間只有程度之區別，而且如果有一些憂鬱患者的確曾轉為躁狂，那麼有一些躁狂患者在康復期或間歇期，也會轉成憂鬱。」（p. 575）

4. 痴呆（**Imbécillité**）：「在表面上，痴呆是瘋狂中最不令人害怕、最不危險的一類，但如果仔細衡量，它卻是最惱人的精神狀態，因為最難治癒。痴呆症患者既不激動，亦無狂怒；他們的臉孔很少陷入陰沉，而是顯出痴愚的歡笑氣息，而且不論苦樂，總是保持接近一致的狀態。痴呆是癲狂、躁狂、憂鬱過度持續時可能產生的後果。老人的腦部乾燥、兒童的腦部柔弱或遭液體滲入，皆會產生此病；撞擊、墜落、過度飲用烈酒、手淫、消散之病毒（un virus répercuté）皆是其日常病因，中風亦經常產生痴呆。」（p. 580）

專業療養所中精神失常者治理和照料方式指引

收於《醫學雜誌》（*Journal de médecine*），1785，pp. 529-583

一座理想中的無理智者強制拘留所

1. 該地必須空氣清新、水質柔軟；這兩點必須特別謹慎，因為大部分的無理智者取用少量固質食物，可以說主要是以空氣和水維生。

2. 必須在該地進行散步療法，以使他們得到安適，並可自在地呼吸自由空氣……（p. 542）

3. 每一分所設立數座房舍，各有庭院。

每座房舍呈正方形，中央為庭院，四方為二樓建築。四方內緣為迴廊，迴廊和宿房齊高，但比庭院高三尺。

在正方形四角設立房間或寢室，以便於日間集合無理智者；其餘的房舍分割為八尺見方的單人臥室，以穹頂設有柵欄之燈籠式天窗照明。

每一座單人臥室設有硬臥床一張，固定於牆上，草墊以燕麥填充，長枕頭亦同，並附有棉被一套；床上附有鐵環，以備不時之需。

臥室門旁設有固定石質長凳，在臥室內亦同，但稍小。

庭院中央設有一座建築，其中備有數座石質澡缸，冷熱水設備。（pp. 542-544）

第一座分所或房舍集合供痴呆使用、另二所提供給狂暴型瘋人、第四所收容進入康復期，呈現某一長度時間之清醒間歇期者。（p. 544）

專業療養所中精神失常者治理和照料方式指引
《醫學雜誌》（*Journal de médecine*），1785 年 8 月，pp. 529-583

各種精神病的治療建議

1. 癲狂：「這個可怕的疾病是所有腦部病變中，最容易治癒的一種……

「療養過程以大量放血開始，先由腳部作起，重複兩三次，接著是顱骨動脈、及頸動脈，必須大量地放血。」（p. 555）

「飲用大量清涼、有溶解性的反燃素飲料。在每次放血之間，如果有可能，進行兩次灌腸，一次以瀉藥進行，另一次則以緩和劑進行。

「在病症發作的時候，把頭理光或剪短頭髮；接著在頭部覆上被稱作希波克拉特頭罩的繃帶，這條繃帶必須一直保持溼潤，並且以沾上清水和涼醋混合液的海綿浸潤。」（p. 556）

2. 躁狂：「雖然躁狂的放血必須大膽，但其血量必須比癲狂少，因為後者是一個非常強烈的初起病症；如果發病時間已久，更需注意加以限制。」（p. 560）

「催瀉比放血更加必要；因為，有許多躁狂可以不經放血即得治癒，相對地，很少有不需催瀉的躁狂，我們甚至可以多重複幾次，以對抗血液的稀薄化，減輕或排除黏著濃厚的體液。」（p. 561）

「躁狂患者應作長期的泡澡和淋浴，而且，如果一天作催瀉，一天作洗浴，輪流進行，效果更佳。」（p. 564）

「如果排除有困難時，燒灼劑、皮下串線排膿法、人工潰瘍都是有效的方法。」（p. 565）

3. 憂鬱：「當發作強烈，而且病人有多血或血液回流之危險時……必須大膽地放血……但在放血後，必須小心不要立即進行任何形式的催瀉……在催瀉之前，必須先溶解、調和、溶化為本症主因的黏性體液；

其步驟則廣為人知。可以使用清淡的藥草茶、乳清、一點烤餅用的鮮奶油、溫水浴、溼潤的飲食；接著可以用更強的溶劑，比如草汁、溶解大丸、含阿摩摩克（ammomoque）的藥丸、烤餅用的鮮奶油、和緩的汞；最後，等到體液又再回到流動狀態時，便可進行催瀉。」（pp. 577-579）

4. 痴呆：「如果這個狀態是另一個病症的末期效應，那麼治癒的希望低微……首先要作的是以良好的食物來強化病人；接著可以食用人工溫泉水；用瀉根以及浸在燒酒裡的藥喇叭球根來催瀉；如果有可能，也可以嘗試冷水澡及淋浴。」（pp. 580-581）

「因為手淫而生的痴呆，可以用回蘇藥、補藥、溫泉水、乾擦等來治。」（p. 581）

「如果懷疑消散性病毒是痴呆的病因，最好的方法是接種疥瘡，而且如果早先試用的其它療方無效時，也可在所有其它類形的痴呆患者身上試用此一方法。」（p. 582）

專業療養所中精神失常者治理和照料方式指引

《醫學雜誌》（*Journal de médecine*），1785 年，pp. 529-583

大革命前夕，巴黎各「強制膳宿中心」
（*pension de force*）狀況

● le Sieur Massé 膳宿中心，地點：Montrouge

　　七名精神錯亂的男子

　　九名弱智男子

　　二名弱智女子

　　二名發瘋女子

總數：二十。此處無狂怒型瘋人。

- le Sieur Bardot 膳宿中心，地點：rue Neuve Sainte-Geneviève
  四名瘋女
  五名瘋男
  總數：九。此處無狂怒型瘋人。
- la femme Roland 膳宿中心，地點：route de Villejuif
  八名弱智女子
  四名弱智男子
  總數：十二。此處無狂怒型瘋人。
- la Demoiselle Laignel 膳宿中心，地點：Cul-de-sac des Vignes
  二十九名瘋女
  七名弱智女子
  總數：三十六。此處無狂怒型瘋女。
- le Sieur de Guerrois 膳宿中心，地點：rue Vieille Notre-Dame
  十七名心神喪失之女子
  此處無狂怒型瘋女。
- le Sieur Teinon 膳宿中心，地點：rue Coppeau
  一名弱智女子
  三名弱智男子
  二名瘋男
  總數：六。此處無狂怒型瘋人。
- la Dame Marie de Sainte-Colombe 之家，地點：place du Trône, rue de Picpus
  二十八名男性心神喪失或痴呆症寄膳宿者，無女性及狂怒型瘋人。
- le Sieur Esquiros 之家，地點：rue du Chemin-Vert
  十二名心神喪失之男子

　　九名心神喪失之女子

　　二名癲癇患者，其中一名因為此病偶爾會有心神喪失發作。

- la veuve Bouquillon 之家，地點：le petit Charonne

　　十名心神喪失之男子

　　二十名心神喪失之女子

　　三名狂怒型瘋女

- le Sieur Belhomme 之家，地點：rue de Charonne

　　十五名心神喪失之男子

　　十六名心神喪失之女子

　　二名狂怒型瘋男

- Le Sieur Picquenot 之家，地點：le petit Bercy

　　五名心神喪失之男子

　　一名狂怒型瘋女

　　一名狂怒型瘋男

- la femme Marcel 之家，地點：le petit Bercy

　　二名心神喪失之男子

　　二名心神喪失之女子

　　一名癲癇患者

　　此處無狂怒型瘋人

- le Sieur Bertaux 之家，地點：le petit Bercy

　　二名心神喪失之男子

　　一名心神喪失之女子

　　三名狂怒型瘋男

- les religieux Picpus 之家，地點：Picpus

　　三名心神喪失之男子

- le Sieur Cornilliaux 之家，地點：Charonne

　　一名心神喪失之男子

　　一名心神喪失之女子

● le Sieur Lasmezas 之家，地點：rue de Charonne

　　此處只有寄膳宿者，無人患有心神喪失。

● Saint-Lazare 之家，地點：faubourg Saint-Denis

　　十七名瘋女。

● la Demoiselle Douay 膳宿中心，地點：rue de Bellefond

　　十五名瘋女

　　五名狂怒型瘋女

● le Sieur Huguet 膳宿中心，地點：rue des Martyrs

　　六名瘋人

　　三名瘋女

　　特農，《救護院文件》（*Papiers sur les Hôpitaux*）

　　特農由加列（Gallet）警長的報告中轉抄了這些數字，

　　調查範圍：Saint-Jacques, Saint-Marcel, d'Enfer 郊村。

　　Saint-Antoine 郊村的數字來自朱宏（Joron），

　　蒙馬特地區則來自胡杰（Huget）。

救援與懲罰

　　有關收容體制的改革，最早、同時也是其中最具特色的文本之一，為波多（Baudeau）寫成於 1765 年。在這篇文本中，我們可以看到病人之援助和懲罰性監禁之間的純粹分離樣態：前者被認為必須在家中進行，屬於私人慈善事業，對於後者，波多提出一種在死亡和工作間嚴格的、近乎數學式的平衡。

「我們完全不再考慮建議設立公共醫療所。它們的收入和建築將歸每一教區之廣施公庫所有，並受慈善院總管理局管轄；貧困的病人將不再被迫前來尋求那令人感到恥辱、痛苦而且經常是致命的援助；國家的善行將會主動把援助帶到他們家中，直接交到他們親人手中，而且這一切將由悲憐管理局辦理，而這個體制比收容所好上許多。」

至於懲戒所，「荷蘭人發明了一個高明的方法：把那些他們想使其工作者綁在唧筒上；為了使他們自願作農事，為他們準備更堅苦的勞動，而且因為需要，他們也不得不去進行。」

「把那位人們想要使他習慣於工作的人，關在一間小室裡，灌水進去，如果此人不持續地轉動唧筒手柄，就會被淹死。起先，依照他的力氣來控制水量和時間；不過之後就一直逐漸增加。」

「這便是被我們監禁在懲戒所中的人所要做的第一件工作。當然，這樣地不停轉動，而且又只是單獨在勞苦工作，一定會使他感到無聊；如果他們知道有可能和別人一起在院中鏟地，他們便會希望能夠准許他們和別人一樣作農事。但給予這個恩惠的時刻，則要根據他們的過錯和目前的體質來決定。」

波多，《一位公民對於真窮人的需要、權利及義務之構想》

(*Idées d'un citoyen sur les besoins,*
les droits et les devoirs des vrais pauvres)

(Amsterdam & Paris, 1765)，

t. I, pp. 64-65 和 t. II, pp. 129-130

和瘋人一同監禁被視為一種懲罰

在有關犯罪法條改革的討論過程中，勒貝勒提耶·德·聖法爾喬（Le Peletier de Saint-Fargeau）提議所有進行決鬥的人，要受罰全身披戴盔甲，公開示眾兩小時，並且在瘋人院中監禁兩年。

「決鬥是騎士精神的濫用，就好像漫遊騎士是其中的笑柄。利用這個笑柄來懲罰濫用，是比死刑更好的壓制辦法，因為後者從未阻止人犯下此罪，而且也很少真正實施。」

勒貝勒提耶的提議並未得到採納。

「憲法和犯罪立法委員會向國會所提刑法計畫報告」
（Rapport sur le projet du code pénal
présenté à l'Assemblée nationale au nom des
Comités de Constitution et de Législation criminelle），p. 105

參考書目

整體性研究

BERNIER（J.）：*Histoire chronologique de la médecine*（《醫學編年史》），Paris, 1717.

BRETT（G. S.）：*A History of Psychology*（《心理學史》），Londres, 1912.

FLEMMING（C.）：*Geschichte der Psychiatrie*（《精神醫療史》），Leipzig, 1859.

KIRCHHOFF（T.）：*Geschichte der Psychiatrie*（《精神醫療史》），Leipzig, 1912.

LECLERC（D.）：*Histoire de la médecine*（《醫學史》），Amsterdam, 1723.

NEUBURGER & PAGEL：*Handbuch der Geschichte der Medizin*（《精神醫療史手冊》），Iéna, 1902.

第一部

ABELLY（L.）：*Vie du vénérable Vincent de Paul*（《可敬的凡森・德・保羅的一生》），Paris, 1664.

ADNÈS（A.）：*Shakespeare et la folie*（《莎士比亞與瘋狂》），Paris, 1935.

ALBOIZE et MAQUET：*Histoire des prisons de Paris*（《巴黎監獄史》），8 vol., Paris, 1846.

ARGENSON（R.-L. D'）：*Journal et Mémoires*（《日記和回憶錄》），9 vol., Paris, 1867.

ARGENSON（R. D'）：*Notes de R. d'Argenson*（《達簡森筆記》），Paris, 1891.

BERGHÄUSER：*Die Darstellung des Wahnsinn im englischen Drama bis zum Ende des 18 ten Jahrhunderts*（《至十八世紀末為止，英國戲劇對瘋人的呈現》），

Francfort, 1863.

BÉZARD（L.）et CHAPON（J.）：*Histoire de la prison de Saint-Lazare du Moyen Age à nos jours*（《聖拉撒爾監獄史 —— 由中世紀至當代》），Paris, 1925.

BLÉGNY（N. DE）：*La Doctrine des rapports*（《關係理論》），Paris, 1684.

BOISLISLE（A. DE）：*Lettres de Monsieur de Maréville, lieutenant général de police au minister Maurepas*（《警察總長馬赫維爾寫給莫巴斯部長的信》），Paris, 1896.

BONNAFOUS-SÉRIEUX（H.）：*La Charité de Senlis*（《森里斯慈善院》），Paris, 1936.

BOUCHER（L.）：*La Salpêtrière*（《硝石庫院》），Paris, 1883.

BRIÈLE（L.）：*Collection de documents pour servir a l'histoire des hôpitaux de Paris*（《巴黎救護院史料彙編》），4 vol., Paris, 1881-1887.

BRU（P.）：*Histoire de Bicêtre*（《比塞特院史》），Paris, 1882.

BRUN DE LA ROCHETTE：*Les Procès civils et criminels*（《民事及刑事訴訟》），Rouen, 1663.

BRUNET（E.）：*La Charité paroissiale à Paris sous l'Ancien Régime et sous la Révolution*（《舊制和大革命時期巴黎教區的慈善事業》），Paris, 1897.

BURDETT（H. C.）：*Hospitals and Asylums of the World*（《全世界的救護院和療養院》），Londres, 1891.

BURNS（J.）：*History of the Poor Law*（《貧民法案史》），Londres, 1764.

CAMUS（J.-P.）：*De La mendicité légitime des pauvres*（《論窮人的合法行乞》），Douai, 1634.

CHASSAIGNE（M.）：*La Lieutenance de police à Paris*（《巴黎警察總局》），Paris, 1906.

CHATELAIN（P.）：*Le Régime des aliénés et des anormaux au XVIIᵉ et au XVIIIᵉ siècle*（《十七、十八世紀法國精神錯亂者及不正常人之管理》），Paris, 1921.

CHEVALIER（J.-U.）：*Notice historique sur la maladrerie de Voley-près-Romans*（《羅曼附近渥來痲瘋院史錄》），Romans, 1870.

COLLET：*Vie de saint Vincent de Paul*（《聖凡森·德·保羅的一生》），3 vol., Paris, 1818.

COSTE（P.）：*Les Détenus de Saint-Lazare aux XVIIᵉ et XVIIIᵉ siècle*（十七、十八世紀聖拉撒爾院中的受監者）（Revue des Études historiques[歷史研究雜誌], 1926.）

DELAMARE：*Traité de police*（《治安論》），4 vol., Paris. 1738.

DELANNOY（A.）：*Note historique sur les hôpitaux de Tournay*（《突奈救護院史》），1880.

DELAUNAY（P.）：*Le Monde médical parisien au XVIIIᵉ siècle*（《十八世紀巴黎的醫療環境》），Paris, 1906.

DEVAUX（J.）：*L'Art de faire des rapports en chirurgie*（《外科報告撰寫術》），Paris, 1703.

EDEN（F.）：*State of the Poor*（《窮人的景況》），2 vol., Londres, 1797.

ESCHENBURG：*Geschichte unseter Irrenanstalten*（《我們的瘋人院史》），Lubeck, 1844.

ESQUIROL（J.）：*Des établissements consacrés aux aliénés en France*（《法國處理精神錯亂者的機構》），1818.

——*Mémoire historique et statistique sur la Maison Royale de Charenton*（《廈倫頓皇家收容所之統計和歷史》）（1824）；收入 *Des maladies mentales*（《論心智疾病》），t. II, Paris, 1838.

FAY（H.-M.）：*Lépreux et cagots du Sud-Ouest*（《西南地區的痲瘋病患和痲瘋後裔》），Paris, 1910.

FERRIÈRE（Cl.-J. DE）：*Dictionnaire de droit et de pratique*（《法律及實務辭典》），Paris, 1769.

FOSSEYEUX（M.）：*L'Hôtel-Dieu à Paris au XVIIᵉ et au XVIIIᵉ siècle*（《十七至十八世紀的巴黎醫護院》），Paris, 1912.

FREGUIER（H.-A.）：*Histoire de l'administration de la police à Paris depuis Philippe-Auguste jusqu'aux Ètats généraux de 1789*（《由菲利普‧奧古斯特至1789年三級會議之巴黎警政史》），2 vol., Paris, 1850.

FUNCK-BRENTANO（F.）：*Les Lettres de cachet*（《王室逮捕令》），Paris, 1903.

GAZONI（T.）：*LOspital des fols incurables*（《無可救藥瘋人的收容所》），法譯本，Paris, 1620.

GENDRY（R.）：*Les Moyens de bien rapporter en justice*（《如何寫好司法報告》），Angers, 1650.

GERNET（H. B.）：*Mitteilungen aus alterer Medizin-Geschichte Hamburgs*（《漢堡古醫學史雜誌》），Hambourg, 1882.

GOLHAHN（R.）：*Spital und Arzt von Einst bis Jetzt*（《由古至今的醫院及醫生》）。

GUEVARRE（Dom）：*De la Mendicità provenuta*（《消除行乞》），Aix, 1693.

HENRY（M.）：*La Salpêtrière sous l'Ancien Régime*（《舊王制下的硝石庫院》），Paris, 1922.

HILDENFINGER（P.-A.）：*Les Léproseries de Reims du XIIe au XVIIe siècle*（《十二至十七世紀杭斯的痲瘋病院》），Reims, 1906.

——*Histoire de l'Hôpital général*（《收容總署史》），無作者名，Paris, 1676.

——*Hôpital Égénéral*（L'）（《收容總署》），無作者名，Paris, 1682.

HOWARD（J.）：*État des prisons, hôpitaux et maisons de force*（《監獄、救護院、強制拘留所狀況》），法譯本，2 vol., Paris, 1788.

Institutions et règlements de Charité aux XVIe et XVIIe siècle（《十六和十七世紀慈善院之體制和規章》），由 Biencourt 重印, Paris, 1903.

JACOBÉ（P.）：*Un internement sous le Grand Roi: H. Loménie de Brienne*（《Loménie de Brienne：偉大國王治下的一個監禁例子》），Paris, 1929.

JOLY（A.）：*L'Intenement des fous sous l'Ancien Régime dans la généralité de Basse-Normandie*（《下諾曼地舊制財政區之瘋人禁閉》），Caen, 1868.

KRIEGK（G.）：*Heilanstalten und Geistkranke ins mittelalterliche Frankfurt am Main*（《中世紀的法蘭克福的療養院和精神病患》），Francfort, 1863.

LALLEMAND（L.）：*Histoire de La Charité*（《慈善院史》），5 vol., Paris, 1902-1912.

LANGLOIS（C. V.）：*La Connaissance de la nature et du monde au Moyen Age*（《中世紀對自然和世界的認識》），Paris, 1911.

LAUTARD（J.-B.）：*LaMaison de fous de Marseille*（《馬賽瘋人院》），Marseille, 1840.

LEGIER-DESGRANGES（H.）：*Hospitaliers d'autrefois; Hôpital général*（《昔日的收容者；收容總署》），Paris, 1952.

LEGRAND（L.）："Les Maisons-Dieu et léproseries du diocèse de Paris au milieu du XIVe siècle"（〈十四世紀中葉巴黎教區之醫護院和痲瘋病院〉），*Mémoires de la société d'histoire de Paris*（《巴黎史學學會論文》），t. XXIV, 1897 & XXV, 1898.

LEONARD（E. M.）：*The Early Story of English Poor Relief*（《早期英國貧民援助史》），Cambridge, 1900.

LOCARD（E.）：*La Médecine judiciaire en France au XVIIe siècle*（《十七世紀的法國法醫學》）。

LOUIS："Questions de jurisprudence du suicide"（〈自殺之法學思考〉），*Journal de médecine*（《醫學雜誌》），t. XIX, p. 442.

LOYAC（J. DE）：*Le Triomphe de la Charité ou la vie du bienheureux Jean de Dieu*（《慈善院之勝利：真福教士屬靈約翰之一生》），Paris. 1661.

MUYART DE VOUGLANS：*Les Lois criminelles de France dans leur ordre naturel*（《以其自然秩序排列之法國刑法》），2 vol., Paris, 1781.

NICHOLLS（G.）：*History of the English Poor Law*（《英國貧窮法案史》），2 vol., Londres, 1898.

O'DONOGHUE（E. G.）：*The Story of Bethleem Hospital*（《伯利恆院史》），New York, 1915.

PARTURIER（L.）：*L'Assistance à Paris sous l'Ancien Régime et sous la Révolution*（《舊王政體制和大革命時代的巴黎救助體系》），Paris, 1897.

PAULTRE（Chr.）：*De la répression de la mendicité et du vagabondage en France sous l'Ancien Régime*（《法國舊制時代對乞丐和流浪行為之鎮壓》），Paris, 1906.

PETIT："Consultation médico-légale sur un homme qui s'était pendu"（〈對一位上吊者所進行的法醫學診斷〉），*Journal de médecine*（《醫學雜誌》），t. XXVII, p. 515.

PEUCHET：*Collections de lois, ordonnances et règlements de police depuis le XIII jusqu'au XVIII siècle*（《從十三至十八世紀止之治安法律、命令和規章彙編》），2e séric, Paris, 1818-1819.

PINTARD（R.）：*Le Libertinage érudit*（《博學的放蕩》），Paris, 1943.

PIGNOT（L.）：*Les Origines de l'hôpital du Midi*（《南方醫院探源》），Paris, 1885.

PORTES（J.）：*Dictionnaire des cas de conscience*（《意識問題辭典》），Paris, 1741.

RAVAISSON（Fr.）：*Archives de la Bastille*（《巴士底獄檔案》），19 vol., Paris, 1866-1904.

Réglement de l'hôpital des insensés de la ville d'Aix（《艾克斯市無理智者收容所規章》），Aix, 1695.

Réglements et statuts de l'Hôpital général d'Orléans（《奧爾良收容總署地位規章》），Orléans, 1692.

ROCHER（J.）：*Notice historique sur la maladreries de Saint-Hilaire-Saint-Mesmin*（《聖伊萊爾－聖梅斯曼痲瘋院史錄》），Orléans, 1866.

SAINTE-BEUVE（J.）：*Resolution de quelques cas de conscience*（《數個道德意識

問題的解決》），Paris, 1680.

SÉRIEUX（P.）：*L'Internement par ordre de justice des aliénés et des correctionnaires*（《精神錯亂者和懲戒犯之以司法命令禁閉》），Paris, 1932.

SÉRIEUX & LIBERT（L.）：*Le Régime des aliénés en France au XVIIIe siècle*（《十八世紀法國精神錯亂者之管理》），Paris, 1914.

SÉRIEUX & TRÉNEL（M.）：*L'Internement des aliénés par voie judiciaire*（《以司法管道進行的精神錯亂者監禁》），Recueil Sirey, 1931.

TUKE（D. H.）：*Chapters on the history of the Insane*（《精神錯亂史札》），Londres, 1882.

Statuts et réglements de l'Hôpital général de Charité de Lyon（《里昂慈善收容總署地位規章》），Lyon, 1742.

VERDIER（F.）：*La Jurisprudence de la médecine en France*（《法國醫學之法律原則》），2 vol., Paris, 1723.

VIÉ（J.）：*Les Aliénés et correctionnaires à Saint-Lazare aux XVIIe et XVIIIe siècle*（《十七、十八世紀聖拉撒爾院中的精神錯亂者及懲戒犯》），Paris, 1930.

VI VES（J.-L.）：*L'Aumônerie*（《施捨》），法譯本，Lyon, 1583.

VINCENT DE PAUL：*Correspondance et Sermons*（《書信及佈道集》），éd. Coste, 12 vol., Paris, 1920-1924.

第二部

ANDRY（C.-L.）：*Recherches sur la mélancolie*（《憂鬱症研究》），Paris, 1785.

──*Apologie pour Monsieur Duncan*（《為敦肯先生辯護》），無作者名。

ARNOLD（Th.）：*Observations on the Nature, Kinds, Causes and Preventions of Insanity, Lunacy and Madness*（《心智失常、月亮瘋和瘋狂之屬性、種類、原因、預防之觀察》），2 vol., Leicester, 1782-1786.

──*Observations on the Managementof the Insane*（《精神失常之處理》），Londres, 1792.

BAGLIVI（G.）：*Tractatus de fibra motrice*（《運動纖維論》），Pérouse, 1700.

BAYLE（F.）& GRANGEON（H.）：*Relation de l'état de quelques personnes Prétendues possédées*（《有關數位號稱附魔者的狀況敘述》），Toulouse, 1682.

BEAUCHESNE（E.-P. Ch.）：*De l'influence des affections de l'âme dans les maladies nerveuses des femmes*（《心靈擾動對婦女病之影響》），Paris, 1781.

BIENVILLE（J.-D.-T.）：*De la nymphomanie*（《論女性求偶狂》），Amsterdam, 1771.

BOERHAAVE（H.）：*Aphorismes*（《格言集》），法譯本，Paris, 1745.

BLACKMORE（A.）：*A treatise of the spleen and vapours*（《論憂鬱和氣鬱症》），Londres, 1726.

BOISSIER DE SAUVAGES（F.）：*Nosologie méthodique*（《方法性疾病分類學》），法譯本，10 vol., Lyon, 1772.

BOISSIEU（B.-C.）：*Mémoire sur les méthodes rafraîchissante et échauffante*（《冷熱療法》），Dijon, 1772.

BONET（Th.）：*Sepulchretum anatomicum*（《墓場解剖》），3 vol., Paris, 1700.

BRISSEAU（P.）：*Traité des mouvements sympathiques*（《交感運動》），Paris, 1692.

CHAMBON DE MONTAUX：*Des maladies des femmes*（《婦女病》），2 vol., Paris, 1784.

——*Des maladies des filles*（《少女病》），2 vol., Paris, 1785.

CHESNEAU（N.）：*Observationum medicarum libri quinque*（《醫學觀察五卷》），Paris, 1672.

CHEYNE（G.）：*The English malady, or a Treatise on Nervous Diseases of all kinds*（《英國病：論各種神經病》），Londres, 1733.

——*Méthode naturelle de guérir les maladies du corps et les dérèglements de l'esprit*（《身心病變之自然療法》），法譯本，2 vol., Paris, 1749.

CLERC（N.-G.）：*Histoire naturelle de l'homme dans l'état de maladie*（《病人之自然觀察》），2 vol., Paris, 1767.

COX（J.-M.）：*Practical observations on insanity*（《精神錯亂之實用觀察》），Londres, 1804.

CRUGERI：*Casus medicus de morbo litteratorum*（《文學病之醫學病因》），Zittaviæ, 1703.

CULLEN（W.）：*Institutions de médecine pratique*（《實用醫學指引》），法譯本，Paris, 2 vol., 1785.

DAQUIN（J.）：*Philosophie de la folie*（《瘋狂的哲學》），Paris, 1792.

DIEMERBROEK（1.）：*Opera omnia anatomica et medica*（《解剖及醫學作品大全》），Utrecht, 1685.

DIONIS（P.）：*Dissertation sur la mort subite*（《論猝死》），Paris, 1710.

DUFOUR（J.-F.）：*Essai sur les opérations de l'entendement et sur les maladies qui le dérangent*（《悟性之運作及病變》），Amsterdam & Paris, 1770.

DUMOULIN（J.）：*Nouveau Traité du rhumatisme et des vapeurs*（《風淫和氣鬱新論》），Paris, 1710.

ETTMÜLLER（M.）：*Opera medica*（《醫學作品集》），Francfort, 1696.

Examen de la prétendue possession des filles de la paroisse de Laudes（《勞德教區所謂附魔少女之檢驗》），無作者名, 1735.

FALLOWES（S.）：*The best method for the cure of lunatics*（《月亮瘋之最佳療法》），Londres, 1705.

FAUCETT（H.）：*Ueber Melancholie*（《論憂鬱》），Leipzig, 1785.

FERNEL（J.）：*Universa Medica*（《醫學大全》），Francfort, 1607.

FERRAND（J.）：*De La maladie d'amour ou mélancolie érotique*（〈論愛情病或情慾憂鬱〉），Paris, 1623.

FLEMYNG（M.）：*Nevropathia sive de morbis hypochondriacis et hystericis*（《神經病或疑病症和歇斯底里》），Amsterdam, 1741.

FORESTUS（P.）：*Observations et curationes*（《觀察與治療》），Rotterdam, 3 vol., 1653.

FOUQUET（F.）：*Recueil de remèdes faciles et domestique*（《簡易家用藥方集錦》），Paris, 1678.

FRIEDREICH（N.）：*Historisch-kritische Darstellung der Theorien über des Wesen u. den Sitz der psychischen Krankheiten*（《心因性疾病部位理論之批判歷史呈現》），1836.

GAUBIUS（D.）：*Institutiones pathologiæ medicinales*（《疾病醫療指引》），Leyde, 1758.

HALLER（Alb. VON）：Éléments de physiologie（《生理學要素》），法譯本，Paris, 1769.

HASLAM（J.）：*Observations on insanity*（《精神失常觀察》），Londres. 1794.

HECQUET（P.）：*Réflexion sur l'usage de l'opium, des calmants, des narcotiques*（《有關鴉片、鎮靜劑及麻醉藥用途的反思》），Paris, 1726.

HIGHMORE（N.）：*Exercitationes duæ, prior de passions hysterica, altera de affectione hypochondriaca*（《兩部論文：有關歇斯底里及疑病症》），Oxford, 1660.

──*De passione hysterica, resopnsio epistolaris ad Willisium*（《論歇斯底里，回應威里斯之信件》），Londres, 1670.

HOFFMANN（F.）：*Dissertaiones medicæ selectiores*（《醫學論文選集》），Halle, 1702.

——*De motuum convulsivorum vera sede et indole*（《論痙攣之真正部位及體質》），Halle, 1733.

——*De morbi hysterici vera indole*（《論歇斯底里之真實體質》），Halle, 1733.

——*De affectu spasmodico-hypochondriaco inveterato*（《論慢性痙攣性季肋痛》），Halle, 1734.

HUNAULD（P.）：*Disseration sur les vapeurs et les pertes du sang*（《論氣鬱症及失血》），Paris, 1716.

JAMES（R.）：*Dictionnaire universel de médecine*（《醫學大辭典》），法譯本，6vol., 1746-1748.

JONSTON（D.）：*Idée universelle de la médecine*（《醫學之普遍概念》），法譯本，Paris, 1644.

LACAZE（L.）：*Idée de l'homme physique et moral*（《人之身心概念》），Paris, 1755.

LANCISIUS（J.-M.）：*Opera omnia*（《全集》），2 vol., Genève, 1748.

LANGE：*Traité des affections vaporeuses*（《氣鬱論》），Paris, 1689.

LAURENS（DU）：*Opera omnia*（《全集》），法譯本，Rouen, 1660.

LE CAMUS（A.）：*La Médecine de l'esprit*（《精神醫學》），2 vol., Paris, 1769.

LEMERY（J.）：*Dictionnaire universel de drogues*（《藥學大辭典》），Paris, 1769.

LIÉBAUT（J.）：*Trois livres sur les maladies des femmes*（《婦女病三卷》），Paris, 1649.

LIEUTAUD（J.）：*Traité de médecine pratique*（《實用醫學》），2 vol., Paris, 1759.

LINNÉ（K.）：*Genera morborum*（《疾病分類》），upsala, 1763.

LORRY（A. C.）：*De melancholia et morbis melancholicis*（《論憂鬱及憂鬱症》），2 vol., Paris, 1765.

MEAD（R.）：*A treatise concerning the influence of the sun and the moon*（《日月之影響力》），Londres, 1748.

MECKEL（J.-F.）：*Recherches anatomo-physiologiques sur les causes de la folie*（《瘋狂病因之解剖生理學研究》），Mémoire académique（學院論文），Berlin, vol. XX, 1764, p. 65.

MESNARDIÈRE（H.-J. LA）：*Traité de la mélancolie*（《論憂鬱》），La Flèche, 1635.

MORGAGNI（J. B.）：*De sedibus et causis morborum*（《論疾病之部位及原因》），
　2 vol., Venise, 1761.

MOURRE（M.）：*Observations sur les insensés*（《對無理智者之意見》），Toulon,
　1791.

MURILLO（T. A.）：*Novissima hypochondriacæ melancholiæ curatio*（《治療疑病
　憂鬱的方法》），Lyon, 1672.

PERFECT（W.）：*Methods of cure in some particular cases of insanity*（《某些精神
　失常之治療案例》），Londres, 1778.

*La Philosophie des vapeurs, ou lettres raisonnées d'une jolie femme sur l'usage des
　sympômes vaporeux*（《氣鬱哲學：一位美女對氣鬱症狀用途之合理解說信件》），
　Paris, 1774.

PINEL（P.）：*Nosographie philosophique*（《哲學性疾病分類》），2 vol., Paris,
　共和國第六年。

PISO（C.）：*Selectiorium observationum et consiliorum liber singularis*（《觀察及
　漫想選集》），Lugdunum, 1650.

PITCAIRN（A.）：*The Whole Works*（《全集》），Londres, 1777.

PLATER（F.）：*Praxeos medice tres tomi*（《醫術三卷》），Bâle, 1609.

PRESSAVIN（J.-B.）：*Nouveau Traité des vapeurs*（《氣鬱症新論》），Lyon, 1770.

RAULIN（J.）：*Traité des affections vaporeuses*（《氣鬱症論》），Paris, 1758.

RENOU（J. DE）：*Œuvres pharmaceutiques*（《藥學作品》），法譯本，Lyon,
　1638.

REVILLON（C.）：*Recherches sur la cause des affections hypochondruaques*（《疑
　病症病因研究》），Paris, 1779.

ROCHE（D. DE LA）：*Analyse des fonctions du système nerveux*（《神經系統功能
　分析》），2 vol., Genève, 1770.

ROSTAING（A.）：*Réflexions sur les affections vaporeuses*（《有關氣鬱症之思考》），
　Paris, 1778.

POMME（P.）：*Traité des affections, vaporeuses des deux sexes*（《兩性氣鬱症論》），
　Paris, 1760.

SCHEIDENMANTEL（F. C. G.）：*Die Leidenschaften als Heilmittel betrachtet*（《激
　情作為一種療方》），Hildburgh, 1787.

SCHENKIUS A GRAFENBERG（J.）：*Observations medicorum variorum libri
　VII*（《醫學觀察七卷》），Francfort, 1665.

SCHWARZ（A.）：*Dissertation sur les dangers de l'onanisme et les maladies qui en résultent*（《論手淫之危險以及由此導致的疾病》），Strasbourg, 1815.

SPENGLER（L.）：*Briefe, welche einige Erfahrungen der elejtrischen Wirkung in Krankheiten enthalten*（《通信：有關電能在疾病中的作用的實驗》），Copenhague, 1754.

STAHL（G. E.）：*Dissertatio de spasmis*（《論痙攣》），Halle, 1702.

——*Theoria medica vera*（《真實醫理》），2 vol., IIallc, 1708.

SWIETEN（G. VAN）：*Commentaria Boerhaavi Aphorismos*（《勃艾哈夫格言集註釋》），Paris, 1753.

SYDENHAM（T.）：*Médecine pratique*（《實用醫學》），法譯本，Paris, 1784.

TISSOT（S.-A.）：*Avis aux gens de lettres sur leur santé*（《給文人的保健忠告》），Lausanne, 1767.

——*Observations sur la santé des gens du monde*（《上流人士之健康觀察》），Lausanne, 1770.

——*Traité des nevfs et de leurs maladies*（《神經及神經病》），Paris, 1778-1780.

VENEL：*Essai sur la santé et léducation médicinale des filles destinées au mariage*（《待嫁少女之健康及保健教育》），Yverdon, 1776.

VIEUSSENS（R.）：*Traité nouveau des liqueurs du corps humain*（《人體液體新論》），Toulouse, 1715.

VIRIDET：*Dissertation sur les vapeurs*（《氣鬱症》），Yverdon, 1726.

WHYTT（R.）：*Traité des maladies nerveuses*（《神經病論》），法譯本，2 vol., Paris, 1777.

WEICKARD（M. A.）：*Der philosophische Arzt*（《哲學醫生》），3 vol., Francfort, 1790.

WILLIS（T.）：*Opera omnia*（《全集》），2 vol., Lyon, 1681.

ZACCHIAS（P.）：*Quæstiones medico-legales*（《法醫學問題》），2 vol., Avignon, 1660-1661.

ZACUTUS LUSITANUS：*Opera omnia*（《全集》），2 vol., Lyon, 1657.

ZILBOORG（G.）：*The medical man and the witch during the Renaissance*（《文藝復興時代的醫療人和巫師》），Baltimore, 1935.

第三部

ALLETZ（P.-A.）：*Tableau de l'humanité et de la bienfaisance*（《人道和善行描繪》），Paris, 1769.

ARIÈS（Ph.）：*L'enfant et la vie familiale sous l'Ancien Régime*（《舊王政體制下的兒童及家庭生活》），Paris, 1960.

BAUDEAU（N.）：*Idées d'un citoyen sur les devoirs et les droits d'un vrai pauvre*（《一位公民有關真窮人權利和義務的想法》），Paris, 1765.

BELLART（N.-F.）：*Œuvres*（《作品集》），6 vol., Paris, 1827.

BIXLER（E.）：*A forerunner of psychiatric nursing*：Pussin（《布桑，一位精神醫療看護的先驅》）（*Annals of medical history* [醫學史年鑑], 1936, p. 518）

BLOCH（C.）：*L'Assistance et l'État à la veille de la Révolution*（《大革命前夕，救助和國家之關係》），Paris, 1908.

BRISSOT DE WARVILLE（J.-P.）：*Théorie des lois criminelles*（《犯罪法理論》），2 vol., Paris, 1781.

CABANIS（P. J. G.）：*Œuvres philosophiques*（《哲學作品集》），2 vol., Paris, 1956.

CLAVAREAU（N.-M.）：*Mémoires sur les hôpitaux civils de Paris*（《巴黎民間救護院論文》），Paris, 1805.

COQUEAU（C.-P.）：*Essai sur l'établissement des hôpitaux dans les grandes villes*（《大城市中的醫院建設》），Paris, 1787.

DAIGNAN（G.）：*Réflexions sur la Hollande, où l'on considère principalement les hôpitaux*（《荷蘭救護院考》），Paris, 1778.

DESMONCEAUX（A.）：*De la bienfaisance nationale*（《論國家善行》），Paris, 1789.

Détails sur l'établissement du Docteur Willis pour la guérison des aliénés（《威里斯醫生治療精神錯亂者之機構詳論》），Bibliothèque britannique, I, p. 759.

DOUBLET（F.）：*Rapport sur l'état actuel des prisons de Paris*（《巴黎監獄現況報告》），Paris, 1791.

DOUBLET（F.）& COLOMBIER（J.）："Instruction sur la manière de gouverner et de traiter les insensés"（〈精神失常者治理和照料方式指引〉），

Journal de médecine（《醫學雜誌》），1785 年 8 月，p. 529.

DULAURENT（J.）：*Essai sur les établissements nécessaires et les moins dispendieux pour rendre le service dans les hôpitaux vraiment utile à l'humanité*（《如何建立有必要及最經濟的機構，以使得救護院服務可以真正對人有用》），Paris, 1787.

DUPONT DE NEMOURS（P.-S.）：*Idées sur les secours à donner aux pauvres malades dans une grande ville*（《大城市窮苦病患救助構想》），Philadelphie & Paris, 1786.

DREYFUS（F.）：*L'Assistance sous la Législative et la Convention*（《立法國會和國民公會的救助體制》），Paris, 1905.

ESSARTS（N. DES）：*Dictionnaire universel de police*（《治安大辭典》），7 vol., Paris, 1785-1787.

FRANCKE（A.-H.）："Précis historique sur la vie des établissements de bienfaisance"（〈慈善機構中之生活史詳〉），*Recueil de mémoires sur les étalissements d'humanité*（《人道機構論文集》），no 39, Paris, 1804.

GENNETE（L.）：*Purification de l'air dans les hôpitaux*（《救護院空氣之淨化》），Nancy, 1767.

GENIL-PERRIN（G.）："La psychiatrie dans l'œuvre de Cabanis"（〈卡班尼斯作品中有關精神醫療的部分〉），*Revue de psychiatrie*（《精神醫學雜誌》），1910 年 10 月。

GRUNER（J.-C.）："Essai sur les vices et les améliorations des établissements de sûreté publique"（〈公共安全機構中之惡劣狀況及其改善〉），*Recueil de Mémories sur les établissements d'humanité*（《人道機構論文集》），Paris, 1804.

HALES（S.）：*A description of ventilators*（《通風機描述》），Londres, 1743.

IMBERT（J.）：*Le Droit hospitalier de la Révolution et de l'Empire*（《大革命與帝政時期的入院權》），Paris, 1954.

MAC AULIFFE（L.）：*La Révolution et les hôpitaux*（《大革命與醫院》），Paris, 1901.

MARSILLAC（J.）：*Les Hôpitaux remplacés par des sociétés civiques*（《以民間互助社團取代救護院》），Paris, 1792.

MATTHEY（A.）：*Nouvelles recherches sur les maladies de l'esprit*（《精神病新探》），Paris, 1816.

MIRABEAU（H.）：*Observations d'un voyageur anglais*（《英國旅人見聞錄》），Paris, 1788.

MIRABEAU（V.）：*l'Ami des hommes*（《人類之友》），6 vol., Paris, 1759.

MOEHSEN（J. C. N.）：*Geschichte der Wissenschaften in der mark Brandenburg*（《布蘭登堡侯國科學史》），Berlin & Leipzig, 1781.

MOHEAU：*Recherches sur la population de la France*（《法國人口研究》），Paris, 1778.

MOREL（A.）：*Traité des dégénérescences*（《退化論》），Paris, 1857.

MUSQUINET DE LA PAGNE：*Bicêtre réformé*（《改革後的比塞特院》），Paris, 1790.

MERCIER（J.-S.）：*Tableau de Paris*（《巴黎描述》），12 vol., Amsterdam, 1782-88.

PINEL（P.）：*Traité médico-philosophique*（《哲理醫學》），Paris. 共和國第九年。

PINEL（S.）：*Traité complet du régime sanitaire des aliénés*（《精神錯亂者之衛生措施大全》），Paris, 1836.

Plaidoyer pour l'héritage du pauvre à faire devant les représentants de la nation（《在國民大會前為設立窮人遺產申辯》），Paris, 1790.

Précis de vues générales en faveur de ceux qui n'ont rien（《為一無所有者辯護的綜觀詳情》），Lons-le-Saulnier, 1789.

Rapports du comité de mendicité（《乞丐事務委員會報告》），*Procès-verbaux de l'Assemblée nationale*（《國會紀錄》），1790, t. XXI, XXII, XLIV.

RÉCALDE（DE）：*Traité sur les abus qui subsistent dans les hôpitaux du royaume*（《王國內的救護院中仍然存有的濫權現象》），Paris, 1786.

RÉGNAULD（E.）：*Du degré de compétence des médecins*（《醫師能力等級》），Paris, 1828.

RIVE（DE LA）："Lettre sur un nouvel établissement pour la guérison des aliénés"（〈有關一座精神錯亂者醫療的新機構之書簡〉）（*Bibliothèque britannique*, t. VIII, p. 308）.

ROBIN（A.）：*Du traitement des insensés dans l'hôpital de Bethléem, suivi d'observations sur les insensés de Bicêtre et de la Salpêtrière*（《伯利恆院之精神失常者照料，並附有比塞特院和硝石庫院之精神失常者觀察》），Amsterdam, 1787.

RUMFORD："Principes fondamentaux pour le soulagement des pauvres"（〈拯救窮人的基本原則〉）（*Bibliothèque britannique*, I, p. 499 & II, p. 137）.

RUSH（B.）：*Medical inquiries*（《醫學探究》），4 vol., Philadelphie, 1809.

SÉMELAIGNE（R.）：*Philippe Pinel et son œuvre*（《匹奈及其作品》），Paris, 1927.

——*Aliénistes et philanthropes*（《精神錯亂專家及博愛家》），Paris, 1912.

SPURZHEIM（J.-G.）：*Observations sur la folie*（《瘋狂之觀察》），Paris, 1818.

Table alphabétique, chronologique et analytiques des règlements relatifs à l'administration des hôpitaux（《與救護院之行政有關規章, 以字母、年代、主題分析表列》），Paris, 1815.

TENON（J.）：*Mémoires sur les hôpitaux de Paris*（《巴黎救護院論文集》），Paris, 1788.

TUETEY（A.）：*L'Assistance publique à Paris pendant la Revolution*（《大革命時期巴黎的公共救助》），4 vol., Paris, 1895-1897.

TUKE（S.）：*Description of the Retreat*（《隱廬描述》），York, 1813.

TURGOT（A. J.）：*Œuvres*（《作品集》）（éd. Schelle, 5 vol.），Paris, 1913-1919.

WAGNITZ（H. B.）：*Historische Nachrichten und Bemerkungen Zuchthaüser in Deutschland*（《德國最重要懲戒所之歷史資料及評論》），2 vol., Halle, 1791-1792.

WOOD：“Quelques sur la maison d'industrie de Shrewsbury”（〈史威茲伯里勞動所之數點細節〉）（*Bibliothèque britannique*, VIII, p. 273）.

LAEHR（H.）：*Die Literatur der Psychiatrie von 1459 bis 1799*（《精神醫療文獻：1459-1799 年》），4 vol., Berlin 1900。附有一份十五至十八世紀精神醫學文獻的完整書目。

同一位作者還出版了一本年表：*Gedenktage der Psychiatrie*（《精神醫學史上的重大日子》）（Berlin, 1893），不過，其中的資料，並不能完全相信。

索引

H

Q

R

近代思想圖書館系列 052

古典時代瘋狂史

作　　者—米歇爾‧傅柯（Michel Foucault）
譯　　者—林志明
修　　訂—林志明
主　　編—湯宗勳
特約編輯—吳致良
封面設計—陳恩安
內文排版—宸遠彩藝
行銷企劃—廖婉婷
總 編 輯—曾文娟
董 事 長—趙政岷
出 版 者—時報文化出版企業股份有限公司
108019台北市和平西路三段二四○號三樓
發行專線—（○二）二三○六六八四二
讀者服務專線—○八○○二三一七○五
（○二）二三○四七一○三
讀者服務傳真—（○二）二三○四六八五八
郵撥—一九三四四七二四時報文化出版公司
信箱—10899台北華江橋郵局第九十九信箱
時報悅讀網—http://www.readingtimes.com.tw
電子郵箱—history@readingtimes.com.tw
法律顧問—理律法律事務所陳長文律師、李念祖律師
印　　刷—勁達印刷有限公司
二版一刷—二○一六年十一月十一日
二版七刷—二○二二年三月四日
定　　價—新臺幣八五○元
版權所有 翻印必究（缺頁或破損的書，請寄回更換）

時報文化出版公司成立於一九七五年，
並於一九九九年股票上櫃公開發行，於二○○八年脫離中時集團非屬旺中，
以「尊重智慧與創意的文化事業」為信念。

古典時代瘋狂史 / 米歇爾.傅柯（Michel Foucault）作；
林志明譯. --二版. --臺北市：時報文化, 2016.11
面；公分. -- (近代思想圖書館系列；052)

ISBN 978-957-13-6788-0（平裝）

1. 精神病學　2. 歷史

415.95　　　　　　　　105017391

ISBN：978-957-13-6788-0
Printed in Taiwan

MICHEL FOUCAULT

導讀別冊

古典時代
瘋狂史

林志明 著

作者

林志明，法國高等社會科學研究學院文學藝術語言體系研究博士，現為國立臺北教育大學藝術與造形設計學系專任教授，曾三度受邀至巴黎第七大學擔任訪問教授。主要研究領域為影像研究、美學及法國當代思潮。同時也是許多重要歐洲當代思想家的翻譯者，譯有《布赫迪厄論電視》、《塞尚：強大而孤獨》、布希亞《物體系》、傅柯《古典時代瘋狂史》、班雅明《說故事的人》、余蓮《本質或裸體》（合譯）、《功效論》、《間距與之間：論中國與歐洲思想之間的哲學策略》（合譯）等書。

目 次

譯者導言

傅柯 Double
（1998 年版）

譯者導言：傅柯 Double[1]
（1998 年版）

> 我的書既不是哲學作品，也不是歷史研究；
>
> 充其量只是史學工地中的哲學片簡。
>
> ——傅柯

一本書產生了，這是個微小的事件，一個任人隨意把玩的小玩意兒。從那時起，它便進入反覆（répétition）的無盡遊戲之中；圍繞著它的四周，在遠離它的地方，它的化身們（doubles）開始群集擠動；每次閱讀，都為它暫時提供一個既不可捉摸，卻又獨一無二的軀殼；它本身的一些片段，被人們抽出來強調、炫示，到處流傳著，這些片段甚至會被認為可以幾近概括其全體。到了後來，有時它還會在這些片段中，找到棲身之所；註釋將它一拆為二（dédoublent），它終究得在這些異質的論述之中顯現自身，招認它曾經拒絕明說之事，擺脫它曾經高聲偽裝的存在。一本書在另一個時空中的再版，

---

1 雖然我們在下面會用「化身」這個詞語來譯 double，但在這裡，我們希望能在標題保留它的法文樣貌，因為 double 這個詞語所包含的意念，除了一個和真身（original）相似甚至完全相似卻又不同的反影式化身之外，還有雙重、分裂等意義，而它們更貼近本文所要談的某些面向。

也是這些化身中的一員：既不全為假象，亦非完全等同。

以上是傅柯在《瘋狂史》二版序言中的一段很有意思的話。在這一段話之後，我們還可以再加上，一本作品的翻譯，因為它是為作品維持餘生，它也屬於這一類的「化身」：「既不全為假象，亦非完全等同。」

同時，我們所引用的這篇二版序文，它本身甚至可以說是一個化身的化身，一個前來抹滅第一個化身的化身。然而，一旦在這裡引用它，就某種意義而言，我們又將這個化身本身一分為二（dédoubler），使得它擁有一個先行出現的、片段性的化身，並使得我們這篇導論被包夾在傅柯的種種化身意象之間。這麼一來，這篇文章本身的計畫，也就是作為它在理念層次化身的綱領，也就整個地陷入了傅柯及其化身意象既曖昧又切題——至少我希望如此——的影響之下。[2] 這篇文章各部分將要處理的主題，也就圍繞著化身這個半隱匿的旋律打轉：

1. 首先，我們會討論這本書本身和它的種種化身之間，必須先行闡明的基本問題：版本（完整本和刪節本、附錄和前言的策略性變化）、翻譯（及其誤讀）。

2. 這篇國家博士論文的長久經營和變化過程，又是如何地

---

2 這部譯作本身其實也存於某種化身的陰影之下：原來出版社委託譯者進行一份譯稿的修定工作，但由於這份稿子的成色實在欠佳，譯者進行的是「重譯」的工作。

影響它的最後樣貌：這裡談的是作為它生前之生的孕育過程。

3. 對於先前和同時的幾份文本進行考古學分析：這些是先前於它和與它同時的化身。

4. 第一版序言和它的雙重計畫問題。

5. 傅柯所進行的兩個最基本但也最廣泛運用的操作：分裂（dédoublement）和重合（redoublement）。這是為全書概念骨架賦與形式的兩個基本操作。

6. 瘋狂（folie）、邪惡（mal）、化身（double）之間的概念之結。

7. 傅柯的修辭和行文風格問題。

8. 最後我們想要提出一本可以為傅柯所謂瘋狂之「沉默」的考古學作註腳的書本片段，邀請讀者以它作為後傅柯時代瘋狂史的沉思對象。

一、一本書和它的化身

這裡要呈獻給讀者的，乃是由傅柯早期鉅作《瘋狂史》法文原本直譯而來的全譯本。這本書的打字原稿接近千頁，而內容題旨豐富龐大，各種層次的主題相互穿梭。修辭風格時而激昂、時而細密；弔詭、正反論證接連而出。然而，過去中文所出的兩種譯本，其根據皆是英譯本 Madness and Civilization 轉譯而來，[3] 而英文版本身又是法文刪節本的翻

_____

3 兩個譯本台灣版資料如下：《瘋顛與文明》，劉北成、楊遠嬰譯，台

譯。節本和全本比較起來，不但頁數少去一半以上，而且原來作為國家博士論文必須註明引用來源的近千條註解，也被削減到只有五十條。更別提參考書目和附加的史料彙集。由原來望之儼然的鉅型博士論文，縮減到一本便於流傳、向廣大讀者招手的袖珍版隨筆評論（Essai），這是一本書和它的化身，或者，這已經是兩本不同的書呢？

　　以傅柯在英美學界的盛名和影響，像《瘋狂史》這樣重要的作品，卻一直只有節縮本的翻譯，實在是一件令人難以理解的怪事。到了 1990 年，英國學者和傅柯作品翻譯人歌頓（Colin Gordon）便以此事為基礎，發表一篇引起龐大論戰的文章。他的標題便已說明了他的主旨：《瘋狂史》因為一直未有全譯，所以它對英美學界而言，仍是傅柯一本「未為人知」的書（An unknown book by Michel Foucault）。更值得注意的是，歌頓認為，除了翻譯中罕見的細節錯誤所導致的扭曲外，即使許多傅柯的批評者引用了法文完整版，他們對《瘋狂史》的理解，卻已受到節縮譯本《瘋狂與文明》所制約，產生了許多和原書意旨相反的誤解，因而作出許多沒有根據的批評。比如論者攻擊傅柯斷定十七到十八世紀的古典時代裡瘋人並沒有受到醫療，這一點不合史實，然而《瘋狂史》卻是動用了數章篇幅在處理古典時代的瘋狂醫療問題，尤其是第一部〈瘋狂的體驗〉一章，而這一章在節

北，桂冠，1992。《顛狂與文明》，孫淑強、金筑雲譯，台北，淑馨，1994。經筆者初步比較，其中以前一個版本較為精確、流暢，但仍有錯誤之處。

本之中正是被完全刪去。[4]

　　翻譯對原文居然會產生這樣的遮蔽作用，這實在也是一件令人稱奇的事情——當然，我們也可以假設那些引用《瘋狂史》原文完整版的英美學者，並未真的認真讀完全書（不過讀者在這裡可以相信我，這絕不是一件簡單的事），而只是在法文原書中尋找和剪裁支持他們既成定論的引句。

　　由於歌頓文章所引起的論戰反應，我們也可看到《瘋狂史》中的史實精確性、主旨重點、解讀方式的合法性、翻譯困難、傅柯本人的修辭風格、論述進程或概念曖昧與否，都被人一一提出來當作相關問題討論。譯者參考了這些文章，自然受益良多。然而，在其中發現的另一個小小的插曲，也令人體會到翻譯對理解（甚至是對原文的理解）所能產生的影響：傅柯對精神醫療史的重構和批判，一直是爭論的重點之一。其中一個爭執點是傅柯為何不說明英國道德療法的創始人威廉・突克（William Tuke）原來是一位外行人（layman）——他的身分原是茶商——根本不是醫生，更不是精神科的專家。批評者認為這一點足以說明傅柯對史料掌握不足，誤導最基本的歷史理解，或是以法國史實為本位，遮蓋了其它國家的特異之處。[5] 維護傅柯者則引出一段章節

4 Colin Gordon, "*Histoire de la folie* : An unknown book by Michel Foucault," *History of the Humain Sciences*, 1990, 3, pp. 3-26。這篇文章及論戰文章收入 Arthur Still and Irving Velody ed., *Rewriting the history of madness: Studies in Foucault's* Histoire de la folie, London and New York, Routledge, 1992。

5 這一點主要是歷史社會學家 Andrew Scull 的意見。另一位精神醫療史家

證明傅柯必然知道這個事實，但她仍然問道：「那麼傅柯為什麼對這個似乎頗為重要的事實提都不提呢？」這位作者在結論裡回答說：傅柯的「錯誤」其實是「策略」，牽涉到他的基本計畫——去除過去的熟悉感。[6]

這樣的討論過程，屬於這次論戰的基本對立之一：傅柯對史實的操縱有問題（不合事實或是詮釋有誤）／傅柯的歷史方法、寫作、修辭方式，和傳統史學根本不同，所以受到傳統史家排斥——如此，完整的譯本對事態可能起澄清作用，但對改變傳統史家的態度而言，可能完全無用。

然而，只就上述的爭論點（傅柯為何不說明突克原先是位門外漢），我們只能說正反雙方的論者都沒有讀好原書。因為事實正好相反，傅柯的確曾經明確說明突克不是醫生！傅柯這句話出現在第三部第 3 章（原書 p. 480，中譯本 p. 563），他問道：「不是醫生的突克，不是精神病科醫生的匹奈，他們會比替索或居倫懂得更多嗎？」就像讀者們已經可以猜想得到的，這也是在節本中遭到全部刪除的一章。

這段小插曲提醒我們，目前讀者手上的這本書，因為它的龐大複雜，乃是一本很難加以整體吸收的作品。這是一本

H. C. Erik Midelfort 也表示了類似的意見。參考 Arthur Still and Irving Velody ed., *Rewriting the history of madness: Studies in Foucault's* Histoire de la folie, op. cit., p. 73, p. 154。

6 Jan Goldstein, "'The lively sensibility of the Frenchman': some reflections on the place of France in Foucault's *Histoire de la folie*," in Arthur Still and Irving Velody ed. *Rewriting the history of madness: Studies in Foucault's* Histoire de la folie, op. cit., pp. 73-76。

多視野、多重角度的作品。它在同一個物質性的書本空間裡，卻能展開多重堆疊的異質意義場景。而且這個情況又因為《瘋狂史》在時間上先後出現的不同版本而更形複雜：不管我們使用哪個版本，其它不同的版本仍會像前世幽靈，由手上版本紙下隱隱浮出，絮絮不休，縈繞不去。

以下便是《瘋狂史》的版本狀況：

一、第一版 *Folie et déraison: Histoire de la folie à l'âge classique*（《瘋狂與非理性：古典時代瘋狂史》），Éd. Librairie Plon，1961.（coll. Civilisations d'hier et d'aujourd'hui），這是依據傅柯1960 年完成的國家博士論文手稿印行的第一版（曾於 1964重印）。其特點有，題辭 "à Eric-Michel Nilsson"（傅柯在瑞典認識的友人），及長有十一頁的第一版〈序言〉一篇，為目前的通行版本所缺，但收入 1994 年出版的傅柯《言論寫作集》（Dits et écrits）中。（Vol. 1, no.4, pp. 159-167）

二、節縮版 *Histoire de la folie*（《瘋狂史》）於 1964年 出 版（Union générale d'éditions, coll. 10/18），這是Richard Howard 英譯本 *Madness and Civilization: A History of Insanity in the Age of Reason*（New York: Pantheon，1965，其中有一章為法文節縮版所無 ["*Passion and Dilirium*"]）所根據的版本。一版〈序言〉仍在，但受到削減。書前的提示說明節縮的原則是保持原書的基本布局，但特別著重保留社會及歷史面向。[7]

---

7 《瘋狂與文明》的英國版由 Tavistock 於 1967 年首度出版，列入 R. D.

三、第二版 *Histoire de la folie à l'âge classique*（《古典時代瘋狂史　》）,Gallimard，1972,（coll. Bibliothéque des histoires）。除了最後一章有關尼采（Friedrich W. Nietzsche）《查拉圖斯特拉如是說》（*Thus Spake Zarathustra*）的一個長註被刪去之外，內文並無變動。作者以一篇不到三頁的二版〈序言〉取代了一版序言。並在附錄中加上兩篇文章，這兩篇文章為目前通行的 TEL 版刪去，二版前言中與此相關的一段文字也因此一起刪除。其內容如下：

> 在此我只加上兩篇文章：其中一篇已經出版。在這篇文章裡，我評論了我自己有點盲目地說出來的一句話：「瘋狂便是作品的缺席（La folie, l'absence d'œuvre）。」另一篇以前在法國並未出版過。在這篇文章裡，我嘗試回應德希達（Jacques Derrida）一篇傑出的（remarquable）批評。

> 這兩篇文章的基本資料如下：

Laing 主編的 Studies in Existentialism and Phenomenology 系列，並有 David Cooper 所寫的導論一篇。由於 Laing 和 Cooper 都是「反精神醫療運動」（antipsychiatrie）的主導人物，再加上這部書所列入的系列（Laing 和 Cooper 的主要思想參考為沙特），使得這本書在英文世界首先具有激進介入的形像。傅柯在二版序言中對此顯然有所影射。和此平行但向量又相反的是，在法國國內，由於 68 學運後的極左思潮和社會運動，《瘋狂史》的解讀也由學院式批評轉移到更具政治性的詮釋。當然，傅柯本人的政治態度轉變，也有助於「鼓勵」這樣的傾向。

　　a.〈瘋狂便是作品的缺席〉（La folie, l'absence d'œuvre），共八頁，原出版於 1964，現收入《言論寫作集》（*Dits et écrits*）中。（Vol. 1, no. 25, pp. 412-421）

　　b.〈我的身體，這張紙，這爐火〉（Mon corps, ce papier, ce feu），21 頁，回應德希達在 1963 年所作的著名演說〈我思與瘋狂史〉（Cogito et histoire de la folie）（收入德希達在 1967 年出版之論文集《書寫與差異》[*L'écriture et la différence*]）。此文有兩個版本，第一版原刊日本 *Paideia*, No. 11, 傅柯專題，1972 年 2 月，pp. 131-147，題名「回應德希達」（Réponse à Derrida）。此一版本與書中刊出的本文有許多出入，而且語調更為激烈。目前兩文皆收入《言論寫作集》（*Dits et écrits*）中（Vol. 2, no. 102, pp. 245-268, no. 104, pp. 281-295）。"Mon corps" 一文並有英譯 "My Body, This Paper, This Fire", *Oxford Literary Review*, Autumn，1979, 4: 5-28。

　　這個版本還有一個特點，便是附有一幅 Franz Hals 的油畫複製《女管理人》（*Les Régentes*），這是其它版本所沒有的。

　　四、現通行版本題名為 *Histoire de la folie à l'âge classique*（《古典時代瘋狂史》），Gallimard, TEL 系列（1976 年進入此一普及版系列）。這個版本內文並未變動（這是 TEL 系列所標榜的編輯方針，TEL 之意即為「原文重印」），保留第二版序言，刪去了二版附錄的兩篇文章。這是本書翻譯所根據的版本，但譯者增加了一份人名地名對照索引，為原文所無。

二、《瘋狂史》的成書過程

傅柯在《瘋狂史》的第一版謝詞中向法國神話宗教史家喬治・杜梅齊爾（Georges Dumézil）致謝時表示：「如果沒有他，這份工作便不會進行──既不會在瑞典的暗夜之中進行，也不會在波蘭自由的頑固大太陽之下完成。」[8] 序言末尾標明的日期為「漢堡，1960 年 2 月 5 日」。由瑞典開始寫作，在波蘭重修，最後序言完成於德國，《瘋狂史》主要是在法國之外完成，[9] 就像法國 60 年代其他和結構主義相關連的重要思想家，比如李維斯陀、羅蘭・巴特、格里瑪斯（Greimas），傅柯本人的生平便有由海外轉向法國國內的勢態。

幾個相關的年代如下：[10]

1955 年秋，傅柯前往瑞典烏普莎拉（Uppsala，位於斯德歌爾摩北方七十公里的大學城），擔任當地大學的法國文

---

8 傅柯，《言論寫作集》（*Dits et écrits*），Paris, Gallimard, 1994, vol. 1, p. 167。

9 當然，由本書的註腳可以看出，傅柯也在巴黎的國家圖書館和 Arsenal（意為軍火庫）圖書館進行檔案研究工作。這應該是傅柯利用暑假回國時進行的。另一方面，我們可以注意到，傅柯在書中對法國當代學術作品引用比例甚小，我們可以探究這是否和他在海外工作有關，而這一點也有助於促成本書的特殊性格。

10 這裡的年代和事件依據主要參考《言論寫作集》中由 Daniel Defert 所建立的生平年表。

學講師及法國文化中心主任。

1956 年，法國圓桌出版社（La table ronde）向傅柯提出一本有關精神醫療簡史的寫作計畫。[11]

1957 年，傅柯決定在瑞典提出博士論文。手稿的題目為精神醫療史，但實際已成為瘋狂史。傅柯希望烏普莎拉理念史和科學史教授林德羅斯（Stirn Lindroth）擔任其指導，但在提出部分手稿後遭到拒絕。

同年，傅柯過去的哲學老師，黑格爾專家喜波里提（Jean Hyppolite）（他同時也是《精神現象學》的譯者），在讀過手稿後，建議傅柯將它改寫成法國式的博士論文，並向墾居廉（Canguilhem）提出指導要求。

11　根據傅柯的傳記作者艾里彭（Didier Eribon），當時的預約計畫，除了一本有關瘋狂的歷史之外，另有一本有關死亡的歷史，見 Didier Eribon，《傅柯傳》（*Michel Foucault*），Paris, Flammarion, 1991, p. 85。筆者這裡引用的是艾里彭作品的第二版（初版為 1989 年），書中增加一些新的文獻材料。

　　另外艾里彭還在另一本更新的著作中整理出傅柯在前往瑞典前構想的博士論文題目（然而其進行狀況無法確定）：

　　1951-1952《後笛卡兒哲學中的人文科學問題》、《當代心理學中的文化概念》

　　1952《心理學之哲學》

　　1953《精神醫療和存有分析》

　　1954 主論文《現象學之「世界」概念及它在人文科學中的重要性》
　　副論文《訊號的心理物理學研究和感知的統計學詮釋》

　　艾里彭同時引用當年的見證（尤其是杜梅齊爾）表示，傅柯很可能是在接觸烏普沙拉圖書館的醫學史收藏了以後，才形成目前《瘋狂史》的計畫和並決定其研究時代。見 Didier Eribon, *Michel Foucault et ses contemporains*（《傅柯及其同時代人》），Paris, Fayard, 1994, pp. 106-120。

1958 年 10 月，傅柯前往華沙，仍為外交部擔任類似職位，同時進行論文的修改潤飾工作。

1958 年聖誕節期間，將完成的手稿送給羣居廉審閱，對方回答：「不必作任何修改，這是一篇博士論文。」

1959 年 10 月，傅柯前往漢堡擔任法國中心主任。

1960 年，傅柯進行副論文《康德人類學之生成與結構》（Genèse et Structure de l'Anthropologie de Kant）之寫作，並翻譯康德（Immanuel Kant）的《實用人類學》（Anthropologie du point de vue pragmatique）。由喜波里提擔任論文指導。

1960 年 10 月，傅柯在得到法國中部克萊蒙–菲宏（Clermont-Ferrand）大學的心理學講師（maître de conférences）教職後，回到巴黎定居。

1961 年 5 月，在手稿遭到伽里瑪（Gallimard）出版社拒絕後，由曾經出版李維斯陀作品的普隆書店（Plon）以《瘋狂與非理性：古典時代瘋狂史》為題出版。5 月 20 日在索邦大學答辯通過（依當時舊制，國家博士論文必須先出版才能答辯）。傅柯獲得的是文學博士學位（doctorat ès lettres）。

《瘋狂史》的寫作主要是在瑞典的三年之中進行，對於當地的生活，傅柯曾有以下的回憶：

> 瑞典的現實中有一種美、一種嚴格、一種必要。顯示出人在這樣的現實中，永遠只是一個移動的點，而他在一

　　個超越他、比他更為強大的交通過程（trafic）中，遵
從著某些律則、某些圖式和形式。對於這一點，我們在
瑞典會比在法國看得更清楚。在它的沉靜之中，瑞典
所揭露的，是一個近乎完美的世界，而我們在其中發現
到，人不再是必要的。

　　傅柯接著說，這也許是他思考反人文主義的開始，他在
下面又說：

　　在過去，畢生致力於寫作對我來說接近完全荒謬，而我
也沒有真正思考過這個問題。是在瑞典，在瑞典長長的
黑夜之中，我才染上了一天寫作五、六個小時的癖好
（manie）和惡習……[12]

　　對於《瘋狂史》的形成，傅柯可以在烏普沙拉利用
Carolina Rediviva 圖書館中的醫學史收藏，具有關鍵地位。
傅柯的傳記作者艾里彭（Didier Eribon）如此形容這個收藏：

12　以上的兩段回憶皆出自瑞典一份文學雜誌於 1968 年對傅柯所作的訪
　　談。見《言論寫作集》，I, pp. 651-652。
　　對於傅柯在一版序言強調的瑞典黑夜和波蘭太陽意象對比，阿杜塞（另
　　一位瘋狂哲學家！）曾經提出過一個更深入傅柯深層精神狀態的暗示：
　　傅柯的《瘋狂史》寫作，有助於使他擺脫精神失衡的危機（傅柯曾有
　　自殺的嘗試），而當他寫完《瘋狂史》時，也是他覺得自己已經痊癒
　　的時候。Louis Althusser, *L'avenir dure longtemps*（《未來持續長久》），
　　Paris, Stock/IMEC, 1994（初版 1992），p. 40。

在 1950 年，一位藏書家艾里克・華勒醫生（Dr. Erik
Waller）將他歷年收集的收藏捐了出來。這些文件的年
代由十六世紀一直延伸到二十世紀初。全部共有二萬一
千件，包括：書信、手稿、珍本書、魔術書……其中最
重要的是這位業餘愛好者所收集而成的醫學史系列。幾
乎所有 1800 年以前的重要出版及之後的大部分出版，
都被納入其中。1955 年，這份「華勒收藏」（bibliotheca
Walleriana）的目錄編輯出版。我們可以說這是時機恰
好。[13]

另一方面，就像我們在前面的年表可以看到的，傅柯
原來的書寫構想來自一家法國出版社的出書計畫，而且它
可能經過一番轉折，才成為目前的博士論文形式，因此也有
助於形成此書主題上的複雜和風格上的異質。一份幾年前公
開的書信，可以說是目前可以看到傅柯對《瘋狂史》計畫
的最早自我說明。這是傅柯寫給賈克琳・維多（Jacqueline
Verdeaux，她曾和傅柯合譯《夢與存在》，並為傅柯和圓桌
出版社牽線）的信，日期為12月29日，年代推定為1956年：

　　我已經寫了將近175頁。到了300頁，我便會停
　　下來。總之，我覺得我們對祖魯族和南比卡瓦拉族

13　Didier Eribon, *Michel Foucault*, op. cit. p. 106。

（Nambikwara），除了一些軼事以外，說不出什麼
有用的東西。那麼，為什麼不由側面來談這個題目
呢？——談由希臘思想所開啟的空間中的瘋狂和非理
性。為什麼不談談那擁有古老護牆的歐洲呢？……更特
別地說，也就是去談非理性體驗在《瘋狂頌》和《精神
現象學》（非理性頌）之間——在 [鮑許的] 樂園和 [歌
雅的] 聾人院之間——所產生的滑移——談西方在它的
理性主義和實證主義的結尾之處，如何遭遇它們自身的
極限，而且這是以一種曖昧的戲劇性誇張（pathos）形
式出現的，因為它同時既是其中的悲愴（pathétique）
元素，又是病理學（pathologie）的誕生之處。由伊拉
斯謨斯到佛洛伊德，由人文主義到人類學，瘋狂曾經觸
及吾人世界的根柢：有必要去衡量的，便是這一段差距，
但是有什麼樣的尺規可以運用呢？您將會失望：您所期
待的是希臘悲劇，以及由馬克白的煮水壺中所冒出的幾
道魔煙。但您又能要求什麼呢，既然這方面似乎並不存
在任何前人作品，我便得多處理細節，以免說笨話。這
三百年是我們的瘋狂的生成過程，這樣已經不錯了。[14]

由這封信看來，《瘋狂史》似乎一開始只是一個哲學
性的意念史計畫：「由希臘思想開啟的空間」，以及由伊
拉斯謨斯到黑格爾或者到佛洛伊德、理性主義和實證主義的

14　Didier Eribon, *Michel Foucault*, op. cit. pp. 356-357（附錄一）。

極限、瘋狂在悲愴性和病理學之中**既相對又相關**的表現，簡言之，瘋狂和非理性這個雙重主題的大線索已經浮現。和目前看到的狀態，其中最大的差別，應該是在社會、經濟、法律等周圍領域的史料具體研究和對古典時代（十七、十八世紀）的著重。在八個月以後，傅柯對《瘋狂史》的自我解釋，其著重點又有所不同。這次公開的書信資料是傅柯在受到林德羅斯教授拒絕指導時，向這位教授所寫的自我辯護，其中的語調和目標自然大不相同。這封信的日期為 1957 年 8 月10 日：

> 您的信讓我意識到此一研究的缺陷，有很大的助益，我就此對您表示感謝。首先，我必須和您說明的是，我所犯的第一個錯誤，便是向您交待得不夠清楚，呈給您並不是「書的片段」，而只是一份草稿，一份我本來無論如何便計畫修改的初稿。我很樂意接受您的說法：文筆風格真是令人無法忍受（我的缺點是無法自動自發地表達清楚）。當然，我會把所有我無法控制的「過度雕琢」的表達方式都去掉。雖然風格上有問題，我還是把這份嘗試呈給您看，目的是想要聽您有關資訊品質和主導性意念的意見，因為我十分重視您的意見。最後這一點顯然是困難所在。在這裡也一樣，我又犯了未把計畫界定清楚的錯誤，我的計畫並不是要去寫一份精神醫療科學的發展史。而是要寫出這個科學是在什麼樣的社會、道德、和意象脈絡之中發展的歷史。因為我覺得，一直到十九世紀，甚至今天也可能還是一樣，有關瘋狂的客觀

知識並不存在，存在的只是一些以科學類比觀點，對非
理性的某些（道德的、社會的）體驗所提出的說法。這
是為什麼我處理問題的方式會是如此地不夠客觀、不夠
科學、和不夠歷史化。但也許這個企圖是荒謬的，而且
註定失敗。

最後，我的第三個大錯誤是先準備有關醫學理論的篇
章，然而有關「體制」的領域卻還未清楚，而它卻可
以幫助我在其它領域表達清楚。既然您好意應允，我會
呈給您我在假期中針對體制所作的研究……這個領域的
界定容易得多，而且可以說明初期精神醫療的社會條
件……[15]

我們長篇地引用了這封信，因為它除了可以幫助我們大
致確定傅柯研究計畫轉向的時間和原因之外，也明白地凸顯
出這本書的風格特點和它甚至在剛生成之時便遭到的抵抗或
排斥。最後一點說明也有助於瞭解為何傅柯要把「體制」方
面的研究放在理論分析之前——這本書的基本骨架在此時已
經建立了。

在這個骨架底下，出現的是一個如何組構歷史材料的基
本史觀問題：那便是體制、周邊脈絡和思想理論間的關係，
應該如何組織構造的問題：這是一個因果關係呢？或是意義
關係（比如表達或反映）呢？我們如何確定它們之間具有同

15　Didier Eribon, *Michel Foucault*, op. cit., pp. 107-108。

時性（contemporanéité），或者還有其它可能的時間關係呢？總之，在《瘋狂史》的第一部和第二部之間，存在的是什麼樣的關係？

嘗試去回答這個問題，我們便會觸及《瘋狂史》在方法和成果上的一個重要核心。簡而言之，《瘋狂史》所呈現的是：在古典時代中，瘋狂的實踐性事實（faits de pratiques）和再現性事實（faits de représentation）之間存有的是一個互不溝通、互不認識卻又相互平行、對應的關係；而且，傅柯所提出的古典非理性基本圖式（schème）（非理性即理性之對立、理性之負面、理性藉其排除而自我確立），也就是在這種關係中，才能展開它的全部意義：它既是一個貫穿全體文化現象的綜合理解線索，甚至也是一個解釋性的圖式——瘋人對待和瘋狂認識之間的分裂平行關係，它的來源便是這個基本圖式。

這一個超越傳統法國社會學學派和馬克思主義反映說的結構主義立場，傅柯後來承認它是來自杜梅齊爾的影響，這其實也是瑞典三年生活中最重要的事件之一：傅柯開始和杜梅齊爾熟識。[16] 當傅柯在《瘋狂史》出書後，和法國《世界報》進行訪談時，曾經舉出他所受到的影響。首先是「文學作品……摩里斯・布朗修（Maurice Blanchot）、雷門・盧賽（Raymond Roussel）」、拉崗（Jacques Lacan），「以及杜梅齊爾，而且這是主要的影響」。

16　如果沒有杜梅齊爾的穿針引線，傅柯也不會去瑞典。傅柯去瑞典時，杜

—杜梅齊爾？一位宗教史家怎麼會對瘋狂史的研究有所
啟發呢？

—這是來自他對結構的意念。就像杜梅齊爾對神話所
進行的分析，我也嘗試去發現各種體驗的結構化形式
（des formes structurées d'expérience），而其中的圖式
（schème），經過變化之後，還是可以在不同的層次之
中看出……

—那麼這是什麼樣的結構呢？

—那是社會隔離的結構、排除的結構。……[17]

　　如果說這時的傅柯是一位結構主義者，那麼他所實踐的
是杜梅齊爾式的結構主義。杜梅齊爾是傅柯將結構主義方法
和觀點運用在歷史領域中的啟蒙人。以下對他們共享的歷史
結構主義提出數點簡略的分析：

　1. 杜梅齊爾研究的領域一直維持在同一個語言文化的場

梅齊爾已有 59 歲，傅柯則只有 29 歲，從此杜梅齊爾一直扮演傅柯的
思想和意識導師地位（翬居廉雖然後來掛名論文指導，但他真正對傅
柯發生影響，還要等到寫作《臨床醫學的誕生》[Naissance de la clinique,
Paris, Puf, 1963] 的時代）。關於傅柯和杜梅齊爾間的關係，目前最詳
盡的討論為 Didier Eribon, Michel Foucault et ses contemporains（《傅柯及
其同時代人》），op. cit。

17 〈瘋狂只存在於社會之中〉（La folie n'existe que dans une société）（訪
談者為 J. P. Weber），《世界報》，1961 年 7 月 21 日，p. 9，見《言
論寫作集》，I, p. 168。

域之內——印歐語系文化。這在傅柯則是近代的歐洲（《性史》最後兩卷除外）。同時，杜梅齊爾的印歐語系領域有一個特色，那便是其原初存在（在向外移動分散之前，居住於今俄國南方的原始印歐民族 [proto indo-européens]、作為所有印歐語系語言起源的祖語 [langue-mère]），只是假設中的事實，並沒有留下任何直接的見證和文字記載，其研究只有透過比較留存在各種語言、文化、宗教……之中的片段性「化石」進行重構的工作。[18] 其實，杜梅齊爾的確曾經把他的工作稱為和「物件及遺址的考古學」相平行的「再現和行為的考古學。」[19] 傅柯在《瘋狂史》之中也意識到同樣的問題：為理性所捕捉之前的瘋狂並沒有留下未經變竄的見證，他所進行的工作是這個被壓抑的「沉默」的考古學。[20]

2. 杜梅齊爾在宗教理論上最基本的主張在於，宗教是一個巨型但組構清楚的體系，在其中我們可以找出一個單一的圖式（schème unique）（在印歐宗教中，這便是著名的教士／戰士／生產者三大功能），同時這個基本圖式在各個層次變化出現。如果這個系統性概念並不等同於各種單元的單

---

18 Daniel Dubuisson, *Mythologies du XXᵉ siècle*（*Dumézil, Lévi-Stmuss, Eliade*）（《二十世紀神話學：杜梅齊爾、李維斯陀、艾里雅德》），Lille, Presses Universitaire de Lille, 1993, p. 30。

19 Georges Dumézil, *L'héritage indo-européen à Rome*（《羅馬的印歐遺產》），Paris, Gallimard, 1949, p. 43，為 D. Eribon 引用於 *Michel Foucault et ses contemporains*（《傅柯及其同時代人》），op. cit., p. 157。

20 見第一版〈序言〉，傅柯，《言論寫作集》（*Dits et écrits*），Paris, Gallimard, 1994, vol. 1, p. 160。

純聚合，正是因為這個中心圖式具有邏輯性格。[21] 因此，雖然杜梅齊爾一直不能把他所謂的「意識形態」（idéologie）或「歷史整體」（ensemble historique）定義清楚，也一直不能完全擺脫宗教反映社會結構的基本預設，[22] 正如傅柯一直未能把他所提出的體驗結構（structure d'expérience）說明清楚，也一直不能完全擺脫存有並可能描述一個純粹的、原初的、未受理性捕捉的瘋狂體驗的預設，他們的結構分析卻在開展時，很快地朝向形態描述（morphologie）和朝向基本結構的複雜化發展，因而形成某種不需存有學基礎支持的自明性和說服力。

　　3. 他們都強調文化在貫時或共時層面的統一性，同時拒絕天真的進步觀或演化論觀點。和這一點並行的則是其基礎結構原則的橫面性（transversalité）和其打破預設種屬的特性（transgénéricité）。這使得它們的研究在著手時，放棄細節、單一作品、作者或是垂直傳統的研究。這也使得他們因為打破了學院的習慣而製造出惱人的效果。他們雖然都在事業的中期便進入具有超卓地位的法國學院（Collège de France），但仍然一直受到保守勢力的排斥。另一方面，因為這種橫面的擴張，也使得他們納入為傳統所排除的異質單元：比如杜梅齊爾運用印度來解釋古羅馬、傅柯利用瘋狂作為理性的分析點。在這麼做的同時，他們都凸顯了一個存在

21　Daniel Dubuisson, *Mythologies du XXe siècle*, op. cit., p. 63。
22　同上，pp. 49-73。

於文化內部的它者，而使得這種擴張性的研究本身即帶有一種尖銳的批判姿態，打破習慣上確信不疑的信念。

4. 然而另一方面，這樣的理論也會內在地含有一種循環性和不加思索的盲點。比如杜梅齊爾整個三功能理論建立在以印度作為模範比較點的決定之上，彷彿印度被斷定為一個最能忠實保存印歐原始社會文化樣貌的地域；[23] 而傅柯在描述近代之前的歐洲中古末期和文藝復興，總會一方面過度凸顯其差異性、二方面帶有某種美好的鄉愁意味，彷彿那是一個不需再以歷史問題意識處理的、接近墮落前夕的原初點。他們的考古學雖然最後會在理論上放棄對起源的追求，但某種起源的化身仍會在描述過程中召喚起源幽靈式的回返。

> 1961 年 5 月 20 日星期六：「要談論瘋狂，必須擁有詩人的才華。」傅柯在以精采的論文簡述使得評審團和聽眾讚嘆不已之後，下了如此結論。「然而，先生，您有這份才華。」鞏居廉如此回答。[24]

傅柯在索邦（Sorbonne）大學的答辯過程，經過其傳記作家艾里彭的描述，已經成為一個近代思想史的傳奇場景。

23　同上，pp. 115-120。

24　Didier Eribon, *Michel Foucault*, op. cit., p. 133。當年評審團組織如下：主席顧宜頁（哲學史家）、主論文指導鞏居廉（醫學科學史家）、評審拉加希（Daniel Lagache，心理病理學家）、副論文指導喜波里提（哲學史家、黑格爾專家、譯者）、鞏迪雅克（Maurice de Gandillac，哲學史家、德文哲學作品譯者）。

但艾里彭也錄下了評審主席顧宜頁（Henri Gouhier）所寫的官方報告全文。這份資料可以說是《瘋狂史》的第一個接受反應。雖然它是在一定的學院遊戲規則下所呈現出的反應和評價，不過裡面已出現了許多未來此書將會引發的評論主題。其中最具內容的段落如下：

> 負責審查主論文的三位評審承認作品具有原創性。作者在意識中尋找每個時代的人對瘋狂所具有的理念，他並且界定了數個「古典時代」的心智「結構」──古典時代意指十七、十八世紀和十九世紀初期。在這裡，我們無法完全記下其作品所引起的所有問題。我們只提出下面數點：這是一個辯證法或是一個結構史呢？鞏居廉先生問道。作者在定義其結構和描繪其歷史壁畫時，真的能夠擺脫當代精神醫療所提出的概念嗎？拉加希（Lagache）先生則提出這個問題。
>
> 主席則要求候選人解釋潛在於其研究底層的形上學：以亞陶、尼采、梵谷等個案為引導，對瘋狂體驗進行某種價值上的「拉抬」（valorisation）。
>
> 這次評審過程的特色在於，一方面每個人都承認候選人具有無可爭議的才華，但另一方面在整個評審過程中，保留又一直增加，因而形成了奇特的對比。傅柯先生定然是位作家，但鞏居廉先生認為某些片段是在玩弄修辭學，主席則認為他太刻意追求「效果」。
>
> 其博學多聞是確定之事，但主席引用了某些案例，其中顯示出他有自發地超越事實的傾向：而且我們覺得

如果評審團中擁有藝術史家、文學史家、體制史家，這類的批評還會更多。傅柯先生在心理學方面的能力是真實的：但拉加希先生卻認為精神醫療方面的資訊稍嫌有限，有關佛洛伊德的篇章有點一筆帶過。[25]

三、《瘋狂史》的文獻考古

如果我們把時間再往前上溯，我們會發現自從開始大學階段末期以來，傅柯的「職業導向」一直以心理學、精神醫療、心理病理學為主：1949 年，他在索邦大學獲得心理學學士學位。同一年，他也在巴黎心理學研究中心（Institut de psychologie de Paris）獲得實驗心理學文憑，1952 年，又在同一單位取得心理病理學文憑。傅柯 1951 年在巴黎高師、1952 年在里爾（Lille）大學擔任的教職，都是心理學助教。1960 年他回到法國任教於克萊蒙-菲宏大學哲學系擔任的也是心理學講師。因此，在《瘋狂史》之前，傅柯的早期寫作領域一直是心理學。

在《瘋狂史》出版以前，傅柯的發表的主要著作為《心智疾病與人格》（*Maladie mentale et personnalité*，1954）、[26]

25　同上，pp. 138-139。

26　在這裡及《瘋狂史》譯文中，我們把 maladie mentale 譯為「心智疾病」，而不譯為一般可能會選擇的「精神病」，其中主要的原因在於，《瘋狂史》討論的醫學史材料中還出現有 maladie d'esprit（譯作「精神病」），此一譯法有利於其區分。另外，中文通用的「精神病」和西方所謂的 maladie mentale 之間是否有貼切的關係，本身也是一個有

賓斯萬格（Ludwig Binswanger）《夢與存在》（*Rêve et l'existence*，1954）之長篇譯者導言。如果我們想要知道《瘋狂史》的論述取向在思想上的可能條件，便有必要研究這兩部作品。比較它們和《瘋狂史》之間的立場取捨差異，也有助於理解「瑞典的漫長暗夜」究竟為傅柯帶來什麼樣的思想突破。最後，如同我們在前面可以看到的，傅柯選擇翻譯康德的《實用人類學》作為副論文，在這篇譯文之前也有長達128頁的譯者導言。這是唯一一篇和《瘋狂史》同時代的作品，但它到目前為止都一直被封存在索邦大學圖書館之中，並未出版。[27] 也正因此，這篇長文和《瘋狂史》甚至傅柯整個思想歷程間的關係，一直未曾受到解析。在這裡我們也把它列入《瘋狂史》的考古文獻之中，先做一個初步的探討。另一方面，前面提到兩部，也是傅柯後來一直禁止再版的作品。因此這三篇文獻可以說是在《瘋狂史》的光環壓力之下，被傅柯以「作者」權力壓抑了聲音，它們也因此組成我們下

待探討的問題。由於中文及中國傳統文化對身、心關係，及類似心理功能的人學分析和近代西方有不同的組織分析原則，使得這個問題有其複雜性——根據傅柯，心理學及心理學傾向的人學，乃是西方實證主義時代特有的產物。有關「精神」不等於 mental（義理之心），反而接近西方十八世紀前使用的 l'âme（可有「知覺血氣之心」和「心之精神謂之聖」之「神識」二義），請參考錢鍾書《新編談藝錄》，附說八「神」，1983。

27　後來傅柯在 1964 年出版了他的康德人類學譯本（*Kant, Anthropologie du point de vue pragmatique*, Paris, Vrin, 1964），其中只留下一個簡短的書史小註（Notice historique, pp. 7-10）。該文現已收入傅柯《言論寫作集》（*Dits et écrits*），Paris, Gallimard, 1994, vol. 1, pp. 288-293。

面《瘋狂史》文獻考古的基本文本。

I.《心智疾病和人格》[28]

這本書的骨架分為兩大部分。第一部分探討心智疾病的科學理論及其兩個批評方向——心理分析和現象學；第二部分則探討其歷史和社會面向。基本上傅柯認為科學對心智疾病只能作出描述，但如果要進行解釋，則必須以歷史角度進行。（pp. 89-90）

在開場白裡，傅柯提出所有心智病理學都要面對的兩個問題：「在什麼樣的條件下，我們才可以說有心理領域的疾病？在心智病理學和機體病理學的事實之間，我們可定義出什麼樣的關係？」（p. 1）

在這裡我們可以看到，傅柯很早便注意到心理病理學的兩個特徵：對象的不明性格——比如傅柯所學的「正常」和「病態」之間難以截然化分的特性；另一個則是它相對於整體醫學的獨立性問題。傅柯在此說明他這本書希望「展示

---

28 Michel Foucault, *Maladie mentale et personnalité*, Paris, Puf, 1954。這本書曾經在 1962 年出第二版（這也是我們今天看得到的版本），但已改名成為《心智疾病與心理學》（*Maladie mentale et psychologie*），其中的修改頗多，尤其第二部分接近全盤重寫——這顯然是因為《瘋狂史》已為傅柯帶來十分不同的視野。這裡我們引用的是後來不再印行的54年版。關於兩個版本之間的比較，可以參考 Pirre Macherey, "Aux sources de *L'Histoire de la folie*. Une rectification et ses limites," in *Critique*, No. 471-472, août-sept. 1986, No. spé. "Michel Foucault: du monde entier," pp. 753-774。這位作者雖然細密地比較了兩個版本，但很奇怪的是，他也出現把兩個版本語句搞錯混淆的疏忽。

出心智醫學必須要擺脫什麼樣的預設，才能成為嚴謹的科學。」（p. 2）

對於這個時期的傅柯而言，瘋狂（心智疾病）的歷史研究，雖然已經被認為是科學研究更進一步的批評性真象，但他思考科學研究和歷史研究之間關係的方式，仍然是頗為天真的內部、外部和主觀、客觀關係。[29] 不過我們同時可以看出，即使在尋求一個具有嚴謹科學性格的心理病理學主張之下，傅柯也已開始利用歷史研究對心智疾病現象進行「相對化」。

由這本書的結構本身便可看出傅柯本人從科學的絕對客觀性走到歷史相對性的進程。首先，各種醫學理論、心理分析、存有現象學被描述為一個不斷批評改進的進展過程（學科的進步），構成了本書的第一部分的敘述綱領。表面上似乎傅柯期望科學有一天可以真正瞭解心智疾病的真象，然而就在第一部結論時，傅柯卻突然轉向，說明這些理論都不能提供心智疾病的出現條件，而且這個解釋存在「它處」。這個它處便是前面我們已經提到的「歷史」。不過傅柯心目中的「歷史」，這時乃是一種帶有馬克思主義異化論色彩的歷史分析立場，他把這個條件稱為一個「衝突的世界」。所有的病態形式，如退化、焦慮、精神分裂都可以在社會的矛盾之中找到起源。（pp. 84-90）[30]

29　見 p. 69 的結論。社會學主義中的外部決定論在這裡被僵硬地操作著，　　請參考 Frédéric Gros, *Foucault et la folie*（《傅柯與瘋狂》），Paris, Puf,　　1997, p. 15。

30　傅柯分析的論點如下：如果退化有可能成為逃避衝突的機制，那是因

　　然而就在由心理分析過渡到存有現象學的病態體驗描述過程中，傅柯提出了兩個未來會在《瘋狂史》中重新出現的重要概念：作為一種「基礎體驗」（expérience fondamentale）的「焦慮」（l'angoisse）。首先，傅柯解釋說，心理分析所談的「退化」（régression）並不是墜落到過去之中，而是以過去來取代無法承受的現在，它其實是一項有意的逃避策略。「與其說是回返（retour），毋寧說是求援（recours）。」（p. 40）[31] 於是我們可以反過來說，這是過

為近代社會由盧梭教育理論開始，在兒童世界和成人世界間，劃出不可跨越的鴻溝，同時一個在兒童教育之中夢想其黃金時代的文化（這就不只是盧梭以降的歐洲了，而是西方文化長期的特色），「無法允許對過去進行清算，並將它納入當前的體驗內容之中。」（p. 85）傅柯對焦慮、精神分裂也抱持著同樣的歷史文化翻轉批判——個人的問題其實只有在這個社會的競爭普遍化和機械化狀態之中才會出現。傅柯在下一章引用了巴夫洛夫（Pavlov）的生理學理論作為一個具有衝突意識的心理學，這樣的選擇顯然在當時具有明顯的政治意味——布爾喬亞科學無法認識真相，因為它們迴避了真正的衝突來源。

有關巴夫洛夫的一章，在 62 年的版本中遭到完全刪除改寫。然而上面所引的異化分析仍然被保留下來。這一整段分析之所以能被保留下來，顯然要有下面的條件：傅柯此時已經放棄了馬克思主義或其它人文主義異化論（人之本質遭到異化的歷史發展）作為其歷史架構的主軸，但他仍然發展出另外一套異化程序的歷史——不只是社會的異化造成個人的精神病，精神病之所以可能成為實證知識的客觀對象，並被認為和人之真相有關，乃是來自瘋狂本身遭到異化：這時，連馬克思異化論的分析立足點（人之普遍本質），都已被納入這套歷史之中成為分析對象，巴夫洛夫式的理論發展自然不再可能被傅柯保留。

31 這是為什麼它不是有演化論意味的退化（dégénérescence）在個人層次的單純位移。同時，「歷史」，相對於線性的「演化」，在此被理解為現在對過去作出的利用和解釋。

去走向現在，作為它病態的出路。

接下來的問題在於，為什麼是過去的這個體驗遭到重複，而不是那個體驗呢？這個原初的體驗和現在的體驗有什麼樣的共同特徵，而可以使它和現在相合呢？同時，矛盾並未被這種逃避手段消除，正好相反，它反而因此加深：這便是心理分析角度之下的「病態」。所有的人都可能遭遇到矛盾的情境，但並非所有的人都作出荒謬的解決：「在一位正常人體會到矛盾情境的地方，病人所得到的卻是本身即為矛盾的體驗；前者的體驗對矛盾開放，後者則封閉其中。」（p. 48）相對於「恐懼」是對外在危險的反應，傅柯提出，這個內在矛盾體驗的感情特質即為「焦慮」（p. 48）。它同時存在於病人的所有生活史之中，「如果說，焦慮充滿一個人的生命史之中，那是因為它是其中的原則和基礎；一開始，它便定義出某種體驗的風格，並在創傷、創傷所引起的心理機制、它們在病態事件的歷程中所影響的重複形式之上，留下了印記：它（焦慮）就像是存在的先驗條件（a priori）。」（p. 52）

在更遠的地方，這個先驗條件被命名為主宰所有病態程序的「基本體驗」，而存有現象學的直覺把握，有能力以「重構基礎體驗」的方式來「掌握全體。」（p. 54）

當「焦慮」和「基礎體驗」在《瘋狂史》之中再度出現時，雖然具有同樣的重大地位，其意義卻開始轉變：

　　我們這些和他們有所不同的現代人，我們現在才開始瞭解到，在瘋狂、神經質症、犯罪、社會適應不良之下，

流動著某種共同的焦慮體驗。也許，對古典世界來說，在
惡痛的分布原則之中，也有一種有關非理性的總體經驗。
如果情況如此，那麼在那分隔大禁閉和匹奈和突克的「解
放」的一百五十年間，也就是這種總體經驗在扮演瘋狂的
地平。（《瘋狂史》，原書 p. 122，中譯本 p. 150）

在這段引文中，「焦慮」和「非理性」具有平行地位，
也就是說，傅柯正在暗示，如果把《瘋狂史》延伸到二十世
紀當代，將會是一部「瘋狂與焦慮」的歷史，而焦慮便是總
結當代特徵的「基礎體驗」，也是當代瘋狂體驗結構上的「先
驗條件」？不過，「基礎體驗」的意義在《瘋狂史》中也改
變了，它不再是個人存在的基調，而是一個文化面臨其基本
矛盾時的體驗：

這個經驗既不是理論的，也不是實踐的。它是一些基礎
體驗中的一員。在這些體驗中，一項文化是以它最獨特
的價值在作賭注──也就是說，把它們送入矛盾之中。
（《瘋狂史》，原書 p. 192，中譯本 p. 229）

在這裡，我們是不是可以說，傅柯在《瘋狂史》中的作
為，乃是把原來探討個人心理的詞語，擴展轉移到文化的集
體面向上來──這其實是使用「體驗」、「意識」這類詞語
時不可避免的心理學面向。然而，《瘋狂史》本身對心理學
的形成條件提出了批判性的分析，使我們可以不再將它視為
一個當然且永恆自在的人性地平，可是傅柯作出如此探討的

最基本語彙，本身卻不能擺脫心理學的暗喻場域，這是思考上的盲點呢，還是過去的計畫（比如這部《心智疾病和人格》）逃脫作者注意力的自發延伸呢？

有一點我們至少是確定的，《瘋狂史》不再可能使用存有現象學中的直覺理解，因為它的對象具體分析其實散布於體制和種種理論交錯的媒介地帶，如果一定要用「體驗」兩字，那麼傅柯進行的是歷史體驗的結構分析。

另一方面，由心理病理學史過渡到瘋狂史的過程，其實已經在這本小書中出現了。一個基本的問題在第二部導論中被提了出來：為何瘋狂在不同的文化、不同的時代之中會有不同的樣態？也就是有可能問這個問題，才使《瘋狂史》成為可能：瘋狂有歷史，它不是一個自然面的事實，而是一個文化面的事實。而且這也是為何傅柯強調「瘋狂體驗」的原因：一部瘋狂史絕不能被化約為「瘋狂如何被人對待的歷史。」

我們可以更簡化地問道：為何每個社會、每個文化會有它相對盛行的瘋狂？面對這個問題，實證醫學會提出一種典型的回答：其實瘋狂本身不變，變的是人對它的認識；並不是這樣或那樣的病在過去不存在，而是因為它們在過去被誤認或混淆為其它疾病，或是被當作醫學領域之外的事物處理（巫師、聖徒、罪犯、放浪者……其實是現代眼光中的病人）。這種意義下的瘋狂史乃是一部現代真理刺穿古代迷霧的歷史，也是最容易被接受的歷史，因為它向我們提供了一個令人心安的保障——我們永遠處於真理尋求的尖端。這是傅柯在《瘋狂史》中批判最有力的論調，他認為這只是一種

反溯效果下的歷史重組，而且還遺忘了它自己的生成，甚至基礎，其實都包含在瘋狂的歷史之中。在《心智疾病和人格》中，傅柯則舉出另一套可能將疾病相對化的社會文化理論，並加以檢驗批判。研究這個部分（pp. 71-75）對於瞭解《瘋狂史》會有重大助益，因為許多過度簡化或過速的閱讀，經常把傅柯對瘋狂的基本想法設想為一套「規範背離」的理論（théorie de déviance），而這裡傅柯正是在批判這樣的社會理論。比如法國社會學宗師涂爾幹（Émile Durkheim）對疾病的定義：疾病是和社會某一特定發展階段的平均狀態有差距的狀況，或者可能落後，或者可能超前。美國文化人類學家班乃迪克特（Ruth Benedict）的說法也很接近：對於人類的共同潛能，每個社會都會加以選擇，而疾病便是這個社會所忽略或壓抑的人類潛能。

　　傅柯的批判如下：

　　1. 他們的疾病概念共同點在於只考慮負面和潛在面向，只是相對於一個「平均狀態、規範、模式」。如此，疾病只可能是邊緣性的存在。而且，疾病的內容只是某種可能性的實現。他們的理論因此忽略了疾病中正面和真實的部分。一位病人不只是社會中單純的脫軌者，他在團體中也有一定的地位和功能。傅柯舉出了一些非西方文明和非現代社會的例子作為證明。

　　2. 傅柯更強有力的一擊在於，如果涂爾幹和班乃迪克特會把社會脫軌（déviation）看作疾病的本質，那是因為他們的文化幻覺在作祟：他們把西方現代社會中的病人地位投射

到所有人類社會中去了。

3. 傅柯的兩點結論如下——它們對於《瘋狂史》的理解具有重要指示性地位——：「我們的社會不願意在那些被它驅離或禁閉的病人身上認出它自己；就在它診斷疾病的時候，它正在排除病人。」然而，事實上，不論給予地位（甚至神聖地位）或是加以排除，「一個社會會在它成員所展現的心智疾病之中正面地自我表達。」（p. 75）

傅柯於是提出兩個問題，而這也正是《瘋狂史》要處理的歷史問題：

> 我們的文化是如何地發展過來，才會賦予疾病一種社會脫軌的意義，而且給予病人一個將他排除在外的地位？而且，雖然如此，我們的社會是如何地在這些它拒絕在其中認出自我的病態形式之中自我表達呢？（p. 75）

II. 《夢與存在》導言

在《瘋狂史》第一版序言之中，傅柯曾以尼采對悲劇的研究為例，提出一整套西方界限體驗（expériences-limites）的文化研究計畫。除了悲劇、東方、性的禁忌和瘋狂之外，夢也被列入其中，作為被排除於日間生活之外的界限經驗：

> 我們還必須敘說其它的劃分：這是在表象明亮的統一體中，對於夢所進行的絕對劃分。也就是說，人不由自主地會去探尋他的真相——不論那是宿命或是心之真

相——但當人在探尋真相時卻會進行一項基本的拒絕。
使得夢境既被構成為、同時又被排斥於一種微不足道的
夢幻譫妄（onirisme）之中。

　　傅柯這篇寫在賓斯萬格作品翻譯「頁緣」的長篇導論，
因此可以說是界限體驗考古學的第一次運用，其中也孕含了
許多未來將會再細密開展的理念。同時，夢作為界限體驗的
另一個平行研究，更有助於瞭解這個《瘋狂史》第一版序言
中基本但又未被足夠清楚說明的概念。
　　這篇導論由批評佛洛伊德開始。傅柯承認佛洛伊德對夢
的解析，使得「意義」得以進入夢境，的確是一大開放性手
勢（夢不再只是一般所認為的無意義形象），但他同時又馬
上封閉了這個意義的可能性：他只尋求夢境特殊修辭的符號
意義構成（signification），卻完全不考慮表達行為本身有
可能以一種「曲折」的方式（voie oblique），指向另一個
意義的地平（indication）。[32] 如果我們承認夢不只是一種有
意義的內容（即使它是那麼地扭曲），而且它的表達活動本
身即指向另一個和其內容相重疊但又不相同的意義水平，那
麼夢的形象特質本身就值得獨立出來考慮。

32　傅柯，《言論寫作集》（*Dits et écrits*），Paris, Gallimard, 1994, vol.
　　1, pp. 65-75（以下我們在正文中引用的頁數都是指這個版本）。這
　　裡傅柯是以胡塞爾的表意理論批評佛洛伊德的象徵理論未能區分符號
　　（signe）和指標（indice）之間的差別。傅柯對佛洛伊德長久保持著同
　　樣的基本態度：佛洛伊德的手勢既是偉大的開放，又是立即的封閉。

　　傅柯因而認為，賓斯萬格因為研究夢的形象特質，接觸到一個傳承悠久但同時又被十九世紀理論所遮掩的傳統——佛洛伊德本人也在遮掩者的行列之中：「具有預言力量的夢，乃是哲學的曲折道路；它是同一真相的另一種經驗。」（p. 83）另一方面，更擴大地說，和柏拉圖理式（logos）傳統的基本立場正好相反，形象世界和超越界有關。

　　對於這個傳統，傅柯的考古興趣不在於研究其中解讀方式，而是其中解釋夢和世界之間具有特殊關係的論述模式。傅柯對此作出兩大分類。第一類的說法認為在夢境之中，因為靈魂的沉靜，所以能對外在世界開放，和它融合為一。第二類的說法則正好相反，認為靈魂在夢中對外在世界封閉，所以更能清楚看到內心世界。和《瘋狂史》對瘋狂真相保持「不可說」的態度正好相反，傅柯在這裡提出一個理論上的超越，也提出他本人對夢的看法（在這裡他已脫離了純粹的考古學進路，採取了一個存有哲學的立場）：夢是一種主體以激進方式掌握自我世界的方式；因為夢之激進自由，它的形成本身便顯示出人的存在是「自由將自身化作世界（liberté se fait monde）。」（p. 91）由這裡，傅柯導引出兩個結論：最深沉的、最基本的夢便是死亡之夢，但死亡在此並不是生命的中斷（這是它的不真確意義），而是生命的完成（這才是它的真確意義，也是佛洛伊德理論所完全不能理解的）（pp. 94-95）。另一方面，如果夢就其深沉意義而言，乃是自由在世界之中反抗世界的矛盾實現，那麼它便會具有倫理意涵。它是不同的存在形態的曲折展示：智者的死亡之夢具有沉靜從容的特質——這樣的夢預示他的生命已

達到完美，相反地，焦慮的死亡之夢正是顯露出主體還不能沉穩地看待存在的條件，只能把死亡看作一種懲罰或矛盾而加以拒絕。（p. 95）

在這個夢體驗的存有分析之中，我們看到一個像紅線般貫穿傅柯作品的基本主題已經出現了：傅柯處理的對象一直是一個複雜的形像，在談夢和瘋狂體驗的作品中，它被展現為自由和真理的重合——夢和瘋狂一樣，總是和真相有關，但這個關連，卻永遠不會脫離自由的問題，因而也同時具有倫理意涵。不過，夢和瘋狂像是處於鏡像對立的位置，夢因為根本上是自由的激進實現，因而與真理相關；相反地，因為真理和自由之間糾扯不清的鉤連和混融，瘋狂雖然受到理性的吸納，卻仍在倫理層面遭到排除。這個論題可以說是傅柯的反康德主義——然而傅柯和康德之間的關係，絕對不會比傅柯和佛洛伊德之間來的簡單：純粹理性和實踐理性之間並非如康德所構想地分離自主。它後來會變形成為知識和權力關係的實證研究，到了後期又再成為自我倫理之中的「說真實」（dire vrai）主題。[33]

33　有關這個主題（parrhêsia），主要的參考資料為傅柯去世前的在法國和美國的授課資料（1980-1984），雖然傅柯在法國學院的講課已經開始出版（已出版的授課為 1976 年，《「必須保衛社會」》[*"Il faut défendre société"*], Paris, Gallimard/Seuil, 1997），但與此相關的文獻目前仍尚未公開印行。這方面的研究可以參看 Jeannette Colombel, *Michel Foucault: La clarté de la mort*（《傅柯：死亡的清明》），Paris, Odile Jacob, 1994, pp. 242-248。Francesco Paolo Adorno, *Le style du philosophe: Foucault et le dire-vrai*（《哲學家風格：傅柯與「說真實」》），Paris, Kimé, 1996, pp. 130-138。英文方面的資料，請參考 John Rajchman

　　接下來的一段，我們要討論的主題則和《瘋狂史》直接相關：這是《瘋狂史》為何大量使用「體驗」（expérience）這個辭語的出處。在上面討論的部分裡，傅柯的分析一直圍繞著一種特殊的夢境打轉：主體如何在夢中顯現自我，討論的面向也一直導向夢對主體的意義。接下來，傅柯突然作出了一個層次上的跳躍，開始去問夢本身的主體性為何，也就是說，不再只是看主體在夢中的人物化或形象變形過程，而是看到夢的全體即是「我」，「在夢中，一切都訴說著『我』」（p. 100）：賓斯萬格的「作夢的病人，當然是夢中焦慮的人物，但那也是海洋，也是那位撒布死亡之網、令人不安的人物，而且尤其也是，那首先充滿暴力和噪音的世界，它在後來又被蓋上靜止和死亡的印記，而最後又再回返到生命輕盈的動態。」（ibid.）如此，在夢中，主體和世界之間的對立瓦解，使夢成為一種特殊的體驗形式（une forme spécifique d'expérience）。

　　對於研究這個體驗，傅柯認為其中的時間向度經常為人談起，而其中的空間樣態則很少為人提及。對於這個空間，存有現象學特別能加以直觀描述，因為它掌握到了其中的感情向度。對於夢世界的空間，傅柯認為存有現象學提出了三

　　的作品，尤其是 *TRUTH and EROS, Foucault, Lacan and the question of ethics*（《真理與愛慾，傅柯、拉崗與倫理問題》），London and New York, Routeledge, Capman and Hall, Inc., 1991。由於《夢與存在》的導言也是處理我和我之間的關係，它和傅柯後期的倫理思想之間關係特別密切，這也是這篇文章越來越受到重視的原因。

個描述端點軸線：風景意識中的遙遠和接近（而不是幾何意識中的標位）、白晝和黑夜之中的明亮和晦暗（夢基本上是使物體單元性消失隱沒的夜之空間），最後一個則是賓斯萬格本人所描述分析的垂直軸線，這是上升和下降之中的愉悅或恐懼、努力或暈眩。

　　根據這三軸線，傅柯又區分出三種基本的表達類型：在遠航和回歸之間移動的史詩、在明暗混合之間擺動的抒情詩（它的基調乃是黃昏），最後則是位於生存垂直軸線上的悲劇──悲劇總是上升或墜落，在頂峰搖擺片刻之後的大翻轉。然而，由於悲劇的垂直軸線最能赤裸裸地展現存有的時間性本質──其實那就是人之邁向死亡的內在性──因而傅柯認為悲劇是最基本（fondamentale）和最原初（originaire）的表達方式。

　　悲劇的垂直結構、抒情詩在白晝和黑夜之間的黃昏情懷、史詩的遠航和回歸，以上這些主題，將來皆會往《瘋狂史》中再度出現，而且化作其中的基本隱喻而呈現出離散狀態。這是這篇導言所討論的體驗分析將來會在《瘋狂史》的行文之中產生的離散積澱效果。換句話說，《瘋狂史》就某個深層層面而言，可說是體驗分析在另一個層次上的轉調運用。傅柯在他的生命晚年說明了這個關係：

　　　如此，在歷史之中研究種種體驗形式，乃是一個來自更早期計畫中的主題：那便是把存在分析（analyse existentielle）的方法運用在精神醫療和心智疾病的場域和領域之上。由於兩個相互獨立的原因，我對這個計畫

感到不滿意：它對體驗這個概念的提鍊，在理論上並不足夠，另一方面，它又對精神醫療保持著一種曖昧的關係，它對後者同時既是無知又預設其存在。對於第一個困難，我們可以運用一個有關人的普遍理論來加以解決；對於第二個問題，則可以用完全不同的方式處理，也就是如此經常為人重複使用的「經濟社會脈絡」解釋；如此，我們便能接受處在哲學人類學和社會史之間的兩難。但我那時自問，與其在這個二者擇一的狀況中玩弄其可能，是不是有可能思考體驗形式本身的歷史性。[34]

由這一段訪談回溯來看，對於哲學人類學的基本主題（人之經驗）進行歷史化處理，乃是傅柯此時對存有現象學體驗分析的進一步發展。對於這一點，他的康德《實用人類學》長篇導論能帶來什麼樣的照明呢？[35]

---

34 Foucault, "Préface à *l'Histoire de la sexualite*," （1984）《言論寫作集》（*Dits et écrits*）Paris, Gallimard, 1994, vol. 4, p. 579。這一篇《性史》序言的初次版本，因為傅柯在出版政策上的改變，後來為另一篇序言所取代。但它的英文版被收 P. Rabinow (ed.), *The Foucault Reader*, New York, Pantheon Books, 1984, pp. 333-339。

35 在《瘋狂史》之前，傅柯還在 1957 年出版了兩篇長文，討論心理學的歷史："La Psychologie de 1850 à 1950"（〈1850 年至 1950 年間的心理學發展〉）（寫於 1953 年）、"La recherche scientifique et la psychologie"（〈科學研究與心理學〉）。這兩篇文章現在都收入《言論寫作集》，vol. 1。在 1953 年所寫的文章裡，傅柯仍然顯露出某種程度的進步史觀。到了 1957 年，傅柯則已用知識考古的態度來看待心理學生成史。在這裡，他強調心理學在其起源之時具有批判和爭論的力量，但這個起源被遺忘了，而且也因此使得實證主義的心理學成為

III. 康德《實用人類學》導論

傅柯這篇導論雖然並未出版，但對於瞭解傅柯思想的發展，它卻具有重大的地位，因為這是我們第一次看到「人之死」（la mort de l'homme）這個主題的提出，而且它也可以讓我們更確定傅柯的「反人文主義」，究竟具有什麼樣的意涵：它的出發點乃是傅柯對哲學人類學的封閉性所作的批評。以下是「導論」全文的結論：

> 然而，這個「人類學幻象」的批評，我們得到它的模範，已經超過半世紀。尼采的事業可以被當作是有關人之問題大量繁衍的終點。實際上，神之死不是顯示在一個雙重的謀殺手勢之中嗎，因為它一旦終止了「絕對」，不也就同時是人本身的謀殺嗎？因為人就他的有限性（finitude）而言，和無限（l'infini）是不能分離的——他既是它的否定又是它的使者；神之死乃是在人之死之中完成。[36]

依傅柯在前面的解釋，所謂的人類學幻象乃是把人和

可能。他對佛洛伊德的基本態度仍保持恆定：佛洛伊德的確把否定性（négativité）帶入心理學之中，但他很快又掩蓋了這個否定性。

36 Michel Foucault, "Introduction à l'anthropologie de Kant," Thèse compleméntaire pour le Doctorat ès lettres, directeur d'étude: J. Hippolite, pp. 127-128。這份文件現藏於巴黎索邦大學圖書館。筆者閱讀的是複製微卷（FB 329）。以下正文中的頁數皆指此文件頁數。

對象之間自然的關係（le naturel），當作是人的本性（la nature），同時又把人的本性當作真相中的真相，以及真相的後撤（p. 124）。《瘋狂史》結尾的一章〈人類學圈環〉，談的也是這個封閉狀態：如果瘋狂在西方的宿命一直和真相有關，那麼人類學時代把這個真相限制在人之真相，人之認識之中的時代。在這裡，康德批判哲學所作出的回返主體反轉思考，顯然被傅柯當作是和笛卡兒沉思排拒瘋狂一樣的封閉手勢——從康德開始，真象只能是人性可能中的真象。

然而，傅柯本人是不是能夠完全擺脫康德所開啟的哲學道路呢？而且，下面我們也會看到，對於康德批判哲學許多基本立場，傅柯的基本態度並不是完全的拒絕，而是加以位移：如果說《實用人類學》是批判哲學在經驗層次上的轉移，那麼《瘋狂史》又是將這個轉移更加推進到體驗形式的歷史性上來。如此，《瘋狂史》所問的一個重要問題將會是：某一形式的瘋狂體驗，它的「歷史先驗條件」（a priori historique）是什麼呢？研究傅柯對康德文本的解讀，因此有助於瞭解《瘋狂史》之中未被明確定義的許多重要概念，如體驗、先驗條件、起源（origine）、基礎（fondement）和它們之間的相互關係。

由於康德這本作品是二十五年來講課和思考的沉澱，[37] 傅柯認為有必要研究這部作品的深沉地層。在這裡，他提出

---

37 康德在大學裡講的不是哲學，而是地理（1756 年開始）及人類學（1772-1773 開始）。《實用人類學》出版於 1797 年。

了「文本考古」（archéologie de texte）的說法（p. 4）。同時，傅柯又問說是不是存有一個有關人的批判性真理，可以作為真理條件批判的後續。於是他的全文架構便分為兩大部分，一方面是生成分析（analyse de genèse），研究作品的發展史，另一方面則是結構分析，但研究的其實是康德人類學和批判哲學之間的關係。

在整個康德人類學思想發展的過程中，傅柯特別想要讓讀者感覺到的是康德如何由抽象和純粹的層次，轉移到具體和實用的層次（實用人類學的基本問題是：人對自己能有什麼樣的期待，人應該怎樣發揮自己[38]）：比如世界由宇宙學（cosmologique）的概念層次轉移到世界主義（cosmopolitique）意義下的世界，自由的概念也由抽象的考慮轉移到實用的、具體的自由——比如法律不再以個人和國家或事物間的關係來考慮權利，而是以存在團體中的個人來作出發（參見法律形上學）。如此，所謂的實用自由（liberté pramatique），便包含了野心、狡智、可疑的意圖、毫不在乎的態度等「不純」的概念。我們在《瘋狂史》中會看到的，也是這種不純的、實用的自由的歷史開展。在《瘋狂史》中，傅柯把某一章的標題題名為〈論自由的良好使用〉，卻未說明其典故所在。其實，這個問題即是康德人類學的中心問題。

康德的名字在《瘋狂史》中出現的次數很少，其中主要

38　這也是傅柯在《性史》最後二卷中重拾的問題。

指出他對瘋狂問題必須訴諸醫學專家表示異議。但傅柯並沒有仔細地分析康德的論證，只是在註腳（原書 p. 140，中譯本 p. 170）中要求讀者參看康德的一篇短文：《論心靈只以其意志即可主宰病態感情》。由於傅柯在此語焉不詳，讓人搞不清楚他對康德真正的態度，後來的批評者甚至認為傅柯是因為康德對瘋狂的思考細節排不進傅柯本人的時代斷代而有意加以模糊。[39] 其實，如果我們能看到目前討論的這篇未出版導言，問題便會比較清楚，同時也可看到〈論自由的良好使用〉其實是一個暗指康德人類學的反諷典故，而這一整章又在現代療養院的誕生之中扮演了重要的理論演進角色。

首先，前面提到的康德短文《論心靈只以其意志……》，原是康德回答一位醫學教授伍夫蘭（C. W. Hufeland）的信件，由於這些信件往來對考證《人類學》的寫作日期具有決定性意義，因此傅柯在文中加以細部討論。伍夫蘭在 1796 年年底寄了一部他所寫的作品給康德：《論長壽之道》（*Makrobiotik*）。康德的短文便是閱讀此書後的感想。康德基本上贊成伍夫蘭的觀點，而且提出個人體驗作為補充（他認為思想的活動有助維持健康）。

傅柯分析說，伍夫蘭的文本，「其脈絡乃是一整套德國

39　Monique David-Ménard, "La laboratoire de l'œuvre," 收入 *Michel Foucault, Lire Œuvre*（《閱讀傅柯的作品》），dir. Luce Giard, Grenoble, Jérôme Millon, 1992, pp. 27-36. 尤其是 pp. 32-36。傅柯在《瘋狂史》的另一處談到康德，那是在討論古典時期定義譫妄為「清醒者之夢」時提出的，但康德甚至未出現在正文中，只有腳註要求讀者參看康德《人類學》，而且也沒有指出章節。（《瘋狂史》，原書 p. 258，中譯本 p. 310）。

醫學運動，萊爾（Reil）、海恩羅思（Heinroth）都是其中代表；這是一個廣大的人類學運動，其目的在於使疾病觀察能夠和一種惡的形上學相配合，也在於尋找一個共同的重力原則，以使得機制的瓦解可以精確覆蓋自由在罪行中的墮落。」（p. 32）從這個角度來看，「健康乃是一種自然存在的明顯反面，在這樣的存在中，機體的全體都受到一種理性宰制，而且在其中既無對立，亦無殘餘。高於所有的劃分，這樣的理性同時既是倫理的，亦是機體的；它是自由的遊戲空間，──在這樣的空間中，自由可以遊戲發揮，但這個空間其實便是由它的遊戲所形成的。」（p. 32）因此，「『長壽之道』的可能性便是根植於自由的良好使用，使得身體的機制不會犯罪地落入機械化運動之中。」（p. 32）

由康德對醫學的看法和這篇回答（它後來被收入《學院衝突》[Le conflit des facultés]，我們可以看出康德認為哲學和醫學之間基本上是合作，甚至是哲學指導醫學的關係（這是他對醫學權威有所異議的精確意義）。更進一步，康德思想和當時的醫學分享著許多未經思考的預設，比如對健康、疾病的看法，對身心合一說以及它可能引伸出來的一套惡的形上學的接受。康德一個中心問題，其實便是自然人（lhommo natura）和自由主體（sujet de liberté）之間如何調合的問題。從這角度來看，康德不但是一位古典時代的思想家，而且還和後來的「道德療法」有暗中的勾連，這或許是為什麼《瘋狂史》會在討論「道德療法」之前的一章，特別以「論自由的良好使用」這樣的章題暗中指涉康德的人類學。

從這個角度來看，傅柯對康德的看法或許在《瘋狂史》

中未交代清楚，卻沒有什麼曖昧的地方，曖昧的是康德本人——他一方面繼承同時代的醫學人類學，又預示著十九世紀初期的發展。但另一方面，傅柯對康德《人類學》和批判哲學關係的詮釋，卻讓我們看出他和康德之間還有另一個更複雜的關係：

1.傅柯強調《人類學》有兩個特點：系統性和通俗性。它的系統性來自它是批判哲學在經驗層次的重複（répétition）：「它在同一個地方，用同樣的語言，重複知識的先驗條件和道德的無上命令。」（p. 103）用人類學角度來說：人便是自由（神）和真理（世界）間的綜合，但人同時也是一個居住在世界之中的有限存有。如同我們前面看到的，這個真理和自由間的關係，乃是傅柯思想的中心線索。更細部地看，《瘋狂史》中的「歷史先驗條件」，《言與物》（ Les mots et les choses ）之中的知識結構（épistémè），以至於《知識考古學》之中的各種論述「可能性條件」，無非都是康德批判哲學中的先驗條件在歷史場域中的位移運用。下面一段有關先驗條件的評論讓我們更能領會傅柯使用這個詞的意義：「知識層次的先驗條件（l'a priori），在具體存在的層次上，便成為原初（originaire），但那不是時序上的第一，而是一旦出現了一連串的綜合性形像，它便會顯現為已經在此（déjà là）；相對地，知識層次的純粹既定資料（le donné pur），在和具體存在有關的思考中，卻會被一道沉默的光線所照明，使它擁有已經操作者（déjà opéré）的深度。」

2.《人類學》的通俗性在於它使用的語言。這是一個通俗的、共同的語言：這部康德作品幾乎是一本格言諺語的集合。更重要的是，康德認為在人類學中，語言的通俗用法才是分析對象。比如十八世紀德文中有關心智疾病的辭語，康德分析的是一般人使用的語言，而不是醫學專家的術語。德文的辭語自有它的歷史沉積，不是拉丁術語的普遍性所能取代的。傅柯對這一點評論如下：「對他來說，重點不在於把人繁衍豐富的語言，放置在自然沉默理式的秩序規範之下，而是要把語言化為一個整體，而且預設在語言之中，沒有任何一個變化不同時攜帶著一個特殊的意義變化。」（p. 93）傅柯這一段話不只提示了《言與物》中的基本主題，而且更重要的是，它也展露了他未來將要長期發展的一套唯名論史學態度。這一個論點在《瘋狂史》中表達為傅柯對傳統精神醫學史取向的多次嘲諷：醫生們的史學一直像是一個猜謎遊戲，想要在過去的病名之下找出今日的病理真相。相對地，傅柯的分析則顯示出一個橫向的連結：一個辭語總是在一組辭語之中取得它的意義。[40]

3. 傅柯最後在討論康德整個哲學演進時，分析出三大問題意識（problématiques）：先驗結構（批判哲學）、原

---

40 這個態度也是這次翻譯想要尊重的原則，有許多名詞今日的意義已和過去不同──人們把今日的知識內容灌注在過去的辭語之中（比較明顯的是 hypocondrie 和 hystérie 這一對，比較模糊的是 insensé, délire 等和瘋狂有關的通俗用語）。在翻譯時，我們儘量以其字源意義或可能確定的脈絡意義來翻，或者考慮傅柯本身的論述邏輯來譯。

初（人類學）、基本性（fondamental）（遺著中的超驗哲學）。根據傅柯，這三大問題意識成為後來哲學的三大概念（notions），而且：「從康德以來，以一種隱隱然的方式，所有的哲學計畫都在於超越這個根本的劃分。」（p. 105）使得問題更為複雜的是，由於人類學封閉圈環的逐漸發展，先驗條件、原初、基本性三個概念變得無法分辨，整個問題場域也失去了康德所設立的問題結構，而人的知識也朝向「回到原初、真確、奠基活動」演變（p. 126）。最後：「『人是什麼？』這個問題有其狡猾的（insidieuses）意義，它們建立在這個同質的、去結構的、可以無限翻轉的場域之上。在這個場域裡，人把他的真相當作是真相的核心靈魂。」（p. 127）由於先驗條件、原初、基本性也是《瘋狂史》中經常出現，但又容易為人混淆約三大概念，這一段分析應該有助於其中的澄清──也就是說，我們未來的《瘋狂史》閱讀和概念結構分析，應該朝向這三大概念的分化去進行。

四、第一版序言

《瘋狂史》這本書有兩個特點，它既不是一部「科學史」（我們前面已經看到了精神醫療史是一個被傅柯放棄的出版計畫），所以那些想在這本書之中尋找瘋狂之科學認識線索的人，如果不是感到失望，便是感到困惑。另一方面，它自始至終，也從未清楚地說明瘋狂是什麼，甚至它的結論傾向科學永遠無法知道瘋狂是什麼。《瘋狂史》要寫的，其實是一部瘋狂如何遭到理性排除、壓抑，以及這個事件本身又如

何遭到遺忘，以及它某些閃電般的回潮。《瘋狂史》對瘋狂本質有意保持的沉默，乃和瘋狂在歷史上被強制的沉默息息相關。

這一整套特殊的、非傳統的歷史，我們只有在後來被刪去的第一版序言之中，才能看到傅柯本人對它的說明和定位。幾乎所有《瘋狂史》出版之後的立即批評，其思想線索都和這篇地位重要的前言有關（比如巴特、布朗修、塞爾 [Michel Serres]、德希達的評論）。[41] 評論的焦點集中的現象，其實並不難理解：只有在這篇序言中，傅柯才說明了他在這本書中的意圖，並提出其可能性條件的討論。這時我們明白地離開歷史，進入哲學思想，而《瘋狂史》作者究竟抱持什麼樣的哲學立場，當然是評論者的主要關懷。另一方面，這篇序言本

---

41 德希達的評論雖然宣稱只討論《瘋狂史》第一部第二章有關笛卡兒《沉思錄》的數頁分析，但其實有一半左右的篇幅討論了第一版序言中的主題。Jacques Derrida, "Cogito et histoire de la folie"（〈我思與瘋狂史〉），收入 *L'écriture et la différence*（《書寫與差異》），Paris, Seuil, 1967（原來的演講發表於 1963 年），pp. 51-97。

　　在《瘋狂史》的第一版評論之中，方向比較不同的是史學家曼德魯（Robert Mandrou）在《年鑑》雜誌上發表的一篇文章：其中對史實精確性的問題討論較多。但曼德魯仍然指出傅柯認為瘋狂，就像他過去對夢的看法一樣，是人獲致知識的方法之一。在曼德魯的文章之後，附上了年鑑學派的領導人布勞岱爾（Fernand Braudel）的短文。布勞岱爾彷彿是要補充曼德魯文章的不足，特別強調這是一部有關文明對自己過去所作的「拒絕、無知、遺忘」的歷史。同時他也引用了序言中的有關「界限」的長段定義。Robert Mandrou, "Trois clefs pour comprendre la folie à l'époque classique"（〈理解古典時代瘋狂的三把鑰匙〉），in *Annales ESC*, 17e annēe, No. 4, juillet-août, 1962, pp. 761-771。

身的思想並不簡單。它似乎是要說明和引導，其實可能引起更多的問題。我們在其中至少可以看出三大問題線索在交錯進行：

　　1. 第一個主要線索是我們前面已經提到的，「放置於尼采偉大研究的太陽之下」（p. 162）[42] 的文化研究主題。在這個觀點之下，瘋狂並沒有特殊地位，它只是和西方對悲劇之拒絕、遺忘、沉默，對「東方」矛盾的嚮往和殖民、對夢中真理的排拒和性的禁忌這一整套「遺忘史」的一部分。傅柯說，它不但是「第一部」這樣的歷史，甚至是其中「最容易」的一部。（p. 162）

　　2. 如果說《瘋狂史》有它特別的地位，那是因為認識之中的瘋狂總已經與理性分離，甚至為理性所捕捉、宰制。這一點意味著只有理性才有權力對瘋狂下判斷，而喧嘩不休的瘋狂並不是理性的談話對手。這便是傅柯所意味的「瘋狂的沉默」（理性不再能聽到瘋狂的聲音）。這個對話是在什麼時候中斷的呢？這樣的沉默是如何產生的呢？這是《瘋狂史》的另一個面向，傅柯把它命名為「沉默的考古」：

　　　[在理性人和瘋人之間，] 沒有共同的語言；或者毋寧說，不再有共同的語言；瘋狂在十八世紀末期被建構為心智

42　傅柯，《瘋狂史》第一版〈序言〉（Préface），收入《言論寫作集》（*Dits et écrits*），Paris, Gallimard, 1994, vol. 1, pp. 159-167，正文中的頁數為此一版本頁數。

疾病一事。見證著對話的中斷，使得他們之間的分離像是既成事實，並使得瘋狂和理性過去用來進行交換的不完美的、缺乏固定句法的、有點結結巴巴的字詞，都深陷於遺忘之中。精神醫療的語言乃是理性針對瘋狂的喃喃自語，它只能建立在這樣的沉默之上。

我無意為這個語言寫史；我要進行的毋寧是此一沉默的考古。（p. 160）

3．界限體驗作為分析對象的概念構造。有關傅柯在此序言中提出的 expériences-limites，評論者的詮釋紛紜，有的將它和巴代耶（Georges Bataille）的極限體驗（expérience limite, expérience portée a la limite）混作一談，也有的直接將它當作瘋狂未受理性捕捉前的「原初體驗」（expérience originaire），甚至我們前面已經分析的「基本體驗」（expérience fondamentale）。這一點當然和傅柯本人對「體驗」的定義不清有關。然而「界限」（limites）的意義，至少在這篇〈序言〉中仍是清楚的：

我們可以作一部界限的歷史——界限意指一些晦暗不明的手勢，它們一旦完成，便必然遭人遺忘。然而，文化便是透過這些手勢，將某些事物摒除在外；而且在它整個歷史裡，這個被挖空出來的虛空、這個使它可以獨立出來的空白空間，和文化的正面價值一樣標指著它的特性。因為文化對於它的價值，是在歷史的連續性之中來

接受和保持它們的；但是在我們所要談的這個領域裡，它卻進行基本的選擇，它作出了給它正面性面孔的劃分；這裡便是它在其中形成的原初厚度。詢問一個文化的界限經驗，便是在歷史的邊際，探尋一個彷彿是它的歷史誕生本身的撕裂。（p. 161）

在這段引文裡，我們可以明白看到，limites 並不是作極限，而是作劃界線的界限來談。這個界限是一個文化作出基本劃分以確立自身時所必然作出的選擇——這個「必然」卻不一定包含沒有溝通的排除關係。在這上面可以說頗為清楚，傅柯要寫的首先是一部文化中的價值劃分的歷史（價值必然預設劃分和選擇）。更抽象地說，這是一部劃界線的歷史，傅柯的論述因為繼續利用這個空間上的隱喻，發展一個內外關係的結構：把一些事物劃出文化正面價值之外的手勢本身，遭到了遺忘，然而它（手勢）卻和那些文化保持在光明之中的價值一樣，表達出這個文化的特質。比較複雜的地方在於，傅柯的論述暗示，劃界線的動作，不只是歷史事件，也是一個超歷史的原則，但傅柯同時又引伸說，歷史本身的誕生，也來自這個劃分撕裂。這時我們必須說，劃分不只是歷史的對象，也是歷史的可能性條件，如此便形成一個置入深淵的結構。這一點在《瘋狂史》的計畫中又被具體化，成為一個對抗的兩難：相對於理性，瘋狂並沒有歷史——歷史寫作本身預設著理性和瘋狂之間已經產生了劃分。然而，歷史本身的可能，其背景也只能是某種歷史的缺席，這意味著，理性之所以有歷史，正是要以瘋狂之沒有歷史為條件（p.

163）。那麼，《瘋狂史》的寫作計畫，它本身的可能性條件是什麼呢？這是不是還會落入理性對瘋狂的喃喃自語之中呢？

德希達對傅柯一版〈序言〉部分的批評，其主要論點便集中於此。首先，他認為傅柯要寫的是一部「瘋狂本身的歷史」（une histoire de la folie elle-même），也就是說，讓瘋狂成為言說的主體（le sujet parlant）。然而，正如傅柯自己也明白看到的，這是一個「不可能」的計畫，德希達於是分析出《瘋狂史》其實包含了「雙重的計畫」——另一個計畫即是重新再作一次「瘋狂頌」，而這裡傅柯也將落入他自己對伊拉斯謨斯《瘋狂頌》的批判之中：這可能是理性對瘋狂的另一次吸納。[43]

在這個解讀程中，德希達所提出來的一個問題，可說很明白地看到了傅柯〈序言〉之中一個隱含而又堅持的主題——對於一種在被理性捕捉之前的純粹瘋狂，傅柯雖然放棄在書中探索，但他的行文和概念操作，又讓人感覺到他並不放棄存有這樣一種「原初瘋狂」的假設。首先，正如德希達分析所指出的，如果沉默並非原初，而是後來才被強加在瘋狂身上，如果文化歷史的誕生，必須經過一個決定性的劃分手勢，那麼，是不是有一個原初的、作為自由言說主體的瘋狂？是不是在文化的歷史降臨之前，還有一個不受沾染、

43　Jacques Derrida, "Cogito et histoire de la folie"（〈我思與瘋狂史〉），
　　loc. cit., pp. 56-68。

沒有分化的史前狀態呢（考古學 [archéologie] 的字源之中的 arché 是不是已包含了對原初的追求呢）？再者，貫穿《瘋狂史》中的文學藝術家名字，和他們彷彿念咒頌經一般的重複出現，是不是也暗指傅柯認為只有藝術家的偉大心靈，才能超越理性的束縛，直接達到瘋狂的原初體驗呢？

由於傅柯在他對德希達的回應中完全只談笛卡兒《沉思錄》應該如何解讀的問題，而且後來他又在二版中把原來的序言去掉，有關德希達對《瘋狂史》全書計畫的質疑，傅柯本人的想法如何，並沒有完全確定的答案。[44]然而，在〈序言〉原文和後來傅柯發表的一些相關文字裡，我們仍可以看到一些蛛絲馬跡：

首先，德希達認為傅柯有意作一部瘋狂「本身」的歷史，但又發現這是不可能的計畫，使得《瘋狂史》因為許多困難而產生的虛張聲勢的修辭（pathos），這個解讀本身是

---

44 討論這個辯論的專書有 Roy Boyne, Foucault and Derrida, *The Other Side of Reason*, UK/USA, Unwin Hyman, 1990。德希達本人曾在 1991 年發表演說，再度討論《瘋狂史》：Jacques Derrida, "'Être juste avec Freud': l'histoire de la folie à l'âge psychanalytique"（〈「要對佛洛伊德公平」：心理分析時代瘋狂史〉），收入 *Penser la folie: Essai sur Michel Foucault*（《思考瘋狂：試論傅柯》），Paris, Galilée, 1992., pp. 141-195。（這裡他並不回答傅柯的回應，而是討論傅柯和佛洛伊德間的複雜關係，並提出心理分析其實是《瘋狂史》歷史可能性的條件之一，傅柯因此才會對佛洛伊德態度搖擺不定。）我們在這裡限於篇幅及文章主旨，並未處理這個重要哲學公案的細節。當然，最好的處理方法是收集傅柯的序言，兩篇附錄，德希達的兩篇長文，輯成一集翻譯再加以討論，而這需要另一個出版計畫的支持。

不是完全貼切原文，仍值得考量。這一段話是傅柯在提出瘋狂既是歷史中的必要又是歷史的條件之後提出的，對於傅柯來說，這代表他的對象——瘋狂的體驗，既完全屬於歷史，但又處於歷史邊緣（pp. 163-164，我們記得傅柯在處理康德《人類學》先驗條件如何轉為原初問題的說法）。接著，他又說：

> 也就是說，這裡談的問題一點也不是知識的歷史，而是一種體驗的初步運動。這個不是精神醫療的歷史，而是瘋狂本身的歷史，是活潑潑的瘋狂，在被知識捕捉前的瘋狂。因此，我們必須支起耳朵，傾身去聽世界的的喃喃低語，努力去覺察那許多從未成為詩篇的形象。然而，這工作無疑是雙重地不可能：因為它要求我們去重構這些具體痛苦、話語所留下的塵埃，然而它們卻不會在時間之中駐留；而且，這些痛苦和這些話語，也一定是在已經揭發和宰制它們的劃分手勢之中，才能存在、出現和呈現給他人。我們只有在劃分的行動之中，並且由它開始，才能把它們構想為尚未分離的塵埃。尋求掌握它們的野蠻狀態的感知，必然屬於一個已經將其捕捉的世界。（p. 164）

　　由這一段引文來看，傅柯不但清楚意識到完全拒絕理性是自相矛盾的事情，而且面對理性不可能掌握野蠻狀態的瘋狂，他提出的解決方式是理性應該研究自身的源起——它和瘋狂的分離時刻。如此，《瘋狂史》並不是想要讓歷史聽到瘋人講話，而是理性對自身的考古批判——研究理性如何捕

捉瘋狂的歷史。傅柯下面的話驗證了這一點：

> 因此，作瘋狂史的意義是：對一組歷史整體進行結構
> 研究 —— 包括概念、體制、司法和治安措施、科學觀
> 念 —— 這樣的整體使得瘋狂保持在被捕捉的狀態之中，
> 而它的野蠻狀態也不可能完全重構；但即使不能達到這
> 個無法認識的原始純真，結構研究卻必須上溯到同時連
> 結又分離理性和瘋狂的決定。（p. 164）

　　如此，《瘋狂史》的可能性條件，便像塞爾的評論裡
說的，完全來自這個排拒結構的幾何學：傅柯不斷地研究
歷史中的劃分線條、它所劃分出來的空間樣態、內外雙方的
關係。這裡並沒有像德希達評論所要繃緊的弔詭效果（一個
拒絕理性卻仍不得不是理性的理性）：傅柯並沒有完全拒絕
理性，他甚至尋找最純粹的理性來為瘋狂的悲慘辯護。如果
他反對理性對瘋狂的壓迫，其出發點也不只是他對真理的尋
求，而是因為他對「這群晦暗中的人民，有一股深沉的愛，
那不是模糊的人道主義，而是接近虔誠的關愛，承認他們無
限地接近，乃是另一個自我。」[45]
　　雖然如此，我們仍可懷疑傅柯對原初體驗的追求意志，
雖然有結構主義清滌，結果卻並未完全成功，而且這才是德

---

45 Michel Serres, "Géométrie de l'incommunicable: la Folie"（〈 無 法
　　溝通者之幾何學：瘋狂 〉），原發表於 1962 年，收入 *Hermés I: La*
　　communication, Paris, Minuit, 1968, p. 176。

希達解構的要害所在：因為這個預設的存在，使得傅柯後來不得不取消第一版序言。有兩個線索可以增強這個假設。首先，傅柯在 1962 年重寫《心智疾病》一書，並改變書名。在其中被完全重寫的第七章裡，出現下面這樣的句子：「有一天，我們必須嘗試把瘋狂當作一個全面性的結構來進行研究——這是被解放和不再被異化的瘋狂，就某種意義而言，回復於其初始語言的瘋狂。」在這裡，和《瘋狂史》同樣的論述動態又再發動一次，因為傅柯緊接著說，沒有一個社會不會對某些人的語言和行為，採取特殊態度。而這些人既不完全像是病人，也不完全像是罪犯、巫師或一般人。從這裡來看，原初瘋狂仍被保留為一種可能性，而且有可能擴展到不同文明的比較上來研究。[46]

　　後來，當傅柯在《知識考古學》中嘗試定義一種不研究指涉對象（referént）的歷史時，他的立場就有明確的不同：「我們並不尋求重構瘋狂自身，那首先在某些原始的、基本的、沉默的、幾乎沒有組織的體驗之中被呈現的瘋狂。」他在此加上一個註解說：「這一段話是為了反對《瘋狂史》中一個明顯主題而寫的，而且這個主題在序言中特別地多次出現。」[47] 從這個聲明來看，傅柯顯然已經放棄瘋狂原初體驗

46　Michel Foucault, *Maladie mentale et psychologie*（《心智疾病與心理學》），Paris, Puf, 1997（1962），pp. 90-91。

47　Michel Foucault, L'archéologie du savoir（《知識考古學》），Paris, Gallimard, 1969, p. 64。在王德威所譯的中文版中，這個註很奇怪地並沒有譯出。同時此書書名譯為《知識的考掘》似乎不妥，因為傅柯本人曾在接受訪談時明白表示不希望別人聯想到「挖掘」的意念，見《言

的追尋。不過傅柯接著又在正文中說：「無疑這樣一種談指涉對象的歷史是可能的。」他的基本立場並未改變，只是把研究對象限定得更清楚。

最後，《瘋狂史》第一版序言裡還提出把檔案公開出版，讓那些原來並不是要公諸於世的檔案為自己說話，可能是這個研究最重要的工作（p. 166）。這一點既可為所謂未經知識捕捉的瘋狂體驗作一個註腳（這是一些前科學的檔案），同時也是一個傅柯後來不斷發展的主題。[48]

五、分裂（dédoublement）與重合（redoublement）

就像我們前面看到的，傅柯所寫的歷史不只是一篇集合許多層面的歷史整體結構分析，它同時還有重溯歷史遺忘的批判性任務，這使得傅柯的歷史寫作很快地顯示為一種對通行歷史進行問題化的「反歷史」。然而，如果我們仔細去看傅柯所引用的前人歷史著作，卻可以發現許多材料早已為

論寫作集》（Dits et écrits），Paris, Gallimard, 1994, vol. 1, p. 772。

48 傅柯在這方面的作品和《瘋狂史》有密切關係。以下是他和其他人合作編輯的「資料書」：*Moi, Pierre Rivière, ayant égorgé ma mère, ma sœur et mon frère......," Un cas de parricide au XIXe siècle présenté par Michel Foucault*, Paris, Gallimard/Julliard, 1973. *Herculine Parbin, dite Alexina B., Paris, Gallimard, 1978. Les Machines* à *guerir, aux origines de l'hôptial moderne*, Bruxelles/Liège, 1979. Foucault et Arlette Farge, *Les désordres de famille: lettres de cachet des Archives de la Bastille*, Paris, Gallimard/Julliard, 1982。

前人挖掘，甚至甚中的組合、連接方式也不見得是傅柯的獨
創。比如傅柯對古典時代窮人大禁閉的歷史描寫，一般都認
為是《瘋狂史》中的重大史實發現，但其實這個歷史事實不
但早已為前一代的史學研究發掘，而且甚至痲瘋院和收容總
署房舍間的空間繼承關係，也已經在傅柯引用的拉勒曼《慈
善事業史》中出現了。[49] 甚至連傅柯強調的檔案發掘公開工
作，我們也不能確定在他之前並沒有別人去撥除這些灰塵。
由這些地方來看，《瘋狂史》具有原創的地方，既不在單獨
史實的發現，亦不在整體敘事的裝置，而是在於歷史的概念
化處理。這裡有一部分我們已經看得很清楚了，那是結構主
義打破傳統類種封閉性的橫向連結。另一部分，則是傅柯在
第一版序言中不斷強調的排除結構（structure d'exclusion）。

　　下面我們要做的，並不是去描述《瘋狂史》的整個概
念骨架——這樣做會達致某種內容摘要——，而是要分析
它所運用的基本概念操作原則——這時我們的對象是傅柯用
來動員各種概念的特殊「智性」，也就是去問，是否存在著

49　Léon Lallemand, *Histoire de la charité, t. IV, Les temps modernes, du XVIe au XIXe Siècle, 1ère, et 2ème partie*, Paris, Alphonse Picard et fils, 1910, 1912。
　　由這部書第四卷第一部的章節設計可看到痲瘋院和收容總署間的繼承
　　關係已是呼之欲出。作者不但大量討論十七世紀法國和歐洲其它各國
　　的窮人監禁政策，而且也明白指出這是以慈善為名行治安之實的偽善
　　措施（p. 256）。作者並在第二部分討論特殊救濟事業時把瘋人的待遇
　　列入。不過由這裡便可看出《瘋狂史》和《慈善事業史》在總體計畫
　　上的不同：前者如果大談窮人和濟貧措施，乃是因為瘋狂曾經在貧困
　　世界居留，相對地，後者的主要對象為窮人和其救濟，瘋人在此只是
　　被當作和聾啞、孤兒救助相同地位的「專業」救濟對象來研究。

一種特殊的傅柯式概念操作原則或風格。這裡我們提出的
假設是，傅柯運用的思想方式是一套二元結構的複雜化，
它在處理歷史時，通常是由劃分（dédoublement，直譯為
一分為二）開始，但之後其分析很快便會顯現出某種重合
（redoublement）。這兩個分析項的交錯運用，便可開展出
整套複雜的概念架構。以下是我們的描述嘗試：

　　首先，整個《瘋狂史》所要談的體驗結構，在對象面
上分裂為瘋人（fou）和瘋狂（folie）兩個項目，而且這一
點不只出現在傅柯明白點出的古典時代的瘋人辨識的明快性
和瘋狂認識的不穩定性之上，它也出現在其它時期。比如第
一部第一章分析的中古末期和文藝復興時代，雖然敘述線索
不是很清楚，但我們仍可看出其中主要有兩個層次：一是和
瘋人待遇有關的瘋人出現空間，另一個則是和如何看待瘋狂
有關的意識形式問題。在這個對象層次的初步分裂之後，每
個層次又再各自分裂一次。瘋人受的待遇，就像痲瘋患者一
樣，乃社會層次上的排拒（監禁、放逐），但在神聖層面
上，他們仍然被接受為基督世界一環。在面對瘋狂的意識形
式中，我們也看到同樣的分裂狀態，一方是由瘋狂的悲劇體
驗而來的宇宙意識，另一方面則是由辯證體驗而來的批判意
識。在悲劇體驗方面，傅柯說這樣的瘋狂其實是死亡威脅的
繼承者，但它可以說是雙倍威力的死亡，因為它是內在的威
脅，是生命中的死亡。在批判意識方面，也出現同樣的重合
現象：批判意識如果可能吸收瘋狂，使它成為理性的祕密資
源，那是因為它已經暗暗地區分好瘋狂和壞瘋狂。好瘋狂可
說是理性的折疊，因為它已成為理性的理性；相對地，壞瘋

狂則是加倍的瘋狂，因為它正是瘋狂中最無法溝通、最頑固的部分，可以說是瘋狂的瘋狂。

當我們進入古典時代之後，主要分裂來自傅柯的主題本身──這時，瘋狂與非理性的雙元主題便明白地出現了。我們看到非理性和瘋狂是既有交集，但又並不完全相同的概念。非理性乃是傅柯在書中透過考古重構出來的一個已被遺忘的概念，就某種角度而言，瘋狂此時被吸收其中。但許多地方都暗示著說這個吸收並不完全。瘋狂無法完全成為理性對立面的悲劇性格，仍在暗地裡警醒並等待一個可能的表達。雖然如此，前面所說的瘋人和瘋狂的二分，在這個部分仍然十分清楚：整個第一部的其餘四章處理的是瘋人的待遇問題。首先因為禁閉體制的大規模實施，社會空間出現界線分明的分裂，瘋人和窮人、矯正犯等被關入分界的另一方，成為社會上不可見的一部分。由於這是當時新而廣泛的措施，而且完全不由醫藥觀點出發，它使得由中古以來即已進行的瘋狂醫療被推擠成為過去的殘餘──這是體制在時間面向上出現的分裂。另一方面，那被關入矯正犯世界裡的瘋人，他所承受的道德懲罰是加倍的：他不但因為不能工作而被監禁，而且他在收容所內還被當作野獸一般展示──這時我們可以說他甚至失去作為道德主體的地位：在他的非社會成員的身分之上，還加上了非人的戳印。

古典時代面對瘋狂的意識主要在第二部中處理：這裡傅柯探討了醫學、哲學和法學理論（只有最後一章談醫療時，傅柯才再由瘋狂向瘋人滑移），並且歸結說瘋狂乃是非存有的存有，非存有弔詭的顯現。這時它的本質──譫妄的論

述——只是以理性為內核再加上一層否定性。細分來看，古典時代共有四種意識形式：

1. 批判意識，其中的分裂和重合如前所述。

2. 實踐意識，這個意識在產生正常／脫軌的區分時，還在後者身上加上一層道德譴責的色彩：那些脫軌的人乃是有意地選擇如此。這個作選擇的意識因此又在其受拒絕項中塞入了一項選擇。

3. 發言意識，這是說出那是瘋人的立即意識，但它同時又在自身之上重疊了發言者知道自己不瘋的意識。

4. 瘋狂的分析意識，它想要把認識不清者推向認識良好的世界，但它最後的結論卻是瘋狂乃是「道德錯誤的心理效果」，這使得原來的罪惡形上學（譫妄的超越性只是它的一個顯現）滑向一個未來由道德和心理學相爭奪的場域。

如果說古典時代的出現，在傅柯筆下顯得十分地突然，那麼古典時代和實證主義時代之間，卻和一般對大革命的描述相反，顯示出過渡期的游疑和混亂——這是分裂和重合交錯運作、顯出動態的年代。首先出現的訊號是會發言和批判理性的瘋人再度在社會上出現。這時呈現的一連串的矛盾現象，瘋人為人解放，卻又引起恐懼；歷史進入瘋狂但瘋狂仍未進入歷史。隨著收容總署的取消、轉變，非理性世界消失，瘋狂也和悲慘窮困脫鉤，但又立即和犯罪及疾病掛鉤——它開始在另一個空間中居停，但這仍是一個監禁的空間。但監禁本身也已改變意義，它開始具有醫療價值，因為

（他人）自由的良好使用方式已成為治療的一個向度。這時，主體／客體的對立開始有了新的意義。在過去，瘋人是非理性行為的主體，因為它選擇了過失；現在，瘋狂和瘋人只是威脅性的主體和被人研究的客體：因為具有威脅，所以仍需受到壓制，但又因為只是受機制決定的客體，所以早已為人宰制──瘋狂所揭露的祕密不再令人困擾，反而能起教導作用（原書 p. 462，中譯本 pp. 545-546）。然而，好瘋狂和壞瘋狂的區分只有更加劇烈，因為那些無法被實證理性化約的非理性，在十九世紀變化為一連串怪異的概念：道德性瘋狂、退化、天生的罪犯、變態，而面對這些無法「回收」者，現代意識只有施以絕對的譴責（原書 p. 478，中譯本 p. 563）。最後，在分析療養院和心理學的誕生條件時，傅柯讓我們看到的是一種多重的重合，一種過度的集中現象：在醫生身上匯集了科學權威、父權、司法等權力，使他成為療養院中真正發揮醫療效果的核心人物（但這一點又是醫學在佛洛伊德之前不想也不敢承認的）。心理學和人之科學的誕生，也把瘋狂帶來的所有真理問題，集中在人的認識之上。這時瘋狂被化約為病態，然而病態也只是相對於常態，卻仍然是人的本性之一：透過人這個概念的中介，瘋狂不再有絕對的外緣、它異的地位，它反而成為人性知識的基石之一。實證科學不但是它的否定性根基的遺忘，也是這遺忘本身的遺忘。

六、惡痛（le Mal）⁵⁰與化身

一分為二的分裂原則，同時作用在理性和瘋狂身上。正如理性不只是合理的、邏輯開展的理性，它也指涉著一個和人之自由本質有關的基本理念，這其實是一個和道德倫理無法明確分離的理性，一個基本判斷和發明的理性；同樣，《瘋狂史》中的瘋狂也顯現出兩種基本的面貌：一個是寂靜的、以缺席為特徵的瘋狂，它像是沉默無言的自然，另一個則是活躍的瘋狂，它像是一個過度或過剩的事物，以其力量展示出文化的界限。

然而這兩個面向，卻在同一個概念之中得到綜合，那便是傅柯對瘋狂所提出的唯一定義：「作品的缺席」。這個概念並不意指瘋人完全不能成為言說主體，而是正好相反，他的語言絮絮不休、滔滔不絕，卻在流瀉之中無法暫停凝聚，成為有結構的作品。然而這個作品的缺席狀態，傅柯認為它也內在於所有作品之中，是它們成立的條件——作品是對這個缺席威脅的突破。這個概念接近拉崗早年研究精神病（psychose）時所提出的想法，瘋人的語言碰觸到一個基底的語言（langage du fond），接近超現實主義者的自動寫作，因此必須要以修辭學規則加以研究。⁵¹

50　這個字在法文之中同時有「邪惡」和「病痛」兩義。

51　傅柯本人曾在〈瘋狂，作品的缺席〉一文中分析各種受到排除的語言形式，其中第四種在話語（parole）內部呈現了另一個解讀這個話語的語

　　這個和常識相反的過剩性否定，在《瘋狂史》中又表達
為另一組形像：那是所有瘋狂曾經有所鉤連的否定性集合，
它們的數目之多、面貌之繁盛，使人不禁要問這是一本瘋狂
之書，或是一本西方惡痛之史。瘋狂的體驗一直不是一個道
德中立的體驗。它的歷史，彷彿是西方處理惡之問題的一章：

　　首先，瘋狂在文藝復興時代，被認為和痲瘋、死亡、末
世紀有關，因此也與神聖相關。好瘋狂和壞瘋狂之間的暗地
區分，則使它在批判意識中，擁有一個罪惡的面目——那是
理性所無法同化的瘋狂硬核、愚蠢的、無法挽回的瘋狂。接
著，古典時代中，非理性其實是在理性之上再加一層否定性
的薄膜，那便是惡意、自由對惡行的選擇。這同時也是惡痛
失去其神聖地位、悲慘貧困的問題開始被人以世俗眼光處理
的年代。瘋狂在非理性世界中的居停，使它染上了這層惡意
的膚色。但這樣的理性主義，也預含了一種翻轉的可能：瘋
狂既然是瘋人所尋求的善，它在根柢上為善。

　　到了瘋狂被化約為心智疾病的年代，瘋狂，惡之代表，
連這層自由也失去了，但它和疾病及犯罪比鄰而居，使得某

言結構，使得這個話語彷彿在內部一分為二。瘋狂和現代文學的語言都
置身於這個語言的內在折疊之中——而這裡也就是語言和作品的起源
之處。傅柯，《言論寫作集》（*Dits et écrits*），Paris, Gallimard, 1994,
vol. 1, pp. 416-420。有關傅柯的論點和拉岡對精神病所作的定義：「無
論述的語言」（langage sans discours），請參看 John Rajchman, *Michel
Foucault: la liberté de savoir*, tr. fr., Paris, Puf, 1987, pp. 31-33（英文原書：
The Freedom of Philosophy by Michel Foucault, New York, Colurobia
U. Press, 1985）。

種潛藏的輕蔑，仍被加諸在它身上——當我們看到一個瘋人，我們傾向立即聯想他是位病人或潛在的罪犯。這時的瘋狂，只是人之真相的一把鑰匙。然而，無法被人類學理性所吸收者，則淪為非人。

《瘋狂史》除了在瘋狂的真相之上一直保持緘默和空白之外，它由一開始，也一直是一個「消失」的故事：中世紀末，痲瘋病由歐洲的地平上消失了。這相當於問說：那麼，是誰前來接替它所留下的位置呢？當然，能夠這樣問的前提是，這個排除的結構，這個二分的空間本身並沒有消失。這也是第一版序言所宣布的悲劇型歷史結構。相對於辯證演進的歷史，傅柯提出一個恆定不變的文化結構，那便是理性和非理性之間像是日和夜、夢與醒一般的二分結構。由瘋狂和痲瘋之間的接續關係，我們有理由懷疑這也是一個和善惡之分相疊合的結構。然而，這個結構雖然具有沉默的不動性，而且也支持著歷史演變的可能，但是事件的出現，又會在這個二分的空間之中開啟一個重合的程序，使得歷史得到它的累積厚度。比如大禁閉時代來臨，非理性不只繼承了痲瘋的空間位置（許多收容總署的房舍和宗教收容所使用的是過去的痲瘋院），同時也受到痲瘋的象徵價值感染，使得後者就像一道幽靈，繼續在這塊地方徘徊——這是瘋狂作為生中之死的象徵主題。就這個意義而言，進行某一沉默的考古，不只是要為歷史之中受到掩埋的遺忘請命，同時也要使得消失者再度閃現。招喚一塊古老地方的亡魂。

由這裡我們看到《瘋狂史》所提出的文化界限和界限外的它異性，並不只是所有可能的否定性的總集合，它同時也

和歷史中已經消失、卻又徘徊不去的幽靈有關。因為這些化身的纏繞，《瘋狂史》中的種種「惡」的形像之間也有了一種系譜上的關係，一種歷史堆疊之中的厚度。在這個關係被提出之後，我們也有理由問道，這許多「惡」的形像，是原初的惡呢，或是因為化身堆疊本身所造成的呢？換句話說，對於「惡」的拒絕，是不是來自西方人對所有化身性事物的懼怕呢？我想這裡我們觸及了《瘋狂史》基本思想的一個敏感地帶：邪惡、受詛咒的事物具有文化身分認同（identité）的化身（double）地位。誠如傅柯所說，文化透過對它的拒絕，也非志願地表達了它自己。但另一方面，因為化身和同一（même）之間既差異又同一的關係——這像是影子、鏡像和物本體間的關係——，又使得真理問題和道德價值問題不可避免地交纏在一起。[52]

---

52 有關化身的問題，傅柯之後會繼續在 60 年代寫作的許多文學評論之中發展。其中最重要的兩篇作品為：*Raymond Roussel*, Paris, Gallimard, 1963 及 "Préface à la transgression"（en hommage à Georges Bataille）"（越界序言 [向巴代耶致敬]），1963，收入《言論寫作集》（*Dits et écrits*），Paris, Gallimard, 1994, vol. I, pp. 233-250。除了《臨床醫學的誕生》（*Naissance de la clinique, Paris*, 1963）之外，傅柯曾經計畫為《瘋狂史》寫作一本續集，討論和刑法相關的精神醫學問題，但一直未能完成。傅柯 1973 至 1975 年在法國學院的講課題名為「精神醫療權力」（Le Pouvoir psychiatrique）和「異常人」（Les Anormaux），可說是傅柯對瘋狂、療養院、司法中的精神醫學鑑定等問題最重要的一次重新探討。這些課程的講稿和紀錄目前正在出版中。

七、傅柯的寫作風格問題

　　「傅柯的文字素以晦澀迂迴為能事。」「傅柯行文著述素以縹渺晦澀為能事，往往使讀者如墜五里霧中。」[53] 對於傅柯文字給人的印象，另外一位中譯者也說：「傅柯之文字極其繁複晦澀，神采洋溢。」[54] 但這些印象式的記述並沒有說出其中的細節如何——究竟是怎麼樣的晦澀，是全體還是某些部分，它可能來自什麼樣的原因，是概念上的定義不清，或是傅柯對其本人意圖掌握不夠清楚，是有意如此，或是修辭「過度雕琢」的後果……？傅柯文字晦澀的印象就這樣地流傳著，如果我們不能將這一點說明清楚，人云亦云，難免流為神話。

　　如果筆者想要詳細地討論這個問題，其實是因為在翻譯過程中得到的文字體驗和流傳的說法正好相反：不，傅柯的文字並不過度晦澀，其整體行文的論理程序給人的感覺反而是十分清楚，顯示出強大的文字駕馭能力，而這一點反而可能是傅柯文字複雜、曖昧（然而曖昧不等於晦澀），甚至容易受到傳統史學家排斥的來源。[55]

53　王德威譯，《知識的考掘》，台北，麥田，1993, p. 7, p. 39。
54　劉絜愷譯，《臨床醫學的誕生》，台北，時報，1994, p. xvii。
55　筆者這裡不排除法文原文閱讀效果和英、日譯本之間可能產生的差別，亦不排除傅柯部分段落可能有不清楚、困難，甚至晦澀的可能。然而就像傅柯本人的自述，他可能不在我們找尋他的地方，他作品的困難也可能不存在於您所預期的面向。

　　首先，傅柯組織論述動態的方式，如同研究者已經指出的，經常是以正題反題的辯證方式進行的。這一點，在前面分析的《瘋狂史》第一版序言引文中已經可以看到：傅柯先說要尋找未受理性捕捉前的瘋狂，之後又說這是不可能的，而且是雙重地不可能，接下來敘述這兩個不可能性，最後提出解決方案。在這樣的段落裡，每個論述部分的相互關係一直維持在一種清晰的線條之中，但如果我們把其中片段抽出來引用，使它脫離原有的動態，就可能得到和論述意圖完全不同的結果。這是傅柯容易為人誤解的一個地方：他的思想經常在一個論述動態（discursivité）中鋪陳進行。基本上的骨架很清晰，但如果讀者不仔細跟循，便容易陷入迷惑。

　　接著，傅柯所要描寫的，基本上不是堅實的對象本身，而是項和項之間的關係。同時這些關係又在歷史之中展開，這使得他經常使用對稱句作為基本句型，甚至在對稱之中製造出項和項的交錯配置（chiasme），給人一種說法「漂亮精采」的感覺。這樣的句型，其實透過對比對立，製造出的是一種意義的明確性，而且在形式上，又呼應著我們前面分析的基本思考原則（分裂與重合），使得傅柯的文章具有強大的說服效力。但傅柯散文一個可能的「病」也就在此，意義雖然明確了，但反而又因為過度明確而有落入武斷的危險。這樣的句子經常被傅柯運用在回溯小結的部分，給人一種可以良好掌握各時代意義的安全感，但也掩蓋了前面細膩的、多層次的分析和描述。

　　《瘋狂史》由細部來看，顯得明確，接近細膩的幾何學，

但就其整體，又顯得十分複雜、龐大、線索多重纏繞——其實不就是迷宮的基本樣態嗎？迷宮的細部總是很明確，甚至過度明確，但我們卻因為它在量體上相對地大以及難以找到適當的抽離視點，而無法對它作出概觀。傅柯作品產生的也是這種難以將其全體化的困擾。這是閱讀《瘋狂史》的弔詭感受：同時既是確定感亦是不確定感。這個複雜性又因為傅柯在書中使用了多層次的發言位置，有轉向意圖多元曖昧的可能。這些多元的發言位置，主要可以歸納為三個「聲部」：一是線性但又強調結構和斷裂的敘述，二是在各層次進行擺盪性質的反覆辯證，三是天外飛來一筆式的抒情片段，這時作者直接涉入，以主觀的位置發言。如果我們不願意簡化傅柯，便必須特別注意這種聲部分配的關係。[56]

　　閱讀傅柯常給人一種進入奇異世界的感受，[57]這不僅來自他書寫反面歷史的基本立場（如此他便經常呈現出罕見的對象和角度），也來自他在隱喻使用上的特殊傾向：傅柯最常使用的是空間性質的隱喻。他在分析賓斯萬格著作時提出的三大軸線也適用於此：遠近的軸線被化作排拒結構所強硬劃出的內外之別，其餘明暗和上下的軸線則連合起來，成為

56　請參考 Dominick LaCapra, "Foucault, history and madness," in *Rewriting the history of madness*, op. cit., p. 82, sq。

57　一位傅柯的研究者如此形容她初讀《瘋狂史》的經驗：「筆法是這麼地美，而且其中的描寫又揭露了一個如此奇異的世界，使得閱讀像是一個神靈感通的時刻。」Jeannette Colombel, *Michel Foucault: la clarté de la mort*, op. cit., p. 13。

某種「在地下警醒」的形像。這樣的句子經常出現在作者要提早向前瞭望的時刻，再加上瘋狂的擬人化手法，使得作者像是一個可以看到特殊空間的靈視者，也使得整個歷史敘述憑添神祕氣氛。[58]

八、阿杜塞的見證

有一種意見認為，傅柯雖然使人們不可能再像以前一樣思考瘋狂和理性，以及對精神醫療的發展史抱持過度天真的想法，但因為傅柯本人也沒有提出任何可行的替代方案，《瘋狂史》對精神醫療的改進並沒有實質的助益。[59]

面對這種粗糙的實用主義，我們只能用一個問題來回答──同時也用它作我們這篇長文的終點：傅柯所描寫的療養院時代是否已經完全成為過去？在這裡，我們建議讀者們沉思一段「發瘋的哲學家」阿杜塞在後《瘋狂史》時代寫出的見證：

---

58 在這裡我們只對傅柯行文的風格提出一點心得。傅柯的寫作已逐漸成為學者重視的研究對象，這方面的研究可參看 France Fortier, *Les stratégies textuelles de Michel Foucault: un enjeu de véridiction*（《傅柯的行文策略》），Québec, Nuit blanche, 1997。作者並在 p. 93, note 1，列出一份參考文章的名單。他並提出傅柯對檔案的重寫（réécriture），是一種化身的美學（esthétique du double），p. 31。另一方面 Jeannette Colombel 及 Michel Foucault, *Lire l'œuvre* 合集，皆有相關的文章和論述。

59 比如 Peter Barham, "Foucault and the psychiatric practitioner," in *Rewriting the history of madness: Studies in Foucault's Histoire de La folie*, op. cit., pp. 45-50。

一位「瘋狂」的殺人犯，他的情況［和一般犯人］並不完全相同。當他被關進療養院，很明顯並沒有可以預見的期限，即使人們知道或應該知道，原則上，所有的急性發作狀態都是過渡性的。但醫生們，如果不是一直如此，便是在大部分的時候，連急症也說不出一個接近的治癒期限。更好的是，一開始下的「診斷」不停地變化，因為精神醫療中的診斷一定是演進式的：只有透過病情的演變才能確定和變更診斷。當然，也就是利用診斷，才能確定和變更治療和預測。

然而，某些新聞媒體所培養的一般意見，雖然從來不區分急性發作但屬於過渡狀態的「瘋狂」（folie）和作為宿命的「心智疾病」（maladie mentale），卻是一下子就把瘋子當作精神病患，而所謂的精神病患又明顯意指終生患病，因此，也就可以並且真的被終生禁閉：德國新聞界所使用的 Lebenstodt 很能說明這一點。

一位精神病患，除非他能夠自殺，不然在整個禁閉期間，當然繼續活著，但這是在療養院的孤立和寂默之中的生活。被掩蓋在他的墓碑之下，對於那些不去探訪他的人，他就像是已經死去一般，但是誰會來探訪他呢？不過，由於他並沒有真正地死去，而且，如果他是個名人，而他的死訊又還沒有宣布（無名人士的死不算數），他就會慢慢地變成一種活死人的樣子，或者毋寧說，不死不活，只有對他周圍的親近人士或是對那些會想到他的人，才能發出生命的訊息（但這也是極端稀少的案

例，有多少受禁閉者，幾乎從來沒有人來探訪——這一點我仍在聖安妮醫院及其他地方親眼目睹！），而且，再加上他也不能在外面公開發表言論，事實上——我這裡要大膽打個比方。他就像是被寫入世上所有的戰爭和大災難都會有的一個陰慘紀錄簿中——**失蹤者**名冊。

如果這裡我會談這個奇特的生活條件，那是因為我曾有親身經歷，而且，就某種方式而言，我今天還在過這樣的生活。即使我由精神療養院中被放了出來，已經有兩年之久，但是對知道我的名字的公眾意見來說，我卻是個失蹤者。不死不活，還沒有掩埋，但卻「沒有作品」（sans œuvre）——這是傅柯用來形容瘋狂的漂亮字眼：**失蹤**。

然而，由於死亡會為個人的生命劃下句點，接著人們就把他埋在墳墓的泥土之下，失蹤者卻和死者有所不同，公眾意見感到失蹤者有一種特別的能力（在今天我便是一個這樣的例子），好像帶著一種風險：有一天他可能再度出現在生命的白晝之中（當傅柯感到自己已經痊癒時。他如此描述自己：「在波蘭自由的巨大太陽之下」）。[60] 然而，我們得要知道——而且這一點我們可以天天看到——這種可能再現行蹤的失蹤者的特殊地位，卻會培養人們針對他所感到的某種苦惱和不安——因為對於一個無法真正終結其社會存在的失蹤狀態，公

---

60 阿杜塞的引句和傅柯原文不盡相符。

眾意見會固執地把它理解為一個被關起來的罪犯或殺人
凶手。……[61]

林志明

1998 年 3 月 20 日於巴黎

---

61 Louis Althusser, *L'avenir dure longtemps*（《未來持續長久》），op. cit.,
pp. 39-41。

謝辭

這本譯作的完成，首先要感謝兩位師友的支持。一位是胡家鳳女士，她使我對中西醫學傳統有更深入的認識。一位是法籍翻譯家 Françoise Laroche 女士，她在拉丁文和德文上的造詣，為譯者解決了許多困難。

同時我也要感謝 Joachim Seitz 和 Christoph Ebeling 兩位先生在德文上的協助，Hélène Bastiani Almonte 在西班牙文上的協助，Sarah de Combette de Caumon 及 Martha della Bernadina 兩位小姐在意大利文上的援助，以及所有提供法文解讀意見的法國友人。

要感謝的還有紀明輝學長在哲學問題上的討論及德文翻譯上的支援。吳靜宜小姐重讀部分稿件及攜帶稿件。簡寶秀小姐及楊凱麟先生攜帶稿件。Sylvie Bialowons 小姐、高榮禧及萬胥亭先生在參考書籍上的支援。王恩南和楊明敏兩位醫師在精神醫學問題上的討論和意見。

最後，我也要感謝王德威老師，雖然我在註釋和導言中對他的傅柯翻譯提出了一點個人的意見，但他十餘年前在台大的授課，開啟了譯者對傅柯思想的初步瞭解。

導言補述

傅柯《瘋狂史》之後
（2016 年版）

導言補述：傅柯《瘋狂史》之後
（2016 年版）

　　《古典時代瘋狂史》中譯在 1998 年出版第一版之後，因為出版政策及環境的改變而未再版。經過將近二十年後，原出版這本譯著的時報公司終於想到修正及出版其第二版的可能性。在此首先要代表許多來信詢問的讀者們感謝推動此一再版的時報出版公司及其中的湯宗勳先生，也感懷這部多年前的譯著中的一些錯漏問題字眼，終於有得到更正的一天。[1]

　　在這十數年漫長的日子裡，我本人在學術的路程上有了新的進展，但仍然沒有忘卻傅柯和其《瘋狂史》，尤其是在《瘋狂史》之後傅柯就此主題所作的一些發展。以下讀者們將讀到的，乃是我針對傅柯在《瘋狂史》之後相關的重要著作所寫三篇論文的節錄摘要（尤其是《瘋狂史》特別相關的段落）。

一、作品之缺席與逾越哲學 [2]

　　在《古典時代瘋狂史》1961 年第一版的序言中，傅柯

---

1 本書後來大陸所出版本雖經過時報公司授權，但並未經過本人親自修訂。
2 本文曾於 2002 年文化研究學會年會中發表，現版本有字句修訂。

寫下了一段唯一有關瘋狂本質的直接陳述：「就其最一般的，但也是最具體的形式而言，而且一開始就拒絕了知識對它的捕捉，瘋狂究竟是什麼？無疑，那不會是別的，只能是作品的缺席（l'absence d'oeuvre）。」[3] 這一段話，加上傅柯經常在書中以念咒頌經的方式，帶著悲愴的語調，引用的偉大文學家和藝術家的名字，構成了《瘋狂史》基本哲學立場的可能盲點。當時的評論並沒有忽略這一點[4]。後來，在1964年，傅柯發表了一篇以此為主題的文章，在1972年《瘋狂史》第二版中將它收錄於附錄，並且在第二版的序言中解說：「在這篇文章裡，我評論了我自己有點盲目地說出來的一句話：『瘋狂便是作品的缺席』。」[5]

瘋狂，作品之缺席

在「瘋狂，作品之缺席」[6] 一文中傅柯首先提出符合他

---

3 Michel Foucault, "Préface", in *Folie et Déraison. Histoire de la folie à l'âge classique*, Paris, Plon, 1961. 現收錄於 Michel Foucault, *Dits et Ecrits*, I, Paris, Gallimard, 1994, p. 162.

4 除了德希達著名的評論之外，當時博士論文的主席 Henri Gouhier 也表示看不懂這個句子。Jacques Derrida, " Cogito et l'histoire de la folie ", in *L'écriture et la différence*, Paris, Seuil, 1967, pp. 51-97. Didier Eribon, *Michel Foucault*, Paris, Flammarion, 1989, p. 139. 關於傅柯《瘋狂史》第一版序言所引起的爭論，請參看林志明，「譯者導言：傅柯 double」，《古典時代瘋狂史》，台北，時報，1988, pp. XLIII-LI.

5 這一段話原見於《瘋狂史》1972年二版序言，但因「瘋狂，作品之缺席」不再列入其後的版本中而遭到刪除。

6 Michel Foucault, " La folie, l'absence d'oeuvre ", in Michel Foucault, *Dits et Ecrits*, I, op. cit., pp. 412-420. 以下正文和註釋括弧內的數字皆為此書

《瘋狂史》研究結論的數個原則：瘋狂，與文化有關[7]；它不是一個恒久的不變實質，在各個時期以不同的命名出現。每個時期皆有其各自的瘋狂，而這些瘋狂反過來標指出這個時期的文化真貌：也因為如此，才有了瘋狂的歷史性存在。「亞陶（Artaud）屬於我們的語言的地層，而不屬於它的斷裂；精神官能症屬於我們這個社會的構成性形式（而不屬於它的偏軌 déviation）。」（412）由這裡我們也可看出，把傅柯的《瘋狂史》，解釋為偏離社會常軌理論（deviance theory）的一環，乃是一種庸俗的見解[8]。共時性結構，經由傅柯，進入了歷史，使得同一時期最矛盾的事物之中，也能被解析出共同的思想結構，這是《瘋狂史》最重要的收獲之一，它也將成為傅柯知識考古學的主要手勢之一。「所有我們今天以極限、怪異或無法忍受等模式感受的事物，有一天將會加入正面事物的平靜之中。而現在為我們指稱『外部』者，有一天卻可能指稱我們。」（412）

　　《瘋狂史》的第二個基本原則乃是「瘋狂」和「瘋人」的分離[9]，「瘋狂的理解」和「瘋人的對待」的切割。瘋狂

頁碼。

7　瘋狂的研究，在被置放於尼采的陽光之下時，其實是和東方、性、夢等論題一樣，屬於傅柯所開啟的「文化研究」之⋯。參見註4《古典時代瘋狂史》「譯者導論」。

8　「對於傅柯而言，偏軌的概念是一個問題，而不是一個答案。」Colin Gordon, "Histoire de la folie. An unknown book by Michel Foucault", in Arthur Still and Irving Velody ed., *Rewriting the History of Madness, Studies in Foucault's* Histoire de la folie, London and New York, Routledge, 1992, p. 23.

9　由這一點而言，它也和一般的「脫常軌論」十分不同。如果瘋人的（社

的外部性（Extériorité）並不是一個簡單的概念。由中世紀開始，它即曾居住在城市的邊緣：外部的內部，內部的外部的門檻地位。使得瘋狂史具有戲劇性的，卻是一個曾經被遺忘過的，曾經被層層覆蓋過的劃界線動作（délimitation）。傅柯在本文中，以怪異（étrange）來形容這個劃界線的手勢。這個手勢是一種雙重的劃分：「為何西方文化把她可以在其中辨認出自我者丟棄到邊緣地帶——而事實上，她的確曾在其中以歪斜的方式辨認出自我？」（412）傅柯寫道：文藝復興時期的歐洲，的確曾把瘋人逼迫到城市的邊緣，但又在悲劇意識中辨認出人面臨死亡的普遍身影，在辯證性意識中辨認出人的理性的更高真象。接下來，理性的時代開始，瘋狂或者被視為一個結合了道德和智性的理性（Raison）的缺乏，或者如同在十九世紀一般，被認為是一種心智疾病。但這時，透過瘋狂的研究，理性認為她可以瞭解人的真象（「瘋狂是人赤裸裸的真象」（412）——而瘋狂也就在這裡和神啟與超越界脫離，被套入了人類學的圈環之中）。就在理性把瘋狂當作是到達人之真相的途徑之時，「卻又把它放置在一個中性的、蒼白的空間之中，使它在其中就像是被取消了一樣」（413）。瘋人開始和監禁相關連：古典時期以為它在處罰——就像它處罰輕罪犯、流浪漢等不事生產者；實證醫學則由醫療的角度來看待其「自由的良好使用」。

會面，但不只如此）的對待「主要」是排除，瘋狂卻不一定被理性所排除（理性其實亟思加以利用）。

　　就在這個雙重劃分的脈絡裡（理性／瘋狂，瘋狂／瘋人），傅柯於「瘋狂，作品之缺席」中提出了一個他在「瘋狂史」中較少分析的問題：「為何承接涅華爾（Nerval）和亞陶的話語，為何是在他們的話語中找到了道路，而不能在他們的人身上呢？」（413）

　　這些被排除者的話語，「突然的、爆發式地被包括在我們的語言之中」（413），其方式乃是透過耐心的聆聽（瘋狂的視覺形象逐漸消隱，我們讀道：「那著了火的理性，其火焰自此轉為蒼白」413）。此一聆聽被認為有其「規則、策略、發明、狡計、被容忍的非法性」（413）。而且，它還被認為是相類似於古老社會中的重大儀式：古希臘理性對於神諭的曖昧注意、基督教自十四世紀以來，有關巫術的行為建制和審判。另一個有關瘋狂的歷史脈絡似乎就此展開。

　　這是一個有關於語言和其傾聽的歷史，尤其是那因為被禁止、排除，因而屬於外部的語言。排除本身是常在的，文化必然有所排除。人（文化意義下的人）非由自由中產生，而是開始於「界線和不可逾越之線」（415）。然而，行為的禁制體系曾經被人好好地研究過（比如亂倫的禁制），語言上的禁制，其組織卻尚未被良好地認識（415）。這是因為，這兩個禁制體系並不完全重疊，語言上的禁制並不只是行為禁制的轉譯，而可以說的事情，不一定就是可以作的（415）[10]。亂倫的故事被宣講著、亂倫的行為卻遭到禁止。

10　我們常以為我們自己的文化中可作的比可說的多，其實並不一定如此。

相反地，當法國在十九世紀消除了雞姦的刑法法條，十九世紀的語言卻對它卻比以前更不容忍（416）。

　　對於語言的禁制，傅柯接著舉出了四個層次，層層升高，而其各自的禁制又表現為不同的形態。首先是語言符碼層次的禁制，同時是被禁止或被認為不可能如此說（語言上的錯誤，fautes de langue[11]）。接著，即使符碼允許，字眼也存在，話語的說出本身卻是被禁止的（不可說的宗教或性事上的「褻瀆」之言）。接著是某些受符碼許可，其發言也受到允許，卻因為其意義內容被某一時期特定文化認定為不可忍受者（這是被思想檢查排除的話語，連以隱喻方式說出皆不可以，因為被禁止的是其中的意含）。最後一個層次較為複雜，這是一種特殊的語言，表面上符合符碼，但其中卻隱含著另一個符碼，而且解開它的密碼便是由話語本身所給予的。這不只是一種曲折婉轉的說話方式，或是一種曖昧的、一語雙關的話語，而是更進一步，一種語言內部的雙重分裂：這個話語在表面之下說著另一些東西，而其中同時包含著這個密含的意義和說這個密義時用的符碼。用傅柯的話說：「這不是一個密碼語言，而是一個結構性密義（structuralement ésotérique）的語言。」（416）這語言之所遭到禁制，並不是因為它在說什麼樣不被當局接受的意思，而是因為它自給自足，滿足於自我的蜷藏（repli）之中。

11　這個說法一語多關，同時有不合文法、說錯話（舌頭的錯）和語言本身的錯等多種意思。

而且，在它的自我向內挖掘之中，卻可能有無限的空間，而也就是這樣一種語言的自由，使得它無法為任何文化立即地接受。傅柯說：「這樣的話語，之所以會是逾越規範的，並不是因為它的意義、或是它的言說材料，而是因為它的運作方式（jeu）。」（416）

簡單地把這四個層次化為圖表：

語言層次	符碼	材料	意義	運作方式
禁制表現	錯誤	褻瀆	無法忍受	結構性密語
禁制模式	不可能	不可說	檢查制度	壓抑（定位）

傅柯本人對這四個禁制項目的評論是：「很有可能所有的文化，不論它是怎麼樣的一種文化，都認識、實行和（以某種程度）容忍這四種被禁止的話語，但也加以壓制和排除。」（416）

我想，除了西方的瘋狂體驗 [12] 可以用這個框格重新加以閱讀（這是傅柯在《瘋狂史》中所比較缺乏的，也是傅柯在本文中稍加補充的），這框格本身也具重要的意義。它讓我們明白地認識到，這四種禁制相對應於語言的四個層級，而其中第四種層級（結構性的密語），是一種在文法、表達、意義上沒有問題的語言。雖然類似於巴特後來所說的那

12　Expérience de la folie 是一個頗具問題的說法，傅柯曾經自我批判過這一點，Michel Foucault, *L'archéologie du savoir*, Paris, Gallimard, 1969, p. 64.

種「不及物的話語」[13]，它卻並不是維根斯坦意義下的私人語言。它之所以不是如此，正因為它是建構在其它已被接受的層級之上，或者，雖然被社會性地排除，卻仍於邊緣從屬於此一社會的語言種層級（一個漢語中的「錯音」、「文法錯誤」仍要於漢語中辨認，更無論漢語中的「髒話」）。它之所以遭到壓抑，是否因為它是一種語言中的語言？對於密秘，社會真的如此難以忍受，或者它也抱著好奇、尊敬等等其它態度呢？

也就是在這樣的脈絡裡，在《瘋狂史》中被認為未受到公平對待的佛洛伊德[14]於文章中登場，而這一次，他扮演了轉捩者的重要角色。佛洛伊德細心地傾聽精神官能症患者的涓涓細語，而不再如其師夏爾勾（Charcot）將他（她）們的身體轉化為一個符號的奇觀劇場。然而佛洛伊德的歷史性地位，並不在於發現瘋狂的語言並且俯身傾聽，而在於他促成了瘋狂體驗的位移，邁向了第四層受禁制的話語。傅柯說，瘋狂這時「不再是語言的錯誤、褻瀆的發言、不可忍受的意義（就這一層意義而言，心理分析的確是佛洛伊德本人所定義的禁制的大解除），而呈顯為一種自我封套的語言[15]，在它所說的事物之下敘說著其它事物…」（417）。

13　Roland Barthes, "Ecrire, verbe intransitif", in *le Bruissement de la langue*, Paris, Seuil, 1984, pp. 21-31.

14　這個批評也是早經指出的，見註 4。

15　這裡傅柯的用詞不禁令人想到德勒茲的《普魯斯特與記號》。Gilles Deleuze, *Proust et les signes*, Paris, PUF, 1970.

　　在傅柯眼中，佛洛伊德並不是一位發現者（「佛洛伊德未發現一個意義所喪失的身份」（417-418）），而是一位定位者（「他圈定了一個符徵爆發式的身影，而這個符徵和其它符徵之間具有絕對差異性」（418））。這不是意義的發現，而是一種特殊的語言構造方式。和佛洛伊德一起，瘋狂作了兩個位移，一方面，它和日常生活語言具有共享的脈絡，於是它便逐漸遠離了古來那些圍繞它身邊的激烈、錯誤、不可忍受的言詞：原來瘋狂所用的語言是我們可以仔細聆聽的日常語言；另一方面，瘋狂的真正位置其實並不在此語言之中，而是，如同浮水印一般，位於一個表層底下的地方：「這是一個危險的地帶、永遠踰越規矩（因此仍然受到禁制，但以特殊的模式），在這裡，語言自我包含，也就是說，在發言之中，同時說出了它們得以在其中發言的語言體系。」（417）

　　這是不是意謂著，瘋狂的沉默已經結束，它絮絮不絕的自言自語終於得到了聆聽？或者，我們可以換一個方式問道：瘋狂是否再度成為交談的對象，是誰，為了什麼？用什麼樣的語言？

　　然而，這是一個注定失敗的交談，瘋狂的自我包含語言，正因為它的自我包含，和現實隔離，而成為一個空轉的語言。傅柯認為，正是因為佛洛伊德把瘋狂圈定為一種「雙重的語言」（langage double），它自此成為一種「非語言」（non-langage）：「也就是說，一種語言的母模（matrice），它，嚴格地說，並未說出什麼。」（418）或者說，它所說的，終究只是這種語言自我包含。（417）對於傅柯：「這話語

的皺折便是一種作品的缺席。」（418）

關於缺席（absence），關於作品（oeuvre），為何這些關鍵的字眼要在此出現呢？如果說，作品即是工作的結果（"work" of art，藝術來自工作），那麼空轉的語言，它仍在工作著，只是沒有結果，脫離了現實，或這工作正是將現實排除在外，而這是它的瘋狂所在：它所敘說的只是意義的崩解。或者，作品在此不是客體（或謂詞），而是主體（或主詞）[16]？

傅柯這篇文章，其重大意義，除了重新還給佛洛伊德一個公道（rendre cette justice à Freud）[17]，也在於它聯結了傅柯對於現代文學或文學現代性的一些既定的觀點。論述的動態，就在這個地方，作出了一個轉折。這個自我包含的語言，這個因此會在自身之中挖空出空虛的語言，這個因為有此空虛而必然使其中的作品成為未完成狀態的動態，傅柯認為，也就是自從馬拉美以來，為文學所朝向演變的區域。然而，如果說，瘋狂自從佛洛伊德，便被定位為一個因為自我包含而空轉的語言，而且，文學自從馬拉美以來，也迫近了此一區域，瘋狂並不因此等同於文學，文學卻必須認識到它

---

16 法文介詞 de 有一個特性，它同時可以使得其後的名詞作為主詞或謂詞。

17 傅柯對佛洛伊德仍有批評之意：佛洛伊德並沒有使瘋狂說話（瘋狂數世紀來本來就絮絮不休），他反而「乾涸」了非理性的羅格斯，因為他上溯其源頭，來到一片沒有任何事物被說出的空白境地。（418）後來德希達引用了這句話另外寫了一篇傅柯的評論。Jacques Derrida, "Etre just avec Freud' : l'histoire de la folie à l'âge psychanalytique", in *Penser la folie : Essai sur Michel Foucault*, Paris, Galilée, 1992, pp. 141-195.

和瘋狂的鄰近關係。「瘋狂並不顯現或敘說作品的生成（或是仰賴天才或運氣，而終究可能成為作品的某種事物）；它指點出一個空洞的形式，而作品由此而來。」（419）

這樣的一種文學觀念，或者，更廣泛地說，這樣的一種作品理論，顯然具有沉重的後果。它將使得批評不再是外加之物，而是處於作品核心之中（419）[18]，也在另一個面向上承接了「作者之死」的議題[19]。而傅柯本人，接續著《瘋狂史》寫作完成年代，圍繞著「瘋狂，作品之缺席」一文所進行的許多文學評論，也可視為此一理論的展佈[20]。

然而，作為《瘋狂史》中心意象的「大禁閉」，它的核心內涵並不是禁制（interdit），而是排除（exclusion）：我們可以排除瘋狂，但我們並不能真正「禁止」瘋狂。況且，大禁閉中的排除劃出了剛性的界線，使得在界線兩邊的理性和瘋狂不再對話[21]。相對地，禁制卻不是絕對，甚至不可能是絕對（禁制預設著規則和規則的逾越）：正如同前面所說，對於這四種被禁止的話語，在加以壓制和排除之餘，「很有可能所有的文化，不論它是怎麼樣的一種文化，都認識、實

18　而這一點，正和班雅明透過浪漫主義美學所揭露出的理念相接續：「批評是作品的完成」。Walter Benjamin, *Le concept de critique esthétique dans le romantisme allemand*, tr. fr. Ph. Lacoue-Labarthe et A-M. Lang, Paris, Flammarion, 1986.

19　除了下面的討論之外，請參閱 Michel Foucault, "Qu'est-ce qu'un auteur?", in *Dits et Ecrits*, I, op. cit., pp. 789-821.

20　這些文學評論寫作，代表傅柯文學評論的高峰生產期，主要進行於 1962-1964 年。

21　這也就是笛卡爾《沉思錄》片段分析的主旨：瘋狂被排除於思想之外。

行和（以某種程度）容忍」[22] 它們。而且，仍然要一再地追問的是，為何一個內蜷的、密義的語言會受到禁制？

　　在這篇文章中，傅柯所提出的另一條線索，或許可以讓我們找到這些問題的解答：瘋狂或瘋狂話語的禁制，其技術支持乃是瘋狂的消失！瘋狂的喧絮語言正在合成藥物控制之下，逐漸被化約為沉默。對於傅柯，瘋狂的消失，或者，醫學有一天會使得心智疾病如同痳瘋或肺結核一樣於地上消失，這樣的假設是必須受到質疑的。他認為，「仍然有一件事物會繼續存留，那是人和其幻想、不可能、無身體的痛苦、夜之骨骸間的關係；如果病理性存在不再流行了，人之從屬於瘋狂將是一個長遠無涯的記憶，其對象是一個被抹除其疾病形式的惡，而它仍堅持為災難。」（413）或者，換一個方式說，一個文化和它所排除的事物之間的關係，雖然其內容比我們想像更不恆常，但這關係將永遠存在：「宣稱瘋狂在今日消失了，這只是說瘋狂同時被包含在精神醫學和人類學式的思考中的狀況已經解套。但這並不是說，數世紀以來，以瘋狂作為其可見面容的逾越（transgression），其一般形式已經消失。這也不是說，在我們詢問何謂瘋狂之時，這逾越不是正在引發一種新的體驗。」（415）

22　見前引片段。

二、權力與正常化：由《精神醫療權力》
邁向《非正常人》[23]

　　傅柯《課程》紀錄的陸續出版已成為傅柯研究的新領域。由其中三大主題單元的連結分析，我們發現「正常化」權力已成為組構紀律性權力和調節性權力的核心概念。在1973 年— 1974 年的課程《精神醫療權力》中，傅柯以紀律性權力的概念宣讀了《瘋狂史》的可能續篇，也將其方法重點加以位移。十九世紀初期，紀律性權力透過蜂巢分蜂樣態，由其它系統轉移至療養院中。接著，它又由其中擴展而出，逐漸形成「正常化」社會。這樣的社會中，精神醫療權力已成為社會防衛機制，權力中的權力。

　　《精神醫療權力》這一年處理的主要是十九世紀精神醫療和精神醫學的發展。由傅柯自己的話來看（「我這一年課程的出發點便是《瘋狂史》的終點，或說，由我研究工作中斷的地方重新開始」[24]），這個課程可說是《古典時代瘋狂史》的續篇，將分析的材料、對象推進到整個十九世紀。雖然傅柯的手稿裡有一整段關於廿世紀「反精神醫療運動」

23　完整的論文於 2005 年 3 月出版：「權力與正常化：由《精神醫療權力》邁向《非正常人》」，黃瑞祺主編，《再見傅柯：傅柯晚期思想新論》，台北，松慧，pp. 165-200。此處有字句修訂。

24　Michel Foucault, *Le Pouvoir psychiatrique : Cours au Collège de France, 1973-1974*, Paris : Gallimard, 2003, p.14.

（antipsychiatrie）的討論，但傅柯並沒有在課堂上加以陳述[25]；另外對於精神分析的生成，也是以散落的方式進行，並沒有成為大型的主題化探討。因此，這兩個被視為《古典時代瘋狂史》書寫時隱而未顯的時代性背景和認識論脈絡，在課程之中仍然未受到正面的明示，只有在最後的「摘要」之中加以總結性的處理。《精神醫療權力》探討的對象，因此仍然以十九世紀的發展為其主體。

就這一年課程的結構而言，可以區分為四個大段落：

（一）、緒論部份：傅柯在此說明《課程》和《瘋狂史》間的關係。除了時間上的推展之外，傅柯只要以三個分析觀點的位移（déplacements）來說明《課程》和《瘋狂史》之間，在方法上的不同處。這個緒論部份（第一堂課，1973 年 11 月 7 日），構成了這一年課程的方法論導言。

（二）、紀律性權力的一般性解說：這一年課程在方法上的轉移來自紀律性權力這個概念的提出。傅柯以三堂課（1973 年 11 月 14 日、11 月 24 日、和 11 月 28 日）提出紀律性權力的系譜學分析。其中並有雙重的領域脫離：一方面將領域擴張到軍隊、警察、學習、工場、學校等非療養院場域，二方面也將時代上溯至由中世紀至邊泌的十八世紀。

（三）、療養院中的權力設置：在紀律性權力的系譜學解說之後，傅柯便可以展開療養院中的權力設置分析，並以

---

25 同上，p.18 編者註。

此說明「精神醫療權力」的建構（1973 年 12 月 5 日、12 月 12 日、12 月 19 日）。在這三堂課中，傅柯集中於以權力角度分析療養院中的「醫療」行為。這一段課程的分析時期主要為 1840 — 1860 年間。接下來，在隔年的第一堂課（1974 年 1 月 9 日）裡，傅柯開始呈現系譜學分析的另一個面向：知識與權力之間的聯結。

（四）、精神醫療權力的外擴：在 1974 年課程的最末，傅柯說明 1840 年至 1860 年間，同時也看到醫療院權力裝置的散佈、移動。傅柯在此提示有三個探討方向：

1. 異常兒童的精神醫療處理：療養院開始將白痴納入其管轄之中。
2. 精神醫療在知識上的新進展：神經病理學的引入和相對於此的擬態（simulation）問題。
3. 精神分析和精神醫療權力間的關係。

不過，在實際課程的發展上，我們看到是以上第一和第二條線索在之下的四堂課堂中發展（由 1974 年 1 月 16 日至 2 月 6 日），而第三條線索則只有在最後的摘要中簡短地說明。

由這個課程發展的結構來看，傅柯將精神醫療權力分析為療養院中的微觀權力物理學（microphysique du pouvoir）。但它的模式來自它處，共且在其原型形成之後（1840 — 1860），仍然向外擴張滲透。在這個過程中，它

和各種知識及領域相互連結，形成現代社會的醫學化，並且由此鋪出邁向「非正常人」分析之路。

相對於《瘋狂史》的三個位移

在 1973 — 74 年這一學年課程中的第一堂課裡，傅柯即宣佈這一年的課程將是由《瘋狂史》所中止的地方開　始（"c'est à ce point d'arrivée que je voudrais reprendre les choses"），並且也明白地將之稱為瘋狂史卷二（ce deuxième volume）。[26] 然而，就在宣佈《瘋狂史續篇》書寫意圖的同時，他也對這本十二年前著作，提出了一些方法和角度上的自我批評，並且認為這些批評特別和該書第三部所討論的療養院權力有關。

傅柯重拾《瘋狂史》時所作的自我批判共有三個重點：

（一）

「首先，我相信我當時仍舊停留在再現分析之上。」[27] 的確，《瘋狂史》之中有許多十七、十八世紀有關瘋狂論述的討論。雖然它的另一大部門是在討論瘋人的對待，並且以瘋狂的認識和瘋人的對待之間的分裂作為批評的重點，但傅柯仍認為：「我給予可稱之為瘋狂的感知的事物一個特別重要的地位。」[28]

在《瘋狂史》中，傅柯並不是沒有處理瘋人的對待問題，

26　同上，p. 14。
27　同上，p. 14。
28　同上，p. 14。

甚至瘋人船和大禁閉都是《瘋狂史》中最著名的意象，那麼，為何仍會有這樣的自我批評出現呢？

我想這裡必須要由傅柯思想的發展過程來加以解釋：由《瘋狂史》和《臨床醫學的誕生》之後，傅柯的研究範圍便逐漸轉往論述分析發展，由《詞與物》到《知識考古學》的歷程，正是代表著這個發展的高峰。[29]1973 年傅柯在課程中重拾《瘋狂史》中遺留下來的「精神醫療之誕生」問題，但在方法論的著重點上，開始展現出新的角度，這也就是系譜學方法的逐漸來到前台。在知識的問題之下，傅柯看到了權力的問題其實更為深沉，而「論述」（discours）作為關鍵性概念也讓位於「設置」（dispositif）。新的思考的原則是：「權力的設置作為論述實踐的生產者。」（Le dispositif de pouvoir comme instance productrice de la pratique discursive.）[30] 知識的形成，此時被認為必須要到權力中去尋求其生產來源。

在課堂的前半段，對於十九世紀初期的療養院的初步考察，讓傅柯得以主張療養院之治療其實沒有醫學知識的基礎，而是建立在一種紀律性權力的展佈之上。甚至實際和醫生們所宣稱的相反，反而是精神醫學知識的發生條件是來自

---

29 傅柯在這兩本前期著作寫作完成後，擁有許多研究進路上的可能性，但他將考古學方法限縮，只「企圖發現規範論述的結構性規則」。Hubert L. Dreyfus and Paul Rabinow, *Michel Foucault: Beyond Structuralism and Hermeneutics*, Chicago: The University of Chicago Press, 1983, p.16.

30 Michel Foucault, *Le Pouvoir psychiatrique : Cours au Collège de France, 1973-1974*, Paris : Gallimard, 2003, p.14.

此一權力所建立之秩序和空間：

> 精確的觀察和持續地治療，其條件在匹奈（Pinel）這個文本裡，皆顯現為此一紀律性秩序；也就是說，治療操作本身，病人之所以不再是被視為病人的轉變，只能在這個規律化的權力分配之中進行。[31]

這第一個自我批評，我們可以稱為由考古學到系譜學的位移。

（二）

接著，傅柯也認為，因為他對寫作當時的「反精神醫療，尤其是社會心理學」頗為無知[32]，因此在概念的使用上，有了三個方向上的錯誤。姑且先不論這個頗為無知的意義為何，傅柯所指的三個方向是：

1. 將權力的作用方式過度推導向一種暴力（violence）的方式：暴力總是讓人想到一種「不規律的、激情的、迸發性的權力」[33]，似乎這預設著權力的施行不能是「一種理性的、計算的、經營的遊戲」。[34]

2. 過度強調了精神醫療的「體制」（institution）面：因

31　同上，pp. 4-5。
32　同上，p. 15。
33　同上，p. 15。
34　同上，p. 16。

為體制總是令人想到個人及群體以及管理群體的規則，然而重要的卻是「權力的設置，即構成某種形式權力的網絡、流動、連結、支撐點和潛能差異，而且，我相信，它們同時構成了個人和集體。」[35]

3. 以「家庭」的模式來解釋療養院的運作和醫院病人之間的關係：這個模式本身並沒有問題，甚至我們會看到，它在後來會受到大量的採用，但傅柯認為要修正的是時代上的錯判。「家庭模式」進入療養院之中比他原來構想的要晚的多。在這個課堂上，他說那不是十九世紀初，而是廿世紀。[36]

（三）

在課堂的最末，傅柯將他的《瘋狂史續篇》的出發點，總結為三個位移：

1. 由暴力位移至權力的微觀物理學。

2. 由體制位移至觀察力量相抗衡時所採用的戰術（tactiques）。

3. 由家庭模式或「國家機器」位移至權力關係中的戰略（stratégies）。

---

35 同上，p. 16。

36 參前引書，p. 17。 關於這個年代問題，傅柯在下面的講課裡又有不同的說法，認為十九世紀下半期便開始了療養院的家庭模式，甚至斷言它完成於 1860-1890 年代。家庭和療養院權力間的關係是複雜的，而這也是本文的分析重點之一，因為由這裡我們可以看出權力模式間關係及常態化問題的交結。

　　這三個位移都指向一個新的權力模型（紀律性的權力），而這也就是接下來第二部份的三堂講課所要針對的對象。

　　最後，關於傅柯的方法論位移，本書編者 Jacques Lagrange 課程之末所寫的「課程處境」有其值得參考之處。[37] 這篇文章同時也補充了反精神醫療的歷史和各種類型，但同一作者較發表的另一篇論文有更詳細及更具系統性的處理。[38] 在這些脈絡的補充之下，我們會更明瞭傅柯對療養院的「體制內改革」或甚至療養院的激進「體制」批判抱持著懷疑的態度，而這種分析場域的位移也代表他對整個反精神醫療運動的回應和批評。另一方面，有關於精神分析，這位作者認為，傅柯的系譜學分析的價值正在於他「將精神分析去專門化，顯示出它的運作方式和其它實踐具有同樣的形構，並且因而可以產生相類似的結果，也因此要把它和其它的理論─實踐形成同等地對待。」[39] 這種擴大場域和去專門化的傾向，使得傅柯課堂中的精神醫療權力和阿杜塞所稱的意識型態國家機器有部份類同之處，而這也就解釋了為何傅柯在課程中有多次點出他的概念和阿杜塞概念有其不同之必要。[40]

---

37 Jacques Legrange, " Situation du cours ", In Jacques Legrange（Ed.）, *Le Pouvoir psychiatrique*,Paris : Gallimard, 2003, pp. 356-361.

38 Jacques Legrange, " Versions de la psychiatrie dans les travaux de Michel Foucault", In Philippe Artières et Emmanuel da Silva（Ed.）, *Michel Foucault et la Médicine : Lectures et usages*, Paris : Kimé, 2001, pp. 127-142.

39 同上，pp. 139-140。

40 如 Michel Foucault, *Le Pouvoir psychiatrique : Cours au Collège de France, 1973-*

三、反抗權力：傅柯早期課程中的主體問題 [41]

　　傅柯在法國學苑（Collège de France）中的早期課程（1970-1976）主軸在於權力系譜學分析，其中主要包含三個層面：權力的配置（dispositif）、權力間關係，以及對於權力的反抗。其中第三個層面乃是下文主要探討的目標。其基本預設有二：1. 權力的探討甚至其批評必然也要由權力的臣屬者的觀點出發；2. 傅柯在這方面的說明，早期課程中存有重要的材料等待我們去發掘。

歇斯底里患者

　　在以《精神醫療權力》為主題的這一年（1973 — 1974年）課程中，傅柯在多處表示歇斯底里患者（les hystériques）構成了對於精神醫療權力的「抵抗陣線」（le front de résistance）。比如，他認為，「歇斯底里是一種有效地防衛心神喪失（la démence）的方式；在 19 世紀的醫院中，唯一不會成為心神喪失狀態的方式，便是成為歇斯底里患者，也就是說抵抗消滅、抹除病徵的力量，以明顯可見的造形方式形成一整群的病徵，並且以擬態的方式抵抗在現

1974, Paris : Gallimard, 2003, pp. 17-18.

41　完整版本為「反抗權力：傅柯早期課程中的主體問題」，《哲學與文化》，台北：輔仁大學，No. 398，2007 年 7 月，pp.127-143。此處有作字句修訂。

實面上被當作瘋人的推斷。」[42] 傅柯甚至認為和當時的反精神醫療運動中的體制批判流派相比，我們更應該「向歇斯底里患者致敬，將他們當作真正的反精神醫療運動健將。」[43] 他希望我們改變對歇斯底里的基本態度，把它和權力問題相聯繫：這不是 19 世紀的偉大病症，「而是一個典型的療養院症候群，或是一個和療養院權力或醫療權力相關的症候群，但這是我們使用醫學詞彙時的說法，其實我根本不要症候群這個字眼。這實際上曾經是病人嘗試逃脫精神醫療權力的過程；這是一個鬥爭的現象，而不是一個病理現象。」[44] 在這種權力理論的觀點下，他不只給予歇斯底里患者一個反抗者的地位，甚至還認為他們在面對醫師的超級權力時，同樣具有患者的超級權力（sur-pouvoir）。[45]

在這一年的課程中，傅柯主要於 1974 年 2 月 6 日的課程裏細節地處理這個問題。但要充份理解傅柯的處理，我們首先要解析兩個相關的主題：「現實的考驗」和「神經學身體的顯現」。

「考驗的概念」可說是穿越這一年課程的一條重要線索。在和這裡的論題相關的部份，傅柯首先重申他對十九世紀精神醫療的基本的觀點，精神醫療雖然以醫學知識為合法

42　Michel Foucault, *Le Pouvoir psychiatrique : Cours au Collège de France, 1973-1974*, Paris : Gallimard, 2003, p. 253.

43　同上。

44　同上，p. 136。

45　同上，p. 271。

性來源，但它實際上只是拿它當門面，實際上和這些知識是分離的狀態，而比較是一種權力機制的發明和施行。由此，結合「考驗」（épreuve）的概念，他區分出兩種考驗：一是「真相的考驗」（épreuve de vérité），另一個則是「現實的考驗」（épreuve de réalité）。這個概念傳承了西方古典醫學的「危機」（crise）思考方式，也就是說，疾病在醫療過程中必須得到完整的發展，以透露它的真相。由此，十九世紀的一般醫學以解剖病理學的方式加以繼承，建立了一套觀察和論證的驗證（vérification）方式。但在精神醫學這方方面，由於只能進行絕對的診斷而不是分化的診斷，它只能建立一種「現實的考驗」，也就是決定病人實際上是否是瘋子，而不能確證它得了何種病症。[46]

「考驗」的概念像是一把雙面刃。前面所說的考驗是指醫學讓疾病或病人所接受的考驗，但，它也可以指醫學本身所受到的考驗。精神醫療面對著雙重的考驗：第一，在收到移送療養的申請時，它能不能「將申請移送的動機轉寫為病徵或疾病的語彙」，第二，除了要使得移送的動機被轉寫為疾病以外，也要使得作送入療養決定的人（實際上是一個紀律性權力的施行者）像是醫師一樣在作用。[47] 這兩個面向因為涉及精神醫療權力的合法性，因此被稱作雙重的「就位考驗」（épreuve d'intonisation）。而精神醫療為了鞏固自

46　同上，p. 269。
47　同上，p. 270。

己的權力，發展出了三種技術：詢問、迷幻藥和催眠。在這三種技術中，尤其以詢問被分析得最為詳盡，而它其實和前述教會的強迫告白有關。精神醫療詢問病人的技術又再細分為四個面向：（一）尋找家族病史中的前例、（二）尋找個人生命史中的先兆、（三）提供責任和主體性相交換（要求病人主觀地負起行動但也因此提供其免責的機會）、（四）當場實現瘋狂無可遁形的核心告白。在這些技術中，我們都可看到它和宗教告解的相似之處：不但生命史的細節受到系統性的檢視，交換的體系也有形似之處—告解才能獲得赦罪，而表白被認為一方面可以脫罪，二方面有助於瘋狂的治癒。[48] 但詢問也有它的不便，因為它必須透過語言，同時也不能讓醫師直接且細膩地掌握病人的身體。在精神醫療中，身體仍大多是一種缺席的狀態。更重要的是，它使得精神科醫師必須仰賴病人的主體意志，而且也不容許以分化的方式判定疾病，而只能提出一種「現實考驗」的回答：「這人是不是瘋子？」[49]

在 1850 — 1860 年間，神經醫學的發展，使得這個狀況改觀了。一個新的身體出現，這不再是一個由器官和組織形成的身體，而是一個有關功能和行為的身體。在這裡，我們不擬進入有關神經醫學的細部討論，只是想說明，傅柯呈現它的方式，使得它成為另一種不透過語言的詢問：

48　同上，pp. 272-276。
49　同上，p. 306。

這是醫學的新配置（dispositif），它以指令（injonctions）取代了詢問中的問題，並且期待得到一種非語言的回應（réponse）。事實上，這是身體在作回應。傅柯用一個說法來加以總結：「遵守我的命令，閉嘴，你的身體會回答。」[50]透過這個新神經學身體和新的配置，似乎可能使得精神醫學透過神經學對於精神病患者的身體有了新的掌握，進而躍升為一種「真相的考驗」。

　　但身體是否僅止於回應呢？是實上，傅柯認為，它不只回應，而且是回應得比預期的更多。它回應了在指令中沒有被明白說出的部份。傅柯對歇斯底里的基本看法是，它實際上是一種患者的擬態，但這正是用過度符合方式，回應了神經學醫師的指令，而對它產生了陷阱甚至瓦解的效果。於是，他完全以軍事分析、權力對抗的角度來看歇斯底里歷史中的醫病關係，將之視為一種針對精神醫療權力而發動的反權力。在這個有如軍事對抗的關係中，主要有如下幾個線索：

　　1. 如果要讓歇斯底里成為一個真正的疾病，讓精神醫療成為真正的醫學，相關的醫師成為真正醫師，那麼就必須要作到分化的診斷，而這最好是能夠得出一個病徵的固定劇本。這個穩定的病徵被稱作歇斯底里患者的「印記」。但夏爾勾（Charcot）自己也承認說，這「印記」不一定能找得出來，甚至完全找不到。

---

50 同上，p. 306。

2. 發病的方式必須有秩序且有規律，這使得歇斯底里的發作受到以癲癇症為範本的重新編碼。[51]

連結上先前的精神醫療自身所面對的考驗，並且全然以醫病關係中的權力鬥爭為考量，傅柯現在可以轉寫這個程序：事實上，當精神醫師向歇斯底里患者要求產生一些規律的印記時，他實際上是在抹消自己的印記，也就是他只能作出絕對診斷：「醫生在要求他生產出印記和規律的危機時，乃是在要求歇斯底里患者給他進行嚴格醫學作為的可能，也就是進行一個分化的診斷。」[52] 但相對地，歇斯底里患者也由此得到他的好處，當他使自己進入醫學的範圍，其實也就是使自己脫離了精神療養院的管轄，不再被視為瘋子。而且，傅柯更進一步說，這個過程使得歇斯底里患者掌握了醫生，因為她才有權力確立精神醫師的嚴格醫師地位。這便是歇斯底里患者的超級權力的來源。[53]

歇斯底里患者的身體語言，尤其是她痙攣拱起的「造形」，當會令我們想到著魔修女活生生的肉身。不但在性別上有重複，就身體作為自我的秘密表達而言，她們也有許多相似之處。依傅柯這時的語彙，我們可以將之稱為「受到考驗的主體」（sujet d'épreuve）。這是傅柯所詳細描寫的反抗者的另一個形象。在此她不只作為一種權力的反（或抗

---

51 同上，pp. 311-312。
52 同上，p. 312。
53 同上，p. 313。

拒）效果而存在，而且被描述成為一個反權力的施行者。藉由一種擬態的狡智，她描繪出逃離紀律性權力掌握的路線，而就此同時，她也張開了一處陷阱，讓致力想經由神經醫學上昇到正常醫學地位的精神醫療快速落入其中。

四、結語

（一）、「權力必然伴隨其抵抗、權力的抵抗內在於權力」，這樣的命題在傅柯並不只是一個理論性的陳述。隨著課程紀錄的逐漸發表，我們看到了雖然他的權力分析仍然是以權力配置和權力間關係為主軸，但並不乏有關臣服者作為反抗者的細節討論。在我們所初步探討的材料中，身體或言說的反抗語言，個人或集體的反抗主體，並不是它的限制性條件。亦即，反抗可以透過身體語言表達（如歇斯底里患者痙攣的身體），也可以由書寫的方式（比如族群的歷史）來進行；同樣的，不論是被臣服的個人或是被臣服的集體也都可能進行反抗。這反抗伴隨著一些有時令人哀悽，有時令人為之惻然的悲愴之情，但這並不是核心的事物。重點乃在於一種自我轉化和自我工作，不論是自我檢視中的情慾曖昧、身體如具有狡智般的變化或是有意識的自我教育。由這個角度，雖然各在其特定的脈絡中實現，這些反抗者的形象都和主體的問題有關。

（二）、在這些案例的討論中，逐漸浮現的是傅柯對反抗、反對性權力得以運作的模式的底層蘊含。著魔修女的痙攣的身體被描寫為一個戰場、一個受到圍攻的城堡；歇斯底

里的醫病關係完全被放置在鬥爭的角度中詮釋；最後，布蘭維利耶的新歷史論述的本身即是一個鬥爭的工具，而且它的內容正是以戰爭作為歷史的理解格架。我們發現他逐漸以戰爭（guerre）、戰役（bataille）、戰鬥（lutte）這樣的模式來看待權力和其反抗的關係。如果其權力理論展現出數個類型，比如宗主權式的權力、紀律性的權力、調節性的權力（較後期還加上牧者權力），那麼戰鬥性的權力分析顯然不但是不可忽略，甚至，在談論傅柯有關權力及其反抗的命題時，它更顯得重要。

　　　　　　2016 年 10 月 7 日由台北前往哈瓦那路程上

索引

古典時代瘋狂史　導讀別冊

作者　林志明｜主編　湯宗勳｜特約編輯　吳致良｜封面設計　陳恩安｜內文排版　宸遠彩藝｜行銷企劃　廖婉婷｜董事長‧總經理　趙政岷｜總編輯　曾文娟｜出版者　時報文化出版企業股份有限公司　10803台北市和平西路三段二四〇號七樓　發行專線──（02）2306-6842　讀者服務專線──0800-231-705‧（02）2304-7103　讀者服務傳真──（02）2304-6858　郵撥──19344724時報文化出版公司　信箱──台北郵政79-99信箱　時報悅讀網──http://www.readingtimes.com.tw　電子郵箱──history@readingtimes.com.tw｜法律顧問　理律法律事務所　陳長文律師、李念祖律師｜印刷　盈昌印刷有限公司｜2016年11月｜行政院新聞局局版北市業字第80號｜版權所有　翻印必究（缺頁或破損的書，請寄回更換）｜※本書為《古典時代瘋狂史》附加導讀別冊，禁止轉售